实用
胸心血管外科学

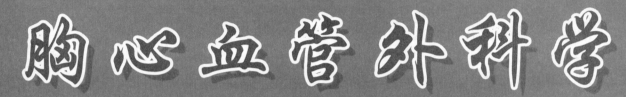

SHIYONG XIONGXINXUEGUAN WAIKEXUE

胡曰波　主　编

云南出版集团公司

云南科技出版社

图书在版编目（CIP）数据

实用胸心血管外科学 / 胡曰波主编. -- 昆明 : 云
南科技出版社，2018.3
ISBN 978-7-5587-1245-6

Ⅰ．①实… Ⅱ．①胡… Ⅲ．①胸腔外科学②心脏外科
学③血管外科学 Ⅳ．①R65

中国版本图书馆CIP数据核字（2018）第063018号

实用胸心血管外科学

胡曰波　主编

责任编辑：王建明　蒋朋美
责任校对：张舒园
责任印制：蒋丽芬
装帧设计：庞甜甜

书　　号：978-7-5587-1245-6
印　　刷：廊坊市海涛印刷有限公司
开　　本：889mm×1194mm　　　1/16
印　　张：38.5
字　　数：1240千字
版　　次：2020年7月第1版　　2020年7月第1次印刷
定　　价：198.00元

出版发行：云南出版集团公司云南科技出版社
地址：昆明市环城西路609号
网址：http://www.ynkjph.com/
电话：0871-64190889

前　言

近年来，随着医学的发展和医疗技术水平的进步，新理论与新技术不断涌现，我国胸心血管外科专业发展迅速。虽然过去的半个世纪以来在这方面取得了明显的进展，但是仍然需要我们不断探索和创新。

本书主要涉及心、胸、血管外科多种常见疾病，内容丰富，新颖实用，编排规范，重点突出。从病因病理至诊断治疗，从常用的诊疗技术到高新专科手术及疗法，层次分明地予以阐述。重点在于实用性强的临床诊断、鉴别诊断及治疗方法。本书能够较为准确地体现胸心血管外科临床诊治的最新进展。

虽然在整个编写过程中各位编者精益求精，力求对全书的结构、内容和术语进行统一，但由于水平和条件有限，加之工作之余编写时间仓促，书中难免出现不足之处，还望广大读者不吝赐教，以期再版时修订完善。

目　　录

第一章 总 论

第一节 胸心外科应用解剖

一、胸部表面解剖标志

（一）胸部垂直线

为了便于在胸部表面分区和定位，通常应用以下几条垂直线。

1.正中线　为锁骨间胸骨中点的垂直线及胸椎棘突垂直线，二线在正位时重叠，可利用此线来判断胸片是否倾斜。

2.锁骨中线　为锁骨中点的垂直线，正常心脏常不超出此线。

3.腋前线　通过腋窝前缘的垂直线。

4.腋后线　通过腋窝后缘的垂直线。

5.腋中线　介于腋前线和腋后线中间的垂直线，为穿刺引流常取的部位。

（二）胸骨标志

1.胸骨柄切迹　为胸骨柄上方的自然凹陷，颈部气管位于中央，在行气管切开、判断纵膈有否移位、有无纵膈气肿常以此处为解剖参考部位。在行前纵膈手术、心脏大血管手术，也都要以胸骨柄切迹作为主要标志，进行胸骨正中劈开的手术操作。

2.胸骨角　为胸骨柄和胸骨体交界处，形成一明显横嵴，极易扪到。其两旁与第2肋软骨相连，是体表计数肋骨的重要标志。此角也是某些内脏的重要标志：①是两侧胸膜在前纵膈正中线的相遇处；②平行于主动脉弓的下缘和气管分叉部；③是两侧肺门的上界和上下纵膈分界的平面；④相对于第4～5胸椎椎间盘水平。

（三）肩胛骨标志

肩胛骨上角肩峰及下角均系骨质突起，容易摸到。肩胛下角在第7后肋间隙，但有活动性。在检查手术时可以利用此点做为解剖定位用。在行胸廓成形术若仅切除上6肋时，应将肩胛下角切除，以免下角与第7肋骨磨擦，使肩部活动受限及引起疼痛。

（四）肺裂标志

斜裂起于第4椎体旁向前下斜行，在腋中线时达第5肋，在胸骨外缘时在第6肋。其上方为上叶，下方为下叶。右侧又有一横裂，始于腋中线第4肋水平向前，将上叶与中叶分开。根据肺裂位置及在正侧位X线片上的投影可以判断病变的部位与范围，亦可根据肺裂移位情况判断病变性质和肺容积变化。

二、胸廓、胸膜及膈肌

（一）胸廓

胸廓位于颈、腹部之间,由 12 块胸椎、12 对肋骨和 1 块胸骨加上之间的连接组织构成两个横切面向上成肾形的腔。上下各两个口,上方为入口,由胸骨柄、第 1 肋骨及第 1 胸椎形成,比较狭小,和颈部相连。下方为出口,骨剑突、第 7 肋至第 10 肋融合在一起的肋软骨、第 11 肋前部、第 12 肋骨及 12 胸椎体构成,比较宽大,借助膈肌而和腹部相隔。胸廓内面衬有壁层胸膜。

1.胸壁的主要结构　包括骨骼支架、肌肉、神经、血管及胸膜。

（1）胸骨:为长形的扁平骨,位于前胸正中线。长度为 15～20cm,由分别骨化的软骨前体而形成三部分:胸骨柄、胸骨体及剑突。胸骨柄上缘形成胸骨上切迹,下缘与胸骨体相连,相连处凸起形成胸骨角是主要的体表标志。此处骨质薄弱,胸骨骨折多发生在此处。胸骨体是胸骨的主要部分,下端和剑突相连。剑突形状不一,有的下端呈分叉状。

（2）肋骨:共 12 对,偶可见颈肋和腰肋。第 1 肋骨最短,第 7 肋骨最长,胸部手术中,从切口向上不易摸到第 1 肋,故常以第 2 肋为起点向下数。肋骨呈弓状弯曲,分头、颈、结节、角及体部,在其下缘内面有肋骨沟,以第 3～9 肋明显,肋间血管和神经沿此沟前行。

（3）胸壁的肌肉:覆盖在胸前外侧的肌肉有胸大肌、胸小肌;侧方有前锯肌;背侧有斜方肌、背阔肌、菱形肌、大圆肌、小圆肌,下后锯肌及骶棘肌等。以上肌肉主要作用是固定和运动颈、臂和躯干,有时亦辅助呼吸。胸部手术需切断某些肌肉,缝合时一定要对合整齐,术后尽早活动锻炼,争取更好地恢复功能。

胸大肌血运丰富,而背阔肌体积又较大,临床上常利用此肌修补胸壁的缺损,充填脓腔。

（4）胸壁的筋膜:胸壁的筋膜分深、浅两层。浅层位于皮下,深层覆盖在胸肌及胸背肌的表面,并伸入到各块肌肉内形成每块肌肉的鞘,并和颈深筋膜、腹部筋膜相连。故当外伤致张力性气胸严重时可引起颈部和腹部、会阴部皮下气肿。

（5）肋间隙:肋间隙为胸外科常见手术的必经之路,每对肋间隙中含有肋间肌及神经、血管。

肋间肌分二层:①肋间外肌位于外层。纤维方向斜向前下方,其作用是提肋助吸气。当切除肋骨剥离骨膜时,应遵循肋间外肌的方向,剥离上缘是由后向前,而剥离下缘时需由前向后,否则会感到困难,而且易伤及肋间血管、神经。②肋间内肌位于内层。肌纤维方向和肋间外肌相交叉,肋间神经和血管行走于该肌之间。其作用是助呼气。③胸横肌与肋间内肌、腹横肌属同一层次,位于胸壁的前面,其作用是收缩时可协助呼气。

（6）肋间神经:为胸神经前支,穿出椎间孔后行于胸膜和后肋间隙之间,在后方一般走在二肋之间,位于动脉上方,至肋角处进入肋沟,至肋角向前侧转位到动脉的下方,走在肋沟中。神经沿途分出肌支供邻近的肌肉,达腋中线处分出外侧皮支到前侧及背部皮肤,本干继续前进,末支在距胸骨缘约 1.0cm 处穿过肋间内肌和肋间外韧带成为前皮支,分布于正中线附近的皮肤,故开胸手术后常出现伤口前下方麻木,其原因于此。

（7）肋间血管

①肋间动脉分前后两个来源,后肋间动脉自降主动脉每个肋间向左、右分别发出一支,沿肋下向前行,在腋中线前又分为两支,与来自胸廓内动脉的前肋间动脉吻合,前肋间动脉在每一肋间隙的上、下各有一支。因此,在胸腔穿刺时,为了防止伤及肋间血管,如在肋角向后方进针应在下位肋的上缘,在肋间隙前面进针应在上、下肋骨之间进行。

②肋间静脉同动脉伴行,前方注入胸廓内静脉,后方汇合成奇静脉(右)及半奇静脉(左),然后注入下腔静脉。

③胸廓内动脉起自锁骨下动脉,距胸骨外缘约 1.5～2.0cm 处平行下降,位于肋软骨后肋间内肌及胸横肌之间,有两条静脉伴行,至肋弓处分为膈肌动脉与腹壁上动脉。做漏斗胸胸骨板翻转手术时,最好保留此动脉,以维持胸骨的血运,在胸骨旁做心包穿刺时,应紧靠胸骨边缘进针,以免损伤此血管。由于第 2、3 肋间隙较宽,临床需要做胸廓内动脉结扎时,多选择此平面结扎较方便。当用游离空肠代食管时,可考虑用此动脉和肠系膜血管吻合。

2.临床解剖要点

(1)由于第 2 肋骨中部有后斜角肌和部分前锯肌附着,所以在手术中,从肩胛骨下面向上扣数肋骨时,所扣到的最高肋骨就是第 2 肋。

(2)手术中需切除肋骨时,应沿肋间外肌附着方向剥离骨膜,即在肋上缘由后向前,而肋下缘则由前向后。

(3)肋骨下缘内面有一浅沟,肋间神经与血管沿此沟分布,因此在肋间穿刺时,进针应在肋间隙的下部(靠近下一肋的上缘),以减少刺伤血管的可能。而在肋间隙前部穿刺时,因为此处沿肋骨下缘和沿肋骨上缘走的肋间后动脉的吻合,所以既不宜靠近肋骨上缘,也不宜靠近肋骨下缘,应在肋间隙中部进针。

(二)胸膜

1.解剖特点　胸膜是一层薄的浆膜,有互相移行的内、外两层,内层包绕在肺的表面称脏胸膜,外层位于胸壁的内面称壁胸膜。两层构成一潜在的腔隙称胸膜腔,平时仅为一薄层浆液所分开。壁胸膜和胸壁骨及肌肉之间尚有一层疏松的蜂窝组织和胸廓内筋膜,胸膜外的手术沿此层进行。

2.左、右两侧胸膜完全分开　脏层胸膜贴在肺表面,壁层胸膜根据部位不同,又可分为膈胸膜、肋胸膜、纵隔胸膜和顶胸膜四个部分。两层胸膜于肺门处会合,在肺根下方,脏层胸膜前后重叠,形成的胸膜皱襞称为肺下韧带。

(三)膈肌

1.解剖特点　膈肌呈穹窿状。界于胸、腹腔之间,两侧膈肌不在同一平面上,通常右侧高于左侧约4.0cm。膈的周围为肌形纤维,周围的肌纤维向中央集中移行为中心腱。膈肌肌肉起源于三部分,即胸骨部分、肋骨部分和腰椎部分。膈肌在发育过程中,各起始部之间形成三角形的腔隙。在膈的腰部与肋部之间称腰肋三角,膈的胸骨部与肋骨之间称胸肋三角。此三角区内有腹壁上血管通过。在胸骨的后方两个外肌束之间有一不尽明显的裂孔称正中三角。所有三角皆为解剖上的薄弱处,膈疝可发生于此,其中的左侧腰肋三角为膈疝的好发部位,占 70%～80%。从腰肋三角处发生的膈疝称为胸腹裂孔疝或椎体旁疝(Bochdalek 孔疝);从胸肋三角处发生的膈疝称为胸骨旁疝(Morgagni 孔疝)。

来自腰椎部分的膈肌以左、右角的形式起自上第 2～3 腰椎两侧及腰大肌上端的内侧弓状韧带和腰方肌上段端的外侧弓状韧带,在第 12 胸椎至第 1 腰椎处,左右两脚会合而成一深长的裂孔,即主动脉裂孔,内有主动脉和胸导管通过。当右侧角上升时,肌纤维形成一个逐渐的向前弯曲度和左角的部分肌束围成一孔,即食管裂孔,内有食管和伴行的迷走神经通过。从此孔发生的疝称食管裂孔疝。位于膈肌腱之右侧,第 8 胸椎平面有一腔静脉裂孔,内有下腔静脉和右膈神经通过。

膈的运动及感觉神经来自颈丛(颈 3、4、5)。左、右膈神经在心包左右两侧,经肺门前方下行到达膈肌,分成 3 支进入膈肌支配膈肌运动。正常平静呼吸时,膈肌上下移动 1～2.5cm,膈肌总面积约 250～270cm^2,每下降 1.0cm 可增加胸廓容积 250～270ml。

2.临床解剖要点

(1)膈肌是重要的呼吸肌,并有帮助下腔静脉回流和增加腹压等作用。膈运动的幅度,平静呼吸约 1～2cm,深呼吸时则可达到 4～6cm。膈的面积约为 280cm^2,因此膈肌每下降 1cm 可使肺容量增加近 300ml。

(2)膈神经的感觉纤维分布在膈的中心部、肝及胆囊。在患胸膜炎后膈神经受到刺激时或上腹部脏器合并感染刺激膈腹膜时都可在右肩部及锁骨上区出现疼痛。其原因是膈神经与分布肩部及锁骨下区皮肤的感觉神经纤维同来自于第 4 颈神经。

(3)膈肌的运动受膈神经支配,一侧膈神经受损伤或被恶性肿瘤累及时可导致该侧膈神经瘫痪。透视可见膈肌出现矛盾运动。临床上常用膈神经压榨术造成膈神经麻痹,使膈面抬高来治疗下叶肺切除术后残腔过大,用于预防术后胸腔内感染及余肺代偿性肺气肿。

三、胸内脏器解剖

(一)气管和主支气管

1.气管　成年男性气管长度 10～12cm,平均 10.8cm,女性略短于男性。气管横断面呈椭圆形,前后径约为 1.8cm,横径为 2.0cm。气管上端在第 6 颈椎平面起于环状软骨下缘,在胸骨角平面止于气管隆突,相当于胸椎 4～5 之间,形成气管分叉,分为左、右主支气管。根据行程和部位,以胸廓上口平面为界,气管可分颈、胸两段。

(1)气管颈段:指喉下缘以下、胸骨切迹平面以上部分,长约 6.5cm。

(2)气管胸段:指胸骨切迹平面以下、隆突以上部分,位于上纵隔内。

(3)隆突:气管在胸骨角水平分为左、右主支气管起始部之嵴谓之隆突。正常隆突锐利,夹角呈锐角,约 75°,随呼吸及体位变动,有一定的活动度。

2.气管的血供、神经及淋巴

(1)血供:上段气管来自甲状腺下动脉;下段气管来自支气管动脉的分支;少数来自胸廓内动脉及胸主动脉分支。

(2)神经:气管的神经来自迷走神经、喉返神经气管支和交感神经。

(3)淋巴:气管的淋巴管分为两组:一组位于粘膜,一组位于粘膜下层;分别汇入邻近的淋巴结,如气管前淋巴结、气管旁淋巴结、气管支气管淋巴结。

3.左、右主支气管

(1)左主支气管:与气管中轴延长线夹角 40°～50°,在第 6 胸椎高度入左肺门,平均长约 5cm,中部内径平均 1.1cm,左主支气管较右主支气管细长,有 7～8 个软骨环。其上方有动脉弓由前下向后上绕行,后方有食管、胸导管及降主动脉。

(2)右主支气管:与气管中轴延长夹角 20°～30°,在第 6 胸椎高度入右肺门,平均长约 2.3cm。右主支气管中部内径平均 1.41cm,由于其走行较为垂直,异物易进入其内。其前方有上腔静脉,上方有奇静脉弓,右上肺静脉位于前下方。

4.临床解剖要点

(1)气管位置:正常人气管位于颈部及纵隔部正中,但许多气管邻近脏器的病变,可使纵隔和气管移位或压迫气管。如:各种原因引起的毁损肺、张力性血气胸、大量胸腔积液、巨大纵隔肿瘤、肺不张及甲状腺肿大。临床上常可根据气管移位与病侧的关系来推测病变的性质。对胸外伤及胸外手术后的病人常根据气管的位置来调整某些治疗。

（2）气管的血运均由侧面进入气管，在进行气管手术时，应沿气管的前面及后面进行解剖游离，以免损伤过多供血血管，发生断端供血不足，影响吻合愈合。

（3）食管前壁与气管后壁紧密相连，晚期食管癌可以从食管前壁侵入气管后壁，形成食管-气管瘘。病人饮水及进食时可出现呛咳，食管镜及纤维支气管镜检查均可证实瘘的存在。

（4）气管纵轴活动度很大，屈颈时几乎全部气管均可移入胸内，但伸颈时约2/3的气管可伸至颈部，提示气管肿瘤手术时可望切除至5cm。

（5）由于气管两侧部均于颈动脉鞘相邻，提示行气管切开时一定要使头保持正中位，避免损伤颈部大血管造成致命性损伤。同时要注意有些成年人无名动脉不寻常地高，当颈部轻度伸展时在颈下部横过气管。在儿童，颈部常比成年人短，气管软且活动度大。左无名静脉及无名动脉可在颈下部见到，在气管切开时必须防止其损伤。故气管切开多在颈段气管第2～5软骨环的范围进行。

（6）在纤维支气管镜检查时发现隆突夹角变化有重要临床意义。夹角变小提示一侧主支气管上方受压，夹角变大提示隆突下淋巴结显著增大。

（二）肺

双肺位于胸腔内，正常情况下除肺根以及肺韧带固定于纵膈外，其余部分则完全游离。肺分三缘和三面，前缘和下缘薄而锐，后缘圆钝。三面即膈面、肋面及纵膈面，分别与膈肌、胸壁、纵膈相邻。

1.肺叶、肺裂及肺段　右肺分上、中、下三叶，左肺有上、下二叶。右肺体积略大于左肺，通常比例10∶9。

右肺有斜裂及水平裂，左肺仅有斜裂，右肺斜裂起于第5肋间水平，向前下行走，止于第6肋软骨与膈肌交叉处。水平裂在腋中线第6肋骨水平起于斜裂，向前行至第4肋软骨处。左肺斜裂的后端起自第3、4肋间，向前后下止于第6或第7肋骨与肋软骨交界处。肺裂常有变异和发育不全，肺裂发育不全可分肺裂长度不足和肺裂过浅。

肺段是肺的独立解剖单位，对肺段的认识对胸外科医生有重大意义，每个肺叶可分为若干肺段，每个肺段可再分为数个亚段。各肺段都是楔形，尖朝肺门，底朝肺表面。各肺段均有自己的支气管及相应血管分布。肺段动脉与段支气管并行，但肺段静脉却在两段之间，接受相邻两段的血液，故肺段静脉可作为各段之间的分界标志。

根据肺段支气管的分布，右肺分为10段，左肺分为8段，这是因为左肺上叶的尖段和后段支气管及下叶内基底段和前基底段支气管常发自一个主干之故，所以在临床上仍有部分学者将左肺分为10段。各肺段的名称与它的段支气管名称一致，并用字母及数字代表。

2.肺门与肺根　肺根由支气管、肺动、静脉，支气管动、静脉、神经、淋巴管及结缔组织等组成。肺根的诸结构被胸膜所包绕形成进出肺脏的大型支气管血管束称之为肺门。临床上把此处称之为第一肺门。各肺叶支气管、动静脉出入肺叶之处称之为第二肺门。

左、右两肺根结构的位置关系由前向后左右相同。即前方是上肺静脉，中间是肺动脉，后方是支气管。由上而下，左、右有所不同，即左肺门最上方为肺动脉，中间是支气管，下方是上肺静脉，而右肺最上方是上叶支气管，其次是肺动脉、中间支气管，下方是上肺静脉。左、右下肺静脉位置最低。此静脉包在肺下韧带内，并与肺门其他结构有一定距离。

3.肺的血管、神经及淋巴　左、右肺动脉在主动脉弓下方分别起自右心室的肺动脉干。右肺动脉较左肺动脉粗且长，在主动脉升部和上腔静脉后方，奇静脉弓下方，右主支气管的前方，右上肺静脉的上后方横行进入右肺门，分为上、下两支。上支较小，进入右肺上叶，又称上干。下支较大，进入右肺中下叶，分出右肺中、下叶动脉。右肺动脉分支比较恒定，变异较小。左肺动脉经胸主动脉、左主支气管前方，肺静脉后方进入左肺门,然后绕左主支气管上外方分出数支上叶支,再转向下后方分出下叶及舌叶支。左肺上叶动脉分支变异较大,少则3支,多则7支,但以4支多见。施行左肺上叶手术时,须将各分支暴露清楚,以防误伤。

两肺静脉逐级汇集成左、右、上、下肺静脉。左上肺静脉收集左肺上叶及舌叶的静脉血;右上肺静脉收集右肺上叶和中叶静脉血;左、右下肺静脉分别收集两肺下叶静脉血,最后汇入左心房。

肺的神经由迷走神经和交感干的分支组成肺丛,位于肺根周围,随后发出分支分布肺内,有传出神经纤维至支气管的肌层,还由支气和肺泡粘膜来的传入纤维。

肺的淋巴分浅深两组:浅组分布于肺胸膜深面,形成淋巴管丛,再汇合成淋巴管,最后注入支气管肺门淋巴结。深组位于各支气管及血管周围,并形成淋巴管丛,再汇合成淋巴管,最后也汇流至支气管肺门淋巴结。

4.临床解剖要点

(1)右上肺静脉汇集来自上叶及中叶的静脉分支血液,行右肺上叶切除时需注意千万不能将中叶静脉一同结扎,只能处理右上肺静脉上叶支。

(2)右上肺静脉除分布于上叶同名肺段者外,尚有一支深静脉汇集前段下部的血液,它位于上、中叶之间的水平裂,在后支的前方且与后支常相互重叠,手术时应注意不要损伤。

(3)左、右两肺上、下四支肺静脉通常在心包外主干的距离不超过1cm,其中最短的是右下肺静脉在心包外仅0.4cm,故在行肺叶切除手术安全的处理方法是游离其属支后再加以妥善处理。

(4)四支肺静脉在心包内均有少许行程再入左心房,故发生肺静脉意外出血不好处理时,可先局部压迫,然后切开心包,在心包内处理肺静脉控制出血。

(5)肺动、静脉血管同体循环血管比通常壁薄、口径粗、变异多,手术时应用"五重结扎法"妥善处理。术中一旦出现大出血险情,应沉着快速地用纱布填压出血处并吸除积血,查明出血部位,准确予以钳夹止血或修补出血点,切勿慌忙钳夹,否则将会造成更大血管撕裂。

(6)良性疾病行肺切除时,多先处理肺动脉,后处理肺静脉;但在肺部恶性肿瘤切除时应先结扎处理肺静脉,而后再处理肺动脉。以防术中挤压使肿瘤细胞脱落,进入静脉,造成癌栓血行转移。

(7)有时右肺动脉上干发出过早,在右肺动脉还未进入肺门即位于上腔静脉后方时,即发出上干,在行右全肺切除时可先行处理右肺动脉上干后再处理右肺动脉。另外,在游离动脉的过程中,有的肺静脉分支恰好遮盖在需处理的动脉上,故可先处理该支静脉再处理相关血管。

(8)右肺中叶支气管起始部的周围,有三组淋结围绕,加上中叶支气管细而长,一旦炎症、结核、肿瘤等原因引起淋巴结肿大,可造成细长的中叶支气管狭窄或梗阻,引起中叶肺不张。

(9)肺裂常因炎症及先天发育不全而形成肺裂不全,常给肺叶切除手术带来困难,可用钝性分离、剪刀剪开及钳夹切断等方式处理,但在近肺门时要小心解剖,避免损伤肺动、静脉。

(三)食管

食管为消化道的入口,主要功能是作为吞咽食物至胃的通道,同时在食管的上端和下端有括约肌功能,分别防止误吸及胃食管返流。

1.食管的走行　食管位于后纵隔内,始于第6颈椎水平,上起咽部,下端相当于第10胸椎处穿过膈肌,止于胃贲门。成人食管长约25cm,如加上门齿到咽的距离约15~16cm,全程长约40~41cm,并随身高的不同略有改变。

临床上把食管划分为三段,食管有三个生理性狭窄,三个自然弯曲,有三处部位易发生憩室。

(1)分段:早年按照食管上下位置,以主动脉弓上缘和下肺静脉下缘平面为界分为上段、中段和下段。

因临床检查很难确定下肺静脉的下缘,因此食管中、下段的划分常存在困难,且这两个部位的肿瘤切除在手术难度上和手术方式上均有不同,近年有人提出修改食管的分段标准。即:食管自入口(环状软骨下缘)至胸骨柄上缘为颈段,其下为胸段。胸段食管又分为上、中、下3段,胸骨柄上缘平面至气管分叉(隆突)平面为胸上段,气管分叉至贲门口平面的中点以上为胸中段,以下为胸下段(包括腹段食管),从实用性上,新标准更趋向合理性。

(2)生理性狭窄:第1个狭窄是咽与食管相接处,是由环咽肌围绕造成的。管腔直径约1.4cm,距门齿约15cm,是食管的最窄处。第2个狭窄是由左主支气管和主动脉弓跨过食管的前壁和左外侧壁的压迹造成。管腔直径约1.5~1.7cm,距门齿约22.5cm。第1个狭窄位膈肌食管裂孔处,是由胃食管括约肌功能造成的,该处管腔经测量为1.6~1.9cm,距门齿约40cm。

(3)生理性弯曲:食管全程有3个自然弯曲,有3次偏离中线。起始端以下略偏左,在颈根部第2胸椎附件稍偏右,自第5胸椎以下又偏左,穿过膈肌食管裂孔与贲门相连,掌握了解食管的走行有助于指导食管手术的径路。

由于解剖上的原因临床上有3个部位易发生憩室:咽与食管的交界处、膈上食管下段及食管中段的支气管旁。

2.食管的毗邻关系

(1)颈段食管:前方为气管,后方为覆盖于颈长肌的椎前颈筋膜。气管与食管的两侧沟内有左、右喉返神经。两侧有颈血管鞘相邻,内含颈动、静脉和迷走神经。并有相应的甲状腺及甲状腺下动脉,在颈部食管游离时应避免损伤动脉鞘及迷走神经的喉返支。

(2)胸段食管:位于胸腔内后纵隔。在第5胸椎水平以上前方有气管,在气管分叉平面食管的右侧有奇静脉弓,左侧有主动脉弓底部和降主动脉。由此向下,食管位于心包及左心房的后方。气管分叉以下食管位于脊柱前,食管、脊柱之间含有奇静脉、胸导管、肋间血管及降主动脉。腹段食管穿过膈裂孔位于主动脉的前方,长约2~4cm,在腹腔内时,有腹膜(胃膈韧带)及筋膜覆盖,位于肝左叶的食管沟后方。前、后迷走神经干分别紧贴食管的前、后方。腹段食管的后部与膈肌脚、脾缘相邻,形成扁平细长的盲孔,是发生膈下感染不易充分引流的部位。

3.食管的血液供应

(1)食管动脉:颈段来自甲状腺下动脉的分支,胸段主要来自支气管动脉及降主动脉的分支,腹段来自胃左动脉分支。各动脉间别有吻合支,但不丰富。

(2)食管静脉:与食管动脉伴行,上段注入甲状腺下静脉,中段主要流入奇静脉、半奇静脉,下段与胃底静脉相吻合。此部为门脉及体循环静脉的主要交通支,门静脉高压病人食管静脉扩张,破裂时可造成大出血。

4.食管的淋巴引流及神经分布　食管上端的淋巴管注入气管淋巴结颈深淋巴结。食管中段的淋巴管注入气管、支气管淋巴结以及沿食管和主动脉周围排列的纵隔淋巴结。食管下段的淋巴管汇入沿胃小弯排列的胃上淋巴结。一部分食管淋巴结可直接入胸导管。

胸导管长约40cm,起于乳糜池,沿腹主动脉右后方向上,经主动脉裂孔进入胸腔,位于胸椎右前方,奇静脉与胸主动脉之间,至第5胸椎平面,在胸主动脉平面跨过脊柱左前方,继续上行,沿左锁骨下动脉内侧至颈部转向左下,注入左颈内静脉或左静脉角。胸导管接受膈肌以下所有器官和组织的淋巴液。左上肢、头颈的左半,胸壁、大部纵隔器官、左肺及左膈的淋巴也流入胸导管。胸部其余淋巴汇入右淋巴管。

食管的神经支配无外科重要意义,当施行食管切除时,喉返神经以下的迷走神经一般随同食管一并切除。

5.食管的结构 食管结构分 4 层:外层(纤维层)、肌层、粘膜下层及粘膜层。外层、亦称纤维层,包括致密结缔组织的外膜。肌层由较厚的外层纵层及内侧环层组成。近食管的上端,纵形肌纤维在后方呈 V 形分开形成一薄弱处,咽部憩室即源于此。食管的上 1/4 部位肌层呈横纹状,以下渐为平滑肌替代,下 1/2 全部为平滑肌。食管下端环形肌较厚,但并无解剖上的括约肌。粘膜下层比较疏松,在吞咽时粘膜层易于伸展,粘膜下层有食管腺,通过腺管开口于食管腔。粘膜层为浅灰红色的坚韧层,为非角化复层鳞状上皮。

6.食管与胃结合部 这个部位像咽、食管连接部一样,在非进食状态下是处于关闭状态。它的惟一生理功能是保证食物由食管到胃的单向流动,防止胃内容物返流入食管。从解剖结构上食管胃结合部自上而下可分为膈上段的壶腹区、食管下端狭窄高压区、前庭(腹内段)及贲门。对贲门的抗返流作用具有生理作用的解剖因素有:①食管裂孔周围的膈肌纤维吸气收缩时对食管下端有一种钳夹样作用;②食管下端增厚的肌纤维和来自胃底的内层斜形肌纤维相结合、交错,形成一种皱襞样的活瓣结构;③下段食管和胃底之间所形成的锐角,即 His 角,正常为 70°~110°;④膈食管膜以及在横膈处食管裂孔的膈食管膜结构;⑤食管下端的生理高压区,约 1.47~2.45kPa(15~25cmH$_2$O);⑥吸气时腹段食管的正压作用。

7.临床解剖要点

(1)食管的弯曲和狭窄有非常重要的临床意义,食管内异物常停留在狭窄区之上。另外,误吞腐蚀性液体最易发生瘢痕狭窄的也是上述生理狭窄区。同时临床上行胃肠及食管检查时也要注意这些生理狭窄及弯曲以防误伤。

(2)食管的营养动脉短、侧支循环少,因此手术时分离食管不可过长,以免造成术后缺血影响吻合口愈合。

(3)静脉系的奇静脉及来自门静脉系的胃左静脉的属支借食管静脉丛进行吻合。在门静脉高压时,这些静脉扩张,在行食管镜时可见扩张的食管静脉丛呈蚯蚓状,重者充满管腔,曲张的静脉丛一旦破裂可产生严重出血甚至危及生命。

(4)食管在胸腔的走行,上、下段偏左侧,故上、下段食管癌手术常经左侧剖胸口有利于手术野的暴露和操作,中段食管癌则行右侧后外侧切口进胸更有利于手术操作。

(5)食管癌上中段以鳞状上皮癌多见,而下段及贲门以腺癌多见。上段食道与喉返神经紧密相邻,因此上段食管癌易累及喉返神经,引起声音嘶哑。中段食管癌临床最常见,该部门的癌组织极易侵入附近的一些重要器官,如主动脉弓、隆突、肺门等。因此中段食管癌手术切除率较低。下段食管癌周围间隙广阔,相对不易侵犯重要脏器,故手术切除率较高,预后较好。

(四)心包

心包是一个纤维浆膜囊,包裹在心脏和大血管根部。心包分为壁、脏两层。脏层为浆膜层,贴于心脏表面,又称心外膜;壁层为纤维结缔组织,较坚韧,基底部附着于膈肌的中央。大血管根部为壁、脏两层心包移行区,又称心包反折。心包前面上方有两侧的胸膜、肺及胸腺与胸骨隔离,前面下方第 5 肋软骨的胸骨后面无胸膜覆盖为心包裸区,也是心包积液穿刺点之一。心包壁、脏层之间为心包腔,正常状态下为一潜在腔隙,内有少量淡黄色浆液,如心包内积液急性增加超过 50ml 就有可能产生压迫症状,而慢性增加有时超过 1000ml 亦不产生压迫状。

1.心包斜窦 位于左心房后面偏左,是脏层心包于肺上静脉平面向下转折,覆盖于食管及降主动脉的前面而形成一个"T"型的窦腔,谓之斜窦。其边界:右方上有肺静脉,下有下腔静脉,左上方为左肺静脉。

2.横窦 包绕于升主动脉及主肺动脉的脏层心包向后反折覆盖于右肺动脉平面所形成的窦隙为横窦,位于上述两大动脉的后面。通过横窦置放阻断钳将主动脉阻断行心内直视手术。

若欲解剖右肺动脉可从主动脉和上腔静脉之间切开右肺动脉表面的心包壁层即可将其游离;在横窦

内切开近上腔静脉右肺动脉表面的心包壁层即可容易安置上腔静脉临时阻断带。

3.心包小隐窝 在右侧心包腔内,心包贴敷于高低不平的大血管表面即形成若干个心包小隐窝。

(1)升主动脉后小隐窝:升主动脉的后面上腔静脉之左,右肺动脉之前与横窦相通,亦为横窦入口。

(2)上腔静脉后的小隐窝:位于上腔静脉外侧的后面,在右肺动脉和右肺上静脉之间。

(3)右肺上下静脉间小隐窝:位于右肺上、下肺静脉之间。

(4)右肺下静脉与下腔静脉间小隐窝:位于右肺下静脉和下腔静脉之间,体外循环心内直视手术时,可通过心包斜窦由右肺下静脉和下腔静脉间小隐窝穿出,安放控制下腔静脉血流的纱带。但要注意勿损伤右肺下静脉、下腔静脉和扩大的左心房。

(5)房间沟:右心房与右肺静脉间形成一沟即房间沟。表面覆盖有脂肪组织;切开心包脏层,解剖脂肪组织深达 1.5cm 左右可见左、右心房肌壁,可经此径路进入左心房行二尖瓣手术。

6.临床解剖要点

(1)壁层心包厚而坚韧且伸缩性小,在心包积液、积血、积脓时,容易压迫心脏引起心脏压塞。

(2)心包穿刺的部位选择要求避免损伤胸膜、胸廓内动脉及心脏,故胸骨旁第 6 肋间穿刺是安全可行的,因此处不但是心包裸区无胸膜遮盖,并对着心脏下缘,且位置最低,是心包积液、积血及积脓首先聚集之处。另外,剑突下心包穿刺同样可避免刺伤胸膜、胸廓内血管;如进针恰当也不会刺伤心脏,所以在此处行心包穿刺也是安全可行的。

(3)横窦及斜窦是脓液容易局限的地方。

(五)心脏

心脏有四腔,即右心房、右心室、左心房、左心室。

1.右心房 右心房壁薄,表面光滑,右心耳短小呈三角形,基底部宽大。主要解剖结构包括:

(1)窦房结:右心耳上缘与上腔静脉交界处有窦房结,为心脏起搏点所在处。

(2)界嵴:心房窦部与右心房的交界线隆起称为界嵴。自上腔静脉入口的前面延至下腔静脉入口的前面,界嵴后面的部分心房光滑,为静脉窦部分,而界嵴前面的部分心房有高低不平的梳状肌分布,梳状肌间的心房壁极薄如纸并呈透明状。

(3)房间隔:右心房后壁为房间隔与左心房相隔。

①卵圆窝:近房间隔中央有一卵圆形凹陷为卵圆窝。其前上缘可能有未闭合的小裂口与左心房相通称为卵圆孔未闭。

②房间隔的周围关系:房间隔的左侧为二尖瓣环,右侧为三尖瓣和中间间隔,其前缘正对主动脉后窦的中点,下方为中心纤维体;房间隔下缘正在二尖瓣环上,在中间间隔上方为卵圆窝下缘的肌性结构,前端对中心纤维体,后端与下腔静脉相连;房间隔后缘正对房间沟;上缘与上腔静脉内侧壁相延续。

(4)三尖瓣孔:位于右心房前面下部,正常该孔可容纳三指尖。

(5)腔静脉

①上腔静脉由右心房上端注入右心房,开口处无瓣膜。

②下腔静脉与上腔静脉并不位于同一直线上,下腔静脉于右心房下方注入右心房,入口指向卵圆窝。胚胎期下腔静脉入口前面有较大的静脉瓣,引导下腔静脉血经卵圆孔进入左心房,出生后该静脉瓣退化,有时此瓣仍非常显著,遗留在下腔静脉入口前面,称为下腔静脉瓣,在行房间隔缺损修补时应仔细辨认,切勿将下腔静脉瓣当作房间隔缺损的边缘缝合修补,而造成下腔静脉血被引入左心房的严重后果。

(6)冠状静脉窦:冠状静脉窦口位于下腔静脉的内上方与三尖瓣孔之间,一般可容纳一指尖,其边缘也常有一薄膜来自胚胎期的右静脉瓣称之为冠状窦瓣,冠状静脉窦口为房间隔上的一个重要解剖标志,由冠状窦口、Todaro 腱和三尖瓣隔瓣环构成 Koch 三角,此处有房室结发出的希氏束沿房室纤维环上方横行于房间隔右面,又于三尖瓣隔瓣下进入室间隔,在该区域进行手术,如原发孔房间隔缺损、左室右房通道、膜部室间隔缺损修补时应注意防止传导束的损伤。

2.右心室　右心室外貌为三角形,其上部呈圆锥状,通往肺动脉主干,与右心房相交处为房室环,有三尖瓣将房室隔开,右心室腔由两部分组成,一个是流入道为右心室的体或窦部,另一个是流出道为右心室的漏斗部。

(1)室上嵴:为右心室内一增厚的肌肉嵴,其上方至肺动脉瓣的空间为右心室流出道,下方为右心室的流入道。

①壁束:室上嵴的右侧部分为壁束,沿右心室前壁和房室环的外侧伸展至心脏右缘,壁束与主动脉右冠窦相对应,并对其有支撑作用,当右心室流出道狭窄疏通时,该处隆起的肌肉不可修剪过多以防损伤主动脉窦。

②隔束:室上嵴的左侧部分称为隔束,其后方为左心室流出道,隔束延续向下连于前乳头肌的基部为调节束,右束支由此经过。

(2)乳头肌:右心室腔内有许多纵横交织的肉柱小梁,围成很多间隙。肉柱发达者形成乳头肌,其顶端的腱索连附于三尖瓣,最为突出且较恒定不变者为起源于右心室前外侧壁的前乳头肌;右心室腔下方有后乳头肌,隔束右下缘发出一较小的圆锥乳头肌。

(3)室间隔:由膜部室间隔及肌部室间隔两部分组成。

①膜部间隔:主动脉右、后瓣环交界的下方,肌部室间隔的上方,左心室与右心房和右心室之间的组织呈膜状,称膜部间隔,三尖瓣环横跨其间,将其分为上、下两部分,位于上方者称膜部间隔心房部,位于下方者称为膜部室间隔,其上界为主动脉瓣环,后下方有传导束通过,该处手术应注意防止损伤。

②肌部室间隔:肌部室间隔占空间隔的大部分,可分为窦部、小梁部、漏斗部。窦部室间隔位于右心室流入道;小梁部室间隔位于右心室腔下部;漏斗部室间隔上界为肺动脉瓣环,下界为室上嵴,主动脉右窦有一部分骑跨于漏斗部室间隔上。

3.左心房

(1)左心耳:左心房的前面有左心耳,一般较右心耳狭长,基底部较窄。

①左心耳基底部心房壁往往较薄,当施行左径二尖瓣闭式扩张分离术时,因左心耳狭长基底部较窄,手指伸入勉强,有可能使左心耳内侧基底部裂开引起严重出血,有时裂口向冠状动脉方向伸展,伤及冠状动脉,此时探查手指应采取旋转式动作逐渐扩大轻柔缓慢进入,千万不可强行,确实困难者可考虑经左心房壁或肺静脉进入。

②左心耳附近的心室表面有一血管三角区,表面覆有一层脂肪组织与心耳内侧面相隔,该三角区的上缘为左冠状动脉的旋支,内下缘为冠状动脉的前降支,心大静脉与两动脉相交构成血管三角区的外下缘,若遇左心耳内侧壁撕裂时,以钳夹左心耳转折压向心内室面,可用缝线将左心耳缝于左心室肌壁上,但必须注意此血管三角区切勿将冠状动脉缝合在内。

(2)肺静脉口:左心房壁较右心房壁为厚,且内壁光滑,其后壁有 4 个孔,左、右各 2 个,为肺静脉入口。

(3)二尖瓣:位于左心房的下部,可容两指通过,二尖瓣由大瓣和小瓣组成。大瓣位于前内侧靠主动脉一边,小瓣位于后外侧,前外交界对向左腋前线,后内交界对脊柱右缘。

4.左心室　左心室略呈狭长形,从心室的横剖面可以看到左心室肌壁为一圆桶形,其边界从心脏外面看相当于前室间沟和后室间沟。左心室肌壁为整个心脏肌壁的最厚部分,约为右心室肌壁厚度的 3 倍,心脏舒张时二尖瓣开放下垂入左心室内,大瓣的基部与主动脉无冠状瓣和左冠状瓣间有纤维组织相连结,有如垂幕状的隔,将左心室划分成后半部分为流入道,前半部分为流出道。

(1)乳头肌:由左心室心尖区的前壁和后壁分别发出前乳头肌和后乳头肌,前乳头肌为单个,后乳头肌有2～3个乳头,乳头肌顶端有许多腱索联系于二尖瓣边缘及其下面。

(2)室间隔:室间隔大部分为极厚的肌肉组成,向右室面突出,凹面在左心室。室间隔的上部为纤维组织呈薄膜状称室间隔膜部,此隔将主动脉前庭或主动脉瓣下窦与右心房下部和右心室上部隔开。

(3)主动脉前庭或主动脉瓣下窦形似管状,壁较光滑,为左心室流出道的主要部分,其前外侧壁为肌肉组织,由邻近的室间隔和心室壁组成,此处可有先天性主动脉瓣下狭窄呈膜状或广泛的肌肉肥大,当切除这些狭窄组织时将后内侧壁的二尖瓣大瓣推开以免损伤。

(4)心尖肌壁一般较薄,易撕裂造成大出血,若在左心室心尖置入器械或引流管须做切口时,不宜正对心尖处切开,切口应在心尖部的上方2cm处,此区域血管较稀少,肌壁较坚厚不易撕裂。

5.心脏瓣膜

(1)二尖瓣:其结构由二尖瓣瓣叶、腱索、乳头肌与二尖瓣环组成。二尖瓣位于左心房与左心室之间。

①瓣叶:瓣叶为弹性柔软的膜状组织,基底附着于二尖瓣环,靠近心室间隔的瓣叶大至呈长方形,称大瓣或前瓣;位于后侧的瓣叶较小,呈长弧形。前叶附着线占瓣环周径1/3,而后叶占2/3。前、后叶的面积相近。前、后叶正对左侧腋前线方面的交界称前外交界,正对脊柱左侧缘的交界称后内交界。

②腱索:前瓣与后瓣粗糙部的边缘及后瓣基底的心室壁均有腱索附着,另一端附着于乳头肌。少数直接附着于室壁肌。第1排腱索附着于瓣叶的游离缘;第2排附着于瓣叶下方中部;第3排附着瓣叶的基底部与心室壁直接相连。第1排腱索甚为重要,因其中任何一支断裂均可引起一定程度的二尖瓣关闭不全。

③乳头肌:左室有二组乳头肌,前外侧组称前乳头肌,后内侧称后乳头肌,每组乳头肌各向两瓣叶发出1/2的腱索。前乳头肌,大多数为1个乳头肌,少数为2个乳头肌,或1个乳头肌有2个头。后乳头肌大多为多头。

④二尖瓣环:二尖瓣环呈马蹄形,其内前1/3为左、右纤维三角,前瓣基底部附着于此处,其余2/3是纤维条结构,后瓣叶和交界部附着于此部。

(2)三尖瓣:三尖瓣位于右心房与右心室之间,由三个瓣叶组成,其瓣环略呈三角形,为心脏纤维支架的组成部分及三尖瓣叶基底部附着处。三尖瓣环在室间隔的附着部较固定,附着右心室游离壁部分则可随心室壁的扩大而伸长,形成关闭不全。因此,三尖瓣环缩术主要为缩短此处瓣环。三尖瓣三个瓣叶前瓣最大,通常为半环形,隔瓣位于后,隔交界在前、隔交界之间部分基底附着于右室后壁,大部分附着于隔壁。后瓣位于前、后瓣与后、隔瓣交界之间,瓣叶最小,三尖瓣的腱索前起源于乳头肌,也可起源于右心室壁或隔壁。附着于瓣叶及腱索称"真腱索",附着在其他部位者则称"假腱索"。三尖瓣最大的乳头肌为前乳头肌,后乳头肌较小。圆锥乳头肌为右心室手术时常用的外科标志。

(3)主动脉瓣:主动脉瓣解剖结构包括瓣叶、瓣环、主动脉窦、升主动脉根部与主动脉瓣下组织。

①瓣叶和主动脉窦:由3个大小相等、位置等高、半月状瓣叶组成,基底部附着于弧形变曲的瓣环上,瓣叶与其相应的主动脉壁构成向上开口的袋状结构为主动脉窦。主动脉窦的高度相当于瓣环底部至交界顶的高度。根据主动脉窦有无冠状动脉开口,分右冠状动脉窦、左冠状动脉窦和无冠状动脉窦。

②瓣环:主动脉瓣环由3个弧形纤维索带连接而成。

③主动脉瓣下组织:主动脉的左瓣叶后半与后瓣叶的瓣环下方为纤维组织,向下延伸为二尖瓣前瓣。共同构成左室流入口和流出口之间分界。主动脉瓣下的半周为肌组织,其前方与左心室侧壁的一部分肥厚时可导致主动脉瓣下狭窄。

(4)肺动脉瓣:肺动脉瓣由3个半月瓣组成,即左瓣、右瓣和前瓣。在心脏纤维支架中,肺动脉根部的纤维组织比较薄弱,靠圆锥腱将其与主动脉相联属,故肺动脉瓣及瓣环亦比较薄弱。肺动脉瓣环与右心室漏斗部心肌相连,左瓣与漏斗部隔束相延续,右瓣与壁束相延续。左、右瓣的内 1/2 与主动脉壁紧邻,左、右瓣交界与主动脉左右瓣交界相对应,但肺动脉侧交界较主动脉侧略高。

6.心脏的传导系统 窦房结、房室结和房室束 3 部分构成了心脏的传导系统。该系统是由一种特殊的神经性心肌纤维构成,其功能是调节心脏的节律性搏动。窦房结位于上腔静脉进入右心室入口处,是心跳的起搏点,心脏周期性搏动的兴奋从此结开始;房室结位于房室隔的交界区,在冠状静脉窦的下方;从房室结向下有 1 条传导组织称为房室束,该束通过右房室环至室间隔膜部的后缘,转向前至室间隔肌的上缘,在此分为左、右束支,最后分为心脏传导末梢纤维到达心室肌,上述传导系统径路中有障碍就会出现心脏传导阻滞。

7.临床解剖要点

(1)心耳内面由于交织成网状的梳状肌束,因粗糙不光滑,在心功能不全、血流缓慢时,容易在此形成血栓,产生非常严重的临床后果。

(2)二尖瓣、三尖瓣、主动脉瓣和肺动脉瓣是确保心脏内的血液按生理要求流动的重要结构。二尖瓣与三尖瓣上的腱索能防止瓣膜翻入心房。各类心瓣膜病不论是狭窄或闭锁不全,开始均由心脏相应部分扩张和肥厚来代偿。失代偿时就出现循环障碍如瘀血、水肿等。

(3)室上嵴是由心肌构成的隆起,如过于肥大就可引起右心室输出道狭窄。

(4)熟知心脏传导系统各部的位置和走行可避免心脏手术时传导束的误伤。

(5)心脏传导系统的上述关键部分一旦被药物、疾病或手术损伤,兴奋就可能传导不全或完全阻断,称为心脏传导阻滞,包括窦房结阻滞及房室传导阻滞。

(六)冠状循环

心脏是维持全身血液循环的泵。自身也需要血液循环即冠状循环,有动脉和静脉。冠状动脉血送达心脏各部通过冠状静脉将静脉血回流入右心房。

1.冠状动脉 心脏本身的营养血管为左、右冠状动脉,是升主动脉发出的第 1 对分支,因它的主支绕房室沟走行如冠状而得名。冠状动脉起源于主动脉窦开口可呈圆形、卵圆形或一狭窄的裂隙,左冠状动脉开口为 0.5～0.7cm,右冠状动脉开口为 0.15～0.3cm,冠状动脉开口可有变异,有时左冠状动脉有 2 个开口,一为左冠状动脉前降支开口,另一为旋支的开口;右冠状动脉开口可能缺如,或开口于左冠状主动脉窦。

(1)左冠状动脉:由左冠状动脉窦发出,在左房室沟内斜行于肺动脉和左心耳之间,达左冠状沟后分为前降支、回旋支和二者之间分出的对角支,左冠状动脉主干长约 2cm,有时极短。

①前降支:为左冠状动脉的直接延续,沿前室间沟较靠右心室侧行至心尖,绕心尖切迹转向心脏膈面上,止于后室间隔下 1/3 处,与膈面后降支的分支相吻合,前降支沿途发出 3 个主要分支:左心室前支、右心室前支、室间隔前支。血液供应左心室前壁,室间隔的前 2/3 及下 1/3 区域,前室间沟附近的右心室前壁,左心室乳头肌的大部分,左、右束支及心尖的全部。

②旋支:常于左冠状动脉主干呈直角分出,沿左房室沟左行在心脏左缘转向后面,终止于近心脏左缘的左室后壁。沿途有 3 个分支:左心室前支、左心室后支、左心房支。旋支血液供应左心室外侧壁的大部分,左心室后乳头肌的大部分,前乳头肌的一部分,左心房和半数人的窦房结。

③对角支:在前降支和旋支之间或前降支近侧发出,分布到左心室前壁上部。

(2)右冠状动脉:起自右冠状动脉窦,由主动脉根部前外侧壁呈垂直分出,斜向右下行走,经右房室沟在心脏右缘转向膈面、房室沟,向中线行至房室交叉或心脏十字处止于后室间沟下 2/3 处,沿途有 4 个分支:右心室支、右心房支、左心室后支、后降支。右冠状动脉血液供应右心室、右心室的大部分,左心室隔面或后瓣的一部分,左心室后乳头肌的部分,窦房结(约55%)。

右室漏斗部血供,多数来自前降支和右冠状动脉第1分支(圆锥支),有时这两者互相吻合成环,称为Vieussen环,常给右心室切口带来困难。

根据冠状动脉后降支的来源可分为3种冠状动脉类型:右优势型,后降支来自右冠状动脉的右回旋支,国人约占65.7%;左优势型,后降支来自左回旋支,国人占5.6%;中间型(双优势型),左、右回旋支均有后降支,国人占28.7%。

2.冠状静脉 大多汇集到位于心脏膈面左房室沟的冠状静脉窦内,窦长2~3cm。

(1)心大静脉:起自心尖部,沿前室间沟到心脏膈面入冠状静脉窦。其属支来自左心室,左、右心室前壁及左心室侧缘。

(2)心小静脉:走行于右心房和右心室后面的冠状沟通内常与心中静脉汇合进入冠状静脉的末端。接受右心房及右心室后面的血液。

(3)心中静脉:起源于心尖部沿心脏膈面的后室间沟与心小静脉汇合入冠状静脉窦的末端。引流左、右心室膈面、室间膈后部和心尖部的血流。

(4)右心室后静脉:走行于左心室膈面,常汇入冠状静脉窦,但亦有汇入心中或心大静脉者。

(5)右房斜静脉:左心房后壁一小静脉,沿右房后面斜行汇入冠状静脉窦的左端,静脉上端与上腔静脉韧带相连,两者均为左总静脉的残留物。

3.临床解剖要点

(1)当冠状动脉粥样硬化,动脉部分或完全闭塞可引起心肌供血不足,重者引起心肌梗死,产生严重后果甚至危及患者生命。

(2)冠状动脉粥样硬化主要侵犯冠状动脉主干及近段大分支,所以临床上根据这一病理特点,常用一段自体大隐静脉将两端分别与主动脉升部和狭窄段远端的冠状动脉作端侧吻合,或采用游离的胸廓内动脉与狭窄远端的冠状动脉作端侧吻合,以改善心肌的供血情况。

(七)胸内大血管

左胸腔内的大血管有胸主动脉及其三大分支,上腔静脉及其属支、下腔静脉、肺动脉及肺静脉。

1.胸主动脉 分为升主动脉、主动脉弓和降主动脉3部分。升主动脉从左心室发出,向上并向右上升,在右第2肋间隙处其表面仅有一薄层肺组织,为主动脉瓣听诊最佳部位。升主动脉的分支有左、右冠状动脉。主动脉弓在右侧第2胸肋关节附近继升主动脉向左后行,从第2肋软骨平面起至第4胸椎体左侧止。其毗邻关系如下:①右后方有气管、胸导管、食管、左喉返神经、胸椎;②左前方有肺、胸膜、左膈神经、左迷走神经、心神经、肋间神经;③上方有无名动脉、左颈总动脉、左锁骨下动脉、胸膜、左无名静脉;④下方有左主支气管、右肺动脉、左喉返神经、主动脉弓发出的三大分支有:无名动脉、左颈总动脉、左锁骨下动脉;其次还发出一些细小的分支如:支气管动脉、食管动脉及甲状腺下动脉等。降主动脉续连主动脉弓,起自第4胸椎体下缘平面,至第12胸椎平面穿过膈肌进入腹部。从降主动脉的前后方均有分支发出。后方有9对后肋间动脉及1对肋下动脉。前方有支气管动脉、食管动脉及通往纵隔、心包和膈肌的小动脉分支。

2.上腔静脉 长约7cm,由左、右无名静脉汇合而成,上端起于第2肋软骨平面,垂直下行,至右第3肋软骨平面进入右心房。上腔静脉的下半位于心包内。其右方有右膈神经。在上腔静脉进入心包平面,奇静脉从其后方与其汇合。

3.下腔静脉 胸内长约2.5cm,起于第5腰椎右侧,在第8胸椎平面向上穿过膈肌的腔静脉孔进入胸腔。腔静脉孔周围是腱膜性的,所以膈收缩时,腔静脉孔也不会缩小而影响静脉回流,下腔静脉进入胸腔后即穿入心包注入右心房。

4.临床解剖要点

(1)由于主动脉弓有上述毗邻关系,所以主动脉弓在发生动脉瘤时,可压迫气管、左主支气管、食管、喉返神经。出现呼吸及吞咽困难、声音嘶哑等症状。

(2)在肺动脉分叉处有动脉韧带与主动脉弓的下缘相连,系胎儿时期的动脉导管所形成。左侧喉返神经从其左侧绕过主动脉弓下缘,进入气管、食管沟内上升至颈部,在为先天性动脉导管未闭的病人施行动脉导管手术时,应记住动脉导管位于主动脉弓下左肺动脉之上,膈神经之后,迷走神经之前,即所谓的导管三角区。

(3)供应脊髓的营养动脉有许多来自肋间后动脉,所以在手术要阻断主动脉时,应考虑到如在发出第9肋间后动脉以上阻断就有造成脊髓缺血、软化引起截瘫的可能。

(4)在慢性缩窄性心包炎时,当病变危及上下腔静脉的周围,并形成环状瘢痕缩窄,可使上下腔静脉回流受阻,出现颈静脉怒张、肝肿大、腹水和下肢浮肿等。此时惟一有效的治疗就是手术切除缩窄增厚的病变心包。

(5)下腔静脉入口处有一半月瓣膜,房间隔缺损修补术中切勿误认为是其下缘。

(八)纵隔

纵隔位于左右胸膜之间各器官与组织的综合体,左右胸膜腔以此作为分界。前至胸骨,后达脊柱,上方为胸廓入口,下为膈肌。两侧为左、右纵隔胸膜。

1.纵隔的分区　纵隔的分区有多种划分,有三区分区法、九区划分法和四区划分法。目前常用的是采用四区分区法。此法以胸骨柄下缘与第4胸椎间隙连线为界分为上下两区;然后再以心为界线将下纵隔分成前、中、后三区。

根据疾病发生部位的统计结果与纵隔的划分区域有一定的发病规律,从而对疾病的鉴别诊断有很大帮助。

2.纵隔的淋巴分布及引流　纵隔的淋巴结比较丰富,其引流方向由下向上,由外向内。一般分7组:气管旁、奇静脉或主动脉弓上、下肺门、气管隆突下、食管旁、汇总区及肺下韧带。肺的淋巴引流到相应的汇总区,进一步流向纵隔。经研究发现右肺的淋巴引流主要流向同侧上纵隔,对侧不常见;而左侧的肺淋巴引流既流向同侧,也流向对侧,左下肺叶的淋巴引流甚至更多流向对侧上纵隔,这在肿瘤淋巴转移时有意义。

3.临床解剖要点

(1)纵隔肿瘤手术切口应选择暴露好、创伤小,便于采取应急措施的手术切口。通常前纵隔肿瘤可取前外侧切口,胸骨后甲状腺肿瘤及胸腺瘤宜取胸骨正中切口,而其他位置的纵隔肿瘤宜取后外侧切口。

(2)纵隔肿瘤的诊断部位非常重要。上纵隔前较常见的有胸内甲状腺肿、胸腺瘤、畸胎瘤、淋巴源性肿瘤。上纵隔后部有神经源性肿瘤。前纵隔有畸胎瘤、脂肪瘤。中纵隔有支气管囊肿及心包囊肿。

(庄宿龙)

第二节　胸心外科疾病常见症状

一、基本概念

胸痛是临床胸心外科常见的症状之一,也是胸心外科最难鉴别的症状,因为它可因胸部损伤,也可因胸壁、胸内组织和脏器各种疾病造成。疼痛程度不一,疼痛部位各异。需要提及的是胸痛的部位和剧烈程度与病情轻重不一定完全平行。

　　炎症、外伤、肿瘤、肌肉缺氧、内脏膨胀、机械压迫、异物和各种化学因素、物理因素等均可造成组织损伤，释放出化学物质，如 K^+、H^+、组胺、5-羟色胺、缓激肽、P 物质和前列腺素，这些物质刺激了分布在肋间神经、膈神经，以及食管、支气管、心脏和主动脉的感觉神经末梢痛觉受体，从而产生胸痛。

　　痛觉冲动经脊髓丘脑投射到大脑皮质，以辨别疼痛的性质、程度和位置。这些化学物质中，经有髓鞘纤维传导产生刺痛和锐痛，经无髓鞘纤维传导则产生钝痛和灼痛。肺和脏胸膜缺少无髓鞘神经纤维，极少产生疼痛，因此，胸膜炎、肺炎、气胸和肺结核造成的胸痛多因疾病累及壁胸膜所致。肺梗死除壁胸膜受累外，还与低氧血症、冠状动脉灌注减少有关，肺癌胸痛系支气管壁、纵膈淋巴结浸润肿胀及壁层胸膜受侵，或与胸壁肋骨、神经受累有关。心绞痛则是心肌缺血缺氧及代谢产物积聚所致。

　　来自内脏的痛觉冲动除产生胸内局部疼痛外，还在体表相应部位出现疼痛感觉，即放射性疼痛，其原因是患病内脏与放射体表的传入神经在脊髓后角终止于同一神经元上，经脊髓丘脑束传入大脑，大脑皮质把来自内脏的痛觉误感受为相应体表痛觉。

（二）引起胸痛的常见疾病

从胸壁皮肤至内脏，所有脏器、组织的疾病或病变均可产生胸痛，临床引起胸痛的常见疾病如下。

【胸壁疾病】

1.**皮肤及皮下组织疾病**　急性皮炎、急性蜂窝织炎、带状疱疹、胸壁皮肤裂伤。

2.**神经系统疾病**　肋间神经痛、肋间神经肿瘤、胸段脊髓压迫症、多发性脊髓硬化。

3.**肌肉疾病**　胸壁肌肉挫伤、拉伤、撕裂伤，肌炎和皮肌炎。

4.**骨骼及关节疾病**　胸骨骨折、肋骨骨折、肋软骨炎、胸壁结核、肋骨骨髓炎、胸骨骨髓炎、肋骨肿瘤、胸骨肿瘤、类风湿脊柱炎、肥大性胸椎炎、结核性胸椎炎、急性白血病、胸壁嗜酸性肉芽肿。

【胸腔脏器疾病】

1.**心血管系统疾病**

（1）冠状动脉与心肌疾病：心绞痛、急性心肌梗死、冠状动脉瘤、肥厚性心肌病。

（2）心瓣膜病：二尖瓣膜病、主动脉瓣膜病。

（3）急性化脓性心包炎。

（4）慢性缩窄性心包炎。

（5）先天性心血管病。

（6）胸主动脉瘤：主动脉瘤、主动脉窦动脉瘤、主动脉夹层。

（7）肺动脉疾病：肺栓塞与肺梗死、肺动脉高压、肺动脉瘤。

（8）心脏神经官能症。

2.**呼吸系统疾病**

（1）胸膜疾病：胸膜炎、胸膜肿瘤、自发性气胸。

（2）气管及支气管疾病：支气管炎、支气管肺癌、支气管扩张。

（3）肺部疾病：肺炎、肺脓肿。

3.**食管疾病**　贲门失弛缓症、食管癌、食管裂孔疝、反流性食管炎。

4.**胸腺疾病**。

5.**纵膈疾病**　纵膈炎、纵膈肿瘤、纵膈气肿。

【腹部脏器疾病】

【其他原因】

1.胸廓出口综合征。

2.痛风。

（三）胸痛诊断与鉴别诊断应注意的问题

【病史】

1.疼痛部位　某些疾病引起的胸痛有其特殊的部位,胸壁疾病的胸痛常固定于病变部位,局部有明显压痛。胸膜炎产生的胸痛,胸壁下方和前部吸气时较为明显。心绞痛常在胸骨后方或心前区疼痛,且放射至左肩及内侧。纵隔或食管疾病的疼痛常在胸骨后方。支气管肺癌可因肿瘤直接侵蚀胸壁产生局部疼痛,也可在与肿瘤无关的部位出现钝性疼痛。

2.疼痛性质　胸痛的程度可自轻微隐痛至剧烈疼痛,性质也多种多样。肋间神经痛里阵发性灼痛或刺痛;肌肉痛呈酸痛;骨性痛呈剧烈酸痛或针锥样痛;心绞痛常呈压榨样痛并伴压迫感或窒息感;主动脉瘤侵蚀胸壁时呈锥样痛;食管裂孔疝呈心窝部灼痛或膨胀感;原发性肺癌可呈胸部钝性闷痛或难以忍受的骨痛。

3.疼痛时间及影响疼痛的因素　胸痛可为阵发性或持续性。心绞痛常因用力或精神紧张诱发,呈阵发性,一般持续 $1\sim5min$ 即止。心肌梗死呈持续性剧痛。心脏神经官能症胸痛因运动而减轻。纤维素性胸膜炎胸痛常于咳嗽或深呼吸时加剧,停止胸廓运动则缓解。食管疾病疼痛常因吞咽食物引起发作或加剧。脊神经后根疾病所致的疼痛于转身时加剧。

4.疼痛伴随症状　气管、支气管疾病胸痛常伴有咳嗽和咳痰;肺部或胸膜炎症疼痛常伴发热、咳嗽;食管疾病胸痛多伴吞咽不畅或吞咽疼痛;肺梗死、原发性肺癌的胸痛可伴小量咯血或痰中带血;胸腺瘤除胸痛常伴有重症肌无力。

5.其他有关病史　肺梗死常有心脏病、近期手术史或长期卧床。心绞痛与心肌梗死常有高血压或冠状动脉粥样硬化性心脏病病史。支气管肺癌可有长吸烟史。

【查体及辅助检查】

胸壁外伤、胸壁炎症性疾病视诊及触诊即可诊断。胸内脏器疾病引起的胸痛,除详细体格检查及一般化验检查外,必要时还需借助某些特殊检查。影像学检查对于胸壁、胸膜、横膈、纵隔和肺部疾病诊断是不可缺少的,胸部 X 线平片、胸部 CT 都是基本的检查手段。心电图和心肌酶谱测定对急性心肌梗死诊断有重要价值。冠状动脉造影是诊断冠心病的金标准。纤维支气管镜检查可直接窥视气管或支气管内病变并可获取病理组织活检。纤维胃镜可直视食管和胃内病变。血管造影可显示主动脉瘤部位、形态以及夹层的入口和出口。超声心动图实时显像和彩色多普勒血流图检查能直接看到心脏解剖和功能变化,对于瓣膜病变、心房肿瘤和肥厚性心肌病的诊断有较大帮助。放射性核素肺通气和灌注扫描对肺栓塞诊断最有价值。

（四）临床引起胸痛的少见疾病

临床上以单纯胸痛为主诉的疾病(无其他伴随症状)并不多见,多数合并其他症状,这些可根据全部症状、体征来综合分析。大多数单纯胸痛为肋软骨炎,有些胸痛是体位性、长时间伏案姿势所致,但仍有些经多种检查未能查出原因的胸痛。以下为临床遇到的少数引起胸痛的疾病。

【皮肌炎和硬皮病】

皮肌炎和硬皮病是自身免疫性疾病,主要侵犯结缔组织,在其病程中可侵犯胸部皮肤、肌肉或有雷诺现象,可以出现胸痛,此种疾病全身症状更为明显,胸部症状容易解释。

【脊神经后根炎】

感染、中毒、骨质增生或肿瘤压迫脊神经后根,例如风湿性脊柱炎、骨关节炎、胸椎结核、硬膜外脓肿、脊髓内外肿瘤,以及脊神经后根受到牵拉,如脊柱后凸畸形椎间盘肿胀、肥厚使脊神经穿出椎间孔时张力增加。所有这些均可引起胸段神经根疼痛,常呈刺痛或锐痛,并可放射到肩部、侧胸与前胸,体位改变如弯腰、举臂和转身可使疼痛加重。MRI脊椎像有助于诊断。

【流行性胸痛】

因柯萨奇 B 组病毒感染所致,多合并干性胸膜炎,偶可有少量胸腔积液。病毒经飞沫或肠道分泌物传染,在夏秋季散发或小型流行,青少年和儿童多见。该病潜伏期为 3～5d,突然起病,主要为下胸部和上腹部肌肉疼痛,呈烧灼样、刀割样、痉挛性、尖锐刺痛,疼痛随呼吸而加重,有时可有同侧肩痛。体检和影像学检查多无阳性发现。诊断主要依靠咽喉部拭子及粪便中分离出病毒,恢复期血清内中和抗体和补体结合滴度较病初时有显著增高。

【胸骨柄综合征】

病因不清,表现在胸骨柄与胸骨体接合处轻度肿胀、疼痛和压痛,当身体前倾、后仰、翻身及咳嗽、打喷嚏、深呼吸时疼痛加剧,这些表现说明与运动和脊神经后根受压有关。此征可与类风湿关节炎同时存在。

【剑突综合征】

也称为剑突过敏,病因不清。此征多徐缓发病,诉剑突部疼痛发作,多呈钝痛,可伴恶心,疼痛可放射到肩部和上臂,持续数分钟,甚或间歇发作数天、数周、数月。疼痛发作多与身体活动或体位改变有关,如弯腰、挺胸、转头或大量进食。正常人剑突可有 3 种位置:中间位、向外凸出和向内凹。检查发现此征患者剑突向前明显突出,有轻压痛。诊断为排除性,特别需要除外心绞痛和冠心病。

【肋骨尖端综合征】

指季肋部肋弓下缘钝性不适、烧灼样疼痛,疼痛呈持续性,并可放射到肩部,呼吸运动使症状加剧。主要原因为第 8、9、10 肋骨前端经疏松结缔组织连接构成肋弓,第 11、12 肋骨呈浮肋,与骨性胸廓不完全相连。当胸部受到严重挤压时,肋骨前端发生较大幅度移位,从而刺激肋骨下缘肋间神经,造成季肋部持续性疼痛。诊断可追问到外伤史,影像学无阳性发现。

【脾曲综合征】

因结肠脾曲充气引起左上腹和心前区疼痛、不适、出汗、便秘,疼痛有时向左肩部、上臂和颈部放射。疼痛多由情绪波动、忧虑诱发,发作时类似心绞痛,但对硝酸甘油无效,排大便或排气后疼痛明显缓解。检查左上腹脾曲叩诊呈鼓音,X 线腹平片显示结肠充气,心电图正常。

【非心源性胸痛】

近年来临床发现更多的胸痛患者,经心电图、冠状动脉造影等详细检查后,排除了冠心病,最后确定为非心源性胸痛,此类患者大多数为胃食管反流病。

二、咳嗽与咳痰

咳嗽与咳痰是临床最常见的症状之一。咳嗽是一种保护性神经反射,通过咳嗽可以清除呼吸道分泌物及气道内异物。痰是指气管、支气管的分泌物或肺泡内的渗出液,借助咳嗽将其排出。

(一)发生机制

咳嗽的反射中枢位于延髓。当呼吸道的感受区受到刺激后,神经冲动传入延髓咳嗽中枢,该中枢将再冲动传向喉下神经、副神经和脊髓神经的传出纤维,从而引起咽肌、膈肌和其他呼吸肌的运动而引起咳嗽动作。

正常支气管黏膜腺体和杯状细胞只分泌少量鼓液,以保持呼吸道黏膜的湿润。当呼吸道发生炎症时,黏膜充血、水肿,黏液分泌增多,毛细血管壁通透性增加,浆液渗出。此时含红细胞、白细胞、巨噬细胞、纤维蛋白等的渗出物与致液、吸入的尘埃和某些组织破坏物等混合而成痰,随咳嗽动作排出。在呼吸道感染和肺寄生虫病时,痰中可查到病原体。另外,在肺淤血和肺水肿时,肺泡和小支气管内有不同程度的浆液漏出,也可引起咳嗽。

(二)常见病因

1.呼吸系统疾病　呼吸道各部位受到粉尘、异物、炎症、出血、肿瘤等刺激时,均可引起咳嗽。

2.胸膜疾病　如胸膜炎、胸膜肿瘤、气胸等。

3.心血管疾病　常见于左心衰引起的肺淤血或肺水肿、肺栓塞等。

4.消化系统疾病　胃食管反流。

5.中枢系统疾病　脑膜炎、脑炎等。

(三)诊断要点

【病史】

仔细询问病史对咳嗽咳痰的诊断常能提供重要的诊断线索。如咳嗽的伴随症状、时间长短、痰液的性状等。同时还要注意喉部病变和肺部病变的咳嗽特点,是肺部本身病变还是心血管疾病的继发病变,是肺部炎症还是肺部肿瘤等。

【临床表现及其意义】

1.咳嗽的性质

(1)干咳或刺激性咳嗽常见于急性或慢性咽喉炎、喉癌、急性支气管炎初期、气管受压气管异物、支气管肿瘤、胸膜疾病、原发性肺动脉高压以及二尖瓣狭窄等。

(2)咳嗽伴有咳痰,常见于慢性支气管炎、支气管扩张、肺炎、肺脓肿和空洞型肺结核等。

2.咳嗽的时间与规律

(1)突发性咳嗽常由于吸入刺激性气体或异物、淋巴结或肿瘤压迫气管或支气管分叉处所引起。

(2)发作性咳嗽可见于百日咳、支气管内膜结核以及咳嗽为主要症状的支气管哮喘(变异性哮喘)等。

(3)长期慢性咳嗽,多见于慢性支气管炎、支气管扩张、肺脓肿及肺结核。夜间咳嗽常见于左心衰竭和肺结核患者,引起夜间咳嗽的原因可能与夜间肺淤血加重及迷走神经兴奋性增高有关。

3.咳嗽的音色

(1)咳嗽声音嘶哑见于声带炎症、喉炎、喉结核、喉癌和喉返神经麻痹。

(2)犬吠样咳嗽多见于会厌、喉部病变或气管受压等。

(3)金属音调样咳嗽常见于纵膈肿瘤、主动脉瘤或肺癌等。

(4)咳嗽声音微弱常见于极度衰弱或声带麻痹。

4.痰的颜色

(1)黄绿色痰提示葡萄球菌、肺炎球菌、链球菌、铜绿假单脑菌等化脓性细菌感染。

(2)铁锈色痰为典型肺炎球菌肺炎的特征。

(3)砖红色痰见于克雷伯菌性肺炎。

(4)粉红色泡沫痰是肺水肿的特征。

(5)巧克力样脓痰见于阿米巴肺脓肿。

5.痰的性质和痰量

痰的性质可分为浆液性、黏液性、脓性和血性等。

(1)浆液性痰见于急性肺水肿、细支气管肺泡癌。

(2)黏液性痰多见于急、慢性支气管炎、支气管哮喘及肺炎的初期、肺结核等。

(3)脓性痰提示支气管或肺有较严重的化脓性感染,常见于支气管扩张、肺脓肿等。

(4)血痰可见于肺结核、肺癌、肺梗死、支气管扩张及二尖瓣狭窄。

(5)恶臭痰提示有厌氧菌感染。

(6)痰白黏稠且牵拉成丝难以咳出,提示有真菌感染。

(7)上感、支气管哮喘痰量较少。

(8)急、慢性支气管炎的早期痰量较少,晚期增多。

(9)支气管扩张、肺脓肿的痰量一般较多。

(10)肺癌痰量少,肺泡癌痰量多且为浆液性泡沫样。

6.伴随症状

(1)发热:多见于急性上、下呼吸道感染、肺结核、胸膜炎等。

(2)胸痛:常见于肺炎、肺癌、气胸、胃食管反流病、胸膜炎、肺栓塞等。

(3)呼吸困难:见于气道异物、支气管哮喘、慢性阻塞性肺病、肺癌、气胸、左心衰竭等。

(4)咯血:常见于支气管扩张、肺结核、肺脓肿、支气管肺癌、二尖瓣狭窄、左心衰竭等。

(5)大量脓痰:常见于支气管扩张、肺脓肿、肺囊肿合并感染和支气管胸膜瘘。

【体格检查】

1.哮鸣音 多见于支气管哮喘、慢性喘息性支气管炎、心源性哮喘、弥漫性细支气管炎、气管与支气管异物等。当支气管肺癌引起气管与支气管不完全阻塞时可出现呈局限性分布的吸气性哮鸣音。

2.杵状指(趾) 常见于支气管扩张、慢性肺脓肿、支气管肿癌和脓胸等。

3.颈部皮下气肿 多见于气胸或纵膈气肿。

4.双侧胸腔叩诊过清音 见于阻塞性肺气肿,一侧胸腔叩诊呈鼓音见于气胸。

【辅助检查】

1.实验室检查

(1)痰液检查痰涂片、痰培养对肺部细菌感染、肺结核和肺部真菌感染诊断具有重要意义。

(2)痰细胞学检查发现癌细胞能明确支气管肺癌的诊断。

(3)痰中发现阿米巴滋养体可诊断肺阿米巴病。

(4)痰中发现肺血吸虫卵可诊断肺血吸虫病。

(5)痰中发现包囊虫棘球蚴的头可诊断肺棘球蚴病。

2.胸部影像学检查 胸部 X 线检查、CT 及 MRI 甚至 PET 检查,能够进一步明确肺部病变的部位、范围与形态,有时可以确定其性质,如肺部炎症、肺结核、肺脓肿、肺癌、肺囊虫和尘肺等。

3.内镜检查 支气管镜检查可以直接窥视支气管黏膜改变,并通过活检、刷检、抽吸及灌洗液作组织学或病原学检查,具有重要的鉴别诊断价值。纵膈镜可以帮助诊断纵膈肿瘤和发现纵膈淋巴结肿大。

4.肺功能检查 对于慢性阻塞性肺部疾病或限制性肺疾病、支气管哮喘等,肺功能检查在确定疾病的基础上可以进一步确定疾病的严重程度、病程进展及疗效评估。

三、咯血

（一）基本概念

喉部以下的呼吸道,包括气管、支气管和肺组织出血,经口腔咳出,称为咯血。咯血是呼吸系统和循环系统疾病常见的临床症状之一,也见于外伤或其他系统疾病。咯血可为急性发作,也可为慢性发生。大量咯血呈满口鲜血从口鼻涌出,1次数百毫升,威胁患者生命。也可为痰中带血丝、血点,往往不被注意。咯血发生的速度及咯血量主要取决于病因和基础病变的性质。

临床上最重要的是急性大咯血,发作急,咯血量大,大量出血可阻塞、淹没呼吸道,造成窒息,成为死亡的主要原因。其次,大量出血可致失血性休克,终致循环衰竭。

24h咯血量少于100ml为小量咯血,100～500ml为中量咯血,超过500ml为大量咯血。但是临床上发现咯血往往突然发生,部分血液又咽到胃内,估计的咯血量常不确切,因而以血量多少来划分实际价值不大。对临床医师来说,更为重要的是出血速度。

（二）发生机制和原因

肺组织有两套血液循环系统:一套为肺循环系统,全身97%的血液流经肺动脉肺静脉完成气体交换;另一套为支气管动静脉系统,供应支气管营养。肺动脉压力低,但血管床丰富,血流量大,出血机会较多。支气管动脉来源于降主动脉,为体循环系统,血管口径细,但压力高,出血量多。

引起咯血的原因有以下几种:

1.血管壁通透性增加　肺部感染、中毒或血管栓塞,细菌及其代谢产物可直接损害微血管,或经血管活性物质作用,致微血管通透性明显增加,血管内皮细胞间隙扩大,红细胞经此间隙进入肺泡,造成小量咯血。

2.血管壁受侵蚀破裂　感染、结核、肿瘤等病变可使肺组织坏死、溶解,支气管黏膜糜烂溃破,或累及支气管动脉,可使血管壁溃烂,造成程度不同的咯血。

3.血管瘤破裂　肺部慢性炎症致血管壁弹性纤维受损,局部形成小动脉血管瘤。剧烈咳嗽时引起血管瘤破裂,大量出血,造成窒息死亡。最常见于肺结核空洞。

4.肺血管压力增高　风湿性心脏病二尖瓣狭窄,肺动脉高压,肺淤血,肺动静脉以及支气管动静脉侧支循环建立,血管纡曲扩张,也可发生大咯血。

5.止血凝血机制障碍　因凝血因子缺陷或凝血过程障碍或血管收缩不良,全身有出血倾向,也可出现咯血,此类咯血见于白血病、血友病、血小板减少性紫癜患者。

6.机械性损伤　胸部外伤,刀刺伤、枪弹伤、肋骨骨折,或纤维支气管镜活检等均可能引起肺、支气管血管损伤。

（三）咯血原因诊断

咯血可因许多疾病引起,最常见的仍是呼吸系统疾病,但其他系统病变,如风心病二尖瓣狭窄,以及全身出血性疾病也可产生咯血。临床上引起咯血的常见疾病如表1-1所示。

表1-1　引起咯血的常见疾病

支气管疾病	慢性支气管炎,支气管扩张,交气管内膜结核,支气管结石,支气管肺癌,支气管良性肿瘤,气管肿瘤
肺部疾病	肺结核,肺炎,肺脓肿,肺真菌病,肺钩端螺旋体病,肺寄生虫病,转移性肺癌,肺梗死,肺动静脉瘘,肺囊肿,肺尘埃沉着病

心脏疾病	风心病二尖瓣狭窄,高血压性心脏病,肺动脉高压,主动脉瘤
全身性疾病	急性传染病,血液病,白塞病,肺出血-肾炎综合征,肺内子宫内膜异位症,结缔组织疾病
外伤	胸部刀刺伤,肺挫伤,肋骨骨折,枪弹伤,爆震伤,经皮肺穿刺,纤维支气管镜活检

在鉴别诊断方面,除患者年龄、性别、职业和既往史外,最重要的是咯血量、次数和伴随症状。详细询问咯血量、次数和持续时间,如为多次,须询问此次与以往有何不同。咯血前有无胸部外伤。实践中确切估计咯血量并不容易。纤维支气管镜检查,特别是活检后1~2d常有少量痰中带血。肺结核、支气管扩张患者多见大量咯血,常为满口鲜血。而晨起血痰,痰中混有血丝、血点,应警惕支气管肺癌。

咯血伴急性发热、胸痛,常因肺部炎症、感染所致,如细菌性肺炎、干酪性肺炎。咯血同时有发热、咳嗽,咳大量脓性痰多见于肺脓肿。长期午后低热、盗汗、消瘦的咯血患者,首先要考虑肺结核。反复咳嗽、咯血而无发热患者,更多见于支气管扩张。既往有深静脉血栓,突发咯血,伴胸痛、呼吸困难,应考虑肺栓塞、肺梗死。

(四)咯血部位确定

在临床工作中确定咯血部位并非易事。应详细询问病史,如患侧胸部不适,胀痛,或憋胀感可为临床提供某些启示,但并不完全可靠。大量咯血患者采取健侧卧位是有价值的线索,如咯血开始时一侧肺部呼吸音减弱,或出现啰音,而对侧呼吸音良好,常提示出血即在该侧。听诊发现局限性湿啰音提示该处即为出血灶,但广泛性湿啰音则是血液逆流入肺所致。

胸部X线正侧位片和胸部CT检查可以明确肺内较为明显的病灶,但胸部X线检查无明显异常发现而咯血的病例,临床上并非罕见,此时诊断较为困难,主要原因为:①气管或大支气管非特异性表浅溃疡,一般为小量咯血或血痰。②气管或支气管静脉曲张,多见于右上叶支气管开口处或隆嵴部分,无痰却常引起大咯血。③肺动脉瘤、小支气管动脉粥样硬化破裂,肺动静脉瘘破裂出血。④小块肺栓塞,常不易发现,一般有心脏病、静脉血栓形成、外伤史或产褥期病史。⑤钩虫、蛔虫蚴、血吸虫毛蚴游移到肺内引起咯血。⑥早期支气管肿瘤,轻度支气管扩张,支气管内膜结核,肺结核早期等。

对于上述①、②和⑥项,纤维支气管镜可作出诊断。此外,对于少量咯血,或者痰中带血者,原因不明的咯血或支气管有阻塞者,应行纤维支气管镜检查。镜下可发现气管、支气管黏膜的非特异性溃疡、黏膜下层静脉曲张、结核病灶、气管或支气管内肿物等病变。内镜除可直视外,还可做活检。

除影像学检查和纤维支气管镜检查外,通常临床医师会进行必要的化验检查。痰液检查有助于发现结核菌、真菌、瘤细胞、寄生虫卵。出凝血时间、凝血酶原时间、血小板计数等检查有助于全身出血性疾病的诊断。红细胞计数与血红蛋白测定可推断失血的严重程度,血中嗜酸性粒细胞增多,提示肺内寄生虫病的可能。

急性大量咯血的部位诊断对临床医师是一种挑战。多数医师不赞成急性期进行支气管镜检查,主要是担心继发大出血造成窒息危险。临床接受的方法是在急性期进行支气管造影并支气管动脉栓塞,栓塞有效期为3个月。病情稳定后再确定出血来源、出血部位和基础疾病。

临床最困难的问题是经过多种检查仍然不能确定出血部位,包括胸部X线平片、CT,以及纤维支气管镜检查、痰脱落细胞学等检查。近年来,放射学家发现采用薄层螺旋CT扫描偶能显示出血部位,这项检查的成功将为临床医师带来曙光。

(五)咯血的鉴别

临床确定是否为咯血极为关键,年轻医师对此常缺乏足够的认识和经验,将咯血和呕血混淆,特别容易将口腔、鼻腔和上消化道出血误认为是咯血。

鼻腔出血多从鼻孔流出，常在鼻中隔前下方发现出血灶，鼻后部出血量较多容易误诊为咯血。鼻咽镜下发现血液从后鼻孔沿咽壁下流可以确诊，同时鼻咽镜检查可确定有无鼻咽癌、喉癌、口腔溃疡以及牙龈出血。

呕血是上消化道出血经口腔呕出，出血灶多位于上消化道，如食管、胃和十二指肠。咯血与呕血区别点在于：

呕血时，血为呕出，患者有恶心、呕吐，血色暗红或为咖啡渣样，呕出物大部呈酸性，可混有食物残渣，易凝成块状。呕血后数天内常排出黑色柏油样便，询问患者既往常有肝病史或胃疾病史。

咯血时，血为咯出，喉部作痒感觉，色鲜红，泡沫状，咯出物呈弱碱性，常混有痰液。咯血后数天内仍常咯出血痰，询问患者既往常有肺部疾病史或心脏病史。

四、声嘶

(一)基本概念

声音嘶哑是喉部病变的主要症状之一，多数因喉部病变所致，也可以因支配喉部神经的损伤或全身性疾病引起。声嘶的程度取决于病变的性质和严重性。轻度声嘶仅引起声调变低、变粗，中度声嘶则发音嘶哑，严重时只能发出耳语音，甚至完全失声。

喉部主要功能之一是发声。发声是肺部呼出的气流，通过关闭的双侧声带产生振动的结果。在声带振动产生的声音发出之前还受到胸腔、喉腔、咽腔、口腔、鼻腔和鼻窦等器官的共鸣作用，使其音色、音量发生不同的变化成为声音。要形成表达思维的语言还要经过咽、口、软腭、舌、唇、齿等咬字器官的润色作用，最后才成为完美的语言。由此可见声音的发出历经呼出气流-声带振动-器官共鸣-咬字润色等一系列精细过程来完成。完整的声音包括声调、声音强弱和音色3个要素。声调的高低决定于声带振动的频率，声带短薄且紧张，则声带振动频率快、音调高。相反，声带厚长而松弛，则声带振动慢、音调低。因此，喉部肌肉群之间的相互协调和密切配合是决定不同声调的关键。声带振动的振幅决定了声音的强弱，声带振动的振幅因声门下气流压力大小而改变，声门气流压力大，振幅大，声音强，而声门气流压力小，振幅小，声音弱。音色与基音之外泛音的混入有关，人的音色取决于许多因素，例如声带振动状态，全长声带振动产生基音，分段声带振动则产生泛音。此外，影响音色的作用因素还有共鸣腔隙的形状、共鸣方法、技巧和呼气调节等。由此可见，保证圆润而清亮的嗓音需要有：①适当的声门下气流压力；②平整光滑及保持一定张力的声带；③正常的环构关节；④功能正常的喉部肌肉；⑤支配喉肌的正常神经。

以上任何一项发生异常，无论是喉部局部病变还是外伤或全身疾病影响到发声的基本因素，则出现声嘶。

(二)声嘶病因

1.喉部急慢性炎症　喉黏膜急性炎症，声带急性炎症，慢性喉炎，肥厚性声带炎。

2.急性传染病　喉白喉，麻疹，流行性感冒。

3.喉特异性感染　喉结核，喉梅毒。

4.声带结节、息肉　为引起声嘶的最常见疾病，也是常见职业性嗓音疾病，主要是用声过度或发声不当所致。

5.喉部冲瘤　良性瘤，如乳头状瘤、纤维瘤、血管瘤、囊肿、软骨瘤；恶性肿瘤，如喉癌、喉肉瘤及喉癌前病变(黏膜白斑、喉角化症)。

6.喉外伤　喉部挫伤、切割伤、枪伤和刺伤,以及外伤后喉腔瘢痕性狭窄。

7.喉异物。

8.局部或全身疾病引起的喉水肿　局部原因所致喉头水肿,包括经喉气管插管、气管镜检查后,以及邻近器官急性炎症扩散累及喉部。

全身性疾病如神经性水肿,内分泌疾病(甲状腺功能亢进或减退,垂体功能减退,甲状旁腺功能减退或亢进,肾上腺皮质功能亢进或减退,性腺疾病),心源性水肿、肾源性水肿累及喉部,某些药物变态反应均可出现喉水肿。

9.声带麻痹　这是外科最常见的声音嘶哑原因。解剖学上迷走神经分支左侧喉返神经绕主动脉弓,右侧喉返神经则绕锁骨下动脉,以后在气管和食管之间上行支配喉运动。沿喉返神经走向部位的各种手术或颈部外伤均可损伤喉返神经;特别是食管癌切除食管胃弓上吻合或颈部吻合,纵隔肿瘤摘除术,先天性动脉导管闭合术,主动脉弓动脉瘤切除术,肺癌根治淋巴结清扫术等容易损伤喉返神经,造成术后声嘶、饮水呛咳。此外,某些疾病本身可累及、压迫、粘连喉返神经,造成声嘶,如风湿性心脏病二尖瓣狭窄致左房增大,支气管肺癌主动脉窗淋巴结肿大,甲状腺癌、气管肿瘤、食管癌累及压迫喉返神经,右颈部恶性肿瘤或右侧锁骨上淋巴结肿大。临床造成声嘶的少见疾病还有心包积液、肺结核、胸膜肥厚等,重症肌无力和皮肌炎等肌源性喉肌损害也可出现声音嘶哑。

10.环杓关节脱位固定　这是外科手术后造成声嘶的另一少见原因,其主要原因为全麻气管内插管不顺利,或插管动作粗暴,造成环杓关节呈半脱位状态,影响了双侧声门完全紧密闭合,术后出现声嘶。如外科手术未累及双侧喉返神经,术后出现声嘶应当想到环杓半脱位的可能。确诊需要进行喉镜检查,明确系环杓半脱位,仅用血管钳轻轻一拨即可恢复其正常位置。需要强调的是发生环杓脱位后处理要及时,若脱位延迟1周以上再处理,关节周围已产生粘连,脱位回复可能性大大降低。

11.化学或物理灼伤　吸入有刺激性或毒性化学气体(如氯气,芥子气)以及过热蒸气,放射治疗后。

12.其他　先天性喉畸形,如喉蹼,喉气管囊肿,喉室脱垂,癔症性失声等。

(三)诊断和检查

详细询问病史可为临床诊断声嘶产生的原因提供较大帮助。详细了解声嘶发生的急缓、严重程度、声嘶进展过程、伴随症状,以及有无最近外伤史或手术史,以前疾病史。突然发生并有呼吸困难首先考虑喉头水肿。缓慢发生多因慢性喉炎或喉部肿瘤。急性发生且有上呼吸道感染可能为急性喉炎所致。既往有严重肺结核病史,应排除喉结核的可能。有近期外伤史或手术史则可能为喉外伤或手术造成喉返神经损伤。癔症性失声与精神刺激有关,可突然发病又骤然恢复,以后常又复发。声嘶的进展病程为声嘶的病因诊断提供线索,喉部急性炎症在2周后逐渐恢复正常发音。慢性喉炎、喉结节、声带息肉或喉囊肿,声嘶进展缓慢,喉癌随病程症状逐渐加重。外伤或手术造成的一侧声带麻痹,3个月后因对侧声带代偿声嘶较前有明显改善。当双侧喉返神经被手术损伤时,声嘶则无法恢复,为避免突发窒息需要做永久性气管造口。

声嘶的检查主要是喉镜检查,有间接喉镜和直接喉镜,目前普遍应用电子喉镜,其可更清楚地直视喉部,辨认喉头息肉、喉囊肿,声带位置、有无充血、肿胀、肥厚、溃疡、出血、肿瘤和运动状况,从而对声嘶的原因作出明确诊断。

五、呼吸困难

(一)基本概念

呼吸困难指患者主观上有空气不足或呼吸费力的感觉,客观上表现为呼吸频率、深度和节律的改变,患者用力呼吸,辅助呼吸肌也参与呼吸运动,严重呼吸困难者呈端坐呼吸及发绀。

呼吸运动是人体维持生命的重要运动,它受呼吸中枢调节,而呼吸中枢又受大脑皮质支配及神经反射和体液的影响。正常人体呼吸频率为 $16\sim20$ 次/min,潮气量为 $300\sim700ml$,每分钟通气量为 $8\sim10L$。在平静或活动时,呼吸频率、节律和潮气量可以有不同变化,这可通过自身的调节机制予以调整。

1.呼吸的神经调节　脑干有呼吸调节中枢,调节整个呼吸肌运动,但它受大脑皮质和神经反射及体液影响。呼吸道和肺泡上皮的神经末梢受肺扩张刺激,可抑制吸气,转向呼气,即为肺牵张反射。当肺部炎症时,肺泡不容易扩张,牵张感受器在吸气时所受刺激增强,减弱吸气深度。缩短呼吸周期,加快呼吸频率,临床出现浅而快的呼吸。

2.化学感受器反射　动脉血氧分压过低时,颈动脉体和主动脉体化学感受器的神经末梢兴奋,冲动传入呼吸中枢,反射性地增强呼吸运动,增强通气量,氧分压越低。传入冲动频率越快,临床表现为气促和呼吸困难。动脉血二氧化碳分压过高也可刺激外周化学感受器而起到反射作用,但主要是刺激延髓中枢化学感受器加强呼吸运动。脑脊液 pH 值降低,H^+ 浓度也刺激中枢化学感受器。

人体还有某些其他感受器,高级中枢以及大脑皮质高级活动也参与呼吸肌运动调节,影响呼吸运动的深度和频率。

3.肺的弹性阻力和非弹性阻力　呼吸通气功能完成需要呼吸肌收缩的力量克服胸壁和肺的弹性阻力(顺应性)和呼吸道内非弹性阻力(摩擦阻力)。肺和胸壁弹性愈大,阻力愈小,通气量愈多。当肺纤维化、炎症、充血或水肿时,肺组织变硬,顺应性降低,吸气费力,出现呼吸困难。非弹性阻力决定于气道内摩擦力和气道内变形遇到的熟性阻力。呼吸运动速度愈快,非弹性阻力愈大。当肺顺应性降低,回缩力减小,呼吸道内阻力增加,或呼吸道外压力超过气道内压时,管腔受压,出现呼吸困难。

4.呼吸的弥散功能　即气体交换,气体交换受阻也可产生呼吸困难。气体弥散首先要求气体能到达肺泡内,才能进行气体交换。呼吸浅快时,潮气量少,到达肺泡的通气量低,不能进行有效的气体交换。另外,肺泡与毛细血管间气体交换取决于肺泡通气量(V)与肺泡周围毛细血管内的血流量(Q)之比,即 V/Q,正常为 0.8,当 V/Q 失调则影响气体弥散。如肺不张、肺水肿,无通气但血流正常,致肺内动静脉分流。而肺栓塞时,有通气而无灌流,均可引起缺氧和呼吸困难。

(二)产生呼吸困难的病因和疾病

【病因】

1.呼吸系统

(1)上呼吸道疾病:咽后壁脓肿,扁桃体肿大,喉内异物,喉头水肿,喉癌,喉白喉。

(2)气管疾病:气管肿瘤,气管异物,气管炎症。

(3)支气管疾病:支气管炎,支气管哮喘,弥漫性支气管扩张,支气管肿瘤,大支气管内异物。

(4)肺疾病:慢性阻塞性肺疾病,肺炎,肺结核,肺不张,肺水肿,肺尘埃沉着病,肺梗死,肺癌,间质性纤维化,结节病,肺淀粉样变,肺泡蛋白沉着,多发性结节性动脉炎。

(5)胸膜疾病:大量胸腔积液,气胸,慢性胸膜炎,弥漫性胸膜纤维化,胸膜间皮瘤。

(6)纵膈疾病:纵膈炎,纵膈气肿,淋巴瘤,胸内甲状腺肿,胸腺瘤,生殖细胞肿瘤。

(7)胸壁限制性疾病:胸廓畸形,肋骨骨折,类风湿脊柱炎,脊柱后凸畸形,膈肌麻痹,膈疝,硬皮病,重症肌无力。

2.循环系统　风湿性心脏病二尖瓣狭窄,主动脉瓣关闭不全,高血压性心脏病,冠心病,心肌病,充血性心力衰竭,心包积液,缩窄性心包炎,房间隔缺损,室间隔缺损,法洛四联症。

3.中毒性疾病　感染性毒血症,酸中毒,尿毒症,药物中毒,有机磷农药、化学毒物或毒气中毒,如亚硝胺、苯胺、氰化物、强酸蒸气、氯气、氨气、二氧化硫、甲醛等。

4.血源性疾病 严重贫血,输血反应,血液病。

5.神经精神性疾病 脑炎,脑脓肿,脑水肿,脑肿瘤,颅脑损伤,脑血管意外,脊髓灰质炎,急性感染性多发性神经根炎。

6.其他 大量腹水,腹内巨大肿瘤,妊娠,肺出血-肾炎综合征,中暑,高山病,皮肌炎,Wegener 肉芽肿,干燥综合征。

【疾病】

在诊断呼吸困难后,要确定产生呼吸困难的原因。首要的是哪种原因的呼吸困难,如肺源性呼吸困难、心源性呼吸困难、中毒性呼吸困难、血源性呼吸困难或是神经精神性呼吸困难。引起呼吸困难的常见疾病如下。

1.肺源性呼吸困难

(1)上呼吸道疾病:咽后壁脓肿,喉及气管内异物,喉水肿,咽、喉白喉,喉癌。

(2)支气管肺疾病:①感染性疾病:急性细支气管炎,肺炎,肺结核。②变态反应性疾病:支气管哮喘,花粉症,棉尘肺,呼吸道变态反应综合征,过敏性肺炎,热带嗜酸粒细胞增多症。③阻塞性病变:慢性阻塞性肺气肿,肺纤维性变,阻塞性肺不张。④肺血管病变:急性肺水肿,肺栓塞,肺梗死。⑤其他原因:肺羊水栓塞症,肺泡蛋白沉着症,矽肺。

(3)胸膜疾病:自发性气胸,大量胸腔积液。

(4)纵隔疾病:急性纵隔炎。慢性纤维性纵隔炎,纵隔肿瘤和囊肿,纵隔气肿。

(5)胸廓运动及呼吸肌功能障碍:各种引起胸廓运动受限、呼吸肌及膈肌麻痹。

2.心源性呼吸困难 充血性心力衰竭,动力不足性心力衰竭,心包积液。

3.中毒性呼吸困难 酸中毒,化学毒物中毒,药物中毒,毒血症。

4.血源性呼吸困难 重症贫血,大出血或休克。

5.神经精神性呼吸困难 重症脑部疾病,癔症。

(三)诊断和鉴别

临床上诊断呼吸困难无太大问题,而确定呼吸困难的病因并不容易。呼吸困难缓慢发生时,则有充裕时间进行研究检查,追溯病因。但突然发生的呼吸困难,则需紧急抢救,在治疗过程中再确定病因。如上所述,造成呼吸困难的原因有很多,临床上最常见的原因是肺、心疾病造成的缺氧,其他疾病常有线索可寻,如中毒、感染、外伤等。在临床工作中应注意了解以下问题,有助于病因诊断。

【病史】

注意询问患者既往心、肺和肾等基础疾病史,有无哮喘发作史,内源性或外源性中毒,粉尘或异物吸入史,以及变态反应史。

【起病缓急】

缓慢发生的呼吸困难主要是肺和心的慢性疾病,如结核病、肺气肿、肺尘埃沉着病、间质纤维化、肿瘤、冠心病和先天性心脏病。突然发作的呼吸困难常见于大块肺栓塞、张力性气胸和呼吸道内异物。发生较急的呼吸困难见于肺水肿、肺不张、肺部感染和胸腔积液。

【伴发症状】

在呼吸困难同时伴发症状有助于病因判断,合并发热、咳嗽等呼吸道症状,更多可能是呼吸道感染和肺部肿瘤,并发胸痛时应想到胸膜炎症、胸膜间皮瘤可能。合并心悸、水肿多考虑心脏疾患。有神经系统症状应注意检查颅内疾病。产妇突然发生呼吸困难有可能是肺羊水栓塞症。

【体格检查】

1.呼吸频率　正常人呼吸每分钟超过 24 次即为呼吸加快,呼吸困难患者呼吸加快最常见。每分钟呼吸频率低于 12 次为呼吸减慢,临床少见,主要见于麻醉、安眠药中毒、昏迷或颅压增高。

2.呼吸深度　呼吸加深见于糖尿病及尿毒症酸中毒,呼吸变浅则见于肺气肿、呼吸肌麻痹,或临终前状态。

3.呼吸节律　潮式呼吸是呼吸中枢兴奋性降低的表现,反映病情严重,见于严重中枢神经系统疾病和脑循环障碍。

4.呼吸困难类型　肺源性呼吸困难因呼吸器官病变所致,分为吸气性、呼气性和混合性呼吸困难三类。吸气性呼吸困难多见于上呼吸道不完全梗阻以及肺顺应性显著降低疾病,如广泛间质纤维化、肺水肿、弥漫性肺内炎症。呼气性呼吸困难见于下呼吸道不完全梗阻,典型的是慢性阻塞性支气管炎、支气管哮喘、肺气肿。气胸、胸腔积液、呼吸肌麻痹和胸廓畸形在吸气和呼气时均感困难。

【辅助检查】

实验室检查为确诊和鉴别提供宝贵资料,除血、尿、便常规和血液肝肾功能、血脂生化检查外,重要的是进行动脉血气分析检查,其结果能提供缺氧、二氧化碳潴留和动脉血氧饱和度的实际情况,确定有无呼吸困难、呼吸困难类型、有无酸中毒及类型,同时重复测定血气分析可跟踪病情、监测治疗效果。

胸部影像学检查对于呼吸困难的病因诊断是必不可少的,它能提供心、肺和胸内脏器的状况,如气胸、胸腔积液、肺部和胸膜肿瘤、纵隔肿瘤和心脏疾病。

在鉴别呼吸困难的病因时,还需要某些特殊检查,如纤维支气管镜、肺通气和灌注核素扫描。在鉴别心源性呼吸困难时,除心电图外,还需要超声心动检查,冠状动脉造影,以及漂浮导管直接测定肺毛细血管嵌顿压等。

六、发绀

（一）基本概念

当皮肤或黏膜毛细血管内血液的还原血红蛋白浓度增高,或出现高铁血红蛋白、硫化血红蛋白等异常血红蛋白时,皮肤和黏膜呈现弥漫性青紫颜色,为发绀,又称紫绀。

早期发现有无发绀决定 3 个条件,良好的光线、皮肤原有颜色和皮肤厚度。自然光较电灯光或电筒光更真实显示皮肤色泽。皮肤有色素沉着、黄疸或水肿可能掩盖发绀的存在。皮肤较薄、色素较少的结合膜、口腔黏膜、唇、舌以及血流充沛的两颊,容易发现发绀,血流缓慢的鼻尖、耳垂、甲床等部位发绀也较明显。

确定存在发绀,需要与皮肤异常色素沉着,即假性发绀相鉴别,如银质沉着症、金质沉着症等。皮肤加压血液排挤后色素依旧不褪为假性发绀。此外,银质沉着症仅限于皮肤,不沉着于黏膜,金质沉着症呈蓝色非紫色。

正常人体内约含 150g/L 血红蛋白,动脉血的血红蛋白完全与氧结合形成氧合血红蛋白,能携带 20% 容积的氧,此时血氧饱和度达 100%,动脉血中还原血红蛋白仅为 7.5g/L,因而色鲜红。当血液流经周围组织的毛细血管时,组织细胞摄取毛细血管内的氧,致血液内氧合血红蛋白减少,还原血红蛋白增加,故静脉血的还原血红蛋白达 37.5g/L,含氧量降低,氧饱和度仅为 75%（相当于 14%～15% 容积,即氧未饱和度为 5%～6% 容积）,色暗紫。毛细血管血液内的还原血红蛋白量为动脉血与静脉血还原血红蛋白的平均值,一般在 22.5g/L 左右,不出现发绀。当毛细血管血液内还原血红蛋白含量超过 50g/L,即血氧饱和度达到

6.5%容积或以上时,则出现发绀,此时动脉血的氧饱和度低于75%。由上所见,发绀的出现取决于毛细血管内还原血红蛋白的绝对数量。因此,凡是造成毛细血管还原血红蛋白异常增加的病理改变,临床均可出现发绀。

(二)发绀原因和分类

引起毛细血管血液中还原血红蛋白增加的原因有4种:动脉血还原血红蛋白含量增加;静脉血内还原血红蛋白含量增加;血红蛋白总量增加;血液内出现异常血红蛋白。

【中枢性发绀】

动脉血还原血红蛋白含量增加,继而毛细血管和静脉内还原血红蛋白含量随之增加。中枢性发绀产生机制又分为以下2类。

1.心源性中枢性发绀 心内或心外存在异常分流,致静脉血未经肺循环进行气体交换,直接进入体循环,则动脉血的还原血红蛋白量增加。在存在异常心内或心外分流时,影响发绀出现的另一因素是肺血流量。肺血流量越多,动脉血氧饱和度越高,发绀程度越轻。如艾森曼格病、大血管错位、永存动脉干、完全性肺静脉异位引流,发绀常不明显。右向左分流量越大,肺血流越少,如法络四联症、法洛三联症、三尖瓣闭锁、肺动脉瓣闭锁、三尖瓣下移、发绀常很明显。

2.肺源性中枢性发绀 首先,因肺泡氧分压明显降低,如慢性阻塞性肺疾病,其肺泡扩大,肺组织弹性丧失及回缩障碍,残气增加,肺泡氧分压下降。其次,肺毛细血管至肺泡的弥散功能障碍,也是发绀的原因之一,如急性肺水肿,肺泡内广泛渗出,弥散受阻。再次,是换气功能受损,正常时通气和血流灌注比为0.8,当通气与灌流比增加时,为无效通气,如急性肺栓塞。当通气与灌流比减低时,如喉头或气管急性梗阻、自溢,肺泡内分流增加。最后为肺内动静脉血直接混合,如肺动静脉瘘。胸廓及胸膜腔病变、严重脊柱畸形或胸廓畸形、大量胸腔积液、气胸、胸膜增厚、肺不张等主要影响肺通气,缺乏足够的气体进入肺泡。而多种因素影响致发绀的慢性肺部疾病,包括慢性阻塞性肺疾病(慢性支气管炎、支气管哮喘、支气管扩张)、肺实质纤维性病变(广泛性肺结核、矽肺、肺尘埃沉着病、肺结节病、弥漫性肺肉芽肿、蜂窝肺、硬皮病、弥漫性肺间质纤维化)、多发性肺小动脉栓塞、结节性多动脉炎、原发性肺动脉高压、特发性肺含铁血黄素沉着症。

【周围性发绀】

动脉血内还原血红蛋白量正常,但体循环血流缓慢或血流淤滞,组织摄氧增加或过多,致静脉血内还原血红蛋白含量增高,从而产生发绀。周围性发绀的疾病包括以下2类。

1.全身性疾病 慢性充血性心力衰竭,慢性缩窄性心包炎,三尖瓣病变,休克,右心室阻塞综合征,糖原沉积病,肥胖性呼吸困难综合征,腔静脉阻塞综合征。

2.局部血流障碍 局部动脉阻塞,雷诺现象,肢端发汗病,冷球蛋白血症,网状发绀,血栓闭塞性脉管炎,动脉硬化和栓塞,血栓性静脉炎,下肢静脉曲张,弥散性血管内凝血,创伤性窒息。

【血红蛋白总量增多】

真性红细胞增多症,继发性红细胞增多症等,血内红细胞显著增多,即使还原血红蛋白所占比例较低,也可产生发绀。同时,血中血红蛋白增多致血黏滞度增加,血流缓慢,组织摄氧量增加,也加重发绀出现。

【化学性发绀】

血流中出现异常血红蛋白或变性血红蛋白,如先天性家族性高铁血红蛋白血症,特发性阵发性高铁血红蛋白血症,药物或化学品引起继发性高铁血红蛋白血及硫血红蛋白血症。主要机制是血液中血红蛋白的二价铁氧化成三价铁,或可溶性硫化物与血红蛋白结合形成硫化血红蛋白,这些血红蛋白衍生物颜色较还原血红蛋白更深,临床上表现为发绀。

（三）诊断和检查

病史询问中，患者的年龄是判断发绀疾病的重要因素。新生儿出生后不久即有呼吸困难，随之出现发绀，应警惕新生儿呼吸窘迫综合征。婴幼儿或儿童出现发绀，首先应考虑先天性右向左分流的心脏疾病，或先天性高铁血红蛋白血症。儿童稍晚期出现发绀，可能是先天性左向右分流心脏疾病，随着肺动脉高压发生了反向分流。为艾森曼格综合征或者较大的肺动静脉瘘，也可稍晚期出现发绀。吸氧后发绀有改善者可能是肺源性发绀，心源性发绀或化学性发绀对吸氧无明显反应。成人肺源性发绀多出现在中年以后，并有长期慢性肺部疾病史。

发绀出现的速度可为原发疾病提供线索，长期卧床起立后突然出现呼吸困难和发绀，应想到急性肺动脉栓塞可能。心力衰竭和慢性阻塞性肺疾病患者发绀常缓慢发生。

体格检查时应注意发绀的严重程度，明显发绀多出现在先天性右向左分流心脏病，高铁血红蛋白血症。其次为慢性阻塞性肺疾病、艾森曼格综合征。缓慢出现的发绀多因血红蛋白增多，程度较重。有休克或贫血的发绀，其程度也较轻。

六、吞咽困难

（一）基本概念

正常吞咽功能发生障碍，即食物从口腔至贲门运送过程中受到阻碍，为吞咽困难，或称下咽不畅、下咽困难。患者述下咽食物时出现咽部、胸骨后或剑突部黏着、停滞或哽噎感，有时可指出梗阻的部位。

吞咽困难可因咽、食管或贲门的功能性或器质性梗阻所引起，也可因口腔、咽、喉等部位的疼痛导致。由于吞咽困难为患者主诉，且可由器质性病变或功能性病变引起，因而在吞咽困难的病因诊断时需慎重，有可能真假难辨。假性吞咽困难并无食管梗阻的基础，患者主诉多在咽、颈、胸骨后有团块样堵塞感觉，但不能明确指出具体部位，不论进流食或固体食物均无明显区别，甚至在进食时堵塞感觉反而消失。假性吞咽困难常伴有其他主观症状，如心悸、失眠、燥热等神经官能症状。

吞咽动作是一复杂的生理过程，包括随意控制的吞咽始发动作和随之的反射吞咽动作。食团在吞咽时，经口咽肌和舌肌的随意运动将其推向咽部，此动作为随意控制的起始动作。食团进入后咽部，食管上括约肌松弛，食管肌肉收缩蠕动将食团推进下行到贲门上方，下食管括约肌松弛，食团进入胃内，这一系列动作为自动的非随意的咽下动作。因此，吞咽动作是由神经控制的协调运动，主要是食物刺激引起的一系列反射，当神经反射通路受阻时，则出现吞咽困难。

（二）吞咽困难原因

吞咽困难可分为两类：一是机械性吞咽困难，系食团过大，超过食管本身扩张能力致梗阻，或是食管本身狭窄，不能有效扩张。二是运动性吞咽困难，即吞咽的始发动作障碍或随后的一系列吞咽反射运动障碍，致食团不能自咽部送达到胃。运动性吞咽困难主要是神经控制失调所致。

【机械性吞咽困难】

1.腔内因素　食团过大，食管异物。

2.管腔狭窄

（1）炎症、水肿与浸润：口咽炎（单纯性疱疹病毒、螺旋体、梭状杆菌、白喉杆菌、结核杆菌、真菌等感染），食管炎（各种细菌与真菌感染），口咽损伤（机械性、化学性），扁桃体炎。

（2）良性狭窄：反流性食管炎，腐蚀性食管炎。食管炎症（结核、真菌感染），良性肿瘤（平滑肌瘤、脂肪瘤、血管瘤、息肉），缺血，手术后，放射治疗后，先天性。

(3)恶性肿瘤:食管癌,肉瘤,淋巴瘤,黑色素瘤,转移性肿瘤。

(4)食管蹼:先天性,缺铁性吞咽困难。

(5)黏膜环:食管下端黏膜环。

3.外压性

(1)颈椎骨质增生。

(2)咽后壁脓肿与包块。

(3)甲状腺极度肿大。

(4)憩室(Zenker 憩室或膈上憩室)与食管裂孔疝。

(5)纵膈肿瘤和纵膈纤维化。

(6)心血管病变(左房极度增大,心包积液,主动脉瘤,血管畸形)。

【运动性吞咽困难】

1.吞咽始动困难 口腔病变、口咽麻醉、舌肌瘫痪。

2.咽和食管横纹肌障碍

(1)肌无力:运动神经元病变,包括:延髓麻痹,脑神经炎或颅底肿瘤,多发性硬化。神经肌肉交接病变,包括:重症肌无力,肉毒中毒,有机磷中毒。肌病,包括多发性肌炎、皮肌炎、强直性肌营养不良。

(2)肌收缩:狂犬病、破伤风、马钱子碱中毒。

(3)舌咽性神经抑制失常:舌骨上肌麻痹、环咽失弛缓症。

3.食管平滑肌障碍

(1)肌无力:进行性系统性硬化症,代谢性神经肌病(糖尿病,慢性酒精中毒)。

(2)肌收缩:弥漫性食管痉挛。

(3)吞咽性神经抑制失常:贲门失弛缓症。

(三)诊断和鉴别

引起吞咽困难的疾病很多,常见疾病见表 1-2。

表 1-2 吞咽困难疾病分类

分类		
口腔、咽、喉疾病所致吞咽困难	食管疾病所致吞咽困难	神经肌肉疾病或功能失常所致吞咽困难
(1)口炎;(2)咽、喉疾病:①腭扁桃体周围脓肿,②咽后壁脓肿,③咽、喉白喉,④咽、喉结核	(1)食管炎:①非特异性食管炎,②消化性食管炎;(2)食管癌;(3)食管良性肿瘤;(4)食管憩室与憩室炎;(5)食管内异物;(6)食管黏膜下脓肿;(7)食管结核;(8)食管良性狭窄;(9)食管裂孔疝;(10)食管先天性畸形:①食管蹼,②先天性食管狭窄,③先天性短食管,④先天性食管扩张;(11)食管外压性吞咽困难:①纵膈疾病,②心血管疾病,③甲状腺肿大	(1)神经、肌肉器质性疾病:①重症肌无力;②舌咽、迷走神经麻痹;③结缔组织疾病:皮肌炎、硬皮病;④全身性疾病:破伤风、狂犬病;⑤中毒:肉毒中毒、番木鳖碱中毒。(2)神经、肌肉功能失常:①贲门失弛缓症;②缺铁性吞咽困难;③弥漫性食管痉挛;④胃食管括约肌过敏

(四)诊断方法

【病史】

询问病史应注意年龄、性别、既往史和诱因。初生后即发生的吞咽困难可能系先天性食管畸形,儿童突然发生的吞咽困难应排除食管异物。中年以上出现进行性吞咽困难应警惕食管癌。既往有误服腐蚀剂或食管手术史,可能为食管化学烧伤后狭窄或瘢痕狭窄。吞咽困难发作与情绪激动有关,可能为贲门失弛缓症。

此外,在病史中还要详细了解梗阻部位,病程长短,合并症状以及与饮食关系。食管器质性梗阻所致吞咽困难,患者多能指出梗阻部位。上段食管除癌肿外,还有咽下憩室、胸骨后甲状腺肿、纵膈慢性纤维化。中段食管梗阻最多见的是食管癌,其他还有纵膈肿瘤,纵膈隆嵴下淋巴结肿大,食管平滑肌瘤,心包积液或风心病二尖瓣狭窄左房增大。下段食管梗阻主要是食管癌,其他有贲门失弛缓症和膈上憩室。进行性吞咽困难首先考虑食管癌,而反复发作的吞咽困难则是贲门失弛缓症的特点。长期缓慢发生的吞咽困难多由于食管良性病变所致。食管器质性狭窄所致吞咽困难,随管腔狭窄程度逐渐加重,对固体、软食和流食依次出现吞咽困难。功能性或运动性咽下困难无论进食固体或液体食物均可出现症状。餐后即出现返食常反映食管近端梗阻,餐后较久才出现返食多提示食管中下段梗阻。当反流物内含隔夜食物、有酸臭气味且量大时,多为贲门失弛缓症。食管有大量潴留液,夜间并可反流到咽致呛咳继发肺部感染。吞咽疼痛是另一常见合并症状,提示可能因口腔溃疡或炎症,但更多的是食管性吞咽疼痛,主要位于胸骨后,并可放射到肩背部。进酸食诱发疼痛可能为反流性食管炎或食管溃疡。静止时疼痛为贲门失弛缓症食管极度扩张所致,或晚期食管癌纵膈转移或脊柱受累。

食管以外全身疾病引起的吞咽困难,病史中常有相关疾病线索,如神经系统症状,重症肌无力除吞咽困难外,尚有眼睑下垂,四肢乏力。吞咽困难合并呼吸困难常提示纵膈肿瘤压迫食管与气管。

【体格检查】

对于吞咽困难的患者体格检查时,有价值的发现很少,仅锁骨上淋巴结肿大提示食管癌已有转移。

【辅助检查】

胸部 X 线检查可以发现纵膈肿物,纵膈增宽,左房增大以及心包积液。

对吞咽困难最有价值的辅助检查是纤维胃镜和上消化道造影。纤维胃镜检查可以直视食管内病变,并可采取活组织送病理检查,对吞咽困难的病因诊断具有无可替代的价值。采用气钡双重对比上消化道造影可清楚显示食管黏膜改变。临床发现,纤维胃镜较造影检查能更早地发现食管内微小病变。

近年来超声胃镜检查更多地应用于临床,主要用于鉴别食管腔内病变,或食管壁内病变,抑或是食管外病变。

在诊断食管功能障碍性疾病,食管酸灌注试验,食管压力测定以及 24h 胃酸碱度测定均有重要价值。

八、发热

(一)基本概念

健康人通过产热和散热机制调节,在外界冷热环境中保持恒定体温。真正反映人体温度为血温,但是测定血温需要在循环中置放测温仪,这在体外循环手术中并不困难,平时很少有人这样做。通常以测定体表温度来反映机体的温度变化。机体深部温度较体表温度稍高,一般以测定直肠温度更为准确,但是临床上测量口腔温度或腋下温度更为简单方便。口腔温度一般保持在 $36.3 \sim 37.2℃$,直肠内温度比口腔高 $0.3 \sim 0.5℃$,腋窝的温度比口腔低 $0.2 \sim 0.4℃$。

除健康人不同个体的体温略有差异外,一个人的昼夜之间体温也有轻微波动,此为生理性温度周期,清晨最低,白天逐渐升高,晚上最高,但一日之间温差不超过 $1℃$ 度。通常生理状态下体温也有轻微波动,如小儿高级神经系统尚未发育健全,中枢调节体温能力不足,体温波动较大。老年人机体代谢能力下降,体温也稍低于青壮年。妇女月经期体温低于平时,排卵期和妊娠期体温较平时稍高。此外,饮食、剧烈运动、突然进入高温环境以及情绪激动均可引起体温的轻度波动,但这些属于生理性升高,通过机体自身调节,短时即可恢复正常。

人体体温保持恒定决定于产热和散热两者之间的平衡。产热来自摄入的食物、肌肉活动和肝糖代谢,散热主要经皮肤出汗蒸发散热和呼吸散热途径完成。当身体产热和散热失衡时,则出现体温改变,如产热高于散热,体温升高。相反,散热多于产热,则体温下降。

体温调节中枢位于下丘脑,皮肤温度感受器受外界冷热刺激后将信号传递到调节中枢,经交感神经调节周围血管收缩以减少散热,或血管舒张以增加散热。另外,中枢还可以通过肌肉紧张、寒战产热,或大量出汗来散热。

发热指病理性的体温升高,是机体对致病因子的一种全身性反应,口腔温度超过37.3℃,或直肠内温度超过37.6℃,一昼夜间波动在1℃以上,可认为有发热。研究发现,发热是外热原通过内热原作用于下丘脑的体温调节中枢的结果,内热原包括白介素 I、肿瘤坏死因子以及干扰素等。发热时丘脑中枢提高了温度调节水平,外周产热和散热功能也相应提高,但仍在正常范围以内。此外,临床尚可见到另一种高温,即高热,是因散热障碍或产热过多所致,与体温调节中枢无关,如某些药物、中暑、甲状腺功能亢进等引起散热障碍,麻醉药过敏致肌肉细胞不受控制地大量释放热量。

引起发热的疾病可分为感染性与非感染性两大类。

【感染性发热】

占绝大多数,包括各种急性或慢性传染病和急性、慢性及全身性或局灶性感染引起的发热。机制为病原体等抗原激活了单核细胞,产生、释放内热原,致发热。

【非感染性发热】

相当数量的发热并不是感染,非感染性发热原理并不一致。无菌性炎症中组织损伤造成周围反应,可产生和释放致热原,如心、肺和脾梗死,手术后发热等。肿瘤发热则是肿瘤坏死因子作用的结果。临床上造成发热的非感染性疾病包括以下几类。

1.血液病　白血病、恶性网状细胞瘤。

2.变态反应　风湿热、药热、血清病。

3.恶性肿瘤　恶性淋巴瘤、癌肿。

4.结缔组织病　播散性红斑狼疮、皮肌炎、结节性多发性大动脉炎。

5.物理性化学性损伤　热射病、大手术后、骨折、大面积烧伤、中毒。

6.神经源性　脑出血。

7.其他　甲状腺功能亢进、无菌性脓肿、内脏血管栓塞、组织坏死。

临床常见以发热为主诉或唯一主诉,包括急性发热、长期不明原因中低热、长期低热和反复发热。急性短期发热最为多见,原因很多,绝大多数为感染所致。长期不明原因的发热、长期低热或反复发热,原因复杂,也最难诊断。由于发热在某种程度上反映疾病的严重性和病情的发展和变化,因此体温是临床观察和监测的重要指标。对发热患者,临诊医师应详细询问病史,了解热型,有无寒战;注意面容;认真检查皮肤和淋巴结,以帮助确诊。

(二)症状与体征

【热型】

1.稽留热　持续高热,体温39~40℃持续数日或数周,或24h内体温升高但波动在1℃以内,可见于大叶性肺炎、伤寒、副伤寒、斑疹伤寒等急性传染病。

2.弛张热　高热在 24h 内波动超过 1℃ 或更多,可见于结核病、败血症、局灶性化脓性感染、支气管肺炎、渗出性胸膜炎、亚急性细菌性心内膜炎、风湿热、恶性网状细胞病等。

3.双峰热　高热曲线在 24h 内有 2 次小波动,形成双峰,可见于黑热病、恶性疟、大肠杆菌败血症、绿脓杆菌败血症等。

4.间歇热　体温突然上升达 39℃ 以上,往往伴有寒战,数小时后下降到正常,大汗淋漓,经一至数天后又再突然升高,如此反复发作,可见于间日疟和三日疟,也见于化脓性局灶性感染。

5.波浪热　体温在数日内逐渐上升到高峰,然后逐渐下降到正常或微热,不久又再发,呈波浪式起伏,可见于波浪热(布鲁菌病)、恶性淋巴瘤等。

6.再发热　高热期与无热期各持续若干天,周期地互相交替,见于回归热、鼠咬热、霍奇金淋巴瘤等。

7.双相热　第 1 次热程持续数天,经一至数天的解热期又突然发生第 2 次热程,持续数天又完全解热,可见于某些病毒性感染,如脊髓灰质炎、淋巴细胞性脉络丛脑膜炎、登革热、麻疹、天花、病毒性肝炎等。

8.不规则热　发热持续时间不定,热型无规律,可见于流感、支气管肺炎、渗出性胸膜炎、亚急性细菌性心内膜炎、恶性疟、风湿热等。

热型对于疾病的诊断有一定帮助,但是仅对诊断提供参考,无决定性作用,因为同一种传染病,其感染轻重程度不同,机体对疾病反应不同,所以其热型很难完全一致。

【寒战】

寒战是致热原作用于机体引起的反应,多见于突然高热之前,常见于细菌性感染与疟疾,如败血症、大叶性肺炎、亚急性细菌性心内膜炎、流行性脑脊髓膜炎、急性胆管感染、丹毒、天花、疟疾、回归热、急性肾盂肾炎、钩端螺旋体病、输血或输液反应等。当细菌不断进入血液循环时,病程中可反复出现寒战。结核病、伤寒、副伤寒、立克次体病与病毒性感染罕见寒战,寒战也不见于风湿热。

【面容】

对于发热患者应注意观察其面容,如表情淡漠,面色苍白,酒醉样面容,口周苍白,面部蝶形红斑,口唇疱疹均可为诊断提供有益线索。

【皮肤】

发热合并皮疹可见于发疹性传染病、变态反应、血液病、结缔组织疾病。淋巴细胞型或粒细胞型白血病、网状细胞肉瘤、淋巴肉瘤、霍奇金淋巴瘤均可行皮肤损害。发热伴口周单纯疱疹多见于急性传染病,如流行性脑脊髓膜炎、肺炎球菌性肺炎、上呼吸道感染。发热伴出血性皮疹见于较严重的急性传染病、血液病及其他出血性疾病,如败血症、再生障碍性贫血、重症肝炎,常有皮肤出血点或淤斑。药物性皮炎常发生在药物治疗后 5～20d,一般多见于 6～10d。

【淋巴结】

局部淋巴结肿大多提示局部急性感染性病变,但是常有例外,如急性发疹性发热伴耳后、枕骨下淋巴结肿痛,提示风疹的诊断。全身性淋巴结肿大是泛发性淋巴组织病变或全身性感染的病征。全身性淋巴结肿大伴周期性发热是霍奇金病的临床特征,如伴有不规则发热,应注意传染性单核细胞增多症、结核病、急性淋巴细胞性白血病、恶性网状细胞疾病和播散性红斑狼疮。当发热合并锁骨上淋巴结肿大时应警惕恶性肿瘤转移。

(三)辅助检查

1.血常规检查　严重感染时周围血液白细胞与中性粒细胞显著增多,且可出现早期未成熟的白细胞和中性粒细胞核左移。感染所致长期发热可引起轻度贫血,白血病患者常有严重贫血。

2.尿常规　任何原因引起的发热,尿常规检查可发现轻度蛋白尿,当明显蛋白尿伴血尿或脓尿时,应考虑尿路感染、肾结核、肾肿瘤或系统性红斑狼疮。

3.细菌学 长期高热患者应常规进行血培养,必要时重复血培养并做骨髓培养。除一般细菌培养外,必要时还需做厌氧菌与真菌培养。除血培养外,依据热型针对病原菌检查做痰、尿、粪、脓液的细菌培养和胆汁引流液、胸腔引流液的培养。

4.血清学 血清学检查对发热诊断有一定价值,如肥达、外斐反应,钩端螺旋体病的凝集溶解试验,流行性乙型脑炎的补体结合试验,风湿病的抗链球菌溶血素试验,系统性红斑狼疮的抗核抗体试验等。血清学检查多采取急性期与恢复期2次检查,当血清中抗体效价增长4倍以上时则有诊断价值。怀疑肝病引起的长期发热,除一般肝功能试验外,还可进行甲胎蛋白与病毒性肝炎血清学标志物的检测。

5.影像学检查 影像学检查对发热的诊断和鉴别诊断有重要作用,应常规摄胸部正侧位X线片,必要时行胸部、腹部和盆腔CT检查,以及造影检查。

6.超声波检查 目前超声波检查在临床广泛应用,对于甲状腺疾病,盆腔疾病,胆管、胆囊疾病和肝脏肿瘤的诊断超声波检查有不可替代的价值。

7.活组织检查 活组织检查是最准确的诊断方法,它能提供疾病的病理学诊断。活检包括淋巴结活检,胸膜活检,肺穿刺、肝穿刺活检,皮下结节活检和皮损活检,指征明确时还可进行骨髓穿刺活检。

在发热的鉴别诊断中,应从常见病的不寻常表现考虑,然后再考虑少见病或罕见病,毕竟常见病常见。长期不明原因的低热是临床常见且诊断极为棘手的问题,经长期动态观察与反复全面检查后仍未能明确诊断的病例不乏见于临床工作中。试验性治疗是医师对于发热病例的权宜之计,需强调试验性治疗的期限应严格掌握,某些药物的应用需慎重,因为它可能掩盖真实病情,贻误诊断和治疗。其实,试验性治疗对于发热并无诊断价值。另外值得强调的是一遇发热即给予抗生素,解热药不能有效缓解发热就给予激素,这是临床滥用抗生素和激素的普遍现象,应加以注意。

九、胸膜腔积液

(一)基本概念

正常人体胸膜腔内存在少量液体以减少呼吸运动时胸膜腔内的摩擦,24h约有70ml浆液性胸液,不断产生又不断被吸收,处于动态平衡状态。这种循环平衡过程是,正常时无蛋白性液体从壁层胸膜进入胸膜腔,经脏层胸膜回纳吸收,蛋白质主要经脏胸膜及壁层胸膜下的淋巴管吸收。任何病理原因破坏这种平衡,加速产生或减少吸收,均可形成胸腔积液。

正常人胸膜腔的生理特点之一是无论吸气或呼气均为负压。壁层胸膜由体循环的肋间动脉供血,其毛细血管静水压约为3kPa,脏层胸膜由肺循环系统供血,其毛细血管静水压约为1.1kPa,两者之间的压力差造成无蛋白液体自壁层胸膜进入胸膜腔,并经脏层胸膜以相似速度回吸收。除上述毛细血管静水压差之外,胸腔内液体含有蛋白质,具有一定的胶体渗透压,它主要经纵隔胸膜和壁层胸膜下部的淋巴管回吸收。最后,正常人每天有250～500ml淋巴液经胸骨后和胸骨旁淋巴结及脊柱旁淋巴结进入静脉。呼吸运动促进淋巴液由胸膜腔回流到静脉系统。

胸膜炎症、感染和毗邻组织炎症、感染或肿瘤均可造成胸腔积液。胸膜炎症、感染使毛细血管通透性增加,大量蛋白质逸入胸膜腔,胸液胶体渗透压增大,致使壁层胸膜和脏层胸膜均有液体渗入胸膜腔,直至胸膜腔内压力升到一定程度才停止胸膜渗出液体积聚。胸膜肿瘤引起胸膜腔积液的原因系肿瘤压迫阻断淋巴回流,使胸液中蛋白积聚。肝硬化门静脉高压可伴有胸膜腔积液,此系低蛋白血症和奇静脉、半奇静脉压力增高腹腔积液经裂孔逸入胸腔所致。

总结胸腔积液的原因有:①胸膜毛细血管静水压增高;②胸膜毛细血管壁通透性增高;③胸膜毛细血管内胶体渗透压降低;④壁层胸膜淋巴管蛋白引流功能障碍;⑤胸膜腔内负压增高;⑥胸膜腔内血管出血

或胸导管断裂。

（二）胸膜腔积液分类

胸腔内积液的性质随胸膜疾病的病因而异,胸膜疾病又分为原发性或继发性疾病。胸膜炎症导致胸腔渗出液,非炎症病变产生胸腔漏出液,胸膜化脓性感染造成脓胸,胸腔内有出血产生血胸,胸导管或较大淋巴管破裂可造成乳糜胸。临床上最常见的胸腔积液鉴别是胸腔漏出液与渗出液的病因鉴别,其他血性积液、乳糜液容易辨识。

（三）诊断和鉴别诊断

【病史】

详细询问病史对诊断和鉴别诊断有重要价值。年轻患者有咳嗽、低热、气短,发现胸腔积液可能为结核性胸膜炎所致。中年以上患者无明显诱因突发胸闷、憋气,检查发现单侧胸腔积液,应警惕周边型肺癌累及胸膜。肺吸虫流行区有食生螃蟹、小龙虾史者,需除外肺吸虫性胸膜炎。有心脏病史、心力衰竭病史或缩窄性心包炎病史者,其胸腔积液可为漏出液。有胸部外伤史,发现胸腔积液,可能为肋骨骨折致血胸。肝硬化并大量腹水患者,可能有右侧或双侧胸腔积液。全身多系统损害合并胸腔积液应注意结缔组织疾病。

【症状、体征和 X 线检查】

小量胸腔积液(<300~500ml)常无明显临床症状,若为胸膜腔内感染,少量积脓可致体温升高。胸膜急性炎症可出现干咳、胸痛,并随呼吸或咳嗽而胸痛加重,可闻及胸膜摩擦音。在胸部 X 线检查发现肋膈角变钝或消失。中等量胸腔积液(500~1000ml),多有症状,包括胸闷、气短、心悸,检查可发现胸廓饱满,肋间隙增宽,呼吸动度减低,语颤减弱,叩浊音,听诊呼吸音减低或消失。X 线检查可见中下肺野大片均匀致密影,平卧时摄片整个肺野透光度减低。大量胸腔积液(>1000ml),患者胸闷、气短症状更为严重,检查发现胸腔积液体征更为明显,特征性的是纵隔移向对侧。X 线显示患侧完全为致密阴影,气管和心脏移向对侧。

胸腔积液可以发生在完全游离的胸膜腔,如上述的胸腔积液。临床上还可见到不典型胸腔积液,如叶间裂积液,或肺底等处的局限性积液,又称包裹性胸腔积液。包裹性积液可因胸腔积液不完全吸收,周围胸膜粘连所致,其边缘光滑,不随体位改变而移动。叶间积液多在叶间裂处呈梭形阴影。肺下积液为肺底与横膈之间的包裹性积液。

胸腔积液诊断并不困难,但是病因诊断常不容易。临床上常需将胸液完全排净后再摄 X 线片或 CT 像,才能清楚显示胸膜病变或肺内病灶。

（四）胸腔积液疾病

引起胸膜腔积液的疾病见表 1-3。

表 1-3　胸腔积液疾病分类

分类			
感染性胸腔积液	肿瘤性胸腔积液	结缔组织疾病和变态反应性疾病	其他原因
(1)结核性渗出性胸膜炎;(2)结核性脓胸;(3)非特异性脓胸;(4)胸膜放射菌病;(5)胸膜白色念珠菌病;(6)胸膜阿米巴病;(7)肺吸虫性胸膜炎	(1)肺癌合并胸膜转移;(2)乳腺癌合并胸膜转移;(3)胸膜恶性间皮瘤;(4)恶性淋巴瘤;(5)梅格斯(Meigs)综合征	(1)风湿性胸膜炎;(2)结缔组织病并发胸膜炎;(3)嗜酸性粒细胞增多性胸膜炎	(1)胆固醇性胸膜炎;(2)乳糜性胸腔积液;(3)腹腔炎症致反应性胸膜炎;(4)血胸与血气胸(5)漏出性胸腔积液

（徐静峰）

第二章　胸部损伤

第一节　概述

胸部创伤无论是平时或战时都很常见,平时多为闭合性,战时多为开放性,少数为冲击伤。战时胸部外伤的发生率占伤员总数的 6%～8%,而死亡率为 5%～10%,在战场上牺牲的伤员中约有 75% 为胸部创伤。

一、分类

(一)按创伤性质及伤情分

1.闭合性损伤

(1)挫伤:①无内脏损伤的挫伤,如肋骨骨折;②有内脏损伤的挫伤,如肺破裂合并气胸、血胸等。

(2)爆震伤。

2.开放性损伤

(1)非穿透伤:仅伤及胸壁而未穿透胸膜或纵隔的损伤。

(2)穿透伤:胸腔损伤。①单纯胸膜、肺穿透伤。②伴开放性气胸的穿透伤。③伴张力性气胸的穿透伤。④纵隔穿透伤。

(二)按受伤器官和组织的不同分

主要包括:①胸壁、肋骨和胸骨损伤;②肺和支气管损伤;③心脏和大血管损伤;④食管损伤;⑤胸导管损伤;⑥膈损伤。

二、症状与体征

1.休克　较严重的胸部创伤一般均伴有休克,其原因可能为:①低容量性休克;②胸膜肺休克。对此类病人,应首先重点检查心肺、纵隔及伤口情况,并进行有效紧急处理。

2.呼吸困难　严重胸部创伤伤员,均存在不同程度呼吸困难。在伤后 24～48h 内,应特别注意有无急性创伤性呼吸功能衰竭出现。

3.咳嗽、咯血　这是支气管和肺损伤的一个可靠征象:①肺表面伤无咯血;②肺爆震伤,其口腔、鼻内可出现血性泡沫样分泌物;③气管、支气管断裂时,则出现大量血痰,并且伴有气胸或皮下气肿。

4.气胸　主要表现为胸闷、呼吸困难、伤侧呼吸音减弱或消失等,胸腔穿刺和 X 线检查有助于确立诊断。

5.血胸。

6.皮下气肿　无论是开放性还是闭合性胸部创伤,皮下气肿均较常见。

7.反常呼吸运动　胸壁在吸气时内陷、呼气时外凸,出现明显呼吸困难和紫绀。

三、诊断要点

1.详细了解伤口及伤道　根据检查情况推断伤情,确立诊断及决策处理方案。

2.X 线检查　对确立诊断很有好处。

3.胸腔穿刺　对合并气胸、血胸的患者行胸腔穿刺时可明确诊断及决定治疗方案。

四、处理原则

(一)分期与时限

早期:伤后第 1 周;中期:自伤后第 1 周至伤后 3 个月;晚期:伤后第 3 个月后即为晚期。

(二)治疗原则

1.胸部创伤早期　主要是:①纠正呼吸和循环功能紊乱;②纠正休克;③胸腔脏器损伤的积极治疗。

2.胸部创伤中期　主要是并发症的防治,特别是感染(如肺炎、脓胸、脓毒血症等)的预防,与积极治疗。

3.胸部创伤晚期　主要是处理并发症及后遗症,如慢性脓胸、胸内异物、支气管胸膜瘘等。

(三)治疗措施

1.对休克原因的紧急处理措施

(1)大量失血:①补充血容量。②胸腔穿刺和闭式引流。③局部清创、止血。④以上处理无效行剖胸探查止血。

(2)气胸:①胸腔穿刺或肋间闭式引流。②处理局部伤口。③如有气管、支气管、食管损伤或严重肺裂伤应紧急手术。

(3)窒息:①吸除口腔及呼吸道分泌物。②口对口呼吸、胸外按摩复苏。③如无效,行紧急气管插管,以清除分泌物、供氧及辅助呼吸。④必要时气管切开,辅助呼吸。

(4)多发性肋骨骨折:①暂时对伤侧加压固定。②需要时行肋骨牵引固定。③充分给氧。④止痛及镇静药物的应用,为肋间神经阻滞等。⑤必要时应行胸腔闭式引流。

2.保持呼吸道通畅。

3.浮动胸壁及反常呼吸的处理　①棉垫加以中等压力包扎;②浮动肋骨或胸骨牵引。

4.气胸、血胸或血气胸的处理　特别应重视延迟性外伤性血胸的诊断与处理。

5.剖胸探查　在决定剖胸探查时,既要当机立断,又要避免不必要的开胸手术,但总的讲,对于胸部创伤的手术探查应持积极态度。

(1)紧急开胸手术的适应证:①胸腔内存在活动性出血;②张力性气胸;③气管、支气管断裂:经胸腔闭式引流后继续有大量气体排出,并且伴有肺不张,经 X 线检查或支气管镜检查,证实为此症时,应尽早手术;④肺广泛裂伤、异物存留或大咯血:肺广泛裂伤时肺内形成血肿,并有枪弹或弹片存留,伤员大量咯血;血液或血块阻塞支气管致伤员呼吸困难,极度缺氧时应尽早开胸;⑤心脏、大血管损伤:一旦明确诊断,应紧急开胸手术;⑥食管破裂;⑦膈破裂:尽早开胸修补,避免膈疝形成;⑧急性心包压塞;⑨穿透性胸部创伤;⑩浮动胸壁。

（2）胸部创伤进入慢性期后，需要手术的适应证：①凝固性血胸；②慢性创伤性膈肌破裂；③创伤性心室间隔缺损或心脏瓣膜损伤；④慢性创伤性胸主动脉假性动脉瘤；⑤胸导管损伤；⑥慢性创伤性脓胸；⑦肺内血肿感染（创伤性肺脓肿）；⑧肺内异物＞1.5cm，形状不规整，有咯血等症状者；⑨遗漏的气管、支气管损伤；⑩气管食管瘘；⑪无名动脉气管瘘；⑫创伤性动、静脉瘘。

（徐静峰）

第二节　肋骨骨折

肋骨骨折是最常见的胸外伤之一，无论在开放性损伤还是在闭合性损伤中均多见。

胸壁每侧各有12根肋骨。肋骨骨折多见为单根单处，也可为多根单处骨折。在较严重的外伤中可见多根多处肋骨骨折，产生胸壁局部软化区，导致患者出现反常呼吸活动，即软化区胸壁在吸气时内陷、呼气时外突的现象，又称连枷胸，可引起呼吸、循环系统功能的严重紊乱。

幼、童时期肋骨富有弹性，不易折断。成年期后，肋骨渐失弹性，遭暴力时容易折断。老年人由于骨质疏松，遇外力作用时肋骨最易折断，有时即便轻微作用如咳嗽、打喷嚏也可引起肋骨骨折。

【病因和病理】

肋骨骨折主要由钝性暴力直接作用所致。暴力作用可使骨折发生在肋骨的任何部位；胸廓受挤压时，使肋骨中段过度向外弯曲而产生的骨折称为间接暴力引起的肋骨骨折。

第1～4肋骨较短，又受到锁骨和肩胛骨的保护；第11、12肋骨前端游离，活动度较好，因而在创伤中很少发生骨折。一旦第1肋骨发生骨折则说明承受的暴力较强，必须注意是否伴有锁骨骨折、锁骨下动静脉及臂丛神经等的损伤，并应警惕胸内脏器是否也受到损伤，应详细检查明确创伤造成的伤害范围。当第11、12肋骨骨折时，应注意肝脾是否损伤。肋骨骨折最常发生在第5～10肋骨。按肋骨折断的根数和折断的处数，可将肋骨骨折分为单根单处骨折或多处骨折、多根肋骨每根仅单处骨折或多根多处骨折。肋骨骨折断端可刺破胸膜和肺组织引起气胸、血胸、皮下气肿、咯血等，损伤肋间血管引起血胸。肋骨骨折引起的局部疼痛，可使呼吸活动受限、呼吸道分泌物潴留，引起肺不张和肺部感染等并发症。

单根或多根肋骨单处骨折后，由于肋间肌的固定作用，骨折处一般很少移位，骨折本身对呼吸活动影响不大。多根肋骨多处骨折常由强大暴力所致，如挤压、碾压、高处坠落等，常伴有其他脏器的严重创伤。两根以上肋骨多处骨折时，骨折区的肋骨前后端失去骨性连接和支撑，产生胸壁局部软化区，引起反常呼吸活动（连枷胸）。如果软化区范围较广，产生呼吸运动时两侧胸膜腔内的压力严重失衡，无效通气量增加，同时影响排痰，引起二氧化碳潴留和缺氧；产生纵隔左右摆动，影响静脉回流和血压稳定。连枷胸面积越广，对呼吸、循环造成的影响越大，甚至可引起呼吸、循环功能衰竭。

肋骨骨折由于断端常无明显移位，骨折后2～3周即可通过骨痂形成而逐渐愈合，即使断端对位不良，愈合后亦不影响胸廓的正常呼吸活动。

【临床表现】

肋骨骨折者均有局部疼痛，活动或深呼吸、咳嗽时加剧。如骨折断端刺破胸膜和肺组织致痰中带血或咯血。并发气胸者如胸膜腔内积气量较多，可引起呼吸困难。如多根多处肋骨骨折（连枷胸）时，上述症状可更明显，甚至出现休克。体格检查在骨折区或承受暴力的部位可见有软组织挫伤。触诊时在骨折部位有明显压痛、可有骨擦感，双手挤压前后胸廓时，可引起骨折处疼痛。并发气胸者患侧胸部叩诊呈鼓音，呼吸音减弱。有时胸壁可出现皮下气肿，触诊时可查到捻发感。范围较大的连枷胸，可见到骨折区胸壁塌陷和反常呼吸活动现象。

【诊断】

肋骨骨折的诊断一般比较容易,结合胸部创伤史和临床表现,X线检查可显示肋骨骨折的部位和范围,并可看到有无气胸、血胸,是否并发肺部挫伤等,但X线不能显示肋骨与肋软骨连接处的骨折和肋软骨骨折。因此,X线检查未见肋骨异常者并不能完全排除肋骨骨折存在的可能。

临床上可见有些肋骨骨折并发血胸的患者,初诊时X线检查显示积血量很少,但数日后复查会发现胸膜腔较多积液,因此随访很有必要。

【治疗】

肋骨骨折一般均能自行愈合,即使断端对位不良,愈合后也不影响胸廓的呼吸功能。因此对单根或数根肋骨单处骨折,治疗的目的是减轻疼痛症状,使患者能进行正常呼吸活动和有效排痰,防止呼吸道分泌物潴留所致的肺不张、肺炎等并发症,对老年患者尤为重要。根据疼痛症状的程度可选用不同的镇痛剂,一般以口服或局部用药为主,辅以胸带包扎、相对限制局部活动等。较严重的可予肌注镇痛剂或肋间神经封闭。肋间神经封闭的范围应包括骨折区所有的肋间神经和骨折区上下各两根肋间神经,每根肋间神经在脊椎旁注入1‰~2‰普鲁卡因或2‰利多卡因3~5ml。必要时数小时后重复,可连续封闭数天以维持疗效。鼓励患者咳嗽、咳痰、起床活动,是防止肺部并发症的重要措施。

多根多处肋骨骨折者应作详细检查以排除胸腔内其他脏器是否也受到损伤,并按伤情及早给予相应处理。产生明显或范围较大的反常呼吸运动,影响呼吸功能者,需采取下列方法治疗:

1.敷料固定包扎　用厚敷料或沙袋压迫覆盖胸壁软化区并固定包扎,可限制软化区胸壁的反常活动。

2.胸壁外固定术　在麻醉下用手术巾钳夹住游离段肋骨或用不锈钢丝绕过肋骨将软化区胸壁提起,固定于胸壁支架上,可消除胸壁的反常呼吸活动。

3.胸壁内固定术　切开胸壁软组织显露骨折断端后,用金属缝线或钛板、可吸收肋骨钉连接固定每一处骨折的肋骨。双侧多根肋骨骨折产生的严重的胸壁软化可用金属板通过胸骨后方将胸骨向前方拉起,再将金属板的两端分别固定于左右两侧胸廓的肋骨前方的方法,以消除反常呼吸活动。

4.呼吸机辅助法　重症患者经口、鼻气管插管或气管切开于气管内置管连接呼吸机后作持续或间断正压通气,这种强制方法可减轻反常呼吸活动,便于呼吸道分泌物清除,并能保证通气,利于抢救。待患者病情稳定、胸壁相对固定后,可逐渐停止呼吸机治疗。

开放性肋骨骨折:无论单根或多根肋骨开放性骨折,均应尽早施行清创术,摘除游离的断骨碎片,剪去尖锐的骨折断端,以免刺伤周围组织;肋间血管损伤者,应予缝扎止血。骨折根数不多者不需要固定断端,多根多处骨折则需作内固定术。胸膜破损者宜放置肋间引流管,然后分层缝合创口。术后宜用抗生素。

(魏雷光)

第三节　胸骨骨折

胸骨骨折多见于发生车祸的机动车司机,骨折部位多在胸骨上部。在胸部损伤中少见,但是容易合并不同程度的心脏损害,有较大的潜在危险性。

【诊断标准】

1.临床表现及体征

(1)有胸部撞击伤或车祸、减速伤史。

（2）局部明显疼痛,呼吸或活动时加重。

（3）局部可扪及骨折摩擦或断端重叠畸形。

（4）常伴多根肋软骨骨折。

（5）有反常呼吸可发绀。

2.检查

（1）X线片较易确定骨折部位。

（2）要除外心脏、大血管或支气管损伤。

【治疗原则】

1.无移位或仅有轻度移位的胸骨骨折,对胸廓活动无明显影响,可以仅给镇静止痛,对症治疗。

2.重症,有呼吸困难、反常呼吸的患者,行气管插管,呼吸机辅助呼吸,待呼吸功能稳定后,停止辅助呼吸,拔除气管插管。

3.开放性胸骨骨折移位明显或伴有连枷胸,应该在全身麻醉下钢丝或钢板固定,纠正严重畸形,胸骨骨折处后放置纵膈引流管,保持引流管通畅。

4.合理选择抗生素,预防感染。

（庄宿龙）

第四节　创伤性血气胸

一、创伤性血胸

胸部损伤后致胸膜腔积血者称创伤性血胸。常见于胸部穿透伤或严重钝性挤压伤肋骨骨折之后,其发生率在钝性胸部伤中的占 25%～75%,在穿透伤中约占 60%～80%。

【出血源】

1.肺循环出血　钝性伤造成的血胸多由于肋骨骨折断端骨膜及骨髓腔出血难以自行收缩闭合,形成血肿及血凝块时出血可自行停止,但骨折端刺破胸膜,在胸腔负压的作用下很容易被吸入胸腔。如直接暴力较大,骨折断端向内刺入胸膜腔内,占据胸腔最大体积的肺组织损伤出血,这是最常见的出血来源。但由于肺循环的压力低,仅及体循环压力的 1/6～1/5,加上损伤肺组织因弹性回缩及局部血气的压缩,出血速度较慢,甚至全肺广泛挫裂伤出血多可自行停止吸收和自行愈合。有学者曾收治 1 例男性,42 岁伤员,右胸被公共汽车一侧车轮辗压,其中有 9 根肋骨 18 处骨折,(含 3 根双骨折 2 根发生 4 处骨折),致右肺广泛挫裂伤出血,48h 内由胸腔闭式引流引出 4550ml,考虑到:①每小时引流量渐少;②开胸作全肺或肺叶切除损失和打击较大。经坚持观察治疗,痊愈出院,半年复查胸片右肺膨胀良好,因此单纯肺挫裂伤引起的出血,多可经胸穿(少量)和胸腔闭式引流而治愈,真正需行开胸手术探查者仅在 5% 左右。

2.体循环出血　主要指心脏大血管。指主动脉及其属支肋间血管、胸廓内血管、锁骨下动、静脉以及腔静脉、无名动、静脉破裂和肺动、静脉出血,一般出血量大,速度快,休克和死亡发生率高,前苏联卫国战争占胸外伤死亡伤员的 64%,美国一组报道,平时心脏、大血管伤,能送到医院的仅有 20%。

【分类】

临床上常根据出血量的多少,把血胸分成少量、中等量、大量出血三类。单纯根据出血量分类是不够全面的,因为伤员胸腔有大有小,出血速度有快有慢,胸膜渗出有多有少,我们认为分类的目的,应对判明伤情、分清轻重缓急,确定治疗原则有指导作用。据此我们根据液气平面在X线立位胸片上的位置,预计和引出的血量、症状和治疗原则分类如下(表2-1)。

表 2-1　创伤性血气胸分类

项目	小量	中等量	大量
X线立位胸片血气平面位置	平膈肌	达前第4肋间	超过第2前肋骨
出血量(ml)	300～500	500～1500	>1500
症状	无或轻	可有休克	重度休克
治疗原则	可行胸穿	胸腔闭式引流	闭引,必要时开胸

临床上出血量对伤员的影响故然很大,但出血速度对伤员影响更大,短时间内有中等量或以上出血,可致伤员严重休克,甚至可致呼吸心跳骤停。而缓慢大量血胸,不一定发生休克。

【发病机制】

1.急性呼吸循环功能障碍　当胸腔积血在短时间内超过中等量以上时,使有效循环血量减少,不仅可发生创伤和失血性休克,而且因为心肺大血管,尤其是心房及腔静脉受压、推移萎陷和扭曲,使呼吸面积骤减,纵隔移位回心血量减少,导致急性呼吸、循环功能障碍。

2.凝固性血胸　少数伤员出血速度快,或使用了大量止血药,当心、肺、膈肌尚未能去除或未完全去除纤维蛋白时,已经形成或已部分形成了血凝块,称为凝固性血胸,占据了胸腔的部分空间,影响了肺膨胀,临床上虽经胸腔穿刺或闭式引流均不能引出,不得不在伤后2～3周内用胸腔镜或小切口取出或吸出。

3.创伤性胸腔积液　有时少量或中等量血胸由于没及时处理,血细胞自行分解所产生的代谢产物,刺激胸膜,渗出明显增加,可形成大量胸腔积液,使血胸稀释,此称为外伤后反应性或渗出性胸膜炎,当放置引流时,可见上为橘黄色渗出液,中为橘红色液体,下为酱油色和絮块状沉淀物。

4.包裹性血胸　也有因纤维素在胸膜肺表面或叶间沉着分隔,形成包裹性血胸,使引流困难,此时必须在B超定位引导下作胸穿或留置引流。

5.血胸感染急性脓胸　平时创伤性血胸,由于在无菌操作下即时引流及拔管和抗生素的应用,脓胸的发生率已大为减少,战时穿透伤多,有些引流不及时,无菌操作不严格,脓胸发生率高达3.8%～20%。

6.纤维胸　如果胸膜腔感染或未及时引流,由于纤维素的沉积,血管内皮细胞成纤维细胞的侵入,使胸膜肥厚形成纤维板,脏层纤维板将影响肺的膨胀,壁层纤维板收缩,既影响胸壁的活动,又使肋间变窄胸腔变小。脏、壁层纤维互相愈着称为纤维胸,将损害正常呼吸功能。

【诊断分析】

根据受伤史、内出血症状、胸腔积血体征、结合胸腔穿刺、B超和摄X线立位后前位、伤侧位全胸片,临床诊断创伤性血胸,一般并不困难。但还应明确血胸的定位、定量和定性诊断及鉴别诊断,以便尽快确定抢救和治疗原则。特别要重视对进行性出血的诊断。

1.出血量的诊断

(1)摄立位X线全胸片是少量、中等量及大量胸血分类的最重要根据。但有些伤员因休克或脊柱、下肢骨折而难以站立者,在卧位下摄胸片时除看到伤侧透光度稍有减低外是很难分清出血量的。我们建议可摄坐位或健侧卧位后前后全胸片,再结合仰卧位下对伤侧胸壁进行叩诊,分清浊音界的位置,与健侧比较,凡浊音界在腋后线以下为少量,腋中线者为中量,达腋前线者为大量。

(2)根据引流量和胸血红蛋白量测定计数丢失的循环血量,以作为补充血容量的参考。因为血液进入胸腔后对胸膜多有刺激,引起胸膜反应性渗出,使胸血多有稀释。因此丢失的循环血量可按下述公式计算。

$$已丢失的循环血量(ml)=\frac{胸血引出量\times测出胸血血红蛋白量}{100}\times8.4$$

注:8.4为常数,正常血红蛋白含量为120g/L,即1g血红蛋白含在8.4ml血浆内。

2.定位诊断　对少量血胸甚至中等量血胸,如定位不确切,即冒失胸穿或放置闭式引流,有时会失败,其原因有包裹性血胸;血胸位于前、后或侧位,叶间裂、心膈角、肋膈角处。为了准确定位,可摄侧位胸片或胸部CT片,或在X线透视下找出最近胸壁积血位置,行超声定位,并要了解胸血的位置、多少、深度、估计出血量,分析有无血凝块,胸壁的厚薄,找出距胸壁最近距离,确定进针方向和深度,避开邻近脏器均有实际意义,处理时应按超声检查时的体位,并在超声引导下进行试行胸血穿刺。如仍不能抽出,则可能因针头细,致血液抽出很慢或针头被纤维蛋白或血凝块堵塞难以引出;或定位不确切。

3.定性诊断

(1)进行性血胸(胸内活动性出血):创伤性血胸,不仅要诊断有无胸血和胸血量,胸血部位,更重要的是要判断胸内出血有无停止,出血量在减少或仍在继续,如确诊胸内进行性出血,经短暂抗休克仍不能逆转,就应当机立断开胸止血。凡有以下征象者应诊断为胸内进行性出血:①出血症状、体征明显,休克逐渐加深,每小时血红蛋白进行性下降者;②经快速补液、输血扩容后休克未能改善或改善后又复加重或补液、输血速度减缓时休克又见恶化;③血胸血经胸穿或闭式引流,液气平面下降后又复上升;④引出的胸血迅速凝固;⑤在留置胸腔闭式引流放净胸血后,每小时仍有150~300ml持续2~3h或15~20min内又突然出血在500~1000ml以上。

(2)迟发性血胸:自20世纪80年代起,国内对迟发性血胸也开始有多组报道,其发生率约占血气胸的11.2%~25%,其诊断标准有:①胸部创伤入院时摄胸片无血气胸,24h后出现。②入院后确诊为血胸或血气胸,已行彻底引流摄片证明无血气胸而后又出现者。

迟发性血气胸的特点有:①出血量偏大。一般达中等量或中等量以上。1984年报道42例平均达1360ml;②休克发生率高。达25%~65%;③确诊时间不一。短则2d,长则18d;④因此对严重胸部创伤的观察随访不得少于2周;⑤迟发类型。可分突发型和隐匿型。前者约占1/3,多在活动后突然发生,如咳嗽、翻身活动时,多因为血凝块脱落,骨折折端又刺破血肿或血液流入胸腔或异物感染继发性出血等。临床表现有面色苍白、出冷汗,甚至脉快,血压降低等休克症状;后者约占2/3,为缓慢出血或血球破坏代谢产物刺激胸膜反应渗出增加,多在不知不觉中出现中等量或大量血胸。症状较前者平缓,也有当代偿失调时而突然出现气促、呼吸困难。迟发性血胸多在入院时无明显血胸表现而未被医护人员重视,在恢复期中突然或不知不觉中发生,容易漏、误诊而造成后果,应予警惕。

(3)血胸感染:血胸感染多发生于开放伤和反复胸腔穿刺,长期留置引流管的病人,由于抗生素早期应用和彻底引流,近20年来发生率已明显减少。但在基层医院,血胸引流不彻底,无菌操作不严格仍可发生。对典型病例诊断多不困难。例如都有明确的胸外伤病史及急性脓胸的感染症状和体征,胸穿或闭式引流有混浊和黄色脓液,当可确诊,但早期上述症状和体征并不明显。

为尽早明确诊断,还可借助以下方法:①涂片法:取胸腔引出的血性液体行常规的胸液检查,特别作胸血染色对红细胞和白细胞进行计数。正常红细胞和白细胞为500:1(即红细胞500万/mm³,白细胞为10000/mm³以下),如红细胞和白细胞比例小于100:1,应考虑有感染。②试管法(彼得罗夫试验):取胸血1ml,加蒸馏水5ml,充分混合及离心沉淀,3min后观察。正常:液体为红色、清澈透明,异常(感染)液体为混浊或见有絮状物。③细菌培养(需氧菌及厌氧菌)+药物敏感试验,可见致病菌生长当可确诊。

4.进行性血胸伴休克时与腹内实质性脏器伤伴内出血的鉴别　这里有三种情况:①胸内、腹内均有出血;②出血以胸内或以腹内为主;③腹内出血伴膈肌损伤,胸内不出血,但由于胸腔负压的抽吸使腹内积血被吸入胸腔,结果腹内积血反而很少,胸内有大量积血。这三种情况有一个共同的特点即均有内出血并伴休克,均需抗休克抢救,如果又需要手术止血,问题是出血的来源不同,抢救手术切口的部位不同,因此术前必须要明确出血的来源。我们的经验是在抗休克同时,分析以下情况,有助定位诊断。

(1)从创伤部位分析。如较大的直接暴力作用部位在第6肋以上或纵隔位置,首先考虑内出血来自胸部可能性大,而在第7肋以下肋骨骨折,首先应考虑上腹实质性脏器伤可能性大,因为上胸部邻近胸壁的血管较多,而下胸部除近纵隔处外,血管相对较少。

(2)从胸、腹腔穿刺或加腹部灌洗,应考虑积血最多的腔隙出血来源的可能性较大些。

(3)用B超探查胸腹积血多少,并确定脾、肝、肾或胸腔脏器或膈肌损伤的部位。

(4)以胸腔或腹腔镜检查膈肌及胸、腹腔脏器损伤的可能性。

(5)如果仍不能确定出血来源时,可以先放置胸腔闭式引流,再向腹腔注入亚甲蓝2ml＋生理盐水100ml或注入气体800~1000ml,可见由胸腔引流管引出时或引出胸血量尚不能解释休克的严重程度,而腹内出血又不能除外可先行上腹径路行剖腹探查。某学者认为胸腹腔内出血休克很难分辨时因腹内出血约占75％,亦主张上述处理程序。

5.与一侧肺叶、双叶或全肺不张鉴别　气管、支气管或肺损伤时,因血块、分泌物堵塞致肺不张,累有所见,而不张肺气体吸收后,肺体积明显缩小,见肺密度增加,胸片显示亦见大片致密影,容易和血胸混淆。鉴别方法是气管或纵隔向患侧移位、膈肌抬高、肋间变窄;而血胸时使气管纵隔向健侧推移、膈肌下降、肋间增宽。

6.与一侧膈肌损伤伴创伤性膈疝鉴别　当膈肌损伤因腹内脏器被吸入胸腔而见膈肌上大片密度增高阴影,也可推移局部纵隔向健侧移位,有时亦难以和血胸区分。此时可在透视下,改变体位,血胸或血气胸阴影始终为抛物线或液气平面并占据肋膈角和侧胸壁,而膈疝在站立位下阴影可部分回纳腹腔或仅局限在膈肌损伤部位,如吞钡检查可见钡剂在膈上(和对侧比)显影。必要时按B超、胸、腹腔镜检查当能区分。当难以和创伤性膈疝鉴别时,不主张放置胸腔闭式引流,因为把疝入胸腔的胃泡误认为是血气胸的液平面而放置引流管后,造成胃液外漏胸腔,发生组织腐蚀,"自身消化",可引起严重胸腔感染,甚至造成中毒性休克,某学者曾接受一转入的女性伤员,因将疝入左胸的胃泡,误当"血气胸"并作引流,虽经抢救,仍未能挽救生命。文献上亦曾有报道,应以为戒。

二、创伤性气胸

凡因创伤造成气体进入胸腔者称之。创伤性气胸发生率在钝性胸部伤中约占15％~50％,在穿透性胸部伤中约占30％~87.6％。气胸的主要来源如下:①肺挫裂伤:这是最常见的原因,多因钝性伤致肋骨骨折,骨折断端刺破胸膜及肺组织,或因刃器火器性穿透伤,偶有医源性胸穿,臂丛麻醉,锁骨下静脉插管,针灸等。当针头进入胸腔即被胸壁固定,而肺组织每次因呼吸移动,在动与不动时很容易被划破成裂口。在肺大疱、肺气肿、肺结核、肺炎、肺脓肿等及胸膜粘连时可因咳嗽、活动时撕裂漏气,此称自发性气胸;②胸壁穿透损伤:即使时间短暂,在胸腔负压抽吸下气体可迅速进入胸腔。③气管、支气管损伤:多因暴力挤压、牵拉或气管压力骤然升高致气管破裂和膜样部穿孔。④食管、胸胃(膈疝时)破裂:多因异物刺破食管或因剧烈呕吐,食管内压骤然升高产生自发性破裂。临床上根据病理生理变化把气胸分为闭合性、开放性和张力性气胸三类。现分别叙述。

（一）闭合性气胸

指气体进入胸腔后与外界已无交通。为了确定治疗原则，必须根据肺被压缩的多少和临床症状、体征分为少量气胸、中等量气胸和大量气胸三类。

在诊断时，只要伤情允许，必须摄立位后前位全胸片，借以了解肺被压缩和纵隔移位情况。如果胸膜无粘连，当胸腔积气时，肺即有压缩，胸片上可见有压缩的弧形线，弧形线外无肺纹理。由于肺组织在胸腔内呈扇形分布，越近外带（远离肺门），肺组织占据体积越大。一般说肺组织外带如压缩 30%。实际已占肺体积的 50% 以上，如压缩 50%，（相当于中带中点）实际已占肺体积的 70% 以上。肺组织压缩的多少和临床症状成正比，但和肺的质量、代偿能力、产生气胸的速度，有直接关系。肺功能低下、老慢支弥漫性肺气肿患者即使出现少量气胸，有时亦会出现明显呼吸困难和发绀，处理时应采取积极态度，应尽快给氧和穿刺减压引流，但对青、壮年完全可以不予处理。应该说明气胸越少胸穿时越易划伤肺组织，造成更严重气胸，要谨慎行事。有时胸片显示大量气胸，由于缓慢发生，发生后又经代偿适应，伤员并不感呼吸困难，因此在诊断和处理闭合性气胸时，应根据每个伤员的具体情况"量体裁衣"，具体对待。

（二）张力性气胸

【病因和发病机制】

张力性气胸是指进入胸腔的气体，因伤口为单向活瓣，造成只进不出或多进少出持续增加呈进行性呼吸困难者，称张力性气胸（又称压力性气胸，活瓣性气胸）。有人报道约占闭合性气胸的 14%，由于伤侧肺组织被高度压缩，并将纵隔推向健侧，致健侧肺亦被部分压缩，使有效呼吸面积骤然减少；使肺循环血未经气体交换即由右向左分流以及心脏、右心房、上、下腔静脉受压、推移及扭曲，回心血流减少，颈静脉怒张，临床出现进行性呼吸困难，窘迫和发绀以及严重的低氧血症，如不能紧急减压，可迅速发生呼吸、循环障碍，可在短时间内发生呼吸、心跳骤停。

如果气胸压力过大和胸膜、肺粘连，气体可穿破纵隔和壁层胸膜，进入纵隔，胸壁肌肉间隙，在损伤的局部胸壁、颈部、锁骨上窝及胸骨切迹处出现皮下气肿，并可很快波及至胸、腹、面、颈头部，甚至四肢及阴囊皮下，有时可见到双眼睑皮下气肿，致不能睁眼视物和阴囊肿大似充气之足球等广泛皮下气肿。对这类伤员看起来严重，但由于胸膜肺粘连紧密，胸内压缩情况反而较轻，并可缓解部分症状。对皮下气肿可以不作处理，如果自感疼痛和不适，可在最明显处局麻下穿刺留置针头放气，并可将周围气体向穿刺点挤压，可减轻皮下气肿。皮下气肿如无继续扩大，一般经 3~7d 可自行吸收。

【临床表现和诊断分析】

对张力性气胸伤员，必须从现场、运输途中或急诊科内就应迅速作出诊断和抢救处理。不宜作过多检查而延误救治时间。一般都有典型的临床过程。即进行性呼吸困难、窘迫和发绀以及因严重缺氧而造成伤员双眼神的恐惧感，吸气时出现鼻翼扇动及三凹征（指左右锁骨上窝、胸骨剑突下），体瘦和儿童尤其明显；颈静脉怒张、气管移向健侧、伤侧胸部叩呈鼓音、听诊呼吸音消失，对侧反而代偿性增强等。早期呼吸快，深，脉快，血压升高，如果呼吸变得浅而快，一旦呼吸转慢而不规则，血压下降，至呼吸动作已很难察觉，可用棉纤维或头发丝置于鼻孔前方可见扑动，如再不紧急减压，往往发生呼吸骤停。

根据创伤史及典型症状和体征以及胸腔穿刺减压多可明确诊断。只有在早期或伤情较稳定时，才可摄立位后前位全胸片以验证最后诊断。

【急救要领】

1.针头＋输血器管＋盐水瓶（水封瓶）　具体作法是在无菌操作下，首先将输血器导管一端放入盐水瓶内另一端接输血针头，穿刺伤侧锁骨中线第 2 肋间，一旦进入胸腔，可见大量气泡由水封瓶的导管下泛起如同煮沸的开水气泡一般，并随着呼气动作总有水泡泛起，很难形成水柱负压，说明仍有持续漏气。此时应以直血管钳夹持露于胸壁皮肤外的针管,使针头斜面保持在刚进壁层胸膜的位置,加以固定使针头既不向内伸入,又不会向外滑出,如此观察漏气情况。如果持续漏气在4h以上,水封瓶内的导管水柱在吸气时仍无负压形成,说明张力性气胸未能停止,应考虑行胸腔镜或开胸手术探查对胸内损伤的漏气破口进行修补。

2.针头+指套法　如无输血器+盐水瓶时可采用此法。具体作法是将一个备用的针头,在针柄处捆扎一只乳胶指套,末端剪一小裂口,当吸气时,气体由破口处排出,呼气时胸内压变小,指套萎陷,造成气体只出不进的单相活瓣。此法优点是简便、快捷和最应紧的办法。缺点是易堵塞,易滑落,易损伤肺组织。

【治疗要领】

确定性治疗为导尿管+闭式引流袋(或瓶)法。在有条件时,最好选用已消毒包装较粗的(28F或26F)蘑菇状或带气囊导尿管,在锁中线第2肋间切开小于管径的皮肤及皮下切口,以钝性暴力插入胸腔后,如用气囊导尿管则向气囊注水10ml再向外轻轻拔出如遇阻力蘑菇头或气囊即位于壁层胸膜内。接上相应粗细、长短的胶管,远心段并置于500ml水封瓶内。最大优点是不易堵塞,不易滑脱,也不影响肺的膨胀,更不会因膨胀再造成的肺刺伤,是气胸及婴幼儿作闭式引流减压的最佳选择。观察水封瓶气泡和负压水柱情况,如气泡和氧分压不改善,应当机立断行急诊开胸手术。

(三)开放性气胸

战时由于高速枪弹、剧烈爆炸的弹片、锐性兵器致胸壁缺损或形成隧道损伤,平时交通事故,高处坠落,异物及刀刃刺伤等造成胸壁破损,使胸膜腔与大气相通,空气随呼吸自由进出胸膜腔,造成一系列病理生理变化及严重呼吸、循环功能障碍。如不能及时救治,将导致早期死亡。

【病发机制】

1.呼吸面积骤减　气体一旦进入胸腔,使伤侧肺迅速压缩萎陷并推移纵膈向健侧移位,有效呼吸面积骤减,严重影响通气功能。

2.纵膈摆动　在呼吸时,由于两侧胸膜腔存在较大的压力差,致纵膈器官来回摆动,吸气时移向健侧,呼气时又返回伤侧,不仅影响静脉回流,导致循环功能紊乱,因纵膈及肺门神经受到刺激,可产生胸膜肺休克。

3.残气对流　当吸气时胸廓扩大,胸腔负压增加,健肺扩张,而伤侧进入大量气体,使伤侧肺受到挤压,留在伤侧的残气流向健肺。呼气时健肺回缩,内压增高,伤侧肺可因扩张内压无变化,致健侧肺内气体不仅排出体外,更容易"走近路"排入伤侧肺内,这样含有二氧化碳高的残气,在两侧呼吸道内往返流动,称为"残气对流"或"钟摆呼吸",结果加重了残气和二氧化碳的蓄积。

4.静脉分流　由于伤侧肺受压、萎陷,肺泡失去气体交换功能。伤侧肺循环的血液未经氧化或氧化不完全即回左心而进入体循环,造成动脉血氧含量降低,又加重了伤员的缺氧和发绀。

【临床表现和诊断分析】

开放性气胸伤员都有明确的外伤史和严重的呼吸困难,多在早期即出现发绀和休克症状,表现呼吸急促,脉搏细数,躁动不安,血压先升高后下降,诊断时应检查受伤的胸壁可发现胸壁创口当可确诊,小的创口多有出血和气体进出伤口时而有溅起的软组织颤动和细小的血滴,并可听到嘶嘶的响声。在夜间寻找伤员时,听到这种声音就可寻声很快找到伤员并可确诊。如无上述现象,如条件允许亦可以较硬的橡胶导尿管在无菌操作下,因势利导的插入伤口,探查有无隧道和血气溢出以及隧道的位置,方向和深度,一经确诊,应立即置带单向活瓣的急救包加压包扎变开放伤口为闭合创口,不应作过多检查。值得注意的是已经现场包扎处理过的伤员,在急诊科内亦应检查包扎是否确切。常由于包扎厚度、密封不够,或敷料已有移动,其呼吸困难继续加重可迅速导致呼吸骤停者亦有发生。

【治疗要领】

1.急救处理　必须立即封闭创口,变开放性气胸为闭合性单向活瓣引流,应在现场或运输途中、急诊科内或一线救护所内进行,超过创口边缘约5cm,要求将单向活瓣妥善固定防止滑脱。简易方法有:

(1)可将一只胶手套罩在胸壁缺损处,指套周围应密封,同时在任一手指尖端剪一裂口。

(2)可将一块超过伤口的塑料薄膜,三面粘贴在缺损伤口周围,一面不贴,当吸气时可紧贴胸壁,呼气时又可打开。这两种方法都是形成一个使气体可出不可进的单项活瓣。

2.确定性治疗　包括抗休克、防治感染、另作切口开胸探查,处理继发性胸内脏器伤,同时清创修补封闭胸膜和胸壁创口,另置胸腔闭式引流。

(涂　东)

第五节　肺部创伤

肺是胸腔内最大的器官,富含气体和血液,维持着呼吸及循环的重要功能,无论在人体多发伤所致的休克或胸部钝性伤、穿透伤或冲击伤所造成的创伤,肺最易受累。根据致伤原因、作用力的大小、速度、肺部受伤的部位范围、深浅不同,其轻重和预后有很大差异。以下就肺部挫伤、肺破裂伤、外伤性肺不张、肺爆震伤、创伤性窒息等分别叙述于下。

一、肺挫伤

肺挫伤是胸部闭合性钝性伤最常见的肺实质损伤,平时多见于车祸、撞击、挤压、高处坠落、塌方等原因;战时多见于高速枪弹、爆震冲击波、高速减压损伤等。其发生率约占胸部钝性伤的30%～70%。但由于特征性症状和体征不明显、对检查技术不敏感和诊断标准不统一,又常被其他胸部伤所掩盖,而容易发生漏、误诊,应引起临床医师注意。

【发病机制】

肺挫伤的病理生理尚未完全清楚。一般认为,当强大暴力作用于胸壁时,使胸腔的容积缩小,胸内压力突然骤增,并传至还未来得及收缩的肺组织;受伤伤员由于惊吓、疼痛,往往反射性地采取屏气动作,致气道压力同时增高,肺实质在这种内、外双重压力作用下遭受伤害,表现为肺实质挫伤、出血、水肿;当外力消除时,被冲击挤压的胸廓弹性回复,致胸内负压瞬间增大,使原受伤肺组织再遭伤害,表现肺泡出血、外漏、渗出增加,水肿肺泡膜变厚加剧,炎性细胞浸润,肺实质内含气量进一步减少,血管外含水量增加,严重者呈肺实变表现,使肺循环阻力加大,肺泡通气和气体交换功能障碍,在伤后12～24h内呈进行性发展,加上原有的胸部损伤可能已经造成的肋骨骨折、连枷胸、血气胸等损伤,可使伤情加重,造成代偿失调,而出现呼吸困难、发绀、脉快、氧合饱和度及动脉血氧分压持续下降,如果继发感染更易导致ARDS的发生而危及伤员生命。

近些年来,通过生物力学方面的动物实验和临床观察发现,胸部创伤后肺挫伤的发生率较高,而肺挫伤发生的轻重亦有很大差别。和冲击挤压的力度,尤其和冲击的速度关系极大。低速冲击要比高速冲击轻的多;儿童和青年人的胸壁弹性和肺组织顺应性较高龄好的多,其伤害就轻,恢复亦快,高龄伤员不仅发生率高,伤情亦重。

【诊断分析】

肺挫伤的严重程度和临床表现,因冲击力的大小,尤其和冲击速度、胸部和全身合并伤及休克程度及年龄大小成正相关。轻者多有胸痛、胸闷、气促、咳嗽及血痰,肺部听到散在的啰音,X线胸片上可见斑片状密度增高的阴影,动脉血气可正常,1～2d后可完全吸收。重度肺挫伤则出现明显呼吸困难、发绀、血性泡沫痰及心动过速和血压下降,检查可闻广泛干、湿性啰音,呼吸音减弱甚至消失,有时可闻管状呼吸音。动脉血气分析多有低氧血症,氧合饱和度多有下降。X线胸片检查是诊断肺挫伤的重要手段。其表现多出现广泛斑点状浸润或雪花状阴影,可为弥漫性或局限性,严重时斑片状阴影浸润融合至一叶、双叶,单肺或双肺,CT片检查能清楚显示,呈毛玻璃样改变,上述征象最早可在伤后1h内出现,迟则于4～6h出现,12～24h可达高峰期。经过积极治疗,一般可在2～3d开始吸收,迟者可在2～3周才能吸收。

【治疗要领】

轻度肺挫伤可无需治疗,但应密切观察和预防。重度肺挫伤出现急性呼吸衰竭时,应尽早采用呼吸机支持,如不能改善应酌量加用PEEP次数;积极处理合并伤,尤其要合理搭配晶胶比例,纠正低血容量性休克,一旦末梢循环改善,要控制补液量,每日应不超过1800ml液体,并酌情增加白蛋白;保持胶体渗透压和总渗透压增加回吸收速度;积极排痰,应用有效抗生素防治感染;常规早期应用皮质激素,东莨菪碱和利多卡因防治急性肺损害。

二、肺裂伤和"自发性"气胸

肺裂伤是指因胸外伤致肺组织破裂,一般多较局限,也有多处肺裂伤者见于直接暴力所造成的,肋骨骨折端刺伤或刀刃、火器伤;也可因粘连牵引撕脱、断裂致肺泡、肺大疱破裂及胸壁粘连带断裂引起所谓自发性气胸或自发性血胸。根据肺破裂伤的深浅和肺泡、肺大疱、小支气管及血管破裂程度,以及肺弹性回缩血凝块形成与否,其临床表现的轻重缓急亦不一样,特别在刀刃伤所致的肺血管破裂出血,及带血管蒂的束带断裂,可有活动性出血,少数肺组织损伤发生张力性气胸,可造成严重后果。

【诊断分析】

肺裂伤常和肺挫伤合并存在,也可统称为肺挫裂伤。我们认为:在闭合性胸外伤中,凡有以下两条之一者都应考虑本伤:①痰中带血或咯血又能除外气管、支气管损伤或急性心衰者;②有气胸或气血胸者。诊断和观察的重点应是需要紧急处理的进行性血胸和张力性气胸;血痰或分泌物阻塞,尽早防治外伤性肺不张、肺炎以及继发急性呼吸窘迫综合征。

【治疗要领】

对本病早期一律作为危重症观察和处理,多数应放置胸腔闭式引流。既可立即缓解肺受压症状,更重要的是借此引流可以观察引流量和处理进行性出血或张力性气胸,以决定是否需要开胸探查。根据我们的经验及文献报道,绝大多数肺挫裂伤所造成的血气胸,包括自发性血气胸,通过闭式引流可以治愈,仅有5%～10%,需要开胸探查以解除活动性出血和持续漏气原因才能挽救生命。

鼓励下床活动和咳嗽、排痰和吸痰,包括纤支镜吸痰,是防治阻塞性肺不张和急性呼吸窘迫综合征、肺膨胀不全等并发症最有效方法。

三、外伤性肺不张

因创伤而引起的肺段、肺叶或全肺不张,称之。它是胸腹部伤后一种常见的并发症。一旦发生,不仅可以加重原发伤的伤情,而且很易继发肺部感染,甚至导致急性呼吸功能衰竭(ARDS)促使伤员代偿失调,威胁伤员生命,尤其在高龄或心肺功能不全的患者。外伤性肺不张多可进行预防,发生后如即时排痰或行减压等处理,又多可逆转伤情,转危为安。这里关键是伤后尽早预防和早期诊断和处理问题。

【病因和发病机制】

1.内阻性　多因肋骨骨折致胸部疼痛咳嗽受限和肺挫、裂伤,气管、支气管伤,引起肺或支气管出血,并刺激黏膜反应使分泌物增多又难以排出,造成段、叶、总支气管阻塞者;亦有因脑底骨折致脑脊液下漏或因鼻、咽部损伤出血被误吸入呼吸道;特别在创伤和失血休克时,因胃、肠道反应,产生恶心呕吐,伤员又处于昏迷时,无自主咳嗽反射也易造成误吸,甚至发生窒息而危及生命。德国学者曾在“多发伤”一书中指出“严重创伤后,有些伤员并未死于受伤本身,而是死于伤后呕吐、误吸窒息”。尤其在伤员处于昏迷状态时更易发生。

2.外压性　外伤性气胸、血胸,特别是张力性气胸、自发性气胸、大量血胸,创伤性膈疝等,均可直接压迫肺段肺叶乃至一侧全肺,并可推移纵隔,使对侧肺亦受压。

3.手术后肺不张　胸部手术后,由于静脉复合气管插管全麻,对敏感的气管黏膜是一种刺激和损伤,产生一些分泌物和血痰,尤其对慢性支气管炎患者,可诱发其急性发作;由于胸、腹部切口疼痛,而咳嗽动作时使疼痛加重,加之术前用阿托品类药物,既使分泌减少,又使痰液粘稠,使咳嗽排痰困难,易致支气管阻塞性肺不张。特别在食管手术后,因贲门已切除,胃多已提入胸腔,甚至在颈部吻合,当深吸气肺膨胀时,代食管的胸胃受到挤压,胃内容物很容易溢至下咽部,在睡眠状态下易被误吸入气管造成剧烈刺激性咳嗽,如果不交待病人永远不要平卧位睡觉,很多病人都告诉医师:“昨晚没睡觉”,“躺下后就剧烈咳嗽”,所以食管癌术后,吸入性肺不张、肺炎发生率较高,应可预防。

【诊断分析】

外伤性肺不张的诊断首先是原因诊断,要分清是内阻性还是外压性,临床体征和处理原则完全不同。前者气管向受阻侧移位,可以用刺激咳嗽,内镜吸痰来预防和治疗;后者气管向健侧移位,应该排除外压原因如引流减压等可使肺叶迅速膨胀。

外伤性肺不张的轻重可因发生肺不张的范围和速度快慢以及原发性伤害代偿能力的大小而有所不同。如缓慢发生一段或一叶肺不张,对年轻人可能并无自觉症状,只有在活动时才出现轻度呼吸困难,而对于高龄和儿童或患有老慢支和弥漫性肺气肿的患者,可能就很明显。可见呼吸深快,甚至出现三凹征,脉搏亦快;检查时如胸膜粘连,气管可以居中,但听诊时,不论内阻性或外压性肺不张,患侧呼吸音均减弱或消失,健侧呼吸音出现代偿性增强,被压缩了肺叶可闻管状呼吸音。

摄胸部立位后前位全胸片+患侧侧位片可见纵隔及气管如上述移位;近肺门处有团块状尖端朝向肺门的三角形阴影或肺的中外带可见压缩肺的边界。对多数肺不张或肺膨胀不全胸部CT片多有较好的显示。

根据有可能发生肺不张的外伤史、体征和症状结合胸片或胸部CT片一般诊断并不困难。

【治疗要领】

当胸外伤出血停止,应尽早鼓励和协助伤员排痰;如咳嗽时疼痛,可口服曲马多等止痛片或选长效止痛药作肋间神经封闭,必要时可选用硬膜外置管小剂量止痛药持续麻醉止痛。并鼓励早期下床活动。如果自主咳嗽困难,可行气管切开吸痰,近几年来在一些大医院已积极推行纤维支气管镜插管灌洗吸痰,收到很好效果。行痰培养选用敏感抗生素尽早预防和治疗感染。

学者曾遇到3例一叶或全肺内阻性肺不张的伤员原发伤病已经基本痊愈,但上述治疗均难以收效,原拟行开胸探查,以排除远端支气管断裂狭窄的可能性,必要时准备手术切除吻合,在术前准备时我们再协助伤员吹气球、爬楼梯,甚至作长跑活动,结果 3 例伤员自己均将积存并阻塞在支气管内的痰咳出,而避免了手术探查。

四、肺爆震伤

由于平、战时突发爆炸在瞬间释放出巨大能量所产生的超音速的超高压波(又称冲击波)以及伴随其后的负超压波,冲击于人体,使组织器官突然遭受急剧的压缩和扩张来回震荡而引起的内爆效应和碎裂反应,致体表轻而内脏重的伤害,称爆震伤。富含气体的肺组织尤易损伤称肺爆震伤。

【发病机制】

有学者曾诊治过一汽车修理工在为汽车轮胎注气时,因一小孔突然爆破,所产生的气压波冲击下肢,致一侧股骨粉碎性骨折;还有一位制造酸奶的工人,因发酵的大玻璃瓶爆炸,致左侧肺及食管爆震伤、血气胸,在作胸腔闭式引流时见引流液面有漂浮的肺泡碎片及食物残渣,行开胸探查时,在手术野"未能"找到食管,沿食管床向腹段食管及主动脉弓后探查时才触到正常食管腔,再仔细检查见裸露于左侧胸腔的中下段食管壁,呈纵形裂开长约 13cm,其右侧壁与纵膈胸膜;左侧壁与胸主动脉及胸椎旁沟后侧胸壁炎症水肿致密紧贴,难以辨认。可见突发小范围气体冲击波和高压爆炸事故所产生的冲击波对人体的伤害是很大的。平时锅炉、军工、化工产品、矿井瓦斯等爆炸;战时重磅航弹、气浪弹、燃料空气炸弹和核爆炸在瞬间所释放出的巨大能量使爆炸中心的压力和温度急剧升高,通过空气、水和物体等介质向四周传播,从而形成高于音速的高压波,又称冲击波及伴随的高负压波,对人体造成重大伤害,而这类灾害事故不仅时有发生,并有增多趋势。其特点如下:

1.对所有组织器官都可伤害,对含气组织器官尤易伤害,有报道称肺是冲击波作用的"靶器官",较其他脏器损伤机会多,程度重。其病理改变是肺泡破裂、出血、气肿、血肿、水肿、咳血丝痰、泡沫痰、X 线胸片呈斑点状、大片状、弥漫性,破入支气管引起咯血,甚至形成血凝块堵塞气管、支气管发生窒息或肺不张多在 6h 内,亦存在 1~2d 内发展到高峰,至进行性呼吸困难,一旦代偿失调,多急转直下,救治更困难。

2.压力波通过密度不同的组织在其界面上发生反射引起碎裂反应;通过体内气体时在超高压——超负压作用下产生内爆效应,表现外轻内重的特点。

3.由于高速气流的冲击波,使物体和建筑物倒塌,将人体抛掷撞击及冲击波的高温产生的烧伤作用人体时,可导致多发伤和复合伤的增加,加重了伤情的复杂性。

【诊断分析】

1.受伤史 肺爆震伤的轻重和各种原因引起爆炸释放的能量、传播速度、距离远近、人体组织脏器的密度以及物体倒塌、挤压及将人体抛掷冲击的间接损伤,可能伴随的化学性损伤、高温烧伤等因素有关,在询问病史时应加注意。诊断中要注意多发伤和复合伤的存在;要注意外轻内重的临床特点。即体表可完好无损,但其内脏组织可损伤严重。

2.症状和体征 轻者仅有短暂的胸痛、不适、胸闷、憋气感,随后有咳嗽、血丝痰和咯血,少数有呼吸困难,听诊有散在的啰音或捻发音;重者有明显呼吸困难、发绀、血性泡沫痰,并出现休克,出现肺实变体征。胸片和胸部 CT 片示肺纹增粗、斑点、斑片、毛玻璃样改变,血气检查可出现不同程度氧分压降低。

【治疗要领】

一律作为重危伤员进行观察、检查和救治。要积极地预防肺部并发症和呼吸循环功能衰竭,原则是保持呼吸道通畅,吸氧,必要时早作气管切开和呼吸机辅助加 PEEP 控制呼吸;抗休克时应即恢复循环血量又要适当控制补液量,一般不超过 1800ml/d 液体;适当增加肾上腺皮质激素和血浆白蛋白及足量抗生素预防感染。

(魏雷光)

第六节　气管支气管创伤

外伤性气管、支气管断裂或裂伤多是重度闭合性胸部外伤的并发症,其发生率国内约占胸外伤的0.8%~1.7%,国外报道约占胸部闭合伤的3%~6%。

一、病因与发病机制

1.病因　气管与支气管损伤可由于刀伤、枪伤或其他刃器穿透伤造成,但平时多发生于闭合性胸外伤中,如车祸发生撞击或严重挤压伤,急剧减速汽车驾驶员前胸猛烈撞击于方向盘上等。

2.发生机制

(1)受伤瞬间,声门反射性紧闭,胸部变压时胸廓前后径变小,引起支气管内压骤增,气流受流体力学作用,冲向末梢小气管,在各级支气管分叉处产生一种反向力。

(2)由于气管隆突固定,两肺悬垂于左右两侧,胸廓前后受挤,横径突然增大,两肺向外侧牵拉时隆突受扯拉,产生一种剪切力,这种剪切力作用于紧张高压的支气管而引起气管、支气管破裂。

(3)由于左主支气管较右侧细而长,因此容易损伤。80%的支气管破裂位于以隆突为中心、直径为2.5cm的圆圈范围内,这正好是椎体横径的宽度。

二、临床表现

气管、支气管断裂的临床表现与断裂部位与邻近组织的损伤有关。

1.裂伤口与胸膜腔相通　主要表现为严重气胸。

(1)紧急胸腔闭式引流后,气体不断逸出,肺不复张。

(2)伤员呼吸困难、咯血、皮下气肿、纵膈气肿,严重者可出现紫绀。

(3)支气管动脉损伤后可发生严重咯血。

2.气管、支气管裂口不与胸膜腔相通　不出现气胸,但可发生纵膈气肿。后期出现肺不张,纤维化致支气管狭窄及分泌物潴留而发生肺部感染;最后导致肺发生不可逆转的破坏。

三、诊断要点

1.上述临床表现。

2.X线胸片

(1)可见纵膈气体、严重颈部皮下气肿或气胸、肺不张和局限于胸廓上部的肋骨骨折(第1~3或4、5肋)。

(2)支气管周围出现气体。

(3)一侧支气管裂伤时可出现典型的肺坠落征:即不张的肺萎陷下垂于心膈角或胸腔最低位置,而不像一般气胸的肺不张缩向肺门。这是具有鉴别诊断价值的X线征象。

(4)高电压胸片、肺门断层摄影可显示支气管锐角扭曲或气柱中断。

（5）颈部侧位片脊柱前缘显示透光带是支气管裂伤最早出现的 X 线征象。

3.支气管镜检查　不仅可直视受伤支气管内腔情况,还可进行选择性造影,对早期诊断和定位具有重要意义。晚期病例进行支气管镜检查,也可使诊断得以明确。

支气管裂伤后,生存者由于伤情复杂,或在胸腔闭式引流后症状暂时缓解等原因,不易作出早期诊断。常见误诊原因有:

（1）症状隐蔽:在纵膈内的支气管裂口,与胸膜腔有极小的通道或无通道,迅速被关闭,患者虽可有咯血或皮下气肿,但因气胸不明显,因而症状隐蔽。

（2）症状缓解:经胸腔闭式引流后,支气管近侧断端被血凝块、分泌物、纤维素填塞,因而症状缓解。

（3）症状不明显:横断的支气管远端未脱入胸腔内,在纵膈内被胸膜层所覆盖,而远、近端之间仍有袖状外膜连接,维持通道,肺仍可持续通气,因而症状不明显。

（4）在晚期由于断裂处生长的肉芽瘢痕,使支气管呈盲管状或狭窄,致反复发作肺炎及肺不张而误诊;或由于炎性肉芽糜烂溃破,引起痰中带血,纤支镜检查时将肉芽瘢痕误认为是肺癌,也是误诊的原因。

四、治疗

诊断一经确定,在全身状况允许下应立即剖胸手术,并且尽可能作吻合修补。早期手术的优点是支气管断端未形成瘢痕,与周围组织粘连亦轻,容易解剖和吻合。随之肺组织可获新生。晚期远端肺、支气管如有感染,有可能需行肺叶切除术。早期手术效果较好。支气管完全断裂者肺萎陷时间过长,即使支气管重建能够成功,肺功能亦仍有减退。无法进行一期修补吻合时,应行局部清创置管引流排气。

1.操作要点

（1）切口:气管断裂累及胸段者可经正中切口,主支气管破裂,一般采用相应侧的后外侧剖胸切口,经第 5 或第 6 肋床进入胸腔。

（2）支气管断端的寻找,应按下列原则进行:①按裂伤部位找:根据经验,在以隆突为中心,直径为 2.5cm 圆圈范围内寻找;②断端被瘢痕组织掩盖在肺内时,应先解剖肺动脉至肺内分支,即可触及较硬的支气管断端,防止盲目解剖误伤支气管或血管。

2.吻合注意事项

（1）吻合前应充分切除两残端瘢痕,修剪残面至软骨,切开管腔进行吻合。

（2）支气管吻合前,应充分吸尽痰及远端支气管内潴留的分泌物,按摩肺叶,帮助吸引。此外,如肺叶表面有脏层纤维板形成,须行纤维板剥脱术,以利于术后肺的复张。

（3）下列情况不宜作支气管吻合术:①气管内加压后肺叶仍不能膨胀;②肺实质纤维化或肺表面有广泛漏气;③肺实质已有炎症或炎性支气管扩张。

（4）吻合完毕,膨胀之肺不宜过度加压。

（5）避免"裸化"支气管。

（6）关于再吻合对第 1 次对端吻合失败的病例（吻合口不通、萎陷肺不张）,可暂时采用保守治疗,待 6～10 个月后,重新行支气管重建术,应尽量避免切肺。有报道 10 年后吻合成功的病例。

（庄宿龙）

第七节　气管支气管异物伤

气管支气管异物有内源性和外源性两类：内源性异物有牙齿、血液、脓液、呕吐物和淋巴组织等；外源性异物即由口内误入的一切异物。

1.原因　异物常见于儿童的主要原因如下：①儿童对异物的危害性无经验。②咀嚼功能不够完善（磨牙尚未长成）。③儿童本性喜欢将小型物品放入口内。④喉的保护作用尚不够健全。⑤在吃东西时哭、笑，易使异物进入气管。

2.异物的部位　由口腔或鼻腔进入的异物可停留在以下 5 个部位，即喉咽部、喉、气管、支气管、食管和胃。

3.异物的种类　异物的种类很多，可有几十种，植物性异物包括各种豆类、果类和核类，其中以各种瓜子和花生米等为最多见；动物性异物可有蛔虫、牙齿等；金属异物有各种小铁灯、滚珠和针头等。其他物品可有眼药瓶的橡皮帽、圆珠笔的塑料帽等。总之，凡能进入口腔的小物品均可被误吸入气管内。

4.症状　气管支气管异物的临床表现可分为以下 4 期：

第 1 期：异物进入期。异物经过声门进入气管时，必有呛气和剧烈咳嗽，有时异物可因之被侥幸地咳出。如异物嵌顿于声门，可发生高度呼吸困难，甚至窒息。异物如更深地进入气管或支气管内，除有轻微咳嗽或憋气外，可无明显症状。

第 2 期：为安静期。异物进入气管或支气管后，即停留于大小相应的气管或支气管内，此时可无症状或只有轻微症状，如咳嗽、轻度呼吸困难，或如声门下喉炎的咳嗽声，这些症状可常被忽略，个别病例可完全无症状，这就是临床所谓无症状的安静期。小的金属异物如进入小支气管内，在此期可以完全无症状。第 2 期时间的长短不定，短者可即刻发生气管堵塞和炎症而进入第三期。

第 3 期：由于异物的局部刺激和继发性炎症，或已堵塞支气管，可有咳嗽肺不张或肺气肿的一切症状。

第 4 期：即并发炎症期，由第 3 期很快进入此期，轻者有支气管炎和肺炎，重者可有肺脓肿和脓胸等。临床表现为发烧、咳嗽、多脓性痰、呼吸困难、胸痛、咯血及身体消瘦等。有时可长达数年或数十年，时间的长短视异物的大小、有无刺激性及患者的体质和年龄等而定。近年来由于广泛地和大量地使用抗菌素，气管支气管异物的临床表现可不典型，较一般为轻。

5.诊断　根据病史、症状和检查，气管支气管异物的诊断并不困难。明显的异物史可作为诊断的重要依据，凡咳嗽发生于明显的异物史之后者，均应怀疑有异物存在，呼吸道内存在异物的特征是咳嗽发作，常出现特殊性痉挛性复音调咳嗽，类似声门下喉炎的犬吠样咳嗽。凡有可疑病例要做进一步的检查，如胸部 X 线透视或照片。若发现有纵隔摆动、肺气肿、肺不张或支气管肺炎等，则诊断更为确实，而最后诊断必须依靠支气管镜检查。

在临床上常见另一类病例，异物进入史不明显，但经检查肺内确有病变，既不像肺结核，又不似典型的支气管肺炎，更不像其他肺部疾患，我们称之为"三对象"。对这类病人也应怀疑有异物存在，应做支气管镜检查或予以短期抗炎治疗后，如无明显效果再做支气管镜检查以确定诊断。总之，初步诊断气管支气管异物可以根据病史、间接和直接证据：间接证据即物理诊断及 X 线诊断有原因不明的肺不张、肺气肿或支气管肺炎等；直接证据则为发现有 X 线不透光异物。必要时可摄侧位像以除外异物在食管内。肺的侧位像可以明确 X 线不透光异物（一般都是金属性异物）的所在部位，一叶的某一分段支气管。断层片也常是必要的，可以查出 X 线透过度比较低的异物。

凡患者有程度不同的呼吸困难,两侧胸部呼吸音相等或都比较低,并有啰音,则可诊断为气管异物。如在颈部气管前触诊有异物上下拍击移动的震动,或听到异物上下活动的声音是活动性异物的特征,则更可确定为气管异物。

轻重不同的呼吸困难及咳嗽常为一般气管异物的主要症状。异物停留于气管下端,且一部分进入一侧支气管内,则除有一侧性症状外,同时也可有呼吸困难。异物停留于支气管内则常无明显呼吸困难,但呼吸速度可以加快,即便有困难也是很轻微的,其主要症状常为阵发性咳嗽、一侧性肺不张或肺气肿,并有叩诊音减低和听诊呼吸音减弱。如具有上述症状,则可诊断为该侧支气管内异物。一叶支气管和分段支气管异物必需以正侧位 X 线照片诊断,发现有无异物的直接和间接依据。常有在普通 X 线片上不能发现的异物,而在断层照片及 CT 核磁共振上则可见到异物。

异物的正确和及时的诊断关系到病人的生命安全。异物病史清楚,症状明显者,诊断多能正确、及时。气管支气管异物在临床上误诊和漏诊并不少见,其主要原因为:①异物史不清,症状体征不典型,发生于幼儿,不能自诉异物史,家属也未目睹,不能提供确切情况,这种病人诊断比较困难,只能在排除其他一切可能后,予于短期抗炎治疗而无明显效果时,才考虑异物,并行支气管镜检查确诊。②医生不重视异物史或根本未考虑到异物的可能性,甚至有时家属诉说有明显异物史,而医生仍未予重视。有些医生虽重视并发症,但忽视异物可能为其原因。

6.治疗　气管支气管异物凡经口腔进入的,一般都可从口内取出,只有极少数必须采用其他方法取出,很少自己咳出。

经口内取出异物的常规方法有两种,即在喉直达镜下取出法和支气管镜内取出法。如果上述两种方法不能取出异物,或异物穿透气管形成气胸血胸,纵膈脓肿,肺实变者,可开胸切开气管取异物或行肺叶、肺段、全肺切除将异物去除。但开胸手术尽量避免,以减少危及病人生命安全及异物取出后生活质量下降。

(涂　东)

第八节　食管损伤

食管自下咽至贲门上方,全长成人平均约 25cm,直径约 2cm,分颈段、胸段及腹段,后壁深居锥体前沿,前壁紧贴气管膜样部及心脏、大血管之后,在颈段两侧为颈血管鞘,胸段两侧为纵膈胸膜和双肺之间。因直、间接暴力损伤食管的概率很少,仅占胸部损伤的 0.6%,占食管损伤的 20%,而内源性食管伤约占 80%,近年来文献报道有增多趋势。由于合并伤多,容易被漏、误诊,延误了宝贵时间。可造成极其严重的后果,特别在食管穿孔、破裂时,由于胸腔负压的抽吸作用,消化液很容易溢漏,导致对纵膈及一侧或双侧胸腔等周围组织的化学性腐蚀,自身消化、感染、大出血,一旦破入胸腔可造成腐败性脓胸、张力性气胸等,救治困难,病死率很高,平均达 34%,如能在 24h 内彻底清创手术引流修补,病死率可降至 5%。因此早期诊断手术修补,显得尤为重要。对可疑食管伤者口服亚甲蓝,并由纵膈或胸腔内穿刺或闭式引流引出即可确诊,是最快捷、最可靠、最简单、最经济的定性诊断方法,应予推广。再结合受伤史,作食管镜检查,口服泛影蒲胺摄片见分流征象即可定位诊断和选择手术切口和手术方式。

一、医源性损伤

文献报道因器械造成也可分内源性和外源性两类。平时以内源性较多,多由于食管内镜检查误伤,例如将食管憩室或隐窝误认为食管腔而穿破,对贲门失弛缓症,食管瘢痕、狭窄,使用不断增大的食管探子扩张时而破裂,食管肿瘤或外伤,在置管和放置记忆合金支架时损伤或将小的损伤下断端推移造成更大破裂者;临床上最多见的还是食管癌患者在行食管与胃肠吻合时缝线切割或张力过大或缺血坏死,在食管内压突然升高(例如胸胃在咳嗽时突发破裂者)。

二、食管异物

食管异物是常见的临床急症之一,在误吞或误吸异物中,约 20％进入呼吸道,80％进入消化道。一般以小儿及老人发病率高,单纯食管异物的诊断和治疗并不困难,主要问题在于异物所致的并发症。若处理不及时、不适当,常可导致死亡。

【病因】

食管异物发生的原因是多方面的,因素相当复杂。食管异物多发于小儿及老人,这是与这两个年龄段的个体因素有关系,小儿臼齿发育不全,咳嗽反射迟钝,喜将物品含于口中或容易将未咀嚼的食物囫囵吞下。或在口含物品时哭笑、惊骇时,误将物品吞下。而老人牙齿缺如,口腔感觉及反应能力差,配带义齿和牙托,也易将义齿等吞下。其次睡眠、昏迷、醉酒或全身麻醉时容易将口内异物吞下。习惯于"狼吞虎咽"的人,喜吃鱼类、家禽的人,患食管狭窄及食管运动功能障碍的人,精神失常及有自杀企图的人均易发生食管异物。此外,光滑圆润的异物外形,也容易坠入食管。

食管异物按其性质区分为四大类:金属性、动物性、植物性和化学性。其中金属性异物最为多见,约占58.6％,按形状可以分为七类:①长尖形如鱼骨、缝针、枣核等;②扁圆形如硬币、纽扣等;③球形如玩具、石子、花生米等;④圆柱形如笔帽、竹筷等;⑤不规则形如义齿、手表、刀片等;⑥弹性不规则形如安全别针、发夹等;⑦质软体积大者如肉块、橘瓣。异物可以停留在食管的任何位置,但最易停留在食管的三个生理狭窄处,即环咽肌食管入口处,主动脉弓及左主支气管的食管压迹处,和膈肌食管裂孔处。其中以食管入口处的发生率最高。

【发病机制】

食管异物的病理改变及临床转归,与异物大小、形态、嵌留时间及食管病变有关。表面光滑的异物,除非体积太大或食管有原发病变,易于下移进入胃肠道。锐性异物,如骨片、金属片、铁钉等,在咽下过程中往往造成食管壁擦伤甚至裂伤。异物若滞留于食管腔内时,易造成管腔严重梗阻,食管黏膜不同程度的充血水肿炎症。轻度炎症在去除异物后可自行消退,若异物长时间嵌留,可因炎症及压迫导致食管壁坏死穿孔。小的食管穿孔可造成局部食管周围炎或局限性食管周围脓肿,经食管穿孔处向腔内引流,病情得以缓解,假如穿孔大或感染严重,将造成颈部或纵隔的严重感染,沿组织间隙扩散、形成脓肿、穿破胸膜,形成脓气胸,表现呼吸困难及全身中毒感染症状,感染也可侵及邻近器官,形成食管气管瘘、食管支气管瘘、支气管扩张、肺脓肿,食管-大血管瘘等。食管壁的广泛损伤及穿孔,愈合之后可形成瘢痕狭窄及狭窄上端食管扩大。

【临床表现】

1.病史　询问病人吞入异物的病史十分重要,要问清异物的形状、大小、性质,有无疼痛、呕血、发热及胸腔和肺部并发症症状。一般成人和大多数儿童对吞咽异物的病史都比较明确。有些病人,特别是上段食管异物者,开始常有气哽、恶心、呕吐、或呛咳,继之出现异物梗阻感;而胸段食管异物,除非发生并发症,一般自觉症状不明显。

2.疼痛　由于异物对食管壁的擦伤和刺伤,常有隐痛或刺痛,疼痛在吞咽时加剧,并可向胸骨上窝、胸骨后或背部放射,颈部活动或体位改变时,疼痛症状加重,一般颈段食管异物疼痛症状明显,并常有颈部压痛,胸段食管异物疼痛较轻。

3.**吞咽困难** 因异物导致食管腔机械性梗阻及炎症、水肿、食管痉挛,发生吞咽困难,严重者滴水难咽。常伴呕吐,可致脱水、酸中毒。

4.**分泌物增多** 多见于儿童,疼痛及食管梗阻为唾液腺分泌增多的主要原因,小儿除流涎外,更有哭闹不止,拒绝吃奶,成人检查时见梨状窝大量唾液或脓性分泌物储留。

5.**呼吸道症状** 食管异物出现呼吸道症状、有以下四方面原因:①误吸;②气管受压迫;③炎症反应所致喉头水肿;④食管气管瘘。症状包括:咳嗽,气急、发绀、声音嘶哑,多见于异物较大且嵌于环咽肌外,小儿表现尤为明显。

6.**呕血** 异物造成食管黏膜损伤,出血量一般较小,常处于咽下而不被发现,或仅在呕吐物中带少量血液。

7.**长期无症状** 约占食管异物的 10%。

8.**食管穿孔症状** 食管异物可以穿透食管壁,破入纵隔、颈部、胸膜腔、心包腔、大动脉、导致化脓性炎症、脓肿、脓气胸、心脏压塞、大出血等。

【诊断分析】

根据咽下异物病史、临床症状体征,结合 X 线及食管镜检查,诊断多无困难。对小儿、精神失常、企图自杀的病人、及咽入异物时间太长遗忘病史时,有时给诊断带来一定困难。

颈段食管异物,病人饮水时,会表现出痛苦的面部表情及下咽费力,头由前下方向后上方移动的特殊表现,颈部局部肿胀、触痛、颈下部出现皮下气肿,往往提示食管穿孔。早期呕少量鲜血,多为食管黏膜的损伤,延期少量呕血,常为食管大动脉瘘大出血的先兆。

颈部及胸部正侧位 X 线检查,可以查明不透 X 线的异物的形状及位置,侧位片对检查种类,肉骨等较小异物更有意义,可以避免遗漏,并可以观察气管与脊柱间的间隙大小,从而提示食管的水肿或周围脓肿。部分可透过 X 线的异物,平片不易显示,可以作食管吞钡造影或棉球浸钡吞服食管造影、有助于非金属异物的定位诊断。怀疑有食管穿孔或出血先兆时,不宜应用钡剂检查,而应改用可以吸收的泛影葡胺造影。食管镜检查作为首选方法一般用于临床和 X 线检查仍不能肯定诊断的病例。

【治疗要领】

食管异物治疗方法很多,大体可归纳为药物治疗、内镜下取异物及外科手术治疗三种。应根据异物的性状、嵌留部位、嵌留时间及有无并发症确定。不可盲目探取或刺激催吐。

如误吞异物引起卡喉窒息,首先应施行 Heimlich 手法急救。即用一手握拳另一手加在握拳的手背上冲压剑突下及上腹部,反复冲压直至内容物呕出。小儿只用双手中示指冲压上述部位即可。

药物治疗开展较早,主要是应用蛋白溶解剂以软化肉团异物,多采用稀盐酸、胃蛋白酶、胰蛋白酶、木公素等,该疗法有一定的效果,但可能产生食管穿孔等严重并发症,对于病程超过 36h,怀疑食管穿孔,X 线检查肉团中有骨片的病人不宜采用。

经内镜取出异物包括直接喉镜法及食管镜法。直接喉镜法主要用于食管开口上的异物,而多数情况下食管异物均可在食管镜下取出,如果异物巨大并嵌顿很紧,需要外科手术治疗。食管镜检查越早越好,在颈椎疾患,主动脉瘤、严重高血压及心脏病或有先兆性大出血时应慎重考虑。异物外形光滑,体积不大,食管无梗阻时,可以短期观察,部分异物可进入胃内,由肠道排出。

食管异物一般均能在食管镜下安全取出,少数伴有严重纵隔、胸腔并发症或经食管镜取出失败的病例,可考虑外科手术治疗。手术适应证:①异物引起食管穿孔,并发颈部、纵隔、胸膜腔感染和脓肿形成;

②异物嵌顿紧密,食管镜取异物失败,临床表现有穿孔可能;③异物巨大。形态为多角、带钩、带硬刺或边缘锐利镜下取出困难,作者曾处理过 1 例男性 33 岁口服刮须刀片自杀病人,刀片嵌顿于主动脉弓的狭窄处,考虑刀片锋利内镜取出风险较大,决定经左前外侧第 3 肋间切口进胸,探查刀片位置后,轻压固定,在其上方纵向切开食管前壁约 0.6cm,以血管钳插入腔内夹持固定刀片,另入 1 钳将刀片中间折断并将两片被折刀片一起夹持,避开锐刃划破食管壁,小心取出折断的刀片,观察无出血,修补食管切口,1 周后痊愈出院。但是以下情况时应慎重选择手术:①晚期穿孔感染局限,正在愈合时;②穿孔小,体征不明显;③某些食管腔内引流通畅的颈部食管穿孔。手术途径及方法:应根据食管异物及并发症情况而定。术式有:①颈部食管切开异物取出术;②经胸腔食管切开异物取出术;③胸段食管穿孔修补术;④食管壁内脓肿经食管镜切开内引流术或颈部切开外引流术。

三、食管异物合并胸内大动脉-食管瘘

食管异物刺破食管壁,致消化液外漏、纵隔感染,造成胸主动脉或胸内大动脉食管瘘引起大出血,病死率高达 97.2%。本症救治困难,是临床上急待探讨的课题之一。

【发病机制】

1818 年,Dubreuil 首次报道本病 1 例,1980 年,Ctercteko 等收集文献报道 89 例,除自己及 Yonage 各治愈 1 例外余均死亡。1982 年,张茂生收集国内资料 75 例,除作者治愈 1 例外亦无存活。本病所以救治困难,预后险恶,和以下发病机制有关:①食管损伤、穿孔并刺破血管形成内瘘;②消化液外溢侵蚀及异物存留致食管、纵隔、大血管组织炎症、感染,有的形成脓肿,使病情更趋复杂;③大动脉高压,致反复呕血或形成血栓、血肿、假性动脉瘤,但异物、血栓脱落,血肿、假性动脉瘤破裂,可造成难以控制的大出血。一般多有典型的出血过程。伤后早期多有"信号性出血";继后异物、血栓突然脱落大出血;术中误切包膜大出血及缝合修补后感染再出血,常常是致命的直接原因;④上述的食管损伤、内瘘、异物、感染及大动脉高压出血,可相互影响使病情加重;也可因损伤程度、瘘口部位、大小、就诊早晚而影响本病的转归。

【治疗要领】

有学者统计经非手术治疗的 14 例病人无 1 例幸存。1980 年前,国外已有 2 例手术成功的报道,1982 年以来,国内亦有 3 例经手术抢救存活的报道,治疗方式上,近些年来不少作者不主张以胸外科急诊手术为主的治疗原则。手术的关键是控制血流及防止消化液外漏,处理好大动脉及食管瘘口,彻底清创,去除异物,控制感染。

1.手术适应证的衡量　在未发生"信号性出血"之前,特别是伤后 24h 内,感染尚未发生前,是最佳手术时机。3~5d 后已经造成感染,首次出现呕血,是危及病人生命的紧急时期,应争取急诊手术。具体手术指征有:①有明确的误吞异物史及临床症状;③出现"信号性出血";③纤维食管镜下见到刺出管外的异物或 X 线胸片示纵隔阴影增宽或钡餐、碘油造影有分流或挂棉球现象。凡以上 3 项中具其 2 项者,就应当机立断作急诊开胸探查。

2.主动脉瘘口的处理原则

(1)阻断血流:控制出血是探查和处理瘘口的第一步,是避免术中大出血的重要保证。可采用瘘口两端套带法、阻断钳钳夹法、梯形无损伤钳瘘口侧壁钳夹法。如阻断时间过长,宜采用低温、降压、插管架桥,必要时可采用体外循环转流的方法。如未阻断血流就对瘘口探查或修补造成大出血的教训素有报道。

(2)结扎法:建议结扎前应试行阻断血流 30~60min,如供血区色泽、温度无明显变化方可实施,如条件允许也可加用自体或人造血管旁路的方法。

（3）修补法：如瘘口小、炎症轻，修补成功是可能的。

（4）切除、封闭与旁路手术：对瘘口大、炎症重、管壁脆弱、修补困难或有严重狭窄时，可采用炎症大动脉切除至达正常管壁，残端封闭，在远离感染血管壁作自体或人造血管旁路手术。有学者报道，先经右胸作降主动脉旁路手术，再经左胸作降主动脉病变切除，两残端缝闭，覆盖加固获得成功。有学者提出为保证移植的血管不在感染区内，将移植吻合口缝在膈下腹主动脉并以大网膜包裹，以避免术后吻合口感染再出血。

3.食管瘘口的处理原则   对瘘口小、炎症轻或分流不明显者，去除异物采用修补及局部组织复盖缝合而获成功。如瘘口大、炎症重，应果断采用食管切除、改道或外置，争取二期手术，术后应重视抗感染，采取禁食、食管外营养、纵膈及胸腔引流措施。

4.纵膈炎症的处理原则   在有异物残留、组织坏死、感染严重时应彻底清创，反复冲洗、引流；局部及全身大量有效抗生素的应用；带蒂大网膜或肌瓣转移，促进肺膨胀均至关重要。

四、自发性食管破裂

自发性食管破裂是一种比较少见的急性危重病症。它是指非直接外伤、非异物、非食管及邻近器官疾病引起的食管全层破裂，又称 Boerhaave 综合征，也有称呕吐性食管破裂、压力性食管破裂及非损伤性食管破裂等。发病以中年男性在暴饮暴食引起的呕吐后容易发生。

【病因和发病机制】

自发性食管破裂有 90% 以上是由于剧烈呕吐时腹内压突然升高而引起。也发生于腹部用力过度时，如分娩、癫痫抽搐、哮喘，用力大便等使腹内压升高，迫使胃内压突然增高，当胃内充满食物时，此时病人又主动屏气调节、致双肺过度膨胀，胃幽门及食管入口紧闭，胃内压力升高更为明显，胃底无法抵抗升高的压力，致贲门开放，压力突然传导至食管腔内。呕吐时，环咽肌收缩，食管内压力无法缓冲，食管壁压力过大，导致食管壁肌层首先裂开，随后食管黏膜破裂。由于中下段食管肌层以平滑肌为主，肌层薄，缺乏纵行肌的扩张缓冲，又处于负压的胸腔内。周围又缺少包裹组织，因此最容易发生破裂，体外食管腔内加压实验及临床病人的食管破裂几乎都发生在食管下 1/3 的一段，多见于左侧，呈纵向，长约 2~8cm。颈段及腹段食管破裂极为罕见。

自发性食管破裂病理改变的轻重，取决于发病时间的长短和外漏胃内容物的多少，就诊时间越长，暴饮暴食后，食管及纵膈的化脓性炎症越重。新鲜裂口有时象剪开一样整齐，由于漏出胃酸的强烈刺激和消化液自身消化，可立即或短时间内出现下胸、上腹部剧痛，数小时后裂口边缘炎性肿胀、糜烂、坏死，愈合能力下降。破裂至纵膈者，气体、胃液、食物侵蚀纵膈组织引起感染，并出现纵膈气肿，向上发展可出现纵膈皮下气肿，形成液气纵膈。如果破裂一开始即穿破纵膈胸膜，则纵膈炎症不明显，而胸腔因受化学刺激及细菌污染，产生化学性和细菌性胸膜炎，导致严重呼吸、循环功能障碍；并出现中毒感染症状及水电失衡，甚至发生休克可危及生命。

【临床表现】

1.胸腹剧痛   食管破裂常发生于呕吐之后，尤其是饱餐和酒后，病人突然感到胸部难以忍受的持续性剧痛有时则表现为上腹痛，疼痛可以向肩部、背部、季肋部放射。疼痛常位于破裂的一侧，用止痛剂难以奏效，病人常呻吟不止，表情痛苦，躁动不安，甚至休克。随着时间延长，疼痛可能部分缓解。

2.呼吸困难   往往与疼痛同时发生，呼吸短促、频率逐渐加快，有时出现发绀。是由于食管破裂后张力性气胸及大量胸腔积液所致。

3.恶心呕吐　多在食管破裂前发生,食管破裂后多会消失,但部分病人仍有呕吐,或呕少量血性胃内容物,呕大量鲜血者极少见。

4.气胸及胸腔积液　包括明显呼吸困难,患侧胸部呼吸动度及呼吸音明显减弱。气管及纵隔向健侧移位,胸部叩诊上鼓音或下实音,此类症状、体征,有时早期并不明显,随着破裂时间延长而明显加重。

5.纵隔及皮下气肿　摄胸片时发现纵隔气肿,颈部及上胸部皮下握雪感。约20%的病例,听诊可闻及类似心包摩擦音的嘎扎音,称为 Hanlmell 征,纵隔积气、心脏搏动挤压产生的声音。

6.急性感染中毒症状　由于急性纵隔炎症及胸膜腔感染,可出现发热、气促、脉快、躁动不安,白细胞计数及分类增高及电解质平衡紊乱等。

【诊断分析】

根据典型病史与体征,例如暴饮暴食,饮酒呕吐后出现剧烈的胸、腹痛与呼吸困难,气胸及皮下气肿,应高度怀疑本病,选择以下检查,尽早明确诊断。

1.X 线检查　如病情允许,应取站立位透视或胸部平片,可以发现纵隔影增宽、纵隔气肿、液气胸、皮下气肿的表现,个别破裂入心包者,尚可发生心包腔积气征。食管造影最好先选用可吸收的碘液,如泛影葡胺,见造影剂外溢入纵隔和(或)胸腔,可以确诊。最好摄斜位片显示清楚。必须注意食管造影检查的阳性率在75%以下,X 线造影阴性时不能排除本病。此外,X 线检查见破裂口的大小,往往与实际情况有较大偏差,这些现象主要是与食管破裂口被食管及凝血块堵塞,及检查体位、技术有关。

2.胸腔穿刺术　这是一种简单易行的方法,既是诊断方法,也是急救手段,可以缓解张力性气胸症状。抽出的胸液常混浊或脓性,呈酸性、淀粉酶明显升高,而血清淀粉酶升高不明显。可以与急性胰腺炎鉴别。可在穿刺前 10min 口服美蓝(亚甲蓝)2ml＋温开水 20ml。如果在胸液中出现,也可明确诊断。

3.胸腔闭式引流术　如发现引流液中含有食物或口服的亚甲蓝,则可确诊。

4.其他　急性期危重病人,通常不作食管镜检查,只有当对诊断产生怀疑或发病已久,周身情况稳定时方可考虑检查,以确定裂口部位、长度和炎症程度。在临床工作中,本病误诊率很高,主要是对本病的发病机制及病理生理过程认识不足,而未按食管破裂进行检查。本病的临床表现类似某些胸腹部疾病。需要鉴别诊断的疾病有:出现上腹剧痛、腹肌紧张应该鉴别的疾病有消化性溃疡穿孔、急性胰腺炎、肠穿孔等;表现为胸痛、呼吸困难的疾病有自发性气胸、主动脉夹层动脉瘤、急性心肌梗死、食管黏膜撕裂症。特别要警惕把本病误诊急性胃肠道穿孔而错误地行剖腹探查手术。

【治疗要领】

本病一经确诊应急诊手术治疗,越早越好。非手术治疗难以奏效,且无法控制病情恶化。术前准备包括:应用止痛镇静药物,胸腔闭式引流,禁食及放置胃管行胃肠减压;大剂量抗生素、备血、纠正水电解质平衡等。

发病 6～12h 的破裂,及时开胸行裂口修补,多可奏效。发病超过 24h 的裂口,由于局部的严重污染及炎症反应,裂口愈合能力差,如果全身情况可耐受手术,可选用切除下段破裂食管及食管-胃吻合,胸腔闭式引流术。也有报道发病 48h 后作破裂口修补,用膈肌瓣。胃底、胸膜、肺、大网膜包埋裂口取得成功的报道。发病时间长,局部炎症重,严重营养不良者,尤其是合并远端狭窄时,可采用 T 形管置入食管腔内,并从胸壁引流,唾液及反流胃液,待窦道形成后再拔除 T 形管。

对于危重病人,可以采用分期手术。先行颈部食管外置,胸段食管拔脱,关闭贲门,胃造瘘或空肠造瘘维持营养。待情况好转后,再用结肠或经胸骨后隧道重建食管。

五、食管化学性灼伤

食管化学灼伤是因为误吞各种化学腐蚀剂所引起的食管意外损伤,伤后如果得不到及时处理,病人常死于早期或晚期并发症,后果严重,处理困难和复杂。

【病因和发病机制】

食管化学灼伤的原因,小儿常为误吞,成人也有寻求自杀而伤害。强酸和强碱溶液是常见的化学腐蚀剂,在我国家用作面食的苛性钠(火碱或烧碱)溶液为最常见的致伤原因。

食管化学灼伤的程度、病理改变和转归,主要决定于腐蚀剂的种类、性质、浓度、剂量、及其与组织接触时间。液体腐蚀剂较固体更易引起食管的广泛性灼伤,因固体不易咽下,却易吐出,酸类腐蚀剂对食管损伤较轻,但因为胃液亦为酸性,缺乏中和作用,因此胃损伤较严重,酸类吸收后可引起全身严重酸中毒。强碱腐蚀剂具有强烈的吸水性,使脂肪皂化及蛋白溶解,因而有较强的组织穿透力,使黏膜坏死穿孔。除了强酸强碱外,吞服其他腐蚀剂一般很少引起食管严重的瘢痕狭窄。食管灼伤的程度与食管的生理性狭窄及吞咽生理有关,一般上段较轻,下段最重。

食管灼伤的病理过程与人体其他部位灼伤是相似的,轻度灼伤,病变仅累及黏膜及黏膜下层,愈合后无瘢痕狭窄。中度灼伤深达肌层,可引起轻重不等的瘢痕狭窄,重度者侵及食管全层及邻近组织,引起坏死、穿孔,甚至全胃坏死。依病理变化过程,可以分为三期:①急性坏死期,伤后食管全层炎症水肿,伴感染、出血及黏膜下血栓形成,食管受刺激后痉挛及严重水肿,造成食管梗阻,持续7～10d。②溃疡形成期,由于急性炎症消散,坏死组织脱落可致出血,肉芽生长而瘢痕尚未形成,吞咽困难症状可以部分缓解。③瘢痕狭窄形成期,烧伤3～4周后,食管肉芽组织机化,胶原结缔组织收缩,引起管腔狭窄,并且逐渐加重,导致吞咽困难症状再次加重,持续约半年,有人认为,此期食管相当脆弱,应用激素及食管扩张时应倍加小心。

【临床表现】

依据食管化学性灼伤后食管的病理生理改变过程、吞咽困难等症状亦有一定变化规律。

1.急性期　一般在吞服腐蚀剂后,立即感觉口、唇、舌、咽、喉、颈及胸骨后剧烈疼痛,可放射到上腹部,唾液分泌增多,有时呕吐混有血液的胃内容物。如属轻度灼伤,全身症状不明显,亦无其他不良后果,中等度灼伤除持续疼痛外,并逐渐出现感染、肺炎等并发症。吞服强酸者可出现全身性酸中毒及肾脏损害,胃亦明显灼伤,吞服碱液者则局部症状明显,全身中毒症状较轻,症状持续约1周。重度灼伤者,不但食管损害严重,口腔黏膜及咽喉、食管周围组织常严重破坏,伴高热、休克和昏迷等明显全身中毒症状,并可出现纵膈炎、食管穿孔、食管气管瘘、肺脓肿和大出血等致命并发症。

2.隐性期　食管灼伤后1～2周急性炎症逐渐消退,体温平复,吞咽困难缓解,可能恢复正常饮食,故称为无症状期,一般持续3～4周。

3.狭窄期　食管灼伤3～4周后,开始瘢痕性愈合,吞咽困难症状逐渐加重,可发展至汤水难以下咽。食物及唾液贮于狭窄段食管上方,引起食管扩张,或反流入呼吸道导致肺炎。并出现脱水、营养不良、消瘦及恶液质。一般认为食管烧伤后瘢痕形成过程持续约6个月。此后无吞咽困难症状者,狭窄发生率不超过1%。

【诊断分析】

根据吞服腐蚀剂病史。口咽部灼伤及有关症状,诊断一般可以确定,必须进一步检查灼伤范围及程度,以便制定治疗措施。虽然食管化学灼伤时口颊部都有灼伤,但是口颊部灼伤并不完全代表食管有灼伤。

胸部 X 线检查可以了解有无食管穿孔及肺部并发症。

食管造影检查简便而有价值,急性期检查可显示食管节段性痉挛,及黏膜破坏,但是却很难准确的反映病变的程度及范围,有时还可能造成一些假象,一般主张急性期不宜作食管吞钡造影检查,待进入隐性期后则需定期复查,如发现狭窄征象,应早期行扩张治疗。

近年来不少学者主张在灼伤后 24～48h 进行食管镜检查,是确定灼伤范围的主要手段。检查发现黏膜正常者,则无需治疗;若发现浅表损伤,则需治疗并作密切随访。早期食管镜检查容易穿孔,危险性较大,因此,检查中如发现食管环形深度灼伤,应立即中止食管镜检查。也有学者认为食管镜检查于灼伤 1～2 周后开始施行,一方面可以确定诊断,另一方面可根据情况作扩张治疗。以下情况不宜作食管镜检查:①咽喉部Ⅲ度灼伤;②呼吸困难;③休克;④有食管穿孔的表现。

食管灼伤的并发症分为全身及局部两种,全身并发症包括吞强酸者出现酸中毒、休克、全身重度感染;局部并发症在灼伤早期主要是大出血。胃灼伤、幽门梗阻、食管穿孔、食管气管瘘。喉头水肿、纵隔脓肿、急性精神病、肺炎、肺水肿等,晚期则可发生食管狭窄、支气管扩张、牵引型裂孔疝、食管瘢痕癌变。

【治疗要领】

1.早期急救及治疗　病情危重时就立即进行抗休克治疗,止痛、解痉、镇静、保暖、强心、利尿、禁食、输液,纠正脱水及水电解质平衡紊乱。服用中和剂和黏膜保护剂,对于吞服酸性腐蚀剂者可口服 2% 氢氧化铝或镁乳,对于吞服碱性腐蚀剂者可口服稀醋酸、稀盐酸、醋、橘子水、柠檬汁等,黏膜保护剂包括牛奶、蛋清、橄榄油、思密达粉等。注意吞服酸者忌用苏打水中和,以免产生过多气体,导致食管或胃穿孔;中和剂应早期应用,迟于 2h 才应用几乎无任何治疗效果;一般不用催吐剂,以免腐蚀剂反流加重食管损伤,且呕吐可能诱发穿孔。如果出现喉头水肿,呼吸窘迫,应当气管切开,小儿尤其应当注意。病情稳定后应留置胃管、鼻饲,以免食物污染创面。还可以减少创面粘连,为日后食管扩张作准备,该管可保留 3 个月以上。不要即刻行胃造瘘术,重度食管灼伤病人病情稳定后,一般先作空肠造瘘维持营养,以利于二期利用胃重建消化道,如果术中发现胃或食管坏死穿孔,可以作食管胃切除、一期吻合、急性期还应当用大剂量抗生素,以控制感染。

2.预防瘢痕狭窄　皮质激素预防瘢痕狭窄的效果是肯定的,但剂量、应用时间仍无定论,必须早期(48h内)开始,并与大剂量抗生素并用,开始剂量较大,以后逐渐减量。灼伤早期插入胃管或较粗塑料管,对保持食管管腔通畅有一定作用,急性期可以抽吸胃液,防止胃液反流。溃疡愈合后,又可经胃管饲食维持营养。在灼伤早期,经口吞入一根丝线或尼龙丝,其头端系一个光滑的小纺锤形金属物,以便定位,当施行胃造瘘时,可将此线由腹壁引出,作为食管扩张的引导线,甚为方便。食管扩张术可以在灼伤 2～3 周后开始,在食管镜明视下认清食管腔,可在事先吞下的丝线引导下进行,较为安全。开始每周扩张 1 次,逐渐加大扩张器的号码,延长扩张间隔时间。食管腔内早期置支架管是近年来开展起来的技术,有助于食管腔在开放状态下上皮生长,可以代替部分食管重建术。

3.晚期治疗原则　食管灼伤的晚期治疗主要针对食管瘢痕狭窄,其他还有支气管扩张症牵引型裂孔疝等。对于短而软的食管狭窄,食管扩张仍为首选的治疗方法,可以经食管镜扩,也可以采用丝线导引法扩张,如果狭窄范围广,程度重,或已经食管扩张无效,宜进行手术治疗。手术时机应选定为食管灼伤至少 6～8 个月后,否则手术方式选择可能失当,造成再次狭窄。术式选择应根据病变部位、范围、程度而定。少数单一短节段性食管狭窄,可行局部纵切横缝,食管成形手术或局部切除,对端吻合术。对于食管狭窄范围较广者,可以行转流术,食管部分切除食管胃吻合术,结肠或空肠代食管等手术。

(韩　斐)

第九节　心脏和大血管损伤

一、心脏外伤

心脏创伤无论战时、平时均多见,在战伤中约 12%～16%,占战地阵亡伤员的 1/4。在平时,心脏创伤占胸部损伤的 10%～16%,占空难死亡的 80%,占交通事故死亡的 15%～75%。随着军事科学技术的发展和战略战术的转变,具有多因素、多途径、多处杀伤效应的武器在现代战争应用越来越广;同时发生交通事故、空难越来越多,致心脏创伤的发生率也越来越高。由于病情重、发展快,因此,在临床上必须掌握心脏创伤诊治中的特殊性,才能提高其救治效果。

现代心脏创伤的特点:

1.空袭已成为现代战争的主要手段,爆炸性武器被广泛使用,爆炸伤明显高于枪弹伤。据报道,在战争中,55.9%～81%的伤员为爆炸性武器伤;爆炸伤以多发伤和复合伤多见,心脏损伤只是一部分。不同部位和多种因素造成的损伤相互影响,使伤情更加复杂,早期死亡率极高。

2.在平时除了刀刺伤外,交通伤的比例也不断增加。另外,心脏介入性治疗的开展越来越多,所引起的医源性心脏和冠状动脉损伤的比例也逐渐上升。

3.心脏创伤病情重且发展快,60%～81%的患者于伤后短时间内在现场和运输途中死亡。因此,加强现场和运输途中的有效救治是非常重要的。

4.能生存到达医院的大多数心脏创伤患者主要表现为心脏压塞或出血性休克等症状体征。因在诊断和救治中特别要抓住时机,及时救治。

根据致伤原因可将心脏创伤分为穿透性和闭合性。前者为枪弹、利器所致,后者则因胸部遭受直接暴力或减速性损伤所致,故两者在病程演变、临床表现和预后方面均有不同,下面分而述之。

(一)穿透性心脏损伤

尽管迅速的院前转运和立即的确定性救护,穿透性心脏损伤患者在入院前仍有 50%～85%业已死亡。如能幸存到达医院,经积极处理,其预后则令人非常满意。刀刺伤者尤为如此,有人报道 52 例心脏刀刺伤存活率高达 98%。与之相反,枪击伤的存活率较低,即使在急诊开胸的情况下,存活率也仅 20%。说明遇到这类患者时,不要惊慌失措,更不要轻易放弃抢救机会,而应将患者尽快转运到最近的医疗单位处理。如在急诊室接受这类患者,应立即送至手术室或请专科医生到急诊室施行紧急剖胸术。

1.损伤机制和部位　除刀刺伤、枪击伤或由飞散物体造成的心脏损伤外,医源性心脏损伤,尤其是近年来用于诊断和治疗心脏病变的心内导管、起搏电极、心脏手术后的测压导管等所引起的心脏损伤病例也逐年增多。

确定心脏损伤的确切位置非常重要。虽然心脏位于胸骨后,但来自肋弓下或背后的创口均可伤及心脏。右心房、右心室位于胸骨的右面并紧靠胸骨,左心室尖在第 5 肋间锁骨中线。刀、钻、冰锥等可对心脏造成低速性损伤,枪击伤则为高速性并可导致更严重的组织损伤。心腔和大血管所占据前胸壁范围的比例为:右室 55%,左室 20%,右房 10%,大血管 10%,腔静脉 5%。所以,右心室受伤的概率远大于左心室,约 42.4%,左心室 32%,右房 15.3%,左房 5.8%,接近 1/3 的损伤累及 1 个以上心腔。冠状动脉损伤约 5%,其中最常见为前降支损伤。单纯瓣膜和室间隔损伤较少。小的心脏穿透伤可能自行封闭或愈合,特别右心室因内压低且肌肉相对较厚,自行封闭或愈合的可能性较大。Karrel 综合 1802 例心脏贯穿伤,伤及各心腔的机会依次为右室 765 例,左室 594 例,右房 277 例,左房 105 例,心包内大血管 61 例。

心脏创口的出血可被坚韧的心包所局限,但如损伤严重,可引起纵膈和胸腔积血。通常心脏压塞有三个典型体征称之为 Beck 三联征,即低血压、心音遥远、静脉压升高。但在心脏穿透性损伤患者仅 60% 存在所谓三联征。其余患者可因为大量失血而出现低血压和低静脉压。

2.临床表现 心脏穿透伤在临床上有两种不同特征性表现:

(1)心包损伤后血液流入胸腔,形成进行性血胸最终以低血容量性休克迅速致死,此以枪弹伤为多。

(2)如心包裂口不能将心脏创口的出血引流,则形成血心包导致急性心脏压塞,多见于刺伤者。心包囊由纤维结缔组织形成,相对不易扩张。正常时心包囊内有 50ml 液体起润滑作用,当心脏创伤出血形成血块则可将心包创口封闭,形成心脏压塞;如果心包内液体迅速增加到 150~200ml。心脏舒张期充盈受限,收缩压和心排量将明显下降。患者器官灌注不足,迅速发生死亡。

可见心脏压塞一方面可以暂时阻止致命性大出血,另一方面则由于导致心脏血流动力学的改变造成循环衰竭,有报告认为心脏穿透伤伴有心脏压塞存活率可达 73%,否则仅有 11%。

3.诊断

(1)有枪弹、利器外伤史或心导管检查史等,伤口位于心前区靠近胸骨和剑突附近的上腹部穿透性损伤,均应想到可能伤及心脏。

(2)休克:大量失血或心脏压塞均可导致严重休克,甚至生命体征消失。出血性休克者通常存在明显的血胸。

(3)心脏压塞:典型者出现 Beck 三联征,常伴奇脉,这对诊断心脏压塞非常有用。但许多患者缺乏此征,更为可靠的应是动脉收缩压降低,舒张压正常,脉压变小。中心静脉压(CVP)>15cmH_2O 有助于诊断,但低 CVP 并不能排除心脏压塞。

(4)心包穿刺:疑有心脏压塞者,心包穿刺具有诊断和治疗双重价值。紧急心包穿刺则可在危急情况下应用,即使抽出数毫升不凝血也可能救命。具体方法可用大号针头(14 或 16)接注射针筒,从剑突下进针,与胸壁呈 45°角,尖端指向左肩。可在针尾夹-鳄鱼夹与心电图机相连,当针头触及心肌时可引起心电图的变化,然后将针头稍后退开始抽吸。或在心脏超声引导下进行。但穿透伤所致心脏压塞者约 60% 患者已有血液凝固,即使有心脏压塞,也约有 15%~20% 的患者穿刺阴性,当心包穿刺阴性时,并不能排除心脏压塞的存在。如心脏裂口仍在迅速出血,即便抽到不凝血液也并非可靠的证据。如心包穿刺者确定进入心包腔,可经导引钢丝放入一细塑料管持续引流,直到进行更为确定的治疗。也有人主张做心包开窗引流,但一旦心包打开,可能招致心脏大出血,由于暴露有限,很难控制心脏的裂伤,在这种情况下应紧急剖胸止血。

(5)X 线检查:急性心脏压塞时心影并不扩大,但可显示血胸、气胸或胸腔内异物存留。胸透则无必要。

(6)心电图:心电图改变无特征性,即使正常也不能排除心脏穿透伤的可能。

(7)超声心动图:可见心包积液、运动减弱等,开放伤时见到心脏异物有重要价值;在血流动力学平稳的患者中对于诊断心脏压塞很有帮助。Plummer 等对 49 例心脏穿透伤患者进行回顾分析,28 例立即行 UCG 检查,21 例未及时做 UCG,前者存活率为 100%,而后者仅 57%。

应该强调的是,心脏穿透伤患者病情危重,绝不允许为求确定诊断而作大量检查,病史和体征是决定紧急手术的最重要依据。

4.处理 紧急剖胸术是唯一有效的治疗手段。但术前应尽可能迅速畅通呼吸道,积极抗休克,建立大静脉通道。短时间输入大量晶体液,安置胸腔引流管,解除气胸对呼吸的影响和动态观察血胸引流量,确定手术时机;条件许可者可做心包穿刺,作为术前暂时减轻心脏压塞的紧急措施,但不应列为常规。

(1)手术指征:心脏穿透伤伴心脏压塞或严重出血者,均应紧急手术。如心脏停搏或情况危急,不允许送手术室,则应立即在急诊室内剖胸止血。

血流动力学稳定患者,可行较详细检查,如心脏刀刺伤无明显出血或低血压,说明未刺伤全层心肌,可暂不手术,行食管超声检查后决定。

(2)手术操作

1)急诊室开胸手术:目前有很多报道主张对严重心脏创伤患者在急诊室做紧急剖胸,例如 Tarares 等报道 64 例心脏贯穿伤,其中枪伤 42 例,穿刺伤 22 例,共 37 例在急诊室做紧急剖胸,存活 21 例(57%),27 例允许送至手术室作正规剖胸术,存活 24 例(89%),总的存活率为 45/64(70%)。Demetriadea 报道入院的 125 例心脏戳创,在手术室抢救手术者,死亡率14.4%;在急诊室紧急剖胸者,死亡率 87.5%。总的抢救存活率为 17.1%。学者 1998~2001 年共收治心脏破裂患者 16 例,现场开胸急救 4 例,1 例在行二尖瓣球囊扩张术后出现血压下降,心脏骤停于导管室紧急开胸,其余 3 例在急诊室紧急开胸;直接在手术室开胸 12 例,其中需要在体外循环下修补者 3 例。本组死亡 2 人,均系合并严重多发伤所致,死亡率 12.5%。但目前大多数医院急诊室缺乏应有的设备和人力,在急诊室作紧急剖胸术不易做到,故不宜过分强调。但患者到达急诊室时已无生命体征,仅有心电活动时,应立即气管插管,当检查发现伤口的进出经过心影时,必须考虑就地手术。手术切口根据伤口位置而定。如刀刺伤位于左胸壁应取左侧开胸,但如刀尖利器仍在伤口内,则应在打开心包后再取出。如枪伤在左边可能造成右侧血胸,则应取正中切口暴露所有心腔。现在许多创伤医生喜欢取跨中线的双侧剖胸切口,有利于全心、肺门、腔静脉及胸膜腔的暴露和止血。

一旦术野暴露,立即切开心包解除心脏压塞,用手指压迫心脏裂口控制出血。同时电击除颤使心脏复跳。必要时可经主动脉根部直接注射肾上腺素。通过右房或右室可直接注入大量液体扩充容量。除了指压止血,也可采用 Foley 导管插入伤口,膨胀气囊压迫止血。对于右心损伤者 Foley 导管尚可作为扩容的通道。大多数心室损伤可用带垫片无创缝针单纯褥式缝合成功修复。心房创口先用无创鼠齿钳夹,再用 3-0 或 4-0 聚丙烯线连续来回缝合。腔静脉损伤则需要更为复杂的外科技术,应立即转送到手术室处理。

2)手术室开胸:对于病情许可送到手术室或急诊室开胸后无法处理的复杂心脏损伤均应在条件完备的手术室内,由经验丰富的心胸外科医生处理,诱导插管麻醉应非常小心,因为正压通气和中度心脏压塞均可造成严重静脉血回流减少,迅速引起血流动力学恶化。在这种情况下,应先消毒皮肤和铺好手术巾,以便迅速进胸止血。

手术径路可取左前内第 4 肋间切口或胸骨正中切口,前者进胸快且不需特别器械,但对右侧心腔暴露差;后者目前被广泛用于各种心脏穿通伤。大多数简单损伤不需体外循环,自体血回输却显得非常必要。估计损伤严重者,应备好体外循环设备,或做好经股动脉转流准备,一旦发现破口较大或偏后不易修补时,可迅速建立体外循环,在心肺转流下修复。

一旦切开心包,手术者应迅速吸去积血;以手指压迫心脏破口,用丝线或合成线间断缝合。带 Teflon 垫片缝合可防止心肌撕裂(图 2-1②,③),对于大血管或心房裂伤,可使用无创侧壁钳控制出血,然后间断缝合(图 2-1①)。如损伤邻近主要冠状动脉,则缝线自该冠脉下方穿过,以免阻断冠脉血流(图 2-1④)。如指压不能控制出血则应肝素化。尽快在体外循环下完成修补创口。冠状动脉小分支及其末端损伤可予结扎(图 2-1①~⑤);近端损伤则需行搭桥手术(图 2-1⑥)。心脏穿通伤除累及心脏及冠脉,尚可累及瓣膜或室间隔。统计发现动-静脉瘘或心内分流发生率约 5%,分流量常发生在左、右心室水平,也可见于心房水平、主动脉-腔静脉、主动脉-肺动脉、冠状动脉-心腔。大多数分流杂音不易在急救中发现,如听到杂音则应行心脏超声探查,以明确损伤部位。

　　如果可能的话,可于术中主要损伤修复后进行食管超声探查,以发现可疑的心内结构损伤。所幸的是许多心内损伤并不影响患者血流动力学。急救的第一目标是使患者度过急性损伤期,仅当心内损伤威胁患者生命或严重影响血流动力学时才争取在急诊手术时一并修复。有些心内损伤可能在初期心脏损伤修复后变得明显起来,因此在患者出院前后应反复仔细作心脏检查以防疏漏。小的室缺(左-右分流<1.5:1)可能无须手术而自动闭合,大的室缺则应采用常规体外循环下行手术修补。

　　枪弹伤可能导致异物在心包、心室壁、心腔内残留,引起栓塞、感染性心内膜炎或侵蚀心腔及血管。锐器等物体插入心脏并随心脏跳动时,不可盲目拔出,以防引起大出血立即死亡,要在开胸后并准备好缝合前再拔出插入物。通常下列异物应手术予以摘除:①大的弹头;②导致患者出现症状的异物;③位于左侧心腔的异物。术前应精确定位、术中也可使用心超帮助定位,Symbas 指出无症状患者心内小的弹片可不予取除。

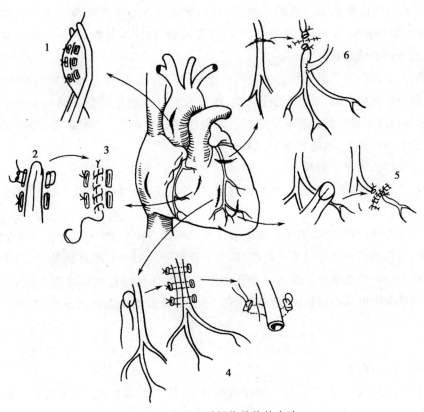

图 2-1　各种心脏损伤的修补方法

　　取除异物时应注意下列问题:

　　(1)有时弹片甚至子弹头等物,偶或可存留在右心房(右心房的小破口已暂时被血凝块堵住不出血),开胸后如明确这一情况,则比较简单,可用手指捏住异物,并将其推移到右心房在此处作一荷包缝合,局部作一小切口,取出异物后结扎荷包缝合。

　　(2)若为右室内的异物,则必须在体外循环下取出。而在手术当日患者进入手术室前,必须再摄一胸部 X 线片,以便发现异物是否已经移位,如已经移至主肺动脉内,则切开主肺动脉取出。所以在体外循环下,检查取除异物的心脏部位切口各异。

　　全身多发性创伤的患者使用体外循环应视为禁忌。在这种情况下可暂时阻断上、下腔静脉 2~3 分钟,以允许有一个干净的手术野,使手术者能够精确地放置缝线控制出血。如胸廓内动脉损伤出血,可予结扎。肺的损伤也应同时缝合。短时间阻断严重低血容量患者的降主动脉,可为心脏和大脑提供暂时有效的循环。

5.结果   迅速有效的治疗使刀刺伤患者存活率达到 80％,而枪弹伤则明显较低,主要依赖于伤势的严重程度、入院时全身情况和伴发损伤,存活率约为 40％。存活者可能出现明显的精神异常,Abbott 等研究 20 例存活的心脏穿通伤患者全部有心脏方面主诉,而应激试验显示 90％正常,但仅 40％患者恢复工作。

(二)闭合性心脏损伤

在外伤致死患者中,心脏损伤是最易被忽略的内脏损伤,可被其他器官的严重损伤所掩盖。在车祸死亡中,有 15％～75％伴有心脏损伤。故所有钝性胸部创伤均应考虑有心脏损伤的可能。

当心脏受各种外力作用(如高速车辆相撞或高处坠落引起的减速,胸部直接受击或挤压)被压于两个物体之间(如胸骨和脊椎)或心脏向前撞击胸骨或心室内压突然升高均可能造成心肌挫伤、心脏破裂、室间隔破裂、瓣下结构损伤、冠状动脉裂伤等。有统计表明约 80％的空难罹难者均有心脏损伤。

1.心肌挫伤   所有因钝性暴力造成的心脏损伤,如无原发性心脏破裂或心内结构损伤均称为心肌挫伤,约占严重胸部钝伤患者的 25％。这类损伤往往并不致命,但常被忽视,因此本症在临床统计上显示的发生率与仔细认真地检查成正比。

(1)病理改变:心肌挫伤一般是由相对较轻的钝性暴力所造成,往往心肌表现为弥漫性病理改变,从心外膜或心内膜可见小的出血灶到广泛性的挫伤灶,亦可为轻度水肿至明显的坏死。组织学改变与心肌梗死相似,但挫伤区与周围正常组织分界非常明显。放射核素血管造影示右室前壁是最易招致挫伤的部位。

心肌挫伤易发生心律失常,可能与下列因素有关:

1)来自心肌过度伸长的异位起搏点。

2)由于损伤电流的存在,常可成为一个异位起搏点,导致正常心肌与受伤心肌之间的折返。

3)局部传导系统缺氧。

心肌挫伤后常有心排出量减少,如无心脏破裂或不可逆性心律失常,大多数患者可存活。

(2)临床表现:心肌挫伤患者可以从无症状、胸前区疼痛到类似于心绞痛的症状,但不能被扩血管药缓解。广泛心肌挫伤引起心功能明显下降者可产生类似心源性休克的症状。常有不同类型的心律失常,心动过速而无其他明显损伤提示心肌挫伤,前胸壁擦伤和胸骨骨折均提供补充证据,其他的非特异症状有恶心、呕吐、心悸等。

(3)诊断:

1)有闭合性心前区外伤史。

2)心前区或胸骨后疼痛,无严重合并伤而伴有明显心动过速、低血压、呼吸困难等症状。听诊可有心音改变,如奔马律或心律不齐等。

3)心电图异常可在伤后短期存在,也可延迟到伤后 12～24 小时,这取决于心肌挫伤的程度,Q 波异常与急性心肌梗死相似。也可有 ST 段移位、T 波低平或倒置、房性或室性期前收缩。

4)X 线检查:对心肌挫伤本身诊断价值不大,但可排除心包腔内积血、积气或其他胸内损伤。

5)血清酶检查:心肌挫伤后多种血清酶均可升高,较有诊断价值的有乳酸脱氢酶同工酶 LDH1 和 LDH2、CPK-MB。有人报道当 CPK-MB＞8％和 LDH1、LDH2 显著升高时,应高度怀疑心肌挫伤,但也有人认为酶学指标相对不敏感和缺乏特异性。有研究发现,肌钙蛋白 T(cTnT)在心肌挫伤后 4 小时即开始上升,持续至伤后 24 小时更为明显。因而认为 cTnT 具有血中出现早、灵敏度高、特异性高、持续升高时间长等特点,更具有诊断价值。有报道认为,当 CPK-MB≥200μg/L 时具有诊断价值;当 TnT≥1μg/L 时可作为诊断标准。

6)放射性核素扫描:放射性核素血管造影(RNA)和节段性左室壁活动检查是目前探明心肌挫伤的有

效方法。原来健康者受伤后发现左、右室射血分数下降和左室节段性室壁活动异常应高度怀疑透壁性心肌挫伤。Harley 指出心电图和血清 CK-MB 并非外伤性心肌损伤的良好指标，其判别预后的价值不大，而首次通过放射性核素血管造影和节段性左室壁活动检查乃探明钝性心肌损伤的有效方法。他报道了 74 例胸部钝伤，心电图明显异常者 21 例(28%)，其中最常见的是缺血改变共 11 例。CK-MB 升高 6 例(8%)，其中仅 2 例有心电图改变。而 RNA 显示心肌功能障碍者则达 55 例(74%)(表 2-2)。

表 2-2　74 例胸部钝伤患者的 LVEF 和 RVEF 改变

	不正常 LVEF(<0.5)	正常 LVEF(>0.5)	总数
不正常 RVEF(<0.4)	18(16)	18(8)	36(24)
正常 RVEF(>0.4)	14(13)	24(5)	38(18)
总数	32(29)	42(13)	74(42)

注：LVEF：左室射血分数，正常 62%±5%(<平均值的 50%为不正常)；RVEF：右室射血分数，正常 50%±4%(<平均值的 40%为不正常)。括号内数字为不正常的节段性左室壁活动病例数

因此，RNA 和节段性左室壁活动测定乃胸部钝伤后心肌功能障碍的灵敏指标，但其对严重创伤的特异性尚有待进一步研究。

7)超声心动图：有人推荐入院 24 小时 CPK-MB 值大于 5%的患者应行超声心动图检查。发现心包渗出或游离壁运动异常可作为诊断证据。

(4)处理：一般来说除非伴有心肌破裂或发生缩窄性心包炎，心肌挫伤不需要手术治疗。

主要措施包括：①疑有心肌挫伤者，应连续心电监护 48～72 小时，适当使用镇静剂，补液速度要慢，以免引起心力衰竭。②及时处理心衰和室性心律失常。③偶然有的患者需要正性肌力药物，或暂时需要主动脉内球囊反搏维持心排量和使用起搏器治疗传导障碍。

(5)预后：心肌挫伤的预后类似于心肌梗死，如涉及范围小，极少发生死亡。中等范围挫伤或伴有左前降支损伤则会发展成巨大左室室壁瘤。大范围心肌挫伤可能造成早期死亡。

2.心脏破裂　钝性伤引起的心脏破裂，过去较少受到重视。近年来由于对创伤患者院前急救和运送的进步，钝性心脏破裂救治存活者较前增多。因为钝性伤心脏破裂常合并其他多种明显的损伤，因而不及贯穿性心脏损伤那样容易诊断。

闭合伤引起的心肌破裂常迅速导致死亡，多在尸解时才发现。有人报告 546 例非穿透性心脏损伤的尸解中，有 64%死于心脏破裂，主要死亡原因为难以控制的出血或心脏压塞。

(1)损伤部位及机制：四个心腔受损概率几乎相等。心包未破裂者，由于心包积血及进一步压塞可阻止大出血，患者有可能生存到达医院，而心包破裂者则迅速死亡。

(2)临床表现及诊断：心脏破裂可发生于受伤后即刻，也可发生在伤后数天，可能非常局限。主要表现为颈静脉怒张、心音遥远、低血压典型的 Beck 三联征，合并心包破裂者三联征不明显，表现为持续性胸腔内出血，严重休克或生命体征迅速消失。

X 线检查：可有心影扩大不明显或胸腔积血、心包内积气。

ECG 检查：可能有心脏压塞表现，尤其是 TEE 能常规较安全地用于诊断胸部闭合伤后的心脏伤。

CT 检查：可示胸骨骨折及心包积液，CT 检查增强扫描可见造影剂漏出，对心包压塞有很大帮助。特别是严重创伤患者，因不能站立只能仰卧位摄片，并可能同时存在广泛性皮下气肿、气胸、血胸和肺损伤，胸片无法准确判断，而 CT 就能直观准确地显示。在严重创伤和复合伤时，CT 可不移动患者即可进行其他部位扫描。

但这类患者的诊断主要依靠病史和体征，一切辅助检查均可拖延抢救时间，从而危及患者生命。

（3）处理：毋庸多言，只有紧急手术才有抢救成功的希望。因此应毫不犹豫地开胸手术。

开胸心脏复苏，能确切、有效地增加冠脉流量和脑血管灌注量，提高心脏复苏成功率。对于严重的心脏穿透伤及由于心包压塞所致的心搏骤停者，急诊室或现场开胸可赢得抢救时间。有报道 64 例心脏贯穿伤，37 例在急诊室做紧急剖胸，存活 21 例（57%）。作者近年来收治心脏破裂患者 16 例，其中紧急开胸共 4 例。1 例术中发现右室挫裂伤并广泛肝挫裂伤，出血难以控制死亡，其余均痊愈。其中 1 例为风湿性心脏病二尖瓣狭窄患者，入院后行二尖瓣球囊扩张术，术后 5 分钟诉头晕，随即血压下降到 0/0mmHg，呼吸心跳停止，经抢救 7 分钟后意识恢复，在心导管室当场紧急开胸，见心包压塞严重，切开心包有大量血液涌出，心脏复跳，因探查心脏破口困难，以纱垫压迫后转入手术室。术中见左房与左上肺静脉交界处有 0.5cm 裂口，给予修补，术后 6 小时意识恢复。

心脏破裂者病情严重，一旦确诊应紧急手术。手术入路以左胸前外侧切口最常用，估计损伤严重者，亦可经正中切口进胸，并备好体外循环设备，或做好经股动脉转流准备，一旦术中破口较深或偏后不易修补时，可迅速建立体外循环，在心肺转流下修复。切开心包，手术者迅速吸去积血，以手指压迫心脏破口，用丝线或合成线间断缝合。带 Teflon 垫片缝合可防止心肌撕裂，对于大血管或心房裂伤，可使用无创侧壁钳控制出血，然后间断缝合。如损伤临近主要冠状动脉，侧缝线自该冠脉下穿过，以免阻断冠脉血流。有学者曾遇到 1 例胸部钝伤者，术前诊断心包压塞，术中见心包张力极大，打开心包后大量血液涌出，心脏骤停，由于破口位置深且破口大，一面堵塞破口，一面心脏按压，同时紧急建立体外循环进行修补，术后患者恢复良好。在心脏破裂修补时有两个问题值得注意：低血压和室颤。一旦出血被控制或明显减少，手术者应停止操作，使麻醉师有时间补充血容量，纠正酸中毒。发生室颤后，在除颤前可有 30 秒的时间进行缝合等操作。术中应注意自体血回收。我们采用 cell-saver 设备将自体血回收，不仅节约血源，更重要的是可减少输血并发症，效果良好。

3.室间隔破裂　通常发生在闭合性胸部损伤的即刻，可于心前区听到室间隔缺损的典型杂音。小的破裂，患者血流动力学状态保持良好，如裂口较大则不可避免出现肺静脉高压的症状和体征，心排量下降。

除非室间隔破裂较小，患者无临床症状，其余患者都有明显的手术修补指征。但患者术前应尽可能控制和改善全身及心衰情况，如伤后早期血流动力学平稳，则尽量延至 8～12 周手术，以保证裂口边缘肌肉能承受一定的张力而良好愈合。

4.房室瓣及主动脉瓣破裂　房室瓣、腱索或瓣叶的破裂也发生在闭合性胸部损伤的即刻，最常见的是三尖瓣伴有一支右冠状动脉心室支的损伤。开始临床表现易被忽略，可能数周后才出现典型症状、体征而确诊。其次三尖瓣瓣下结构损伤较少见，如果发生，患者表现突然肺静脉高压、肺水肿。偶有二尖瓣关闭不全进行性加重，患者 24 小时内死亡。主动脉瓣破裂更为少见，两个瓣叶的损伤将导致急性肺水肿，亦可在经历一个明显无症状间隙后，临床症状逐渐加剧。

房室瓣或主动脉瓣破裂几乎均产生关闭不全，主张积极手术治疗。三尖瓣破裂最好延至伤后 8～12 周手术，二尖瓣、主动脉瓣破裂常需紧急手术。

（三）心包破裂

心包的外伤性破裂者，因常并发其他严重创伤，故过去很少活着到达医院，但目前有的可以救治存活。心包破裂后可以引起严重的并发症，故应予注意。

Clark 报告外伤性心包破裂 10 例，3 例存活。该报告综合了共 142 例心包破裂患者，其中合并心脏伤 40 例，主动脉损伤 4 例，共存活 99 例，这一结果是十分令人鼓舞的。该组病例中半数为左侧胸膜心包撕裂，而膈面心包、右侧胸膜心包以及上纵隔心包的撕裂则少见。常合并心脏或左半膈肌的损伤，心包损伤常在手术探查其他病变时发现。心包破裂时，大多数应作修补，以预防心疝。

Cavanaugh 报告 1 例因飞机失事引起的胸部钝伤,发生了左侧胸腹心包的破裂,裂口巨大,心脏完全脱位入左胸腔,经手术证实修补后,情况良好。

钝性胸部伤引起心包破裂和心疝是少见的,根治性全肺切除术,做心包内结扎肺血管或造成心包缺损者,亦仍可在术后早期发生心疝。心疝的早期诊断十分重要,以便于及时紧急手术。根据胸片往往可以诊断,其要点为心影和膈肌分开,心影有不正常的切迹。腔静脉造影可确诊及提供更好的解剖细节。

心包破裂本身一般并无妨碍,主要是引起心疝以致急性循环障碍,故应重视心疝的诊断。心疝而无循环障碍时,仅有的体征为不能触及心尖搏动,叩诊时心浊音界移位。循环障碍时则出现心排血量减低、CVP 升高、奇脉,心电图示电轴移位、心肌缺血,胸片示心影移位,心室呈水平位。必要和可能时需作心血管造影。应与充血性心衰、心脏压塞鉴别。

二、胸内大血管损伤

"时间就是生命",这句话在抢救心脏大血管创伤中可得到最生动的体现。因为创伤发生突然,受伤场合特殊,伤情凶险,如不及时救治多较快死亡。随着急诊医学的发展、先进通讯手段和快速运输工具的使用,使心脏大血管创伤患者抢救存活的机会大大增加。引起心脏大血管创伤的原因在战时多为枪弹伤、锐器伤或爆震伤,而平时多为车祸、锐器刺伤、高处坠落、医源性损伤(外科手术、导管检查等)。西方国家枪弹伤占有很大比例,约为 $60\% \sim 70\%$。虽然这类损伤的确定性处理必须由专科医生来完成,但现场抢救、伤情判断、初步处理、急救转运都构成了保全患者生命的重要环节。所以每位医务人员应对心脏大血管创伤的原因、好发部位、病理生理过程、临床表现和诊断、治疗措施有一个全面的了解。在抢救过程中,医护人员面临接触患者的场合不同而采取何种措施的问题,即在现场和在急诊室应做出不同的反应。

在现场应采取措施包括:

1.向目击者迅速、简要地了解致伤经过,或请目击者一同搬运患者,在途中进一步了解。

2.初步处理:如封闭胸壁创口、保持呼吸道通畅、体表出血压迫止血等,但禁止以探针探测伤口深度或拔除露在胸部的刀柄等异物。

3.迅速建立静脉通道,积极抗休克。

4.根据就地就近的原则,紧急转运到具备开胸条件的医疗单位。

5.注意多发性创伤的存在。

6.主动向急诊室接诊医生汇报病史,减少重复问诊。

在急诊室接触患者应采取的措施包括:

1.迅速、简要采取病史。

2.迅速畅通呼吸道,建立大静脉通道。

3.请专科医生会诊同时,尽快做好一般检查,如测血压、静脉压、床边心电图、必要的摄片、配血、通知手术室等。

4.情况危急或已发生心脏停搏,则立即做好急诊室开胸准备,协助专科医生就地紧急手术。

(一)胸主动脉创伤

胸主动脉创伤亦可根据病因分为闭合性和开放性。

【闭合性主动脉破裂】

车祸或从高处坠落突然产生的水平或垂直减速可导致主动脉破裂。70%的外伤性主动脉破裂患者是从车上弹出,45%是由于侧向交叉碰撞。死于现场或运送途中车祸患者有 16%～36%是主动脉损伤。钝性胸部外伤引起的主动脉断裂有 90%当场死亡。

1.损伤部位　在水平减速事故中,70%～95%患者主动脉断裂恰恰发生在左锁骨下动脉远端的动脉韧带处,5%～30%发生于主动脉瓣上的升主动脉。膈肌水平的降主动脉破裂很少发生。20%患者可有多发性主动脉断裂。

2.临床表现　患者的症状主要取决于主动脉壁哪一层破裂。升主动脉破裂多数发生在心包内,其症状为心脏压塞,1/3 的降主动脉破裂可出现背部放射性疼痛。常因全身严重损伤而休克。胸主动脉横断可有胸骨后或肩胛之间的疼痛、上肢高血压,或者上、下肢脉搏不可触及。应该强调的是仅不足一半的患者出现上述症状,1/3 以上患者并无外部损伤的证据。

纵隔血肿压迫可引起气急、咽下困难、声嘶等征象,约 1/4 患者可在心前区或锁骨下区闻及收缩期杂音,脊髓供血不足可致截瘫,肾供血不足可致少尿。

3.诊断　有人提出半数以上患者可出现诊断三联征:上肢血压增高和脉压增大;下肢血压降低和脉压缩小;X 线显示纵隔增宽。

最重要的一点是对胸部钝性伤者警惕胸主动脉破裂的可能。有胸部直接暴力或高处坠落史者出现上述症状和体征,在条件允许情况下可作下列检查:

X 线检查:胸部 X 线检查可为主动脉损伤提供重要线索,最常见的是纵隔增宽,尤其 65 岁以下患者纵隔增宽是诊断胸主动脉损伤最可靠的征象。但主动脉破裂仅 12.5%引起纵隔增宽。

主动脉造影:对于诊断胸主动脉和大血管损伤具有确定性意义,但应在条件许可情况下采用。

CT 检查:有报道,螺旋 CT 能确诊所有的主动脉损伤,和 CT 血管造影结合几乎能代替主动脉造影。

经食管超声心动图(TEE):用于多发性创伤患者可提供迅速诊断依据。TEE 对于胸主动脉内膜非创伤性剥离的诊断正确率是 93%、CT 仅 54%、血管造影 75%。

4.处理　首先应考虑紧急手术,而非降压药物,后者仅在无法进行手术时才用。术前应尽量争取明确诊断并定位。少数病例即使有大量血胸甚至心脏停搏,手术有时仍可挽救生命。

对于不完全性的胸主动脉破裂合并多发性损伤者,应首先处理其他更迅速危及生命的损伤。

【创伤性主动脉断裂】

因减速损伤者多位于主动脉峡部,断裂后出血受周围组织压迫可自止或渐形成假性动脉。因而有急性断裂及慢性弓降部外伤性假性动脉瘤两种不同时期的表现。但二者均有潜在破裂大出血的危险。假性动脉瘤虽可较长时间无症状,但因动脉压力不断冲击,瘤壁仅由血栓及纤维组织形成,耐压程度差,逐渐在某薄弱部位向外膨出,瘤囊直径越大,瘤壁承受张力亦大,在张力不能对抗腔内压的部分即向外突破造成出血。所以,创伤性主动脉断裂的诊断一建立,即应考虑手术治疗,除非有禁忌手术的情况,如晚期恶性肿瘤患者,全身情况呈恶病质,再就是患者一般情况较差,或其他严重伤情应先行处理等情况时,可先用降血压并减弱心收缩力药物治疗,作短期观察,当条件许可后即行手术。

自 20 世纪 50 年代对急、慢性创伤主动脉破裂手术成功以来,加上麻醉、体外循环及心外科技术的发展,目前抢救创伤性主动脉断裂的机会大大增加,成功率可达到 90%。

直接修复创伤性主动脉断裂需在断裂的近、远侧完全阻断主动脉。阻断后产生的问题有近心端血压上升增加了左心负荷及脑部灌注压,可导致急性左心衰竭及脑水肿。而阻断远侧供血不足,使脊髓及肾脏、肝脏缺血而发生截瘫或肝、肾衰竭。为防止上述并发症发生,采用了多种方法,但尚没有一种方法可以完全防止截瘫的发生。

1.手术的基本方法　由于体外循环安全度的提高,低温下阻断主动脉法已很少采用。现在常用的方法如下：

(1)外分流法：采用各种不同管路，均需抗凝以防止血栓形成，这可增加术中出血量，故多不用。现有采用肝素结合的塑料管(TDMAC-肝素)，不需全身抗凝以进行外分流者。

(2)全身体外循环或左心转流法：近年来采用者较多。在不宜左心插管时，亦可行股动脉-股静脉转流，以保证阻断的主动脉远端血供，而上半身则靠心脏供血。在急性升主动脉破裂者，必须行全身体外循环。为防止开胸时大出血，可先行股动脉-股静脉转流，开胸后再从心脏插管行全身体外循环。

(3)全身体外循环深低温暂停循环法：用全身体外循环行中心血流降温至20℃左右，停止循环进行手术，可不必阻断主动脉行开放修补或吻合。停循环时限以30～40分钟为宜，发生神经系统并发症的机会较少。阻断时头部应加用冰帽、静脉给予甲泼尼龙，适当放血；再循环前应注意防止气栓发生。

亦有人强调在直接阻断降主动脉下手术，阻断20分钟以内很少发生截瘫，而建议不采用任何分流措施。并列举单纯阻断术后死亡率及并发症发生率均低于外分流及体外循环者。但采用体外循环的医师亦称体外循环更为安全有效。总的来说，尽可能缩短阻断主动脉的时间，减少失血是防止并发症的较好方法，若采用其他辅助方法有助于缩短阻断时间，则更为安全。

2.手术方法

(1)近端控制：为避免血肿影响手术操作，宜在膈神经后方切开纵隔胸膜游离左颈总动脉及左锁骨下动脉间的主动脉弓，注意避免伤及膈神经和迷走神经及其喉返神经支；或在心包切开后沿主动脉下缘游离此区，套带准备阻断。在游离有困难时，可先开始体外循环，使压力有所下降后再进行。主动脉破裂处的远侧游离一般无困难，两端游离后即可控制破口部大出血，其他分支亦应游离阻断。

(2)断端的处理：当近、远端得到控制后，即可切开血肿处假性动脉瘤。在急性期手术者，若上、下残端撕裂和组织水肿不严重者，可直接吻合，但不应有张力。大多数情况下，因撕裂不整齐，清创后组织有部分缺损，虽游离了断裂主动脉的上、下端而吻合仍有张力，必须用预凝好的人工血管进行移植。若用聚四氟乙烯膨体微孔人工血管可不必预凝，或有同种保存动脉可用，则更为理想。

(3)术中血压的监测和处理：在阻断主动脉后，应监测上、下肢的血压，以调整上、下肢的流量；若流量合适，而近端血压仍较高时，可在上肢静脉滴注降压药物加以控制。

3.术后监护和并发症的防治　术后按体外循环心脏手术后的监测及处理。若术中无并发症，亦无由严重创伤所致的其他重要损伤，术后恢复一般均较平稳。但亦应进行下列监护：

(1)心脏前负荷的监测：胸部大血管损伤的患者，在术前就有失血或形成血肿，而术中丢失量有时又难以准确估计，这样就为正确地补足血容量造成了困难，在多数情况下是补血容量不足，故术后应根据全身情况、血压、中心静脉压、血红蛋白及出血量核算补充。术中如因高血压增加了心脏后负荷，术后应积极控制高血压，以防止心功能不全。

(2)对脊髓的保护：术中阻断循环影响脊髓供血，可能产生损伤，但属于可逆性，术后应防止血压过低或低水平血压时间过长，否则会加重脊髓损伤而导致截瘫。对这类患者，术中更应注意采取相应措施保持脊髓血供，并尽量缩短阻断时间。术中、术后减少失血量并及时补足，严防低血压发生。

(3)肾衰竭及呼吸衰竭的防治：多发性创伤，术中及术后低血压或休克可造成肾衰竭；在休克的基础上再加上创伤中和创伤后呼吸道的误吸以及通气不足等原因可造成呼吸衰竭。对这两脏器的功能在术后应进行监测，以观察伤情变化，及时采取防治措施。

【开放性主动脉破裂】

无论是枪弹或刀刺伤所致主动脉开放性损伤，患者几乎均在得到治疗前死于大出血。只有当破裂位于心包内的主动脉时，才可能因心脏压塞而多存活一段时间。可见心脏压塞是影响心脏创伤预后的"双刃剑"。

1.临床表现与诊断　临床症状取决于损伤部位,心包内主动脉破裂的最突出表现是心脏压塞征,类似心脏损伤,X线显示纵膈增宽。根据胸部贯通伤史及以上症状、体征做出诊断,不应再作任何额外检查(如主动脉造影),以免延误抢救时机。

2.治疗　经现场及急诊科初步处理及伤部确诊后,伤情不见好转或基本稳定但仍有继续出血者,均应即时手术修补破口。如损伤严重处经清创后不能直接修复时,可行人工血管移植术。若患者情况不佳,出血已暂停,可在应用降血压同时减弱心收缩力的药物控制血压和严密观察下延迟手术,待伤情稳定好转数日后,再行手术治疗。

胸部大血管穿透伤破口的修复或切除作人工血管移植,是一项较复杂的手术,除应有一定的设备条件外,参加抢救的外科医师和有关人员亦应有专业技术的基本训练,做好充分准备,确定诊断,在患者能耐受手术的情况下,才能取得抢救的成功。

根据伤部及伤情以及外科医师具有的不同经验,所采取的手术方法略有差异,手术的根本条件是:能控制出血部位的近、远侧;有相应措施防止由阻断循环可能导致严重并发症,其中最主要的是脑或脊髓并发症(昏迷、截瘫)及肾衰竭。

手术室主要条件是良好的灯光,有效的吸引器,良好的自体输血装置,血源充足。此外,还要有麻醉安全保证,体外循环(全身或部分)装备备用。术中对体温、心电图、动脉血压、中心静脉压及血气和生化指标的监测也是必要的。

切口选择:为了保证手术野显露充分,术前对累及的动脉定位要明确,而后根据伤部选择切口(升主动脉多用前正中,降主动脉用后外切口)。

手术步骤:原则上是清创及修复血管通路的完整性。

(1)升主动脉及主动脉弓穿透伤的手术治疗:

1)切口:前胸正中切口可得最佳显露,如有颈根部大分支伤可以向上延伸。

2)手术方法:小伤口,在清除血肿或解除心脏压塞后,即时用手指压住破口,暴露伤部周围,用无损伤侧壁阻断钳控制破口,保持适当主动脉腔不致影响血流。若破口周围组织损伤严重,可将创缘部坏死组织切除,直接缝合,或加用垫片全层缝合,防止张力大撕裂,亦可用补片修复。在破口较大,侧壁钳难以钳夹者,可用手指暂时堵住破口,在手指下缝合,但应小心,因主动脉内压力高,动脉壁张力大,可使缝合针孔撕裂造成更大出血,故此法只有在不得已的情况下应用。血压高时,可轻压下腔静脉使血压下降至 90mmHg 以下再打结,防止因压力高而撕裂。

不能用侧壁钳钳夹时,则应在体外循环下,阻断循环进行修补。根据清创后局部情况行直接缝合或补片修补。

在主动脉穿透伤通入心腔或肺动脉或体静脉形成主动脉心腔瘘或主-肺动脉瘘或动静脉瘘时可产生心内、外的分流,严重增加心脏负荷。这些类型的损伤均应在体外循环下行瘘口修补。动静脉瘘可切断瘘缝合修补或用补片修复防止复发。

(2)降主动脉穿透伤的手术治疗:

1)切口:左后外侧切口经第5肋(弓降部)床或第6肋(降主动脉胸段)床,显露最佳。

2)手术方法:开胸后,清理胸内血块及积血,手指压迫止血。在降主动脉擦伤或非贯通伤,仅一侧有破口,可在适当游离胸膜后,用侧壁阻断钳控制出血,行清创术后,可用连续或加垫片缝合破口,当缺损较大,可行补片修补。

在有多处伤或损伤严重时,需行破口上、下主动脉阻断。有学者主张即行阻断、修复,阻断时间不超过 20～30 分钟时,认为较安全,不会产生截瘫。但截瘫仍时有发生,体表降温可增加动脉阻断的安全性。在 30℃低温下阻断 30 分钟较少发生截瘫或肾衰竭。但降温较麻烦、费时,不宜在紧急情况下采用。用硅胶或结合肝素(GBH 或 TDMA-肝素)的塑料管行阻断上、下主动脉的外分流法(图 2-2),可以较安全地阻断主动脉。需时较长时,则以左心转流(图 2-3)为宜。动脉伤口清创后行修补或补片修复。囊状动脉瘤亦可行侧方切除补片法。在破口不大的患者,直接侧壁修补术的并发症及手术死亡率均低于采用分流或转流术者。医师应根据伤情及个人经验选用最简单及确切的方法修复,其成功率可较大地提高,并发症亦可较大幅度地减少。

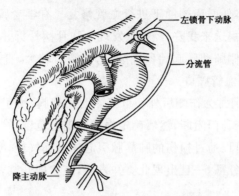

图 2-2　结合表面肝素塑料管分流法

(3)主动脉大分支穿透伤的手术治疗:

1)切口:前胸正中纵切口最好,必要时可向一侧斜行或横向延长,有助于游离分支远端主动脉弓,以控制止血。

2)手术方法:刺伤裂口可用指压止血,指下缝合或侧壁阻断缝合。伤口超过周径一半者或横缝或补片以防术后狭窄。子弹伤破口大且不规则,并需清创者,常需阻断其近、远端,最好在左颈总或无名动脉阻断前,用外分流法防止脑供血不足并发症(图 2-4)。还有腔内分流管亦可作为分流之用。其方法是,通过动脉破口把内分流管送入该支动脉腔内,其两端超过破口的两侧,而后把预置在破口近、远侧的套囊阻断或用特制管钳夹紧,修补至最后两针时开放,取出分流管后,再完成缝合修补。

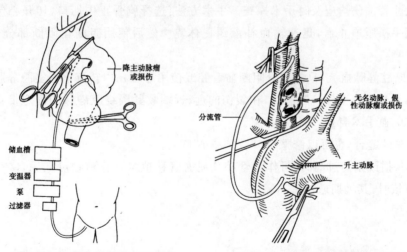

图 2-3　左心耳-股动脉作心转流　　　　图 2-4　动脉-动脉腔外分流法

(二)肺动、静脉损伤

肺动、静脉损伤大多数为穿透伤所致,如枪伤或刀刺伤,偶尔也可见于闭合性损伤。患者可表现为休克,急性心脏压塞、大量血胸、呼吸急促和咯血。

【诊断】

肺动、静脉损伤如果损伤部位在心包内则主要表现为急性心脏压塞,与心脏损伤很难鉴别,常须手术探查方可明确诊断。而肺门部大血管损伤患者主要表现为休克、大量血胸、呼吸困难和咯血,手术探查可明确诊断。

【处理】

1.如果患者主要表现为急性心脏压塞,则手术路径应选择胸骨正中切口,切开心包和显露血管后先控制出血,快速输血补液纠正休克。修复血管损伤时使用阻断钳部分阻断受伤血管,然后用无创缝线修复血管破口。假如裂口较大,则可在体外循环辅助下进行血管修复。有学者曾成功救治1例钝性胸部外伤致肺动脉损伤,患者为驾驶员,因车祸送来我院,经检查发现为胸骨柄骨折并伴有急性心脏压塞,急症剖胸探查,术中发现心包内大量鲜血,左侧肺动脉起始段撕裂伤,因裂口较大,直接修复有困难,先建立体外循环辅助,再用 Prolene 缝线缝合修复血管破口。

2.肺门大血管伤的手术路径通常为伤侧后外切口第4肋间进胸,由于肺血管壁比较薄而脆,因此修复较为困难,可用大的血管钳将整个肺门阻断,然后确定损伤的确切范围,结扎损伤段,通常需要切除远端相应的肺组织。另外,肺门损伤时可以通过损伤的肺静脉引起体循环气栓,常在进行正压呼吸时出现。此时患者可突然出现偏瘫和(或)心室纤颤,一旦出现此类并发症,应立即开胸,钳夹肺门,经左心室和升主动脉排气,复苏后常需立即作肺切除术。

(三)腔静脉损伤

腔静脉损伤大多为穿透伤引起,主要的临床表现为急性心脏压塞,手术前往往诊断为心脏创伤。伤后失血量大,若延误诊断和处理,死亡率较高。1974年 Mattox 报道,上腔静脉损伤的病死率为40%,膈上段下腔静脉损伤的病死率为17%。

【诊断】

上腔静脉或下腔静脉在心包段内发生破裂时,都无例外地形成急性心脏压塞。因此腔静脉损伤与心脏损伤在术前很难鉴别,大多数须经手术探查方可明确诊断。

【处理】

对疑有此类大血管损伤均应及时手术探查。手术方法:选择胸骨正中切口,切开心包和显露血管后先控制出血。通常用手指压迫止血,迅速输血补液纠正休克。然后使用阻断钳阻断部分管腔,修复静脉破口。在修复时应注意:

1.不能直接阻断腔静脉血流,只能部分阻断血管腔或使用导管在内转流下修复腔静脉。内转流法是将有侧孔的导管经右心耳插入上(下)腔静脉,在裂伤的远、近端收紧围绕腔静脉的固定带止血。腔内分流可以保证回心血流和无血手术野,然后进行修复。

2.多数裂口可单纯缝合,也可以修整裂口后作端-端吻合。

3.如腔静脉壁缺损或张力过高时,可作血管补片或血管移植术。移植物可选用自体心包或自体静脉,人造血管作静脉移植时,其远期通畅率不高。

(庄宿龙)

第三章　胸壁疾病

第一节　先天性畸形

由于先天性发育异常,造成胸壁的外形及解剖结构发生变化,形成胸壁各种畸形。肋骨的单根缺如、分叉、融合、发育不全等,因无临床意义而不需要手术治疗。但有些胸壁畸形如漏斗胸、鸡胸、扁平胸、胸骨裂、心脏异位、胸大肌缺损-指-并指综合征(Poland 综合征),以及非对称性先天性肋骨畸形所致右胸塌陷等,均对呼吸、循环功能有不同程度的影响,且因胸廓畸形而致体形异常,造成患者精神、心理负担,因此均应及时采取矫治手术。

一、漏斗胸

漏斗胸又称胸骨凹陷畸形,为小儿最常见的一种先天性胸壁畸形,其发病率为新生儿的 1/400～1/300。亚洲发病率高于欧美国家,男女发病比例约为 4～5∶1。主要病变为以胸骨体下端及剑突为中心,胸骨和相连的肋软骨向内凹陷形成前胸壁漏斗状畸形。最常累及第 3 肋软骨至第 7 肋软骨,有时胸骨偏向一侧,故可形成对称性或非对称性畸形。该畸形虽在出生时已存在,少数病例可晚至青春期发生,但多数病例随年龄的增长,病变呈进行性发展,可由轻度发展到重度。青春期开始累及脊柱,形成脊柱侧凸畸形,其发病率约为 20%。

【病因】

病因不明,可能与胸骨和肋软骨发育障碍、结缔组织异常、膈肌发育异常、呼吸道梗阻、骨碱性磷酸酶异常及微量元素异常等有关。近年来研究表明遗传因素是重要的病因之一。虽然佝偻病可以引起漏斗胸,但绝大多数是先天性发育异常所致。子宫内发育障碍学说认为在胎儿期胸骨体发育畸形,膈肌纤维发育不良,中央腱短缩,生后随着呼吸运动反方向牵引抵止点,以致胸骨下端逐渐形成漏斗状凹陷。这也解释了漏斗胸在生后早期不明显,约 90% 在 1 年后才被发现的现象。内分泌因素而致骨与软骨生成障碍学说认为雌二醇对骨的生长和成熟起重要作用,肋软骨过度生长,形成凹陷并引起胸骨下压而致畸形。

【病理生理】

由于胸骨凹陷畸形,胸廓的前后径缩小,造成纵隔和胸腔内脏器受压,影响心肺功能。影响心功能的主要因素为心脏受压和推移,心脏不能充分舒张,心排量减少,又因心脏紧贴前胸壁,压迫造成心肌局部缺血,可致束支传导阻滞、心律失常和心肌损害等。手术矫正后心脏舒张末容量较术前明显增加,回心血量增多,每搏心排量增加,可显著改善心功能。影响肺功能的研究和术后长期随访的结论为肺活量、用力通气流量、第一秒用力呼出容量和呼出肺活量 25% 时的气体流量均比术前明显改善,术后呼吸道感染明显减少,提示肺淤血消失,也是心功能改善的佐证。从肺功能提示,术前限制性通气障碍消失与临床症状的改善和消失相符。

【临床表现、诊断及评估】

漏斗胸表现为胸骨和下位肋软骨(通常是第3~7肋)由前到后向脊柱方向的下陷,形成向前开口的漏斗状畸形。86%左右的漏斗胸患者在1岁内即可被发现,仅不到5%的患者到青春期后才被发现。随着畸形程度的进展,患者可出现易疲劳、轻度活动后呼吸困难、持久力下降、前胸疼痛、心动过速等。临床症状在儿童早期少见,但青春期加剧。临床资料表明50%左右的漏斗胸患者除胸廓外形改变外并无任何临床症状,常因胸廓畸形影响美观而就诊,漏斗胸畸形对患者心理的影响逐渐引起了重视。

胸片或胸部CT、肺功能、心电图、超声心动图可协助术前评估,并根据其严重程度作为是否进行手术的指征。最近一项大样本临床资料显示,漏斗胸患者中62.9%心电图显示心轴右偏或异常复极,59.0%超声心动图显示二尖瓣脱垂,38.6%肺功能检查显示限制性肺功能障碍。由于CT不仅可以精确地用来计算胸廓畸形程度以作为手术指征之一,同时可以观察评估肺及心脏受压和移位程度,并及时发现胸腔潜在的问题如肺膨胀不全等,已逐渐成为漏斗胸术前的常规检查之一。

漏斗胸的严重程度主要根据形态学改变进行评估,常用的几种方法如下:

1.Hollow 指数(HI)　HI=仰卧位凹陷容水量/体表面积。或仅用仰卧测量注入漏斗部的水量来评估畸形程度。此测量方法较粗略,现已逐渐被淘汰。

2.漏斗指数(FI)

FI=(a×b×c)/(A×B×C)

a:漏斗胸凹陷长轴　b:漏斗胸凹陷短轴　c:漏斗胸凹陷深度

A:胸骨长度　B:胸廓横径　C:胸骨角到椎体前最短距离

轻度:FI<0.2　中度:0.2<FI<0.3　重度:FI>0.3

和田寿郎将其定性评估:

Ⅰ度:非常轻微的凹陷,无任何功能障碍,不需要手术治疗;

Ⅱ度:较重的凹陷,有心肺压迫症状;

Ⅲ度:重度凹陷,有明显的心肺压迫症状;

Ⅳ度:严重凹陷,胸骨与脊椎非常接近;

国内仍有不少单位采用FI作为评估方法。

3.Haller 指数　又称CT指数,由 Haller 等于1987年提出,为CT扫描胸廓最凹陷处的横径和前后径的比值。其正常值为2.54。>3.25为中度以上畸形,需手术矫正。该方法简便实用,近年来已被广泛接受。

【手术适应证】

凡有明显的胸骨凹陷畸形的小儿及成人,尤其是凹陷畸形有进行性发展者均应手术矫治。手术不但可矫正畸形,改善外观体形,更重要的是恢复正常的呼吸和循环功能,并可达到消除其病态心理。手术时间取决就诊年龄,部分1岁小儿在深呼吸时前胸可呈现不同程度的下陷,多在3岁以前自行好转,为"假性漏斗胸",因此漏斗胸手术应在3岁以后施行。常规手术年龄为5~12岁。由于非对称性漏斗胸随病情加重可能继发脊柱侧弯畸形,故获得最佳效果的手术年龄为3~5岁,因为该时期畸形通常局限于肋软骨,肋骨受累少,且导致继发性脊椎侧突的胸源性应力尚未发生。3岁以内的重度漏斗胸畸形是否应该手术尚有争论,因小年龄儿童在术后成长过程中有发生再凹陷的可能,故要慎重。

【手术方法】

近一个世纪以来,漏斗胸的手术发展经历了几个重要的阶段。1911～1920 年 Sauerbruch 首先将畸形的肋骨和胸骨整块切除治疗漏斗胸;1920～1940 年,外部牵引联合肋软骨切除和胸骨截骨术被采用;1944 年 Nissen 开始了胸骨翻转法治疗的尝试,其改良术式也得到了较长时间的应用;1949 年 Ravitch 提出胸骨抬举术以及各种改良术式得到了广泛的应用,一度成为漏斗胸的"金标准"术式;1998 年 Nuss 等报道了一种不需要切开或切除肋软骨的微创矫正术,成为近年来漏斗胸手术治疗的新宠。

1.肋骨成形＋胸骨抬举术　前胸正中切口或沿乳房下作弧形切口,将胸大肌自中线切开,游离并推向两侧,暴露畸形肋骨,在骨膜下切除两侧畸形的肋软骨段 2～4cm,一般切除第 4～6 根,常扩大至第 3～7 根,同时切除剑突。在胸骨柄下作楔形截骨,将凹陷的胸骨抬举,以粗线缝合胸骨截骨端和肋软骨断端,胸骨后置引流管。术后胸带包扎固定胸部,可预防术后反常呼吸。也有同时应用克氏钢针或钢板支架作胸骨体内固定手术的。

2.胸骨翻转术　切口同前,暴露畸形胸廓,沿畸形外侧缘自下而上在骨膜下切断肋软骨,完全横断胸骨,使整块胸骨软组织游离。取下胸肋复合体,翻转后,削平胸骨特别凸出部分,胸骨柄与翻转胸肋复合体用粗线或钢丝固定。肋软骨切除过长段后与相对应的肋骨缘缝合固定,间断缝合骨膜,胸壁分层缝合,胸骨后置引流管。某医院共施行漏斗胸手术 168 例,其中施行胸骨翻转术 128 例,无发生感染、胸骨坏死,外观满意。

带腹直肌蒂胸骨翻转术:在游离的胸肋复合体下端将腹直肌蒂适当游离,注意保护腹壁上动脉和胸廓内动脉,保证胸肌翻转腹直肌旋转 180°后无血供受阻,其余操作同前。术后对这种手术患者做血管造影检查,见造影剂自腹壁下动脉经腹壁上动脉进入胸廓内动脉,证实此术式即使腹直肌蒂 180°交叉扭转,但并不造成血供受阻。

3.Nuss 术　1997 年 Nuss 报道从胸骨后置入一根弧形金属支杆,将下移的前胸壁顶起,支杆两端达腋下线。其原理是根据前胸壁的这一力学原理,使畸形的胸壁矫形后在支杆力的维持下重新塑形。这种不需肋软骨切开或切除的矫治术打破了传统的漏斗胸手术方式,从而将漏斗胸的外科治疗推进到一个崭新的微创阶段。由于该手术具有比传统手术更多的优点,被众多的医师和患者家属接受,20 世纪 90 年代开始迅速在欧美国家推广应用,国内 2004 年开始报道该术式的临床应用。尽管如此,Nuss 术尚存在诸多问题,如早期并发症包括疼痛、出血、气胸、损伤等,对非对称性畸形矫治效果不一,以及由于各种原因提前取出支杆者,骨性胸壁尚未获得足够塑形时间,撤除支杆作用的胸壁畸形又再现等。

患者仰卧,全身麻醉下,定位漏斗胸凹陷最深及两侧边缘最高处(胸廓最高点),以此点向左、右两侧划线达腋中线。以模板金属片制成胸廓外形,取 Nuss 钢板用折板器将钢板按模板金属片折成合适的形状待用。在两侧腋中线点,作 2cm 横切口,皮下潜行至胸廓最高点。并在右侧该切口下 1～2 肋间,切开胸壁各层,置入胸腔镜套管,插入胸腔镜,注入 CO_2 气体,可显露胸骨后、心包、肺及膈肌。于右侧胸廓最高点将导引钢板穿刺入胸壁,向左侧的行径紧贴胸骨后,在剑突和心包之间继续左行,从左侧最高点穿出胸壁,再从腋中线切口穿出。然后用纱条连接导引钢板和备用的 Nuss 钢板,推出导引钢板置入 Nuss 钢板,凸面朝后,然后将 Nuss 钢板翻转,顶起凹陷的胸壁,在两侧或单侧(右侧)插入固定片与 Nuss 钢板分别固定。胸腔镜观察,证实无出血、损伤后退出胸腔镜,麻醉师鼓肺,置入或不置右侧胸腔引流管,缝合两侧胸壁切口。Nuss 钢板固定 2～3 年后手术取出。某医院进行 Nuss 术 60 余例,近期(包括拆除钢板后)手术效果满意,长期效果有待于进一步随访。

【并发症】

发生率低,并发症包括气胸、创口感染、肺炎、胸骨坏死和复发。

【手术效果】

漏斗胸手术方法各有利弊,肋骨成形术加胸骨抬举术和单纯胸骨翻转术,在小儿病例曾被广被采用,带腹直肌蒂胸骨翻转术应用在儿童和成人病例,效果均为满意,但传统手术的创伤均比较大。微创的 Nuss 手术应用以来已将近十年,虽然还缺乏长期的随访资料,但其早中期的良好效果已有目共睹,随着经验的积累,技术已日益成熟,成为漏斗胸外科治疗的必然趋势。然而对于年龄偏大、复杂畸形等患者,传统手术仍有重要的应用价值。

二、鸡胸

鸡胸又称胸骨前突畸形,胸骨向前突出,邻近的胸骨部分肋软骨向前隆起,形似鸡胸而命名。发病率明显低于漏斗胸,两者比例约为 1:6～10。临床分为三种类型:Ⅰ型:对称型,最为常见,胸骨向前突出,两侧肋软骨呈对称性凹陷,胸骨纵断面呈弓形;Ⅱ型:又称复合型,胸骨柄,胸骨体上部及肋软骨向上向前突出,胸骨体中部向后屈曲,胸骨下部又突向前方,胸骨纵断面呈 Z 形,少见;Ⅲ型:又称不对称型,胸骨位置正常,一侧肋软骨前突而对侧肋软骨正常或凹陷。

【病因学】

鸡胸的病因与漏斗胸一样尚不十分清楚,可能是肋软骨过度向前凸出生长及胸骨向前移位所形成。有明显家族史,提示和遗传基因有关。

【病理生理】

鸡胸与漏斗胸不同,并不影响心肺功能,临床仅见前胸向前隆起畸形,外观不美,不能俯卧睡眠。

【手术适应证】

轻度鸡胸畸形不需要手术矫治,小儿可积极作扩胸锻炼,有望在生长发育过程中有所改善。重度鸡胸畸形可手术矫治,手术年龄与漏斗胸相同,也有主张在青春期或成年期手术。

【手术方法】

可采用单纯胸骨翻转术或带腹直肌蒂胸骨翻转术,手术切口及操作与漏斗胸基本相同。胸骨翻转后根据胸骨柄、胸骨体、肋软骨的具体畸形情况作适当削平,切开修剪,再作胸骨后板横行楔状截骨,剪除过长的肋软骨,再原位缝合固定。如作带腹直肌蒂时操作同前。

胸骨下降术的手术方法与漏斗胸胸骨抬举术基本相同,利用肋床紧缩及肋软骨拼拢的牵引力,将胸骨下降到正常位置。不对称型鸡胸仅作一侧局限性突起的肋软骨切除即可。

【预后】

鸡胸、漏斗胸早期矫治的优点是可以尽量减少病理生理损害,以及进入青春发育期后由于胸廓畸形导致的心理影响。缺点是早期矫治(3 岁以内)后由于患儿继续生长发育其肋骨和肋软骨可导致严重畸形,使复发率增高。待到青春期生长发育后尽管手术创伤较大,但效果要好,复发率低。

三、扁平胸

多见于大龄儿童及瘦长型青年,因胸骨柄向后平行下陷,造成整个前胸廓扁平,以致前后径明显缩短,影响外观及肺活量,有对称性及不对称性两种,也见与漏斗胸并存。

治疗方法采用 Nuss 术。

四、胸骨裂

【病因学】

在胚胎发育过程中,胸骨胸大肌起源于同一中胚叶侧板,在胚胎第 6 周时胸骨分离为两侧胸骨索,在第 7～10 周时,两侧胸骨索中线自上而下互相融合成骨软骨。生后该软骨有多个骨化中心,发展成为数块胸骨节,最终融合成为胸骨。若胸骨中线在融合过程中发生障碍,即形成胸骨裂。

【病理生理】

因各种胸骨裂类型而异。由于胸廓稳定性破坏而致严重的反常呼吸,可导致 PaO_2 下降,$PaCO_2$ 上升和酸中毒,低氧血症,最终导致呼吸、循环衰竭。在胸骨下裂患儿,常伴膈疝以致胃肠道疝入胸内,加重呼吸、循环障碍及出现消化道梗阻症状。

【诊断】

临床少见,胸骨裂可分为三类。

1.胸骨上裂　临床大多数病例属此种类型。胸骨上部未融合,胸骨裂隙呈 U 形或 V 形,向下延伸到第 4 肋软骨,纵隔前上部无骨覆盖,可见心脏搏动,在患儿哭吵时更为明显,过去曾被误诊为颈部异位心。

2.胸骨全裂　罕见。一种是胸骨全裂剑突不分离,很少伴发其他畸形,另一种是胸骨与剑突全部裂开,常伴胸肌缺损、心包缺如及脐膨出等多发畸形。

3.胸骨下裂　常有 5 种畸形同时存在,故有 Cantrell 五联症之称:①胸骨下部裂或缺损;②膈肌前部缺损;③心包壁层缺失,心包腔与腹腔相通;④脐上腹壁中线缺如伴分开存在或连续的脐膨出;⑤多发心血管畸形。1958 年 Cantrell 首先描述了该病的这些畸形组合。

这是一种罕见的先天性复杂畸形,国内外均少见报道,发生率约 5.5 个/100 万活产新生儿,男:女=2.7:1。但是在心脏异位类型中最为常见,可以存活到儿童或成年。某医院在 30 年中仅见 2 例,其中 1 例伴有复杂发绀型心脏病,年龄 2 个月,家长放弃治疗。另一例 8 岁男儿,表现为典型的 Cantrell 五联症:心脏暴露在胸腹部,有胸骨下端缺损、心包部分缺损、小型室间隔缺损、心脏憩室,脐膨出、腹盲肌分裂和白线疝等畸形。

病因不明,目前认为基本缺陷在于中胚层未能在腹中线连合牢固融合,致使心脏发育异常,并与心包、横膈、胸骨及上腹壁融合不全并存。

临床表现:于生后即见在上腹部有圆形肿块,位于薄弱的皮下,有心脏搏动感,常伴胸骨下缘分离、剑突缺如及前腹壁缺如、脐膨出。一旦小儿哭吵、屏气、咳嗽、叫喊或剧烈活动,肿块增大并跳动剧烈。平时在饱食后极易呕吐,反复发生呼吸道感染、肺炎等。生长发育情况明显落后于同龄儿童,因惧怕损伤外露的皮下心脏,因此小儿不敢户外活动及上学。

【治疗】

根据各类畸形而定,治疗原则先将脱出内脏复位,再合拢裂开的胸骨。在生后 1 个月内的婴儿有望将胸骨直接合拢,大于 1 个月需用自体骨移植或人工材料作胸壁重建,伴有心血管畸形则施行体外循环心内直视术矫治。胸骨裂修补方法有肋骨桥重建、大块髂骨移植重建和人工材料替代等方法。手术治疗要达到以下要求:使心脏复位到胸腔正常位置;纠正伴同存在的心血管畸形;胸骨缺损整形术;膈肌缺如修补;腹直肌修复和脐膨出或脐疝的修补。其中重点介绍胸骨部分裂缺的矫治方法。

上述病例的手术在全麻气管插管下进行。胸腹部正中直切口长约 12cm,分离胸大小肌在左右胸骨上附着点,显露胸骨裂的缺损。缺损长约 7～8cm,宽约 6～7cm,部分心脏外露。将胸大肌向两侧游离分别达两侧锁骨中线。术中除见胸骨畸形外,肋软骨明显发育不良和两侧发育不对称,肋间肌萎缩。将右侧 3～6 肋骨及左侧 4～6 肋骨骨膜切开,在肋软骨交界处切断,将分离的胸肋骨片合拢,覆盖在裸露的心脏前面,证实心脏无受压征象,用 3 根钢丝间断缝合固定。将膈肌折叠修补,以隔开胸膜腔。将大网膜、横结肠回纳腹腔,将两侧分离的腹直肌缝合,修补脐膨出,使重建的胸骨表面覆以胸大肌、软组织、皮肤。在胸骨后置引流管一根,最后重建脐孔。

本方法操作仅一个手术切口,操作相对简单、有效,胸骨裂修复形成一个完整的覆盖和增加胸廓空间,能容纳心脏受压,切断的肋骨保留完整骨膜,可待今后的生长,可避免供骨区的创伤,也有避免人工材料组织的相容性差、排异而导致感染等优点。

【预后】

胸骨上裂不伴多发心血管畸形者预后较好。合并存在的心内缺损是影响术后生存率的关键因素。原发心内缺损的发生率包括室间隔缺损 100％,房间隔缺损 53％,法洛四联症 20％,心室憩室 20％和右位心 7％等。

五、胸大肌缺损-短指-并指综合征

胸大肌缺损-短指-并指综合征又称 Poland 综合征,1841 年由 Alfred Poland 首先发现这种先天性多发畸形。进一步发现这种疾病由一组症状组成,常伴胸壁、乳房畸形,胸壁畸形有胸大肌、胸小肌、胸骨以及肋骨发育不全,甚至第 2～4 前肋及肋软骨完全缺如;手畸形可见发育不全、短指、并指、融合指,以及四指融合仅拇指分开,以及爪形手和缺指畸形等。手、胸壁、乳房畸形程度之间无相关性。

【病因】

病因不明,发病率约 1/20000,为先天性疾病,非家族遗传病。在胚胎发育第 5 周后,胚体发出 4 对肢芽,相应形成肢体的肌肉,第 7 周时出现手指。故在这发育阶段,若锁骨下动脉供血不足或缺如,即可引起同侧一系列组织、器官的发育障碍,出现肢体多发性畸形。

【临床表现及诊断】

男性多于女性 3 倍。生后不易发现,随年龄增长出现一侧胸廓塌陷才发现胸大肌、胸小肌缺损,肋间隙增宽或部分肋骨缺如以致局部胸壁随呼吸运动而起伏。患侧乳头,乳晕发育不全。常伴同侧上肢发育不全或畸形,其中并指畸形最常见,约占 80％。出现短指,手腕发育不全多累及第 3～5 指,拇指一般正常。其他可为缺指骨、掌骨;前臂发育不良如手短小、前臂短缩、尺桡骨融合;常伴脊柱侧凸、半椎体、高肩胛骨;耳廓畸形、先天性心脏病、泌尿系统畸形等多种先天性畸形。但生长发育及智力不受影响。X 线摄片能明确畸形的诊断。

【治疗】

根据具体畸形情况作矫形重建手术,提高肢体能力,以及手术纠正其他系统的先天性畸形。

六、非对称性先天性肋骨畸形

非对称性先天性肋骨畸形又称右胸塌陷症,这种疾病是先天性肋骨发育异常,引起右侧胸壁塌陷而致胸廓的不对称畸形。临床检查发现右侧胸壁明显塌陷,伴胸骨不同程度向右侧旋转。该畸形可致胸廓明显畸形,常伴呼吸、循环系统压迫症状。手术可作肋骨凹陷的矫正术。

七、胸壁窦道

腮源性囊肿与瘘或窦是由于各对腮裂未完全退化的组织发育而成。向外开口形成瘘管或窦道,无外口时则形成囊肿。瘘管及窦道较囊肿多见,大多在婴幼儿期发现。囊肿出现较晚,在儿童或青年期出现。

在胸骨柄附近发现的窦道,是第 3 对腮裂残留的窦道孔,有极少量的白色黏液状分泌物溢出,常因继发性感染而致局部出现红、肿、热、痛自行溃破或切开引流后经久不愈,反复多次发作。

手术切除为根治性最有效的方法。手术要求在控制炎症以后,切除整个窦道。复发率约 1%～3%。

(韩 斐)

第二节 胸廓出口综合征

胸廓出口综合征是指臂丛神经和锁骨下动静脉在胸腔出口处的颈基底部受到压迫,从而引起的患侧上肢麻木、发冷和肌无力等一系列症状。早在 1821 年,Cooper 首先在文献上描述了本病的症状;1861 年 Coote 首次成功地切除颈肋骨治疗本症;1956 年 Peet 将其命名为胸腔出口综合征。

【病因】

导致本病的原因首先为先天性因素,其次为后天性因素。先天性因素主要包括第一肋骨畸形或颈肋,前、中斜角肌肥大、腱样化或附着部异常,以及异常的小斜角纤维带的存在等。这些原因使斜角肌的间隙变小,肋锁间隙狭窄而产生血管神经压迫症状。后天性因素主要包括外伤、肱骨头脱位、颈椎骨质增生、颈部淋巴结肿大、肿瘤和血管硬化等。

【发病机制】

本病的临床症状主要是神经血管的压迫引起的,神经血管在胸腔出口至上臂间较易造成压迫的部位有三处:

1.肋骨斜角肌裂孔 在前、中斜角肌间有一裂孔,从中间通过的有臂神经丛和锁骨下动脉。臂丛神经外有一层很薄的肌膜包围,位于中斜角肌的前缘。其上干占住斜角肌间三角裂孔的顶部,中干在锁骨下动脉的上方,下干在动脉的后下方。斜角肌过度肥厚紧张是造成裂孔处受压的主要原因之一。另外,在斜角肌间裂孔的内口有一层坚密的纤维肌膜将动脉包围并完全固定住,在切除斜角肌时需同时切开这层肌膜才能有效解除,症状。

2.肋骨锁骨通道 该通道是指在锁骨的内侧面和第一肋骨前中段的上侧面之间的管道,有前口与后口;前口通过锁骨下静脉,后口有神经动脉经过。

3.胸小肌管道 胸小肌管道是指神经血管束从胸小肌接近喙突起止点下通过的管道。一般在极度外展(180°)时会增加张力,此时发生压迫的大都是臂丛神经,很少压迫血管,而且发生于较严重病例。

神经受压迫一般先累及感觉纤维,其次是运动纤维,一旦运动障碍症状出现,而且逐渐加重,那恢复的可能就很小。如果长期神经受压,可因交感神经的作用,引起血管收缩。

锁骨下动脉长期持续受压,血管周围纤维化,动脉外膜增生,中膜水肿和内膜增厚导致动脉管内栓塞。这些小的栓子脱落可阻塞远端手指动脉,造成缺血,出现雷诺症或指端溃疡。锁骨下静脉受到压迫,血流受阻,静脉压增高。后期血管逐渐纤维化导致静脉栓塞或受阻,其相关临床症状的轻重取决于侧支循环是否及时形成。

【临床表现】

因神经血管受压部位及程度的不同而产生的症状各不相同。一般包括局部症状、神经症状和血管症状。

1.局部症状 表现为锁骨上窝压痛,有时可触及锁骨下动脉的狭窄后扩张膨大。

2.神经症状 包括疼痛和麻痹。疼痛多为突然剧烈的痉挛性疼痛;也可只是疼痛部位不明确的微痛。Roos 指出疼痛位置可分为二类:上干(C_5、C_6、C_7)受到压迫,疼痛位置为颈部的侧面,累及耳朵,下颌,脸部,颞部和头枕部,似偏头痛。也可累及背部,上胸部和上臂三角肌处;下干(C_7、C_8)受压迫,主要为锁骨下区域疼痛,可影响到背部,肩胛下和上臂的内侧面沿尺神经分布区而下。麻痹多发生在神经分支末端,约34%的麻痹在尺神经分布区,41%分布在所有手指,其中以第 4、5 指较重,另有 15% 则以第 1~3 指为重,这些患者可能有腕部管道症候群。

3.血管症状 根据锁骨下动脉受压的程度而不同,早期可为间歇性痉挛性疼痛,上臂活动时血管受压产生疼痛,活动停止疼痛会慢慢消除。后期若锁骨下动脉栓塞则为持续性疼痛。末梢血管痉挛或栓塞可导致局部末梢缺血,引起雷诺综合征。锁骨下静脉栓塞者常感患侧上臂肿胀,偶尔有同侧前胸壁肿胀感,如侧支循环形成,则水肿可减轻。

【诊断分析】

该病较为少见,临床上容易被误诊为其他疾病。其诊断主要根据病史、体格检查等,其中以病史最为重要。下列各方法有助于诊断。

1.举臂运动试验 上臂平举和外旋,快速作握拳和张开动作,前臂因出现疼痛和麻刺感觉而自动下垂,则为阳性。

2.Adson 试验 病人作深吸气;颈部伸直;头部转向患侧,如果此时桡动脉搏动减弱表示有本症。

3.军事姿势法 把患侧肩部向下,向后拉,如果桡动脉搏动减弱,即表示有本症可能。

4.高度外展检查法 患者手臂举起外展到 180°,如果桡动脉搏动减弱,即表示可能有本症。

5.X 线检查 可显示颈肋或第一肋骨的异常、横突过长、骨疣、骨痂、锁骨异常等。

6.动脉造影检查 锁骨下动脉造影,可以显示血管受压的部位和范围。亦可明确有无动脉瘤或血栓形成等。

7.尺神经传导速度 Urschel 利用肌电图测定尺神经传导速度,在胸部出口处,正常是 72m/s。如果臂丛神经受到压迫,传导速度就会减慢。依其压迫程度测得传导速度如下:

①微度压迫:66~69m/s;②轻度压迫:60~65m/s;③中度压迫:55~59m/s;④重度压迫:54<m/s。

【治疗要领】

1.非手术治疗 包括颈部牵引、理疗、星状神经节封闭、消炎镇痛、应用肌肉松弛剂及运动疗法等。这些疗法可使症状得到暂时缓解,对于轻症患者有一定的疗效,但症状较重者疗效不佳,多须手术治疗。

2.手术治疗 常用的手术方法有:①斜角肌切除术;②颈肋骨切除术;③第 1 肋骨切除术。斜角肌切除术适用于斜角肌异常肥大、挛缩或有其他病损,使前、中斜角肌间隙狭小而压迫臂丛神经和锁骨下动脉者。颈肋切除术适用于经检查证实颈肋存在并且为导致临床症状的主要原因者。第 1 肋骨切除术是治疗胸腔出口综合征的主要手术方法。一般认为第 1 肋骨是构成夹压锁骨下动脉和臂丛神经的重要因素,多主张切除第 1 肋骨以解除压迫。至于何时该行何种手术,主要依病变部位而决定。

(杜鸿昌)

第三节　胸壁结核

胸壁结核是一种继发性的结核感染，主要继发于肺结核或胸膜结核。青少年和中老年均可发病。结核菌由肺或胸膜通过淋巴回流累及肋间淋巴结，引起干酪样坏死，穿透肋间组织形成胸壁脓肿，是最常见的发病模式。也可因肺部或胸膜结核直接破溃侵蚀进入胸壁。结核性脓肿往往局部无发热、发红的征象，故又称冷脓肿。因血行感染胸壁的少见。

【病理】

胸壁结核性脓肿来自胸壁深处，边界不清、基底固定，在胸壁上呈半圆或长圆形隆起，内含干酪样或黄白色脓质。脓肿数目往往多于一处，经皮下隧道相连。脓肿穿破皮肤后可形成窦道经久不愈。穿入胸腔可形成局限性脓胸。当脓肿合并其他细菌感染时，可有典型的红、肿、热、痛的表现。

【临床表现及诊断】

多数患者表现为局部胸部肿物，固定，质地软、硬不等，可伴有疼痛。脓肿穿破皮肤形成窦道时诊断多无困难。继发感染后具有典型的发红、皮温升高、疼痛加剧的表现。还可伴有体温升高、白细胞计数上升等全身症状。

胸壁结核患者同时还可能伴有结核感染的全身反应，如低热、消瘦、盗汗、乏力等症状。

脓肿穿刺可得无臭、稀薄、黄白色脓汁或干酪样物，有助明确诊断。细菌培养结果往往阴性，结核菌也不易找到。脓肿未形成时常需组织活检以与肿瘤鉴别。

胸部 X 线或 CT 可显示病变的范围，显示出钙化、脓肿、肋骨破坏等征象，还可显示陈旧性的胸膜或肺部结核性病灶，对于诊断本病很有帮助。B 超检查也是诊断本病方便有效的方法。有助于发现早期隐藏于胸壁深部波动感不明显的脓肿或"哑铃"状脓肿。

【治疗】

胸壁结核作为全身结核病的一部分，故应注意全身治疗，加强休息、营养及抗结核药物的应用。如果同时有活动性肺结核、纵隔或肺门淋巴结核，则应在病情稳定后再行胸壁结核的手术治疗。

较小的胸壁结核脓肿及老年体弱的患者可试行脓腔穿刺，尽量将脓腔内脓液抽尽，脓腔内注入抗结核药物并加压包扎。每 2～3 天重复 1 次，同时配合全身用药，小部分患者可获治愈。

胸壁结核病变范围较大、组织破坏较广泛、经局部穿刺及抗结核药物治疗未见效，或病灶已穿破形成溃疡或慢性窦道者，可在原发结核病灶药物治疗吸收好转或病情稳定之后施行手术治疗。继发感染的混合性脓肿可在脓肿成熟后切开引流，有部分患者经较长期的换药后可望愈合。多数患者窦道不易愈合，需再作病灶清除术。

手术治疗时应遵循彻底清除病变组织、最大限度保留胸壁软组织、彻底止血、消灭残腔、有效且足够时间的加压包扎等原则。一般在术前可根据患者的具体情况行抗结核药物治疗 2～4 周。若皮肤及浅层肌肉未受病灶侵犯，切口可沿脓肿的长轴切开。如皮肤已受累或已有窦道存在，则应按病灶的长轴作梭形切开，切除有病变的皮肤及窦道口。皮肤切开后，将皮肤及肌层向两侧游离，尽量避免过早切入脓腔。如脓腔已破，则吸去脓液及清除干酪样物，显露脓腔，用弯血管钳探寻窦道及肋骨下面的脓腔，将覆盖于脓肿表面的组织，包括肋骨、肋间肌、胸膜等均予以切除，使脓腔完全敞开，并将基底部的肉芽组织及脓腔壁全部切除，亦可用刮匙把脓腔壁彻底搔刮干净，不留残腔，使创面呈碟形。彻底止血，盐水冲洗创腔，必要时游离切取附近的带蒂肌瓣，充填平铺在创腔内缝合固定。创腔内放入链霉素或阿米卡星粉，放置引流后一期缝合创口。加压包扎 2～3 周。术后继续用抗结核药物治疗半年至 1 年。

（魏雷光）

第四节　胸壁肿瘤

一、概要

胸壁肿瘤一般是指发生在胸壁深层组织,如肌肉、肋膜、血管、神经、骨膜及骨骼之肿瘤。

胸壁原发性的肿瘤病因尚不明确。过去认为与损伤有关,近年来经大量调查,此学说已被放弃,目前这方面的研究报告较少。

(一)分类

胸壁肿瘤的分类方法繁多,临床实用的分类方法如下:①原发性:良性与恶性;②继发性。继发性肿瘤几乎都是转移瘤,多半来自乳腺、肺、甲状腺、前列腺、子宫或肾等的转移或胸膜恶性肿瘤直接扩散而来。原发性胸壁肿瘤组织来源复杂,病理类型繁多,临床上大致分类见表3-1。

表 3-1 原发性胸壁肿瘤的分类

	良性	恶性
软组织肿瘤	脂肪瘤	脂肪肉瘤
	纤维瘤	纤维肉瘤
	神经纤维瘤	神经纤维肉瘤
	血管瘤	血管肉瘤
	淋巴管瘤	淋巴管肉瘤
	横纹肌瘤	横纹肌肉瘤
骨骼肿瘤	骨纤维结构发育不良	软骨肉瘤
	骨软骨瘤	骨肉瘤
	软骨瘤	Ewing's 肉瘤
	嗜酸性细胞肉芽肿	骨髓瘤
	骨囊肿	
	巨细胞瘤	
	动脉瘤样骨囊肿	
	骨母细胞瘤	

(二)症状与体征

胸壁肿瘤在早期可能没有明显的症状,有时在体检时才发现胸壁有肿块,症状的轻重与肿瘤的早晚、大小、发生的部位及病理类型有关。常见的症状是局部有疼痛和压痛,一般为持续性钝痛,如肿瘤累及肋间神经可出现肋间神经痛。晚期恶性肿瘤可有全身症状。如:消瘦、贫血、呼吸困难或胸腔积液等表现。

(三)诊断要点

1.良性肿瘤病程长,缺少特异症状,少数有轻度胸部疼痛。恶性肿瘤早期症状也不明显。最常见的主诉是局部疼痛,压痛和胸壁包块。有持续局限性疼痛,并逐渐加重常提示恶性病变。生长快者多为恶性肿瘤。肿瘤压迫和侵犯周围组织、肋间神经、臂丛及交感神经时除有神经痛外,还会有肢体麻木,Horner 综合征中疼痛放射到上腹部等。

2.体格检查时须注意肿瘤大小、生长速度、部位、表面情况、与周围组织关系及肿块数目等。肿瘤大于 5cm 者多为恶性,生长在胸骨的肿瘤几乎都为恶性,软骨瘤多发生在肋骨肋软骨交叉处。表面光滑,边界清楚,有一定程度活动度多为良性肿瘤。恶性肿瘤则边界模糊外形不规则或凹凸不平且常固定于胸壁而无移动性。多个肿块多为转移性。

3.X 线检查:胸部 X 线检查对胸壁肿瘤的诊断非常重要,如有明显的软组织肿块阴影并有骨质破坏者常是恶性肿瘤的表现。若有广泛骨质破坏又有放射状新骨形成则骨肉瘤可能性大。骨或软骨瘤常表现为肿块密度的普遍增高并有点片状骨质形成,但无骨质破坏。肋骨巨细胞瘤 X 线表现为皂泡样透亮区,骨皮质薄如蛋壳。

4.CT 检查:可以帮助鉴别瘤体的部位,大小、范围、囊性还是实性以及有无胸内脏器、纵膈转移等。

5.实验室检查:尿本-周氏蛋白呈阳性者有助于肋骨骨髓瘤的诊断,血清碱性磷酸酶增高提示肿瘤为恶性且骨质广泛破坏。

6.活组织检查:采用经皮胸壁活组织检查可以明确良、恶性肿瘤诊断。

表 3-2　胸壁肿瘤良、恶性的鉴别诊断

	良性	恶性
大小	多<5cm	多>5cm
生长速度	缓慢	较快
表面血管	正常	增多并扩张
表面温度	与周围差异不明显	较周围皮肤高
疼痛	轻	明显
肿瘤外形	边界清楚表面光滑,有完整包膜,稍有活动度	边界模糊、外形不规则、固定
X 线片	软组织肿瘤很少侵袭肋骨	常伴有骨质侵蚀或转移征象
远处转移	无	晚期可有

(四)治疗

手术切除是治疗胸壁肿瘤的主要方法,仅有几种放射线敏感的恶性肿瘤,在不宜手术的情况下可考虑行放射治疗。如淋巴瘤、Ewing 瘤、霍奇金病等。体积较大手术切除未能彻底的恶性肿瘤术后可配合放疗加化疗等综合治疗,争取提高外科治疗的效果。

1.手术要点

(1)切口选择依肿瘤所在位置及重建胸壁的方式决定。

(2)恶性肿瘤的切除范围,一般应超过肿瘤边缘 5.0cm,上、下应包括正常的一段肋骨及其骨膜,还包括受侵的肌肉、软组织及区域的引流淋巴结。

(3)胸壁缺损较大需胸壁重建。掌握胸壁重建的技术是保证手术切除彻底的先决条件,胸壁缺损面积超过 6cm×6cm 大小需胸壁重建,不然术后可能会出现反常呼吸和呼吸困难。

2.自体组织重建法　①较小的缺损利用局部的肌肉、皮下组织覆盖缝合即可;②较低位也可利用附近的部分膈肌缝合固定。膈神经需钳夹使膈肌麻痹;③局部无可利用的软组织时,利用转移的胸大肌,背阔肌或腹直肌皮瓣;④转移阔筋膜片,虽取材容易,但缺乏硬度,目前已被人工材料所替代,已极少应用;⑤女性病人亦可利用乳房来修补缺损;⑥大网膜组织亦是重建的材料,且具备吸收和抗感染功能,但须要另开腹取材,在不能利用其他材料时可考虑用之。

3.人工合成材料重建法　理想的人工材料应具备:①有很好的支撑力;②组织相容性好;③能透过 X 线射线。应用人工材料可自由设计取材,不受大小限制,当自体组织不能满意利用时,选择用之。缺点:有异物反应,易感染,易松动、破裂及疼痛。鉴于此,目前对金属材料、合成纤维、硅橡胶等人工材料已渐弃用。目前认为效果较好的人工材料有:Marlex 网(用高密度聚乙烯线纺织而成,带有有机玻璃夹心片的网更为理想)、骨水泥及涤纶布。优点:具有很好抗张能力。取材、应用方便,组织相容性好,感染发生率低。另外,国内报道应用较多的是用有机玻璃,具有可塑型切割、灭菌方便,无致癌性,能透 X 线等优点(表 3-3)。

表 3-3　胸壁重建的材料

生物材料
自体材料:
　骨(肋骨、胫骨、腓骨)
　阔筋膜
　肌肉瓣(背阔肌、胸大肌、腹直肌)
　皮肤瓣
　膈肌
　大网膜
　异体组织:
　同种:胸骨、肋骨
　异体:牛肌膜、硬脑膜
人工材料
　金属类:金属网、金属板、克氏针、钽、钛等合金
　合成纤维布(涤纶、尼龙、聚四氟乙烯)
　Marlex 网(聚乙烯、聚丙烯)
　有机玻璃
　Marlex 网有机玻璃夹心片
　硅橡胶片、网
　骨水泥

利用生物材料行胸壁重建术中,一定要在各层材料间常规安置引流管,防止液体潴留,影响同组织间愈合,术后手术区适应加压包扎也是不可忽视的。

二、常见胸壁肿瘤的特点

(一)胸壁软组织肿瘤

1.脂肪瘤和脂肪肉瘤　脂肪瘤为胸壁常见的良性肿瘤,由成熟脂肪细胞组成,有完整的包膜,瘤内有纤维束间隔与皮肤、筋膜相粘连,好发于皮下,亦可见于肌肉间。通常症状不明显,巨大时亦可向胸腔内生长。

X 线片表现较正常软组织更为透亮的圆形阴影,特别是在切线位投照时更为清晰。

脂肪肉瘤属恶性肿瘤,主要由不成熟脂肪母细胞构成。来自胸壁深层脂肪组织或乳腺,多开始就为恶性,很少由脂肪瘤恶变而来。与脂肪瘤相比较,质稍硬,包膜不完整,多为分叶结节状,周围呈浸润性生长。切面有时在脂肪组织中有粘液性变和出血。转移途径以血行为主,易转移至纵隔、肺和肝。

手术切除是治疗脂肪瘤的主要方法。脂肪肉瘤对放疗化疗不敏感。手术中应彻底切除,防止复发。

2.纤维瘤与纤维肉瘤　　原发于胸壁深部筋膜,肌腱或骨膜比较少见,纤维瘤常有恶性变可能。纤维瘤常发生于皮下浅表组织中,质地较硬,大小不等,多与肌长轴固定,在横轴方面可活动。纤维瘤生长缓慢,疼痛不明显;纤维肉瘤多发生于深部,生长快,有剧痛,瘤体表面皮肤发热,浅表静脉扩张。切面呈均匀粉红色,致密的鱼肉状。晚期可发生转移,转移途径经血行和淋巴途径,临床以血行为主,转移率可高达25%。手术后局部复发率更为常见。可达30%～60%,故首次手术治疗的彻底性是治愈的关键,早期做根治性切除,部分病人可获治愈,对放疗及化疗均不敏感。

3.神经源性肿瘤与神经纤维肉瘤　　多见于后纵隔,亦可发生在胸壁上,沿肋间神经及其分支分布。常见有神经纤维瘤,神经鞘细胞瘤及神经节细胞瘤三种。发生在胸壁的肿瘤多为孤立圆形或椭圆形,有包膜,以神经纤维瘤多见。一般症状不明显,肿瘤增大压迫神经时可出现相应的症状。

X线片表现为向胸腔内突出的软组织肿块阴影,内缘清晰,外缘模糊,切线位片肿瘤基底紧贴胸壁,与胸壁成钝角。

多发性神经纤维瘤病可广泛发生在胸壁皮肤、纵隔及身体各部,为多发性结节状肿瘤,伴有皮肤色素沉着。

神经源性肿瘤为良性肿瘤,但有恶变成为神经纤维肉瘤的可能性,发生率约6%～10%,儿童可高达50%。多发生在30岁以后,生长较快,受累的神经支配范围感觉障碍及疼痛,晚期亦可发生转移。

对单个孤立的神经源性肿瘤,应手术切除;对多发性神经纤维瘤病,依具体情况而定,对瘤体较大并有压迫症状的肿瘤,可做选择性切除;对神经纤维肉瘤应早期做根治性切除。

4.血管瘤与血管肉瘤　　血管瘤多见于婴幼儿的头面部,亦可发生在胸背部,常随年龄而增长。分海绵状血管瘤和毛细血管海绵状血管瘤,毛细血管海绵状血管瘤是毛细血管和海绵血管瘤的混合体,海绵状血管瘤常见,皮肤外观正常,瘤体主要位于皮下,稍高起,亦可延伸到肋间及胸内等深层组织,位于皮下者比较局限,高出皮肤呈半球形,表面稍带青色,为大量充满血液的细小囊腔所构成,故触诊柔软似海绵,按之有囊性感,用手压之瘤体会缩小,减压后又复原,延伸到组织深层者一般检查不易判断,需借助其他特殊检查,如造影、CT、磁共振成像等。

血管肉瘤由成纤维结缔组织和血管组织同时生长的恶性肿瘤,主要发生在四肢、胸壁罕见,多发生在青年,开始为有弹性呈红蓝色的肿块,瘤内血管丰富,增长迅速,可向深部浸润,有时有血管搏动及杂音。疼痛不明显,易经血流转移至肺和骨骼,正确诊断需靠病理检查。

比较局限的血管瘤可手术切除,对病变广泛浸润到深层组织的血管瘤,以及血管肉瘤力争手术治疗,但往往手术出血多,切除困难,难以彻底,故恶性者预后不佳,当手术不能切除时可行放射治疗,对放射线治疗中度敏感。

（二）胸壁骨骼肿瘤

1.良性肿瘤

(1)骨纤维结构发育不良及骨化性纤维瘤:骨纤维结构不良又称为骨纤维异常增殖症,是肋骨常见的良性肿瘤,约占20%～35%,好发于中、青年,常有外伤史。骨化性纤维瘤又称骨纤维瘤或纤维性骨瘤,亦属骨纤维性发育不良,是骨内纤维组织增生的改变,两者在临床和X线片表现十分相似,不易鉴别。多认为是同一种疾病,也有人认为骨化性纤维瘤是骨纤维结构不良的亚类,在组织形态学上两者有一定区别。前者的纤维性骨小梁一般不形成板状骨,小梁边缘无成排的骨母细胞,临床好发于肋骨;而后者的骨小梁周围则围着成排的骨母细胞,并有板状骨形成,临床好发于颌骨。

临床症状一般不明显,病变压迫肋间神经时可起胸疼不适。多发者常在同侧皮肤上有色素沉着及女性性早熟的内分泌功能障碍,称之为 Albright 综合征。

诊断主要靠 X 线片和病理检查。X 线片表现为肋骨病变处膨大,呈纺锤形或圆形,骨皮质薄,病变中心具有疏松的骨小梁结构,与恶性巨细胞瘤或肉瘤的鉴别有一定困难,需病理检查诊断。

手术切除病变的肋骨,可完全治愈;多发性的肋骨病变不宜全部切除,因此病的恶性变不常见,可选择切除疼痛明显的肋骨,可能会缓解疼痛。

(2)骨软骨瘤:为常见肋骨良性肿瘤。常见于青少年,多发生在肋骨、肋软骨的交界处或胸骨软骨部,生长缓慢,有恶性变可能。起源于骨皮质,由松质骨、软骨帽及纤维包膜组成,临床为无痛肿块,表面光滑或呈结节状,质地坚硬,可向内或向外生长。

X 线常见顶部为圆形或菜花状,境界锐利,带有长蒂或宽阔基底的肿块阴影,且有不规则的钙化软骨帽,瘤体内有松质及软骨,有不规则密度减低区,无骨膜反应。

治疗须做广泛切除,切除不彻底时易复发。

(3)软骨瘤:为常见的骨性肿瘤。好发于 20～40 岁的青壮年,生长缓慢,自觉症状不明显,瘤体结实,呈膨胀性生长,呈结节或分叶状,外有纤维包膜。亦常发生于肋骨、肋软骨交界处,有发生恶变成为软骨肉瘤的可能,临床不易与恶性软骨肉瘤相鉴别。当临床出现增长变快,疼痛明显,瘤内钙化减少,溶骨加快时常为恶性变的征兆。

X 线片表现肿块内有软骨钙化,呈斑点状或呈环状,受累骨膨胀变形,骨皮质变薄,有些类似破骨细胞瘤改变,亦可有骨膜反应机化而骨皮质增厚者,90％以上肿块大于 4cm,常呈分叶状,手术切除不彻底易复发,故应广泛切除。

(4)嗜酸性细胞肉芽肿:嗜酸性细胞肉芽肿不是骨骼真正的肿瘤,而是侵犯网状内皮系统的一系列疾病的一部分。病理特征为大量组织细胞增殖和嗜酸性白细胞浸润为特征的肉芽性病变。

临床多见于儿童和青少年,男多于女,好发于颅骨、肋骨及椎骨,局部有疼痛和压痛,血内嗜酸性细胞增加(4％～10％)。

X 线片表现病灶位于骨骼腔,呈囊性变,向骨皮质扩张,甚至侵及软组织,骨皮质可呈溶解性缺损,可发生病理骨折。

本病预后好,少数病例可自愈,单发者肋骨切除后可获治愈,多发性者可放射治疗。

(5)骨囊肿:为肋骨单发囊肿,多见于男性青少年,是一种缓慢破坏性的骨瘤。一般无症状,少数人有局部疼痛及压痛,可发生病理性骨折。

X 线片表现为肋骨呈不规则椭圆形的阴影,边缘整齐清楚,内部无钙化点,很少有新骨增生和骨质致密现象。手术切除效果良好。

(6)巨细胞瘤:发病年龄以 20～40 岁多见,常发生在四肢长骨、肋骨少见,发生在肋骨,多位于肋骨的后端。局部常有隐痛和压痛,起病缓慢。瘤始于骨髓腔,呈膨胀性生长,局部呈破坏性改变,常形成囊肿,并有出血。

X 线片表现病变骨结构中出现皂泡样透亮区,骨皮质变得薄如蛋壳,骨性间隔亦较薄,不向软组织内蔓延,故看不到软组织肿胀,与动脉瘤样骨囊肿及骨纤维结构不良的鉴别较困难。

本病为良性,但可以发生恶变及运处转移,临床常作为低度恶性肿瘤处理,应做整块胸壁切除术。

(7)动脉瘤样骨囊肿:发病原因是由于某种原因引起局部循环障碍,病灶内动、静脉吻合沟通,静脉压升高,骨内大量血管扩张,充血,骨质受压,造成破坏。

临床表现同骨囊肿相似。X 线片特征表现为肋骨呈吹气样囊性改变,囊腔间有间隔,形成多数囊腔。手术切除可获治愈。

(8)骨瘤：为少见的良性瘤，好发于面骨和下颌骨，亦可发生在肋骨。青少年多见，一般无症状，很少发生恶变，瘤体坚硬。全身骨骼发育成熟后，瘤体自行停止生长。

X线片表现为局限性骨性肿块，与正常骨组织区别不大，与骨板相连，边缘光滑或毛糙，密度均匀一致。

症状不明显者不需治疗，有压迫症状者做手术切除，效果良好。

(9)骨母细胞瘤：甚少见，本病孤立发生，亦可发生在肋骨。血管丰富，有骨及骨样组织形成，骨母细胞多。本病发展缓慢。

X线片表现瘤体与周围组织分界清晰，瘤外围部分常有增厚的骨外膜组织形成骨质增生，邻近的骨皮质有不同程度的膨胀，变薄，有时可能发生病理性骨折。因血管丰富，易发生出血灶而软化或有囊性改变。X线片易误诊为骨肉瘤。鉴别点是骨肉瘤有典型的肿瘤新骨、骨膜反应及软组织肿块影。

采用手术治疗。手术后有个别病例复发，故手术应完整切除。

2.恶性肿瘤

(1)软骨肉瘤：在胸壁恶性骨骼肿瘤中软骨肉瘤是常见的一种，约占45%～60%。临床表现为软骨瘤相似。生长缓慢，多数人认识，一开始即是恶性，但也有认为是在良性软骨瘤的基础上恶变而成。软骨肉瘤常侵犯邻近组织，但极少向远处转移。

诊断仍以X线片为主要手段。X线片和CT片的特征性改变是肋骨有破坏透亮的同时，半数以上伴有点状斑点状钙化灶，可有骨膜反应机化而致皮质增厚，90%以上肿块大于4.0cm常呈分叶状。

手术治疗是主要方法，手术切除不彻底易复发，故应彻底切除。术前设计好胸壁重建的材料。倘术后复发可再次切除，也有可获得长期存活。

(2)骨肉瘤：过去称为成骨肉瘤，不及软骨肉瘤常见，是一种比软骨肉瘤更为恶性的病变。约占胸壁恶性肿瘤的15%左右，好发年龄在11～30岁。多发于四肢长骨，亦可发生在胸骨，瘤细胞可直接产生肿瘤骨质，多数骨肉瘤穿透骨皮质，侵犯邻近软组织，早期即可发生血行转移，最常见的转移到肺。

临床症状明显，主要为疼痛和肿胀，剧烈的疼痛有时难以忍受，夜间尤甚。如肿瘤侵袭脊椎或神经丛时，可有相应的脊髓受压及上肢神经痛症状。全身症状出现早，可消瘦、乏力、食欲减退、贫血、血沉快、白细胞增多及血清碱性磷酸酶增高等。可有"跳跃"病灶。

局部有肿胀、皮肤发热、变红、压痛明显，瘤体软硬不定。

X线的影像改变，取决于骨肉瘤的组织类型是何种成分为主，组织学上主要成分可以是纤维性、软骨性或骨性。可分三型：①溶骨型：以纤维性成分为主，表现骨小梁破坏消失，侵蚀穿破骨皮质，进入骨膜下继续生长，形成Codman三角，伴有软组织阴影；②成骨型：以骨性成分为主，表现呈广泛致密阴影，无骨小梁结构，无明显界限，可侵入软组织，伴明显的骨膜反应，从骨膜到肿瘤表面，有呈放射状排列的新生针状骨小梁；③混合性：介于二者之间，溶骨和成骨表现同时存在，骨膜反应明显。

治疗应尽早手术治疗，做胸壁广泛切除，胸壁重建，对放疗和化疗不敏感，预后不佳。

(3)Ewing's肉瘤：骨髓内发生的一种由圆形细胞组成的肉瘤，亦称为"恶性小圆形细胞瘤"。多发生在较年轻的年龄组，有2/3发生在20岁以下，30岁以上少见。多侵犯长骨，但侵犯肋骨也不少见。

临床症状有疼痛性肿块，增长迅速，伴有发热、血沉增快及贫血等症状，常易误诊为骨髓炎。

X线表现常具诊断性，显示特征性"洋葱皮"样变化，是由于骨膜骨质增生形成层次结构所致。

此瘤恶性程度高，早期即有血行骨转移。特点是对放疗敏感，如经穿刺已确认，可采用以放疗为主的综合治疗。如手术中病理证实该病手术切除后仍需辅以化疗，尽管如此，预后仍不佳，5年生存率仅为3%～16%。

(4)骨髓瘤：骨髓瘤是一种来自骨髓内浆细胞的恶性肿瘤，亦称为浆细胞骨髓瘤，约占胸壁所有恶性肿瘤的 17％～25％。好发于头盖、肋骨、胸骨、脊椎及骨盆等,通常胸壁的病变仅是全身多发性骨髓瘤的一个部分。男性多见,男女之比约 2：1。

浆细胞有产生球蛋白的功能,因此血清蛋白升高,白蛋白不变,白/球比值倒置,磷酸酶和血钙升高,尿本周蛋白阳性、异常蛋白尿致管型形成,肾功能受损,最后病人可死于尿毒症及肺炎。

X 线片表现为类似打孔性溶骨性病变,并有骨皮质变薄,偶有病理性骨折,多数表现为多发性骨髓瘤改变,孤立性病变有时不易与巨细胞瘤鉴别。

孤立性病变可采用手术切除,术后加用放疗和化疗;多发性病变手术切除仅是为了进一步肯定诊断,化疗是首选的方法。预后不佳,5 年生存率不足 5％。

(5)其他少见的恶性骨肿瘤:除以上 4 种外,尚有各种少见的恶性骨骼肿瘤,如霍奇金病,骨网织细胞肉瘤,恶性骨母细胞瘤,恶性嗜酸性细胞肉芽肿,恶性巨细胞瘤等等,临床诊断常常困难,诊断除依靠 X 线和 CT 片以外,活组织病理检查是其主要手段,单发局限的肿瘤均尽可能采取手术治疗。

(三)胸壁转移瘤

继发性胸壁肿瘤,几乎都是由其他部位的癌瘤转移而来,常见转移的来源为肺癌、甲状腺癌、乳腺癌、肾及肾上腺癌、前列腺癌、鼻咽癌等。当原发病灶不明确,胸壁肿瘤又为单发时则不易与原发性胸壁肿瘤相鉴别,往往术后才明确是转移癌。

治疗根据原发瘤的情况及身体其他部位是否有转移而定,一般采取对症治疗,如化疗和放疗。如原发瘤已被控制,某些单发的转移瘤仍可以考虑手术切除,但总的效果预后不佳。

（韩　斐）

第四章　胸膜疾病

第一节　急性脓胸

一、病因和发病机制

急性脓胸主要致病菌为金黄色葡萄球菌、肺炎球菌、链球菌,少数为大肠杆菌及产气杆菌。大多数脓胸是继发性的,感染的途径有下列 6 种:

1.继发于肺部感染性病灶　如大叶性肺炎、支气管肺炎,化脓菌从肺部病灶侵入胸膜腔;肺脓肿或空洞病变破溃入胸膜腔等。

2.胸部创伤　如胸部穿透伤时,子弹、刀片、衣物破碎屑等异物携带致病菌通过伤口直接进入胸膜腔。因胸外伤常有血胸同时存在,很容易引起胸膜腔内化脓性感染。

3.胸部手术后并发症　任何胸部手术造成胸膜腔污染均有导致脓胸可能,其中以支气管胸膜瘘、食管吻合口瘘最为多见。

4.邻近器官或组织化脓病灶的蔓延　如肝脓肿、膈下脓肿、纵膈脓肿、化脓性心包炎可直接穿透膈肌、胸膜、心包入胸膜腔形成脓胸。

5.血源性感染　在体弱或婴幼儿患者感染败血症、脓毒血症时致病菌经血液循环扩散到胸膜腔形成脓胸。此时的脓胸常是全身感染的一部分。

6.其他　自发性气胸引流后或长期不愈并发感染,自发性食管破裂、纵膈畸胎瘤继发感染、破裂等均可形成脓胸。

二、症状与体征

1.症状　常见的症状有胸痛、高热、呼吸急促、食欲不振、周身不适、体重减轻等。肺炎后的脓胸多发生在症状缓解后 1～2 周,消散期肺表面小脓肿向胸膜腔破溃,引起突然胸痛,体温升高,持续不退,寒战,咳嗽,病人常不能平卧。肺手术后并发支气管胸膜瘘则多发生在术后 7～10d,病人突然刺激性呛咳,痰中带陈旧性血或咳出胸水样痰。体位影响咳痰,体位有利于引流瘘管引流时,可咳出大量痰液。若病人改变体位,卧向患侧,则痰量大减。

2.体征　常呈急性病容、呼吸浅快、心悸、紫绀、患侧呼吸运动减弱、肋间隙饱满。叩诊患侧上胸部呈鼓音,下胸部呈浊音或实音,特别是脓气胸时更明显。纵膈向健侧移位,听诊患侧呼吸音减弱或消失,语颤减弱。

局限性包裹性脓胸体征多不明显。包裹于叶间裂和纵隔面的局限脓胸,查体时多无阳性发现。

三、诊断要点

胸腔穿刺和实验室检查可以明确诊断。胸部 B 超、胸部 X 线片、CT 扫描、MRI 检查和脓腔造影则为穿刺、引流和手术治疗提供依据。

1.实验室检查　血常规化验白细胞总数及中性白细胞明显增高。外周血白细胞总数可达$(15\sim20)\times10^9/L$。

渗出期与化脓期,感染性渗液与脓液的划分标准尚有争议,一般认为胸腔积液中白细胞$>10\times10^9/L$,可诊断为脓胸。

查找引起脓胸的病原体对指导用药有意义。但是,细菌培养的阴性率高达 37%,这与培养技术、微生物的营养要求以及使用过抗生素有关。另外,还需注意厌氧菌、结核菌等分枝杆菌、真菌和阿米巴等病原体引起的脓胸。

2.胸部 X 线检查　胸腔积脓的均匀致密影,直立位时少量积脓($100\sim200ml$)显示肋隔角模糊;中等量积脓($300\sim1000ml$)显示外高内低的弧形致密阴影,液体的上缘呈凹面向上的弧线,即所谓"液体半月征或渗液曲线征"。侧位胸片上可出现横贯前后胸腔的弧形渗液曲线,前方和后方为最高,中间下凹,有时还可见液体延伸至叶间隙中。在渗液曲线以下表现为一片均匀密实阴影。除非脓汁十分稠厚,否则随体位改变,液体向低位流动,引起 X 线阴影的改变。大量胸腔积脓($>1000ml$)液面内上缘超过肺门水平。纵隔向健侧移位,患侧肋间隙增宽,肋骨平举。积脓过多可使整个一侧胸腔不透光。大量脓液的重量压迫膈肌,使其变扁平,呼气时不因膈肌的松弛而使膈肌上升,反而下降,形成与膈肌麻痹产生高位矛盾运动相反的低位矛盾运动。病人取平卧位后,膈肌的矛盾运动消失。

3.CT 扫描　能发现少量胸腔积液。在 CT 扫描片上,少量积脓的影像是与胸膜平行的弧形带状低密度影。中等量积脓阴影呈新月形,弧形线向后内侧凹陷。大量积液肺组织明显受压,体积缩小,贴在肺门附近;纵隔向对侧移位。局限性包裹性脓胸,CT 更易与肺内肿块识别。叶间包裹可使阴影呈雪茄状,梭状或球状,与叶间裂的走行方向一致。阴影两端的叶间胸膜常增厚,似彗星尾巴或发辫状。

纵隔面包裹阴影似纵隔肿瘤,但密度低。侧胸壁包裹呈基底较宽的凸镜形阴影,紧贴胸膜,一般呈钝角,边界清楚,附近胸膜增厚,邻近的肺实质、支气管和大血管受压移位。增强扫描使壁层胸膜明显增强,形成脏、壁层胸膜分离的特征。

4.超声检查　操作简便,可重复性强,容易显示与胸壁相连的脓腔,便于胸腔穿刺定位和安放胸腔闭式引流。

5.磁共振成像(MRI)检查　可以显示脓胸胸腔的位置,成分、范围和周围结构的关系。通过改变信号,大血管的流空现象清晰可见,为术式选择和手术设计提供有价值的资料。

四、治疗

治疗原则是:清除感染,引流胸腔积脓,促进肺膨胀,恢复肺功能。

1.全身支持疗法　由于胸膜腔广泛渗出,损失大量蛋白。除选择用有效抗生素之外,应该给予高热量、高蛋白质和富含维生素的食物,积极纠正水、电解质紊乱和维持酸碱平衡。必要时多次少量输血。

2.胸腔穿刺

(1)穿刺的目的:①细菌培养加药物敏感试验,选用敏感抗生素。②减少脓液对肺脏的压迫和减轻中毒症状。每日胸穿 1 次,每次尽量将脓液抽尽,并向胸膜腔内注入敏感抗生素。随着脓液的减少,穿刺可改为隔日或 3 日 1 次。

(2)穿刺注意事项:④穿刺前通过 B 超或胸透选穿刺点,特别是局限性包裹性脓胸;②选用最舒适又便于操作的体位,以免虚弱的病人不能坚持到底;③穿刺过程中嘱病人不要用力咳嗽和憋气,宜平静呼吸,如剧烈病痛、呼吸困难、出冷汗、心悸及刺激性咳嗽,应立即停止穿刺;④注意掌握进针深度,避免刺伤肺及大血管;⑤准备必须的急救器械和药品。

3.胸腔闭式引流

(1)适应证:①全脓胸,脓液多,穿刺后脓液复积很快,必须充分引流才能控制病情;②包裹性脓胸,脓液十分粘稠,穿刺不易抽出或因分隔太多等其他问题难以完成穿刺引流者;③不需要手术或不能手术的脓胸,通过胸腔引流可以避免做胸膜剥脱或能终止病情发展者;④如下情况应及早做胸腔闭式引流。肺脓肿或结核性空洞破裂所致的脓气胸。伴支气管胸膜瘘或食管胸膜瘘的脓气胸。免疫抑制病人的脓胸。

(2)禁忌证:①已决定手术治疗的脓胸并不伴有危急情况时;②必须手术才能治愈或非手术法也能治愈的单纯结核性脓胸。

(3)注意事项:①引流管放的深度要适当。放管时可伸入手指,探查脓腔,打通附近的分隔,将引流管放在脓腔的底部。不宜选择过细的引流管;②引流术后应胸透或拍摄胸片,如仍有明显液平面,说明引流不通畅,需要调整引流管;③为促进肺膨胀,水封瓶或引流袋可接-1.96kPa(-20cmH₂O)持续负压吸引装置;④有支气管胸膜瘘的病人不宜使用抗生素盐水冲洗脓腔。

4.胸腔镜脓胸清创引流 利用电视胸腔镜,在直视下彻底清除脓腔中的脓块、坏死组织、纤维膜和异物等。打通分隔,擦去脏层胸膜表面的附着物,用抗生素盐水冲洗脓腔。

五、预后

急性脓胸的预后取决于感染类型与严重程度、患者一般状况与基础疾病、抗生素敏感情况与脓胸引流及时充分等。无基础疾病的年轻病人死亡率约 8%,而伴有基础疾病的老年人死亡率高达 40%~70%。医院内感染、耐药性强的革兰阴性杆菌感染、多种细菌引起的混合感染,免疫抑制病人的感染死亡率高。及早选用敏感抗生素,粗口径流管做胸腔闭式引流可降低死亡率。

(吴维胜)

第二节　慢性脓胸

急性脓胸与慢性脓胸之间是逐步演变的,并无明显分界。一般 3 个月以上的脓胸可以称为慢性脓胸。

一、病因与发病机制

(一)病因

1.急性脓胸 未能及时发现、及时做胸腔穿刺抽脓或充分引流手术。有的虽做引流,但是引流管太细、位置太高、放置过深、过浅或有扭曲,以致引流不畅,经久不愈,脓液潴留,最后形成慢性脓胸。

2.特殊的病原体感染 有抗药性,不易杀灭。例如:结核菌、放线菌、霉菌、阿米巴、肿瘤合并混合感染以及胆固醇脓胸等。有些缺乏急性阶段,发现时已成慢性。

3.胸膜内异物 未能及时取出,如碎骨片、纱布、衣服碎屑等异物在胸腔内引起继发感染。

4.胸膜腔周围毗邻器官疾病 持续不断地向胸膜腔污染,致使胸膜腔反复感染,例如结核空洞、肺癌、肺脓肿和肺手术后形成的支气管胸膜瘘。食管癌手术后形成的食管胃吻合口胸膜瘘。肝脓肿、膈下脓肿和肋骨骨髓炎等感染胸腔。

(二)发病机制

胸膜腔因长期积脓,脓液中的纤维素逐渐存积在壁层胸膜和脏层胸膜上,形成厚纤维板,逐渐被机化。壁层胸膜增厚可达 0.3～1.5cm。增厚的纤维板限制肺的扩张,使脓腔容积不再缩小。脓腔内附有肉芽组织、脓痂,结核性脓胸存有干酪样物质。

胸膜的增厚、钙化和瘢痕组织收缩使肋骨聚拢,肋间隙缩窄,胸壁收缩内陷,肋骨呈三角形改变,脊柱弯向对侧。脏层胸膜及肺被机化的纤维瘢痕包裹限制,影响肺的呼吸运动。膈肌也因增厚的纤维板而固定。因长期慢性缺氧,可发生杵状指(趾)。长期感染,使病人的肝、肾、脾等脏器发生淀粉样变,临床上出现肝、脾肿大、肾功能障碍等一系列症状和体征。

二、症状与体征

1.常见症状

(1)持久存在的呼吸道症状,如咳嗽,脓痰,胸痛,胸闷和呼吸困难。

(2)逐渐加重的慢性全身中毒症状,如低热,盗汗,乏力,心悸,食欲不振,消瘦,头晕目眩和耳鸣失眠等。

2.多见体征

(1)肋间隙变窄,胸廓下陷,呼吸动度降低或消失,纵隔向患侧移位,脊柱侧弯,有杵状指(趾)。

(2)营养不良、贫血和低蛋白血症等。

(3)叩诊患侧呈实音,听诊呼吸音减弱或消失。

有胸壁慢性瘘管者,时有脓液漏出;当窦道堵塞时,病人则感胸内胀痛、发热;瘘管再通,引流改善,则症状又缓解。有支气管胸膜瘘时,病人向健侧卧位痰量增多,咳嗽时可听到水泡音。个别慢性脓胸病人,多年后可因脓液由支气管咳出,胸腔广泛纤维化,脓腔封闭而自行愈合,遗留胸部畸形或肺功能减损。

三、诊断要点

1.临床症状:由于长期感染和慢性消耗,病人常有慢性全身中毒症状,如低热、乏力、食欲不振、消瘦、营养不良、贫血外观等。如有支气管胸膜瘘则有刺激性呛咳及呼吸困难,咳嗽与体位有关。大多数患者可有胸外手术史、外伤史、急性脓胸及结核性胸膜炎等病史。

2.体征:可见患侧胸廓下陷、肋间隙变窄、呼吸运动降低或消失、语颤减弱或消失,叩诊为浊音、肺下界升高,听诊呼吸音减弱或消失。纵隔、心脏向患侧移位、脊柱侧弯、杵状指(趾)。

3.实验室检查:常提示贫血、低蛋白血症、血沉增快、脓腔液中可找到病原菌、结核菌或阿米巴滋养体等。肺功能常提示限制性通气功能障碍。

4.已做过胸腔闭式引流的病人,可经引流口向深部采取活检以明确脓胸的性质。

5.怀疑有支气管胸膜瘘时,可将美蓝或甲紫注入脓腔,很快从痰中咳出,证实有支气管胸膜瘘存在。

6.无支气管胸膜瘘,可向脓腔注入生理盐水,以测量脓腔大小。也可注入碘油或用12.5％碘化钠进行造影,拍摄正侧位胸片。

7.怀疑有支气管扩张伴脓胸者可做支气管碘油造影。在支气管胸膜瘘的病人中做支气管碘油造影能证实并对支气管胸膜瘘定位。

8.在普通胸片上慢性脓胸的表现:①胸膜增厚,肋间隙变窄,患侧呈毛玻璃样模糊阴影;②患侧胸壁塌陷,膈肌升高,纵隔向患侧移位;③干酪样物质和脓腔出血后机化,使大量钙盐沉积形成石灰渣样物质,胸片表现为钙化高密度阴影;④感染波及肋骨,有骨膜炎存在时,肋骨上下缘有多层增密的条状阴影;⑤有液气面存在时多提示有支气管胸膜瘘存在。

9.CT扫描和MRI检查:能为判断纤维板的厚度、积液量的多少、肺压缩情况、肺内病灶存在与否以及手术后肺复张的可能性提供有价值的资料,对手术有重要意义。

四、治疗

(一)全身支持疗法

除给病人食用高蛋白、高能量、高维生素食物,定期多次输新鲜血液、血浆、白蛋白,用敏感抗生素之外,适当增加活动量,改善心、肺功能,增强机体抵抗力。

(二)改进脓腔引流

有一些经久不愈的慢性脓胸是因为引流管太细,脓腔中有异物存在,病原体特殊,致使脓腔长期存在。如改进脓腔引流,能为治愈脓胸创造条件和机会。常用的方法有两种。

1.粗引流管引流

(1)适应证:①肺内病变不广泛;②病期不太长;③肺顺应性,肺纤维化不严重;④病人一般情况差,暂时不宜进行大手术者;

(2)禁忌证:不伴有支气管胸膜瘘和混合感染的结核性脓胸,不宜引流;

(3)注意事项:①引流部位要合适,既要接近脓腔底部,又不能过低,以高于脓腔底部1肋间隙为宜,以免脓腔稍有缩小,即可堵塞引流管口;②引流管管腔要够大,内径要达1.5cm,伸入脓腔2～3cm。慢性脓胸肋间隙窄,因此以切除一段肋骨,经肋骨床放入引流管为好;③进入脓腔后,应伸入手指,探查脓腔,打通分隔,取出异物。必要时用胸腔镜协助完成。同时应切取脓腔壁组织做病理检查;④无支气管胸膜瘘的病人,可安放两根管,一粗一细,细管留做冲洗脓腔作用;⑤引流早期,脓液较多,应连接水封瓶或引流袋。脓液变少后,可剪短引流管改为开放引流。引流管的外端用安全别针及胶布妥善固定,以免引流管脱落或遗留在脓腔内。

2.开窗引流

(1)适应证:①全肺切除术后全脓胸;②由耐药菌和特殊病原体(如伊氏放线菌、烟曲霉菌、厌氧菌和大肠杆菌等)引起的脓胸;③脓胸伴有残余肿瘤和支气管胸膜瘘;④脓胸同时伴有脊椎骨骨髓炎;⑤病人不能耐受开胸大手术,利用引流管引流无效者。

(2)禁忌证:①通过引流管引流能治愈的脓胸;②脏层胸膜和壁层胸膜未形成牢固粘连,纵隔未固定之前;③无混合感染,不伴有支气管胸膜瘘的单纯结核性脓胸。

(3)注意事项:①一般在腋下做开窗,开窗口不宜太小,一般需切除2～3段肋骨。皮瓣可设计成U形或 Y 形,长约 7～10cm,皮瓣游离后,内翻入胸,与增厚的壁层胸膜缝合,覆盖显露的肋骨和肋骨断端。②在直视下清理脓腔,用 0.5％次氯酸钠水溶液或稀释的过氧化氢溶液冲洗脓腔,更换并填充敷料。在开始时,需每日更换敷料 2～3 次,以后随着渗出的减少,逐渐减少更换敷料的次数。③术后 7～10d,皮瓣已固定,拆除皮肤缝线。

(三)胸膜纤维板剥脱术

手术的目的是剥除壁层和脏层胸膜增厚的纤维板,使肺组织从纤维板的束缚中解放出来,重新扩张,消灭脓腔。壁层纤维板剥除后,胸壁恢复呼吸运动,恢复通气功能,保持胸廓的正常形态。

1.适应证　仅适于患侧肺基本正常的慢性脓胸。

2.禁忌证

(1)患侧肺广泛纤维化,剥除纤维板之后肺组织不能充分扩张。

(2)患侧肺有空洞,活动性病灶,为了肺结核病的治疗,肺组织不宜扩张。

(3)患侧肺内有支气管狭窄,支气管扩张,支气管胸膜瘘,需要同时做肺切除者。

(4)病人体弱,全身情况差,不能承受此手术者。

(5)肺内病变广泛,增厚的纤维板与肺组织紧密粘连,甚至与肺纤维化相融为一体,使纤维板无法剥除者。

3.注意事项

(1)术前必须做全面仔细的检查,通过 CT 扫描和 MRI 检查,确定肺内无病。通过纤维支气管镜检查和支气管碘油造影,排除支气管病变。通过实验室检查,排除痰内有结核菌,胸内有肿瘤细胞。

(2)加强营养,纠正贫血,改善凝血机制障碍和纠正水、电解质失衡,使病人能承受手术创伤。

(3)估计术中失血多者,术前多备血源。准备好各种止血措施,建立好通畅的输血通道,心、肺和肾功能监测。

(4)术中探查发现肺内病变广泛,或纤维板与肺紧密粘连,不能分离,应及时改做胸廓成形术。

(5)不能完整剥除纤维板者,需要彻底清创,去除全部脓痂,纤维素和炎性肉芽组织。用 1∶4000 洗必泰溶液浸泡脓腔,用有效抗生素生理盐水冲洗脓腔。

(6)关胸前要彻底止血,仔细修补肺破损漏气的创面。术后血胸和肺破口漏气影响肺复张,是手术失败的主要原因。

(7)术毕,患侧安放粗胸腔闭式引流管 2 根,必要时加持续负压吸引。

(四)胸廓成形术

胸廓成形术是切除患部肋骨,使胸壁塌陷,压缩消灭脓腔,也可使有病的肺组织被直接压缩而静息,以促进结核空洞的闭合及肺组织的纤维瘢痕化。是一种永久性的、不可复原的萎陷疗法。

胸廓成形术可分为胸膜外胸廓成形术和胸膜内胸廓成形术。只在骨膜下切除部分肋骨,保留壁层胸膜完整者称胸膜外胸廓成形术。它适用于范围较小脓胸病人。传统的胸膜内胸廓成形术,即 Schede 手术,需将肋骨、肋间组织、壁层胸膜及增厚的纤维板一并切除,使胸壁剩留的软组织下陷,与脓腔的内壁靠合,消灭脓腔。此手术创伤大,畸形严重,并发症多,目前多用保留肋骨骨膜,肋间神经、血管的改良胸膜内胸廓成形术治疗慢性脓胸。

1.适应证

(1)经久不愈的慢性脓胸,同侧肺有活动性结核病灶。

(2)脓胸伴有支气管胸膜瘘。肺功能及一般情况差不适宜做全肺切除。

(3)因增厚的纤维板与肺组织紧密粘连,融为一体,使胸膜剥脱术不能完成者或纤维板剥脱术后肺不能扩张者(因肺纤维化)。

2.禁忌证

(1)脓胸同时伴支气管内膜结核,支气管扩张,肺不张,张力性空洞,厚壁空洞(壁厚超过0.4mm),巨大空洞,空洞位于后4肋以下及肺门空洞。

(2)脓胸同时伴肺继发感染,咯血。

(3)青少年病人,术后可能引起胸部严重畸形者。

3.注意事项　术前做好充分准备,改善病人全身情况,备足血源,建立输血通道,做好心、肺和肾功能监测,准备好各种止血措施。

4.手术操作要点

(1)手术切口设计根据脓腔部位和范围决定,切口应能显露脓腔的全部。

(2)通常应先做探查,然后决定术式。做膜内胸廓成形术时,先切除第5、6肋骨经肋骨床切开脓腔,吸除脓汁,清除坏死组织,探查脓腔范围,再切除相应的肋骨。翻转肋间肌,切除纤维板及肉芽组织,保留肋间肌,冲洗脓腔,彻底止血。

(3)肋骨切除要充分。上、下超过脓腔多切除1～2根。前后超过脓腔边缘2cm。如果脓腔很大,需要切除的肋骨数目很多,或病人全身情况差,不能耐受,可分期手术。第1期胸膜外切除上部肋骨,第2期切除下部肋骨并行胸膜内手术,两次手术间隔2～3周。

(4)切除肋骨前端时,第4肋以下(第4肋开始),前端依次留长,以免压迫心脏。如果脓腔在上部,只切除上6根肋骨时,要注意预防第7肋骨与肩胛骨下角摩擦引起疼痛,应切除第7肋骨中间一段或部分肩胛骨下角。

(5)伴有支气管胸膜瘘时,应将瘘口周围组织加以游离,切除不健康的组织和支气管残端,然后缝合修补,最后用带血管蒂的肌瓣或大网膜移植填充。

(6)脓腔较大时,用肋间肌填充后仍有残腔,应游离周围带血管蒂的肌瓣或大网膜填充。

(7)最后,用抗生素盐水冲洗脓腔,脓腔内安放1～2根引流管,充分引流,保证创口内无积血、积液。肌肉用可吸收缝线固定后,缝合皮肤切口。

5.术后处理

(1)有效的加压包扎是手术成功的关键。包扎敷料要松软、够厚,术后4d更换敷料1次,继续加压包扎,术后4周解除加压包扎。

(2)术后注意早期进行体疗姿势训练,以防头歪、肩斜和脊柱侧弯。

(五)肌瓣和大网膜填塞术

通过转移带血管蒂的壁肌瓣和(或)大网膜进入胸腔,填充感染的胸膜间隙,治疗伴有或不伴有支气管胸膜瘘的脓胸,不但减轻了病人因胸廓成形手术带来的术后畸形,而且可以一期完成手术。它可以单独使用,也可以和胸廓成形术联合应用。

1.适应证

(1)全肺切除术后脓胸伴支气管胸膜瘘。

(2)青少年脓胸或胸廓成形术可能造成严重畸形者。

(3)局限性脓胸,脓腔位于膈上、纵隔面,脊柱旁沟等部位,脓腔虽小,但很深,单纯胸廓成形术不能闭合脓腔者。

2.禁忌证

(1)必须使用的肌瓣已切断血液供应。例如后外侧剖胸手术切口,切断了背阔肌远端的血液供应。肋缘下斜切口超过中线时,切断了腹直肌上动脉的血液供应。

（2）必须使用的肌瓣或网膜不能游离。例如胃大网膜血管弓畸形,Barkow 血管弓和胃网膜左右动静脉血管弓不完整。结核性腹膜炎使腹腔广泛粘连不能分离。

（3）其他禁忌证与胸廓成形术禁忌证相同。

3.注意事项

（1）经常用以填塞脓腔的胸壁肌肉是背阔肌,前锯肌、胸大肌、大网膜和腹直肌。正常成年人全肺切除术后用胸壁肌肉填充整个胸腔,根据手术和尸体材料测量各肌瓣的大小,背阔肌充分游离后可充填单侧胸腔的 30%～40%,前锯肌 10%～15%,胸大肌 20%～30%,胸小肌 0～2%,大网膜 5%～15% 和腹直肌5%～15%。

（2）带血管蒂肌瓣的选择应根据脓腔的位置和大小,脓腔位于下前方,采用翻转腹直肌瓣比较方便。肺下叶切除术后脓胸伴支气管胸膜瘘,采用前锯肌和背阔肌瓣封闭瘘口,填满脓腔更好。肺上叶切除术后脓胸伴支气管胸膜瘘,则适合用胸大肌瓣。

（3）胸壁肌肉向胸腔内转移的径路应根据血液供应做通道,必须保证血管蒂无张力,不受挤压,无扭曲。通过胸壁时需切除 7cm 长的 2 根肋骨。用可吸收缝线将肌瓣固定在适当的位置上。

（4）除非有难以处理的支气管胸膜瘘或单用胸壁肌肉难以填满的残腔,一般不动用大网膜。脓腔清创,胸壁肌肉游离后,确实需要动用大网膜时,要更换手术衣和手套,重新消毒腹部皮肤,开腹解剖游离大网膜。首先检查大网膜血管弓,设计剪裁方式,最后经皮下隧道或经膈造孔将大网膜送入胸腔。用4-0 prolene线将大网膜固定在支气管残端周围,包盖支气管残端。操作过程中必须注意预防腹腔感染,胃扭转,胃穿孔,膈疝和大网膜血管蒂因受挤压扭曲引起坏死。

（5）脓腔留置引流管,可以接持续负压吸引装置以保证充分引流,不存积血,不留死腔。

（六）胸膜肺切除术

慢性脓胸同时又有广泛而严重的同侧肺内病变,如张力性、厚壁、巨大空洞、支气管高度狭窄,支气管扩张,肺不张等,但对侧肺及胸腔正常,心肺储备功能好,年龄 65 岁以下预计胸膜肺切除能根治疾病者可考虑做胸膜肺叶切除或胸膜全肺切除。

此手术技术较复杂,出血多,危险性大,术前准备要充分,术中操作要仔细。除注意止血外,应时刻警惕因胸膜增厚、牵引所致纵隔移位和解剖关系的改变,有误伤邻近脏器的可能性。在处理下肺韧带、游离支气管时,小心勿伤食管。剥离右肺上叶纵隔面时,注意上腔静脉。在肺门及主动脉弓前面解剖,要注意迷走神经和膈神经。有时因胸内粘连紧密,胸膜增厚,肺门区大血管无法分离,必要时需切开心包膜,处理肺门大血管,可避免不必要的血管损伤而引起意外的大出血。

（魏雷光）

第三节 胸膜肿瘤

胸膜由间皮细胞和结缔组织构成,可分为覆盖于胸壁内侧的壁层胸膜和覆盖于肺及纵隔表面的脏层胸膜。胸膜肿瘤分为原发性和转移性两大类。转移性肿瘤较常见,以肺和乳腺来源者居多,其可通过直接侵犯或经淋巴、血液转移而发生。本节将着重讨论原发性胸膜肿瘤。原发性胸膜肿瘤最早于 1767 年由 Lieutaud 报道,该类肿瘤的组织学类型可因胸膜组织成分的不同而异,除常见的间皮瘤之外,尚有起源于结缔组织的平滑肌瘤、血管瘤、脂肪瘤和神经纤维瘤等,其中以胸膜间皮瘤居多,占整个胸膜肿瘤的 5%,占全部癌症的 0.02%～0.4%。胸膜间皮瘤起源于间皮细胞和浆膜下细胞。关于胸膜间皮瘤的病理类型及良、恶性的病理特征,长期以来一直存在着争论和分歧,因而分类紊乱,名称繁多。目前胸膜间皮瘤分为局限型和弥漫型两类,局限型极少见,至今见报道者仅 600 余例,大多为胸膜纤维瘤,起源于胸膜间皮层附近腔隙里的不定型间质细胞,为良性或低度恶性,可被完整手术切除。弥漫型即为恶性胸膜间皮瘤(MPM),较局限型常见,起源于胸膜间皮细胞,恶性程度极高。

【病因】

大量的临床资料和动物实验研究证实,胸膜间皮瘤的发生与吸入石棉纤维有着极为密切的关系。80%的恶性胸膜间皮瘤患者发病与石棉纤维的接触有关,其中包括温石棉、青石棉、透闪石棉及铁石棉,潜伏期约为 35～40 年。另外 20%的患者不存在职业或环境石棉接触史,发病原因尚不清楚。此外,沸石、放射治疗及二氧化钍等也可能是其致病原因。

【发病率】

目前恶性胸膜间皮瘤的发生率呈逐年上升趋势,美国现在每年的发病人数约 2000～3000 例,西欧约为 5000 例。澳大利亚是至今发病率最高的国家,男性发病率为 59.8/(100 万·年),女性为 10.9/(100 万·年)。国内 1958 年首次报道该病,但至今尚无各地区有关恶性间皮瘤发病率及死亡率的详细资料,据初步估计发病率大概在 0.1～0.6/(10 万·年)之间,且各地差异较大。我国云南省大姚县是恶性胸膜间皮瘤的高发区,流行病学调查资料显示恶性胸膜间皮瘤发病率达到 8.5/(10 万·年)(1977～1983)和 17.75/(10 万·年)(1987～1995)。我国在近 20 年才开始重视石棉相关工业的控制和从业者的保护,故预计我国将在 2030 年左右面临恶性胸膜间皮瘤的发病高峰。

【病理】

恶性胸膜间皮瘤按组织学分类可分为上皮细胞型、混合型和肉瘤型三种,其中上皮细胞型约占 50%～60%,混合型约占 30%,肉瘤型约占 7%～10%。由于胸膜间皮瘤的形态变化范围广,在病理上与转移性肺腺癌较难鉴别,早期的胸膜间皮瘤与良性胸膜细胞增生在普通光镜下更难鉴别。因而免疫组织化学染色已成为胸膜间皮瘤不可缺少的诊断手段。研究显示:一些特异性和敏感性均较高的标记物可能对恶性胸膜间皮瘤的鉴别诊断有帮助。如细胞角蛋白、钙网膜蛋白、Wilms 瘤基因产物(Wilms' Tumour-1)、D2-40 等可作为恶性胸膜间皮瘤的阳性标记物;而癌胚抗原(CEA)、甲状腺转录因子-1(TTF-1)、MOC-31、Ber-EP4、BG-8 以及 B72.3 等则可作为恶性胸膜间皮瘤的阴性标记物。但至今尚未发现恶性胸膜间皮瘤完全特异的标记物。在细胞遗传学方面,不同的研究显示恶性胸膜间皮瘤中 60%～78%是二倍体并且其细胞倍增速度极慢。分子病理学研究表明间皮瘤细胞可出现染色体 1、3、9 短臂(p)和 6、13、15 长臂(q)某些特殊区域的缺失。这些发现在恶性胸膜间皮瘤与肺腺癌的鉴别诊断中也有一定的帮助。此外,电镜检查在恶性胸膜间皮瘤的鉴别诊断尤其是在组织学分类中也有较大意义。

从诊断和治疗角度,大体上把胸膜间皮瘤分为局限型和弥漫型两类,其病理特征如下:

1. 局限型间皮肿瘤　常起自脏层胸膜,也可源自壁层胸膜。肿瘤呈圆形或椭圆形,可有分叶状。多为单个,大小不一,可从单个 1～2cm 小结节到巨大肿块充满整个胸腔。肿瘤基底部固定于胸膜上并突入胸腔内,瘤体表面光整覆以一层包膜,肿瘤质坚,切面呈白色,也有部分肿瘤可充满黏液而呈囊性,部分瘤壁可呈钙化。位于肺裂的间皮瘤瘤体可能累及肺实质,以致外表上很难与原发性肺部病变作鉴别。局限型间皮瘤多为良性肿瘤,生长缓慢。淋巴结转移少见,主要为直接浸润生长。一些良性间皮瘤在病理形态上显示为良性改变,但在生物行为上能直接浸润至肺、胸壁和纵隔器官,局部切除后常会复发。

2. 弥漫型间皮瘤　好发于脏层胸膜,肿瘤细胞常沿胸膜面生长,引起胸膜广泛增厚,胸膜表面散在分布大小不一的瘤结节。受累的肺组织常被一层增厚的脏层胸膜所包裹。肺组织受压迫常伴有血性胸腔积液。光镜下瘤细胞极似腺癌,排列成乳头状、索条状、腺样结构。在癌细胞浸润胸膜处,见胸膜表面的间皮细胞呈肥大和增生。弥漫型间皮瘤为高度恶性肿瘤,肿瘤生长快,具有浸润性,常侵及胸壁、膈肌、肺和纵隔器官,有时肿瘤可穿透膈肌播散至腹腔脏器。肿瘤常有肺门、纵隔淋巴结转移,但远处转移较少见。

【症状和体征】

局限型胸膜间皮瘤常见的发病年龄在 40～60 岁之间,无明显性别差异。肿瘤生长缓慢,瘤体较小时不产生任何症状,通常作 X 线检查时才发现胸内肿块。壁层胸膜瘤有时可引起胸痛。巨大肿瘤可产生对支气管的压迫和肺不张,引起胸闷和气急,但患者无咳嗽症状。少数病例可出现杵状指(趾)和骨关节肿胀、疼痛或低血糖表现。肿瘤切除后上述症状日趋消退。

恶性胸膜间皮瘤多见于 60 岁以上男性,发病高峰年龄在 50～70 岁,男性多于女性,男女之比约为 3∶1,病变往往局限于一侧胸腔(95%),以右侧为多(60%)。临床症状常无特异性,起病较为隐匿,易导致疾病诊断的延误,有的患者在症状出现后 3～6 个月方能得到确诊。大多患者的初始症状常表现为大量胸腔积液所致的进行性呼吸困难以及持续的非胸膜炎性胸痛。85%～90% 的患者有大量的胸腔积液,随着病变的进展胸腔积液反而会逐步减少。部位固定的胸痛常为肿瘤侵犯胸壁所致,是病情恶化的表现之一。此外,患者还可有干咳、体重减轻、发热、乏力以及盗汗等症状。病变晚期的患者可因肿瘤的局部侵犯而出现上腔静脉压迫、脊髓压迫、Horner 综合征、吞咽困难、声音嘶哑、臂丛神经痛、恶性心包疾病以及咯血等症状。晚期患者尚可出现肺门、纵隔淋巴结转移以及少数患者可出现肝脏、肾上腺、肾脏以及头颅等部位的远处转移。体检时常可发现胸腔积液和胸膜增厚的体征,表现为一侧呼吸运动下降、肋间饱满或膨出,大量胸腔积液或巨大肿块时可出现纵隔移位。病变晚期可见受累胸腔活动受限,呈"冰冻胸",肋间隙变窄,肋骨呈瓦片状重叠,叩诊为浊音,听诊时可发现呼吸音下降或消失以及胸膜摩擦音。局部侵犯时亦会表现出相应的体征。

【辅助检查】

局限型间皮瘤的 X 线表现为肺野内的球形或圆形块影,肿瘤密度均匀,略有分叶状,有时肿瘤部分呈囊性或钙化、位于叶间裂的间皮瘤则肿瘤呈卵圆形,在侧位片上可见肿瘤长轴与叶间裂的走向一致。局限型间皮瘤一般不伴有胸腔积液或肋骨破坏。

弥漫型间皮瘤往往表现为单侧胸腔积液以及胸膜的明显增厚。20% 的患者可在胸部平片上发现有石棉沉积症的表现。此外部分患者可发现有石棉相关的胸膜钙化。增强 CT 显示胸膜不规则的增厚、胸膜多发的强化结节(以胸腔下部为多)、大量胸腔积液是恶性胸膜间皮瘤的特征性表现。若肿瘤侵及心脏还可出现心电图的异常。

【诊断】

局限型胸膜间皮瘤由于 X 线表现无特异性改变,术前确诊颇有困难,常易与周围型肺癌、肺部良性肿瘤等胸内其他病变相混淆。CT 对局限型间皮瘤有较大诊断价值,若 CT 发现有胸膜腔孤立性结节,要考虑局限型间皮瘤可能。

弥漫型胸膜间皮瘤往往表现为单侧胸腔积液以及胸膜的明显增厚。增强 CT 比胸部平片能更早发现胸膜异常、少量胸腔积液和以胸膜为基底的小结节。此外胸部增强 CT 能够帮助了解有无侵犯胸壁、肋骨和纵隔,对临床制订治疗方案及评估疗效都有相当大的帮助。当纵隔内正常脂肪间隙消失、纵隔内脂肪组织大范围受侵以及肿瘤组织包绕纵隔大血管超过周长的 50% 时往往提示纵隔受侵犯。但 CT 在评判纵隔淋巴结有否转移方面作用有限,准确率仅约 50%。MRI 的诊断准确率与 CT 相仿,但 MRI 在评估病变范围以及有无侵犯胸内筋膜、心包、胸壁和膈肌方面具有较高的应用价值。在评判弥漫型胸膜间皮瘤的术后复发以及放化疗疗效时 MRI 也比 CT 具有更高的准确率。[18]F-FDG PET 为弥漫型胸膜间皮瘤患者提供了一种新的影像学检查手段,其在鉴别胸膜良恶性病变以及发现远处转移方面比 CT 具有更高的敏感度,但在肿瘤分期方面仍存在局限性。

　　胸腔穿刺是弥漫型胸膜间皮瘤最常用的诊断方法。弥漫型胸膜间皮瘤的胸腔积液大多为血性,少数可表现为黄色渗出液。由于间皮细胞可分泌透明质酸,故胸腔积液非常黏稠。Boutin 等的研究显示弥漫型胸膜间皮瘤的胸腔积液中透明质酸含量比肺腺癌高 $40\sim230$ 倍,若胸腔积液中透明质酸含量大于 $8\mu g/ml$ 可排除腺癌并高度提示为弥漫型胸膜间皮瘤。胸腔积液细胞学检查较难鉴别恶性间皮瘤细胞和反应性间皮细胞,故确诊率仅 $20\%\sim33\%$ 。经 CT 引导下的细针穿刺活检能提高诊断率,其敏感性可达 87% 。现在大多主张使用胸腔镜胸膜活检术来获得组织学的诊断,可获得足够的肿瘤组织标本以进行免疫组织化学染色检查和电镜检查,敏感性可达 95% 以上。当肿瘤进展致使胸腔镜胸膜活检困难时可考虑行小切口剖胸活检术。无论是胸腔穿刺、细针穿刺活检术还是胸腔镜、小切口胸膜活检术,均易导致局部切口的肿瘤种植,发生率接近 20% ,应引起重视。以往的研究证实伴有纵隔淋巴结转移的恶性胸膜间皮瘤患者的预后往往较差,故纵隔镜纵隔淋巴结活检术越来越多的应用于恶性胸膜间皮瘤的诊断及淋巴结分期。

　　Robinson 等人发现 84% 的 MPM 患者血浆中可溶性间皮相关蛋白(SMRP)浓度增高,而 98% 的其他肿瘤或胸膜疾病患者 SMRP 浓度不增高,从而提示 SMRP 浓度和恶性间皮瘤患者的肿瘤大小以及进展有关。这一发现为恶性胸膜间皮瘤的诊断和鉴别诊断提供了新的思路并开始应用于临床。

　　目前恶性胸膜间皮瘤应用最广泛的分期方法是 Rusch 等报道的国际间皮瘤学会(IMIG)的 TNM 分期方法。具体分期归类见表 4-1。

表 4-1　恶性胸膜间皮瘤 IMIG 分期 TNM 描述

原发肿瘤(T)

T_1:T_{1a} 肿瘤限于一侧壁层胸膜,包括纵隔和膈肌胸膜,未累及脏层胸膜

　T_{1b}:肿瘤限于一侧壁层胸膜,包括纵隔和膈肌胸膜,但有散在局灶性的脏层胸膜受累

T_2:肿瘤累及一侧胸膜腔的某一胸膜面(壁层、纵隔、膈肌和脏层胸膜)且至少伴有下述特征之一:
　①累及膈肌;②融合的脏层胸膜肿瘤(包括叶间裂)或肿瘤从脏层胸膜扩展到肺实质

T_3:局部晚期但可能切除的肿瘤,肿瘤累及一侧胸膜腔的所有胸膜(壁层、纵隔、膈肌和脏层胸膜)且至少伴有下述特征之一:
　①侵犯胸内筋膜;②侵犯纵隔、脂肪;③孤立的完全可以切除的病灶,但扩展入胸壁软组织;④侵犯心包

T_4:局部晚期且技术上无法切除的肿瘤,肿瘤累及一侧胸膜腔所有胸膜面(壁层、纵隔、膈肌及脏层胸膜)且至少伴有下述特征之一:
　①肿瘤直接经膈肌向腹膜蔓延;②肿瘤直接向对侧胸膜蔓延;③肿瘤直接侵犯 1 个或 1 个以上纵隔器官;④肿瘤直接侵犯脊柱;⑤肿瘤扩展到心包内表面,伴或不伴心包积液,或肿瘤直接侵犯心肌

区域淋巴结(N)

N_x:区域淋巴结情况无法估计

N_0:无区域淋巴结转移

N_1:同侧支气管肺或肺门淋巴结转移

N_2:隆突下或同侧纵隔淋巴结转移(包括同侧乳内淋巴结转移)

N_3:对侧纵隔、乳内、同侧或锁骨上淋巴结转移

远处转移(M)

M_x:远处转移无法估计

M_0:无远处转移

M_1:有远处转移

【治疗】

良性胸膜间皮瘤的手术效果较好,但有一定局部复发率。肿瘤切除范围应包括肿瘤周围 2cm 以上的正常胸膜组织,如肿瘤已累及肺叶则应同时行肺叶切除术。如肿瘤向外生长,突入胸壁,则应将部分肋骨和胸壁软组织一并切除,胸壁缺失可通过胸壁重建术予以纠治。局部复发的患者可考虑再次手术。

恶性胸膜间皮瘤最常用的外科治疗包括胸腔镜下滑石粉胸膜固定术、胸膜切除/剥脱术和胸膜外全肺切除术(EPP)。胸腔镜手术在进行胸膜活检明确诊断的同时,排净胸腔积液后喷洒 Sg 消毒滑石粉进行胸膜固定、消除胸膜腔,从而可以减轻因大量胸腔积液而引起的呼吸困难。此外,尚可在胸腔镜下对病灶范围进行准确评价,对有机会接受根治性手术的患者进行滑石粉胸膜固定术后仍可以进行胸膜外全肺切除术;对疾病进展期患者则接受全身化疗。胸膜切除/剥脱术是在第 6 肋后外侧切口下尽可能切除包括纵隔、心包及膈肌在内的所有壁层、脏层胸膜,保留肺组织。该手术由于手术创伤和手术难度较小,患者的适应证和耐受性较好,在临床获得了广泛应用,术后胸腔积液的复发概率较胸膜固定术少,但由于手术后肺组织的保留而限制了放疗的应用。主要的术后并发症包括术后漏气、脓胸、出血、膈肌功能或膈神经功能受损,总体发生率为 1.5%~5%,肿瘤组织残留发生率约 80%,局部复发率高达 80%~90%。胸膜外全肺切除术是恶性胸膜间皮瘤(MPM)患者相对根治性的手术,通常在第 6 肋骨表面作后外侧切口,将患侧胸膜腔及其内的全部器官包括膈肌、部分心包完整切除。膈肌缺损通常以人工材料(如 Gortex、Marlex 补片)加以修补。由于患侧胸腔内肺已被切除,患者可以接受较高剂量的放射治疗。该手术由于技术难度大,对患者创伤亦较大,围术期死亡率高达 30%。近年来,随着医疗技术、器械和止血技术等的发展,以及手术适应证的仔细筛选,在经验丰富的医疗中心围术期病死率已下降到可以接受的 5% 以下,并且接受胸膜外全肺切除术者的无瘤生存期相对于接受胸膜切除/剥脱术者显著延长,5 年生存率可接近 10%~20%。但单纯胸膜外全肺切除术的治疗效果仍不理想,中位生存期仍低于 2 年,对于肉瘤型以及纵隔淋巴结转移的患者效果尤差。现今多数学者认为,对有合适适应证的患者(表 4-2)可施行胸膜外全肺切除术以获得良好的局部控制及远期生存率,并在术后接受全身化疗以及最高剂量可达 55Gy 的患侧胸腔放射治疗,该以胸膜外全肺切除术为核心的联合治疗被称为三联治疗方案。

多数恶性胸膜间皮瘤患者发现时已无手术指征,化疗成为该类患者缓解症状最常用的治疗手段,但缓解率低于 20%。近年来的研究发现吉西他滨联合铂类方案的缓解率在 16%~47.6% 之间,中位生存期 8.6~13 个月。此外,培美曲塞是治疗恶性胸膜间皮瘤最新的治疗方法,该药是一种多靶点抗叶酸制剂,Ⅲ 期前瞻性随机临床试验证实培美曲塞联合顺铂方案中位生存期为 12.1 个月,缓解率高达 41.3%。

表 4-2　胸膜外全肺切除术适应证

ECOG 评分 0~1
病程 Ⅰ、Ⅱ 期(极少数 Ⅲ 患者)
未进行过冠脉手术
心脏射血指数>45% 并且没有心律失常及心功能障碍等心脏疾病
肺功能能够耐受全肺切除术
没有明显的肝肾功能异常
无胸痛或仅有轻微胸痛症状
上皮型恶性胸膜间皮瘤
未进行过其他胸腔手术(胸腔镜胸膜固定术除外)

(庄宿龙)

第五章　气管、肺疾病

第一节　气管发育异常

气管是上呼吸道的重要组成部分,呈一管腔为扁圆状的圆柱体。上端起自环状软骨下缘平第6颈椎,向下至第5胸椎上缘分叉为左右主支气管,全长约10～12cm,前后内径约1.8cm,左右内径约2.3cm。气管由黏膜层、黏膜下层、肌层及软骨环、结缔组织等四层组成。气管软骨环的数目,平均为14～18个。软骨环具有支架作用,若气管软骨环受到破坏可引起呼吸道的阻塞。

气管全程以胸骨切迹为界,可分为颈、胸两段。头后仰时,胸段气管可拉升到胸骨切迹以上,而当头屈曲时,颈段气管可进入切迹以下。颈段气管第1～3气管环前方是甲状腺峡部,老年人或较胖者位置可更低。在甲状腺峡部以下的气管前壁,有时可见到两条甲状腺下静脉和一条甲状腺腺下动脉。在颈段气管食管沟内,有左右喉返神经上行进入喉部。进入胸腔后,气管向下向后斜行,有无名动脉和左无名静脉斜向跨过气管前壁,再下方有主动脉弓自右向左跨过气管前壁和左主支气管上缘。而奇静脉弓自后向前在气管右主支气管交角处跨越右主支气管上缘进入上腔静脉。在气管的两侧、气管分叉处、隆嵴下方均有丰富的淋巴结。气管上段的血供主要来自甲状腺下动脉的分支,而下段气管的血供主要来自支气管动脉,而主动脉弓、胸廓内动脉、无名动脉也发出分支供应气管。这些血管分支在气管食管沟前方的气管两侧,组成纵行的血管网对气管提供节段性的血液供应。因此气管手术在气管外侧做分离时,应注意避免损伤两侧的纵行血管网,以免发生气管的缺血性坏死。

一、气管先天性疾病

(一)先天性气管狭窄

是一种较少见的先天性畸形,其发生率约为1/4000。可分为两类:一类主要为气管纤维性狭窄或闭锁,可有气管内隔膜(气管蹼)形成;另一类是由气管软骨环发育不全或畸形引起。此外,心脏上方的大血管畸形所形成的血管环亦可压迫气管引起气管软骨环的破坏而造成局部狭窄,其中以合并肺动脉吊带最为常见。根据气管狭窄段的形态可分为三种类型:①气管全段狭窄:从环状软骨以下到隆嵴的气管都狭窄,以下段气管为重,主支气管大多正常;②气管漏斗状狭窄:狭窄段上方气管内径正常往下逐渐变窄呈漏斗状,病变可发生于气管的任何部位;③气管短段狭窄:常发生于气管下段,狭窄段长短不一,支气管可正常或不正常,常伴随肺动脉悬带畸形。

1.临床表现　典型病例在婴儿出生后几个月内即出现哮喘和反复发生的肺炎,并随狭窄程度的不同而可伴有发绀、喘息和呼吸困难。

2.诊断　　根据患儿的临床上喘鸣或呼吸困难的表现,结合正侧位 X 线摄影,可初步作出诊断。目前可以通过多排螺旋 CT 的气管三维重建,明确气管狭窄的部位和形态特征,对诊断具有决定性的意义。对已经插管的患儿,亦可进行纤维支气管镜检查以进一步了解气管腔内的病变特征;在手术中,纤维支气管镜应作为常规检查手段。

3.治疗　　对症状轻微的婴儿如无合并大血管畸形(先天性血管环或肺动脉吊带)可采取保守治疗。对有症状且合并血管畸形者应尽早行血管环或肺动脉吊带的纠治,轻度的气管狭窄常可缓解;严重者需同期行气管成形术。手术方法包括:切除并端-端吻合、自体心包或肋软骨扩大补片、Slide 气管成形术等,后者因其疗效好而受到推崇,成为近年来应用最为广泛的手术方法。

(二)先天性气管软化

小儿气管的异常发育,使气管壁结构异常,造成气管硬度降低,在呼气时容易发生气管完全塌陷,造成气道的阻塞。轻度的气管软化可无任何症状,而严重的气管软化可引起呼气性的呼吸困难。此外,由于引流不畅常有反复发生的肺炎史。同时值得注意的是,本病常伴发食管闭锁和气管食管瘘。

1.诊断　　胸部 X 线侧位可见到气管狭窄的影像。在 X 线透视下,可观察到在吸气和呼气时气道的动态变化,即可作出初步诊断。支气管镜检查可确诊,但最好在做好手术准备后进行。

2.治疗　　轻度软化的患者不需要特殊治疗。因为随着生长发育,出生 1~2 年后,软化的气管会逐渐变硬而自愈。对于有严重的呼吸困难的患儿可行外科治疗。气管内支架是一种有效的方法,但容易造成气管的损伤,肉芽增生以及发生新的软化。因此对大多数患儿,可行主动脉固定术,软化范围过大者效果不良可行气管外支架术。

(三)气管发育不全

是一种致命的气管畸形。一般可分为三型:Ⅰ型是部分气管闭锁伴有远端短段支气管从食管前壁发出。Ⅱ型是完全性气管发育不全,支气管分叉和隆嵴正常,但与食管相通,形成气管食管瘘。Ⅲ型是完全性气管发育不全,支气管直接从食管发出,常伴有多系统的畸形。如:先天性心脏病、十二指肠和喉的闭锁以及脊椎、肺叶、脾和胰的畸形。

(四)气管蹼

气管蹼是气管腔内的结缔组织隔膜,中央部分有小孔,常位于环状软骨下。有学者将气管蹼归于先天性气管狭窄。主要表现为程度不同的阻塞性呼吸困难。X 线气管断层摄片和气管镜检查可明确诊断。治疗可经气管镜切除气管蹼。

(五)气管食管瘘

先天性气管食管瘘常伴有食管闭锁以及多系统的畸形,是 Vacterl 综合征的表现之一。其中食管的畸形常是主要问题。

二、气管狭窄

【病因】

1.先天性气管畸形。

2.创伤后狭窄　　包括气管的锐器伤、钝器伤后的狭窄,烧伤后的狭窄,插管后的狭窄以及手术后的再狭窄。

3.气管肿瘤　　原发性或转移性气管肿瘤在管腔内生长,或沿管壁浸润生长,可引起气管狭窄。

4.外压性气管狭窄　甲状腺肿及周围器官肿块的压迫,先天性血管环、无名动脉瘤、异常发育的锁骨下动脉等血管性压迫,以及全肺切除术后综合征。

5.气管感染性疾病　结核病引起的气管狭窄,主要累及气管下段及主支气管。组织胞浆菌病可引起广泛的纵隔纤维化和气管周围淋巴结肿大,从而压迫气管。

6.特发性气管狭窄　可发生于任何年龄,但几乎均为女性,病变多位于上段气管。

【临床表现】

不同类型的气管狭窄均表现为进行性的喘息、喘鸣和呼吸困难,在体力活动和呼吸道感染时加重,但不同病因引起的气管狭窄的病程各有不同。由于气管狭窄引起引流不畅,因此患者常有反复发作的肺炎史。

【诊断】

根据临床表现和X线正侧位片,可初步确定气管狭窄的存在。CT在判断气管外器官状况及气管内有无肿块方面有重要作用。对于结核病和组织胞浆菌病,细菌培养的阳性率低,一般须经支气管镜活检方可确诊。特发性气管狭窄只有在排除其他任何可引起气管狭窄的病因后方可诊断。

【治疗】

1.损伤后的气管狭窄　对于机械性创伤所致的气管狭窄,应在炎症消退、喉的状况明确后,行气管切除重建术。吸入性烧伤的患者,给予腔内支架大多能取得较满意的疗效。

2.感染性的气管狭窄　气管结核造成的狭窄若症状明显,可在有效控制活动性结核的情况下行气管的切除重建术。组织胞浆菌病引起的狭窄治疗仍相当困难,手术风险很大,失败率高。

3.压迫性的气管狭窄　可根据不同的压迫原因分别行甲状腺切除术、血管悬吊术及纵隔复位术。

4.特发性气管狭窄　行切除重建术效果良好。

5.先天性、肿瘤性及插管后气管狭窄。

二、插管后气管损伤

随着呼吸机在呼吸衰竭患者中的广泛应用,气管切开及插管术后的并发症也越来越受到重视。

无论是经鼻或经口气管插管,还是气管切开后插管,都可引起不同层面的损伤。经鼻或经口气管插管,可造成环状软骨的糜烂、溃疡,继而肉芽增生,纤维瘢痕形成,造成声门及声门下狭窄。有时,过高的气管切开累及环状软骨时,也可发生声门下狭窄。气管切开造口处在愈合过程中,可因肉芽组织增生而阻塞气道。此外,造口处瘢痕组织收缩也可造成A字形的狭窄。从造口处至气囊水平之间可发生不同程度的气管软化,主要病理表现为软骨环变薄,原因不明,可能与感染有关。气囊平面发生的狭窄最为常见。现已明确,气囊的压迫造成相应管壁缺血性坏死,继而瘢痕增生收缩是其主要原因。而继发感染、气囊材料的刺激和低血压可能也参与其中。此外插管的尖端可撑在气管壁,造成气管壁的炎症、肉芽组织的增生,造成气道的阻塞,这在使用无气囊插管的小儿更为常见。当损伤累及气管全层及气管外器官时,可能引起气管食管瘘,甚至引起气管无名动脉瘘。

【临床表现】

常在气管插管后数个月内,逐渐出现气急、呼吸困难,在活动及呼吸道感染时加重。常伴有喘息、喘鸣,易误诊为哮喘或支气管炎。当患者发生呼吸困难加重、胃扩张及大量咳嗽、咳痰时常提示有气管食管瘘的发生。而气管无名动脉瘘,多表现为大量咯血、窒息,绝大多数立即致命,极少数患者有少量先兆咯血。

【诊断】

对于有经鼻或经口气管插管或气管切开插管史的患者,出现进行性气急、呼吸困难伴有喘息、喘鸣时,应警惕有气管损伤的可能。要注意与哮喘、支气管炎相鉴别。根据病史,颈部侧位片及气管断层片,一般可明确诊断。

【治疗】

声门及声门下的狭窄,治疗上相当困难,有时甚至无法纠正。而大多数气管损伤的患者,可行病变处的气管切除对端吻合术。对于因身体情况不能耐受手术或需再度气管切开插管的患者,可采取保守治疗,经支气管镜或重建气管造口行反复扩张术,以及放置气管内支架都可取得较好的疗效。使用镍钛记忆合金内支架对插管后损伤等良性气管狭窄有良好的效果。

【预防】

首先,要仔细选择切口位置,避免气管切开位置过高伤及环状软骨。其次,尽量采用小口径的插管,以免造口过大。更重要的是要减轻气囊对管壁的压迫,应采用大容量低压力的气囊。同时应尽量缩短插管的时间。此外有效控制感染,使用轻巧的连接管道以及细致的气管造口护理,都有利于减少插管后气管损伤的发生。

(李鹤飞)

第二节　气管肿瘤

气管肿瘤分为原发性肿瘤及继发性肿瘤。原发性气管肿瘤是指起源于环状软骨至隆突平面的气管肿瘤,临床上非常少见。原发性气管肿瘤约占所有恶性肿瘤的 1%～3.5%,其发病率在呼吸系统肿瘤中约占 0.2%,男女之比约为 4∶1,多见于成人,儿童原发性气管肿瘤以良性居多,良性率可达 90%。与胸部的其他肿瘤,如肺癌、喉癌及食管癌的气管周围淋巴结转移和纵膈淋巴瘤侵犯气管相比,原发性气管肿瘤的发病率只有这些转移性病变的 0.1%。恶性肿瘤中以鳞癌最常见,其次是腺样囊性癌。前者好发于气管的下 1/3,男性吸烟者多见;后者常见于气管的上 1/3,与吸烟无关。良性肿瘤多发于后壁的膜部,常见肿瘤为软骨瘤、乳头瘤、纤维瘤及血管瘤。

继发性肿瘤多来自邻近器官,如喉、甲状腺、食管、支气管和肺等部位肿瘤的直接侵犯。

气管肿瘤来源于上皮细胞的有鳞癌、乳头瘤,来自上皮黏膜腺体的有腺样囊性癌;来自 Kultschitzky 细胞的有类癌,来自中胚组织的有平滑肌瘤、软骨瘤、血管瘤、错构瘤、神经纤维瘤等,来自几个胚层组织的有畸胎瘤。

气管肿瘤按恶性程度可分为恶性、低度恶性及良性三种。恶性的有鳞癌、腺癌及分化不良型癌,以鳞癌最多见;低度恶性肿瘤有腺样囊性癌、黏液类上皮癌及类癌,以腺样囊性癌多见;良性气管肿瘤有平滑肌瘤、错构瘤、乳头瘤、神经纤维瘤、涎腺混合瘤、血管瘤等。气管良性肿瘤的比例不到 10%。

【诊断依据】

1.临床表现　原发性气管肿瘤的早期症状不明显,缺乏特异性的症状和体征,常常被误诊为肺部感染、支气管哮喘等。常见的表现有:

(1)咳嗽是气管肿瘤最常见的症状。多为刺激性干咳,可痰中带少许血丝.1/4 的患者为咯血,大咯血少见。

(2)气急及喘息是气管肿瘤较典型的症状,通常气道堵塞至原来的 1/3 以上时才会出现。气腔小于

1cm 时,呼吸困难明显;小于 0.5cm 时,患者活动受限,出现明显的三凹征。

(3)呼吸困难多为吸气性,这区别于哮喘或肺气肿,症状通常逐渐加重。由于分泌物引流不畅,可反复发生呼吸道梗阻及肺感染。

(4)胸、颈部可有压迫感;喉返神经受累或声带侵犯可有声音嘶哑;食管受压表现为下咽困难;晚期伴有食欲下降、消瘦、贫血、发热等。

2.辅助检查

(1)高电压胸片、断层片可了解气管内肿瘤的概况。

(2)螺旋 CT、MRI 有利于清晰准确地显示肿瘤位置,范围,浸润程度。

(3)纤维支气管镜可以直接看到肿物,并可取活检确定性质。对肿瘤较大者,纤支镜检查应慎重,既要预防肿瘤脱落引起气道梗阻,又要预防局部水肿导致窒息的可能。气管超声内镜可以提供更多气管壁厚和气管外肿瘤的侵犯情况的信息。

(4)由于气管与食管相邻,术前食管钡餐造影或食管镜应当提倡,尤其是气管膜部肿瘤,更应考虑到肿瘤侵犯食管的可能,该种情况应将食管检查列为常规。

(5)PET 的价值取决于肿瘤的类型和分级,鳞癌对示踪剂有不均一的高摄取,而腺样囊性癌和黏液表皮样癌的摄取则依赖于肿瘤的分化程度。

【病理分期】

目前,气管原发性恶性肿瘤的病理分期尚无明确定义。Webb 等通过回顾分析 74 例气管原发性肿瘤病例,提出了一个简单实用的分型建议。T_1:肿瘤直径<2cm,局限于气管内;T_2:肿瘤直径>2cm,局限于气管内;T_3:起源于气管但侵犯至气管外,但无其他器官受累;T_4:肿瘤侵犯周围器官。此外有淋巴结转移为 N_1,没有为 N_0。有远处转移为 M_1,否则为 M_0。

【治疗原则】

原发性气管肿瘤进展比较缓慢,大多数病例仅在其病程晚期才发生转移,因此对没有转移的气管肿瘤或(和)需要解除气道梗阻的患者都应争取外科手术切除治疗。气管肿瘤的治疗是以外科手术为主的综合治疗。

1.手术治疗

(1)肿瘤较小,局限于管壁局部,可行气管局部切除或窗形切除术。

(2)气管袖式切除、端端吻合术为常用手术方式。气管切除长度应小于 6cm,切缘距肿瘤应大于0.5cm,切缘游离不要超过上下各 1cm。

(3)对于侵犯隆突的气管肿瘤,需行隆突重建。隆突重建术主要有三种方式:将左右主支气管缝合成新的隆突,然后再将气管与此新隆突缝合重建;或将气管与一侧主支气管端端吻合,再将另侧主支气管与气管侧壁行端侧吻合;也可以将气管与一侧主支气管行端端吻合后,再将另侧主支气管与吻合后的主支气管行端侧吻合。

(4)手术切除困难者行姑息切除手术,或人工气管置换术等,可缓解患者症状。

(5)由于气管切除长度常常受限,因此,恶性气管肿瘤手术后无论切缘是否阳性都应行放射治疗。但类癌如切缘为阴性可不放疗。

(6)术后一般保持颈部屈曲位 2 周,以减轻吻合口张力。

2.放射治疗　对于不宜手术治疗的原发性气管肿瘤,只要患者条件允许,都应进行根治性放疗,一般而言气管腺样囊性癌对放射线比较敏感,鳞癌次之。术前新辅助放疗不被推荐,因为术前放疗影响支气管的血供,使吻合口愈合延迟,并增加导致吻合口裂开风险,特别是对于气管腔外肿物侵犯广泛而需要综合治疗的患者。如果患者进行术前放疗,则需要采取特别措施促进吻合口愈合,包括使用未受放射的血管丰富组织,如带蒂的大网膜包裹吻合口。对于不完全切除的中低分化的恶性肿瘤,推荐术后补充放疗。而高分化的肿瘤,如类癌和黏液表皮样癌,则不推荐放疗。考虑到吻合口的愈合,一般术后 2 个月以后才开始放疗,放射剂量一般为 50～70Gy。

3.原发性气管肿瘤的其他治疗　气管肿瘤无手术治疗适应证者,为了减轻气道阻塞和肿瘤出血,可行气管镜下 YAG 激光电灼治疗、冷冻治疗以及气管腔内支架置入等姑息治疗。

(杜鸿昌)

第三节　肺发育障碍

1909 年,Schneider 依据肺发育障碍的三个不同阶段,将其分为以下三类:肺未发生、肺未发育及肺发育不良。前两者仅在组织学上有差别,临床表现一致。故统称为肺缺如。实验证明肺发育不良可能与维生素 A 缺乏有关,或因药物、环境等因素造成肺发育停滞。

一、肺缺如

【分类】

肺缺如可为单侧或双侧,可因肺未发生或肺未发育所至。在 1955 年,Boyden 将其分为以下三种类型:①肺未发生:肺芽尚未发生时出现肺发育障碍,即胚胎的第 24～28 天(4mm),病理无支气管、肺实质及肺血管痕迹;②肺未发育:发生时间稍晚(约 5mm),肺芽已形成,但停滞在原始形态,未继续发育成肺,病理可见支气管痕迹,但无肺实质及肺血管。其实此两种发育障碍在病因、发病机制或临床上难以鉴别,故常统称为肺缺如;③肺发育不良:见后。肺缺如可分为如下几种类型。

1.双侧肺缺如　多伴有无脑畸形,患儿出生后即刻死亡,均不能存活。

2.单侧肺缺如　偶在染色体异常的双胞胎和婴幼儿中见到,提示可能与基因异常有关。50％～60％可生存至成人,早期死亡多因合并其他严重畸形所至。临床所见肺缺如患者均为单侧,以左侧最为常见。男性发病率高于女性,可能合并其他畸形。病理表现为气管与支气管相连,无隆突,仅健侧有肺动脉,纵隔患侧移位,单肺明显膨胀、扩大,可疝入纵隔。

3.肺叶缺如　最常见右肺中叶缺如或左下肺叶缺如,常伴有左主支气管狭窄。

【临床表现和诊断分析】

出生后气急、呼吸频率增快,活动后发绀,反复发作呼吸道感染,少数病例无显著症状,查体:胸廓不对称,患侧呼吸运动减弱或消失,无呼吸音,纵隔患侧移位。

X 线检查患侧均匀、一致的不透光影像,侧位片可见疝入的健侧肺,患侧膈肌升高,纵隔、气管患侧移位,断层片仅见一侧支气管,血管造影仅见单侧肺动脉(此为与肺不张的鉴别要点),气管镜见不到隆突。

新生儿需与透明肺、叶性肺气肿、先天性膈疝、发绀型先天性心脏病相鉴别,青少年患者需与肺不张、纤维胸等鉴别。

【治疗要领】

以预防感染为主,往往不需手术治疗,手术均因术前误诊。

二、肺发育不良

肺已发育但未达到正常水平，即肺的大体形态学基本正常，但气道、血管、肺泡的数量及大小均小于正常。肺发育不良出现在肺泡发育期，约为胎儿期最后两个月至出生后 8 岁，已有支气管、肺血管及肺实质发育，但发育不良，可为一侧肺或一叶肺。常合并其他先天性疾病。典型的肺发育不良累及全肺，如其仅累及一个肺叶，就常伴有患侧肺动脉异常和肺静脉回流异常，此三种异常形成肺发育不全综合征。

【分类】

分为原发和继发性两类，前者无明确病因，原发性肺发育不良比一般认为的要常见些，根据定义其不伴有其他畸形，可能是肺发育过程中自身缺陷所致。后者最为常见是因其他畸形引起，可能的机制有：①因其他畸形使患侧胸腔容积减少，常见的是先天性膈疝患者，肺可因异位组织压迫，而伴有患侧肺组织发育不良；②其他因素如：胸壁肌肉骨骼的畸形及膈发育异常等。这些病因虽有占据胸腔容积的因素，但其降低胸壁顺应性及肌力，使呼吸运动减弱，这可能是更重要的因素；③动物实验显示在羊水过少时可致肺发育不良。其他常合并的畸形是肾和输尿管畸形，如最常见的是 Potter 综合征（肾缺如、面部畸形、四肢畸形和肺发育不良），已证实羊水过少，使子宫壁压迫胎儿胸腔，造成这类畸形或发育不良。偶有双肾和肺病变共存的病例，其羊水液量正常或过多，提示可能有其他更为重要的致畸因素，如胎儿肺内液体减少；④一些动物实验显示：宫内颈部神经损伤或双侧膈神经损伤也会引起肺发育不良，提示中枢神经系统通过管理胎儿的正常呼吸运动，在肺发育中起到重要作用，故神经系统疾病可能引起肺发育不良，也会存在呼吸运动减弱。

【病理】

患肺较同龄婴幼儿容积小，且重量轻，虽然严重程度及形态异常的类型各不相同，但最常见的是气道生成的数量减少，是正常的 50%～75%。另外，肺泡数量常减少，为 60%～70%，常伴肺泡的大小减少，肺动脉也可异常。病理可见终末细支气管远端实质样、肺血管及囊肿样组织。

【临床表现】

临床特点为男女发病率相近，左右两侧发病率相等，多见于左上肺叶或右上合并中肺叶发育不良。临床表现依据其严重程度和是否合并其他畸形，特别是肾、膈、胸廓的病变。一般无症状。体检显示双侧胸廓不对称，呼吸运动减弱，患肺无气体进入。

肺缺如及肺发育不良的 X 线所见：一侧胸腔（肺）全部或几乎无充气，肋间变窄、患侧膈抬高及纵膈移位为特征的肺容积减少征象，多数病例健侧肺过度膨胀，在前纵膈、胸骨后疝出。CT 或体层及血管造影可显示病变的程度和其他疾病，如全肺不张、严重的支气管扩张伴肺组织塌陷及晚期纤维胸。

【治疗要领】

往往无需治疗，如患肺感染、坏死、或无法确诊时，也可手术切除。

三、肺分叶变异

较常见。先天性肺分叶异常仅限于指左、右肺脏，包括副肺叶及叶间裂变异，不包括以往认为的因肺芽脱落进入纵膈而形成的纵膈副肺，现将其称为支气管源性囊肿。多数不合并支气管起源及分支变异。无异常临床表现，副肺叶可发生结核、肺炎及支气管扩张等疾病。了解肺分叶异常有助于肺部病变的定位、叶间包裹性积液的鉴别。无并发症者不需特殊治疗。

左肺分叶异常有:舌叶独立或半独立(左中叶的三叶表现,发生率可高达 1/35。左侧肋间上静脉可出现类似奇静脉的表现,使左肺形成类似右肺奇叶的副肺叶。左肺发生额外肺裂的比例可达 4%～10%,

右肺分叶异常有:如出现两个常见副肺叶——奇静脉叶(简称奇叶)及心下叶,可表现为 5 叶肺。奇叶发生率 0.1%～1.0%,为奇静脉异常地通过右肺上叶实质,并有双层胸膜将其包绕,如同血管系膜,此系膜将上叶内侧分隔,形成奇叶。右肺发生额外肺裂的比例高于左肺,可达 22%。

四、先天性支气管肺囊肿

先天性支气管源性囊肿指以支气管组织成分为囊壁、内含黏液或气体的先天性囊肿,曾被称为先天性囊性支气管扩张或先天性支气管源性囊肿。目前认为是肺胚胎发育过程中,大多数发生在 26～40d,是气道发育的最活跃期,与肺隔离症相似,肺芽远端小块肺实质细胞在其分支过程中与之脱离,异位发育而成,但与肺隔离症不同,它没有进一步发育,因此可以认为支气管囊肿、肺隔离症(包括叶内、外型)、可能还有先天性囊性支气管扩张等,在类似病因、病理基础的一个范畴内。与肺隔离症相似,异常胚芽出现时间的早晚,决定了其部位。异常发育出现较早,肺胚芽尚在大气道附近发育时,囊肿位于纵隔或肺门,称为支气管囊肿;而异常发育出现较晚者,异常胚芽易于停留在肺内,囊肿多位于肺内、称为肺囊肿。

【病理】

大小不等,多为单发,也可多发,罕见双侧发病,既可位于肺内(肺内型,也被称为先天性肺囊肿),也可位于纵隔(纵隔型),以肺内者稍多见(50%～70%),左肺多见,个别病例可异位在胸腔外,我院曾报道一例位于膈肌内。可能与其他畸形(如支气管闭锁)并存。广泛多发的蜂窝状肺囊肿,被称为先天性囊性支气管扩张。

大小不一,直径多在 2～10cm 之间,支气管组成的囊壁厚薄不等,其外层为平滑肌纤维、黏液腺、软骨组织及结缔组织,内层覆以柱状或假复层呼吸道纤毛上皮,如有过感染,上皮可化生为扁平上皮,且可见肉芽组织。因囊肿无呼吸通气,故无碳末沉着,此为先天性囊肿的特征。

囊内壁可光滑或有网状小梁,含黏液,囊肿的大小取决于囊内容的多少。如囊肿与支气管不通,称为闭合囊肿或液性囊肿;如囊肿与支气管交通,则会引起囊肿感染,而通道状态也决定了囊肿的状态,如通道较小,囊内容物部分经支气管排出,气体进入囊腔,呈现气液平,形成厚壁的含气囊肿,囊内容物可为脓性或血性;如通道较大,内容物净,囊肿完全充气,形成气性囊肿。如通道呈活瓣状,可能形成张力性囊肿。纵隔内的囊肿常见有一蒂样条索与气管、支气管相连。

【临床表现】

1.性别 发现于任何年龄段,但以 10 岁以下最为常见,男女发病率相近。

2.年龄 有出生后即刻出现症状而手术者,但多在青、中年出现症状而手术。

3.压迫症状 压迫支气管可出现干咳、气急、呼吸困难等。如为张力性囊肿,可因囊肿快速、极度的膨胀,出现类似张力性气胸的症状。压迫食管可致哽噎。而在小儿,巨大的囊肿可能压迫循环系统,造成极度呼吸困难和发绀。囊肿感染及囊内出血可使囊肿短期内迅速增大,并伴有压迫及疼痛等症状。

4.感染症状 囊肿感染多因其与支气管相通所至。可出现咳嗽、咳痰、咯血、发热等,严重者,可出现高热、寒战、排大量脓痰。

【辅助检查】

透视可见囊肿随呼吸运动改变其大小。此症在肺内表现为圆形或类圆形阴影,边缘清晰锐利,在与支气管相通之前,表现为较高密度且均匀的影像,如与支气管相通且气体进入囊肿后,出现气液平及单腔或多腔表现。如囊肿感染,其边缘不清,周围组织肺炎症表现。

支气管镜检查用以除外其他支气管腔内肿瘤,支气管造影可除外支气管扩张,应避免穿刺活检,以防囊肿破裂、感染。

【诊断分析】

各型支气管囊肿的临床特点如下。

1.肺支气管囊肿　在成人,多数非感染性囊肿可无症状,胸片偶然发现,有症状者,咯血最常见,这几乎均与囊肿内或周围感染有关,如囊肿与支气管的交通呈活瓣机制,可使囊肿迅速增大。

典型的放射学表现为边缘清楚、单发、圆形或椭圆形阴影,位于下叶的中 1/3,阴影的大小和形状很少随时间而改变,虽然也可见到数年后稍有增大者,75％于支气管相通,并引起感染,相通后含气,这类感染病人可因周围炎性组织而使阴影边缘变得模糊,而囊肿的阴影特性只有在感染消退后才能显出。

2.多囊肺　支气管源性囊肿的分型:依其所在部位分类,分为肺外型和肺内型两类。依其存在数量分类,分为单发型、多发型两型,后者又分为局部多发(限于肺段或肺叶内)、弥漫多发(多囊肺)两个亚型。多囊肺的放射学特征为多个圆形囊腔如蜂窝状充满患肺,有时很像极度充气的肠袢,故需与膈疝、膈破裂鉴别。

3.纵隔支气管囊肿　可见于纵隔的任何部位,但以隆突的附近最多见,常通过一个蒂与主气管相连,也常位于心包附近,在主动脉与上腔静脉之间,这一位置,可使纵隔血管及心脏移位。

纵隔型支气管囊肿可很大而无症状。在隆突区,也可有小到胸片上看不到,但可有压迫症状。特别是婴幼儿,症状和体征可表现为假性哮喘、血管环(条索)、气管、支气管狭窄,异物吸入或支气管炎。成人可表现为上气道梗阻症状,如:活动时呼吸困难、喘鸣和持续性咳嗽。

放射学表现为位于隆突下的边缘清晰、密度均匀、常轻度突向右侧,重叠于右肺门的实性阴影,多呈圆或椭圆形,形状可随吸气、呼气而改变,囊壁钙化不常见,钡餐显示食管向后移位,下段气管向前移位。因囊肿内含浑浊的黏液物质,使 CT 值升高,故有时 CT 也不能区别囊肿与实性包块。

经胸或经支气管针吸活检可或不可得到细胞学诊断,此类有创检查对某些病人可能是有效的诊断手段。

有轻度感染症状者应注意与肺结核、支气管扩张、肺大疱、气胸等鉴别,感染严重者注意与肺脓肿、脓胸等鉴别。含气囊肿要注意与肺大疱鉴别。由于肺脓肿或结核性空洞愈合后形成的后天性囊肿、其内壁也可覆盖上皮组织,但囊壁不含软骨、腺体及平滑肌组织,常见碳末沉着。与食管囊肿的鉴别:食管囊肿与支气管囊肿均为前肠发育异常所至,故常被统称为前肠囊肿,食管囊肿多位于后纵隔食管附近,腔内壁被覆鳞状上皮,囊壁含横纹肌,不含软骨。如组织病理学同时具有两种囊肿的特性,被称为混合性囊肿。

先天性肺囊肿与金黄色葡萄球菌性肺炎所至的气性囊肿不同,后者发展快,变化多,最终可治愈、吸收。另外,张力性含气囊肿需与气胸鉴别。

【治疗要领】

应积极手术切除,时间越早越好,有人主张在 1 岁内手术为好,因其极少感染,更易行囊肿摘除术。如囊肿已感染,以控制感染 3 个月后手术为好。切除可治愈,无复发。

五、先天性支气管扩张症

先天性支气管扩张较获得性支气管扩张要罕见得多,事实上,它仅理论上存在,但其的确存在。表现为:一叶或全肺内几乎所有小支气管管状扩张,病变延伸到胸膜下水平。镜下:在小部分的周围肺组织内支气管末端中断,其本身异常,仅含有散乱的肺泡,异常的平滑肌和灶性淋巴管扩张,这些改变提示先天性支气管扩张是大气道感染、支气管分支不完全和周围肺组织发育不良的联合表现。

另有研究显示:在婴幼儿期诊断为支气管扩张的病人,组织学显示段或亚段支气管的软骨有严重质量问题,虽然认为支气管扩张是继发于软骨发育异常,但另有人认为是此类支扩为获得性的。

六、先天性囊性腺样畸形

先天性囊性腺瘤样畸形(以下简称为囊腺样畸形)指肺局部发育不全,类终末细支气管样结构过度生长,而缺乏成熟的肺泡组织。曾被称为弥漫性错构瘤、腺样畸形等。

【分类】

畸形发生在胚胎发育 10 周左右,肺叶分出后,支气管软骨、肺血管、肺泡、黏液腺等尚未分化之前。

根据临床表现及病理特征分为囊性、实性及中间型三型:Ⅰ型(囊性):一个或更多个大囊腔伴数量不等的小囊腔占据了患肺,为最常见类型,约占 52.7%;Ⅱ型(中间型),由很多、较小的囊腔组成,囊腔的大小约 1~10mm。约占 38.2%;Ⅲ型(实性):最少见,约占 9.1%,呈实性包块,无大体的囊。其中囊性多见于足月新生儿及年龄稍大的幼儿,很少伴其他畸形,病变以囊性成分为主,可见成熟的肺泡细胞,预后好。实性见于刚出生及成熟前婴儿,常合并其他畸形,以实性成分为主,为未成熟肺泡细胞,常见黏液上皮及软骨,预后差。中间型组织病理学表现介于以上两者之间,预后好。

以囊性先天性囊腺样畸形为例,患肺体积及重量均明显增大,并呈囊性。囊内含气体,囊间交通,但与支气管无交通。镜下特点:①呼吸道末端的类支气管样结构呈腺瘤样增生,周围排列着纤毛柱状上皮,散布的囊泡似未成熟的肺泡,结缔组织基质内有混乱无序的弹力纤维及平滑肌;②类支气管上皮组成的囊黏膜可能有突入囊腔的息肉样增生;③囊壁间质内缺乏支气管黏膜腺体及软骨板;④偶见的肺泡群可能排列着似肠黏膜的黏液分泌细胞,而并不是正常的支气管细胞。与错构瘤的鉴别特征是此病不含软骨。病变部位为肺循环。

【诊断分析】

62% 在出生后 1 个月内发现,24% 在出生后 5 年内诊断,偶有在成人诊断者。患者主要表现为新生儿期的进行性呼吸困难,少数(多大于 1 个月者)表现为咳嗽、发热、有或无反复肺部感染。

胸片往往不能确诊,最常见表现为患肺多发、不规则散在含气囊腔所构成的包块,腔内可见气液平,患侧肺膨胀,纵隔健侧移位。偶有以单囊明显扩张者,形成一个独立的高透亮区,囊内可含有气体、液体或两者均有(气液平),这种表现需与膈疝或新生儿肺叶气肿鉴别。单发囊性病变类似肺叶气肿,需与错构瘤、先天性膈疝、支气管源性囊肿、肺隔离症及肺大疱等鉴别。而Ⅲ型则无囊腔,表现为大的密度均匀的阴影。CT 检查也难以提高诊断率。

【治疗要领】

手术是治疗的唯一手段,有个例恶性变报道。有人认为先天性囊腺样畸形的诊断本身就是手术适应证,包括有症状及无症状者。

七、肺隔离症

1777 年,Huber 首次描述异常体动脉供应肺组织,1861 年,Rokitansky 报道副肺叶畸形,可能为叶外型肺隔离症,1910 年,Mccotter 描述了肺隔离症的临床表现,Harris 和 Lewis 在 1940 年首次报道,该病例因异常动脉破裂而在肺切除术中死亡,1946 年,Pryce 首次使用"肺隔离症"一词报道叶内型肺隔离症。定义:系先天性肺发育畸形,其特点是异常体循环动脉供血的胚胎性肺组织。为胚胎时期部分肺组织与肺主体分离,独立发育,形成囊性包块,并接受体循环动脉供血,虽有自己的支气管,但无呼吸功能。分为叶内型和叶外型,前者位于肺胸膜组织内,后者被自己的胸膜包盖,独立于正常肺组织。肺隔离症占肺部疾病的 0.15%～6.4%,占肺切除的 1.1%～1.8%,以叶内型多见。

(一)叶外、叶内型肺隔离症

【病因和病理】

1.胚胎形成过程　以往认为,胚胎期肺芽的尾侧发出副肺芽时,即形成肺隔离症。从原始肺芽上早期分离出来的支气管树片段,或从前肠憩室分离出来的异常组织,可能有独立的胸膜,或在纵隔或在胸腔外发育,形成叶外型肺隔离症。相反,较晚出现的、已部分发育的肺支气管片段,可能会在肺内继续发育,成为叶内型肺隔离症。叶外型常与食管交通,支持了这一假说。

体循环血管如何发育到隔离肺内尚不清楚,正常情况下,肺动脉源于第 6 胚弓,且将它的分支延伸肺原基,最初供养肺胚芽的内脏血管丛分支逐步退化,仅保留下了支气管动脉。根据公认的理论,背主动脉与肺芽周围的内脏毛细血管间有丰富的侧支交通,这些侧支血管的某支吸收、退化不全,形成异常的体循环动脉供养隔离肺组织。同时因肺隔离症的胚胎组织处于异常部位,使肺循环血管不能发育。

2.异常动脉供血　无论叶外型与叶内型,肺隔离症的主要动脉均来源于体循环的分支,主要是降主动脉,也可源于腹主动脉上部、腹腔动脉及其分支、升主动脉或主动脉弓、无名动脉、锁骨下动脉、内乳动脉、肋间动脉、膈动脉或肾动脉等,叶外型更常见是腹主动脉或其分支。这些血管走行于下肺韧带内、或穿过膈肌、或经主动脉裂孔、食管裂孔到达患肺。血管直径可达 1cm,以 1 支多见,但最多可达 5 支。术中需特别注意体循环动脉,因其处理不当可致大出血、死亡。

3.静脉回流

(1)叶内型:几乎均回流至肺静脉(主要是下肺静脉属支),导致左-左分流。偶有叶内型回流到体循环静脉。

(2)叶外型:可回流至奇静脉、半奇静脉、下腔静脉、无名静脉、肋间静脉,此时无分流问题。叶外型完全被胸膜包盖,切面呈海绵状、黑褐色组织,伴不规则排列的血管,通常在标本的一端更为显著,镜下呈正常肺组织无规律地异常排列,气道数量很少,实质组织常发育不成熟。因其包有自己的胸膜,且不与支气管相通,除非与消化道相通,感染的机会很少。因此,如没有其他明显的畸形,叶外型只是一软组织包块,可毫无症状地存活到成人。

【临床表现】

1.叶外型肺隔离症　叶外型肺隔离症较叶内型少见,男女之比约为 4:1,左右侧之比约 2:1。多位于下部胸腔的下叶与膈肌之间,邻近正常肺组织,也可位于膈下、膈肌内或纵隔。多合并其他先天性畸形,如:肺不发育、异位胰腺及心包、结肠等脏器畸形,但以先天性膈疝最为常见,约占 30%。叶外型肺隔离症因有完整胸膜,犹如分离的肺叶,可视为副肺叶。因其不与支气管相通,故质地柔韧,内含大小不等的多发囊肿。

虽然绝大多数人都相信支气管肺隔离症是发育异常所至,但一些人还是提出叶内型实际上是获得性病变,在发病机制上不同于叶外型。在 1984 年,Stocker 和 Malezak 提出:叶内型的形成是因灶性支气管梗阻,可能是感染或吸入异物,梗阻(或感染性局限性肺炎)的存在,引起肺实质特征性的囊性及纤维化改变,且最初的炎症过程阻断了肺动脉血流到患肺组织,使体循环动脉肥大(这些小分支在部分正常人中就存在于下肺韧带内)形成所谓的"异常"血管供应。

常见于新生儿,多无症状,多因其他畸形而发现,60％合并同侧膈膨升,30％合并左侧膈疝,50％在尸检、查体或检查其他疾病时意外发现,90％在左肺。

胸片表现为:均匀、三角形阴影,尖端指向肺门。

2.叶内型肺隔离症　发病率低,但较叶外型多见,其 2/3 位于左下叶或右下叶后基底段,在椎旁沟内,与叶外型有以下不同:男女发病率相近,左右侧比约 1.5～2∶1,多位于下叶的内、后基底段,很少合并其他先天性畸形,最常合并食管憩室、膈疝。病变组织无自身胸膜与正常肺组织隔离,故异常与正常肺组织间无明显界限共存于同一肺叶中。有一个或多个囊腔,实质部分更多,囊内充满黏液,感染时为脓液,其常与支气管或邻近肺组织的气道交通,几乎所有病例在一定时期后均继发感染。体动脉多来自胸主动脉下部或腹主动脉上部,较为粗大,直径约 0.5～2cm,异常动脉多在下肺韧带内,经下肺韧带到达病变部位,均经(下)肺静脉回流,镜下显示类似扩张的支气管,偶有管壁内软骨板,有呼吸道上皮。异常肺组织伴有炎症、纤维化或脓肿。

左肺多见,60％在下叶后基底段,位于上叶者少见,15％无症状,多在青壮年出现以下症状:咳嗽、咳痰、咯血、反复发作的肺部感染及心慌、气短等。症状多因病变与支气管交通所至。

X线检查:常位于下叶内、后基底段的团块状阴影,其表现很大程度上依赖隔离肺组织的大小及有无感染,如病变组织与正常肺组织无交通,表现为密度均匀、边缘清晰、有分叶的包块,几乎都邻近膈肌,CT或 MRI 可证实为囊性,特征是:正常肺支气管动脉和静脉束远离或围绕在隔离肺叶外周,此特征在传统体层或 CT 下显示的特别清楚,偶见钙化。如与支气管树交通造成感染,其表现为含气囊肿,有或无液平,周围可见炎性浸润,也可呈囊肿样表现,可有气液平。

囊肿可单发或多发,大小不等,周围肺组织常有肺炎,此时要待炎症消退后,才能证实阴影的囊性特征,病变大小可随时间有很大变化,主要依其内部的气体、液体量。如果隔离肺有感染,其阴影形态可在很短时间内有很大变化。在呼气时,可见隔离肺内有气体滞留。

支气管镜检查和支气管造影多无意义,主动脉造影能显示异常体循环动脉,但不如增强 CT 更易接受。如不做主动脉造影,常不能发现异常体循环的动脉,在 CT 片上偶见。

不易与肺脓肿及支气管扩张、Bochdalek 疝及支气管囊肿鉴别。有人认为吸入性肺脓肿几乎从不发生在下叶,故下叶贴临膈面部位的囊肿应首先考虑为叶内型肺隔离症。

【治疗要领】

叶外型肺隔离症,如不与胃肠道交通、无症状,可不予治疗,但术前多因不能明确诊断而手术切除。术中和病理检查可以确诊。术中注意安全处理体循环动脉。

因叶内型可继发感染,故均应成为手术适应证,多采用肺叶切除。手术应在控制感染后施行,并常规选用抗生素。因其常合并严重感染,患肺常粘连在胸壁上,分离这些粘连时必须注意异常动脉,其可能因处理不当,造成术中及术后的致命大出血。

(二)先天性支气管肺前肠畸形

该词常被用来代表一种畸形合并某些支气管肺病变,但在此指的是与胃肠道交通的肺隔离症,最常见为肺隔离症的囊腔与食管下段或胃底交通,其病理特点符合叶内型或叶外型肺隔离症。Gerle 在 1968 年首次采用该词描述,在该词被采用前,此类肺隔离症被归为叶外型。异常肺段最常见与食管(多在下段)交通,也可是胃。其右侧多见,占 70％～80％,男女发病率等,虽成人也可发病,但多在 1 岁前诊断,表现为:慢性咳嗽、反复发作的肺炎、或呼吸窘迫,常见伴随其他畸形,如:叶外型肺隔离症及膈疝。

（三）短弯刀综合征

在 1836 年，Chassinant 首先描述此综合征。含有以下三种畸形的疾病被称为短弯刀综合征，即：①右肺发育不全；②右肺静脉回流异常，肺静脉汇入右心房和（或）下腔静脉；③体动脉供血。因胸片有右心缘旁弯刀状异常静脉阴影而得名。其有明显的家族倾向。

【病理】

1.体动脉供血　最常表现为右肺上、中叶为肺动脉供血，而下叶有一根或更多体动脉血管供血，其可能起自胸主动脉下段，经下肺韧带进入肺实质，或起自腹主动脉，穿过膈肌进入下肺韧带。体动脉供血的肺组织可正常通气或如隔离症样无通气，且显示肺血管高压。

2.静脉回流异常　多仅有一根右肺静脉，也可是两根。其引流全肺或仅限中、下叶静脉血，回流致下腔静脉，故此综合征形成左向右分流，造成右心负荷过重，而右肺也不具备正常生理功能。异常肺静脉与腔静脉的汇合点可在膈上或膈下，两者发生率相近。

3.右肺异常　常见右肺发育不全或发育不良，可伴支气管畸形。

4.其他异常　此综合征可能合并的其他畸形有：肺动脉缺失或发育不良、右位心、房间隔缺损、马蹄肺等。

【诊断分析】

女性稍多于男性，年龄在 10～40 岁之间，早期可无症状，也可见反复呼吸道感染、乏力、呼吸困难等，晚期则为充血性心衰表现。

体检可有类似房间隔缺损的表现，第 2 心音分裂、心脏收缩期杂音等。短弯刀样静脉影、右肺体积小、纵膈右移为其放射学特征性表现，可见右位心。支气管造影有益于明确支气管的分布及其结构。主动脉造影可见异常体动脉供养右肺。心导管检查可确诊，且可明确合并的其他心内异常。

【治疗要领】

严重右肺发育不全者可行全肺切除。体动脉供血局限在一叶肺内，可行肺叶切除。对异常回流静脉可用或不用体外循环行转流术，方法如下：在房间隔造口，将异常静脉吻合在右心房，在心房内做补片，使肺静脉血经房间隔造口流入左心房，而不与右心血混合。

八、透明肺

透明肺的狭义定义指因先天性肺组织及肺循环发育异常，使患肺能较正常肺组织透过更多 X 线的肺部疾病。主要包括肺动脉发育不良、先天性肺叶气肿及特异性肺气肿等，肺动脉发育不良在后面讨论。少数人将阻塞性或代偿性肺气肿、肺大疱、气性肺囊肿等称为透明肺，此可以理解为广义的范畴，不在此讨论。

（一）先天性肺叶气肿

【病因和发病机制】

此病虽有先天性肺发育障碍的因素，但也有后天支气管被压迫的病例，故此病也被称为"新生儿"或"婴幼儿"肺叶气肿，而不宜称为"先天性"肺叶气肿。其特征是：一叶或一段肺组织过度膨胀，压迫正常肺组织、纵膈器官及心血管系统，是造成婴幼儿急性呼吸窘迫的常见病因之一。仅见于新生儿或幼儿，1/3 病例出生后即刻发病，50％发生在出生后 1 个月，仅 5％在出生后 6 个月发病，男多于女，常见于双肺上叶（以左上肺叶最多见），其次为右肺中叶，下叶少见。临床表现为单叶或单侧透明肺。

过度膨胀的原因和发病机制有很多，这种病被看成是临床病理综合征，可能要比看成单一病变要好，

原发的病变可能在叶支气管内(导致部分梗阻和继发膨胀)或在肺实质内,前者占约50%,发病因素被分为三类:

1.支气管外压迫　约占7%,可有多种原因压迫支气管,最常见为异常血管,如大的未闭动脉导管、异常走行的肺静脉、或迷走肺动脉(左肺动脉源于右侧)等,也可见于异常增大的淋巴结或支气管旁肿物(支气管源性囊肿)的压迫,使受压支气管远端肺组织气肿。

2.支气管管壁异常　约2/3的病例明确或可疑有支气管软骨缺如或发育不良等,造成气道塌陷、梗阻,而继发肺叶远端阻塞性气肿。

3.支气管腔内梗阻　可为先天性或获得性,前者包括黏膜皱襞或局限性支气管狭窄,后者包括黏液栓或肉芽组织。文献报道:切除的标本中,25%~40%可见支气管软骨缺陷或变形,仍有50%以上的病例原因不明。约40%~50%的婴幼儿患者合并其他畸形,如:先天性心脏病、腭裂等。

虽然理论上肺实质自身异常是此病的可能病因,但它几乎未被证实,有人研究切除后肺叶的形态学,可见肺泡数量增加,可超过正常50%,并且肺泡大小正常或增大,气道及血管的数量和结构正常,提示:此病为肺囊泡巨大症或出生后肺泡异常增加。

近50%的报道病例未见以上所提及的任何形态学异常,可能是因为对切除的标本检查过于简单,因为仔细的形态学研究需要能显示出肺泡大小、气道的显微解剖及特殊染色,这样才能发现支气管软骨异常,很多报道的病例,没能做到这一点。

【临床表现】

仅5%出生后6个月发病,半数病人出生后第1个月发生呼吸窘迫。

1.症状　很少人无症状,症状表现分为早发和迟发两种类型,典型的早发症状起于出生后第4天至数周,症状进展极快,表现为进行性呼吸困难、吸气和呼气性哮鸣音、心动过速、发绀等。

2.体征　胸廓不对称,患侧胸廓饱胀,叩诊呈清音、呼吸音减弱,气管、纵膈健侧移位,类似气胸。迟发症状为反复呼吸道感染。查体:患侧胸廓膨隆,叩诊反响增强,听诊呼吸音减弱,可能闻及喘鸣音或啰音。

【辅助检查】

1.放射学检查　发现单叶肺透亮度增加、血管纹理减少、患叶体积明显增大、邻近健肺受压、不张,纵膈健侧移位、膈肌下移或正常,透视可见纵膈吸气时移向患侧,呼气向健侧移位。偶尔也可见到患肺密度增加,而不是高透亮度,这是因为继发于支气管梗阻的液体排空障碍,但其他放射学所见的特征仍存在,液体可在24h到2周内清除,此后放射学特征(高透亮度)恢复。

2.其他检查　心血管造影可见异常血管或心脏畸形,核素肺扫描可见患叶血液灌注减少,支气管镜及支气管造影用以除外其他病变。

【诊断分析】

X线检查做出诊断后,对危重婴幼儿或新生儿无需要多的诊断性检查,而年龄稍大的儿童患者可行支气管镜检查以排除气管内病变。放射学特征明显,诊断多不困难,上叶多见,以左侧为主,下叶极少见。放射学的重要特征是血管纹理明显散开和稀薄,而有血管纹理可区别于肺大疱。注意与肺不张鉴别,肺叶气肿与肺不张、代偿性肺气肿的差别在于后者患侧膈肌升高、纵膈患侧移位。

【治疗要领】

部分病人不需手术治疗而自行缓解症状。非手术治疗的死亡率近50%。因其严重影响心、肺功能。常需急诊手术。手术危险性较大,特别是在正压通气开始至取出患肺前的时段,故必须尽快开胸、尽快取肺。患肺切除后预后好,手术死亡率小于5%。

（二）特异性肺气肿（Swyer-James 综合征）

在 1953 年，Swyer 和 James 首先报道此病，为 1 例 6 岁男孩。1954 年，Macleod 报道了 9 例成人的类似患者，故此病也被称 Macleods 综合征或 M-S-J 综合征。其与先天性肺叶气肿不同，可见于小儿或成人；可为一叶或一侧肺，是一种不同于其他透明肺的独立综合征。Swyer 认为：此病是由于后天性肺的广泛性疾病导致右肺动脉功能不全。但目前对其病因仍不明确，可能为先天性或后天性某种因素造成，有人提出与病毒感染有关。

【病理】

主要表现为慢性炎症改变，无支气管狭窄、阻塞表现，此与先天性肺叶气肿不同；有肺动脉发育、且充盈、但较细小，此与肺动脉未发生或未发育不同。

【临床表现】

可见于儿童及成人，临床表现轻重不一，轻者可无症状，重者可咳嗽、咳痰、呼吸困难或反复呼吸道感染和大咯血。体检所见与先天性肺叶气肿相似。

【辅助检查】

X 线表现为患肺透亮度增加、肺门血管纹理减少。支气管造影：支气管近端充盈，远端细小，5～6 级以下支气管不充盈，透视见：吸气时纵膈患侧移位，患侧膈肌活动度减弱，患肺容积不随呼吸运动而改变。肺动脉造影：患侧肺动脉细小，外周血管稀少。核素检查：患肺灌注显著减少。支气管镜检查：支气管黏膜充血、水肿、变厚等急、慢性炎症表现。肺功能检查：提示通气功能障碍。

【治疗要领】

治疗以解痉、消炎为主。与先天性肺叶气肿相似，症状重者手术切除，预后佳。

九、先天性肺血管疾病

（一）肺动静脉瘘

1897 年，Churton 首例尸检诊断，1939 年，Smith 临床诊断，1942 年，Shenstone 行全肺切除治疗此病。Tobin（1966 年）证实正常肺存在着某些肺动-静脉交通，分流可能在肺静脉或动脉高压、肝硬化及阻塞性肺病等病理条件下，起着重要的血流动力学作用。肺动静脉瘘指：肺动脉分支与肺静脉间存在一个或多个交通，使流经异常交通的血流不经毛细血管床而回心。过去曾被称为：肺动静脉瘤样扩张、肺血管扩张、肺血管瘤等。尸检发病率为 0.02%。

15%～50% 的患者是 Osler-Weber-Rendu 综合征（遗传性出血性毛细血管扩张症）的肺局部表现，此综合征表现为：口腔、鼻、唇黏膜出血和四肢皮肤细小毛细血管瘘，同时肺内有多发性小的肺动静脉瘘。

【病因和分类】

依其病因分为：先天性和获得性肺动静脉瘘两类。先天性较为多见，一般认为先天性肺动静脉瘘源于异位毛细血管发育，形成的血管间隔不完全，血管间隔是分隔动、静脉丛的原始交通。可表现为：①发生在胎龄两个月左右，因肺动静脉丛之间的原始连接间隔不全变性造成；②因单根输入动脉与输出静脉间缺乏毛细血管袢而形成大腔薄壁的血管囊；③多根营养动脉与回流静脉间构成复杂的动脉瘤样改变。获得性较少见，多继发于：创伤、转移癌、肝硬化、肺放线菌病、肺血吸虫病等。

【病理】

先天性肺动静脉瘘可并发多种大血管变异，如：肺静脉异常回流至右心房，肺动脉源于主动脉，肺静脉瘤样扩张，单一肺静脉干、叶、段一级的肺血管变异更为常见，在手术或造影栓塞时要特别注意。

依其存在特性分为:动脉瘤型和弥漫型肺小动静脉瘘。依其病理形态分为:海面状和毛细血管样两类。另外以上分型要分出伴有 Rendu-Osler-Weber 病(ROWD)(即:HHT)型及不伴 ROWD 型两型,明确此分型对预后很重要,伴 ROWD 型多为肺内多发,症状重,并发症高发。

瘘口多靠近胸膜,在肺实质内少见。其供血肺动脉多在一支以上,4%来自体循环,如:支气管动脉、肋间动脉或胸主动脉。由于瘘腔内压力较低,管壁仅轻度增厚。伴肺动脉高压者少见。静脉则纡曲、扩张,可见变性或钙化。肺动静脉瘘内如有血栓形成或细菌性内膜炎,可引起脑或全身的转移性脓肿。

从肺血管的胚胎发育过程看,肺动、静脉异常可能为单发或合并动脉、毛细血管、静脉水平的异常。Anabtawi 根据其大小及部位作了分类(表 5-1)。

表 5-1　Anabtawi 的分类

类型	特点
Ⅰ	多发小动静脉瘘、无血管瘤型
Ⅱ	单发大的动-静脉血管瘤型-周围型
Ⅲa	单发大的动-静脉血管瘤型-中心型
Ⅲb	大的动-静脉血管瘤,伴异常静脉引流
Ⅲc	多发小动-静脉瘘,伴有异常静脉回流
Ⅳa	大的单发静脉瘤,有体动脉交通
Ⅳb	大的单发静脉瘤无瘘-肺静脉曲张
Ⅴ	异常静脉回流,无瘘

【发病机制】

由于血液从肺动脉到肺静脉(右向左)的分流,造成低氧血症,引起一系列病理生理改变,主要表现为发绀、红细胞增多症及杵状指。

【临床表现】

2/3 为单发,约 1/3 为多发病灶,多为单侧,8%～20%为双侧病变。75%在下叶。超过半数患者在婴幼儿期死亡。

1.症状　27%在婴幼儿期有发绀,35%在少年期有发绀。临床表现与肺内瘘口大小及右向左分流量多少有关,瘘口小、分流量较少者,可无症状;而瘘口大于 2cm,或分流超过 20%～30%的心搏出量,可有发绀及低血氧症,后者导致:红细胞增多症、杵状指、呼吸困难等。鼻血、胸痛、咯血、心悸虽常见,但不是特异性症状。妊娠可加重症状,可能与增加了肺血流或激素水平变化有关。

2.体征　59%可闻及血管连续性杂音,杂音性质与动脉导管未闭的杂音性质相似,吸气时增强、呼气时减弱,可有震颤,肺动脉第 2 心音亢进。常可见皮肤的血管痣。因其不引起血流动力学改变,故心率、血压、ECG、心脏指数、心内压力、肺血管阻力等多在正常范围内。

3.并发症　25%的患者可有以下并发症:细菌性心内膜炎、脑栓塞、脑脓肿、咯血、血胸、(血管造影术后)下肢静脉栓塞等。病死率达 40%。故即使无症状的肺动静脉瘘,也被认为是严重的疾病。

【辅助检查】

胸透下可见肺部阴影搏动,其大小或形状随呼吸改变。胸片示:无钙化阴影,多位于肺中野,如为肋间动脉供血,可见肋骨凹陷。体层或 CT 可显示异常血管(动脉或静脉)。

血管造影为术前必须检查,以进一步了解病变范围及异常血管来源。心脏超声、核素检查可能获得分流量及合并的其他畸形。以上检查可诊断胸片不能发现的小瘘。

【治疗要领】

一经诊断应积极治疗。手术适应证：①体循环供血；②有一种并发症；③大量分流；④术后可保存维持生命所必需的肺组织。对分流量大的多发双侧瘘，如病变仍相对局限，也可考虑手术。如病变广泛，介入治疗的血管瘘栓塞或手术与栓塞结合治疗更为有效。

（二）肺动脉发育不良

1.**单侧肺动脉缺如**　罕见。常合并心脏畸形，特别是法洛四联症。左、右侧肺动脉发病率相近，与法洛四联症合并者多为左侧。可无症状，也可表现为反复呼吸道感染，剧烈活动时可呼吸困难或咯血。如合并其他畸形，可有相应症状。X线见病肺组织缩小，纹理重，血管造影见患侧肺以中线为界无血管影，主动脉充盈后方可部分显影，以此可确诊。仅少部分病人可行血管移植治疗此病。

2.**肺动脉狭窄**　约50%合并其他心脏疾病。分为两种主要类型：一侧肺动脉干的单发狭窄及双侧多发狭窄，后者可累及叶或段一级的肺动脉。单处狭窄者右侧多见，很少引起肺动脉高压，多发狭窄者，可引起肺动脉高压、右心衰、临床表现类似肺动脉瓣狭窄。

单处狭窄可因血液持续流经狭窄部位，而引起连续性杂音。双侧多发狭窄因血流动力学负荷明显增大，引起肺动脉高压、继发性右心室肥大，狭窄近心端压力与右室收缩期压力一致，而狭窄远心端压力骤然降低。此压力变化为特征性表现，但确诊仍需血管造影，其可证实狭窄部位、程度及远心端的狭窄后扩张。

治疗原则为出现肺动脉高压或心脏失代偿的症状及体征，应手术治疗，手术可治疗单处甚至多出肺动脉狭窄。常用心包或奇静脉做自体材料修补狭窄，人造血管可用于狭窄段较长时。

（三）肺动脉瘤

罕见，发病率约为1/13696，占胸内动脉瘤的1/687，部分病人仅为肺动脉扩张，这类病人常伴有肺动脉高压。Deterling等依肺动脉瘤的形状分为：囊型及梭型两类，两型发病率相等。而依其部位可分为：肺内动脉瘤、肺外动脉瘤及夹层动脉瘤三类。

【病因和病理】

外伤、细菌感染、梅毒及其他先天性和后天性因素所至的肺动脉疾病，均可称为其病因，此病常见于合并细菌性心内膜炎的先天或后天性心脏病者，真菌性动脉瘤多为肺内动脉瘤，结核或肿瘤患者也可合并肺内动脉瘤。

如有肺动脉高压，则瘤动脉壁更加薄弱。病理检查肺动脉瘤破裂者，半数病例可见囊中央有坏死。肺动脉夹层动脉瘤非常罕见。常见于肺动脉高压和囊中央坏死者，多伴有先天性心脏病。

【诊断分析】

男、女发病率相等，80%的肺动脉瘤位于肺动脉总干，8%位于右肺动脉，3%位于左肺动脉，其余为多发。症状以原发或并发症的症状为主，咳嗽、咯血、呼吸困难及胸痛较为常见，肺内动脉瘤可反复发生全身性血栓性静脉炎和发热，放射学检查可见硬币样病灶影，血管造影多可确诊。

【治疗要领】

如治疗不及时，可能因动脉瘤突发破裂致死。手术是唯一有效治疗，根据其部位，可行肺叶切除、动脉瘤切除等术式。

（四）肺静脉曲张

【诊断分析】

少见，为先天性疾病，可发生在任一肺叶，以左肺多见。发病年龄20～60岁，近50%患者合并先天或后天性心脏病。

临床特点为女性多见，可能与女性的二尖瓣疾病多于男性有关。如无其他疾病，多无症状，常意外发现。症状包括咯血、呼吸困难及脑血管意外等，也有胸骨后疼痛及杵状指的报道，这可能与其他心脏疾病有关。可因曲张静脉破裂，造成支气管或胸膜腔大出血，而突发死亡。

胸片可见肺门阴影，透视可见阴影搏动。断层提示阴影的血管特征。血管造影可确诊，特点是：扩张而纡曲的肺静脉充盈及排空均延迟。

【治疗要领】

无并发症者，可放射学检查随诊，常不需手术，如出现咯血、栓塞等症状时，应积极手术，对二尖瓣病变合并肺静脉高压者，二尖瓣置换术后，肺静脉曲张可随之缓解。

（五）单支肺静脉狭窄或闭锁

罕见，如治疗不及时可致命。

【病因】

肺静脉可因先天性或后天性因素而阻塞，以先天性因素最为常见。后天性疾病有：左房附壁血栓、心房黏液瘤、肺静脉闭塞性疾病等，偶可见纵膈或肺内的肿瘤或纤维化疾病压迫所至。多数病例以下证据支持为先天性因素所至：①年轻时发现症状；②常合并其他先天性畸形；③多无活动性炎症；④正常回流与异常回流静脉发生的阻塞病变特性相似。出生时即可伴有肺动脉高压。

【发病机制】

主要为肺水肿及肺动脉高压两个病理生理表现。①肺水肿：血液回流受限使肺静脉压、肺毛细血管压升高，当毛细血管内静水压超过血浆渗透压时，液体进入肺组织间隙，并被肺淋巴系统吸收，当液体渗出量大于淋巴吸收能力时，至肺水肿。②肺动脉高压：可能是由于动脉壁肌层肥厚或局部水肿，压迫血管腔造成，肺动脉高压可致右心肥厚、右心衰等。

【诊断分析】

症状特点是发病年龄在出生后至 15 岁，主要表现为呼吸道反复感染、进行性呼吸困难、咯血等，1/3 者合并其他心脏疾病，肺动脉高压的体征有：收缩期杂音、肺动脉瓣第 2 心音亢进等。ECG 提示右室肥大，胸片示肺静脉影增强，可见扩张纡曲的肺静脉影，肺动脉圆锥突出和右室扩大，可见 Kerley 氏线。心导管检查可证实肺动脉高压、肺毛细血管压升高、左房压力正常。心血管造影可确诊。

【治疗要领】

手术是唯一治疗方法，Kawashima 在 1971 年首次切除肺静脉内的横膈，成功地治疗了肺静脉狭窄；也有用心包等自体组织修补狭窄的报道。对闭锁段较长、无法矫正者，可采取以下三种方法之一：①结扎患肺的肺动脉分支；②患肺切除；③随诊、观察。

（六）肺动脉单干

也被称为左肺动脉起于右肺动脉、迷走左肺动脉或肺动脉悬吊。1897 年首次报道左肺动脉变异引起远端气管支气管阻塞，1954 年，Pott 报道首例手术治疗。

【诊断分析】

男女发病率相等，近 50％者在出生后即有症状，出生一个月内，2/3 者有症状。典型症状为呼吸道梗阻的喘鸣，以呼气明显，吞咽困难及呕吐罕见，以上症状应区别于主动脉弓畸形的临床表现，后者表现为以吸气为主的呼吸道梗死，食管梗阻的症状也较为突出。肺动脉单干常引起短暂的急性阵发性呼吸窘迫，但发作时也可致死；也可引起呼吸道感染。

胸片可显示呼气时主支气管阻塞，患肺过度充气，可见位于中纵膈的异常血管影，在隆突水平、气管食管之间，如纵膈肿物。Bucky 格栅片提示左肺动脉分支在肺门处分支异常的低。上消化道造影提示食管前壁外压或正常，应与异位的右锁骨下动脉压迹鉴别，后者位于食管后壁。支气管造影或 CT 检查可明确气管支气管树有无畸形。血管造影可确诊。

【治疗要领】

因气管支气管常伴有严重异常,手术死亡率及并发症较高。常用的两种术式:①分断畸形血管,可做或不做整形吻合;②切断右主支气管,在肺动脉背侧重新吻合。

(七)肺动脉交叉

左肺动脉开口于右侧,且在右肺动脉开口的上方,使左、右肺动脉交叉走行到各自供养的肺脏。可伴有以下心内异常:持久性动脉干、房间隔缺损、主动脉弓畸形(闭锁)等。

临床特点为少见,男女发病率相等,此病无临床症状,常因检查其他心脏疾病或先天性畸形而意外发现。

诊断的意义大于治疗,可终身不予治疗。

(八)冠状动脉与肺动脉交通

异常冠状动脉可起自左、右肺动脉干分叉处、左、右肺动脉干或其远端分支。分为两种类型:①虽冠状动脉起自主动脉,但通过心包的细小分支与肺动脉总干交通,或通过口径较粗大的交通支直接交通;②冠状动脉的一支或全部起自肺动脉总干,而主动脉无相应的冠状动脉开口。以左冠状动脉起自肺动脉总干最为常见。

【发病机制】

新生儿期,因肺动脉压力相对较高,血流方向为肺动脉至心肌,放心肌为静脉血灌注;随年龄增长,肺动脉压力降低,一般在出生 2～4 个月后,血流方向转为冠状动脉至肺动脉,以左冠状动脉与肺动脉交通为例,血流路径为:主动脉→右冠状动脉→侧支血管→左冠状动脉→肺动脉。因左心室心肌灌注差,可因乳头肌缺血,至严重的二尖瓣闭锁不全、心肌梗死而死亡,部分患者可因心室肌灌注充分而在成年发病。

【临床表现】

右冠状动脉异常者,常可生存到成年,但部分患者死于冠状动脉供血不足。左冠状动脉异常者,可有两种临床表现,婴幼儿表现为严重冠状动脉供血不足,苍白、发绀、阵发性呼吸急促及心动过速,而以心绞痛、二尖瓣反流、心脏扩大特征性症状。此类患儿均在一年内死亡。另一种表现为有丰富的侧支循环,使血流经右冠状动脉到左冠状动脉,再到肺动脉,这类患儿表现为非特异性症状,可有:连续性杂音、二尖瓣闭锁不全杂音及心绞痛等。可引起患者猝死。

(九)肺动脉与左房连接

肺动脉直接连接于左心房,也可被认为是肺动静脉瘘的一种特殊形式。

其病理生理改变类似肺动静脉瘘,为右向左分流,导致低氧血症。

临床特点为发绀出现较晚,多在 10 岁以后出现,可能与肺血管床阻力增加有关。其他临床表现如:劳累后气急、发绀,以及杵状指、红细胞增多症等均与肺动脉静脉瘘相似,也可发生脑血栓或脑脓肿、体循环动脉栓塞等并发症。ECG 可显示左房或右室肥大,胸片可见左肺门阴影,肺心血管造影可确诊。

手术切除患肺或与左房连接的肺动脉,可治愈。

(十)肺静脉异位连接(肺静脉注入右心房)

指胚胎发育过程中的障碍,造成解剖学上的肺静脉异位连接,使肺静脉血不回流进左心房,而是直接或间接进入右心房。分为完全型及部分型两类。虽少见,但预后不良。完全型占先天性心血管畸形的 1%～4%,80% 在 1 岁内死亡。

【分类】

分为以下四个主要类型：①心上型：最常见，约占 50％。两侧肺静脉汇成共同静脉干，经无名静脉回流至右上腔静脉，再入右房；②心内型：左、右肺静脉异位连接于冠状静脉窦，再入右房；③心下型：共同静脉干向下穿过膈肌，与下腔静脉或肝静脉异位连接；④混合型：以上三型中某些异位连接的混存。

【发病机制】

为左向右分流，病理生理改变类似房间隔缺损。部分型因分流少，预后较好，多能存活至成人。完全型因是氧合血完全回流到右房，故如无房间隔缺损或卵圆孔未闭时，患儿不能生存。并发房间隔缺损时，血液分流为先左向右、再右向左的双向分流。自然生存期与房间隔缺损的大小有关，缺损大可活至成年。

【诊断分析】

临床特点为其症状及体征决定于异位连接的类型、房间隔缺损的大小、是否有肺动脉高压及肺静脉梗阻等。如左向右分流量少于全部肺静脉血的 50％，临床表现近似于房间隔缺损，否则可出现严重的呼吸困难。

ECG 示右室肥大，胸片见肺充血、右心增大，右心导管检查可依各部位血氧的测定而确诊，心血管造影明确肺静脉异位连接的部位。

【治疗要领】

手术治疗是惟一的选择。1951 年，Mulker 首次行左心耳——肺静脉侧侧吻合成功，1957 年，Cooley 首次利用体外循环施行矫形术成功。其手术疗效以心上型、心内型较好，心下型最差。

（李鹤飞）

第四节　肺结核

肺结核（PTB）在古代被称为"白色瘟疫"，是一种由结核分枝杆菌引发的古老的传染性疾病。其传染源主要为排菌的肺结核患者，健康人感染结核分枝杆菌并不一定发病，只在机体免疫力下降时才发病。全世界每年发生结核病 800 万～1000 万，约有 300 万人因结核病死亡。1993 年 WHO 宣布"全球结核病紧急状态"，认为结核病已成为全世界重要的公共卫生问题。并将每年 3 月 24 日定为国际结核病日，而我国是世界上结核疫情最严重的国家之一，据统计我国结核病年发病人数约 130 万，居全球第 2 位。

一、病因（发病机制）认知的历史、演变及启示

（一）病因的探索

希腊人 Hippocrates（公元前 460～377 年）第一次详细记载了肺结核。公元 1483～1538 年，意大利的 Fracastoro 对肺结核的传染性做了论述。意大利的 K. Marten 于 1720 年提出肺结核由眼睛看不到的小生物引起。1751 年，西班牙国王 Ferdinand 六世出台了结核病预防法。1753 年佛罗伦萨（Firenge）出台法令，规定结核患者使用的衣物和家具都要烧掉。这一时期人们对结核病的认识还处在模糊阶段。

法国的 Klenke（公元 1843 年）最早利用结核患者的痰液标本进行动物实验。法国的 Villemin（公元 1827～1892 年）从家兔耳静脉接种结核病痰标本，3 个半月后在腹腔、肺内也发现结核病变。1879 年 Cohnheim. Chauvean 再次追试证明 Villemin 实验的正确性，于是结核病首次被科学地证明为传染病。

德国科学家 Robert. Koch 在 1882 年通过抗酸染色法发现了结核分枝杆菌，并在 1882 年 3 月 24 日发

表了这一结果。他将其分为人型、牛型、鸟型和鼠型 4 型,其中人型菌是人类结核病的主要病原体。肺结核主要由人型结核分枝杆菌侵入肺脏后引起。90%通过呼吸道传播。

(二)病理认知的演变

荷兰的 Sylvius(公元 1614～1670 年)对肺的结核结节开始了详细的记载。英国的 Richard. Morton(公元 1653～1693 年)在其所著"结核病学"中提出了结节是肺结核的必然产物。Laennec(公元 1781～1826 年)的观察与近代病理学所见一致,即结核病是由结核结节开始,分为渗出性和增殖性。1898 年,Kuss 开始从事儿童原发感染途径的病理研究,1912 年 A. Gohn(奥地利)明确了由结核分枝杆菌感染引起的原发灶与相应的淋巴结病变,1916 年 K. E. Ranke 确立了原发综合征的概念,发表结核病分期(三期)学说。1920～1930 年间,世界许多学者对原发感染后结核病发生发展进行追踪观察研究,认为继发性肺结核多由内源性所引起,而外源性再感染较少。

随着组织学技术的发展,人们逐渐认识到结核分枝杆菌侵入机体后引起机体的一种炎症变化,分为渗出性病变、增殖性病变和干酪性变。这三种病变并不是单一存在的,可同时存在于一个病灶中但通常以一种为主。并可随着机体免疫、过敏状态的不同和治疗效果的差异,吸收好转、硬结钙化或浸润进展、溶解播散等。

二、临床表现的基本特点及新变化

"面色苍白、身体消瘦、咳嗽……"19 世纪的小说和戏剧中不乏这样的描写。随着人们身体素质的增强,以及抗结核药物的问世,现在大多患者症状多不典型,仅在贫困地区因治疗不及时仍可发生。肺结核患者常有结核病密切接触史,起病可急可缓,常见症状有:低热、夜间盗汗、疲乏无力等。急性血行播散性肺结核、干酪性肺炎、空洞形成或伴有肺部感染时可表现为高热。其他症状:

咳嗽干咳为主,如伴有支气管结核,常有较剧烈的刺激性干咳。

咳痰多为白色黏痰,较少,合并感染、支气管扩张时咳黄脓痰;干酪样液化坏死时也可有黄脓痰,偶尔可见坏死物排出。

咯血结核坏死灶累及肺毛细血管壁时,可出现痰中带血,如累及大血管,可出现不同程度的咯血。

胸痛病灶与胸膜粘连常可引起钝痛或刺痛,与呼吸无明显相关,并发结核性胸膜炎会引起较剧烈的胸痛,与呼吸相关。

呼吸困难以下情况可出现:大量胸腔积液、气胸;气管或较大支气管狭窄、纵隔、肺门、气管旁淋巴结结核压迫气管支气管;晚期肺结核,两肺病灶广泛引起呼吸功能衰竭或伴右心功能不全时。

结核性变态反应青年女性多见,可引起全身性过敏反应,临床表现类似于风湿热,主要有皮肤的结节性红斑、多发性关节痛、类白血病和滤泡性结膜角膜炎等。经抗结核治疗后可好转。

总之,肺结核并无特异性的临床表现,伴有免疫抑制状态的患者,临床表现多不典型,起病和临床经过隐匿;或者急性起病,症状危重,且易被原发疾病所掩盖,易误诊。

三、诊断标准的变迁与思考

古希腊人,曾使用叩诊法、听诊法诊断胸部疾病,公元 2 世纪时 Arelaeus 就已经将视诊、触诊、叩诊、听诊作为疾病诊断的重要方法。

X 线检查法:W. K. Rontgen 于 1910 年开始将 X 线用于临床,不同类型的肺结核均有其相应的 X 线影像特征。

1.原发综合征 典型的表现为哑铃状双极现象,一端为肺内原发灶,另一端为同侧肺门和纵膈肿大的淋巴结,中间为发炎的淋巴管。

2.血行播散性肺结核 表现为两肺广泛均匀分布的密度、大小相近的粟粒状阴影,即所谓"三均匀"X线征。亚急性和慢性血行播散性肺结核的粟粒状阴影则分布不均匀,新旧不等,密度和大小不一。

3.继发性肺结核 病灶多发生在肺上叶尖后段、肺下叶背段,病变可局限也可多肺段侵犯,X线影像可呈多形态表现,也可伴有钙化,可伴有支气管播散灶和胸腔积液、胸膜增厚与粘连。易合并空洞。

CT检查法:1961年美国人Oldendrf提出了CT的方法,1972年EMI公司成功制造出头部CT并应用于临床。胸部CT扫描表现可归纳为"三多三少",即多形态、多部位、多钙化和少肿块、少堆聚、少增强。胸部CT扫描可发现胸内隐匿部位病变。

结核分枝杆菌痰涂片法:德国的Robert. Koch(公元1843~1910年)在碱性亚甲蓝液中长时间染色,傅斯麦棕(碱性染料)复染,成功地染出特有的结核分枝杆菌。在1882年F. Ziehl发表了用石碳酸复红结核分枝杆菌染色法,1883年丹麦的F. A. Neelsen将Ziehl染色法加以改良。抗酸染色检出阳性有诊断意义。

结核分枝杆菌培养:时间长。

结核菌素试验:我国目前所使用的则为自行研制的结核菌素纯蛋白衍生物(PPD),无非特异性反应。强阳性者有助于诊断。

结核病分子生物学技术、结核病免疫技术、血清学等现代诊断技术已经应用于临床,血清结核抗体测定、红细胞沉降率、结核分枝杆菌聚合酶联反应(PCR)、胸腔积液检查、支气管镜检查、胸腔镜检查、纵膈镜检查、组织学病理检查成为重要的诊断方法。

四、手术适应证与禁忌证的演变及启迪

在有效的抗结核药物问世之前,外科医生已经开始了对肺结核外科治疗的研究。至20世纪40年代高效抗结核药物出现前,外科手术一度是治疗肺结核的唯一方法。随着对肺结核病菌的不断认识和探究,目前绝大部分的肺结核患者可以通过内科的化疗而获得痊愈,但对于部分难治、重症肺结核以及伴有严重并发症或耐多种药物的肺结核患者,外科手术仍为治疗的有效手段之一。归纳起来,目前主要的外科治疗手段为切除疗法和萎陷疗法两类。

(一)肺切除术

肺切除术可直接切除病变,术后痰菌阴转率高,病死率低,并发症少,被公认为肺结核外科治疗的首选方法。

1.适应证

(1)肺结核空洞:①厚壁空洞;②张力空洞;③巨大空洞;④下叶空洞。

(2)核性球形病灶大于2cm时。既往为直径3cm以上的结核瘤,这说明人们已认识到直径2~3cm的结核瘤也需要外科手术的干预。

(3)毁损肺,肺叶或一侧全肺毁损。

(4)结核性支气管狭窄或支气管扩张。

(5)反复或持续咯血,经药物治疗无效,病情危急。

(6)其他适应证:①久治不愈的慢性纤维干酪型肺结核,反复发作,病灶比较集中在某一肺叶内;②胸廓成形术后仍有排菌,如有条件可考虑切除治疗;③诊断不确定的肺部可疑块状阴影或原因不明的肺不张。

2.禁忌证

(1)肺结核正在扩展或处于活动期,全身症状重,红细胞沉降率等基本指标不正常,或肺内其他部位出现新的浸润性病灶。

(2)一般情况和心肺代偿能力差。

(3)临床检查及肺功能测定提示病肺切除后将严重影响患者呼吸功能者。

(4)合并肺外其他脏器结核病,经过系统的抗结核治疗病情仍在进展或恶化。

(二)胸廓成形术

胸廓成形术是将不同数目的肋骨节段行骨膜下切除,使该部分胸壁下陷后靠近纵隔,并使其下面的肺得到萎陷,因而是一种萎陷疗法。它的主要作用:①使病肺松弛和压缩,减小该部位呼吸运动幅度,从而使病肺得到休息;②萎陷使空洞壁靠拢,消灭空腔,促进愈合;③压缩减缓该部分的血液和淋巴回流,减少毒素吸收,同时使局部缺氧,不利于结核分枝杆菌繁殖。手术可一期或分期完成,根据患者一般情况以及所需切除肋骨的数目和范围而定。以避免一期手术创伤范围过大以及术后发生胸壁反常呼吸运动造成有害的生理变化。近30年来这种手术由于其治疗肺结核的局限性和术后并发脊柱畸形等缺点,同时肺切除术的普及且具有更满意的疗效,因而已很少采用。但对于一些不宜作肺切除术的患者,以及在无条件作开胸手术的基层单位,胸廓成形术仍不失为一种可供选择的外科疗法。此外,它还可为某些患者创造接受肺切除术的条件。

1.适应证

(1)上叶空洞,患者一般情况差不能耐受肺切除术者。

(2)上叶空洞,但中、下叶亦有结核病灶。若作全肺切除术,则肺功能丧失过多;若仅作上叶切除术,术后中、下肺叶可能代偿性膨胀,致残留病灶恶化。可同期或分期加作胸廓成形术。

(3)一侧广泛肺结核灶,痰菌阳性,药物治疗无效,一般情况差不能耐受全肺切除术,但支气管变化不严重者。

2.禁忌证

(1)张力空洞、厚壁空洞以及位于中下叶或近纵隔处的空洞。

(2)结核性球形病灶或结核性支气管扩张。

(3)青少年患者,因本术术后可引起胸廓或脊柱明显畸形,应尽量避免施行。

(4)支气管内膜结核,因可加剧支气管内肺结核性病变。

(5)一般情况差,肺功能不佳,对侧有活动性病灶。

胸廓成形术应自上而下分期切除肋骨,每次切除肋骨不超过3～4根,以减少反常呼吸运动。每期间隔约3周左右。每根肋骨切除的长度应后端包括胸椎横突,前端在第1～3肋应包括肋软骨,以下逐渐依次缩短,保留靠前面部分肋骨。切除肋骨的总数应超过空洞以下二肋。每次手术后应加压包扎胸部,避免胸廓反常呼吸运动。胸廓成形术对肺内有良好的压缩,如选好适应证,效果较佳。但有时手术需分期进行,患者需忍受多次手术的痛苦。

五、治疗方式的比较与启示

肺结核目前的治疗主要以化疗为主,其他方式只是作为辅助治疗。纵观肺结核的治疗历史,其治疗经历了以外科治疗为主的时代到以内科治疗为主的时代,其主要原因是抗结核药物的研发和运用及内科治疗结核的有效性得到认可。

目前肺结核治疗方式主要有以下几大类：药物治疗、外科治疗、介入治疗、免疫治疗、基因治疗以及祖国医学的针灸治疗等。

（一）药物治疗

以上治疗方式中，以抗结核治疗疗效最好，也是目前主流的治疗方式。其一线抗结核治疗的药物主要有：异烟肼、利福平/利福喷丁、吡嗪酰胺、乙胺丁醇、链霉素等。且抗结核的新药也在不断的更新，目前针对结核分枝杆菌靶分子新型药物，如 2-烷氧羰基氨基吡、啶类紫杉烷类、吩噻嗪类等正在研发之中。

（二）外科治疗

虽然内科抗结核药物治疗肺结核取得了巨大的成就，但仍无法取代外科在肺结核治疗中的地位，部分患者仍需要外科治疗，尤其是多重耐药结核分枝杆菌，其药物治疗效果不佳，以及一些空洞型肺结核，因血管性因素，使得抗结核药物成分无法有效地达到病灶内。

外科治疗方式目前主要以胸廓成形术的萎陷疗法和肺切除法治疗肺结核为主要术式，且胸廓成形术适应证也在慢慢缩小。

（三）介入治疗

主要包括经皮穿刺介入和经支气管镜介入给药及物理方法治疗，因介入治疗所能涉及的病灶是相对局限的，很难同时对多个病灶同步介入治疗，且反复机械性创伤易导致患者的依从性降低，所以这种方法对单一病灶的病例疗效较好，多数患者难以长期坚持治疗。

针对干酪病灶行支气管引流治疗，如气管镜介入清除痰栓球囊扩张治疗瘢痕狭窄、祛除肉芽肿、控制炎性水肿等，该方法可保证干酪坏死病灶的引流排空，利于坏死灶内结核分枝杆菌或耐药菌的清除。

（四）基因治疗

最有前途的基因疗法当属异柠檬酸离合酶基因敲除法，该法可使结核分枝杆菌丧失无氧代谢生存能力，使吞噬细胞内低代谢或休眠状态下的持留菌易于被吞噬细胞消灭，基因治疗和药物治疗免疫治疗同样对纤维病灶内结核分枝杆菌无效或低效。

六、展望或热点问题探讨

随着内外科技术的发展，肺结核的治疗也在向以化疗药物为主的综合治疗的方向发展。但我们也应看到，随着多重耐药结核分枝杆菌（MDR-TB）的诞生，需要外科治疗的患者也在不断增多。从肺萎陷疗法的不同手术方式到开胸肺切除，再到微创胸腔镜肺切除以及现在的介于内外科之间的介入疗法，肺结核的外科治疗经历 100 多年的发展和历练，积累了很多宝贵的经验和财富。就目前的热点 MDR-TB 的外科治疗及肺结核的微创外科治疗作简单探讨。

（一）MDR-TB 的外科治疗

外科治疗是目前 MDR-TB 患者新的辅助治疗方式，但是手术的时机选择和术后的并发症的处理是外科治疗 MDR-TB 患者关键步骤。手术时机的选择常常很难把握，一般认为结核分枝杆菌在体内含量最少时，手术时机最佳。此外术后并发症也是肺结核治疗失败的重要原因之一，包括：呼吸衰竭、支气管胸膜瘘、肺或其他部位的感染、肺气肿等，其中支气管胸膜瘘是导致术后死亡的重要原因。一般认为，支气管内结核是结核术后支气管胸膜瘘的重要原因，因此术前完善支气管镜检查，对于 MDR-TB 患者行手术治疗尤为重要。因为这部分患者对化疗不敏感，术后常因手术切除不全而复发，包括淋巴结清扫不全等。对于 MDR-TB 的患者在行手术治疗时应严格掌握手术时机，术前充分完善相关检查，做好相关并发症的预案。

（二）肺结核的微创治疗

肺结核的外科治疗也在向微创方向不断迈进。微创手术治疗包括经皮肺微创手术治疗,支纤镜下微创手术治疗,胸腔镜下微创手术治疗将是今后肺结核尤其是耐药结核手术的最佳选择。由于结核特殊的病理生理:一是结核患者的胸腔内粘连,另一个是结核患者纵膈淋巴结肿大,以上两个原因常常导致胸腔镜无法开展,在目前胸腔镜下治疗肺结核,常因肿大的淋巴结干扰导致手术无法顺利进行,这是亟须我们解决的问题。

（杨文荣）

第五节 肺化脓性感染

慢性肺脓肿与支气管扩张,是肺部由化脓菌所引起的炎性病变,可造成病变部位支气管及肺组织的损害。

一、慢性肺脓肿

（一）病因与发病机制

肺脓肿是肺部的局限性化脓性病变。吸入有感染物质是发生肺脓肿最常见的原因。如呼吸道或上消化道感染性病灶,在全麻、睡眠、昏迷、淹溺等状态下,其分泌物吸入支气管或肺内,引起小支气管堵塞。致病菌在堵塞支气管的远端迅速繁殖,形成该处的化脓性感染,继而引起的小血管栓塞,肺组织迅速坏死。约1周后,坏死组织开始液化形成脓肿。如脓肿与支气管相通,脓液经支气管排出而形成空洞。如引流支气管有活瓣性阻塞,则可形成张力性空洞或肺不张,一旦脓肿壁破入胸膜腔,可并发脓胸和支气管胸膜炎。如支气管引流不畅,致病菌毒力强,或治疗不及时,则感染扩散,侵犯邻近肺叶,并可发生多个脓肿。肺脓肿多发生于远端支气管,故多位于肺表面,在发病后2～3周,可累及胸膜而致局部胸膜粘连。如脓肿壁血管破裂,可引起大咯血。由于解剖学特点,肺脓肿多见于右肺上叶后段和下叶背段。

少数肺脓肿,是由血源性感染所致。常在败血症或脓毒血症时,细菌或脓性栓子从病灶部位经血流到达肺部,引起肺小血管栓塞,肺组织缺血、炎变、坏死、液化并形成脓肿。常为多发且累及双侧肺。此类脓肿较小,壁薄,周围一般无炎症反应。

慢性肺脓肿亦可继发于肺部其他病变,如肺癌、支气管扩张、支气管囊肿和肺真菌病等。偶见来自邻近器官感染蔓延,如阿米巴肝脓肿、膈下脓肿、纵膈皮样囊肿、胸段食管癌穿破到肺部,也可引起肺脓肿。

（二）症状与体征

肺脓肿起病多较急骤,早期表现为畏寒高热、胸痛、咳嗽咳痰、全身不适,多为粘液痰或粘稠脓痰。约1～2周后开始咳大量脓臭痰,痰量每日约100～300ml,痰呈灰黄绿色,粘稠,搁置后分为唾液、脓液及坏死沉渣3层。慢性肺脓肿常因支气管引流不畅,使肺部感染难以控制,病人常有咳嗽、咳痰,部分病例有咯血,营养不良等慢性中毒症状。有的还可出现脑、肝等器官的转移性脓肿。

体检见病人有发热、消瘦、贫血、杵状指。患侧肺部叩诊呈浊音或实音,语颤增强,可听到各种啰音和管状呼吸音,脓肿较大者可听到空瓮音。个别可听到胸膜粘连性杂音,此为慢性肺脓肿病灶周围的胸膜产生粘连,病程长久胸膜粘连重,肺与胸壁血管形成侧支循环所致,此类病人术中出血量往往较大,应予警惕。

（三）诊断要点

1.病史　注意询问有无吸入性感染史及全身其他部位有无化脓感染病灶。

2.症状　早期有畏寒、高热、胸痛、咳嗽、咳痰、气急及全身不适。经1～2周后开始咯大量脓痰,有臭味,静置后可分3层,上层是泡沫唾液,中层是稠厚脓液,下层是坏死组织的沉淀物。痰量每日可多达300ml以上。并伴有咯血,咯血的量因人而异,大咯血可致窒息。慢性者常出现反复症状。

3.体征　体温升高、消瘦、贫血、杵状指（趾）,患侧胸壁有压痛,病变区语颤增强,叩诊呈浊音或实音,听诊呼吸音减低,可闻及湿性啰音、管状呼吸音。

4.实验室检查　感染期白细胞总数升高,中性白细胞比例升高,血浆白蛋白降低,白/球蛋白比例倒置。痰液做普通细菌培养常能培养出致病菌。痰抗酸杆菌检查可排外空洞型肺结核。

5.X线检查　胸部X线平片可见大片致密影,边缘不清。脓液经支气管排出后,胸片上显示有液平面的圆形空洞,空洞内壁光整或不规则。慢性肺脓肿以厚壁空洞为主要表现,空洞周围纤维组织广泛增生,并有不同程度的胸膜增厚。必要时作胸部CT及支气管造影。

6.纤维支气管镜检查　可了解支气管有无阻塞性病变,取管壁活体组织检查以与肺癌鉴别。并可吸去痰液,取分泌物送细菌培养。

（四）治疗

【内科治疗】

1.全身应用抗生素　根据细菌药敏试验选药。

2.体位引流　适用于脓肿破入支气管者,根据脓肿部位选择体位,每日15～30min。

3.病灶局部处理　脓腔穿刺置管引流冲洗。

4.对症治疗　加强营养,纠正贫血,使用祛痰剂等。

【外科治疗】

慢性肺脓肿形成后,由于脓肿壁纤维化,并发支气管扩张内科治疗常难以奏效,应考虑手术治疗,主要方法是肺切除。

1.手术适应证　①内科积极治疗无效者;②伴有大咯血有可能发生窒息危及生命者;或大咯血药物治疗无效者;③不能排除肺癌者。

2.术前准备　①术前1～2周始根据痰培养及药敏试验使用有效抗生素,痰量控制在每日50ml以下;②体位引流排痰;③加强营养,间断输血,纠正贫血,改善全身情况。

3.麻醉　宜采用双腔气管插管,以免因血、脓液、坏死组织溢入对侧支气管。对有胸膜粘连杂音、估计术中出血多的病例,可采用低温麻醉。

4.手术操作要点

(1)肺切除范围:根据病变范围选用肺叶切除或全肺切除,尽量少做或不做肺段或楔形切除。

(2)仔细止血及防止大出血:手术操作要轻柔,分离胸膜粘连后要注意用电凝止血及术中凝血药物的应用。由于炎症广泛,血管周围粘连严重,分离时要注意解剖关系,钳夹血管时慢慢扣紧,防止破裂出血。一旦发生血管破裂大出血,可用手控制后吸尽胸内积血,以无创血管钳夹住后处理,并及时补充失血量。

为保持静脉输液及加压输血通道,可行粗针穿刺或静脉切开置管。

(3)保持呼吸道通畅:术中尽量不要挤压病肺,防止积存于脓肿的大量痰液流出堵塞气管或流入对侧肺的可能。麻醉师要注意呼吸道的通畅。

(4)防止污染术野:游离病肺时,保护术野,避免脓肿破裂污染。支气管残端不宜保留过长,缝合后用周围组织覆盖。

(5)消灭残腔:肺叶切除后,充分游离余肺,使肺膨胀。彻底冲洗胸腔,留置抗生素。

5.术后并发症及治疗效果 手术主要并发症有休克,吸收性肺炎,支气管胸膜瘘及脓胸,过去在10%～20%。随着麻醉及手术技术的提高,手术并发症上大为减少。大多数慢性肺脓肿经外科治疗的病例,治愈率可达80%～90%。手术切除死亡率在10%以下。

二、支气管扩张

支气管扩张是肺部常见的慢性化脓性疾病,支气管因炎症和阻塞,造成管壁损坏,管腔呈永久性扩张。此为不可逆转的病变,发病率较高,多见于青少年。

(一)病因与发病机制

支气管扩张的主要成因是支气管及其周围组织的感染和支气管阻塞,两者互为因果,相互促进。支气管内的长期慢性感染,引起支气管粘膜充血、水肿、分泌物增多,使支气管腔内阻塞、狭窄,阻塞后的支气管分泌物不能顺利排出并加重感染,剧烈的咳嗽也增加了支气管腔内压力,使受损支气管壁扩张。如此反复发作,恶性循环,支气管壁进一步受到破坏,终于形成支气管扩张。支气管周围的感染促使纤维结缔组织增生、瘢痕收缩,可因牵拉支气管壁而造成支气管扩张。

支气管扩张的诱发因素主要有:①先天性囊状支气管扩张、先天性支气管软骨缺乏、肺隔离症等都可导致支气管扩张,但引起的临床症状均较轻微;②小儿麻疹、百日咳、流行性感冒等引起支气管和肺部的感染,长期不愈,造成支气管的阻塞和破坏,导致支气管扩张。副鼻窦炎、扁桃体炎、肺脓肿等,也可引起支气管壁长期感染和破坏,形成支气管扩张;③支气管腔内异物、新生物、瘢痕狭窄、支气管腔外肿大淋巴结压迫均可使支气管狭窄或阻塞,诱发支气管扩张的形成。

(二)病理

常见的炎症性支气管扩张多见于下叶基底段、中叶及舌叶。由于解剖关系,左下口＋支气管扩张较右下叶为多。舌叶支气管开口与下叶接近,易受下叶感染,故左下叶与舌叶的支气管扩张常同时存在。上叶的病变常位于引流不畅的后段。由于肺结核或肺实变引起的支气管扩张常局限于一叶或肺段。支气管扩张病变也可累及双侧。

病理形态上支气管扩张可分为柱状扩张、囊状扩张和混合型扩张3种,以柱状扩张多见,与先天性因素有关。在支气管扩张的同时,扩张的支气管动脉与肺动脉末梢常有侧枝吻合形成动静脉瘘,一旦扩张的血管破裂可发生大咯血。

支气管壁被破坏后,支气管内积存的感染性分泌物,影响通气与换气功能,随着病变的进展,肺功能受到损害。肺循环阻力的增加,长期低氧可导致肺高压及发生肺源性心脏病,严重者导致心力衰竭。

(三)症状与体征

常见的症状主要有咳嗽、咯脓痰、咯血、反复发作的肺部感染及慢性中毒症状。咳嗽病程较长。时轻时重,反复发作。体位改变如早晨起床时痰量增多,感染严重时常为脓性粘稠痰、腥臭,量较多,静置后可分为3层,分别为唾液、脓液、坏死物沉渣。多数病人有不同程度的咯血,偶有咯血为惟一症状者,称谓"干性支气管扩张"。反复发作的肺部感染,往往有高热、胸痛、咳嗽加重、痰量增多、营养不良、食欲不振、乏力、贫血等全身慢性中毒症状。

体检时在患侧可听到干湿性啰音,咳嗽后减轻或消失,有的病人还可听到胸膜摩擦音。久病慢性缺氧者,可有杵状指(趾)和肺性骨关节病。严重者可伴发肺脓肿、脓胸、脑脓肿等,双侧广泛支气管扩张者,可伴有紫绀和呼吸困难。

（四）诊断要点

1.病史　有慢性扁桃体炎、副鼻窦炎等感染灶；儿童时期有麻疹，百日咳之后的长期不愈的肺炎；或异物吸入等。

2.症状　最常见的症状是反复的咳嗽、咳脓痰、咯血，肺部感染。一般病程均较长，有的往往在幼少年时期即有呼吸道感染咳嗽史，反复发作迁延不愈。咳嗽、咳痰尤其在晨起时，多为粘稠脓痰，伴有腥臭。感染加重时为脓性痰。约有半数以上的患者有不同程度的咯血，可反复咯血或突然大咯血，咯血量的多少与支气管扩张病变的范围并不一致。也可见到临床上无明显症状与体征而突然大咯血的病例，称之为"干性支气管扩张"。多数有在同一部位反复发作的肺部感染史。

3.体征　在感染严重时，患侧叩诊可呈实音，呼吸音减弱，或可听到干湿性啰音，咳嗽排痰后减轻或消失。有的因慢性缺氧可出现杵状指（趾）。有时两侧广泛病变者可呈现呼吸困难和发绀。

4.X线检查　胸部平片检查可无任何发现。或可见肺纹理粗乱，或伴有蜂窝样或卷发阴影。支气管造影检查可明确诊断，并可确定病变部位、类型、范围和程度，并对外科治疗方案的制定有重要价值，是手术前不可缺少的检查。胸部CT对气管扩张的诊断有一定帮助，胸部螺旋CT的支气管树三维重建可清晰显示支气管扩张的病变部位、性质及程度，有替代支气管造影术的可能。

5.纤维支气管镜检查　支气管镜检查对支气管扩张的诊断及治疗有极大帮助，同时可明确出血的部位。也可在行支气管镜检查的同时进行支气管造影检查，对支气管肿瘤的鉴别可起主要作用。在行支气管镜检查的同时观察支气管腔内粘膜炎症改变情况，局部使用抗生素，可通过支气管镜吸去积痰，减轻阻塞及摘取异物，减轻症状。并可取深部痰标本做细菌学检查及培养、药物敏感试验，便于选择使用抗菌素。

（五）治疗

【内科治疗】

应用于不宜手术者及术前准备。

1.去除诱发因素　对各种可能诱发支气管扩张的因素应积极去除。如摘除支气管内异物或新生物，治疗呼吸道感染，根治龋齿、副鼻窦炎、扁桃体炎等。

2.体位引流　采取不同体位使病变肺叶位置抬高，便于痰液排出。雾化吸入配合排痰效果更好。

3.使用抗生素　抗生素的使用应根据痰细菌培养及药敏试验。除全身使用外，抗生素亦可加入雾化液中吸入。

4.支持治疗　给予高蛋白、高热量、维生素丰富的饮食，贫血者给予少量多次输入全血以改进全身情况。

【外科治疗】

1.手术适应证

（1）支气管扩张症状明显，病变限于一叶或数叶可行肺叶或全肺切除，全身情况无手术禁忌者。

（2）反复咯血者，可在咯血停止期手术。如咯血不止危及生命，应急诊手术，但术前必须确定病变部位。

（3）双侧病变，肺总的受累不及50%，心肺功能估计可耐受者，予以分期手术切除。分期手术时一般先行病变较重的一侧。第2次手术时期视病人恢复情况及临床存留症状的轻重而定。

（4）经内科系统治疗症状无好转者，择期手术。

2.麻醉　痰多者应行双腔气管插管。

3.手术方法　原则是在病人能耐受的情况下尽量切除全部病肺。根据病变累及范围及程度，可行肺段、肺叶、肺叶加肺段或全肺切除。术后应继续使用有效抗生素及雾化吸入，积极预防及处理术后并发症。

4.术后并发症及治疗效果 手术主要并发症有肺泡持续漏气,支气管胸膜瘘,脓胸,术中脓性分泌物污染正常肺组织继发肺炎等,约在 3%~5%。支气管扩张外科治疗的手术死亡率也很低,约在 1%以下,有的报道已无手术死亡率。

支气管扩张手术效果决定受累肺的病因及类型。单侧局限性支气管扩张术后效果良好者占 80%左右。但支气管扩张弥漫性累及多段,良好者仅 36%。效果差的原因有:①对侧有残余病灶,手术侧有遗留病灶;②术前合并有化脓性鼻窦炎、较重支气管炎及支气管哮喘未能很好控制;③术后并发症未及时治愈。

(杨文荣)

第六节 肺真菌感染

肺真菌病:由真菌引起的肺部疾病,主要指肺和支气管的真菌性炎症或相关病变,广义地讲可以包括胸膜甚至纵隔。真菌性肺炎(或支气管炎):指真菌感染而引起的以肺部(或支气管)炎症为主的疾病,是肺部真菌病的一种类型,不完全等同于肺真菌病。侵袭性肺真菌病:指真菌直接侵犯(非寄生、过敏或毒素中毒)肺或支气管引起的急、慢性组织病理损害所导致的疾病。播散性肺真菌病:指侵袭性肺真菌病扩散和累及肺外器官,或发生真菌血症,与原发于肺的系统性真菌病大体同义。近年来,由于广谱抗生素、激素、细胞毒性药物和免疫抑制药的广泛应用,使机体免疫功能受抑制,真菌繁殖的机会增多。肺真菌病的感染途径有:①原发性感染:包括内源性感染,即在正常人口腔和上呼吸道寄生的真菌,如放射线菌、念珠菌,由于机体免疫功能低下而侵入肺部引起感染。②外源性感染,即吸入带有真菌孢子的粉尘而致病,如隐球菌、曲霉菌和白霉菌感染等。③继发性感染:由体内其他部位的真菌感染经血液或淋巴系统播散至肺,或邻近脏器的真菌感染直接蔓延到肺部。

【诊断依据】

肺真菌病常缺少特征性表现,可根据发病危险因素,临床特征,实验室检查做出确诊,临床诊断或拟诊。

1.发病危险因素

(1)外周血 WBC$<0.5\times10^9$/L,中性粒细胞减少或缺乏,持续>10 天。

(2)体温$>38℃$或$<36℃$,并伴有下列情况之一:①此前 60 天内出现过持续的中性粒细胞减少($\geqslant10$天);②此前 30 天内曾接受或正在接受免疫抑制剂治疗;③有侵袭性真菌感染史;④AIDS 患者;⑤存在移植物抗宿主病;⑥持续应用糖皮质激素(简称激素)3 周以上;⑦有慢性基础疾病;⑧创伤、大手术、长期住 ICU、长时间机械通气、体内留置导管、全胃肠外营养和长期使用广谱抗生素等(任何 1 项)。

2.临床特征

(1)主要临床特征:①侵袭性肺曲霉病:感染早期胸部 X 线和 CT 检查可见胸膜下密度增高的结节影,病灶周围可出现晕轮征;发病 10~15 天后,肺实变区液化、坏死,胸部 X 线和 CT 检查可见空腔阴影或新月征;②肺孢子菌肺炎:胸部 CT 检查可见毛玻璃样肺间质浸润,伴有低氧血症。

(2)次要临床特征:①持续发热>96 小时,经积极的抗生素治疗无效;②具有肺部感染的症状及体征:咳嗽、咳痰、咯血、胸痛和呼吸困难及肺部啰音或胸膜摩擦音等体征;③影像学检查可见除主要临床特征之外的、新的非特异性肺部浸润影。

3.微生物学检查

(1)气管内吸引物或合格痰标本直接镜检发现菌丝,且培养连续$\geqslant2$ 次分离到同种真菌。

（2）支气管肺泡灌洗液（BALF）经直接镜检发现菌丝，真菌培养阳性。

（3）合格痰液或 BALF 直接镜检或培养发现新生隐球菌。

（4）乳胶凝集法检测隐球菌荚膜多糖抗原呈阳性结果。

（5）血清 1,3-β-D-葡聚糖抗原检测（G 试验）连续 2 次阳性。

（6）血清半乳甘露聚糖抗原检测（GM 试验）连续 2 次阳性。

4.确诊　符合宿主发病危险因素≥1 项、具有肺真菌病的临床特征并具有肺组织病理学和（或）如下任何一项微生物学证据：

（1）无菌术下取得的肺组织、胸腔积液或血液标本培养有真菌生长，但血液标本曲霉或青霉（除外马尼菲青霉）培养阳性时，需结合临床排除标本污染的可能；

（2）肺组织标本、胸腔积液或血液镜检发现隐球菌；

（3）肺组织标本、BALF 或痰液用组织化学或细胞化学方法染色发现肺孢子菌包囊、滋养体或囊内小体。治疗应根据临床病情轻重、相关器官功能对药物的耐受程度等综合衡量后选择药物，疗程至少持续达到肺部病灶大部分吸收、空洞闭合。

5.临床诊断　同时符合宿主发病危险因素≥1 项、侵袭性肺真菌病的 1 项主要临床特征或 2 项次要临床特征以及 1 项微生物学检查依据。治疗药物的选择和疗程与确诊病例基本相同。

6.拟诊　同时符合宿主发病危险因素≥1 项、侵袭性肺真菌病的 1 项主要临床特征或 2 项次要临床特征。治疗属试验性的，理论上应选择强效、广谱而不良反应少的药物，以便尽快观察治疗反应和避免不良反应，但还应结合其他因素综合考虑。试验性治疗一般应持续 5～7 天，必要时可延长至 10 天，若仍不见效，应停止试验性治疗。

【治疗原则】

1.抗真菌药物及其应用　根据不同致病菌选择有效药物治疗。

2.肺真菌病的外科治疗

（1）手术适应证：①病变经抗真菌药物正规治疗 3～6 个月后无明显好转者。②危及生命的咯血或较严重的反复咯血，经药物治疗无效者。③肺部局限性病灶，如球形病灶、慢性空洞及肉芽肿。④肺孤立性病灶与肿瘤不能鉴别者，应积极手术探查及治疗。⑤病灶发生纤维化或钙化，并发中叶综合征、支气管结石等。⑥胸壁窦道、脓胸、支气管胸膜瘘形成者。⑦纵隔肉芽肿较大，有可能纤维化后引起上腔静脉压迫综合征、食管及气管狭窄等并发症者。

（2）手术方法：通常做病变的肺叶切除，尽量避免全肺切除术。对位于肺周边的病灶，可行肺楔形切除术。如有并发症，应做相应手术，如真菌性脓胸应行胸腔穿刺或闭式引流，支气管胸膜瘘的病例，除胸腔引流外，必要时行胸廓成形或肺切除术。

（3）术后治疗：手术后继续抗真菌治疗 2 周。

（吴维胜）

第七节　肺气肿

慢性阻塞性肺气肿（COPD）是中老年人常见疾病，很多人发展到晚期，因严重喘憋而活动受阻，生活质量极差。目前尚无有效治疗方法，一般性常规治疗包括：忌烟、支气管扩张药、抗感染治疗、甲基黄嘌呤及氧疗等，并辅以活动锻炼等肺康复疗法，以上治疗虽有一定作用，但不能阻止病情的发展，尤其是对晚期患者的疗效极为有限。

以往曾尝试过多种手术方法以治疗肺气肿,但均经不起严格的临床检验。目前认为治疗肺气肿的有效手术方法只有肺移植术及肺减容术。广义的肺减容术适应以下三种情况:①局限性肺大疱,其周围肺实质正常;②肺大疱伴肺气肿;③仅有肺气肿而无肺大疱。对于局限性巨大肺大疱,特别是存在正常肺组织受压、反复发作呼吸道感染或复发性气胸者,因手术治疗的疗效显著而无异议。对于肺气肿和(或)伴有肺大疱的手术适应证,虽目前尚无明确的定论,但已趋向统一,手术前、后病人的评估指标,除个别项目和标准不同外,已基本确定。

近 80 年来,有多种术式用来治疗肺气肿,术式的设计与当时对肺气肿的病理生理的理解有密切关系,最早认为肺气肿的关键在于胸壁的过度膨胀和僵硬,故采用胸肋关节分离术(胸骨旁肋软骨切断术)及胸骨横断术,虽然该术式可使潮气量增加 500~700ml,并缓解憋喘症状,但还是因结果不稳定而被废弃。随着对肺气肿认识的提高,而改为减少肺容积的术式,如膈神经切断术和胸廓成形术,这些术式很快因减少肺功能和加重症状而被弃用。另一些术式以外部稳定气管结构为设计思路,如采用人造物、自体骨环和肌瓣等,因疗效差且不稳定,目前已很少采用。有人考虑到自主神经系统可调控支气管的张力,故设计出交感神经切断术、迷走神经切断和全肺去神经,虽时有用于哮喘和肺气肿病人,但是疗效极差。

1957 年,Brantigan 提出外科治疗弥漫型肺气肿的晚期病人,Brantigan 切除周围肺组织,期望有弹性、有活力的肺组织复张,改善胸廓及膈肌功能,他采用单侧开胸、病肺部分切除加去神经术,数月后再行对侧手术。其报告的有效率约 75%,但院内死亡率近 20%,正因如此,Brantigan 的术式未被广泛接受。

在过去几十年中,逐步开展了一些改良术式,如激光治疗等,取得了有限的疗效。1993 年,Cooper 成功地复活了 Brantigan 术式,称其为"肺切除术"或"肺减容术"(LVRS)。与 Brantigan 术式一样,Cooper 切除近 30% 的外周肺组织,不同于 Brantigan 的是:Cooper 采用切割缝合器及正中切口同期双侧肺切除,因其减轻喘憋症状和增加了运动耐力,从而改善了生活质量,且伴随有以下生理指标的改善:肺通气功能、肺过度膨胀和肺泡气体交换。此后,胸腔镜手术也达到了同样的疗效,故该术式以姑息性治疗晚期肺气肿而被广泛接受。而激光肺减容术因过高的并发症及死亡率而被废用。

LVRS 的成功很大程度上依赖病人及其肺气肿的特点,因此,病人的评估手段及术前肺康复方案是成功的关键,接受 LVRS 的典型病例为:严重的呼吸困难、明显呼吸气流受阻、胸廓过度膨胀和弥散功能受损而导致的低氧血症,多数病人严重到氧气依赖和口服激素。虽本章讲到的 LVRS 入选指标是目前最常用的标准,但并非符合标准的病人术后就会有满意的疗效,目前的情况与 20 世纪 60 年代仍很相似,即:对手术治疗肺气肿仍难下结论,手术适应证也有很大缺陷,这是 LVRS 的最大问题,我们需要改善适应证,使其可明确区分出哪些病人术后有益,哪些病人术后无益。

【病理生理】

以下为肺气肿的主要病理生理影响及其适应肺减容术的浅层的指标。

1.呼吸困难　指呼吸过程不通顺,肺气肿病人最常发生在活动时,而晚期病人即使在静止状态,也可严重呼吸困难。目前对呼吸困难发生的机制仍了解甚少,虽然与呼吸气流受限、肺过度膨胀、呼吸肌功能减退及肺泡换气障碍有关,但喘憋的症状与常规肺功能检查指标并不完全吻合,晚期肺气肿病人产生喘憋的机制和病人敏感性可能各不相同,病人间存在有很大差异,目前尚不能更准确地掌握各种呼吸困难的本质,故要成功地治疗呼吸困难症状仍存在很大困难。

2.气流受限　呼吸气流受限指任一肺容积的最大呼出气流少于正常的预计值,而最大呼出气流依赖肺的弹性回缩压和上气道气流阻力,肺气肿的肺实质异常使肺弹性回缩力减弱,进而使呼出气流的驱动压力及肺内跨气道压减小,呼出气流受限。因此,肺气肿病人在静息状态或活动状态下,呼出气流受限。

3.胸廓过度膨胀和呼吸肌功能减退　因气体呼出的阻力增加,呼出气体不充分时过早的吸气,使肺弹性回缩力减弱,进而造成气体存留和肺过度膨胀,有活力的肺组织塌陷,这些均是胸腔内容积增加的原因。肺过度膨胀可以看成是气道梗阻的代偿机制,进一步增加肺容积以增加弹性回缩力和减少气道阻力,但其负面效应是:胸腔容积的增加,使吸气时胸壁压力-容积比不利,呼气末的正肺泡压增加了吸气肌的负荷,减低了吸气肌(主要是膈肌)的效能。

在肺气肿病人的胸片上,可见膈肌低平,这正是膈肌功能受损的特征。膈肌低平会引起以下病理生理改变:①减少了其与胸、腹壁间的"对合带",使膈肌在吸气时,对抗腹腔的向下运动和对胸、腹壁产生正压的推动力减弱,因此,阻碍了胸廓的运动;②膈肌低平使骨性胸廓向上外方向的运动受限。严重的肺过度膨胀,在吸气时,可能观察到其下部肋骨向内运动(Hoover's Sign 或反常呼吸运动);③胸廓过度膨胀,膈肌肌纤维较正常位置的膈肌要短,产生跨膈肌压将会减小。正常人静息状态下,肺维持在功能残气量时,膈肌的长度是产生膈肌最大收缩力的状态。

随着胸廓的过度膨胀,胸廓的运动结构被破坏。正常时,在功能残气量状态下,胸廓的容积小于静息位,这是由于肺的回缩力所致,在潮气吸气时,胸廓倾向于主动的扩张和它静息状态下向外扩张的弹性,这种向外的弹力可协助吸气肌(主要是膈肌)的运动。如果胸廓过度膨胀,胸廓保持在超过正常静息容积的高容积状态下,在潮气吸气时,胸廓就需要更大的辅助肌力,使吸气肌必须提供更大的收缩力以对抗胸廓的弹性。

4.活动时的呼吸状态　在高肺容积下的最大限度呼气,以使呼吸肌处于更为有利的位置,呼吸肌就必须承担额外的负荷;如果呼气不完全,就会产生呼气末肺泡正压(PEEP 或内源性 PEEP),这样在吸气的初期,气流难以在产生更大胸内负压以抵消 PEEP 之前进入肺泡,另外,运动时呼气时间缩短,会引起动力性过度膨胀和气道受压,这些均增加呼吸肌做功。

5.肺实质改变　肺气肿在肺内的分布是不均匀的,导致其结构和功能上的区域性差异。肺气肿所至的肺弹性回缩力的减弱,使肺易于膨胀,但呼气困难,因此,严重气肿的肺组织占有更多的容积,但通气很差,由于通气-容积不均衡的分布,损伤了肺的结构和肺泡气体交换。呼吸频率增加,肺内气肿区域的通气进行性减少,使气肿的肺组织顺应性减少,张力增高,进而压迫周围的肺组织。

6.肺泡气体交换异常和血流动力学影响　肺气肿患者的血流动力学改变为:①异常胸内压损害心血管功能,内源性 PEEP 和肺泡过度膨胀,增加了肺血管阻力和右心后负荷,胸内负压减消使右室前负荷减少,这些改变会因呼吸频率的增加而加重,且加重右室功能的损害;②分布到通气较差区域的灌注决定了死腔的量和动、静脉分流,影响动脉氧分压(PaO_2)和二氧化碳分压($PaCO_2$)。

【手术适应证】

1.生理学基础　LVRS 术后,COPD 患者憋气减轻、活动耐力增加,继而改善了生活质量,此为肺及胸腔功能改善的最好解释,目前对 LVRS 改善生理功能的准确机制,还没有充分理解及阐明,但已提出解释手术作用机制的假说,了解可能的机制对决定外科适应证非常重要。

(1)胸腔功能:术后胸腔功能的改善,缓解了呼吸困难,可能有以下几个因素:

①切除了过度膨胀的肺组织,继而减轻了胸廓的膨胀,不论是否存在气道疾病,减小的胸腔容积,使胸廓复原到其压力容积-曲线上更有利的位置。

②PEEP 和过度膨胀的缓解,也将减少呼吸肌的吸气负荷。

③膈肌的复位,部分恢复了"对合带",改善了长度-张力关系,减小了膈肌的弯曲半径。

④其他呼吸肌功能也有很大改善,胸壁力学和吸气肌功能的改善。

但术后胸腔功能的改变,似乎不能改善肺泡气体交换,特别是动脉氧分压,也不能改善最大呼气流速,这些是由肺功能本身所决定的。所以选择病人的标准应以能改善肺功能和胸、腹力学及膈肌功能为基础，以期达到术后最大获益可能。然而，过度膨胀虽然是选择病人的重要条件，但不做为必需指标。

（2）肺功能：切除了无功能、占容积的病肺组织、全肺功能会有所改善，就像肺大疱切除术后的肺功能改善一样。其机制可能是：如果把正常肺看做为一个同步功能的整体，那肺气肿或肺大疱则可比作为一个非同步功能的多区间结构，一个或更多的区间内可能毫无功能，但可占据相对大的胸内空间（可切除的"靶区"），其它区间可能有功能，但其功能被"靶区"所限制，肺大疱的反常压力-容积特征对全肺功能的影响，可因切除大疱而改善。类似于此，切除弥漫的、占据容积的气肿肺组织，同样可改善全肺功能，特别是能够保留较正常的肺组织（即使可能也有气肿），使其占有肺的主导功能，弹性回缩力也会改善，继而改善了最大呼出气流和减少了肺的过度膨胀，这将会在仅减少肺容积的情况下改善憋气症状，如果病人是以气道疾病为主，LVRS 将不会改善其肺功能，因为，肺部分切除不会改善有疾病的气道的功能及结构。

（3）肺泡气体交换和血流动力学影响：切除肺气肿的"靶区"减少了肺泡死腔和动、静脉分流，使肺泡气体交换更为有效，肺弹性回缩力的改善也影响到局部及全肺血流，肺复张区域通气、血流的改善，使全肺的通气-血流比恢复近正常，使肺泡气体交换改善，两肺血管阻力减低，右心后负荷减少，另外恢复胸腔内负压可增加右室前负荷和改善心功能。

2.手术适应证的评估　肺气肿行肺组织切除的手术适应证，已讨论了很长时间，定义肺大疱切除适应证已超过了 40 年，其主要标准是：肺大疱大于 30%～50% 的半胸容积，此标准是建立在肺生理解剖学的基础上，一般认为，过度膨胀的大疱气肿越大，正常肺组织受压就越多，术后症状改善就越明显。而对弥漫性肺气肿，因其没有可切除的明确的"靶区"，手术疗效不佳，这些病人可能表现为肺膨胀并不明显，也无明显受压肺组织，因此肺减容术的适应证应该有以下表现：①胸腔明显扩张；②有可手术切除的严重肺气肿区；③大气道相对正常。

明确的术前治疗计划可加强术后疗效，如：忌烟、口服激素减量等已被追加到手术适应证中。其中符合手术适应证者，术后可能得到满意疗效，而符合非手术适应证者，术后不能达到预期疗效，或有术后出现并发症的高危因素。

病人被排除手术的原因有：①最常见为无适当的"靶区"或无足够的非"储备"；②肺过度膨胀不明显，即："靶区"组织少于理想的切除量；③症状及肺功能并未严重到足以承担手术风险的程度；④严重的心血管疾病，术后康复困难；⑤胸片显示有结节或浸润性病变。⑥胸膜腔粘连。

3.病人选择

（1）首诊初选和检查：首先是内科医生的首诊评价，包括简明的病史、肺功能、动脉血气、胸片，可通过以下内容（表 5-2）初步选定适合 LVRS 的病人，对不适合或拒绝手术者，可免做进一步检查。其他病人行 on-site 评价。

表 5-2　LVRS 病人的评估内容和方法

一般性评估：完整的病史、体检

实验室检查：常规检查，如果必要，α_1-抗胰蛋白酶水平

影像学检查：胸片（后前位和侧位）、胸部 CT（常规或螺旋 CT）、肺通气灌注扫描（定量检查）

生理学检查：①肺功能检查：呼吸量测定、肺容积（气体稀释试验和体积描记器）、弥散容量；②动脉血气分析：如运动试验 &：6min 步行的距离测试（根据无创监测给予吸氧）；心功能检查以确定：左、右心功能情况和有、无严重冠心病

主观检查：功能状态调查表及生活质量调查、呼吸困难指数

　＊ 吸气和呼气像会有助于评估胸壁和膈肌的运动、气体滞留和纵隔、肺实质改变

♯:肺力学测试有助于诊断

&:心肺运动试验有助于诊断

（2）临床和生理指标的评价：临床和生理指标的评价包括气流受限的程度，如 FEV_1、肺过度膨胀等，与术后病死率无显著相关。$PaCO_2$ 的增加和 Dlco 减少与术后住院期和死亡率呈正相关，但也有人提出高碳酸血症（$PaCO_2>55mmHg$）者，虽增加了手术的风险，但并不增加病死率。RV 和 FEV_1 在术后明显改善，且与切除的肺组织重量明显相关，但对于应切除多少肺组织尚难以界定，因为：①对要切除的肺组织没有准确的测量方法；②切除太多的肺组织，会增加支气管胸膜瘘的机会，或无足够的肺储备而造成术后呼吸衰竭；③切除肺组织太少会影响手术疗效。这与肺大疱的切除不同。因肺大疱所占用的肺组织很少，而形成的气腔很大。目前对于肺组织的切除量，只能依靠医师的经验来掌握。

有人认为，单侧肺减容术的 1 年病死率明显高于双侧肺减容术，且高危因素包括：①术前年龄大于或等于 75 岁；②FEV_1 小于或等于 500ml；③PaO_2 小于或等于 50mmHg；④无任何术前指标可确定术后会得到较好的疗效。

基于肺气肿的病理生理学基础，选择肺减容术病人及术式的原则是：有最小的外科风险和最大的肺功能改善。故应选择晚期肺气肿病例，因其喘憋等症状，严重限制了他们日常所必需的活动。

一些浅层的适应指标为：①因肺气肿所致的、伴有严重症状的通气障碍；②胸廓明显膨胀；③肺组织质地不匀，肺气肿在全肺的分布表现出无功能而又占据容积的肺组织"靶区"，以利外科切除；④较好的心功能以耐受开胸手术。

（3）放射学资料的评价：影像学资料通常比生理学指标更重要，胸片可提示肺过度膨胀，吸气和呼气像可估计膈肌活动情况及气流受限，CT 可显示肺气肿的解剖分布，而其它检查方法难以做到这一点。核素肺扫描也可显示出要切除的"靶区"（只占容积而无功能），有助于切除术后最少损失肺功能。

放射学评分与 FEV_1、PaO_2 及 6min 步行距离有很好的相关性，可用于术前及术后 6 个月的评价。核素检查如有以下发现，提示术后疗效满意：①分布不匀（低灌注区与高灌注区较为集中）；②高灌注肺组织比例高于无灌注组织；③上叶为主的低灌注；④通气与灌注显示的"靶区"相匹配。其他影像学检查，如 MRI、吸/呼气期 CT 等也被用于术前评价。

胸片可大体显示了肺气肿的分布及程度，并可证实不匀称的气体滞留和胸壁及膈肌运动的损害程度。胸廓过度膨胀，吸气胸片表现为：向下移位且平坦的膈肌及胸腔直径增加，且伴有心影后及胸骨后气腔扩大。呼气胸片提供了其他信息，可能有助于发现不适合手术情况，如：胸膜增厚、胸膜疾病、浸润性病变、淋巴结肿大、胸腔积液或心血管异常。

非增强的标准胸部 CT 片，更准确地显示了肺气肿的严重程度及分布，高分辨率 CT 的精确度更高，但对 COPD 病人经常不能发现问题，这类病人如有严重的气道梗阻，高分辨率 CT 也可更准确地显示支气管扩张或潜在的肺间质疾病，与胸片所见相比，CT 可提供更有价值的信息，以有助于指导选择病人。CT 也可发现其他疾病，如：胸膜病变、细支气管炎、感染、癌或心血管病变。进一步复杂的计算机影像使评估更为主动。

核素通气血流肺扫描可为外科医师提供非常重要的定量信息，对严重的肺气肿并无太大价值，因血流灌注的媒介分布是相对的，其分布的影像可以提示病变主要在上叶还是下叶，可与 CT 所见相比较，决定切除范围。如显示一侧为主的灌注减少，提示可行单侧手术。影像学检查、肺气肿的程度、胸廓扩张、"靶区"、"肺"储备组织（指切除术后保留的肺组织）、肺压缩程度和其他参数，成为评估手术病人的有效、简单的选择系统。

基于分析过的手术适应证，在 1996 年，由 Yusen 提出的评估 COPD 的常规模式，这是基于目前对

COPD 的病理生理学的理解,及其分析结果,此流程可能会有效地选择出合适做 LVRS 的病人,另外,此流程图也显示了肺移植或药物治疗的适应证,是弥漫性或分布较为均匀的肺气肿(无"靶区")。无疑,随着经验的增加,将会进一步修正此流程。

高龄病人(＞60岁),不考虑肺移植,而年轻的肺气肿患者需准确限定肺移植或 LVRS 标准,目前认为: LVRS 应是首选,特别是作为姑息治疗时。LVRS 不像肺移植那样服用免疫抑制剂和长期等待受体,手术可有效缓解症状数年,使患者几年后再考虑肺移植。然而对接近肺移植的上限年龄(55～60岁)者,以后因年龄关系将不能行肺移植术,故应积极选择肺移植术。肺移植在改善症状及运动耐力方面更好,但双肺 LVRS 术后一年的疗效,接近单肺移植术,可其生活质量还不能保证,另有资料显示肺移植可延长某些病人的生存期。

评估肺减容术与肺移植的其他因素包括有,无肺动脉高压或冠心病,静息及运动后的心脏超声检查、核素心室造影、通气血流扫描及其他类似的检查,对危险的人群可提供有价值的信息。无创心功能检查虽有一定价值,但有时对 COPD 病人有局限性,如:运动试验,常因病人不能在限定的心律下运动,而不能采用;经胸壁心脏超声,可能会因胸廓过度膨胀而失败;因此,为得到更明确的诊断,很多病人只能选用心导管等有创检查。

【术前准备】

肺减容术要想取得好的疗效,只能依赖于根据适应证,正确的选择手术病人。目前尚难以明确提出适合手术的、准确的客观指标,除以上提到的客观指标外,病人的基础疾病及全身状况也是考虑的重要因素。而充分的术前准备,也是手术成功的不可缺少的一环。

1.肺康复方案 肺康复方案是肺减容术前最重要的术前准备。对于 COPD 患者来说,肺康复的目的就是最大限度地恢复有功能的肺组织,肺康复的程序包括:内科药物治疗、戒烟、宣教、营养支持、社会心理治疗、阶段性体能锻炼、呼吸治疗等。无论病人是否手术,均适用于这一程序。

无论是否接受手术,均应评估病人的治疗方案,此治疗方案应因人而异,是病人接受手术前的初步治疗。在最初的评估后,必须进一步完善药物治疗,以保证病人适应手术要求和减少手术风险。理论上,药物治疗可缓解气流受限、纠正继发的生理改变,如肺动脉高压和右心衰,减少并发症和病死率,然而药物治疗的主要目的还是姑息,以减轻憋气和增加运动耐力、肺功能状态和生活质量。可以把治疗 COPD 和肺气肿的方法分为:姑息性治疗和延长生存期的治疗(表 5-3)。

表 5-3 COPD 的治疗方法*

改善生存期及症状的治疗方法	仅改善症状的方法(姑息治疗)
	综合肺康复方案药物治疗:支气管扩张药、抗生素、皮质激素、酶制剂(α_1-抗胰蛋白酶)
	宣教
禁烟、低氧血症者的氧疗、大疱切除术	运动锻炼
	心理支持
	营养
	外科:肺移植术、肺减容术

(1)预防措施:一般认为戒烟不仅可减缓肺功能的损害,也有助于术后肺功能的恢复,至少应戒烟3～6个月以上,此为手术适应证之一。部分病人因吸烟史可能有冠心病。

流感及肺炎球菌的疫苗接种对此类病人有间接作用,因其有益而无害,故常被临床采用。

（2）药物治疗

①支气管扩张剂：支气管扩张剂用于因气流受限而有症状的患者，有助于改善肺功能、减轻呼吸困难、增加活动耐力，大部分 COPD 患者有不同程度的、可逆的呼吸道疾病，但不能证实含支气管扩张药的喷雾剂可减缓肺部疾病的发展。目前广泛采用 β-肾上腺受体阻滞剂、抗胆碱能及甲基黄嘌呤治疗 COPD，用以在术前改善肺功能。应注意，在术前指导病人正确使用吸入器及用药剂量，另外，一些病人使用小剂量的 β 拟交感神经药，而一些夜间憋醒的病人，会长期使用吸入性支气管扩张剂。如果是适应证，病人术前在转运手术室时，吸入性支气管扩张药可加量，还需维持其氧气吸入。

②抗生素：术前病人一般不主张常规使用抗生素，除非有感染症状，如支气管炎、肺炎等。有资料显示，在没有明确的感染证据而病情急性恶化时，应使用抗生素，但此观点缺乏有力的证据。

③皮质类固醇：半数病人在术前使用皮质激素，虽然认为小剂量皮质激素会延迟 FEV_1 速率，但缺乏实质证据。另外，多数 COPD 病人在口服激素治疗时，并未表现出气流受阻，与之相反，虽然某些 COPD 病人得益于口服激素治疗，但也没有明确证据证明其有效性。目前认为肺康复过程应尽量减少、甚至停用全身激素；大剂量吸入激素的治疗方法，虽然看似可避免口服，但也缺乏其有效性的证据。

目前临床采用的方法是：如果病人对其他治疗反应较差，可在严密监测下口服皮质类固醇，而持续口服治疗，可能明显改善通气和运动耐力。如果病人服用激素治疗，术前应逐渐减少到最低剂量，因其可能在围手术期延迟伤口愈合、增加感染的机会，对于不能停用激素者，围手术期应避免加强剂量的激素治疗。

（3）辅助治疗：呼吸道稀薄的分泌有助于痰液的清除，达到这一目的的治疗包括：生理盐水的雾化吸入、祛痰药，如饱和碘化剂和乙酰半胱氨酸。基于目前资料，这些药在肺康复方案中不作为常规应用，术前 α_1-抗胰蛋白酶置换治疗，虽存在争议，但可试用于 α_1-抗胰蛋白酶缺乏的患者，以增加血清及支气管肺泡灌洗液中的 α_1-抗胰蛋白酶水平及抗弹性蛋白酶水平。

①吸氧：氧疗是治疗 COPD 的一个重要部分，是在随机试验中证实的、惟一的对 COPD 有治疗作用的方法，已证实对低氧血症患者的氧疗可延长生存期，低氧血症时，睡眠及活动状态下的氧疗均有益，有人对中、重度 COPD 的研究显示：白天静息时，PaO_2 为 70～76mmHg，排除那些睡眠时有明显呼吸困难者，约 27％的病人在夜间氧饱和度降到 90％或以下，另外，活动后低氧血症也很常见，而氧疗可改善这一情况。

氧疗的适应证见表 5-4，白天静息 $PaO_2 < 70$mmHg 者，如果夜间不能做血氧监测，可将氧流量定为 1L/min，在其静息状态时，病人如果因给氧不当，造成明显的低氧血症或睡眠障碍时，应进一步采用夜间血氧监测或呼吸睡眠多导监测仪。活动状态下，给氧量需根据无创监测而确定，要确保 $PaO_2 > 88\% \sim 90\%$。

表 5-4　COPD 患者的给氧适应证

以下情况推荐给氧*
$PaO_2 \leqslant 55$mmHg 或 $SpO_2 \leqslant 89\%$
PaO_2 56～59mmHg 或 $SpO_2 \leqslant 90\%$ 伴有肺动脉高压、肺心病、精神/心理障碍或红细胞增多症

　PaO_2 动脉氧分压；SpO_2：无创监测的动脉氧分压

　* 在静息、运动及睡眠期间，推荐给氧量基于血氧监测结果

②渐进性运动锻炼：尽管有禁烟、药物及氧疗等治疗手段，但很多 COPD 病人还是呼吸困难和害怕过度活动，结果，他们长期端坐，造成进行性地不适应活动，使运动耐力更差，如此呈现持续地恶性循环。因此需以渐进性运动方案为基础，以恢复术前病人更多的生活活动。

运动训练目的是减少呼吸困难、增加运动耐力和最大限度活动量，目前还不清楚其在这些方面改善的机制，但已有人证实，减少了运动产生的乳酸酸中毒。改善活动耐力和通气功能可能是因：①提高了运动技能和主动性；②改善了肌肉功能和生物力学；③对呼吸困难的耐受力增加；④提高有氧运动能力和乳酸/

通气阈(机体乳酸盐蓄积刺激呼吸运动的阈值)。由此可以看出,运动耐力增加的原因,并不像通常认为的那样,不是改善了肺功能或气体交换。因不能确定改善运动耐力的机制,故理论上存在运动训练有失败的可能性。骑车或散步的大肌群有氧活动和训练,是最有助于肌肉模仿日常活动,其他的形式和运动也有一些益处,如上肢训练等。

运动方案要因人而异,考虑的因素有主动性、肺功能、年龄和运动方式的评估,在给病人制定运动方案之前,医师应全面了解病人的身体状况。运动方案要基于心、肺运动试验结果和运动时呼吸困难评分而定。运动方案虽有不同,但至少应包括:每周运动的最多天数、强度和心率限定,在肺康复过程的前、中、后应及时评定呼吸困难的程度。如出现以下情况,不应停止运动,即:动脉氧饱和度轻度下降、而吸入氧流量没有调高超过运动前水平,此时应加大给氧量,已保持氧饱和度在88%~90%。

目前一般要求术前病人应完成运动方案,其最低目标是持续蹬自行车(或脚踏车训练器)运动、每天至少30min、每周至少5d、至少6周,心率限定在最大预计值(220减去年龄)的80%,持续给氧,以保证氧饱和度在88%~90%以上。病人在实行渐进运动方案时,要定期的做再评估。成功完成术前方案的病人,6min走增加的平均步行距离是20%,病人的憋气症状也会改善。

术前运动锻炼可改善患者的呼吸困难及运动耐力,减少术中、术后并发症及死亡率,另外,术前患者如没有经过运动锻炼以达到其最佳的状态,并在术前再次评估的话,术后的改善可能不能证明是手术的疗效,而可能是患者适应的结果。

③宣教、营养咨询和心理支持:在肺康复中,宣教是一个重要部分,包括教会病人关于COPD的基础知识、如何选用药物和服从治疗的重要性,宣教可让病人更好地理解疾病、配合治疗、减少焦虑和行为改变,继而有利其康复。

在COPD患者中,常见营养不良,特别是营养状态低下,其可增加手术病死率,故术前常需营养支持治疗。因增加碳水化合物的摄入,二氧化碳过剩的产物常不成问题,但摄取碳水化合物的量不应太大,因高碳酸血症可导致二氧化碳过剩。

作为肺康复的一部分,心理咨询会减少病人因慢性病所致的压抑、恐惧和焦虑,另外,咨询可给予鼓励和支持,病人应加入到可得到支持的人群中。

(韩　斐)

第八节　肺棘球蚴病

肺棘球蚴病也称肺包虫囊肿病,是细粒棘球绦虫幼虫在肺部寄生引起的疾病,是牧区很常见的一种人畜共患的肺部寄生虫病。在我国新疆、宁夏、青海、甘肃、西藏、内蒙等地区发病率较高。细粒棘球绦虫的终宿主是犬类动物。虫卵被人或中间宿主吞食或吸入后,在消化道内六钩蚴脱壳而出,大多数幼虫寄生在肝内,形成肝包虫囊肿;部分幼虫通过肝脏经下腔静脉进入肺循环,在肺部形成肺包虫囊肿。肺包虫囊肿分内、外两囊,外囊是肺组织形成的一层纤维包膜,内囊是包虫囊肿的固有囊壁,又可分为两层:外层为角质层,呈乳白色粉皮状,质地脆弱,易破裂,有保护生发层细胞及吸收营养物质等作用;内层是紧贴在角质层的生发层,由一排细胞组成,繁殖能力强,并能产生育囊、原头蚴及囊液,有多种抗原存在于囊液中,囊液中含有头节及子囊。一旦囊肿破裂,囊液漏入胸膜腔时可产生不同程度的过敏反应,严重者可造成休克死亡。大量头节随囊液外溢,可形成继发性包虫囊肿。因此,疑为包虫病时应禁忌行诊断性胸腔穿刺。肺包虫囊肿约80%为周边型,而靠近支气管的中心型较少见。通常右肺多于左肺,下叶多于上叶。右肺下叶最多见。肺包虫囊肿常是单发,多发囊肿少见。由于肺组织较松软,血液循环丰富及胸腔负压等因素,因此肺包虫囊肿增长速度较肝、肾等包虫囊肿快,每年平均增大 2～6cm。囊肿最大直径可达 20cm,囊液重量可达 3200g。肺包虫囊肿的病理变化主要是巨大囊肿机械性压迫肺组织,影响呼吸功能,使周围肺组织萎陷、纤维化。当囊肿直径大于 5cm 时便可出现支气管受压、移位或管腔狭窄。囊肿巨大者可出现肺不张、肺淤血或阻塞性肺炎。肺包虫囊肿最常见的合并症为囊肿破裂和继发感染。一般直径超过 6cm 的囊肿容易发生破裂,破入支气管者约 90%,破入胸腔可形成继发性胸膜包虫囊肿。少数可穿入心包、大血管、椎管或经胸壁破出体外。

【诊断标准】

1.临床表现

(1)有与牲畜接触史,感染至发病可长达 3～4 年。

(2)肺包虫病的临床表现主要取决于囊肿部位、体积的大小及囊肿的完整性。早期囊肿较小,常无症状。随着包虫囊肿增大,可出现干咳、胸闷、胸痛等刺激或压迫症状,有时少量咯血或发热。巨大囊肿压迫肺脏可出现呼吸困难,极少数患者可出现上腔静脉综合征和肺上沟瘤的症状。包虫囊肿破裂时,常破入支气管,引起剧烈呛咳、胸痛,咳出大量水样或粉皮状物,并可发生过敏反应,重者可出现过敏性休克,甚至死亡。大量囊液进入支气管可发生窒息。破入胸腔可发生液气胸,出现发热、剧烈胸痛、过敏反应,有的可形成脓胸和继发性包虫囊肿。无论肺内破裂或破入胸腔,均伴有支气管瘘,可形成肺脓肿或脓气胸。少数破入心包、大血管者常引起猝死。肺包虫囊肿破裂可使包虫头节进入附近组织或血液内,继发新的包虫囊肿。

2.辅助检查

(1)胸部 X 线检查:早期典型的影像是单发或多发的边缘整齐、界限清晰、密度均匀、圆形或类圆形或分叶状阴影。肺巨大包虫囊肿在透视下可见肺包虫囊肿随深呼吸纵向伸缩变形现象,或囊肿被胸膜粘连牵拉而成不规则变形,称为"包虫囊肿呼吸征"。肺包虫囊肿与小支气管相通内囊未破时,少量气体进内外囊之间,形成一弧形透明带,称谓"新月征";空气进入内囊,出现液平,可在液平上方出现两个弧形阴影,分别为内囊和外囊,称为"双弓征";内囊破裂塌陷并漂浮于囊液之上时,囊内液面上出现不规则阴影,称为"水上浮莲征"。CT 下肿块呈圆形或不规则形,边缘稍毛糙,有棘状突起,无类似肺癌的细毛刺征,无或有浅分叶及脐凹征;肿块密度多不均匀,在肿块内可见弧线形或斑点状钙化,肿块内见类圆形液性低密度区;部分棘球蚴病可残存少量液气平面,囊壁厚度基本均匀,无明显凹凸不平。

(2)实验室检查

①从痰液、胸水中查到棘球绦虫的子囊、头节或囊壁即可确诊。

②包虫皮内过敏试验:操作简便,敏感性高,阳性率达 90%。是目前最常用的免疫学检查。

③补体结合试验:80% 的病例为阳性,完全被厚纤维层包裹的包虫囊肿,可呈阴性反应。

④B 超包虫囊肿准确性高达 90% 以上,但对囊肿破裂、伴有感染者诊断欠准确。怀疑有肺包虫囊肿者,腹部超声或 CT 扫描都是必要的检查。这种检查对右肺病变的术前检查尤为重要,因为右肺及肝包虫囊肿可同时手术治疗。

【治疗原则】

1.**药物治疗**   对年轻、囊肿壁薄的小包虫有一定疗效,对壁厚较大包虫囊肿无明显效果。药物只作为辅助治疗,用于肺功能差不能手术或术中包虫破裂防止复发者。可选择药物有:大剂量肠虫清(阿苯达唑 20mg/kg)、甲苯达唑、吡喹酮。

2.**手术治疗**   肺棘球蚴病最有效的治疗仍是手术。肺棘球蚴病破裂合并感染发病率高,故宜在确诊后早期手术,行内囊摘除或肺叶切除术。术中一定要特别注意避免囊液外溢,污染周围组织,引起复发。术后继续应用抗生素治疗,防止肺部感染。术中有内囊破裂者,术后服用阿苯达唑 3～6 个月,预防复发。

（1）手术方式

①全囊切除术:仅用于肺边缘小的囊肿。

②内囊穿刺摘除术:为传统手术方法,适用于伴有并发症或病变部位特殊,不宜行内囊摘除的病例。

③内囊完整摘除术:适用于囊肿突出肺表面达 1/3 以上,且无合并感染等并发症的病例。

④肺叶切除:仅适用于伴有明显支气管扩张、大咯血、严重感染、肺组织纤维化大部损毁或可以肺癌者。

（2）外囊残腔的处理:内囊摘除后留下外囊残腔有几种处理方法,目前常采用以下两种方法:①肺蝶形手术;②残腔封闭缝合。

（吴维胜）

第九节　慢性肺疾病的外科治疗

一、肺减容

肺减容手术(LVRS)是 1957 年 Brantigan 等首次提出并实行,切除无功能的肺来减小肺容积,使患者术后气促症状明显改善,但由于当时的技术条件所限,没能很好地解决气肿肺组织的针孔漏气问题,术后并发症发生率很高,死亡率高达 16%。直到 1993 年 Cooper 等采用 LVRS 治疗一组 20 例有严重气促、胸廓膨隆及有明确定位的严重肺气肿患者,效果显著。此后才引起世界医学界普遍关注,欧美数十家临床中心及我国一些医院相继开展了 LVRS,使之迅速成为胸外科领域内的一个新热点。在这段发展过程中,不论在手术标准、手术方式,还是围手术期处理和并发症防治等多个方面,都得到了长足的发展。目前该手术作为一种有效的晚期肺气肿治疗手段,已经得到国内外学者的普遍认可。

肺减容手术治疗肺气肿的作用机制有以下几点:①细小支气管壁的弹性回缩力增加。②通气/血流比值改善。手术切除过度膨胀的肺泡组织就可以减少死腔,改善通气/血流比值,增加周围正常肺泡换气功能。③增强呼吸肌作用,手术使肺容积减少 20%～30%。呼吸肌(膈肌和肋间肌)恢复正常的收缩状态。④心血管血流动力学改善,增加肺组织血流灌注,改善肺换气功能。目前认为 LVRS 改善肺功能是以上多种机制共同作用的结果,其中最为主要的原因是通气/血流比值的改善。肺减容手术总体活动耐力提高至少 3 年,生活质量提高 5 年。上叶显著肺气肿、活动耐力减低者 5 年生存率 67%,耐力提高 3 年,症状改善 5 年;上叶显著肺气肿、高活动耐力者 1～3 年内耐力提高,但生存率无变化。

【手术适应证】

综合前期研究和美国国家肺气肿治疗试验(NETT)的报告,接受肺减容术的患者必须是肺功能重度减退、活动能力严重受限、保守治疗无效的严重 COPD 患者。严格掌握手术适应证、系统的围手术期处理是手术成功的关键,仅 10%～20% 的 COPD 患者适宜肺减容术。

1.呼吸困难进行性加重,内科治疗无效。

2.$FEV_1\% < 35\%$,残气量(RV)200%～300% 预计值,$PaO_2 < 6.67kPa$(50mmHg),$PaCO_2 > 5.33kPa$(40mmHg);$DLCO\% > 20\%$,$FEV_1\% > 20\%$。

3.核素通气和血流扫描及 X 线胸片、胸部 CT 显示肺上部及周围区域有明显通气血流不均匀区域(靶区)存在。

4.停止吸烟＞3～6 个月。

5.肺动脉压＜4.8kPa(35mmHg)。

6.无严重冠心病史和肝肾等重要脏器病变及精神病。

7 上叶显著肺气肿和/或活动耐力减低者明显受益、非上叶显著气肿、低活动耐力者有限受益。在后者中下叶背段气肿显著者相对较好。

【手术禁忌证】

1.严重弥漫性肺气肿,核素扫描无明显靶区。

2.平均肺动脉压＞4.8kPa(35mmHg)或肺动脉收缩压＞6kPa(45mmHg);DLCO％≤20％,FEV_1％≤20％。

3.严重支气管炎、支气管扩张或哮喘。

4.严重冠心病或其他重要脏器疾患。

5.过度肥胖(体重超过标准体重的 125％)或过度消瘦(体重不足标准体重的 75％)。

6.术前需用呼吸机维持呼吸者。

7.密闭胸、胸腔广泛粘连,胸廓畸形。

8.长期服用激素治疗,如泼尼松＞15mg/天。

9.目前仍吸烟。

另外,NETT 认为在权重患者的治疗方案选择中,生存率、生活质量、活动耐力和患者主观感受都应同样得到重视。肺减容手术必须个体化,这种个体化方案的选择基于患者的期望值、患者的肺功能、活动评估、影响学结果及医生对患者的总体评估。其选择标准取决于患者呼吸困难的严重程度和类型、疾病进展程度、肺功能特点、CT 结果、运动实验和患者对手术的准备、对生活状态的期望。手术时机的选择主要依赖 CT 靶区扫描、心肺运动实验、活动耐力实验等必需的检查项目。NETT 一致认为肺减容手术适合于内科治疗、康复训练治疗不能明显改善(并非无效)其症状的严重肺气肿患者。

【围手术期注意问题】

1.手术前加强营养支持。

2.手术前、手术后及后期的康复治疗期间建议低流量吸氧大于 16 小时/天。

3.手术后坚持进行呼吸康复治疗,包括吸氧、6 分钟步行锻炼及上肢锻炼。

二、肺移植

肺移植术是目前终末期肺疾病可选择的惟一有效方法,已成为当今器官移植领域和普胸外科界最有前途的课题之一。目前全世界共完成单、双肺移植约 30000 多例,且每年以 2200 例的速度在增长。我国肺移植起步很早,始于 1979 年,成功于 1995 年、1998 年北京安贞医院又完成了序贯式双肺移植,此后发展迅速,至今不完全统计国内至少已经有 30 余家医院先后开展了肺移植,共完成 200 余例手术。国内目前有单肺移植患者长期存活的医院有十多家,患者术后肺功能明显提高,生活质量明显改善。

【手术适应证】

肺移植适用于终末期肺疾病患者,经内科治疗无效,预计寿命 1～2 年。总体来看,双肺移植技术尽管复杂,但手术后处理相对简单,效果更好。其远期肺功能的改善和长期生存率均优于单肺移植。因此,在国外有经验的肺移植中心,双肺移植几乎取代了单肺移植。

近年来肺移植适应证不断扩大,根据 1998 年 3 月全世界最新统计显示,在所有单肺及双肺移植中肺气肿分别占 44.1% 及 18.2%,特发性肺纤维化 20.9% 及 7.5%,α_1 抗胰蛋白酶缺乏性肺气肿 11.1% 及 10.5%,原发性肺动脉高压 5.2% 及 10.2%,其他疾病 13.7% 及 17.7%,肺再移植 3.0% 及 2.2%,肺囊性纤维化 2.0% 及 33.6%。此外,还有艾森门格综合征、支气管扩张、肺大疱、结节病、肺动静脉瘘、硅沉着病(原称矽肺)、肺动脉栓塞、ARDS 等,各类疾病的肺移植适应证及选择标准不完全相同。

1.除支气管扩张以外的慢性阻塞性肺部疾病　如肺气肿、慢性支气管炎和闭塞性细支气管炎(要排除哮喘),符合下列条件的适合肺移植:FEV_1<预计值的 25% 或 $PaCO_2 \geqslant 55mmHg$ 或肺动脉压升高伴心功能减退,如肺心病。长时间吸氧治疗而二氧化碳分压逐渐升高的预后最差,应该优先考虑肺移植。

2.囊性纤维化和其他支气管扩张性疾病　囊性纤维化为白种人遗传性外分泌腺疾病,主要表现为支气管扩张,患者的特殊问题是痰中有细菌。我国仅有个别病例,因此不详细讨论。支气管扩张患者需要肺移植时要考虑其他因素,如免疫缺陷综合征、纤毛不动症以及感染等,这些晚期患者的预后很难估计,也很难制定一个选择标准。

3.特发性肺纤维化(IPF)(原因不明纤维性肺泡炎)　是指没有任何其他全身疾病的弥散性肺纤维化改变,这种病会迅速恶化,死亡率很高,需要尽早考虑肺移植。老年人中更常见,常合并其他肺内、肺外疾病,如支气管肺癌、肺结核和支气管扩张而不能肺移植,高分辨率 CT 有助于明确诊断;还需要注意与类固醇有关的疾病和冠状动脉疾病,对于这些患者用药和吸氧应当适度,并且要反复观察。选择标准是:有症状(休息或锻炼时氧饱和度下降),用类固醇或其他免疫抑制剂治疗时,每 3 个月评价一次,无好转应考虑肺移植,如果肺功能不正常,即使患者症状很轻微,也应考虑肺移植。当肺活量低于预计值的 60%~70% 或弥散功能降低到预计值的 50%~60% 时,患者常有症状。

4.伴肺纤维化的全身性疾病　在许多全身性疾病中肺纤维化是常见的肺内病理改变,像硬皮病、风湿性关节炎、结节病、化疗后肺纤维化,这些患者的表现可以有很大不同,应该个别考虑,一般要等到疾病稳定后再考虑肺移植。

5.非先天性心脏病肺动脉高压　严重的肺动脉高压常常是原发的或者继发于其他疾病,继发性肺动脉高压的典型原因包括:血栓栓塞性疾病、静脉闭塞性疾病、多发毛细血管瘤病、药物性和胶原性血管病,这些病预后都很差。

原发肺动脉高压应该在肺移植前进行血管扩张治疗,如果钙离子阻滞剂无效,可以用前列环素治疗。移植前血流动力学监测包括心排血指数低于 $2U(min \cdot m^2)$,右房压高于 15mmHg,肺动脉平均压高于 55mmHg。选择标准是:在药物和/或外科治疗情况下,患者有症状,病情进展,心功能 NYHA Ⅲ 级或 NYHA Ⅳ 级。

6.先天性心脏病继发肺动脉高压(艾森门格综合征)　与其他肺动脉高压的预后不同,同样的肺动脉压,心功能较好,右房压较低,预后也稍好,对生存期的预测不太可靠,血管扩张剂的作用尚不清楚。标准:在恰当的治疗下仍有严重的、逐渐恶化的症状,心功能 NYHA Ⅲ 级或 NYHA Ⅳ 级。

【肺移植的禁忌证】

1.绝对禁忌证

(1)正在吸烟或吸毒或有不服从治疗的记录是移植的禁忌证。

(2)两年内除皮肤基底细胞癌或者鳞状细胞癌以外的恶性肿瘤也是移植的绝对禁忌证。另外,根据移植后肿瘤复发的最新材料,对囊外肾细胞瘤、二期及以上乳腺癌、DukesA 期以上的结肠癌、三级以上黑色素瘤,都要等到治愈后 5 年再考虑肺移植。在一些特殊情况下,如肺癌本身可以根治,但因为肺气肿,肺功能不能忍受肺癌根治手术,可在切除肺癌同时行肺移植术。

(3)HIV 阳性,乙型肝炎抗原阳性,组织活检证实的丙型肝炎均为禁忌证。

(4)进展性的神经肌肉疾病也是肺移植的绝对禁忌证。

2.相对禁忌证　某些特殊情况可增加移植的危险,因此不适合移植。

(1)以前曾做过胸部大手术被认为是移植的一大困难,尤其是需要体外循环的移植手术,肝素化可能造成危及生命的大出血,尤其是心肺联合移植出血可能性极大,是公认的手术死亡原因,所以既往开胸史是心肺联合移植的禁忌证。而肺移植即便是双侧肺移植的手术野相对较局限,既往做过开胸手术仍然可以考虑移植。

(2)全身激素用量只要不超过每日 20mg 即可考虑移植手术。

(3)一般来说依靠机械通气的患者不是理想的移植对象,不过如果患者在依靠机械通气以前已经确定适合移植,并已列入等候名单,病情发展到需要机械通气时只要没有明显的禁忌证发生,还是可以考虑移植。但尚未进行移植评估就已经需要呼吸支持的患者不适合做移植。

(4)真菌或非典型真菌感染不是绝对禁忌证,要具体分析,当做单肺移植时要特别小心,如果可能要在术前根治。

(5)结核病是全身性疾病,一般不适于肺移植,因为术后长期应用免疫抑制剂结核病变易复发。但文献上有肺结核被误诊而行肺移植,或肺结核需行全肺切除而肺功能不允许而行肺移植,及在肺移植后出现结核并发症治愈的报道,因此充分治疗的肺结核不是肺移植的禁忌证。

(6)有症状的骨质疏松症是肺移植的相对禁忌证,无论患者是否有症状都应该进行骨密度的客观测定。影响到胸廓及脊柱后凸的严重骨骼肌肉疾病是肺移植的相对禁忌证。

(7)营养状况也非常重要,体重应该不低于标准体重的 70%,不高于标准体重的 130%。高血压、糖尿病、消化性溃疡患者则应该积极治疗,控制病情。

【手术方式的选择】

根据具体情况为患者选择适当的手术方式,主要考虑几个问题:首先,手术要有高度的安全性,患者能耐受手术,其次,选择能够最大限度恢复心肺功能的手术。

1.单肺移植(SLT)　是治疗 IPF、其他肺间质疾病(如多发淋巴管平滑肌瘤病,淋巴细胞性间质性肺炎等)和其他少见疾病,如闭塞性细支气管炎的较好术式,也是气道梗阻性疾病,如先天性 α_1 抗胰蛋白酶缺乏症引起的肺气肿,COPD 引起的支气管炎及肺气肿的有效治疗方法。但是很多肺气肿患者单肺移植后出现通气灌注不匹配,因此大疱性肺气肿患者行单肺移植一定要小心。肺气肿患者双侧移植后比单侧移植后气管插管时间短、恢复快,因此如果供体充足,要为肺气肿患者选择双侧移植。单肺移植还是某些肺动脉高压,像原发肺动脉高压和直接由心内畸形(ASD、VSD、PDA 等)引起的艾森门格综合征的有效治疗方法。单肺移植的年龄限制是 65 岁。

2.双侧单肺移植(BSLT)　是美国圣路易斯华盛顿大学肺移植组首先使用的手术方式,已经替代了气道和心脏合并症极高的整块肺移植。这种术式适合于化脓性肺部疾病,囊性纤维化和支气管扩张患者最适合作双侧单肺移植。有很多资料表明用双侧移植治疗原发肺动脉高压也是恰当的,手术及围手术期安全性不断增高,患者术后恢复相对较平稳,已经成为肺动脉高压的手术方式,还有人认为双侧单肺移植可以代替治疗小儿肺气肿的单肺移植。由于手术创伤大,年龄在 60 岁以上的患者不考虑作 BSLT。

3.心肺移植　尽管单纯肺移植有很多优点,但仍然有一些患者需要心肺联合移植,这主要是伴有复杂心内畸形的艾森门格综合征,或是心和肺都有病的患者,倒不是一定要有肺动脉高压,某些患有限制性或阻塞性肺病合并心脏疾病,如危及生命的心律不齐,冠状动脉疾病等的年轻患者,适合作心肺联合移植。

因为手术大且危险,适合心肺联合移植的供体也十分短缺,55 岁以上的患者不考虑心肺联合移植。

【肺移植供体的选择和处理】

移植给患者的肺即"供肺",来自肺外原因死亡的患者。由于常温下肺不能长时间保存(理论上小于 6.5 小时),有心跳供体指供肺从仍有心跳,即有血液灌注的供体上采取,用低温保护液灌注保存,也就是要使供肺没有或只有很短的"热缺血"时间。无心跳供体指供体从心脏已经停止跳动的供体上采取,在这种情况下,要求尽可能缩短热缺血时间,限制冷缺血时间。

器官移植适应证的扩大,使需要移植的患者成倍增加,西方国家都已经确立"脑死亡"法,当患者进入不可逆昏迷,确定脑死亡后,就在人工维持呼吸及循环的情况下,摘取脏器供移植使用,属于有心跳供体,这样的器官有良好的活力和较正常的生理功能,移植效果好。我国至今尚未制定脑死亡法,所以均为无心跳供体,要在心跳、呼吸停止后才可采取供肺,而且是在很匆忙的情况下取肺,实际操作非常困难,器官质量也没有保障,有关各界人士正在不断呼吁确立有关法律。

1.供肺标准

(1)年龄小于 60 岁。

(2)X 线胸片正常、ABO 血型匹配。

(3)$FiO_2=1$,$PEEP=5cmH_2O$ 时,$PaO_2>300mmHg$。

(4)纤维支气管镜没有脓性分泌物或误吸。

(5)无肺结核、感染、肿瘤等病史。

(6)肺挫伤等较轻可以短期恢复。

(7)供肺的一侧既往没有手术史。

最基本的要求是:有良好的气体交换功能及没有气道感染,气体交换功能的标准定位吸入 100% 的氧气,使用 $5cmH_2O$ 呼气末正压 5 分钟,氧分压超过 $300mmHg$。

多数有经验的移植中心认为非常清晰的 X 线胸片已经不是绝对必要的了,因为肺间质积液是非常多见的,受到挫伤的肺仍然适合肺移植;另外平片上的肺不张经过适当的机械通气、即给予 $10\sim15ml/kg$ 的潮气量和 $5cmH_2O$ 的 PEEP 后可以恢复。当常规使用 $15ml/kg$ 的潮气量时,气道峰压应该低于 $25cmH_2O$,如果峰压过高说明供肺有病理性梗阻,当每分通气量适当而有高碳酸血症时,要考虑呼吸死腔增加的原因,往往说明供体有肺部疾病或者是 V/Q 不匹配。纤维支气管镜检查了解是否有误吸或脓性分泌物是极为重要的。

2.供体与受体匹配标准

(1)ABO 血型要匹配,如果 ABO 匹配但不相同,就有短时间溶血性贫血的危险,不过多数都能很好的耐受。

(2)HLA 配型要尽可能匹配,但由于供体短缺,及免疫抑制药物的使用,因此肺移植对 HLA 的配型并不严格。但肺移植随访发现 HLA 配型好的在长期存活的患者中所占比例非常高,因此目前正在研究快速 HLA 配型临床应用的可能性。

(3)供肺大小匹配。太大的肺放入胸腔后可能影响静脉回流,也会使移植肺膨胀不全,还会减弱手术后早期排除分泌物的能力,供肺不要超过受体肺的 1.5 倍;一般来说肺总量(TLC)要适合受体。肺总量是身高、年龄和性别的综合指标,受体身高是最重要的单一指标。阻塞性肺部疾病患者的胸腔常过度膨胀,需要一个比预计要大的肺;而与此相反,限制性肺部疾病患者的胸腔常由于肺实质的纤维化改变而体积变小。移植后胸腔会有所改变,无论是膈肌高度还是胸围都会有变化。大的供肺经过处理后可以适应小的胸腔,可以用包括肺叶切除或用缝合器做非解剖部位的切除等各种方法来缩小,包括中叶和舌段切除。植入过小的肺不仅要冒留有胸膜残腔的危险,也可能只提供了很少的肺血管床,过度膨胀的小肺可能是有害的,可能导致肺损伤。

(4)一些中心提倡 CMV 配型,也就是说避免把 CMV 阳性的供体移植给 CMV 阴性的受体,因为免疫抑制状态下的受体 CMV 肺炎会很严重。丙氧鸟苷治疗肺移植后 CMV 疾病的成功使 CMV 匹配问题不那么严峻。不过还是应该尽量避免将 CMV 阳性的供体给 CMV 阴性的受体,但实际工作中严格执行这个原则是较困难的。

(5)乙型或丙型肝炎血清病毒阳性是否可以作为供体目前意见尚不一致。巨细胞病毒阳性、EB 病毒阳性、单纯疱疹病毒阳性、弓形虫或梅毒阳性并不认为是供体的禁忌证,因为对血清阴性受体的预防性治疗可以避免感染。HIV 阳性是移植的绝对禁忌证。

【围手术期及术后远期注意问题】

1.手术前加强营养支持。

2.手术前限制激素用量≤15mg。

3.手术后坚持进行呼吸康复治疗,包括吸氧、6 分钟步行锻炼及上肢锻炼。

4.手术后坚持进行定期随访,监测免疫排斥、感染等情况。通常肺活量下降可以是肺移植患者慢性排斥的惟一表现,术后血液、支气管镜等至少 2～4 个月应进行一次检查。

5.围手术期和术后远期应进行合适的心理疏导治疗。

(庄宿龙)

第十节　肺部术后并发症的处理

一、支气管胸膜瘘

支气管胸膜瘘是指各级支气管与胸膜腔交通形成的窦道。目前临床所见支气管胸膜瘘 2/3 以上并发于肺部手术之后。全肺切除术后最为多见,为 2%～16%,是一种严重的肺切除术后并发症,往往合并脓胸,而支气管胸膜瘘的存在表明胸膜将持续受到污染,肺难以复张,余肺常可有吸入性肺炎。对于多数脓胸患者来说,存在不存在支气管胸膜瘘将影响愈后,是否会发展成慢性,以及是否会死亡。治疗非常棘手,文献报道死亡率高达 40%,因此支气管胸膜瘘的预防应引起临床高度重视。

【诊断标准】

1.支气管胸膜瘘的临床表现随着病因不同而不同,继发于慢性感染者起病较缓慢,多表现原发病症状逐渐加重。

2.肺脓肿或空洞溃破引起者起病较急,有突发胸痛,随后出现全身症状,常与 X 线胸片上表现不符,因胸膜腔渗出需在 12～24 小时后方可在 X 线胸片上表现出来。

3.肺切除术后并发肺部感染者最多见于术后 2～3 周内,主要与手术操作因素有关,后期支气管胸膜瘘可发生于术后 2～3 个月内,一般为感染所致。如果患者大量咳出感染性痰(瘘发生较晚时)或血清血液样液体(早期发生的瘘),就应当疑诊支气管胸膜瘘。然而,临床上这些情况常常不被重视。在全肺切除术后,如果胸腔内的液平面低并且对侧肺内出现浸润现象,即可确诊支气管胸膜瘘。

【围手术期及术中注意问题】

1.术前因素 机体营养不良、糖尿病、低蛋白血症等均可直接导致支气管残端不能正常愈合。结核患者首先应积极抗结核治疗,经系统治疗后方可考虑手术;术前应积极控制肺部慢性感染,选择敏感抗生素以及抗生素合理应用。近年来术前放疗、化疗备受重视已经成为提高肺癌切除率,延长术后生存时间的一种有效方法;但同时造成的支气管水肿、瘢痕化以及支气管动脉硬化、闭塞,已成为肺切除术后支气管胸膜瘘的一个严重的高危因素。故应努力掌握好化疗和放疗后的手术时机,严防支气管胸膜瘘发生。

2.术中因素 术中清扫淋巴结时注意保留支气管血液供应;力争彻底切除病灶避免切端病变残留,影响愈合;残端不应过长,以避免分泌物潴留引起局部感染。

对全肺或袖状切除以及术前曾行放疗或支气管动脉化疗的高危病例应预防性使用胸膜、心包或肋间肌等血供丰富的组织,或使用生物垫片等包盖残端。支气管残端癌肿浸润作为肺切除术后支气管胸膜瘘的一个高危因素,应引起重视。强调术中对支气种广泛的肺塌陷,最初为非感染性的,会使患者缺氧,产生动脉低氧血症,其后极易发生肺炎,如不能及时治疗又可发展为肺脓肿,甚至危及生命。

一般来说术后肺不张的发展可分为三期:第一期:呼吸困难期。由于支气管阻塞,使呼吸功能受到影响。患者主诉呼吸困难及胸痛。检查可发现脉快、发绀,经常坐位呼吸。第二期:不张期。发生在支气管阻塞后 10 小时内。由于对侧的代偿作用,自觉症状可有缓解,多有发热(在 38℃左右)。在 X 线上出现肺不张阴影。第三期:恢复期。由于分泌物排除,阻塞解除而使肺部充气。在 X 线上肺不张阴影大部分或完全消失。

【诊断标准】

1.肺部手术后早期出现发热、心跳快,除大块肺不张外呼吸道症状多不重。查体可以发现患者血氧偏低,患侧呼吸音减低,可以闻及管性呼吸音和肺底啰音。大面积肺不张时症状更加明显,出现明显呼吸困难、紫绀和循环不稳定等。

2.X 线发现不张的肺部阴影,纵膈可以向患侧移位。

【围手术期及术中注意问题】

1.手术前注意肺部并发症的防治。吸烟、肥胖、哮喘和肺气肿等都是术后肺不张的重要因素,在手术前应该加以处理。包括戒烟,雾化排痰护理、指导患者进行咳痰训练。

2.手术中注意不要使肺萎陷过长时间,可以与麻醉师配合在手术中间断肺复张,以减低手术后肺水肿等。

3.手术中注意支气管闭合位置合适,并在切肺前进行有效地吸痰。

4.手术后采取正确的体位,通过重力使膈肌下降,加强雾化,协助排痰。并早期下床活动。

【治疗策略】

1.早期诊断肺不张至关重要,24 小时内常规坐位或立位胸片检查有助于早期发现。发现后可进行鼻导管刺激排痰,床旁支气管镜检查方便有效。

2.重视手术后疼痛的控制。

3.可以使用沐舒坦等药物进行雾化和全身应用,以湿化气道、稀释痰液。

4.合理应用抗生素,加强营养支持。

三、肺栓塞和下肢静脉血栓形成

肺栓塞(PE)是以各种栓子阻塞肺动脉系统为其发病原因的一组疾病或临床综合征的总称,包括肺血栓栓塞症、脂肪栓塞综合征、羊水栓塞、空气栓塞等。肺栓塞是胸外科手术后最严重的并发症之一。其临床特点是发生隐匿，误诊率高，病死率高。栓子的主要来源是深静脉血栓形成（DVT），PE＋DVT 统称为静脉血栓栓塞症（VTE）。由于介入诊断技术的发展，如多普勒超声、螺旋 CT 肺动脉造影（SCTPA）及 CT 静脉造影（CTV）等越来越广泛的应用，近年来胸外科术后发生 DVT-FIE 的病例数呈增加趋势，应引起胸外科医师的重视。血流缓慢、血管内膜损伤、血液高凝状态是发生 DVT 的三个主要原因。手术后 $1\sim5$ 天是凝血因子活跃时期，创伤导致的组织损伤增强了血小板聚集和黏附，外伤及手术引起的失血造成血液浓缩，高龄、长期卧床、肢体制动等促进了血栓的形成。肺癌自身性质也是 DVT 的高危因素，肿瘤细胞可以破坏血管系统纤维蛋白沉积与降解之间的平衡，可有凝血机制异常，还可分泌促凝物质，使机体处于高凝状态。研究发现开胸术后 DVT 发生率 $50\%\sim80\%$。PE 的病死率居全部死因的第 3 位，未经治疗的 PE 病死率可达 $25\%\sim30\%$，及时诊治可使病死率降至 $2\%\sim8\%$。且 PE 病例中约 1070 在发病后 1 小时内死亡。

【诊断标准】

1.胸外科手术患者小的血栓就有可能发展为致命性 PE。在 PE 导致死亡之前，往往仅会出现一些轻微的症状，如呼吸困难、胸痛等，常常被误诊为心衰、心源性猝死、肺部感染等。

2.PE 典型的临床表现是呼吸困难、胸痛、咯血和（或）循环衰竭，即所谓的肺栓塞三联征，但事实上临床很少同时出现这三种表现。如患者术后出现以下几种常见表现应高度警惕 PE 的存在。

（1）自主呼吸时，低氧血症和高碳酸血症进行性加重。

（2）镇静状态下接受控制通气的患者出现低氧血症进一步加重。

（3）具有慢性肺部病变和已知的二氧化碳潴留患者，出现呼吸困难和低氧血症加重，动脉血二氧化碳分压下降。

（4）不明原因的发热。

（5）在血流动力学监测过程中，突然出现肺动脉压力和中心静脉压升高

3.早期发现 DVT 非常重要。手术后 DVT 主要表现为单侧或双侧的下肢肿胀，特别是单侧下肢肿胀更有意义。

4.诊断 DVT 应用最广泛的方法是下肢静脉多普勒超声。

5.诊断 PE 有学者提议用螺旋 CT 肺动脉造影（sCTPA）作为首选的诊断措施。超声检查高度提示 PE 的患者应尽可能行 sCTPA 检查，并认为如果 sCTPA 阴性可排除 PE。sCTPA 可以清楚显示血栓部位、形态、与管壁关系及血管内腔受损状况。与有创性肺动脉造影对比研究，CT 对中央型 PE 诊断的敏感性、特异性均为 100%；对累及到肺段者，敏感性为 98%（$91\%\sim100\%$），特异性为 97%（$78\%\sim100\%$）。sCTPA 最大的优点是微创、确诊率高、检查时间短、患者无需特殊的配合，除碘过敏外几乎没有并发症，对急症尤其适用，对指导治疗（溶栓治疗）及评价治疗效果是可靠的方法，目前已经可以替代常规肺动脉造影。

【防治策略】

1.DVT-PE 一经诊断应尽早给予治疗，肝素抗凝是首选的治疗措施。对于高度疑诊患者，除非有抗凝禁忌，应尽早给予抗凝治疗，而不一定等待确诊的结果。术后推荐普通肝素持续静脉泵入，原因是可以方便地通过监测 AFIT 来判断是否达到有效的抗凝水平（AFIT 延长至正常值 $1.5\sim2.0$ 倍），并建议尽量在第 1 个 24 小时内即达到治疗范围，这样可以显著降低血栓的发生率。在应用肝素过程中，应严密监测血小板变化。溶栓是治疗大面积 PE 的有效方法之一，但由于全身静脉溶栓会增加系统性出血的危险性。对于近期外科手术的患者，除非出现致死性的 PE，对选择溶栓治疗时应采取慎重态度。对于致死性的大面积 PE，没有绝对禁忌证，应以抢救生命为主。

2.介入治疗是术后 PE 的安全、有效的治疗方法。可采取导管或溶栓导丝插入血栓及血栓附近直接给予溶栓药物。局部应用溶栓药物剂量远远小于全身静脉用药,而且能够保证治疗的安全性和有效性。可与机械碎栓、去栓与局部溶栓联合应用。对于合并 DVT 的开胸术后患者应用静脉滤器可以减少致命性 PE 的发生。置入滤器后如无禁忌证,宜长期口服华法林抗凝,应根据国际标准化比率(INR)或凝血酶原时间(PT)调节华法林剂量,参考标准为 INR 达到 2.5(2.0~3.0)或 P 延长 1.5~2.5 倍。

3.外科手术治疗 PE 是为改善急性期血流动力学而采取的肺动脉血栓切除术,这是一种抢救生命的手术,如果术后早期恢复好,则预后良好。但由于目前手术死亡率仍较高,外科手术只能在介入或溶栓治疗无效时采用。

4.DVT-PE 重在预防。在围手术期可以使用下肢弹力袜、术后使用下肢静脉驱动泵。如无明显的出血禁忌,可以在术后早期应用预防剂量低分子肝素,并尽可能要求患者早期下床活动。

(张书文)

第六章　肺部肿瘤

第一节　肺癌概述

一、病因认知的历史、演变及启示

在 20 世纪初期,肺癌在全球范围内还是一种比较少见的疾病。但自 20 世纪 30 年代起,肺癌的发病率开始急速上升,并很快成为全世界癌症死因第一位。到目前为止,无论肺癌的发病率还是死亡率仍稳居全球癌症首位。尽管人们已经认识到肺癌的发生发展是一类多因素参与的复杂性疾病,但其病因及发病机制还远未被揭示。流行病学研究结果显示,环境危险因素(如吸烟、空气污染等)与肺癌的发生密切相关。然而,同样暴露于特定致癌物,并非所有人都患肺癌;此外,有些人群肺癌的发生具有明显的家族聚集现象,提示肺癌的发生还与个人的遗传因素有关。目前认为,环境因素是肺癌发生的始动因素,而个人的遗传特征决定了肺癌的易感性。

(一)环境危险因素

【吸烟】

1.主动吸烟　早在 20 世纪 50 年代,美国学者 Wynder、Graham 及英国学者 Doll 和 Hill 就分别采用病例对照的研究方法证明了吸烟与肺癌的相关性。目前认为吸烟是肺癌病因中最重要的因素,随着人群中吸烟人数的增加,肺癌死亡率也在逐年增加。研究表明烟草中有超过 3000 种化学物质,包含超过 60 种已知的致癌物质,比如多环芳烃,烟草特异亚硝酸胺,苯并芘等。多链芳香烃类化合物和亚硝胺等可通过多种机制导致支气管上皮细胞 DNA 损伤,使得癌基因(如 ras 基因)激活,而抑癌基因(如 p53,FHIT 基因等)失活,进而导致细胞的转化,最终癌变。在发达国家,吸烟造成近 90% 的肺癌死亡(男性 90%,女性 85%)。研究表明,男性吸烟者一生肺癌的发病风险约为 17.2%,女性吸烟者为 11.6%。而不吸烟者中,男性约为 1.3%,女性约为 1.4%。

2.被动吸烟　在认识到吸烟与肺癌的相关性后,自 20 世纪 80 年代开始人们逐步将研究对象扩展到被动吸烟与肺癌的相关性,开始了大量新的研究。目前认为被动吸烟是不吸烟者患肺癌的原因之一。这里被动吸烟者也指和吸烟者共同生活或工作的人。来自美国,欧洲,英国和澳大利亚的研究都一致表明被动吸烟者肺癌发生的相对风险显著增大。而近年来,对侧流烟气(直接从燃烧的烟卷到空气的烟)的研究也表明,被动吸烟比直接吸入香烟更加危险。

【职业暴露】

肺癌是职业癌中最重要的一种。约 10% 的肺癌患者有环境和职业接触史。现已证明以下 9 种职业中环境致癌物可增加肺癌的发生率;铝制品的副产品、砷、石棉、双氯甲醚、铬化合物、焦炭炉、芥子气、含镍的杂质、氯乙烯。长期接触、镉、硅、福尔马林等物质也会增加肺癌的发病率,空气污染,特别是工业废气均能引发肺癌。

【环境污染】

近年来,随着环境污染日益加剧,室内室外环境污染,如油烟、煤烟、PM2.5、PM10、汽车尾气等,也逐渐成为诱发肺癌的新的危险因素。这一现象在发达国家显得尤为突出,发达国家肺癌的高发病率,与石油、煤、内燃机燃烧以及沥青公路尘埃所产生的大量含苯并芘、致癌烃等有害物质污染大气密切相关。研究表明,大气污染与吸烟对肺癌的发病可能互相促进,起协同作用。

【放射性物质】

研究表明,氡是吸烟以外引起肺癌的第二大原因。氡是一种无色无嗅的气体。地壳里的放射性元素铀衰变成镭,进一步衰变成氡。衰变产生的放射性产物使基因物质电离子化,引起突变,甚至癌变。

电离辐射导致肺癌的最初证据来自 Schneeberg-joakimov 矿山的资料。据报道该矿内空气中氡及其子体浓度高,诱发的多为支气管的小细胞癌。美国曾有报道,开采放射性矿石的矿工中约 70%～80% 死于放射引起的职业性肺癌。

此外,有文献报道,日本原子弹爆炸幸存者中肺癌患病率显著增加。Beebe 通过对广岛原子弹爆炸幸存者的终身随访发现,距爆炸中心小于 1400m 的幸存者较距爆心 1400～1900m 和 2000m 以外的幸存者,肺癌患病率及死亡率明显增加。

【病毒感染】

目前研究表明多种病毒可增加动物对于肺癌的易感性,最近有证据也指向人类也很有可能感染这些病毒。有可能增加肺癌易感性的病毒包括人乳头状瘤病毒(HPV),JC 病毒,猿猴病毒 40(SV40),BK 病毒,和巨细胞病毒(CMV)。这些病毒可能通过影响细胞生命周期阻碍细胞凋亡,从而导致细胞的分裂失控。

【其他】

此外,适度体力活动、营养状态以及适量的水果、蔬菜对人类具有一定的保护作用。而肺部相关疾病,如肺结核、支气管扩张症等,在慢性感染过程中,支气管上皮可能化生为鳞状上皮导致癌变,但较为少见。

(二)遗传因素

虽然长期以来人们一直认为肺癌是一种完全由环境因素所决定的疾病。肺癌发病主要归因于吸烟。然而,调查研究发现吸烟者中仅有 10%～15% 发生肺癌,而 10%～15% 的肺癌患者并不吸烟。显然对肺癌的易感性存在个体差异,即肺癌的遗传易感性。目前的研究表明,肺癌的遗传易感性主要包括代谢酶基因多态性、诱变剂敏感性和 DNA 修复能力以及某些基因的突变缺失。这些分子流行病学的研究结果可能为肺癌的预防及预警提供重要的思路。

二、临床表现的基本特点及新变化

肺癌的临床表现多种多样,决定于原发肿瘤的部位、大小、类型、生长速度、是否侵犯或压迫邻近器官以及有无转移、肺部原先存在的疾病和患者的警惕性等。肺癌早期症状常较轻微,甚至可无任何不适。中央型肺癌症状出现早且重,周围型肺癌症状出现晚且较轻,甚至无症状,常在体检时被发现。

肺癌的症状和基本体征可概括为四大类:

(1)局部症状:与肿瘤直接有关的,系由肿瘤的刺激、溃烂和支气管阻塞所引起的症状。

（2）由肿瘤播散或转移引起的症状。

（3）全身症状：夹杂感染的影响或全身症状和体征。

（4）肺外症状。

【局部症状】

国内外大宗肺癌流行病调查其症状发生频率统计显示：咳嗽（70%）、血痰（58%）、胸痛（39%）、胸闷（32%）、气促（13%）乃常见的五大症状，其中最常见的症状为咳嗽，最有诊断意义的症状为血痰。约15%的肺癌患者诊断时没有任何症状。

【由肿瘤播散或转移引起的症状】

1.淋巴结转移　　最常见的是纵膈淋巴结和锁骨上淋巴结，多在病灶同侧，少数可在对侧，多为较坚硬，单个或多个结节。

2.胸膜受侵或转移　　包括直接侵犯和种植性转移。临床表现因有无胸腔积液及胸腔积液的量多少而异，常见的症状有呼吸困难、咳嗽、胸闷与胸痛等，亦可完全无任何症状；查体时可见肋间饱满、肋间增宽、呼吸音减低、语颤减低、叩诊实音、纵膈移位等，胸腔积液可为浆液性、浆液血性或血性，多数为渗出液，恶性胸腔积液的特点为增长速度快，多呈血性。

3.上腔静脉综合征（SVCS）　　肿瘤直接侵犯或纵膈淋巴结转移压迫上腔静脉，使其狭窄或闭塞，造成血液回流障碍，出现一系列症状和体征，如头痛、颜面部浮肿、颈胸部静脉曲张、压力增高、呼吸困难、咳嗽、胸痛以及吞咽困难，亦常有弯腰时晕厥或眩晕等。

4.骨转移　　常见的骨部位有肋骨、椎骨、髂骨、股骨等，但以同侧肋骨和椎骨较多见，表现为局部疼痛并有定点压痛、叩痛。脊柱转移可压迫椎管导致阻塞或压迫症状。关节受累可出现关节腔积液，穿刺可能查到癌细胞。

5.上叶顶部肿瘤，又称Pancoast肿瘤　　可侵入纵膈和压迫位于胸廓上口的器官及组织，如第1肋骨、锁骨下动脉和静脉、臂丛神经、颈交感神经等，产生剧烈胸肩痛、上肢运动障碍等。

【全身症状】

1.发热　　以此首发症状者占20%～30%。肺癌所致的发热原因有两种，一为炎性发热，中央型肺癌肿瘤生长时，引起相应的肺叶或肺段阻塞性肺炎或不张而出现发热。周围型肺癌多在晚期因肿瘤压迫邻近肺组织引起炎症时而发热。二为癌性发热，多由肿瘤坏死组织被机体吸收所致，此种发热抗炎药物治疗无效，激素类或吲哚类药物有一定疗效。

2.消瘦和恶病质　　肺癌晚期由于感染、疼痛所致食欲减退，肿瘤生长和毒素引起消耗增加，以及体内TNF、Leptin等细胞因子水平增高，可引起严重的消瘦、贫血、恶病质。

【肺外症状】

少数肺癌病例，由于癌肿所产生的某些特殊活性物质（包括激素、抗原、酶等），临床上患者可出现一种或多种非转移性的肺外症状，并且可随肿瘤的消长而消退或出现，如：骨关节病综合征（杵状指、骨关节痛、骨质增生等）、Cushing综合征、Lamben-Eaton综合征、男性乳房发育、代谢异常等。这些症状在切除肺癌后可能消失。

（杜鸿昌）

第二节　肺癌诊断

肺癌的诊断和分期与肺癌治疗相辅相成,两者紧密联系,密不可分。肺癌治疗方法和预后的改善使我们不断对肺癌诊断标准和分期的局限产生不同的思考,因此肺癌诊断和分期方法的不断变迁和突破对肺癌的治疗和预后有着极其重要的意义。

一、肺癌诊断标准、分期的变迁

肺癌的诊断标准和分期对于制定治疗策略,预后判断,临床研究等非常重要。回顾人类与肺癌抗争的漫长历史,我们不难发现,肺癌诊断标准由原来的单一胸部 X 线逐步发展成为集细胞病理、影像学、内镜介入诊断、外科手术以及分子基因等综合的诊断标准。目前肺癌诊断标准和分期大致通过两类手段:一类为非创伤性检查,包括临床表现、影像学检查、细胞学检查、肿瘤标志物检测及基因诊断等;另一类为创伤性检查,包括经皮肺活检、纤支镜、纵膈镜、胸腔镜以及开胸手术等。

TNM 分期系统最早由 PierreDenoix 在 1946 年提出的,其从解剖的角度对癌症受侵范围进行描述。1953 年国际抗癌联盟(UICC)同意采用由 Denoix 提出的 TNM 系统作为肿瘤分类的基础。1973 年美国癌症委员会(AJCC)发表了肺癌分期的建议,同年日本的 Ishikawa 也设计了另一分期方案,在日本实行。1977 年和 1985 年 AJCC 对分期先后作了修改,以解决它和广泛用于欧洲的 UICC 及日本肺癌协会分期中的分歧。几经各方修改之后,1986 年由 Mountain 等发表了肺癌国际分期标准,并开始成为我国普遍采用的肺癌分期标准。1997 年由 Mountain 等根据 MD Anderson 医院手术治疗肺癌的生存率等研究基础上对肺癌分期进行了修改,开始成为国际上广泛使用的统一的肺癌 TNM 分期标准。在过去的二十年中肺癌分期在预后分组和制定不同亚组采用不同治疗策略中经历了巨大的发展变迁,1998 年 IASLC 分期委员会在 Peter Goldstraw 领导下开始着手进行肺癌新分期系统的修订工作,在 2009 年制定了第 7 版的肺癌 TNM 分期,成为目前肺癌最新的国际统一的分期标准,对肺癌的治疗和预后有着指导性的临床意义。

最新发布的 2009 年第 7 版肺癌 TNM 分期制订研究中采用的肺癌患者临床例数多,并根据患者临床治疗预后和随访研究结果而制定的,其生存曲线更符合临床治疗指导意义,但是第 7 版 TNM 分期仍存在着不足之处,需不断的科学修改完善。

以下是由 American Joint Committee on Cancer 最新制定修改和补充的第 7 版肺癌 TNM 分期标准。

(1)原发肿瘤(T)分期

T_x:原发肿瘤大小无法测量;或痰脱落细胞、或支气管冲洗液中找到癌细胞,但影像学检查和支气管镜检查未发现原发肿瘤。

T_0:没有原发肿瘤的证据。

Tis:原位癌。

T_{1a}:原发肿瘤最大径≤2cm,局限于肺和脏胸膜内,未累及主支气管;或局限于气管壁的肿瘤,不论大小,不论是否累及主支气管,一律分为 T_{1a}。

T_{1b}:原发肿瘤最大径>2cm,≤3cm。

T_{2a}:肿瘤有以下任何情况者:最大直径>3cm,≤5cm;累及主支气管,但肿瘤距离隆凸≥2cm;累及脏胸膜;产生肺段或肺叶不张或阻塞性肺炎。

T_{2b}:肿瘤有以下任何情况者:最大直径 5cm,≤7cm。

T_3:任何大小肿瘤有以下情况之一者:原发肿瘤最大径＞7cm,累及胸壁或横膈或纵膈胸膜,或支气管(距隆凸＜2cm,但未及隆凸),或心包;产生全肺不张或阻塞性肺炎;原发肿瘤同一肺叶出现卫星结节。

T_4:任何大小的肿瘤,侵及以下之一者:心脏,大气管,食管,气管,纵膈,隆凸,或椎体;原发肿瘤同侧不同肺叶出现卫星结节。

(2)淋巴结转移(N)分期

N_x:淋巴结转移情况无法判断。

N_0:无区域淋巴结转移。

N_1:同侧支气管或肺门淋巴结转移。

N_2:同侧纵膈和/隆凸下淋巴结转移。

N_3:对侧纵膈和(或)对侧肺门,和(或)同侧或对侧前斜角肌或锁骨上区淋巴结转移。

(3)远处转移(M)分期

M_x:无法评价有无远处转移。

M_0:无远处转移。

M_{1a}:胸膜播散(恶性胸腔积液、心包积液或胸膜结节)

M_{1b}:原发肿瘤对侧肺叶出现卫星结节;有远处转移(肺/胸膜外)

从肺癌诊断标准和分期的历史变迁中不难发现,肺癌诊断标准和分期的发展趋势是肺癌诊断标准从检查由大到小,由开放到微创,由临床到病理到基因诊断,从而进一步细化肺癌分期,实现真正规范化基础上个体化治疗和大幅提高个体化治疗的预后。脉管内存在癌栓和肺癌微侵及脏胸膜等危险因素也将作为细化分期来进行进一步的热点研究。

在肺癌诊断和分期的现代发展中,我们认为目前肺癌诊断和分期的手段很多,作为胸外科临床专业学位型研究生必须了解目前肺癌诊断和分期的主要热点手段,其中包括超声内镜引导下的经支气管针吸活检(EBUS-TBNA)和肺癌的基因诊断等。

1.EBUS-TBNA 是 2002 年开始研发的新技术,在 2008 年引入中国投入临床使用。EBUS-TBNA 在肺癌诊断的主要适应证为①肺癌患者淋巴结分期;②肺内肿瘤的诊断;肺癌术前分期是 EBUS-TB-NA 在肺癌领域最重要的应用。EBUS-TBNA 可以活检的纵膈淋巴结范围不但与纵膈镜相同,可以探查第 1,2,3,4,7 组淋巴结,而且第 10,11,12 组淋巴结也可被探及。它能对纵膈的小淋巴结进行准确活检,并避免不必要的手术探查。

2.肺癌基因诊断从分子生物学角度检测与肺癌有关的或潜在的相关基因及其分子标志物,如表皮生长因子受体(EGFR),EMIA/ALK,HER2,BRAF,P53 蛋白,K-ras,Bcl-2,ERBB2 等一系列指标。目前肺癌基因诊断的热点之一是 EGFR。EGFR 基因突变在女性、非吸烟者、腺癌、亚裔人群中发生频率较高,但在非分化腺癌、腺鳞癌、小细胞癌中也经常可以检测到该突变。大量研究结果显示 EGFR 基因突变状态是决定 EGFR-TKI 疗效最重要的预测因子,是决定患者是否能够应用 EGFR-TKI 治疗的先决条件。EGFR 基因突变,靶向药物的有效率高达 80％以上。因此,EGFR 成为癌症治疗的分子靶标,并陆续开发出了易瑞沙、特罗凯、凯美纳等 EGFR 酪氨酸激酶抑制剂(EGFR-TKI)和抗 EGFR 抗体等。

二、肺癌诊断和分期方法的局限与突破

目前肺癌的预后较以往虽有一定程度的改善,但是总体上仍不甚理想。这主要是由于我们对于肺癌

的各种生物学和分子学特征了解还不彻底,不能获得精准的诊断和分期,无法达到预后的准确判断,因此目前的肺癌诊断和分期仍存在着一定的局限。随着分子生物技术的飞速发展,肺癌的分子诊断和分期将会有一个质的飞跃,发展简便的非创伤性肺癌转移分子检测对肺癌诊断和分期起着关键的突破作用。

(一)肺癌异质性

肺癌人群中具有同一种类型肿瘤和同样分期的个体,虽接受同样治疗,但为什么其疗效和预后却大不相同?目前肿瘤的异质性可能是其治疗敏感性差异和获得性耐药的原因之一。

肿瘤的异质性即同一肿瘤中可以存在有很多不同的基因型或者亚型的细胞。因此同一类肿瘤在不同的个体可表现出不一样的治疗效果及预后,甚至同一个体瘤灶的肿瘤细胞也存在不同的特性和差异,肺癌有多层面、交叉的同质性和异质性。

目前认为异质性存在于肺癌的各个阶段。在肺癌的早期、局部晚期、晚期,都存在着异质性的问题。当我们用一种方法解决不了问题的时候可能要考虑到肺癌异质性的问题。过去认为,一种治疗手段没有效果就是这种治疗手段的失败,其实这种治疗手段对一部分人一段时间是成功的,而对另一部分人一段时间是不成功的,这就是存在肿瘤异质性的问题。

肿瘤异质性的来源与肿瘤进展模式密切相关,肿瘤转移是多步骤、多途径,涉及多基因变化的系列过程,在包括局部浸润、血管内渗、转运、血管外渗、形成微转移灶和局部克隆生长等系列“侵袭-转移级联反应”过程中,产生了丰富的异质性。肺癌实体肿瘤的异质性必将是今后肺癌诊断和分期的研究重点之一。

(二)肺癌的分子诊断

目前若能在早期检测到肺癌病变,将可提高肺癌患者 5 年存活率。研究和开发肺癌分子标记诊断和分期显得尤为重要,今后分子诊断标记的发展方向将成为完善肺癌的诊断和分期重要组成部分。肺癌诊断分子标记今后的重点将集中于:

1.血液循环中的 DNA　检测循环 DNA 的浓度本身不可能作为肺癌诊断的分子标记,但是若能在循环DNA 中检测到与肺癌相关的遗传或表观遗传的变化,这些特异的变异就可用于未来的肺癌分子标记。

从诊断角度来看,任何分子水平的异常只要具备肿瘤特异性,都可以作为肿瘤分子标记。基因组不稳定性是肿瘤的一个主要特征,正是因为基因组不稳定而使基因突变的几率大大提高并得以积累,从而导致肿瘤的发生。杂合性丢失和微卫星不稳定性表明了基因组的不稳定性,成功率更高的染色体缺失是肺癌发生过程中最早检测到也是最常见的分子变异。DNA 甲基化在调节基因表达以及生物体的生长发育方面起着关键作用,检测肺癌相关基因的甲基化与肺癌的不良预后有很大关系。

2.血液循环中的 RNA　肿瘤中很多基因的表达异常可导致肿瘤细胞生长和增殖失控,这些表达异常的蛋白或 mRNA 在理论上都可作为肿瘤的分子标记。尽管肿瘤患者血液中 RNA 酶浓度比正常人高,但还是可以从肿瘤患者血液中检测到肿瘤来源的 RNA。血液中 RNA 结合蛋白 hnRNP 和 hTERTmRNA拷贝数与肺癌的分期、转移以及复发都成正相关。

3.血清中蛋白分子标记　肿瘤不仅是遗传水平的紊乱造成的,更是蛋白水平上的综合疾病,因此,寻找蛋白分子标记是当前肺癌诊断和分期的研究热点之一。利用蛋白质组学从血清或血浆中寻找肺癌的分子标记具有很大的挑战性,首先是血清蛋白成分的多样性和复杂性,其次是蛋白浓度的巨大差异。如人类天冬氨酸 β-羟化酶在肺癌患者血清中检测到浓度增高。实体瘤一般分泌不同生长因子来促进肿瘤繁殖和转移或诱导新生血管的形成,如干细胞因子(SCF)、肝细胞生长因子(HGF)和内皮生长因子(VEGF)。在不同肺癌患者的血清都发现这些生长因子有不同程度的升高。

目前这些潜在的生物标记用来作为肺癌诊断和用来分期预后判断或监测复发仍是今后分期诊断的方向之一。

（三）肺癌淋巴结转移的识别和示踪

肺癌手术淋巴结清扫的方式与患者的诊断和分期密切相关,精确评估区域淋巴结的转移及淋巴结清扫术的选择是患者预后的重要影响因素。尽早发现局部淋巴结微转移灶对肿瘤的诊断和临床分期以及据此制定合理的治疗方案有极重要的意义。

前哨淋巴结和转移淋巴结的识别在肿瘤隐匿性转移检测及分期方面的潜在价值已引起越来越多研究者的注意。淋巴结的示踪对肺癌转移淋巴结和转移区域的识别也成为今后肺癌诊断和分期的研究热点之一,它能够发现最有可能发生转移的淋巴结及其相关区域,缩小非治疗作用的淋巴结清扫范围,进而减少并发症的发生,提供精确的淋巴结分期。目前,淋巴结示踪已被用于肺癌的研究,并显示出其在辨认区域淋巴引流途径、探测淋巴结微转移方面的积极作用,在肺癌诊断和分期中的应用也取得一定的进展,但在肺癌外科中的应用仍处于临床探索阶段。肺癌淋巴结示踪的方法有术前淋巴结闪烁法、术中淋巴结示踪检测等方法。

术前或术中对肺癌淋巴结转移示踪进行精确诊断和分期,指导淋巴结清扫手术,在不影响疗效的前提下,尽可能缩小淋巴结清扫范围,减少并发症的发生,这种理念的提出促进了对肺癌诊断、分期和手术疗效重新评估,选择何种淋巴结清扫术不仅影响到患者的治疗预后,还关系到患者术后并发症发生率及生活质量。

淋巴结示踪也有助于正确预测肺癌淋巴结跳跃转移,即纵膈淋巴结有转移而叶间和肺门淋巴结无转移。纵膈淋巴结跳跃性转移不仅与肿瘤的生物学行为有关,与淋巴结通道分布也有密切关系,淋巴结示踪可预测跳跃转移,跳跃转移有其特定的区域,取决于原发病灶的部位等。

淋巴结示踪能提高淋巴结隐匿性转移检出率,应用于肺癌有助于提高淋巴结隐匿性转移的检出率,使部分肺癌患者避免接受创伤较大的广泛淋巴结清扫术,同时示踪淋巴结的识别有可能成为肺段切除的相关指征,但目前淋巴结示踪技术仍存在相当的局限性,临床应用还有待于进一步研究,作为今后肺癌诊断分期和治疗的突破点。

提高微转移淋巴结检出率,了解淋巴结的转移状况,提供准确的肺癌诊断和分期,将非常有助于采用相应的术后治疗方法,对肺癌治疗方式的选择、预后及生活质量具有重要意义。肺癌淋巴结示踪正逐渐从基础研究逐步走向临床应用,在病例选择、示踪剂选择、注射途径和方法、获取示踪淋巴结的时间等技术方面都有待完善。

（四）电磁导航支气管镜诊断技术

电磁导航支气管镜(ENB)是一种以电磁定位技术为基础,结合计算机虚拟支气管镜与高分辨率螺旋CT的特点,经支气管镜诊断的新技术,其优点在于既可准确到达常规支气管镜无法到达的肺外周病灶或进行纵膈淋巴结定位,又可获取病变组织进行病理检查。电磁导航系统可精确定位周围型肺部疾病、纵膈及肺门淋巴结并进行活检,与传统活检方式相比准确率和安全性更高。ENB的精确定位及引导功能在外科手术定位、立体放疗放置基准粒子和气道内介入治疗方面也可提供有效帮助,还具有无辐射、无需使用造影剂等优点,是肺癌介入诊断、分期和治疗领域的一项新技术。

（五）肺癌的分子分期

基于解剖学的 TNM 分期,对于预后判断提供较为单一的参数。由于肺癌的多态性和异质性,许多肺癌患者疾病的发展和预后与诊断和分期极不相符,尤其当需要选择治疗方案时,TNM 系统有着公认的缺陷。随着分子生物学的发展,肺癌的分子分期将是肺癌分期今后的发展方向,在传统 TNM 分期法的基础上,结合最新的分子生物学成果,进一步对患者分层,为肿瘤的预后和治疗提供更有力的证据,也为基因治疗打下基础。

1.**肺癌的分子分期**　目前用于肺癌诊断的主要手段是影像学技术和常规病理组织学检查,这些检查方法对于原位瘤体检测具有肯定的诊断价值,但对于肺癌隐性或微小转移灶存在极大的局限性,而这些微转移灶往往是肿瘤切除术后出现显性转移或复发的主要原因。常规的检查方法均难以检测发现肺癌的微量转移特征,现代分子生物学已开发出了各种用于肿瘤微转移诊断的先进技术是肺癌的分子诊断和分期逐步成为走向临床的方向。利用分子生物学技术对肺部原发肿瘤进行检查有利于估计肺癌的预后。

2.**淋巴结分子分期**　目前临床上诊断肺癌淋巴结转移最常用的方法是对淋巴组织的单张石蜡切片进行 HE 染色,免疫组化等技术,但这极易遗漏散在正常淋巴组织中的单个肿瘤细胞或微小转移灶。近年来蛋白质印迹法能从所有受检的肺癌淋巴结组织中一次性提取总的可溶性蛋白质来进行肿瘤微转移检查,这种方法能够系统迅速地寻找肺癌相关蛋白,并将肺癌淋巴结转移的分子分期推入崭新领域。

3.**肺癌的血液骨髓分子分期**　肺癌细胞进入血液循环是肺癌转移过程中的一个重要过程。肺癌尽管经过彻底的原发病灶切除和规范的纵隔淋巴结清扫,体内仍残留少量的癌细胞,部分在术前就已经出现癌细胞微转移。骨髓独特的解剖及血流特点,易导致癌细胞集聚并形成转移灶,肺癌的骨髓微转移可发生于各期患者,而且随着肿瘤的进展,其发生微转移的几率进一步增加,目前血液骨髓分子诊断成为肺癌转移分子诊断和分期的研究发展方向。

(六)完善肺癌国际 TNM 分期对肺癌治疗更具指导性

建立一个能够比较客观反映患者现状、预后的分期系统,进行准确的临床和病理分期,可以使患者得到充分的个体化治疗,有效地避免过度治疗带来的危害。已经应用了近二十年的现行 TNM 分期在临床应用中还是遇到了一些问题和挑战,要求我们完善现行的 TNM 分期以进一步正确指导肺癌临床治疗。由于肺癌的多样性和复杂性,许多肺癌患者疾病的发展和预后结果与诊断的分期极不相符,尤其当需要选择治疗方案,如佐剂的化疗以及生存期判断,TNM 系统仍有着公认的缺陷。

外科手术治疗是治疗早中期肺癌最有效的方法,但是肺癌手术治疗已到了一个平台阶段,尚难有新的突破。为什么肺癌手术中常存在着分期相同的患者,有些患者效果好,而另外一些不尽如人意呢？目前的肺癌国际 TNM 分期仍有不完善的地方,今后的肺癌分期研究尚需探索的问题:

1.在 T 原有的基础上,如何进一步细化肿瘤的大小,位置,肿瘤局部侵犯程度。

2.在 N 原有的基础上,如何进一步细化淋巴结区域分组,转移的站数,每组淋巴结转移的个数和总转移个数。

3.如何加入肺癌细胞类型和分化程度。

4.如何认识肺癌异质性对分期的影响。

5.如何深化对转移的认识,主要包括隐匿转移。

在原发病灶诊断时,应考虑可能已有微转移(即隐匿性转移)存在,同时对同一个体不同部位检测微转移,不仅对肺癌以前的分期提出了挑战,而且对指导临床联合治疗和预后的判断都具有重要的指导意义,非常值得进一步研究探索。

分子诊断和分期与传统的 TNM 分期系统关系究竟如何？分子分期是独立于 TNM 系统以外的另一类分期方法,还是需要将分子分期整合到 TNM 系统中。在相当时期内可能为两条并行的肺癌分期系统,但随着研究的深入理解,分子分期和传统分期的整合必将是肺癌分期发展的方向之一。

毫无疑问,由于基因组学及蛋白组学的巨大推动,肿瘤分子诊断和分期取得了巨大进展。但是,在实际的临床应用方面,许多问题还需回答和解决。

（齐书亮）

第三节　肺癌的治疗

肺癌是目前世界上发病率和死亡率第一位的恶性肿瘤。人类治疗肺癌从非解剖性肿瘤烧灼切除开始已走过了 100 多年的历程,虽然现在肺癌的治疗方法有外科手术、放射治疗、化学治疗、免疫治疗、分子靶向治疗、中医中药等,但迄今为止最有希望临床治愈肺癌的手段依然是外科手术。放疗或与化疗联合治疗可收到姑息的治疗效果,治愈率很低,达不到外科治疗的成功率。

一、肺癌外科治疗的历史和启示

(一)历史

经过百余年肺癌外科治疗的历史,肺癌外科治疗已顺利度过了提高切除率,降低手术死亡率、减少术后并发症发生率、微创手术等的阶段,肺癌切除的手术死亡率已降至 2% 以下,肺癌的外科治疗技术已日臻完善。虽然肺癌的外科治疗方式推陈出新,新的治疗方式和手段不断涌现,但肺癌外科治疗术后 5 年生存率却徘徊在 30%～60%。由于现阶段缺乏早期发现、预防和治疗肺癌的亚临床转移和远处转移的方法,故对于肺癌这一种兼有局部和全身的病变,无法依靠外科手术这单一的局部治疗手段提高肺癌治疗水平,因此,肺癌外科治疗联合化疗、放疗和分子靶向治疗等多学科综合治疗对于提高肺癌术后生存率是非常重要的和十分必要的。

(二)启示

了解肺癌外科治疗发展中外历史可以获得一些启示:

1.理解气管插管正压通气控制呼吸的方法和胸腔闭式引流系统是发展肺癌外科治疗的前提和基础。

2.全肺切除和肺叶切除术加纵膈淋巴结清扫是不同时期肺癌外科治疗经典术式。肺叶切除术加纵膈淋巴结清扫是目前的标准术式。

3.侵犯心脏大血管的局部晚期肺癌的外科治疗是肺癌外科技术的重大进步,使部分肺癌患者获益。

4.胸腔镜肺叶切除引领肺癌外科全面进入微创时代,可获得与常规开胸手术相同的远期效果,是目前早期肺癌外科治疗的最佳方式,可使广大肺癌患者获益。

5.以外科治疗为主的多学科综合治疗是目前提高中晚期肺癌术后生存率的关键。

二、肺癌不同外科治疗方式的比较与意义

历经大半个世纪的发展,肺癌外科治疗方式已从单一的全肺切除术逐步发展到当前解剖性肺叶切除、支气管和(或)肺动脉袖式肺叶切除、肺楔形切除、解剖性肺段切除、胸腔镜微创手术甚至机器人手术等多种不同治疗方式全面开花的局面。此外,伴随着 PET/CT、纵膈镜、超声支气管镜(EBUS)等精确分期技术的出现,以及新辅助化疗的逐步推广,一定程度上初步实现了根据不同位置、不同分期以及患者手术耐受程度选择不同方式的"个体化"外科治疗。然而,每种方法都有自身的优势和劣势,在一些特定情况下,外科治疗方式的选择仍存在争议。因此基于循证医学角度,针对各种治疗方式从远期效果、围术期并发症以及生活质量等多方面进行比较具有重要意义。

（一）Ⅰ期肺癌：肺叶切除 vs 亚肺叶切除

手术是当前Ⅰ期肺癌的主要治疗方式，主要包括肺叶切除术、亚肺叶切除术（包括肺段切除术和楔形切除术），并根据病灶的浸润范围决定是否进行淋巴结清扫。由于亚肺叶切除术较之于肺叶切除能更有效的保留肺功能，因此早在20世纪70、80年代即有学者提出将亚肺叶切除作为早期肺癌的合适手术方式，但反对者认为亚肺叶切除可增加局部复发率并影响远期生存。这样的争议一直持续到现在仍未达成共识。

北美肺癌研究组早在1982年就启动了一项前瞻性随机对照临床研究，比较亚肺叶切除与标准肺叶切除用于 T_1N_0 非小细胞肺癌的疗效及安全性，共有276名患者入组，经过最少4年半随访发现，与肺叶切除术相比，亚肺叶切除并不降低围术期并发症发生率和病死率，也没能更有效保存手术后肺功能；而手术后局部复发率明显高于肺叶切除术，手术后总体病死率和肿瘤特异性病死率均高于肺叶切除术。因此当时仍强烈推荐肺叶切除＋淋巴结清扫术作为 T_1N_0 非细胞肺癌的标准手术方式。

近年来随着影像技术的发展，低剂量螺旋CT对早期肺癌筛查的逐步普及以及高分辨率CT、PET/CT的广泛应用，越来越多的磨玻璃样病变（GGO）、实质成分<2cm的Ⅰ期肺癌能被及时发现。日本广岛大学医学院最近在《CHEST》杂志发表了一项610例以GGO为主的ⅠA期（$T_1N_0M_0$）肺腺癌患者肺叶切除与亚肺叶切除的回顾性分析，发现局部复发率及远期总体生存率在肺叶切除、楔形切除、肺段切除三者中均无显著差异，但在 T_{1b} 的GGO为主肺腺癌患者亚组中，考虑到更大的潜在淋巴结转移可能，解剖性肺段切除较楔形切除能获得更可靠的病理切缘并可更完整评价肺内淋巴结转移情况，因此作者推荐行肺段切除＋淋巴结清扫。

对于以GGO病变为主或者实性病变<2cm的患者，手术方式仍存较大争议，需要更大样本的多中心前瞻性RCT研究进一步明确。目前日本临床肿瘤协会正在进行两个关于亚肺叶切除治疗直径<2cm的周围型肺癌的前瞻性RCT研究（JCOG0802、JCOG0804）。JCOG0802主要观察直径<2cm的部分实性GGO病变或实性结节患者，随机分为肺叶切除组和肺段切除组，计划入组1100例患者，主要预后终点为总体生存率，次要终点为手术后肺功能。JCOG0804主要观察肺楔形切除治疗纯GGO或实性部分<25%的混合性磨玻璃样病变的治疗结果，计划入组310例患者，观察终点为任意位置的复发或转移。无独有偶，美国外科学会肿瘤学组（ACOSOG）、西南肿瘤协会（SWOG）联合组织的CALGB140503研究正在进行，该Ⅲ期前瞻性RCT旨在比较肺叶切除和亚肺叶切除治疗直径<2cm的周围型肺癌患者，并尽可能应用胸腔镜进行手术。计划入组900～1200例患者，主要和次要预后终点分别为总生存率和肺癌无进展生存率。预期以上3项RCT研究将对Ⅰ期肺癌患者的外科治疗策略产生革命性影响。

了解Ⅰ期非小细胞肺癌的手术方式可以获得一些启示：

1.全身条件好的T2N0患者强烈推荐行肺叶切除＋淋巴结清扫术。

2.全身条件好的实质病变>2cm的 T_1N_0 患者，仍推荐行肺叶切除＋淋巴结清扫术，以期实现最大的生存获益。

3.对于以GGO病变为主或者实性病变<2cm的患者，手术方式仍存较大争议，需要更大样本的多中心前瞻性RCT研究进一步明确。

（二）中心型肺癌：全肺切除 vs 袖状肺叶切除

对于周围型早中期肺癌，解剖性肺叶切除加淋巴结清扫已成为公认的标准术式。然而，对于相当一部分Ⅱ或ⅢA期的中心型非小细胞肺癌而言，很长时间内全肺切除是主要的外科治疗方式，但患者能耐受一侧全肺切除是其重要前提。自20世纪70年代以来，随着支气管和（或）肺动脉袖状切除技术的逐步成熟，使得一部分心肺功能较差的患者得以保留正常肺组织、获得外科手术根治机会。但是，保留正常肺组织的袖状肺叶切除是否会增加局部复发机会、其远期生存效果如何，很长一段时间内存在较大争议。

自 20 世纪 90 年代以来,不断有回顾性研究对比全肺切除与袖状肺叶切除的远期生存率、复发率和术后生活质量。最新的一项荟萃分析综合近十余年的研究报道,纳入 19 个回顾性研究(主要包括美国麻省总院、加拿大多伦多大学总院、欧洲乔治蓬皮杜医院、西班牙巴塞罗那大学医院等发达国家医学中心胸外科等),共纳入 3878 例中心型肺癌患者,其中袖切 1316 例、全肺切除 2562 例。结果表明:围术期并发症发生率,袖切(27.06%)略低于全肺切除(32.88%),但无显著差异;局部复发率,袖切(14.44%)低于全肺切除(26.08%),但亦无显著差异;1 年、3 年、5 年生存率,袖切均显著高于全肺切除。此外,在生活质量方面,比利时一项前瞻性研究进行了袖切及全肺切除患者自术后 1 月始直至 1 年的生活质量评价随访,表明全肺切除患者较袖切患者存在明显的胸闷、胸痛、肩部活动障碍等症状,生活质量显著下降。因此,有学者认为对于 I～ⅢA 期 $N_{0\sim1}$ 的中心型肺癌患者而言,袖切手术是一种安全可靠的术式,对于可获得解剖学完整切除的非 N_2 患者应尽量采取袖切手术治疗,以避免全肺切除术的严重并发症,同时也有利于提高患者术后生活质量。

然而,对于 N_2 的中心型肺癌患者,是否采取袖切术式仍然存在较大争议。目前尚没有足够有力的证据证实 N_2 患者袖切术式较全肺切除更为安全有效。由于 N_2 患者接受新辅助化疗已成为基本共识被写入 NCCN 指南,因而基于准确的术前临床分期和规范的治疗前提下,比较袖切和全肺切除才具有现实意义。来自荷兰国家癌症中心和意大利罗马大学医院胸外科的两项最新回顾性分析表明:接受诱导化疗后的 N2 患者,袖切患者 5 年生存率可达 58%～64%,显著高于全肺切除患者的 32%～34%,两者局部复发率无显著差异,对于诱导化疗后获得病理学降期的患者袖切治疗尤其有意义。这两项研究样本量均不大(分别为 424 例、82 例),未来仍需要设计前瞻性研究进一步明确袖状切除在 N2 患者中的价值。

了解中心型肺癌的手术方式可以获得一些启示:

1.对于可获得解剖学完整切除的 I-ⅢA 期 N0～1 患者应尽量采取袖切手术治疗,以避免全肺切除术的严重并发症,同时也有利于提高患者术后生活质量。

2.对于需要诱导化疗的 N_2 患者,目前是否选择袖切或全肺切除尚存争议,但对于诱导化疗获得降期的 N_2 患者,袖切比全肺切除远期效果更明显。

(三)胸腔镜微创手术 vs 传统开胸手术

全胸腔镜(VATS)肺叶切除术与传统肺叶切除相比较具有创伤小,疼痛轻,并发症少,恢复快、心理影响小等显著优势,是大家公认的肺癌外科未来发展方向。当前争论的焦点主要在于:一是胸腔镜用于肺癌治疗的远期效果能否达到常规开胸肺叶切除一样?二是胸腔镜下进行纵膈淋巴结清扫的彻底性能否达到常规开胸手术一样?

CALCB 39802 是第一个关于标准胸腔镜肺叶切除术的前瞻性多中心临床研究,证实了对 Ⅰa 期肺癌行 VATS 肺叶切除术是安全可行的。2009 年发表的一项包含 21 个胸腔镜与开胸手术对照研究、总患者数达 2641 例的荟萃分析也证实,早期肺癌患者中胸腔镜手术远期生存不劣于甚至可能优于开胸。加拿大多伦多大学总院胸外科最新回顾性分析数据表明:608 例接受 VATS 或开胸肺叶切除术的 Ⅰ～Ⅱ期肺癌患者中,5 年总体生存率 VATS 组(73%)与开胸手术(64%)之间无显著差异。我国肺癌学者王俊教授最近发表了多中心胸腔镜肺叶切除的效果,近、远期生存率达到国外先进医学中心水平。目前随着胸腔镜技术的不断成熟,早期肺癌中 VATS 肺叶切除的优势越发明显,尽管远期效果仍有待观察,但早在 2006 年胸腔镜肺叶切除术已作为早期肺癌的标准术式写入美国 NCCN 指南。

此外,21 世纪初部分学者对胸腔镜下进行系统淋巴结清扫提出质疑,认为很难达到常规开胸手术时清扫淋巴结的彻底性。日本学者 Sagawa(2002 年)进行了一项特殊的临床试验。他的试验分成 2 部分,首先在 VATS 下行淋巴结清扫,然后将辅助切口延长至 15cm,由另外一名医师再将可能残留的淋巴结进行清扫,最后比较出 VATS 遗漏淋巴结的情况。结果表明,VATS 平均清扫淋巴结 37(左)～40(右)个,清扫淋巴结平均重量 8(左)～10(右)克,淋巴结的遗漏率仅为 2%～3%。VATS 平均手术时间为 200 分钟。尽管在实际临床工作中不可能达到这样的效果,但遗漏的淋巴结对于临床Ⅰ期肺癌患者的预后并没有产生太大影响。Sagawa 的结论是 VATS 系统纵隔淋巴结清扫是可行的。近年来,全胸腔镜肺叶切除＋淋巴结清扫术广泛用于肺癌治疗已经成为胸部微创外科新进展中最大的亮点。来自德国的一项最新前瞻性 RCT 研究表明:66 例临床Ⅰ期肺癌患者随机分为 VATS 和开胸组,VATS 可清扫 2R-12 组等各个区域淋巴结,平均清扫淋巴结数目右胸达 24.0 个,左胸 25.1 个,与常规开胸的 25.2 和 21.1 个无显著差异,有学者认为 VATS 较开胸可获得更好的暴露视野。因此我们有理由相信,与常规开胸相比,胸腔镜下系统淋巴结清扫更为安全有效。

微创外科是肺癌治疗的未来发展方向,了解微创外科治疗肺癌可以获得一些启示:

1.随着微创技术的不断成熟和设备更新,在早中期肺癌治疗中,大部分常规开胸手术已被胸腔镜手术逐步取代。

2.与常规开胸相比,胸腔镜下系统性淋巴结清扫更为安全有效。

3.近年来 3D 胸腔镜和机器人的临床应用使肺癌胸腔镜微创外科治疗更精细化,亦使胸腔镜下完成支气管、血管成形等复杂手术成为可能,前景非常令人鼓舞。

(四)系统性纵隔淋巴结清扫 vs 淋巴结采样

自 20 世纪 40 年代开始纵隔淋巴结清扫的观念就已引入肺癌外科治疗中,完全不切除纵隔淋巴结的肺癌手术应该被抛弃,但长期以来对如何进行淋巴结清扫仍存争议。纵隔淋巴结切除术目前主要分为两类,一类称为系统性纵隔淋巴结采样,另外一类是系统性纵隔淋巴结清扫。国际肺癌研究协会(IASLC)分期委员会制定的肺癌完全切除(R₀)标准要求:无论是采样还是清扫术,至少包括肺内 3 组淋巴结、纵隔 3 组淋巴结,并且必须包括隆凸下淋巴结;淋巴结采样术要求对上述淋巴结区域进行采样,每组至少包括 1 枚淋巴结,而系统性淋巴结清扫术则要求将该区域淋巴结及软组织整块切除。

目前,多数研究认为系统性淋巴结清扫能够延长患者生存,这一点尤其在Ⅱ期、ⅢA 期肺癌患者中更为明显。但早期肺癌行纵隔淋巴结清扫是否能够改善生存尚存一定争议。美国东部肿瘤协作组回顾分析研究(ECOG3590)表明:系统采样与系统清扫在不同分期上同样有效,但系统清扫能发现更多的 N₂ 患者,更重要的是提高了右肺癌患者的生存率。2011 年美国肿瘤外科协作组的一项最新前瞻性研究(20030),通过对比随机入组的 1111 例行纵隔淋巴结清扫或淋巴结采样的肺癌患者的结果则提示:早期肺癌患者不能够从系统性纵隔淋巴结清扫中获益。不过该项研究要求术中行淋巴结冰冻病理切片,对于纵隔淋巴结阴性的患者术中随机来决定是行纵隔淋巴结清扫术还是淋巴结采样术,但在日常肺癌手术中常规行纵隔淋巴结冰冻病理切片是不现实的,因此该项研究者也建议谨慎行淋巴结采样术。此外,关于Ⅰ期非小细胞肺癌淋巴结的研究结果亦提示:即便是早期(Ⅰ期)肺癌,淋巴结清扫数目与预后相关,淋巴结清扫的站数也与肺癌预后相关,因为清扫淋巴结数目的不足可能导致肿瘤分期上的迁移,遗漏部分可能伴有肺内或纵隔淋巴结的转移,以及常规病理检查未能发现的微转移。

了解淋巴结清扫或采样之争可以获得一些启示:

1.无论是采样还是清扫术,至少包括肺内 3 组淋巴结、纵隔 3 组淋巴结,并且必须包括隆凸下淋巴结。

2.尽管早期肺癌无法从系统性淋巴结清扫中获益,但在无法实现术中淋巴结快速病理检查的情况下,仍建议对所有肺癌患者尽量行系统性淋巴结清扫术。

(五)局部晚期肺癌外科治疗的意义

局部晚期非小细胞肺癌(LANSCLC)是指肿瘤限于胸部而无临床或病理远处转移的ⅢA 期和ⅢB 期

NSCLC。自 1988 年 Naruke 报道 LANSCLC 外科治疗 5 年生存率仅 5010 以来,很长一段时间 LANSCLC 被认为不适合外科治疗。此外,由于手术难度大、根治切除率低,LANSCLC 也一直视为外科禁忌。然而此后经过十余年的发展,即便是使用第三代的化疗方案,其有效率仅 25%,临床获益率在 40% 左右,大部分 LANSCLC 患者无法从化疗获益。近 20 年来,我国在 LANSCLC 扩大切除特别是侵犯心脏大血管、隆凸的 T_4 病理方面取得了显著进步,以上腔静脉置换、肺动脉圆锥部分切除重建、单侧肺循环阻断、隆凸成形等为代表的新技术突破传统手术禁区,使得相当一部分过去被认为毫无希望的患者得到了较高生活质量的长期生存。有学者对我国开展的千余例局部晚期肺癌的外科治疗总结认为:对 LANSCLC 有选择的采用以外科手术为主的综合治疗是肺癌外科的重大进步。

学者认为影响局部晚期肺癌扩大手术治疗预后的主要因素有:

1.受侵器官的不同、多寡和受侵的深度,淋巴结转移的程度和多寡。

2.手术切除是否完全,肺癌的细胞类型,有无胸膜或心包恶性积液或扩散。

3.不同方式方法的术前术后化学治疗和放射综合治疗的应用等。

(张书文)

第四节　小细胞肺癌的外科治疗

小细胞肺癌(SCLC)是一种以恶性度高、容易转移、病死率高为特点的肿瘤,其自然生存时间仅为 3～6 个月,发病率占整个肺癌的 15%～20%。人类对小细胞肺癌的认识可以追溯到近一个世纪前,早在 1926 年 Bamarud 就描述了其独特的病理学特征,随后 Warson 等对其临床特点进行详细的描述:多发生于肺门,早期即可发生纵膈淋巴结转移,对初次化疗反应敏感,但局部复发快,远期疗效差。迄今,人们依然没有找到一种很好的方法来治疗这种疾病。尤其最近二三十年,人类在其他科技领域取得了无数突破,对小细胞肺癌的治疗却没有重要的进展,以至于许多研究肺癌的学者用"化石"来形容它,以此来表达对 SCLC 治疗的悲观和失望。与非小细胞肺癌相比,长期以来人们大多认为外科手术治疗小细胞肺癌、效果很差,而放化疗效果较好。但越来越多的临床研究表明手术治疗结合放化疗来治疗小细胞肺癌效果较好,并且能有效控制局部复发,特别是对于早期局限型 SCLC 的患者有益。人们对小细胞肺癌研究了多久,对其治疗方法的争论也就持续了多久,外科手术的作用一直是争论的焦点。

一、小细胞肺癌外科治疗的历史

1933 年,美国医生 Evarts A. Graham 对一例中央型肺癌患者成功地进行了左全肺切除术,标志着外科手术开始应用于肺癌的治疗。此后几十年,肺癌外科治疗不断发展,随着手术设备的改进和手术技巧的提高,手术疗效也不断取得可喜的进步。和其他类型肺癌一样,最开始小细胞肺癌的治疗也大多以单纯的手术治疗为主。直至 20 世纪 60、70 年代,英国学者报道单纯以外科手术来治疗小细胞肺癌效果很差,几乎没有长期生存者。研究者们对比了 10 年间单纯外科治疗与放疗对小细胞肺癌治疗的效果,结果显示 71 例外科治疗的患者无长期生存,73 例放疗的患者有 4 例长期生存,外科治疗组中位生存期为 199 天,放疗组中位生存期为 310 天。由此认为外科治疗效果差,放疗优于外科治疗。此后的一段时间 SCLC 被认为不适于外科手术治疗,首选放疗作为标准治疗手段。1994 年的一项前瞻性随机对照研究结果显示,单独手术与单独放射治疗或化疗＋手术与化疗＋放射治疗比较,有手术参与的治疗组其长期生存率均低于非手术治疗组。这两个临床研究影响巨大,此后在几乎所有的教科书上小细胞肺癌基本被描述为非手术治疗的疾病。

20世纪70年代的一项基础研究发现小细胞肺癌的肿瘤倍增时间只有23天,而鳞癌和腺癌的肿瘤倍增时间分别为88天、161天。小细胞肺癌快速生长的生物学特性使肿瘤患者的癌细胞易于早期转移。1973年美国退伍军人医院肺癌研究小组为了放射野的确定制定了小细胞肺癌分期系统,根据此法分期,如果肿瘤局限于一侧胸腔且能被纳入一个放射治疗野即为局限期(LD),如果肿瘤超出局限期的范围即为广泛期(ED)。这一分期系统被临床医生广泛接受,按此分期的统计结果是三分之一的病例属于局限期,三分之二的病例属于广泛期。局限期患者的5年生存率为10%左右,广泛期则低于2%。人们逐渐认识到小细胞肺癌属于一种全身播散性疾病,而手术治疗和放疗都属于局部治疗,因此单纯手术和单纯放疗效果都很不理想。

从20世纪80年代开始,随着化疗药物的不断涌现,尤其是联合化疗的临床应用,大部分小细胞肺癌患者通过化疗得到不同程度的缓解,因此化疗逐渐成为了小细胞肺癌的首选治疗方法。虽然仍有一些外科医生不断通过手术治疗来证明其对SCLC的价值,但手术治疗的地位渐渐被忽视已经成为一个不争的事实。然而,尽管化疗对SCLC的近期有效率高达80%～90%,但不久人们就发现单纯的化疗远期效果差,主要原因是许多患者出现原发病灶的复发。有研究表明单一化疗后的局部复发率高达80%以上,即使是局限型SCLC化疗后完全缓解的患者也不例外。通过对SCLC死亡患者的尸检发现临床达到完全治愈的原发灶病理检查64%仍有残余癌。近年来研究表明有些小细胞肺癌患者组织中常含有其他类型癌细胞,即混合细胞型,同时含有小细胞和非小细胞成分,其中非小细胞成分对化疗的相对不敏感性也是复发的原因之一。有些学者提出化疗加放疗能控制局部复发,但很快就有报道称化疗加放疗治疗小细胞肺癌后,仍有28%～47%的患者原发部位复发。因而如何控制局部复发成为了一个重要的课题。

由于TNM分期系统的引入,手术治疗在小细胞肺癌中的作用被重新评估。20世纪80年代中后期就有人报道手术结合化疗处理小细胞肺癌疗效好,并能控制局部复发。Karrer等报道了112例先手术后化疗的患者,Ⅰ、Ⅱ、Ⅲa患者3年生存率分别为62%、50%、41%,特别是在Ⅰ期疗效好,5年生存率达到60%。Salzer等报道了11例先化疗后手术的Ⅲa期(N₂)患者,5年生存率达到24%,并强调了术前化疗的作用。近十多年,多个临床研究显示将外科手术作为综合治疗的一部分治疗早期SCLC取得了满意的疗效。Chandra等报道了67例先手术再化疗和(或)放疗的患者5年生存率达到27%,其中Ⅰ、Ⅱ期患者的5年生存率达到38%。王云杰等报道了272例局限期小细胞肺癌患者,其中化疗组、术后化疗组、化疗＋手术＋化放疗组5年生存率分别为4.3%、31.9%、49.5%。总的来说,近年来外科手术在小细胞肺癌中的作用已得到一定的认可,外科治疗在SCLC治疗中又开始占据一席之地。

了解小细胞肺癌外科治疗的历史,能深化人们对这种疾病本身及治疗方法的认识。为什么以往一度认为小细胞肺癌不适合手术治疗?除了与SCLC固有的侵袭性强、易转移等生物学特性相关以外,其可能的原因有:首先,对手术对象的选择存在误区。在20世纪60、70年代,由于诊断设备的落后和诊断手段的贫乏,很少有患者能够在早期发现,只有5%～10%的病例为Ⅰ、Ⅱ期。同时,由于没有术前组织学诊断,外科手术亦多为探查术;其次,由于手术设备和手术技能的落后,许多按现在标准能行根治术的患者并未能完成根治性手术;再者,没能将手术与化疗、放疗相结合是其治疗失败的一个重要因素,患者体内的微转移灶未得到控制,加之手术挤压、出血等因素使免疫力下降,终致肿瘤迅速复发、转移。由此,人们认识到术前准确的分期是判断SCLC是否具有手术适应证及预后的重要环节,随着设备和技术力量的提高,使很多手术从不可能变成了可能,而单纯手术不辅以化、放疗的方法并不可取。

二、小细胞肺癌外科治疗的现状

肺癌在当今所有恶性肿瘤中发病率排名前列,而其死亡率已位居第一。小细胞肺癌发病率在肺癌的比例中相对较少,但却是最具侵袭性的一种类型,与非小细胞肺癌相比,它更容易发生局部扩散和广泛的远处转移,因此单纯的化疗、放疗、手术均难以获得令人满意的远期生存率。20 世纪末提出的综合治疗理念,使小细胞肺癌预后改善了不少,化疗与放疗相结合的治疗模式成为了 SCLC 治疗的主流,外科治疗在很长一段时间处于次要地位。即便如此,许多外科医生并没有放弃在这一领域的努力。随着对小细胞肺癌基础和临床研究的深入,特别是近年来的一些回顾性和前瞻性研究,显示了外科手术在 SCLC 治疗上仍然占据不可替代的位置。2010 年,Yu 等发表文章统计了美国流行病学和最终结果评价监督(SEER)数据库中 1998~2004 年间有关小细胞肺癌肺叶切除的病例,总共 1560 例 I 期小细胞肺癌,其中 247 例(15.8%)接受了肺叶切除,其 5 年生存率高达 50.3%,同期仅接受体外照射治疗的 636 例(40.8%)I 期小细胞肺癌的 5 年生存率为 14.9%。国内中国医学科学院肿瘤医院和第四军医大学唐都医院 2006 年的病例分析也显示,小细胞肺癌手术治疗组的 5 年生存率优于非手术治疗组。当然,外科治疗还是要以化疗为基础,才能获得满意的疗效。当前,对 SCLS 的治疗原则,较为普遍认可的观点是广泛期以化疗结合放疗为主,局限期在化疗的基础上进行手术,术后继续化疗,并酌情放疗。

关于 SCLC 的手术适应证,目前国际上多采纳美国 NCCN 指南提出的标准:只有通过临床标准的分期评估被确定为 $T_{1\sim2}N_0M_0$ 才适合于手术,这些标准的分期评估包括胸部、上腹部以及脑部 CT、骨扫描检查,甚至运用 PET 成像。在手术之前,所有的患者都应该行纵膈镜或者其他的外科手段来排除隐蔽的纵膈淋巴结转移的可能。行根治术的患者(指肺叶切除以及纵膈淋巴结清扫或者取样)应该接受术后的化疗。没有淋巴结转移的患者应该只接受单独的化疗,有淋巴结转移的患者应推荐行同期的化疗和术后放疗。因为预防性头颅照射可以提高患者的总生存率,行根治术的患者在做完辅助性化疗后应该考虑行预防性头颅照射。许多肺上结节,只有通过开胸探查才能够被诊断为小细胞肺癌。在这种条件下,术中冰冻切片病理显示为小细胞肺癌,那么即使有淋巴结转移(即 II b 期患者),只要能够清扫,都应该行肺叶切除＋淋巴结清扫。如果只有通过全肺切除,癌组织才能切干净,那么这样的患者不应该行全肺切除手术,因为全肺切除比肺叶切除死亡率高,并且降低了患者的肺功能,影响患者的健康状况以及患者对术后治疗的承受能力。术后的化学及放射治疗应该尽早进行。国内,2012 年第九届肺癌高峰论坛上,来自全国的专家经过详细的讨论,形成小细胞肺癌治疗之中国共识:$T_{1\sim2}N_{0\sim1}$ 的小细胞肺癌适合手术治疗,推荐的治疗模式为肺叶切除和淋巴结清扫＋术后含铂两药方案的化疗。

相比较而言,国内学者对 SCLC 的手术适应证掌握得较宽,有人甚至认为 I、II、III a 均适宜手术。究其原因,可能与国内外诊疗模式不同有关。国内很多病例在术后才确诊为 SCLC,而国外比较重视术前明确病理诊断及分期,因此许多患者首选的是化疗而不是手术。

需要特别指出的是,外科治疗的评估,需要更为精确的分期。以往那种将小细胞肺癌简单地分为局限期和广泛期的分期方法,现在完全不适用于外科手术的参与。2009 年的国际抗癌联盟(UICC)和国际肺癌研究协会(IASLC)国际肺癌新分期,特别强调了 TNM 分期在小细胞肺癌中的作用。过去,由于影像技术的局限,淋巴转移程度往往被低估,这也是影响外科治疗效果的重要原因之一。现在,CT、PET 等影像技术的广泛应用,以及纵膈镜、EBUS 的普遍开展,已经能够较为准确地进行临床 T、N 分期,为 SCLC 的外科治疗提供依据。Shepherd 等研究发现,临床分期为 N_1 的患者中有 60% 在病理分期中已达到 N_2。因此,对 SCLC 患者行纵膈淋巴结活检,以明确其是否存在 N_2 淋巴结转移是十分必要的。对于给予 N_2 诱导放化疗后,应该再次行纵膈淋巴结活检以明确 N₂ 淋巴结是否转阴,其目的是建立精确的术前病理分期。

对小细胞肺癌外科治疗现状的认识,可引发对将来 SCLC 的治疗发展方向的思考。为什么外科手术的作用在 SCLC 的治疗中已经有目共睹,但是有外科参与治疗的 SCLC 病例数仅占全部病例数的不到十分之一? 这种现状固然有其特殊的因素,即 SCLC 固有的肿瘤倍增快、易转移的特质,多数患者就诊时已经属于晚期而失去手术机会。不可否认也存在一些其他的消极因素,即人们思想上对 SCLC 这种疾病认知上存在误区,不仅是患者,也包括很多医生。那么,如何提高早期诊断率,比如如何对那些高危人群展开行之有效的筛查,以使更多的早期患者有机会接受手术治疗。这也是能够使我们提高 SCLC 的整体疗效的一个研究方向。

三、小细胞肺癌外科治疗的展望

目前人们对小细胞肺癌外科治疗的意见仍然存在很多分歧,有不少问题值得探讨。对于那些术前没有病理诊断、术后才获得病理诊断为小细胞肺癌的患者,术后应行化疗和(或)放疗已无争议。但对于那些在治疗前已获得病理诊断的患者,手术对患者是否有益仍存在较多的争议,以下问题仍然值得深入研究:

1.在术前已获得病理诊断为小细胞肺癌Ⅰ期的患者适合手术已无争论,但Ⅱ~Ⅲa 期患者是否适合手术依然存在较大的争议,特别是对那些尽管可以进行根治性手术,但需要进行袖式切除甚至全肺切除等创伤及风险较大的病例。

2.在非小细胞肺癌的治疗上,现在的金标准仍然是"肺叶切除＋纵膈淋巴结清扫",但越来越多的人认为对早期的病例只需进行肺段切除甚至是楔形切除,这样既能保存更多的肺功能又可能不影响其预后。这种观点是否同样适用于早期的小细胞肺癌,尚未见相关的报道。更何况小细胞肺癌常常表现为一种全身性疾病,化疗仍是当前主导的治疗方法,手术治疗的主要目的是切除原发灶,减轻肿瘤负荷,防止局部复发。

3.化疗对小细胞肺癌的近期疗效是肯定的,但是对于那些可手术的病例,到底是术前化疗还是术后化疗更好,意见没有统一。目前比较普遍的观点是对早期的局限型病例,纵膈淋巴结没有转移者可首选手术,而局限型较晚期有纵膈淋巴结转移者应先化疗再手术,术后再化疗。

4.新辅助化疗是双刃剑,一方面能够缩小肿瘤体积,降低临床分期,另一方面却能导致术区组织结构粘连,增加外科手术难度。术前应该进行几个周期的化疗疗程,是否根据不同的化疗药物制订不同周期的术前化疗疗程,这方面的研究很少。

5.Ⅱ~Ⅲa 甚至Ⅲb 期患者通过新辅助化疗有效后,进入哪一临床分期适合手术治疗,特别是部分患者放化疗后肺部肿块完全消失,但不久又在原发灶处复发。对于这样的患者在复发前是否需要行肺叶切除手术,亟待进一步研究。

6.挽救式手术:由于相当一部分小细胞肺癌患者的病例类型为混合型肿瘤,放化疗可以有效控制其中的小细胞成分,而对放化疗不敏感的小细胞成分可能残留最终导致肿瘤再发,对此有人提出"挽救式手术"这一概念,即采取手术方案切除那些残留的病灶,这当然有可能是一种有效且可行的方案,但是其手术指征以及手术时机如何把握十分值得商榷。

(涂　东)

第五节　肺转移瘤

除在门静脉回流区域生长的恶性肿瘤主要转移至肝脏外,肺是所有恶性肿瘤最主要的转移器官,20%～54%的恶性肿瘤在自然病程中发生肺转移。

【诊断标准】

1.临床表现及体征　肺转移瘤如果不累及胸膜、胸壁、支气管等器官,早期多无明显临床表现,有症状者占10%～15%,多数患者是在针对原发肿瘤例行复查行胸部线检查时发现。病程中晚期可出现咳嗽、胸闷、气促、痰中带血等症状。

2.检查

(1)胸部 X 线平片:胸部线检查是发现肺转移瘤的常规手段。典型表现是肺野外 1/3 出现边界清晰的圆形实质结节影,多数小于 2cm,可单发或多发,分布于一侧或两侧肺野,下肺多见。

(2)胸部 CT:CT 检查由于清晰度高等原因,对于有症状而 X 线检查阴性的患者意义重大,也有助于发现直径较小的转移瘤,是肺转移瘤重要常规检查方法。

(3)PET-CT:对于了解胸腔外其他部位转移瘤情况有帮助。特别是对于孤立肺内结节鉴别肺转移瘤或良性肿瘤意义较大。

【治疗原则】

同原发性肺癌相似,对于肺转移瘤也应当采取综合治疗的原则,即:根据患者的机体状况,肿瘤的细胞学、病理学类型,侵及范围和发展趋向,采取多学科综合治疗(MDT)模式,有计划、合理地应用手术、化疗、放疗和生物靶向等治疗手段,以期达到根治或最大程度控制肿瘤,提高治愈率,改善患者的生活质量,延长患者生存期的目的。目前肺转移瘤的治疗也以手术治疗、放射治疗和药物治疗为主。

1.外科手术治疗　目前,对于肺转移瘤,特别是孤立性肺转移瘤的治疗倾向于外科治疗。原则是:在完整切除病灶、保证足够切缘的同时最大限度保留健康肺组织,尽量避免肺叶切除或全肺切除术。大部分肺转移癌位于外周,易于进行楔形切除。当病变接近肺门时,在患者肺功能允许的情况下可进行解剖性切除(肺段切除、肺叶切除、双肺叶切除及全肺切除)。国际肺转移癌登记组织(IRLM)对欧美 18 个中心共 5206例肺转移癌切除的回顾性分析显示,患者生存率最重要的决定因素是转移癌的可切除性:完整切除者 5 年生存率为 36%,非完整切除者仅为 13%;完整切除的病例中有 53% 出现再发,再次接受转移癌切除者预后优于未再手术者。手术治疗适应证:

(1)原发肿瘤已完全控制。

(2)影像学检查等证据能够表明符合肺转移瘤诊断。

(3)在保证足够余肺功能的前提下,肺转移瘤能被完整及完全切除。

(4)无胸腔外转移。

(5)患者心肺功能可耐受手术。

随着对肿瘤认识的发展和技术的进步,手术适应证也在不断扩大,对不同期出现的多个肺转移癌反复手术,以及结直肠癌肺、肝两处器官转移,只要两个部位的转移灶均能彻底切除,通过外科治疗仍可获得满意的疗效。手术方法如下。

①胸廓切开术:包括传统的侧开胸术、胸骨正中切开术和横断胸骨开胸术(蛤壳式切口)等。传统后外侧切口能够提供良好的术野,并进行触诊以发现影像学漏诊的转移灶;胸骨正中切开术可同时探查、切除

双侧病变,术后疼痛比后外侧开胸轻,但对后肺野显露不满意,并且不适合对下肺叶的病变进行解剖性肺段切除;蛤壳式切口能够良好地显露双肺,并适合完成任何解剖性肺切除,缺点是术后疼痛重以及损失双侧乳内动脉。

②胸腔镜手术(VATS):优点是切口小、疼痛轻、并发症少、住院时间短、再次手术时粘连少等,对肺组织表面观察清晰,尤其适用于周围型肺转移瘤的楔形切除。

③多次手术:对没有胸腔外转移的患者进行多次的再发性肺转移癌切除可以获得生存期改善。据IRLM 统计,接受二次肺转移癌切除的患者 5 年、10 年生存率分别为 44％和 29％,而进行第一次肺转移癌切除后未再手术患者 5 年、10 年生存率分别为 34％和 25％。

④淋巴结清扫:淋巴结清扫是否能延长生存期目前无定论。

2.放射治疗　肺转移瘤的放射治疗依据原发肿瘤的组织学分型、转移瘤的数量、位置等因素选取普通放射治疗、三维适型放疗(3DCRT)与调强放疗技术(IMRT)及 r 刀等放射治疗方法。适应证及效果评价和原发性肺癌相似。

3.肺转移瘤的药物治疗　肺转移瘤的药物治疗同样包括化疗和分子靶向药物治疗(EGFR-TKI 治疗)。药物治疗应主要依据原发肿瘤的组织分型及免疫组化等结果,严格掌握临床适应证,并在相应专科医师的指导下施行。化疗应当充分考虑患者病期、体力状况、不良反应、生活质量及患者意愿,避免治疗过度或治疗不足。应当及时评估化疗疗效,密切监测及防治不良反应,并酌情调整药物和(或)剂量。

(杜鸿昌)

第六节　支气管肺部其他恶性肿瘤

支气管肺部其他恶性肿瘤约占支气管肺部恶性肿瘤总数的 2.5％～3％。支气管肺部由多种组织组成,故恶性肿瘤的组织类型很多,按组织来源区分,由来自上皮细胞、血液系统细胞、肌肉与结缔组织、血管组织、神经组织和来源不明或混合细胞型六种。在我国胸外科临床实践中,肺肉瘤较为常见。这些恶性肿瘤的临床表现近似肺癌,主要靠病理检查确诊。

一、肺肉瘤

来源于肺肌肉和结缔组织的恶性肿瘤称肺肉瘤,包括纤维肉瘤、平滑肌肉瘤、骨骼肌肉瘤、脂肪肉瘤、软骨肉瘤、纤维组织细胞肉瘤。

【病理】

根据组织来源不同其病理改变各异。纤维肉瘤的光镜图像显示由长条状或梭形纵横交错排列的细胞构成,其间充满较丰富的网状纤维;平滑肌肉瘤可长自支气管和肺血管壁的平滑肌,光镜下见长条型细胞,两端较钝,可见小圆形或多形性细胞;横纹肌肉瘤有多形性,腺泡型和胚胎型,光镜下见多形性和巨细胞,胞浆内可见明显的横纹;脂肪肉瘤由脂肪细胞组成,其圆形的细胞核居中,胞浆内含有脂肪空泡;软骨肉瘤由片状软骨性瘤细胞组成,细胞核大,可见双核,核仁明显,血供少;纤维组织细胞肉瘤长自一些兼性纤维母细胞和组织细胞,此类肉瘤以梭形纤维母形细胞样细胞为主要成分,典型的可呈波纹状、圆形、多边形等异形组织样细胞也参与组成。

【临床表现和诊断分析】

肺肉瘤罕见，一般累及年轻病人，常有呼吸道症状，表现为咳嗽、咳血痰、胸痛和气短。X 线胸片显示肺周边呈圆形、肺结节状巨块阴影，通常边缘清无毛刺，少数病例有空洞形成，肺门及纵隔较少发现肿大淋巴结。软骨肉瘤病例的瘤体内可见钙化影，它与平滑肌肉瘤一样，多为中央型，其他类型的肉瘤为周围型。

X 线影像学检查是主要的诊断手段，发现肺部巨大的肿瘤影，应高度怀疑肺肉瘤。长自较大气管的肺肉瘤，可向气管腔内生长，呈息肉状。巨大的中央型肿块。平滑肌肉瘤和软骨肉瘤可经纤维支气管镜活检确诊。周围型肉瘤在 CT 引导下细针穿刺活检，可明确病理类型。由于肺肉瘤多不侵犯支气管，故痰细胞学检查或支气管镜检查阳性率较低。

【治疗要领】

早期病例，即使中央型肺肉瘤，也以手术治疗为主，根据病情作肺叶或全肺切除。肺肉瘤对化、放疗反应差。病人的预后与病理类型相关，纤维肉瘤和平滑肌肉瘤预后较好，但横纹肌肉瘤、软骨肉瘤、纤维组织细胞肉瘤预后较差，但都较肺癌的预后好。

二、淋巴细胞肉瘤和网状细胞肉瘤

原发于肺的淋巴肉瘤和网状细胞肉瘤均属于淋巴组织的恶性肿瘤，也有发现肺的继发淋巴细胞肉瘤和网状细胞肉瘤，但均属罕见。

【病理】

肿瘤主要侵犯支气管黏膜下组织和肺间质。长自肺门的恶性淋巴肿瘤沿支气管周围和血管周围的间质蔓延扩展，侵犯支气管壁，达其外周的肺间质，但支气管腔一般不被阻塞，被肿瘤累及的淋巴结一般为单个，不融合成团，大体标本切面呈白色或浅棕色，质地较硬，均匀，有弹性。

根据分化程度，淋巴细胞肉瘤分为淋巴母细胞型和淋巴细胞型；网状细胞肉瘤也分为未成熟型和成熟型（组织细胞型）。

【临床表现和诊断分析】

原发于肺的淋巴肉瘤和网状细胞肉瘤在早期均无症状，约 50％病例作 X 线检查时才发现，在中、晚期，当瘤体压迫支气管黏膜，病人有咳嗽、咯血痰，胸痛和肩痛。纵隔型淋巴肉瘤常合并淋巴细胞白血病。肺的继发淋巴细胞肉瘤和网状细胞肉瘤的临床表现与霍奇金病相似。

原发于肺的淋巴肉瘤多位于上肺叶，X 线胸片显示圆形、致密的阴影、边缘模糊，约 25％淋巴肉瘤累及纵隔，而网状细胞肉瘤少见。由于肿瘤增大，常压迫或侵犯上腔静脉，引起上腔静脉梗阻综合征。少数病例因肿瘤侵犯上腔静脉壁，继发血栓形成，也可引起此综合征，甚至脑血管、腹腔内血管和下肢动脉栓塞并发症。无论是原发或继发的肺淋巴细胞肉瘤或网状细胞肉瘤只能经支气管镜穿刺活检确诊。在晚期痰细胞学检查也有一定价值，如发现颈部或锁骨上有肿大的淋巴结，可作摘除活检。

经各项检查对病变性质尚不明确的病例，可采用诊断性化疗和放疗。经治疗后，肿块阴影迅速缩小，而结节硬化型的霍奇金病含较多纤维成分，肿瘤阴影缩小较缓慢。

【治疗要领】

此两种肉瘤病变广泛，侵犯范围广，手术难以切净，肿瘤对化、放疗均较敏感，故一般不采用手术治疗。外科操作只用作纵隔穿刺活检或开胸活检，纵隔镜检查对某些病例也可明确病例类型。合并有上腔静脉梗阻的病例，为解除梗阻，可考虑姑息性切除大部分肿瘤和清除上腔静脉内的血栓，视病情作静脉搭桥术，以短期缓解症状，创造条件术后作化、放疗。

（黄时军）

第七节　下呼吸道良性肿瘤

一、下呼吸道良性肿瘤概述

下呼吸道良性肿瘤约占下呼吸道肿瘤的 5%,占直径 3cm 以下的孤立球形病灶的 17%;绝大多数良性肿瘤位于肺实质内,而位于支气管内者仅占 6%。作为一名胸外科医生,应当对下呼吸道的良、恶性肿瘤有明确的认识,掌握其大体及镜下特点,只有这样才能正确地选择处理方法。

【命名及分类】

许多肺部良性肿瘤的组织来源及其特性尚不明确,在对肿瘤的认识过程中,许多肿瘤在不同的时期被冠以不同的名称,造成同一名词可能代表不同肿瘤,或同一肿瘤有多个名称,在加之中文翻译的不同,使一些下呼吸道良性肿瘤的命名混淆不清。而肿瘤分类的方法,也一直存在着争论。Womack 和 Graham 早在 1938 年就对支气管肺良性肿瘤的分类做出了尝试,他们根据肿瘤的组织来源,将肿瘤分为中胚层及内胚层两大类,并首次提出"混合瘤"的概念,以描述类似胸腺肿瘤的肺部低度恶性肿瘤。1951 年,Jackson 提出较简单的分类方法,分为良性、恶性及低度恶性三类。Miller 在 1969 年根据肿瘤好发部位分类,分为:①气管、主支气管常见肿瘤。包括:乳头状瘤、息肉、粒细胞瘤、脂肪瘤、纤维瘤、其他气管肿瘤(血管瘤、淋巴管瘤、纤维囊性骨炎等);②气管、主支气管及远端支气管、肺均等发病的肿瘤。包括:平滑肌瘤、神经源性肿瘤等;③远端支气管及肺部常见肿瘤。包括:错构瘤、肺动静脉瘘、炎性假瘤、硬化性血管瘤、胸腺瘤及畸胎瘤等。

以往根据肿瘤的病因学、性质、细胞组成及发生部位的分类、都不够准确、明了,也难以统一。WHO 自 1952 年开始,组织了 50 多个国家、地区的 300 多名病理学家,以 Liebow 在 1952 年出版的病理图谱为基础,采用肿瘤的组织学命名法,分别在 1967 年(第一版)、1981 年(更正版)公布了人体肿瘤分类。其中 1981 年的更正版将肺部肿瘤分为七类:上皮类肿瘤、软组织肿瘤、间皮瘤、其他类肿瘤、继发性肿瘤、不能分类肿瘤、类瘤样病变。该分类提出了一些新的肿瘤名词,废弃了某些以前常用的名词;把某些此前划为良性的肿瘤定为了恶性,如:支气管腺瘤类的类癌、圆柱瘤及黏液表皮样癌被归为恶性肿瘤,而肺的胚细胞瘤及血管外皮细胞瘤也被定为恶性肿瘤。现参照 WHO 的分类标准,稍加增减,归纳如下:

1 上皮细胞类肿瘤

(1)乳头状瘤:鳞状细胞乳头状瘤、移行细胞乳头状瘤。

(2)腺瘤:多型性腺瘤(混合瘤)、单型性腺瘤、良性黏液表皮样瘤、乳头状腺瘤、Clara 细胞腺瘤、肺泡细胞腺瘤、囊腺瘤(黏液腺腺瘤或粘蛋白囊腺瘤)、肌上皮瘤、大嗜酸粒细胞瘤、腺泡细胞瘤。

2.软组织肿瘤

(1)错构瘤:软骨瘤样错构瘤、平滑肌瘤样错构瘤、实质型错构瘤。

(2)纤维瘤。

(3)软骨瘤(骨软骨瘤)如 Carney 综合征。

(4)脂肪瘤。

(5)平滑肌瘤如平滑肌瘤病(良性转移性平滑肌瘤)。

(6)神经源性肿瘤:神经鞘瘤、神经纤维瘤、神经瘤。

(7)血管球瘤。

(8)副神经节瘤-化学感受器瘤:肺脑膜瘤。

(9)血管类肿瘤:血管瘤、海绵状血管瘤、血管内皮瘤、淋巴管瘤。

(10)粒性成肌细胞瘤。

(11)良性透明细胞瘤(糖瘤)。

(12)间皮肿瘤。

(13)局限性纤维瘤(局限型间皮瘤)。

(14)类瘤样病变。

(15)炎性假瘤:浆细胞肉芽肿、纤维黄瘤。

(16)硬化性血管瘤。

(17)嗜酸性肉芽肿:肺内局限型、多系统累及肺脏型。

(18)肺泡上皮增生。

(19)淋巴增生性病变:假性淋巴瘤、淋巴间质性肺炎、淋巴瘤样肉芽肿病。

3.其他类型

(1)先天性囊性腺瘤样畸形。

(2)肺隔离症。

(3)支气管源性囊肿。

(4)肺动静脉瘘。

(5)淋巴管平滑肌瘤病。

(6)结节性淀粉样变性。

(7)肺透明肉芽肿。

(8)畸胎瘤。

(9)囊性纤维组织细胞瘤。

(10)囊状纤维性骨炎。

【临床分型】

临床肺良性肿瘤分型与组织学分类不同,主要用来将具有相似临床表现的肿瘤归类,而不涉及其组织学诊断。肺部良性肿瘤可按其部位分为两型:

1.实质型(周围型)　肿瘤起源并位于远端(段以下)支气管或肺实质内,约90%的下呼吸道良性肿瘤为实质型。实质型良性肿瘤约75%位于脏层胸膜下,近60%小于3cm,绝大多数表现为单发、圆形或椭圆形、分界清的结节。

2.管腔型(中心型)　肿瘤起源于近端(段或段以上)支气管,向管腔内或外生长;约占下呼吸道良性肿瘤的10%。

【临床表现】

良性肿瘤可有症状,其中咳嗽占46%,声嘶占36%,肺部感染占28%,咯血占3%。下呼吸道良性肿瘤根据其类型不同,临床表现、诊断方法、治疗措施也不相同。

实质型良性肿瘤的大小及部位决定其表现,很少引起临床症状,60%以上无症状,仅查体时放射学检查偶然发现,近90%查体无相关体征。少数病人可因瘤体较大、邻近支气管或其他不明原因,而有临床症状,最常见咳嗽及非特异性胸痛,也可胸闷、咳血丝痰、乏力等。

管腔型良性肿瘤的大小及活动度决定其表现,多数病例有明显的症状及体征。体积较小的气管、支气管肿瘤,多无任何症状。而较大的肿瘤,因不完全地阻塞气道,可闻及喘鸣音。如果肿瘤大部或完全地阻塞呼吸道,引起:①支气管内分泌物的清除受限,可导致反复发作的肺炎、支气管炎、肺脓肿等,②通气受限导致远端肺不张或肺气肿。表现为咳嗽、咳痰、胸痛、发热、喘鸣甚至咯血等症状。

【诊断分析】

在胸片检查发现的呼吸系统单发肿瘤中,良性肿瘤占8%～15%,成人气管内的原发肿瘤很少见,且多为恶性,而在儿童中,多为良性。

1.管腔型　胸片很少见到瘤体,偶见肺门圆形阴影,多仅能显示其继发的肺部病变,如:肺不张、阻塞性肺炎等。气管正侧位像有助于发现、定位气管内肿瘤,以侧位像更为清晰。支气管体层像或CT片多可清楚地显示瘤体,明确其部位、大小、管腔阻塞的程度及肿瘤累及的范围。支气管造影有助于诊断支气管内肿瘤,可见肿瘤闭塞支气管腔等影像学特点,但此项检查目前已较少采用。

以上检查手段虽可显示及了解管腔型肿瘤的特征,但常不能区分良、恶性,更因不能获得病理资料而确诊;痰细胞学检查常无阳性所见。故确诊方法有赖于直视下取材,经支气管镜活检或毛刷检查常可获得足够的病理标本,从而确诊,带蒂的肿瘤甚至可在镜下直视完整切除,但要注意有些良性肿瘤可因活检而引起大出血。

2.实质型　最后确诊常需术后病理组织学检查。胸片及CT检查是主要的发现及诊断手段,可大致了解肿瘤的特性,如:钙化、边界、生长速度及与支气管的关系等,一般认为,良性肿瘤的胸片特征为:边缘清晰、密度均匀、致密、无空洞,偶见钙化。CT影像有所不同,因良性肿瘤的成分多样性,故结节的密度不匀,CT值可在-110到+150之间,故CT值的标准差多大于30;而恶性肿瘤多因瘤体组织成分单一,故结节密度均匀,CT值多在35～55之间,标准差小于30°因肿瘤的影像学表现受到检查设备、方法、周围组织条件(有无感染等)、肿瘤特性等多种因素影响,不能简单地根据某一特征做出诊断。

CT诱导下的经皮穿刺活检对肺周边的部分良性肿瘤有一定的诊断价值(仅10%～50%可确诊)。因某些良性肿瘤即使是在显微镜下,也难以得到准确的诊断,往往需要采用免疫组化等特殊的检查方法,故要求临床医师提供足够多的瘤组织用以诊断。

支气管镜及痰细胞学检查很少有益。为鉴别良、恶性肿瘤,在所有的无创检查中,PET是目前认为最为有效、准确的检查方法,但因检查费用高、设备手段复杂,不易推广。

有人认为,对不能定性的肺部肿瘤可长期观察,这种处理原则存在以下风险:良性肿瘤与早期恶性肿瘤不易鉴别,且后者多发;良性病变可能恶变;良性病变可能伴有恶性病变(28%肺错构瘤伴有原发恶性肿瘤)。故应准确区分肺部良、恶性肿瘤。目前认为,积极的微创手术是诊断及治疗肺实质型良性肿瘤的最佳手段。

【治疗要领】

下呼吸道良性肿瘤的治疗目的主要是为与恶性肿瘤鉴别、获得组织学诊断及防治其引起的肺部并发症。非手术治疗极少有效,切除术是唯一有效的治疗及确诊方法,对可能或已有并发症者,应尽早手术,以免发生肺实质不可逆的损害。

切除原则是:以最大限度地保留正常肺组织、尽可能彻底切除病变、尽可能减少术后并发症。故肿瘤位于肺周边时,应以局部切除及微创手术为主。肿瘤位于气管、支气管内时,以袖式切除术为主,如瘤体较大,气管切除后不能对合者,可在颈部做皮管与之吻合,皮管内终生放置气管插管。小的管腔型良性肿瘤,可借助支气管镜、激光等方式切除。根治性手术,如肺叶、全肺切除等,在特殊情况下也可能成为必要的唯一选择。

二、乳头状瘤

为良性肿瘤,Mackenzie 在 100 多年前首先使用乳头状瘤一词,其最初认为是喉部的良性肿瘤。可表现为单发、多发或弥漫性生长。除复发性呼吸道乳头状瘤外,其他类型的病因不明。

【分类】

Drennan 和 Douglas 于 1965 年将乳头状瘤分为单发、多发及炎性乳头状瘤三类。Spencer 在 1985 年将其分为以下五类:单发良性、多发良性、良性伴支气管黏膜腺体的表皮乳头状瘤、原位乳头状支气管癌、支气管乳头状瘤。WHO 根据乳头状瘤的组织来源分为两类:鳞状细胞乳头状瘤、移行(细胞)乳头状瘤。

1.**鳞状细胞乳头状瘤**　为向支气管腔内突起的乳头状肿物,有一个纤维组织核,表面覆以复层鳞状上皮,上皮内偶混有产生黏液的细胞(WHO,1981)。其结缔组织的蒂有淋巴细胞渗出。1892 年 Siegert 报道首例单发鳞状细胞乳头状瘤。但多为多发,单发者少见,可与咽部同类病变共存,青年人多见,

2.**移行(细胞)乳头状瘤**　被覆多种上皮,包括骰状上皮、柱状上皮或纤毛上皮,也可见灶性鳞状上皮化生及黏液分泌成分。可为多发,即使无不典型增生的改变,术后也可复发,有恶变可能(WHO,1981)。1970 年 Osborn 报道了移行细胞乳头状瘤,认为此病与吸烟无关,肿瘤可能源于支气管的基底细胞或其储备细胞。

3.**单发乳头状瘤**　单发乳头状瘤为极少见的下呼吸道良性肿瘤,占切除的下呼吸道良性肿瘤的 4%,目前认为起源于气管、支气管上皮及其黏膜腺体,已除外其起源于 Kultschitzky 细胞。可与囊腺瘤等其他肺良性肿瘤并存。肿瘤可位于支气管树的任何部位,但多见于叶或段支气管,其组织学分型多为鳞状细胞乳头状瘤。少数位于周边肺组织内,由类似透明细胞或混合上皮型细胞构成。多见于 40 岁以上者,表现为慢性咳嗽、喘鸣、反复发作的肺炎及哮喘样症状。有些病人可自己咳出肿瘤组织。因多位于支气管内,故胸片很少见到瘤体,常需 CT 或支气管体层像检查,CT 可证实为非腔外生长肿瘤及无纵膈淋巴结肿大。支气管镜可见活动性肿瘤及继发于肿瘤的支气管膨胀性扩张。

4.**多发性乳头状瘤**　Syme 于 1927 年就已有详细报道。多见于 5 岁以下儿童,15 岁以后少见。Ullman 在 1923 年发现提取的瘤细胞可导致狗患同样的肿瘤,故提出其病因为病毒感染。目前认为部分病人是因人体乳头状瘤病毒(HPV)6 或 11 亚型感染所致。此类病人也被称为复发性呼吸道乳头状瘤(RRP)。

此类肿瘤常首先发生在会厌、喉部等上呼吸道,首发于下呼吸道者极少见。部分病人可自愈。但有 2%～17% 的喉部 RRP 患者,因病毒传播而使病变向支气管远端扩散,此类病人易导致上呼吸道梗阻及治疗上的并发症。仅不足 1% 的病人扩散至肺实质,累及细支气管、肺泡,因呼吸道末端的乳头状瘤可呈囊性表现,故双肺多发的囊性或实性病变要考虑为肺内播散。

【临床表现和诊断分析】

声嘶,晚期可见喘鸣及气道梗阻等表现。因大的远端支气管内 RRP 引起气道阻塞,放射学可见肺不张、肺炎、脓肿及支气管扩张等影像。诊断方法为内镜及活检。

单发乳头状瘤易与支气管慢性炎性息肉相混淆。后者病理可见慢性炎症血管增长及水肿的肉芽组织,全部或部分覆盖有正常的纤毛柱状呼吸道上皮,无乳头状的表面结构。

【治疗要领】

根治手术为最佳的治疗方法,一般采用气管部分切除或袖状切除术,如果远端肺组织发生不可逆性损害,也可连同肺组织一并切除,但肺叶切除术应尽量避免。内镜切除虽可缓解症状,但疗效不彻底。也可

采用激光烧除术。有个别术后恶变病例报道，切除彻底者极少复发。有人认为近50％的单发支气管乳头状瘤最终导致肺癌。另有人发现在邻近乳头状瘤的支气管上皮处，可见到局灶性原位癌，其可能是本身恶变，也可能是邻近组织发生的癌变。

可供选择的手术方式有：①手术切除或激光烧除；②冷冻疗法、透热疗法；③辅助药物治疗，如氟尿嘧啶、类固醇、疫苗、普达非伦、大剂量维生素A及干扰素等。要注意气管切除可导致RRP播散，其致命的高危因素有声门下乳头状瘤及长期气管插管。

【预后】

2％～3％的患者可发生恶变，恶变者多为有长期病史者（病史多超过10年），其共同特点为：婴幼儿期确诊，因病重而反复手术或气管切开，在20岁左右恶变为鳞癌，恶变后多在短期内（平均4个月）死亡。发生播散或恶变的高危因素有放疗（儿童）、吸烟（成人）、气管插管及肺实质内病变等。有以上高危因素者15％左右可发生恶变。

三、腺瘤

腺瘤在良性肿瘤中非常少见，北京协和医院胸外科1970～1997年，共手术治疗下呼吸道良性肿瘤212例，其中仅有5例肺腺瘤，约占总数的2.3％。

（一）单型性腺瘤

相似于那些发生在支气管壁的涎腺类肿瘤，只是成分单一。可表现为囊性、囊腺样或实性（WHO，1981）。

（二）多型性腺瘤

为涎腺类良性肿瘤，其特征是多形性或混合性表现，即：有明显确认的上皮组织，黏液样或软骨样组织的混合存在，上皮成分可为肌上皮或鳞状上皮组成导管状或片状（WHO，1981）。

多型性腺瘤也被称为混合瘤。Payne（1965）首先报道两例。最初认为其起源于支气管腺体。多见于较大的支气管内，一般位于支气管的软骨部。但肺内也可发生，文献报道发病年龄在47～74岁之间，平均为57岁。男女发病率相等。可无症状，症状为咳嗽、肺炎等，症状期为1个月到20年。胸片可见包块或肺不张，支气管镜见白色息肉样结节，部分阻塞支气管。首选治疗为手术完全切除。原发的多型性腺瘤生长缓慢，淋巴及远处转移极罕见，有人认为位于支气管的多型性腺瘤有潜在的恶性。

（三）乳头状腺瘤

Montes（1966年）首先报道乳头状腺瘤，并提出该支气管肿瘤的组织学特点近似于clara细胞，后依据可能的细胞起源，将其分为以下两型。

1.Clara细胞腺瘤　Spencer于1980年首次报道。极少见。典型的clara细胞位于远端细支气管，是无纤毛的柱状或骰状上皮。故肿物多位于肺周边，无临床症状，查体胸片发现钱币样阴影，直径多在1.5cm左右。镜下肿瘤为乳头状排列的骰状上皮细胞组成。术后病人可长期存活。

2.肺泡细胞腺瘤　Yousem在1986年首次报道了6例，而Wada在1974年以"淋巴管瘤"一词报道的病例被认为是最早报道的肺泡腺瘤。肺泡腺瘤由增生的良性肺泡上皮细胞和间叶组织所组成。可能源于肺泡Ⅱ型上皮细胞。Semeraro在1989年提出，肺泡腺瘤是硬化性血管瘤的一型，类似其血管瘤样区。但也有人认为，虽该病与硬化性血管瘤在发病性别、年龄分布、肿瘤部位及临床行为等方面很相似，但其组织学表现不同。

发病年龄在45～74岁，平均59岁，70％为女性，几乎所有病人均无症状，多为查体时胸片发现，可位于任一肺叶,多在胸膜下,直径在 1.2～2.8cm,平均约 2cm。手术时,很容易将肿瘤从肺实质内剥出。肉眼为边界清的海绵状结节,无真正包膜,但与正常组织分界清楚。光镜下:瘤体具有单一的组织学特征。瘤体由单层骰状细胞排列的多囊性肺泡腔组成,这些排列的细胞有时表现为图钉状或片状。需与硬化性血管瘤、淋巴管瘤(其囊腔由内皮细胞排列)、错构瘤及囊腺样畸形及支气管肺泡癌相鉴别。

另需注意与支气管肺泡(细胞)腺瘤的差别。后者也被称为"腺样增生"或"不典型腺样增生",常与肺癌(特别是支气管肺泡癌)并存,近期认为其是一种肿瘤,86％位于上叶,可转变为支气管肺泡癌。

(四)囊腺瘤

为良性肿瘤,少见。Ferguson 在 1988 年报道了气管内囊腺瘤,此为英文文献中的首例报道。认为其源于正常黏膜下层的黏液腺,由黏液分泌细胞构成的腺样或管状结构。位于气管或支气管内,多发生在右侧支气管内,也有左、右侧支气管发病率均等的报道。肿瘤呈息肉样腔内生长,并可阻塞支气管管腔,引起气管道阻塞的症状及咯血。男女发病均等,在 8～66 岁之间发病,平均 33 岁。支气管镜下呈粉红色、较坚韧、覆盖完整上皮的息肉状肿物,很少有蒂。光镜下可见肿瘤是由很多充满黏液的小囊腔组成,囊腔内壁为分化好的黏液上皮。虽然其很少有蒂,但仍可用气管镜刮除、冷冻或激光等完全去除。开胸手术切除仅适用于远端肺组织不可逆损毁或气管镜下切除失败的病例。肿瘤完全切除可获得永久性的治愈。Kragel 在 1990 年报道首例肺黏液囊腺瘤,认为其不同于囊腺瘤,因黏液囊腺瘤位于肺周边,此也为良性肿瘤。

(五)大嗜酸粒细胞瘤

Hamperl(1937)报道首例,以往被认为是类癌的一个亚型。此类肿瘤源于黏液腺体,为良性上皮类肿瘤。因其胞浆内的嗜酸性细小颗粒而得名,这些颗粒是胞浆内所富含的线粒体。多见于男性,患者在 22～75 岁之间。无特异性症状。瘤体直径在 1～3cm 之间,胸片表现为边缘清楚的质密影。光镜下肿瘤由胞浆内含细小嗜酸性颗粒的细胞群构成。也可见其与类癌混合共存的瘤体。病理上需与类癌鉴别,在光镜下两者表现相似,但在电镜下可明确区分。局部切除预后较好,但也有肺门淋巴结转移的个例报道。

(六)腺泡细胞瘤

此类肿瘤源于涎腺,常发生在唾液腺体,同其他涎腺肿瘤一样也可发生在肺。Fechner 在 1972 年报道首例肺内腺泡细胞瘤,为一男性 63 岁患者,病变位于右肺下叶。Katz 和 Bubis 在 1976 年报道首例主支气管内病变,为一 12 岁女孩,位于右侧主支气管内。Heard 在 1982 年报道首例气管内病变,为 54 岁男性患者。镜下:瘤体由两种细胞组成:一种细胞胞浆丰富并有空泡,另一种胞浆内含有黑色颗粒。光镜下易误诊为类癌,需借助电镜来确诊,其特点是无类癌样神经内分泌颗粒,腺泡细胞瘤所含颗粒的直径大于 300nm,而类癌细胞颗粒的直径小于 300nm。病变多为体检发现,瘤体直径约 4.2cm。首次切除不彻底极易复发,故应作较广泛切除。

四、错构瘤

错构瘤多见于肝脏和肺脏,Albrecht 在 1904 年首先提出"错构瘤"一词,用来描述受累器官的正常组织在发育过程中出现错误的组合、排列,因而导致了类瘤样的畸形。早在 1845 年,Lebert 报道首例含有脂肪及软骨成分的良性肿瘤。1906 年,Hart 首先用"错构瘤"一词形容肺部类似 Albrecht 所描述的良性肿瘤。Moller 在 1933 年曾以"混合瘤"一词报道错构瘤,后"混合瘤"一词被废用。Goldsworthy 在 1934 年定义了肺部错构瘤,称其为"由脂肪及软骨组成的肺部良性肿瘤"。

【分类】

Butler 及 Kleinerman 于 1969 年首先提出肺错构瘤是后天性肿瘤。Fletcher 于 1991 年首先发现错构瘤有增殖性染色体畸变,此类现象以后被多次证实,说明错构瘤细胞内存在异常核型,故认为错构瘤是真正的后天性肿瘤,而绝不是"正常肺组织的异常组合",应被归为间质类肿瘤。因其生长缓慢,且多见于高龄患者,同时含有上皮及间质两种组织,故现在尚不能确定其准确特性。以往的错构瘤分有"腺样错构瘤"及"肺胚细胞瘤"等类型。现已将前一类归于先天性囊腺样畸形,后一类归于肺恶性肿瘤。1981 年 WHO 将错构瘤分为以下三类:

1.软骨瘤样错构瘤 典型的表现为伴有纤维及脂肪组织的软骨结节,并混有支气管上皮。在软骨或结缔组织内可发生钙化或骨化,并可在放射学上表现出来。此型最为常见,通常无症状,但可用常规放射学检查或尸检发现。瘤体增长缓慢(WHO,1981)。

2.平滑肌瘤样错构瘤 瘤体的主要成分是平滑肌和细支气管,应与平滑肌增生相鉴别,后者发生在慢性肺部疾病。其准确的性质不详,它甚至曾被认为是血源性平滑肌异位的产物,例如,"良性转移性平滑肌瘤"(WHO,1981)。

3.周边型错构瘤 实质型错构瘤的一种类型不同于软骨型错构瘤,有单一的非纤毛、管状上皮,伴不成熟的黏液基质,位于胸膜下,可多发(WHO,1981)。

肺错构瘤为肺内第 1 位常见的良性肿瘤,人群发病率为 0.25%,占肺部肿瘤的 8%,占良性肺肿瘤的 75%～77%,占肺部"硬币样"病变的 80%。其年发病率为 1/10 万。

【病理】

病理构成主要是软骨和腺样结构,肉眼观瘤体呈球形,周边的结缔组织间隔使其分叶,无包膜,但分界清,决无浸润,仅个例恶性报道。比较气管内与肺内错构瘤,两者的主要成分都是软骨、脂肪、成纤维细胞及骨组织,但各种成分所占比例明显不同。

肺实质内错构瘤的成分 80% 为软骨,12% 为成纤维细胞,而脂肪及骨组织分别占 5% 和 3%。正常肺组织与瘤体之间多分界不清或呈乳头状,此为成纤维细胞向瘤体外生长到肺泡壁所至。瘤体总是包含有肺泡Ⅱ型、纤毛、非纤毛或分泌黏液的细支气管上皮的细胞,此为瘤体是多中心成熟的证据。瘤体周围常见淋巴细胞、浆细胞及巨噬细胞为主的炎性渗出,部分可见浆细胞肉芽肿或非干酪样肉芽肿,但肉芽肿的检查,均未见微生物存在的证据,此类病人并非结节病患者。多发的错构瘤,在多数病例中,不同瘤体的组织成分是相似的,仅少数病例不同,或以软骨成分为主或以纤维组织成分为主。

支气管内错构瘤的成分软骨样组织占 50%,脂肪占 33%,成纤维细胞 8%,骨成分占 8%。软骨样组织与气道软骨无解剖关系,骨成分总是位于软骨成分中,并显出是由软骨化生而来的。幼稚的、激活的成纤维细胞无序地散布在软骨周围,分泌浆液、黏液的腺体散布在脂肪与成纤维结构中,肿瘤的表面由呼吸道上皮覆盖。软骨组织常呈结节状,使瘤体表现出分叶状的特性,可能为多中心生长所至。75% 的瘤体表面光滑,25% 表面呈乳头状。

【临床表现】

文献报道男性多见,男:女为 2～3:1。发病的高峰年龄在 60～70 岁之间,其平均年龄51～61.7 岁,最小年龄 9 岁,最大年龄 90 岁。86% 的患者有吸烟史,平均吸烟史为 44 包/年(5～114/包年)。某院资料显示男女比例为 1.3:1,手术年龄在 21～82 岁之间,平均为 49 岁。

肺内错构瘤仅少数引起症状,相反,气管、支气管内错构瘤约大部分在确诊前 3 个月内可有呼吸道症状,平均约 40% 有一种或多种肺部症状。症状以咳嗽、憋气及反省发作的肺炎最为常见,咯血及胸痛等症状少见。

【辅助检查】

1.X线检查　肺错构瘤多为单发,仅 2.6％为多发,且多发者多为 2 个瘤体。位于肺实质内错构瘤较多见,90％以上位于肺周边,各肺叶发生的几率无差异,但也有左肺上叶稍多见的报道。肺错构瘤的瘤体较大,直径在 0.2～9.0cm 之间,最大直径可达 30cm,平均 1.5～1.9cm。位于支气管内的错构瘤较少见。约占 1.4％～19.5％,支气管内错构瘤体积较小,直径为 0.8～7.0cm 之间,平均为 2.1cm,以 1～3cm 最多见。我院资料显示仅 5.7％位于叶以下支气管;仅 1.4％为多发;错构瘤最大径在 0.4～9.5cm 之间,平均 2.4cm;约75％的瘤体直径小于、等于 3cm。以右肺多见,右:左约为 2：1;中上叶多见,上、中叶与下叶之比约为1.75：1。

80％为圆形,20％有分叶。10％～30％可见钙化,以偏心钙化最多见,管腔型钙化少见;典型的、具有诊断意义的爆米花样钙化极少见。绝大多数的阴影密度均匀,支气管内错构瘤常表现有受累肺组织的不张,而肺气肿、肺实变、斑片状钙化等较少见。约 53％的患者在术前 1～18 年胸片检查未见阴影,而另约 47％的患者则已有阴影。根据术前长期随诊的胸片,测得错构瘤的增长速度为(直径)1.5～5.7mm/年,其倍增时间为 14 年,增长速度与年龄无关。

2.支气管镜检查　帮助不大,即使是对支气管内错构瘤确诊率也很低,约为 16.7％,而误诊率约为25％,58.3％待查。主要误诊为软骨瘤、肉芽肿、脂肪瘤等。肺内错构瘤,支气管镜检查无 1 例有诊断意义,而经皮穿刺活检 85％可确诊。

【诊断分析】

主要是与炎症及转移性病灶相鉴别。部分病例为术中意外发现,也有伴发肺癌者,其特点:常与肺癌位于同一肺叶,所伴肺癌的组织分型有鳞癌、腺癌及腺鳞癌。细针穿刺是与肺癌鉴别的最佳诊断方法。

肺错构瘤也可是全身疾病的局部表现,常见有以下的全身性疾病。

Carney's triad(Carney's 三联症):即支气管软骨瘤、多发性胃平滑肌肉瘤、肾上腺嗜铬细胞瘤。Cowden 综合征:外胚层、中胚层、内胚层器官的多发错构瘤病。错构瘤综合征:合并其他发育异常或良性肿瘤的肺错构瘤称为错构瘤综合征,此类病人多为 Cowden 综合征患者。合并疾病包括:各种疝、高血压、动脉狭窄、先心病、消化道憩室等。其特点:①75％有两种以上疾病;②都为少见或罕见病;③病情较常人重。但因合并的疾病多无特异性,且无明显的相关性,故有人提出反对。

【治疗要领】

切除术是最有效的治疗方法。气管或近端支气管内较小的错构瘤可经气管镜摘除或激光切除等,如果瘤体较大或位于较远端支气管内,可行肺叶切除、肺段切除、气管、支气管重建或气管内切除术。肺内周边的错构瘤、可经胸腔镜局部切除,同时送冷冻检查确诊。如果合并其他恶性肿瘤、怀疑肺癌、癌体较大或瘤体位于肺中心者,可行肺段、肺叶、双肺叶切除,此类手术仅占 13.2％。而多数患者仅需剜除等局部切除术即可。

【预后】

术后长期随诊,约 1.4％的患者于术后 10～12 年在同一肺叶复发,复发者多为软骨成分为主的错构瘤,复发前后成分无差异,目前认为肿瘤的多中心是术后复发的主要原因。尚无错构瘤恶变的证据,有肺内软骨瘤样错构瘤内发现孤立的肺腺癌转移灶的个例报道,其周围肺组织正常。3.6％术后 1～7 年发生肺癌,多为鳞癌,也有腺癌,但均在不同肺叶,与同时合并肺癌者相比,后者多在同一肺叶。

五、纤维瘤和软骨瘤

（一）纤维瘤

【病理】

1.大体　可带蒂或不带蒂，包膜完整，质软或质硬，可有钙化，有上皮覆盖，可见表层有不同程度的血管。

2.镜下　表现为单纯的无细胞结构的纤维组织，或疏松结构的纤维组织，也有囊性变或骨化的报道。

【诊断分析】

纤维瘤可在较大支气管内或肺实质内发生，后者少见。可见于任何年龄，虽然少见，但在间质类肿瘤中，错构瘤未归于此类时，纤维瘤在成人及儿童中均最常见。男女发病相近。

纤维瘤生长缓慢，支气管镜下的表现常不一样，可为支气管腔内结节状或有（无）蒂的息肉状肿物，直径多为 2～3.5cm。

【治疗要领】

大气道内的纤维瘤可激光烧除或内镜下切除，肺内纤维瘤可保守切除。有人认为纤维瘤可能癌变，故切除应力求彻底。

（二）软骨瘤

早在 1845 年，Lebert 第 1 个用显微镜证实了肺内含有少量软骨组织的肿瘤，称其为"软骨瘤"。但直到 1950 年，Franco 才首次给予肺软骨瘤以准确的定义。在此之前，一直将肺软骨瘤与肺错构瘤统称为"含软骨类肿瘤"，早期文献中不能明确区分。Franco 提出软骨瘤专指仅含中胚层的软骨成分的良性肿瘤，不应与错构瘤相混淆，后者含结缔组织及上皮组织。

软骨瘤是位于支气管壁软骨部最常见的支气管内肿瘤，位于肺实质内者少见。此发生部位上的特点不同于错构瘤，因软骨瘤更多见于主支气管，还可能表现为支气管软骨的自生软骨瘤。

【病理】

1.大体　极少大于 5cm 的球形肿物，与正常肺组织分界清，表面光滑或结节感，可有分叶，有包膜、实性、质硬、半透明，易于剥离。剖面呈黄、白或褐色，瘤体边缘较中心为硬，可见骨化或钙化成分，状如蛋壳。

2.镜下　为被覆上皮的软骨组织，无腺体及其他成分。以往认为软骨瘤是第二常见的间质类良性肺部肿瘤（除外错构瘤），但因其多合并 Carney 综合征，故近期有关单发肺软骨瘤的报告较少。某医院胸外科 1970～1997 年间手术治疗软骨瘤 2 例，占同期下呼吸道良性肿瘤的 0.9%。

【临床表现和治疗方案】

男女发病率相近，年龄：20～64 岁，为典型下呼吸道良性肿瘤的临床表现。肺内软骨瘤术前难以确诊。

切除术后可复发，偶见恶变为软骨肉瘤，而复发者恶变机会更大。故此对大气道内的软骨瘤鼓励扩大切除范围。

Carney 综合征：此综合征是 Carney 在 1977 年报道首例，并以其名字命名。此综合征是指以下的三个不同的脏器同时发生三种不同的肿瘤：①胃平滑肌肉瘤：多呈巨大包块，且可多发，可位于胃的任何部位，因胃平滑肌肉瘤易造成溃疡、出血，故慢性贫血者占 68.4%。晚期转移到肝、肺，但其恶性程度明显低于单纯原发的胃平滑肌瘤，因后者术后生存期很少超过 3 年，而 Carney 综合征术后生存期多超过 5 年；②肾上腺外嗜铬细胞瘤，52.6% 的 Carney 综合征患者可发现此瘤。可为多发；常有内分泌功能，可分泌儿茶酚胺，引起恶性高血压及颅内出血，此类肿瘤多位于椎旁神经节的任何部位，但最常见在肾上腺外。可发生转移。以上两种肿瘤应予尽早切除。③肺软骨瘤(或错构瘤),87.5％为单发,也可为多发。瘤体见于任何肺叶,胸片示阴影边缘整齐,可有钙化,术中很易剜除。理表现:软骨是瘤体的主要成分,有时可见骨形成,瘤体周边为成熟骨及软骨,中心部位为退行性变。其与软骨肉瘤的鉴别在于无有丝分裂,以上三种肿瘤只要同时发现两种即可诊为 Craney 综合征。另有报道可合并乳腺纤维瘤。

此综合征多见于青年女性,仅个别男性病例报道。年龄在 7～37 岁之间。患者多因前两种肿瘤的症状而就诊,仅个别病例首发症状在肺。40 岁以下女性患者,如发现以上三种肿瘤之一,均应全面检查,包括:血常规、便常规＋潜血、上消化道造影胸片、及生化检查,后者包括 24 小时尿的儿茶酚胺降解产物等。如果术前确诊为 Carney 综合征,肺部软骨瘤的治疗应最后考虑,多采用局部切除术。

六、脂肪瘤和平滑肌瘤

(一)脂肪瘤

在 1854 年,Rokitansky 报道了首例下呼吸道脂肪瘤;1927 年,Kernan 报道了首例支气管镜下切除术;1946 年,Watts、Claggett 及 McDonald 报道首例开胸切除术。在中胚层起源的良性下呼吸道肿瘤中,脂肪瘤为第 3 位常见肿瘤(除外错构瘤),下呼吸道脂肪瘤占所有肺部肿瘤的 0.1％,占肺部良性肿瘤的 4.6％。

【病理】

Watts 首先在 1946 年证实脂肪是支气管的正常解剖结构,其主要位于大气道黏膜下层,由大支气管壁延伸到细支气管。虽然皮下等结缔组织内的脂肪瘤多为多发,但支气管内的脂肪瘤几乎都是单发。

1.大体　气管、支气管壁的脂肪瘤,占 80％,直径多在 1～3cm。以左主支气管内最为常见,可能与左主支气管最长有关。认为其来源于大气道壁内的脂肪组织,向支气管腔内生长者为腔内型,向管壁内、外生长者为哑铃型。20％位于周边肺组织,瘤体较大,多在 3～6cm 之间,被认为是源于肺周边细支气管的脂肪组织。因其多位于脏层胸膜下,也被称为胸膜下肺型。肉眼为典型脂肪瘤,瘤体覆盖呼吸道上皮,包膜完整,边缘光滑、质软、淡黄色、可有分叶。

2.镜下　其瘤体内仅有成熟的脂肪细胞,可伴有黏液变性,而其他成分如纤维组织、腺体、骨及软骨组织非常少见;钙化也很少见。以此与错构瘤鉴别,而真正符合此特点的肿瘤很少见。如镜下可见形态一致的纤维母细胞的部分胶原纤维,仍为良性肿瘤,被称为梭形细胞脂肪瘤,此时应与脂肪肉瘤鉴别。

【诊断分析】

男性多见,女性仅占 10％～20％。发病年龄在 20～85 岁之间,以 40～60 岁最为多见,平均 51 岁。症状期数周至 15 年,多数病人在出现症状 2 年内手术。除典型症状外,因脂肪瘤内缺乏血管,故无咳血痰的症状,但如合并感染,可有血痰。

实质型脂肪瘤的胸片阴影密度低,阴影内可见肺纹理,此为脂肪瘤特征性表现。管腔型的支气管镜检查,可见圆形、活动的息肉样肿物,基底部窄小形成蒂,但也可呈较宽基底。表面光滑、呈黄色或灰黄色,多数脂肪瘤呈哑铃状,主体位于气管外,窄细的颈位于支气管壁内连接腔内、外的瘤体。活检不易确诊。

需与肺癌鉴别,如为软骨组织形成则需与错构瘤鉴别,而脂肪瘤本身很难与脂肪瘤样错构瘤鉴别,大体上无明显差异。

【治疗要领】

因多位于支气管内,故瘤体多较小。若远端肺组织正常,可行气管切开肿瘤摘除术或支气管袖式切除术,较小的腔内型可行内镜下切除。

（二）平滑肌瘤

在 1909 年，Farkel 就以肺纤维平滑肌瘤报道了此类肿瘤。Deussig 在 1912 年报道首例肺多发平滑肌瘤。肺平滑肌瘤是早期被认识的肺部良性肿瘤之一，其约占肺部良性肿瘤的 2% 是（除错构瘤外）第 4 位常见的中胚层良性肿瘤。因其可为单发也可为多发，肺部的病变也可是其他部位转移而来，特别是与子宫浆膜下平滑肌瘤有关，也有合并多发皮下同类肿瘤的报道，所以该病的准确特性尚不明确。

【病理】

1.部位　此瘤可位于气管、支气管内，也可位于周围肺组织，两种部位上发生率相近，也有气管支气管内多见的报道。

2.起源　支气管内平滑肌瘤来源于支气管壁的平滑肌层，肺实质型可能来源于小气道或血管的肌层。多发者也可来源于肺外平滑肌瘤的转移。

3.大体　气管、支气管内的平滑肌瘤多位于气管下 1/3 段的膜部（后段），左、右侧及各叶支气管发病率无显著差异。为腔内息肉样生长，如舌状，基底较宽，偶见细长的蒂。球形或表面略呈结节状，多小于 4cm，个别可大于 6cm，有包膜、实性、质硬韧，切面呈灰色、粉红色瘤样组织。

肺实质内的此瘤多为单发，大小不等，最大可达 13cm，球形，可呈分叶状，有包膜，其他特点近似支气管内生长的此瘤，并可有囊性变，囊性变者多呈大的囊肿样表现。肺周边的此瘤可呈带蒂息肉样肿瘤，向胸膜腔内生长。

4.镜下　气管内此瘤以平滑肌为主要成分，血管及纤维组织较少，而肺实质内此瘤较前者的纤维组织及血管成分多。镜下见瘤细胞呈梭形，胞浆丰富，深染，无分裂像，可见纵行肌原纤维。癌细胞呈束状或漩涡状交错分布，瘤组织中间夹杂纤维及血管组织。如纤维组织成分较多，也被称为纤维平滑肌瘤。

【诊断分析】

以青年及中年人多见，在 5～67 岁之间，平均为 35 岁。女性多于男性，男女比为 2:3。另有报道：气管平滑肌瘤男稍多于女，肺平滑肌瘤女多于男近 1 倍。放射学无特征性表现，其阴影密度较脂肪瘤为高。

【治疗要领】

手术切除为首选治疗，支气管内不伴远端肺损害者也可经气管镜激光切除。见于女性的良性转移性平滑肌瘤在切除卵巢后可消退。见于新生儿的先天性多发性平滑肌瘤病常导致肠梗阻及肺炎等致命并发症。

（三）平滑肌瘤病

Steiner 在 1939 年首次采用"转移性纤维平滑肌瘤"一词报告一例 36 岁女性患者，因双肺过大的肿物而导致右心衰。Martin 将肺平滑肌病变分为三类：男性及儿童的平滑肌瘤病、女性的转移性平滑肌瘤及肺多发性纤维平滑肌瘤样错构瘤。

Steiner 当时定义转移性平滑肌瘤病为：组织学上原发灶及转移灶均呈良性表现，为分化好的平滑肌细胞及结缔组织构成。多因子宫平滑肌瘤侵入子宫的静脉，造成在肺组织中着床的可能，形成了女性特有的肺转移性平滑肌瘤。肺多发性纤维平滑肌瘤样错构瘤也均见于女性，年龄在 30～74 岁之间，多有子宫肌瘤病史。

肺平滑肌瘤病一般无症状，少数病人有咳嗽、气短，放射学检查见双肺多发结节影，甚至呈弥漫性小结节影，严重者可影响肺功能，长期随诊阴影发展较慢，也有发现分娩后阴影自行消退的病例。病理见平滑肌和结缔组织，缺乏分裂象，可见肺泡或细支气管上皮组成的腺样结构。女性的转移性平滑肌瘤及肺多发性纤维平滑肌瘤样错构瘤与雌激素及孕酮有关，以上激素含量增高时，瘤体增大，以上激素水平下降后，瘤体缩小，绝经后妇女此病趋于稳定。对尚在卵巢功能期患者，全子宫和双附件切除可望抑制此病的发展。

六、神经和血管性肿瘤

(一)神经源性肿瘤

下呼吸道良性神经源性肿瘤包括神经鞘瘤、神经纤维瘤及神经瘤等三类肿瘤。

1940年,Rubin和Aronson报道了首例肺的神经纤维瘤病,病人死于肺部并发症。1951年,Straus和Guckien报道了首例息肉样生长的神经鞘瘤,并在支气管镜下切除成功。1954年,Tillon和Good报道了首例支气管内的神经瘤。1976年,Silverman报道了首例肺内神经鞘瘤。

神经源性肿瘤可位于较大支气管内或肺实质内,以前者多见。可见于任何年龄,男女发病相近。神经源性肿瘤易被误诊为平滑肌瘤、纤维瘤及间皮瘤。瘤体位于肺周边可局部切除,位于支气管内可经支气管镜下切除,因其很易复发,故应保证切除彻底。

(二)副神经节瘤-化学感受器瘤

此类肿瘤属颈动脉体及其相似组织来源的肿瘤,多见于纵隔,肺内较少见。早在1880年,Riegner切除首例颈动脉体类肿瘤成功,这一病例在1951年报道。1891年,Marchand首先报道了"颈动脉体肿瘤",Sa-pegno在1913年报道了首例远处转移者,直到1950年,Mulligan建议称此类肿瘤为"化学感受器瘤",1952年,Lattes称此类肿瘤为"非嗜铬副神经节瘤"。Zeman在1956年报道了首例肺内化学感受器瘤,1958年,Heppleston报道肺内此类肿瘤,为一名47岁男性,被其称为"颈动脉体样肿瘤"。1960年,Korn报道首例肺内多发性"化学感受器瘤"。Kemnitz在1982年报道首例肺内原发良性脑膜瘤。

肺内副神经节细胞瘤(节细胞瘤)分为转移性及原发性两类,后者极少见。肺内原发性节细胞瘤有两种类型。多发的、瘤体直径小于3mm的一型称为多发微小型。单发的、瘤体直径大于1cm的另一型称为单发型。因早期认为此类肿瘤源于化学感受器细胞,故而也称为化感器瘤。目前对其来源及特性尚不明确。近期的电镜研究检查发现,肿瘤与化学感受器无关,而与脑膜细胞或肌细胞的特性相近。对多发性微小型化感器瘤的超微结构及免疫组化研究也提示与脑膜细胞有关,故有人认为应称其为微小肺脑膜瘤,其与单发的肺脑膜瘤之间的关系不明。

多发性节细胞瘤是此类肿瘤中最常见肿瘤,瘤体多较小,直径在1~3mm之间,其大小常仅为肉眼可见,通常位于肺部血管周围,多与慢性肺部疾病有关,因其可表现为局部缺血或栓塞所造成的副神经节细胞的残留,故尸检的发现率约为3%。单发性节细胞瘤瘤体较大,直径多在1~5cm,最大者可达17cm。右肺多见。多为中年女性,偶见局部浸润,但术后无复发,有个别肺门淋巴结转移的报道。好发年龄在43~69岁之间,女性多见。患者可有咳嗽、胸痛、憋气等症状。可伴有高血压,可能提示其为功能性肿瘤。

组织形态与类癌、血管外皮瘤相似,但因正常的副神经节覆着于肺血管上,故副神经节细胞瘤常与肺动脉分支部紧密相连。病理诊断常需用免疫组化染色的方法与类癌相鉴别。肺副神经节细胞瘤对S-100蛋白呈阳性反应,对细胞角蛋白和5-羟色胺呈阴性反应;而类癌则相反。

有人建议此类肿瘤在治疗方式上应按恶性肿瘤处理。各部位发生的副神经节细胞瘤约有5%~10%为恶性.而肺内原发者极少恶性报道,如考虑为恶性,应首先除外转移性肿瘤。副神经节细胞瘤在组织学上表现为良性,但出现区域淋巴结转移,此时应诊断为恶性。

肺脑膜瘤:肺实质内脑膜瘤可为原发,也可为转移。原发性脑膜瘤多见于女性,40~70岁多见。多无症状。胸片表现为结节影。肉眼观:边界清晰,呈球形,直径1.7~6.0cm,切面呈灰白色。光镜:肿瘤由含沙瘤样小体的脑膜细胞组成。电镜:可见交错的细胞膜和桥粒。Vimentin、免疫染色肿瘤细胞全为阳性,上皮细胞抗原(EMA)免疫染色部分为阳性,但角蛋白、S-100及神经特异性烯醇化酶免疫染色全为阴性。肺内脑膜瘤可能为颅内病变的转移灶,故应作全面检查,以除外颅内病变。原发性肺脑膜瘤的治疗为手术切除,预后好。

（三）血管球瘤

1950 年，Hussarek 报道了首例气管内血管球瘤，为一位 43 岁的女性患者。1978 年，Tang 报道了首例位于肺内的血管球瘤，为 67 岁女性患者。血管球瘤可发生在皮肤、骨骼、肺及胃肠道。目前认为它源于一种特殊的动静脉分流（Sucquet-Hoyer 通道）的细胞。多位于气管，常单发，恶性血管球瘤较少见，多表现为局部浸润，仅有个别广泛转移的病例报道。临床上可引起呼吸困难、咯血等症状。需与血管外皮瘤、类癌及嗜铬细胞瘤等鉴别。因在光镜下易误诊为类癌，而电镜下血管球瘤细胞胞浆内无类癌样的神经内分泌颗粒。可激光烧除。预后好，无术后复发的病例报道。

（四）血管类肿瘤

下呼吸道良性血管类肿瘤包括：血管瘤（分为海绵状血管瘤、毛细血管瘤及混合型血管瘤）、血管内皮瘤、淋巴管瘤等，血管外皮瘤为低度恶性肿瘤，不在此讨论。

1.血管瘤　Bouer 在 1936 年首次报道肺血管瘤破裂致死的病人，Hepburn 在 1942 年首次切除肺血管瘤成功，Janes 在 1944 年局部切除多发海绵状血管瘤成功。实为一种肺动静脉的畸形，血管瘤：其发生特点是在婴幼儿的喉部、声门下或气管上部，可导致气道梗阻，可能伴有其他部位皮肤或黏膜下的血管瘤。

【病理】

大体观可为单发或多发的局限性肿物，暗紫色或红色，可有包膜，有薄壁的输入动脉及扩张的输出静脉，其间为曲张的血管窦。

肺海绵状血管瘤：虽少见，但为血管瘤中最常见类型。可能伴有遗传性出血性毛细血管扩张症。镜下见瘤体为扩张的血管窦组成，窦被覆血管内皮细胞，周围可见纤维组织间隔。毛细血管瘤：位于肺周边的血管瘤可凸出肺表面，呈凸凹不平状，无包膜，质稍硬，易于剥离。镜下见大量小血管构成的网状结构，其被覆内皮细胞，腔内为大量红细胞，周边可见少量纤维组织及炎性细胞浸润。因无明显临床症状，此瘤多在尸检时发现。

【诊断分析】

多无症状，有症状者，咯血表现较其他良性肿瘤突出。透视可见随呼吸改变大小的肺阴影，胸片及 CT 显示无明显分叶的球形阴影，直径在 2～12cm，以 4～6cm 最多见，密度均匀、边缘清晰、光滑、无空洞，偶见弯月状或环状钙化（静脉石）。如呈节段性膨胀的血管瘤，影像可表现为哑铃状或串珠状阴影。有时可见连接肺门与肿物的条索影，此为血管瘤的交通血管。血管造影可确诊。

支气管镜可诊断，必须注意：支气管镜下活检可致大出血，抢救不及时会窒息而死。

【治疗要领】

放疗有效，因该病很少累及气管切开水平以下的气管，故气管切开可用于治疗气道梗阻者，单发的肺海绵状血管瘤可手术切除。

2.血管内皮瘤　为良性肿瘤，但有恶性表现。指有更多的实性瘤体成分，而瘤体的其他部分为血管瘤畸形。Wollstein 在 1931 年报道首例肺血管内皮瘤，为一例婴儿患者，称其为恶性血管瘤。曾被称做"血管肉瘤"。此病常见于皮肤、乳腺及肝脏，在肺内少见。

无包膜，边界不清，质软韧，因有实性成分，故不易被压缩。镜下：多边形或梭形瘤细胞，胞浆少、胞核大，瘤细胞排列呈管状、巢状或不规则片状，瘤体内存有腔洞或不规则裂隙，这些间隙中多无血液成分。

以婴幼儿最为多见，可合并先天性心脏病。放射学常表现为单发肺实质内结节影，边缘清晰、密度不匀，也可表现为支气管息肉样病变。可导致血胸或肥大性肺性骨关节病。

尽早彻底切除肿物为最佳治疗，放、化疗效果尚未确定。病人常在短期内死亡。

（杨文荣）

第八节 其他良性肿瘤

一、粒性成肌细胞瘤

简称为粒细胞瘤。1926年，Abrikossoff报道了一例舌部的粒细胞瘤，此为在人体发现的第一例粒细胞瘤。在1939年，Krarner报道了首例支气管内粒细胞瘤。其准确来源不明，可能源于原始的成肌细胞、组织细胞或神经膜细胞。粒细胞瘤罕见，多为良性，常发生在舌、皮肤及黏膜，乳腺、呼吸道及消化道为不常发生的部位，也有发生在心肌、纵隔、腹膜后的报道。仅2%～6%的粒细胞瘤位于呼吸道。

【病理】

呼吸道粒细胞瘤多位于主支气管内，偶有位于周围肺组织者。4%～14%为多发，部分病人可伴有其他部位(如：舌、皮肤等)的粒细胞瘤，如多器官受累，有恶性可能。

1.大体　多为无蒂或有蒂的息肉样白色结节，也可表现为黏膜的嵴样增厚。肿物表面光滑，边界清楚，无包膜，约2～3cm大小，最大者直径可达6.5cm。约20%的粒细胞瘤沿支气管黏膜下生长，偶见侵入周围肺组成，但局部的扩散并不一定提示恶性。

2.镜下　由大的卵圆形或多边形的细胞组成，排列成不规则的条索状或结节状，在PAS染色下，这些细胞富含嗜酸性的胞浆颗粒。肿瘤细胞间边界清晰，但瘤体中心区细胞界限不清，如合体细胞。应注意与支气管腺瘤、息肉、错构瘤、肉芽肿、动静脉畸形及其他恶性肿瘤鉴别。

【诊断分析】

可在任何年龄发病，以30～50岁最多见，平均发病年龄37岁。黑人较其他人种多见。多因无症状而偶然发现，但支气管内者也可导致远端肺不张。支气管镜活检可确诊。

【治疗要领】

根据肿瘤在支气管腔内的大小及侵犯支气管壁的程度决定手术方式，应手术切除肿瘤及其阻塞的支气管远端受损肺组织，因其有局部浸润性，可复发，故不论支气管镜下或是手术切除，一定要彻底。有人认为肿瘤直径大于8mm或CT提示有周围组织侵犯时，因不能明确其侵犯气管壁的深度，不宜镜下切除。也有人建议术后放疗。预后：6%的非呼吸道的粒细胞瘤为恶性，可远处转移。而下呼吸道粒细胞瘤虽有邻近淋巴结转移的报道，但尚无远处转移的报道；局部切除者约10%在2年内复发。

二、良性透明细胞瘤

也称为糖瘤。Leibow和Castleman在1963年首次报道。组织发生不明，有人根据光镜、组化、超微结构的研究，认为肿瘤来源于细支气管无纤毛上皮细胞(Clara细胞)或上皮浆液细胞。有人发现肿瘤内的一些细胞有神经内分泌功能，但不能肯定肿瘤细胞的来源，有可能源于Kulchitsky细胞。

【病理】

1.大体　位于肺实质，瘤体球形，可有或无包膜，与正常组织分界清、表面光滑、质柔韧、实性，剖面鱼肉状，色暗红或灰黄，偶有小囊腔。瘤体多与较大血管或支气管不相连。

2.镜下　类似肾上腺的肿瘤，为一致的大透明细胞成分，其排列呈腺泡、巢状或乳头状，胞浆富含糖原为其组织学特点,周围可见毛细血管,PAS 染色阳性。与肾透明细胞癌的最大区别在于后者无大量糖原,而代之以大量脂质。而其他源于嗜银细胞的肿瘤,如:类癌、小细胞癌等,因无糖原,PAS 染色呈阴性。

【诊断分析】

75% 的患者发生在 45～60 岁之间,男女发病率无差异。所有病人均无症状。胸片示单发的、实质型结节,直径 1.5～6.5cm 之间,很少超过 4cm。没有术前确诊的报道,因其非常少见,在病理诊断时,需除外原发性肺透明细胞癌及转移性肾透明细胞癌。

【治疗要领】

手术切除可治愈。

三、炎性假瘤

一种因慢性非特异性炎症疾病引起的类瘤样病变。由成熟的浆细胞为主,伴有淋巴细胞及少量的纤维组织的病变已被称为浆细胞性肉芽肿。另一种可能是陈旧性病变,特征为空泡及含铁血黄素巨噬细胞、纤维组织及较少的慢性炎症细胞,被称为纤维黄瘤,其可钙化(WHO,1981)。

肺炎性假瘤占肺部肿瘤的 0.7%。在对炎性假瘤的认识过程中,因其主要细胞成分的不同而冠以不同名词,如浆细胞肉芽肿、纤维瘤、纤维组织细胞瘤、纤维黄瘤、黄瘤、肥大细胞肉芽肿及硬化性血管瘤等。1937 年,Phillips 首先采用了"黄色瘤"一词;1939 年,Brunn 首先称单发的类瘤样结节为"网球样瘤",其报道的镜下特点符合炎性假瘤。1944 年,Gordon 和 Waller 首先使用"浆细胞瘤"一词报道此病,1954 年,Umiker 首先提出用"炎症后假瘤"一词概括以上所有名词;1955 年,Lane 首先使用"浆细胞肉芽肿"一词,1958 年,Alegre 提出"黄色肉芽肿"及 Bate 提出"组织细胞瘤",1964 年,Bonaccorsi 提出"纤维黄瘤",1968 年,Carter 总结了纤维黄瘤类肿瘤,并认为此类肿瘤依据其 2 种主要成分的含量不同分为:黄瘤、黄色纤维瘤、黄色肉芽肿、炎性假瘤、组织细胞瘤及硬化性血管瘤,后者已被认为是另一种良性肿瘤。

【病理】

病理表现多样性是其最大特点,大体见瘤体质硬、黄白色、可有假包膜。镜下见瘤体含成熟的浆细胞、淋巴细胞、大单核细胞及大量纤维组织,并有不同程度的血管成分。炎性假瘤的三个转归:吸收消散、相对稳定不变、缓慢增长。

【临床表现】

男女发病率相等或女性稍多。可在任何年龄发病,以青壮年多见,平均发病年龄 30～40 岁。有人报道 74% 的病人,在发现肺部病变时无症状,偶见杵状指。血白细胞计数多正常。某医院绝大多数炎性假瘤病例在发现肺部阴影时无症状,但此前 1～3 个月所有病人均有肺部感染症状,如发热、咳嗽、胸痛等,此为特征性症状。

【辅助检查】

多为单发,两肺发病率相近,见于任一肺叶,为边界清晰的结节影,多在 4cm 以内,直径 0.7～16cm,可为实性或灶性液腔,密度可均匀或不匀。如周围组织尚存慢性炎症,病变可呈叶内弥漫状,边界不清。瘤体增长缓慢。

其 CT 影像是与肺癌最为接近的一种良性肿瘤,总结其特点如下:绝大多数位于肺周边,呈尖端指向肺门的楔形阴影。病变周边有胸膜反应性增厚、变形。阴影近侧可见指向肺门的粗大纹理,为炎症吸收不全所致。常可见同侧肺内多发阴影,多数患者术前误诊为肺癌。

【治疗要领】

因其极易误诊,故不论是否术前诊断,均应积极手术切除。手术可确诊并治愈该病,预后佳。

四、硬化性血管瘤

一种边界清楚但无包膜的圆形类瘤样病变,其特征为进行性增生并逐渐以硬化纤维组织替代了肺泡结构。最初,乳头状肺泡上皮细胞增生覆盖了肺泡壁内间质的纤维组织,上皮细胞可能为不典型表现,但无恶性特征。此后,间质性的肺泡硬化加重,导致毛细血管植入,在残留的肺泡腔内发生出血,引起含铁血黄素或空泡巨噬细胞细胞反应。肺泡壁的硬化最终消灭了肺泡,并可发生钙化。瘤体增长缓慢,其性质不明,延用“硬化性血管瘤”一词是因为其已被广泛接受(WHO,1981)。

【病理】

1.大体　瘤体呈球形或椭圆形,无包膜,周围组织可能形成假包膜,表面光滑,偶见周边凸凹不平,不活动,质柔韧,剖面有实性、乳头样、硬化性、血管瘤样等四种主要结构区,各区之间边界清晰;瘤体越大,血管硬化区及瘤样区越多,瘤体越小,越倾向于密度均匀一致。

2.镜下

(1)实性区:成分为梭形或多边型细胞,片状或不规则排列,罕见核分裂,偶见透明胞浆的大细胞,银染见网硬蛋白围绕瘤细胞群。

(2)乳头样区:为乳头样结构突入裂隙空间,被覆立方或柱状细胞,中心部位为胶原纤维包绕的毛细血管。

(3)血管瘤样区:为大小不同的蜂窝状腔隙团块,内含红细胞,有或无扁平、立方细胞被覆,无弹力纤维;大小不等且不规则的硬化性区为致密纤维组织,不同程度的玻璃样变性,偶见弹力纤维。部分病例可见以下伴随征象:瘤体内、外出血表现,含铁血黄素或胆红素沉着,慢性炎性细胞浸润,部分瘤体细胞中含有脂滴,偶见坏死及钙化。

【诊断分析】

以中老年女性最为多见,84%为女性患者。发病年龄在15～78岁之间,但80%的患者在40～60岁之间,平均42岁。

50%～87%无症状,有症状者,除典型症状外,最突出的是痰中带血或咯血。

可位于任何肺叶,右肺多于左肺,下叶多于上叶。其直径在0.4～8.0之间,但70%<3.0cm。

胸片多为单发的、边缘清晰、密度均匀、实性的圆形肺周边结节影,仅偶见钙化点。偶见新月形影,此被认为是小气道周围的瘤组织增生,使气体进入瘤体造成。

CT见阴影密度不匀,内有新月形气腔或边缘规整的暗区,以此区别错构瘤及其他肿瘤。有人将阴影分为高、中、低密度区,与术后病理对照,边缘清晰的高密度区,CT值在105～157Hu之间,为瘤体内血凝块充填的海绵状成血管区;边缘清晰的低密度区,CT值在25～34Hu之间,为瘤体内充满黄色液的囊性区,其他为瘤体内的实性及乳头性区域。胸片长期随诊提示硬化性血管瘤的倍增时间为2～4年。

有人认为支气管动脉造影可见特征性影像,即:瘤体周围瓜皮样网状血管影,但此项检查的实际价值有待进一步证实。

【治疗要领】

手术彻底切除可治愈。局部切除术适用于单发的、位于肺周边的瘤体。因多发者可能存在微小病变,故叶内多发瘤者是肺叶切除的绝对适应证。

五、肺泡上皮增生

Friedlander 早在 1876 年就使用"不典型上皮增生"一词来描述肺的特定病变,他通过观察反复诱发肺炎的动物实验,提出"在反复发作性肺炎的晚期,支气管壁内及周围组织形成上皮性结节,同样的改变也可发生在人类"。1920 年,Winternitz 提出不典型增生与肺组织瘢痕有关。1953 年,Radburn 及 Spencer 首先发现在肺部陈旧性瘢痕周围,灶性肺泡上皮增生与肺癌共存。分为典型及不典型肺泡上皮增生两型,以不典型者多见。常见于弥漫性肺间质纤维化及肺手术后,也可见于无纤维化的肺组织内。最重要的是与分化好的实质型腺癌相鉴别。目前尚不能确定周围型腺癌是否由肺泡上皮增生症转化而来。因纤维化的肺组织发生的肺泡上皮增生症常为不典型表现,与周边、局限、分化好的腺癌似有内在的联系,但尚未见到由肺泡不典型增生转化成腺癌的直接证据。有人通过形态学、免疫组化及电镜等的研究,不能证实非纤维化肺组织内的不典型增生是癌前病变。该病手术治疗目的往往是为与肺癌鉴别。

六、淋巴增生

几种淋巴细胞增生性病变可发生在肺内,并可持续数月到数年,这些病变可表现为局灶性(单发或多发)或弥漫性。局灶性类型被称为假性淋巴瘤,其特征是存在原胚中心、混合类型的细胞渗出、以小淋巴细胞为主及淋巴结无受累。弥漫型被称为淋巴间质性肺炎,细胞渗出类似于局灶型,其中包括原胚中心。而淋巴瘤样肉芽肿病淋巴渗出有未成熟细胞,特别是浆细胞系统,常合并脉管炎。所有以上三型都被认为可发展成恶性淋巴瘤,但彼此间的关系尚不明确(WHO,1981)。

1961 年,Prichard 报道此类病为"淋巴样错构瘤",1992 年,Franchi 首次报道家族性结节样淋巴增生。最初认为此类疾病属于炎性假瘤,后将其归为淋巴样增生。肺内淋巴细胞位于以下三个部位:①肺门淋巴结;②支气管旁淋巴组织;③肺间质。病毒及感染等多种因素可导致淋巴系统免疫反应,使淋巴细胞数量及分布发生变化异常,慢性肺部感染可导致肺支气管旁淋巴组织增生。多为散发病例,仅个例报道有家庭史。关于淋巴系统良性病变以往的分类繁琐,名词众多,难以统一。原发肺淋巴组织肿瘤分为恶性淋巴细胞类型的淋巴瘤及良性的炎症性假性淋巴瘤。两者均仅局限在肺内或局部淋巴结,肺内淋巴系统疾病的原发定义为:初诊时其他器官无同类型疾病;诊断后,至少 3 个月内无肿瘤播散的证据。肺淋巴样增生症类病变的名词还有:假性淋巴瘤、局限性淋巴瘤等。认为是良性疾病,需与淋巴瘤鉴别,但也有报道此病可发展成恶性淋巴瘤。

病理:表现为以淋巴细胞及浆细胞为主的肺间质的渗出,分为两种,即:弥漫型:肺内较广泛的片状渗出;局限型:局限在细小支气管壁的结节样渗出。目前尚不能明确这两种类型是一种疾病的两种表现,还是两种不同性质的疾病。有人通过基因研究,认为假性淋巴瘤及反应性淋巴增生是两种不同类型的疾病。

血清中 IgG、IgA 及 IgM 水平可能升高。T 淋巴细胞计数比例失衡,T_4 比例升高。要诊断肺部原发淋巴系统疾病,必须除外纵隔及全身淋巴系统病变。Down 综合征可伴有呼吸系统淋巴组织增生。

治疗:全身激素治疗为首选治疗方法。对于局限单发者可采用手术切除。

七、假性淋巴瘤

组织学类似于淋巴间质性肺炎,但其较局限,而不累及多叶肺。预后:无复发,但有恶变的报道。假性淋巴瘤应行肺叶或肺段切除,术中应对肺门淋巴结清扫,只有肺门淋巴结阴性,才支持原发肺内假性淋巴瘤的诊断。有人认为假性淋巴瘤不总是良性表现,也可能导致恶性淋巴瘤,故建议术后长期随访。复发者对放、化疗敏感。与几种全身疾病有关,如:重症肌无力、恶性贫血、慢性活动性肝炎、胶原血管病(多为Sji-gren综合征)、人体免疫缺陷病毒及EB病毒感染,如怀疑结节性淋巴增生,所有以上疾病应采用临床及实验室检查除外。如患者伴有自身免疫性疾病、慢性肺渗出及有明显家族史的患儿,应考虑家族性淋巴增生症。因支气管镜活检的诊断率低,经胸活检是最有效的诊断方法,手术切除的目的往往是诊断,而不是治疗。

八、淋巴管平滑肌瘤病

最早较准确地定义了此类肿瘤的人是Laipply和Sherrick(1958年),后在1996年,Corng和Enterline首先以淋巴管肌瘤病一词报道了此类病变,并总结了此前以不同名词报道的相似病例。此瘤罕见。目前认为此病属肺平滑肌的病变,以肺、淋巴系统(包括肺门、腹部及下颈部淋巴结、胸导管)内的平滑肌结节性及弥漫性增生为主要特征。

仅见于女性,多在生育年龄(30～50岁之间)发病。故认为与雌激素有关。肺内平滑肌组织增生,造成继发性气道、静脉和淋巴管的阻塞,导致肺气肿、气胸、乳糜胸、肺出血和咯血等。胸片特点为肺基底部多发的小结节病变,继发肺实质缺乏,形成"蜂巢样"改变。镜下:增厚的胸膜及间隔包绕着许多充气的囊腔,如同蜂窝状。肺的小叶间隔、胸膜、肺泡壁、细支气管、小静脉及淋巴管肺平滑肌组织结节样增生。此病理表现与肺结节性硬化相似,两者之间可能有共同之处。

胸膜固定术及四环素均有益于胸膜粘连。有人建议行卵巢切除术。如果必要可行保守的切除术,常因病变范围较大,故较广泛的根治术可能比单纯的楔形切除术使用的更多。但更多的病人因病变在双侧均较严重,故不能手术。有人用雌激素治疗有效,但相反意见认为仅个别病例雌激素、黄体酮受体阳性。如果不及时治疗,以上并发症最终导致呼吸功能不全,甚至死亡。因肿瘤生长缓慢,无有效治疗,多数病人在发病10年内因呼吸衰竭而死亡。

九、结节性淀粉样变性

Lesser在1877年报道首例肺内单发的病例,为一名78岁的女性,位于左肺上叶的瘤体直径达15cm,后患者死于风湿性心脏病。可位于呼吸道的任何部位。

淀粉样变性分为三类:①气管支气管型,此型又分为局限型及广泛型两个亚型;②肺内结节型,可单发或多发;③肺间质弥漫型。弥漫气管支气管型常累及烟、气管,引起声嘶。

局限气管支气管型最常见于段支气管开口处,呈圆形、光滑、灰白色的无蒂肿物。肺内结节型是淀粉样蛋白在肺内的结节样蓄积,周围有巨细胞反应,其病变结节可为单发或多发,直径在2～15cm,多位于胸膜下或邻近大的支气管、血管,多可见钙化。仅此型可手术治疗。任何年龄均可发病,以60～70岁多见,性别无差异。多无症状,因查体发现。气管或肺内单发者,支气管镜下或开胸的局限切除术即可治愈。如气管内广泛病变导致气道梗阻者也可手术治疗。病理上应与炎性假瘤鉴别。本病可合并多发性骨髓瘤。

预后:单发或局限者术后不复发,此病虽进展缓慢,但病变弥漫者也可导致死亡。

十、畸胎瘤

1839年,Mohr报道首例畸胎瘤,但和其后的几例报道一样,均未明确说明肿瘤的良恶性质或部位,直到1937年,Laffitte明确地报道了首例左肺上叶支气管内良性畸胎瘤。畸胎瘤极少原发在肺内,更多见原发在前纵膈而累及肺部。原发在下呼吸道者多位于左肺上叶前段或其支气管内,且常含有胸腺及胰腺组织,这与前肠发育过程中,呼吸胚芽异常发育,将胸腺等组织裹入有关。

【病理】

这类肿瘤大小不等,最大者直径可达18cm,病理特性同纵膈畸胎瘤,可为单囊或多囊表现,含有一个到三个胚层分化而来的组织,如皮肤、头发及其他皮肤的附件组织,还可有胰腺或骨组织。支气管内畸胎瘤可呈息肉样腔内生长,表面可有毛发穿出。

【诊断分析与治疗方案】

发病年龄在16~68岁之间,女性多于男性。因瘤体较大,多有症状,特异性症状是咳出毛发样物。放射学所见:不规则团块影,边缘清晰,密度不匀,可有分叶、钙化、牙齿、周边空洞、蜂窝状或条索状透亮区等表现可做为诊断线索,但术前确诊仍有困难,必须与睾丸肿物的肺部转移及纵膈肿物直接侵犯相鉴别。

手术是唯一的有效治疗措施,切除彻底可治愈。

（杜鸿昌）

第七章　食管疾病

第一节　食管解剖

一、形态和分段

食管是一个长管状的肌性器官,由咽的下缘延伸至胃的贲门口,起始于环状软骨下缘水平,与第 6 颈椎横突相对应,下行经颈部、胸部的后上纵隔,穿过膈肌的食管裂孔进入腹腔,相当于第 11 胸椎平面的左侧与胃连接。

食管的长度因人而异,与躯干长短,特别是胸腔纵径的长短有关。从内镜下测量,成人门齿至食管下端食管胃黏膜移行部的长度平均为 40cm,上门齿至食管起始部平均长 15cm,食管本身的长度平均为 25cm。

食管腔的直径为 1.5～2.5cm。下半部分的管径较上半部分者大,尤以膈上部分最为粗大。

食管走行中有两个轻度的向左侧偏移。第 1 个是由食管起始部至颈根部的轻度向左偏移,此后又逐渐向右回到中位,至第 7 胸椎平面时,食管再次向左侧弯曲,继而向前穿过膈肌的食管裂孔。此外,食管尚有前后方向的弯曲,即凸向后方,与脊柱的弯曲度相适应。

食管在颈部、胸部及腹部其管腔有三个生理性狭窄:第 1 狭窄为食管的起始部,食管上括约肌的部位,相当于环状软骨下缘,第六颈椎水平,口径约 1.3cm,距门齿约 14～16cm,为食管最狭窄的部位。直视下,关闭的食管入口为一横行的裂隙,其两旁各有一深窝,名为梨状隐窝,内镜检查时,深入此窝内易造成此处穿孔。食管第 2 狭窄是主动脉弓跨越食管处,相当于第 4 胸椎水平。此处距门齿男子为 24～29cm,女子为 22～24cm,此处既为一生理性狭窄,也是主动脉弓跨越食管左侧壁的一个浅压迹。食管的第 3 个狭窄是食管穿过膈肌裂孔处,在成人相当于第 10～11 胸椎水平。

临床上为了叙述上的方便,将食管分为上、中、下三段。上段从食管入口至主动脉弓上缘水平,相当于第 4 胸椎下缘。中段从主动脉弓上缘到下肺静脉水平,相当于第 7 胸椎平面。下段从下肺静脉水平至贲门。

在解剖上一般将食管划分为颈段、胸段及腹段三个部分。了解它们的毗邻关系对分析肿瘤侵犯转移和手术操作等有意义。

1.颈段食管　为食管入口至胸骨切迹的一段,长度约 4.5～5cm。其前面借疏松结缔组织与气管后壁膜部相邻,食管后壁贴附于脊柱与颈长肌上,与脊柱之间有翼状筋膜相隔,此两层筋膜之前即为食管后间隙。气管与食管两侧所形成的浅沟内有左、右喉返神经上行至喉部,食管的两侧与颈总动脉、颈内静脉及甲状腺两侧叶的后部、副甲状腺、甲状腺下动脉相邻。由于食管在颈部下行时轻度偏左,故左侧颈总动脉比右侧颈总动脉更靠近食管,右侧者距食管约1.0cm,左侧者仅数毫米。此外,胸导管的末段沿食管左缘上行短距离后,即汇入左颈静脉角。

2.胸段食管　长约15～18cm,从胸廓入口进入上纵隔,行于气管和脊柱之间,并稍偏左,下行至第4胸椎水平时,主动脉弓的末端部分跨越其左侧,由此食管稍偏向右侧下行,沿胸主动脉降入后纵隔,从第7胸椎水平开始,食管再次向左偏斜,斜越胸主动脉前方,至第8胸椎以下,食管左侧壁为纵隔胸膜所被覆。在胸主动脉左前方穿过膈肌食管裂孔进入腹腔。

在胸部食管的前方自上而下有气管、左主支气管、左心房、心包和膈肌。食管的后面与脊柱之间为颈深筋膜后层构成的食管后间隙,它由颈部延续而下,内含疏松结缔组织,其内有右侧的肋间动脉、胸导管、奇静脉、半奇静脉及副半奇静脉等。食管的右面除第4胸椎水平有奇静脉末部从旁横越向前汇入上腔静脉外全部有右侧纵隔胸膜被覆。

3.腹段食管　长约2cm,其前方和右侧面部分和肝左叶脏面相触,形成肝的食管压迹,其右缘与胃小弯相连续,左缘与胃底相交形成锐角,称His角。一般为70°～80°。腹段食管的右侧包于小网膜内,前面及左侧面则完全为腹膜遮盖于食管裂孔处返折成为膈肌下腹膜,后方的腹膜返折为腹后壁腹膜。

二、食管的组织学

食管壁具有消化道典型的四层结构,即外膜层或纤维层、肌层、黏膜下层与黏膜层。

1.外膜层　亦称纤维层,由疏松的结缔组织构成,其中含有弹力蛋白纤维及许多纵行血管、神经及淋巴管。食管借此膜与周围器官相附着,并有收缩、膨胀及活动的余地。但是,食管不同于胃和肠道,无浆膜层。

2.肌层　是由较厚的外纵肌层和深部环行肌层组成。在食管的上1/3,左右两侧的纵行肌层比前后壁肌层明显为厚,以前壁最薄。由此向下肌层全周的厚度逐渐趋向一致,越向下,厚度越变薄。纵行肌在食管壁上的走行方向并非完全与其长轴一致,而是沿纵轴旋转90°,由头端俯视,为顺时针方向旋转。食管环行肌位于纵行肌内面,事实上,它是椭圆形的肌束,在食管壁内是处于一个倾斜的平面上。食管下端的环行肌较纵行肌为厚,但并无解剖上的括约肌。

3.黏膜下层　为黏膜与肌层之间的一个移动层,两层很容易从此层分开,由疏松结缔组织组成,含有大量的弹力纤维,便于吞咽时黏膜层扩张。其中有许多较粗的血管、淋巴毛细管及神经组织(黏膜下神经丛)。黏膜下层中有食管腺,为黏液层小的复合多支腺体。每个腺体通过一长管穿过黏膜层向食管腔开口。

4.黏膜层　表面光滑而湿润,呈淡灰红色。闭合状态下的食管,黏膜常形成一些纵行皱襞,凸向腔内,所以食管的横断面呈星形的裂隙。黏膜表面被覆的上皮为复层鳞状上皮,由20～25层细胞组成,厚度与黏膜张力程度及年龄有关。上皮的细胞层,根据其位置和形态由深而浅分为:①基底层(内基底层);②副基底层(外基底层);③中层;④浅层。四个层次正常情况下无角化现象。在上皮细胞的深面为固有膜,由一层致密结缔组织构成。固有膜与黏膜下层之间为黏膜肌层,由薄层纵行排列的平滑肌纤维和疏松的弹力纤维网组成。在食管的近端和远端呈螺旋形排列。黏膜肌层与固有膜都随食管黏膜的纵行皱襞起伏,横断面呈波浪状。

食管黏膜坚实且延展性强,在食管被完全切断后,食管黏膜往往明显退缩,因此在作食管与其他空腔脏器吻合时,切断食管肌层后应适当多保留黏膜。食管黏膜还易于同肌层分离,而且肌层较厚,在缝合食管切口时应将黏膜层及肌肉层分别对拢缝合。食管无浆膜层,只有一层疏松的结缔组织外膜,因此对食管吻合口的愈合不利。这就要求手术操作时做到精细准确。

三、食管的血液供应

食管的动脉血液供应来自颈、胸、腹部不同来源的血管,并在食管壁内和壁外互相交通吻合。颈段食管由甲状腺下动脉分支供应,但较细分支亦有来自颈总动脉、甲状腺上动脉及颈肋干发出的最大肋间动脉。胸部食管上段(气管分叉以上)的动脉血液主要来自主动脉弓发出的支气管动脉的食管支;胸部食管下段的动脉为胸主动脉发出的食管固有动脉。一般统计有3～7支,但90%为上、下两支,上支较小,起自第6～7胸椎水平的胸主动脉,长约3～4cm;下支比较恒定,发自第6～7胸椎水平的胸主动脉,长约6～7cm,也比较粗大。腹段食管主要接受胃左动脉上升段分支和左膈下动脉分支的血供。

食管的静脉回流首先流经食管黏膜下静脉丛,其静脉支穿过肌层到达食管表面的静脉丛。在颈部,静脉血经甲状腺下静脉汇入无名静脉;在胸部,静脉血大部分引流至奇静脉及其分支入上腔静脉;在腹部,胸部食管下端静脉丛则引流入胃左静脉,即胃冠状静脉,因此食管静脉是腔静脉系统及门静脉系统之间的交通部位。

四、食管的淋巴引流

食管有丰富的淋巴管网,其走行有别于其他血管供应。淋巴管在黏膜及黏膜下层形成网络,并自由交通,食管下端的淋巴管直接与胃部的相交通,黏膜下的淋巴管网络很丰富。从食管壁穿出来的淋巴管一般都汇入附近的淋巴结,颈部食管的淋巴主要汇入颈深淋巴结,又称颈内静脉淋巴结,常分为上、下两群,分别称颈深上淋巴结与颈深下淋巴结。胸部食管的淋巴,上部汇入气管周围淋巴结;中部汇入后纵膈淋巴结;食管下段及腹段淋巴汇入贲门淋巴结、胃上淋巴结及腹腔淋巴结。

五、食管的神经支配

食管的神经支配来自副交感和交感神经。副交感神经全部来自迷走神经,包括传出与传入纤维。支配食管横纹肌的神经细胞体位于迷走神经的疑核;支配平滑肌的神经细胞体位于迷走神经的运动背核。食管颈部为喉返神经所支配,左右喉返神经在离开迷走神经主干以后,分别绕经主动脉弓和右锁骨下动脉,在食管与气管之间的沟内上行,沿途分发出食管支,分布于食管。食管的迷走神经支配可分为两组:上组在肺门以上,由迷走神经干发出分支支配;下组由食管丛发出分支支配。双侧迷走神经在后纵膈沿食管两侧下行,经肺门后向内直抵食管壁。各分为数支,互相交织,缠绕食管壁,并结合交感神经链来的纤维,形成食管丛,由食管丛分支进入食管壁内。然后食管丛的纤维合成迷走神经的左前、右后两干紧贴食管穿越膈入腹腔。

交感神经的颈上神经节发出4～5支咽支,到咽食管连接部的咽丛,由此向下,分布至食管的交感纤维发自颈中神经节、星状神经节及锁骨下襻;由交感神经链发出到食管胸部的节后纤维,一部分直达食管壁,一部分与迷走神经联结,参与形成食管丛。食管丛还有胸主动脉丛来的分支,以及内脏大神经来的纤维。食管末端还接受来自腹腔的腔神经节交感纤维。

六、胸导管解剖

胸导管与食管相邻,食管手术时易损伤。因此有必要强调这种毗邻关系。在第 12 胸椎和第 2 腰椎间至腹主动脉右侧水平,由乳糜池汇合成胸导管。胸导管通过主动脉裂隙在胸 10～胸 12 水平进入后纵隔,在食管后方,主动脉与静脉间的椎体前方向头侧延伸。在胸 4～胸 5 水平,胸导管越过脊柱左侧在主动脉弓下沿食管左侧,于左锁骨下动脉后方流至颈部。在颈部,胸导管位于椎动静脉、甲状腺动脉干、膈神经前方,在左锁骨下和左颈内静脉汇合处进入静脉系统。胸段食管手术,特别是有既往手术或放疗后食管周围纤维化者,易损伤胸导管而引起乳糜胸。

(杜鸿昌)

第二节　食管先天性疾病

一、先天性食管闭锁及食管-气管瘘

先天性食管闭锁及食管气管瘘的发病率报道不一,一般认为每 3000～3500 名出生的活婴中可占 1 例,并不少见。由于需要在婴儿期作出诊断和治疗,使得处理过程复杂而困难,包括术后并发症的诊断和处理均非轻而易举;但是,近些年来,先天性食管闭锁及食管气管瘘的诊断和治疗在充满挑战中也同时充满了收获,这在一些具有较高水平的小儿外科单位尤其显著。

【病因】

食管-气管瘘产生的原因不很清楚。有人认为于食管分化阶段若孕妇患某种疾病或胚胎受到一些有害因素的影响,可引起这种畸形的产生。

患有食管-气管瘘的患儿,约 50% 的病例伴有其他先天性畸形,可以累及脊柱(V),肛门(A),心脏(C),气管-食管(TE),肾(R)及肢体(L),称之为 VACTERL 综合征,其原因尚不能解释。虽然有报道在同一家族中有两代人发生 3 例或双胞胎中有发生畸形者,但对这种家庭发生本病的发生率的报道很少,尚不足以明确与遗传有关。

在人胚胎第 3 周末,咽和胃之间的原始食管为一个实心管,是由前肠上皮增生形成,随着肺芽的生长和向颈部的延伸,实心的食管逐渐发育成管腔。如果发育过程发生障碍,食管某段或全部不能形成管腔,就会形成食管闭锁畸形。在胚胎发育过程中食管和气管最初为一个共同管,以后由头尾方向生长的两个侧褶在中线融合形成一个纵行隔,此隔将气管和食管分隔成两个管道,食管和气管发育和分隔过程中的异常就造成各种畸形。最常见的为食管闭锁,伴有食管-气管瘘或食管-支气管瘘。

【病理】

1.A 型　常见的一种为食管下段瘘,即食管闭锁而分为上、下互不相通的两段,上段的盲端呈囊袋状,下段有一开口通连气管,瘘管一般见于气管分叉处,占 85%～90%。这种畸形的亚型与食管两端的间距有关,可以自 2cm 到无间隙,在少数病例中瘘管亦可与右或左运气管相通。

2.B 型　食管闭锁合并食管近端与气管相通占 0.5%～1%。

3.C 型　食管闭锁,食管近、远端均与气管相通占 1%。

4.D 型　单纯食管-气管瘘,不合并食管闭锁占 2%～5%。此型食管管腔和管罐均正常,食管与气管有侧-侧相通的瘘管,常被描述为 H 形,实际是瘘管的一端位于气管的上方,向下斜行与食管相通,不呈水平状。

5.E 型　单纯性食管闭锁不合并食管气管瘘占 4%～8%。这类畸形多见于男婴。

【发病机制】

对这些畸形的解剖学特点与母体和胎儿及婴儿的发病密切相关。有食管闭锁的宫内胎儿不能正常吞咽羊水,以致羊水的循环障碍,故单纯食管闭锁无瘘管病例中约 85% 的孕妇发生羊水过多,有远端瘘管者,约 30% 的母亲有羊水过多。另一方面,食管至气管有瘘管的胎儿,影响胎儿循环于呼吸道的羊水,使之很快流向食管,导致羊水对气管,支气管发育的被动支持效应丧失。在患这些畸形死亡的婴儿尸检中,发现这些婴儿的气管中软骨数量较少,使这些气管容易被压迫萎陷,这是有些婴儿在术后容易发生由于肥大的近端食管压迫导致阻塞性呼吸困难的原因。

因为食管闭锁,婴儿出生后不能吞咽唾液及接纳喂入的任何液体,以致分泌物或食物呛入呼吸道而发生吸入性肺炎,见于 A 型、E 型。当然,食管上端直接与气管间有瘘管的 B、C 型更易发生分泌物由食管直接流入呼吸道的危险。远端瘘管患儿,如 A 型、C 型,出生后空气可经呼吸道进入胃内等消化道,胃内的酸性胃液,可因贲门括约肌发育不成熟而使之逆流入食管,经瘘管进入呼吸道,同时也有唾液的呛入,使得新生儿容易发生化学性肺炎。

【诊断分析】

母亲羊水过多产出的婴儿,尤其是早产儿,要考虑食管闭锁的可能性。

若在婴儿出生后,喂食前就能确诊食管闭锁及食管-气管瘘,就有可能避免发生新生儿肺炎。

食管闭锁的临床表现是唾液过多,如予喂食可立即发生呕吐,咳嗽并出现发绀。有远端瘘管的患儿,气体可经瘘管进入胃内等消化道,使腹部鼓胀并逐渐增大。因唾液呛入呼吸道及胃内容物反流经瘘管入呼吸道,加之膈肌上升压迫肺脏,可出现明显的呼吸困难,甚至发生呼吸衰竭。当发生这些征象时,应作进一步检查以证实诊断。

食管闭锁的诊断可经鼻腔或口腔插入一条半硬的 F8～10 号不透 X 线的导管,以判断导管能否进入胃内。如食管腔闭锁,在插入 10cm 左右时,即可感到阻力,继续下插可使导管在食管的盲端部位打圈。一旦感到阻力即将导管固定于鼻部,作 X 线摄片,包括颈、胸、腹的直立后前位及侧位 X 线平片,观察导管的部位。若有食管闭锁,后前位片上可见导管端在上盲端的底部打圈,侧位片上即可观察导管在盲端的水平一般在胸椎第 2 或第 3 水平。若位置高要怀疑上端小瘘管的存在。若导管能进入胃腔,则就可否定食管闭锁的存在。

阅读胸部 X 线片时,见到膈下无气体,大多提示远端无瘘管,化在极少数病例中可能有小瘘管,因为呼吸道可有黏膜堵塞而不能通过空气。同时注意心脏形态有无异常,肺野有无炎症存在及其范围,注意有无骨骼,尤其脊柱有无受累。必要时可经导管注入碘油显示食管闭锁情况。但对注入造影剂的意见不一,虽有对显示食管盲端有利的一面,亦有可能造成吸入而加重肺炎的弊端。经导管注入一段空气作食管空气造影,常可显示食管近端的形态,随即抽出食管内容物,并用试纸测定 pH,若为酸性,则提示与胃相通。前述的 H 形食管气管瘘的诊断最为困难,患儿在喂食后可出现呼吸道症状,咳嗽、流涎过多及腹胀,并可发生肺炎和肺不张,可用望远镜内镜直接观察到瘘管定位的方法确诊,亦可用钡胶浆作 X 线检查的方法。

食管闭锁及食管气管瘘的患儿,尤其是早产儿,常伴发有其他部位的先天性畸形,体检和其他检查时可能有所发现。

【治疗要领】

食管闭锁及食管气管瘘的婴儿出生后的生存因素,与婴儿的体重和成熟程度,是否合并严重先天性畸形及呼吸道并发症等因素密切相关。一经确定诊断,应特别注意体位及保暖。应置婴儿于头高位。在远途运送中可应用针筒经细导管吸引食管盲袋的唾液,咽及口腔的分泌物并给予氧气。

食管闭锁并不一定需作急症处理。入院后可等待 24～48h,延迟的主要原因是处理呼吸道。应将婴儿置于暖箱中,给予高氧和高湿度环境。应用抗生素治疗肺炎,常规给予维生素 C 及 K。对食管上端盲袋作吸引去除分泌物,定时作侧方翻身拍背。监测血液气体分析、电解质平衡,并予纠正。查血型配血备用。

A 型畸形最为常见,可采取经右胸第四、五肋间作后外侧胸部切口开胸作手术或者取胸膜外途径,以减少发生脓胸的危险性。如食管两端距离较近,则可作食管气管瘘修补及食管一期吻合术。可用不吸收缝线间断缝合切断的瘘管,应注意不要使气管狭窄。作吻合时,尤其要注意吻合口两端的黏膜对合。若食管两端距离较大,两端不能直接作吻合或估计吻合后有张力,可在食管近端作肌层切开术,肌层切开分离后可延长食管 1～1.5cm,缩短食管端的间距。

手术过程中若发现食管两端距离确实太远,如见于 B 型或 E 型,则不能作一期吻合。可作两种选择。一是切断瘘管,尽量将食管两端对拢,并作胃造口术维持营养。1 周后开始经食管盲端用探条或水银袋作盲袋扩伸术,待数月后食管两端接近时,再作食管吻合术。另一种选择是,切断缝合食管气管瘘,将上端食管经颈部切口作外置食管造口术,另作经腹壁行胃造口术作喂养用。在此期间应训练婴儿经口进食,虽然食物均经颈部造口流失,但可对以后进食起到心理上的作用。待婴儿成长,约 12 个月,再作二期食管重建术。可选用空肠、结肠或取胃大弯作胃管上翻与食管上段作吻合。

对婴儿术后护理十分重要。体弱,体重小的婴儿更易由于吸入性肺炎等呼吸道并发症发生窒息,吻合口破裂等而死亡。对肺炎应用雾化或蒸气吸入、抗生素、吸氧等治疗,定时用鼻导管吸引,但导管插入不可过深,否则可能吸破吻合口。若患儿有发绀和呼吸短促,应作血液气体分析。若有呼吸性酸中毒,宜及时作气管插管,应用机械呼吸器。此外,补液不宜过多。

术后 48h 可经胃管注入 5％葡萄糖液 3～5ml,能耐受后逐渐增大剂量。第 4 天拔除胃管,改用滴管给予葡萄糖水,逐渐改为口服婴儿奶。如情况不良或发生吻合口瘘等,可作静脉营养治疗。

术后 24h 床边 X 线照相,肺膨胀良好可拔除胸腔引流管。术后 2 周作食管造影。若发现吻合口有狭窄,1 个月后每周作食管扩张 1 次。

【并发症】

1.食管吻合口瘘 吻合口瘘是食管吻合后最常见、最严重的并发症。常在术后第 3～7 天发生。经胸腔途径手术者可出现症状恶化、呼吸困难、脉率增加及中毒症状。如胸腔引流管内有泡沫状黏液或典型涎液流出,或经口服少量亚甲蓝即可明确诊断。X 线胸片检查常发现有气胸或液气胸。经胸膜外途径手术者,吻合口瘘发生后常不造成如此明显的症状,但经常出现脉率增快,引流中出现黏液即可肯定。

吻合口瘘的处理要根据患儿的全身情况及瘘的大小来决定,但一般多采用保守疗法。小的瘘经胸腔闭式引流,并在建立胃造口同时通过造瘘口经十二指肠将导管送至空肠喂食维持营养,同时持续吸引口咽部。若不能施行上述措施,则应用静脉高营养。经胸膜外途径修补者,用保守的方法效果较好。因为瘘管闭合后可造成不易扩张的纤维性狭窄,再次吻合就比较容易。

吻合口大的裂开,患婴情况允许时可开胸探查。拆除原来的吻合口,修补常很困难,易失败,感染严重者可以将食管上端从颈部外置,下残端缝合,胃造瘘管饲,以后作食管重建术。对胸腔感染可在引流同时用抗生素液作胸腔冲洗。

2.食管狭窄 食管闭锁症接受手术后,吻合口狭窄的发生率很高,约 50％。因为大多数病例的食管上盲端较下盲端大,并因吻合口的瘢痕愈合可使吻合口发生狭窄。其临床症状为吞咽困难,同时伴慢性咳嗽和反复发生的吸入性肺炎。可由吞对比剂 X 线摄片及食管镜检查确诊。经口腔或胃造瘘口行探条扩张术常有效,但常需反复施行。少数经扩张无效的病人常须手术治疗。

3.呼吸困难 食管闭锁术后的婴儿,常有不同程度的呼吸困难。表现为吸气性喉鸣,犬吠样咳嗽,复发性肺炎及猝死发作。其中原因之一是气管软骨发育不良和(或)气管壁含食管组织引起,另外可因食管吻合口狭窄、食管气管瘘复发、胃食管反流原因引起,应确定原因而及时纠治。若呼吸困难严重并且长期不缓解,可考虑手术治疗,将无名动脉和主动脉作悬吊,悬吊在胸骨后缘。

4.食管-气管瘘复发或遗留 食管-气管瘘经切断术或结扎术后可以在早期或晚期发生复发,亦有可能是未曾确诊而手术中遗留的食管上段盲袋小管。瘘管的复发率据文献报道约为 10%。症状有从口进食后呛咳,肺炎反复发作等。小的瘘管诊断很困难,可行 X 线造影检查。在内镜检查时,通过气管内注入亚甲蓝,经气管内加压如见到亚甲蓝由食管瘘口染色,即可确认。

治疗的方法是手术切断瘘管。复发瘘管可经不开胸的左侧胸膜外途径,因为右侧常已形成粘连和瘢痕。但亦可用右侧原开胸途径,游离食管后可用带子绕过原来吻合区,并解剖原来修补部位,切断瘘管,两侧分别缝合,若附近有严重食管吻合口狭窄,应切除。可在切断瘘管后,旋转食管将周围的纵膈或胸膜肌瓣缝于气管与食管闭合口之间。用胸管引流胸膜腔及吻合区。术后第 7 天钡餐检查吻合口正常后可逐渐进食。局部感染可使修补部位再次发生瘘管。

此外,婴儿食管闭锁手术后可出现胃食管反流及食管运动功能异常,有的还合并食管裂孔疝,大多数采用内科治疗有效,少数需进行抗反流手术。

二、血管畸形引起的吞咽困难

血管畸形引起的吞咽困难,有学者将其归类,专称血管压迫性吞咽困难。血管压迫性吞咽困难的名称,原来专门用于右锁骨下动脉,起源于降主动脉,经过食管后方,压迫食管,引起的吞咽困难。本节所指血管畸形引起的吞咽困难,除上述右锁骨下动脉异常起始和走行,又称迷走右锁骨下动脉,造成压迫食管,引起吞咽困难之外,尚包括右位主动脉弓引起的吞咽困难。

(一)迷走右锁骨下动脉

迷走右锁骨下动脉是主动脉血管畸形中最常见的类型,约占人口的 0.5%。是由于右颈总和右锁骨下动脉之间的右侧第四弓在胚胎时期中断所致。当右锁骨下动脉直接起自主动脉弓远端时,经常自左锁骨下动脉起始部以远的降主动脉部位发出,成为主动脉的第四个分支,由左向右斜,向上进入右臂。经过食管的后面到达右侧,迷走血管通常也行走于气管后方,在很少有病例行走于气管前方。迷走血管可以压迫气管和食管。

(二)右位主动脉弓

右位主动脉弓是由于左侧背主动脉根退化所致,主动脉弓从气管和食管右侧向后走行而与降主动脉相连接,即是主动脉自左心室发出后不跨越左主支气管,而跨越右主支气管向后,延续于降主动脉。右位主动脉弓本身与肺动脉、动脉韧带共同构成血管环,压迫食管和气管产生相应的症状。

(三)双主动脉弓

双主动脉弓是血管环最常见的类型。升主动脉发出两个主动脉弓,在气管之前一个向左,一个向右,各跨越相应的支气管,然后转向食管后联合延续成降主动脉,形成一个动脉环将气管和食管包围其中,可压迫食管气管。常伴有其他心血管畸形。

【诊断分析】

上述血管畸形主要是引起吞咽困难。由双主动脉或右位主动脉弓及左动脉导管所造成的压迫症状最为明显。在胎儿出生后早期即可出现反流及喂食后发生误吸,并伴有气管压迫症状,气促或喘鸣。迷走右锁骨下动脉仅出现吞咽困难,症状较轻,待成年后因血管随年龄增长而逐渐增大以及血管硬化,症状趋明显。

食管钡餐造影按照前后、斜及侧位相作出诊断。双主动脉弓畸形中可见到食管在前后位及斜位片上有双重压迹。正常食管的主动脉压迹位于左侧,而右位主动脉弓除在 X 线平片上见到主动脉位于右侧外,食管造影前后位亦可见到压迹位于右侧,侧位片上食管后方有一深压迹。迷走右锁骨下动脉造成食管的压迹位于后方,对气管的压迫 X 线表现得不明显。主动脉逆行造影及磁共振等检查对确诊也有较大意义。

【治疗要领】

迷走右锁骨下动脉造成的典型吞咽困难症状,可结扎及切断位于食管后壁的血管,效果满意。在婴幼儿中几乎不会发生合并症,但在成年人中可能出现上肢缺血症状,若出现这种情况,则须将远端与右颈总动脉或主动脉弓作吻合术。

因右位主动脉弓造成的压迫症状,可切断左侧的动脉导管或动脉韧带,并使食管和气管与韧带粘连部分作充分松解分开。

处理双主动脉弓时要认清何者为主弓,切断者应是较小的主动脉弓,同时切断动脉导管韧带。倘若不能确定何者为主,可先作钳闭后侧的弓,若前弓能维持对主动脉远端的血流,可切断后弓,达到食管减压的目的。如切断后气管仍受到前弓压迫时,可将血管向前移缝合固定贴近于胸骨后。多数右侧降主动脉的状态中,右前弓则是主要弓,应免于切断。此外,有时可见到弓的一段闭锁。动脉导管通常位于左侧,如果很短,就会将肺动脉向右牵拉,从而从前方压迫气管,应同期手术解除对气管的压迫。

(涂　东)

第三节　食管良性肿瘤

一、概述

食管良性肿瘤较为少见,仅占食管肿瘤的 10％以下。Moersch 等统计在主诉有吞咽困难的 11000 患者中,仅发现食管良性肿瘤 15 例。Plachta 对连续 19982 例 50 岁以上的病例进行尸检发现如例患有食管良性肿瘤,约占 0.5％。

(一)分型

食管良性肿瘤按其组织来源可分为三型:①壁内型:肿瘤发生于食管肌层,无蒂,最常见的是平滑肌瘤;②腔内型:肿瘤多有蒂,其中以息肉最为多见,其次为乳头状瘤、脂肪瘤、纤维瘤、黏液瘤等;③黏膜下型:血管瘤、淋巴管瘤和粒性成肌细胞瘤。

按组织学分类可分为:

1.上皮细胞型　乳头状瘤,息肉,腺瘤,囊肿。

2.非上皮细胞型

(1)肌性:平滑肌瘤,纤维肌瘤,脂肪肌瘤,纤维瘤。

(2)脉管性:血管瘤,淋巴管瘤。

(3)间叶组织及其他:网状内皮瘤,脂肪瘤,黏液纤维瘤,神经纤维瘤,骨软骨瘤。

3.异位组织　胃黏膜,成黑色素细胞,皮脂腺,粒性成肌细胞,胰腺组织,甲状腺结节。

(二)临床表现

食管良性肿瘤患者绝大多数无明显的临床症状。其症状和体征与肿瘤的解剖部位、大小和肿瘤生长的速度有关。

腔内型肿瘤可以因肿瘤的大小不同而出现不同程度的吞咽困难、呕吐和消瘦。部分患者有咳嗽、胸骨后压迫感,或上消化道出血。部分食管息肉患者,因息肉蒂较长,呕吐时肿物可呕至口中,甚至出现呕出物堵塞气道,造成呼吸道急性梗阻,突发窒息,严重病例导致缺氧性心跳停止。小的壁内型肿瘤多无症状,或出现不同程度的吞咽困难和胸骨后疼痛。巨大食管黏膜下良性肿瘤可致食管腔梗阻,吞咽困难,食管血管瘤患者可发生出血,甚至大出血而危及生命。

(三)检查与诊断

对可疑食管良性肿瘤病例,不论有无症状,均应行 X 线检查和内镜检查,其 X 线表现主要特征有:①钡餐检查时,钡柱到达肿瘤上缘,可稍有停滞,随即偏流或分流而下虽有管腔狭窄,但因肿瘤对侧及其附近食管壁柔软仍保持舒缩功能,很少出现完全性梗阻。②钡充盈食管时,显示肿瘤边缘光滑锐利的充盈缺损,多呈圆形、卵圆形或分叶状,与正常管壁界限清楚,两者间常成锐角,即所谓锐角征或环形征。此征应与纵膈肿瘤压迫食管所造成的 X 线征相鉴别。后者压迹边缘光滑,其上、下缘与正常食管的夹角不成锐角,相应部位纵膈内软组织影的直径大于食管压迹的直径,结合食管内外肿瘤的其他特征,两者鉴别并不困难。③肿瘤区域黏膜完整,纵形皱襞伸展变平而不甚清晰,其附近的黏膜皱襞正常。④在食管轮廓外,常可见与充盈缺损范围一致的软组织块影。此点有助于与食管外肿物鉴别。若诊断仍难以确定、不能排除诸如动脉瘤或血管畸形时,则可加作血管造影或纵膈充气造影、纵膈 CT 和磁共振(MRI)检查。X 线检查仅能获知肿瘤的部位、范围,与周围组织的关系,不能确定其病理类型。

内镜检查:大多数需要做食管镜检查。内镜检查可以发现腔内型肿瘤的外表结构、蒂及其附着部位;也可见食管黏膜下肿瘤的表面黏膜色泽,此外还应观察:①肿瘤表面黏膜是否光滑完整;②肿瘤突向管腔的程度;③管腔明显狭窄时,内镜是否可顺利通过狭窄部位,有无阻塞感;④肿瘤是否可以活动。

对于壁内型病变,尤其是可疑食管平滑肌瘤时,不宜经正常黏膜取活检,因为活检不仅不能获得合适的活检标本,而且还可造成黏膜下组织的感染或炎性反应而影响以后的治疗。特别是食管平滑肌瘤,如在食管镜检查时活检,则会导致手术困难。食管良性肿瘤应与食管癌、肠源性囊肿、食管重复畸形、异常血管环、动脉瘤、纵膈肿瘤相鉴别。

(四)治疗

除对成人的一些小而无症状的壁内型食管良性肿瘤可予以严密观察外,其他较大的肿瘤均应手术切除。若在观察期间肿瘤迅速增大并出现症状,则应尽早手术治疗。因食管良性肿瘤一般不需要施行食管切除术,所以手术死亡率较低,手术效果确切。

手术途径及方法取决于肿瘤的部位和食管受累的范围。

1.腔内型肿瘤　极少数腔内型食管肿瘤可经内镜下摘除。经内镜肿瘤摘除的适应证为肿瘤小而且内镜可以安全地处理瘤蒂的腔内型食管良性肿瘤。如果肿瘤较大,经内镜处理瘤蒂困难,则要根据瘤蒂的起始部位选择颈部切口或刻胸切口手术摘除肿瘤。手术原则是从纵膈中游离食管,在瘤蒂起始部的对侧食管壁上做一纵形切口进入食管腔,此切口应足够大,以便从管腔内游离及牵出肿瘤,并能安全结扎瘤蒂后切除肿瘤。肿瘤切除后,逐层缝合食管。小的腔内型肿瘤一般不需要施行食管切除术。

2.壁内型和黏膜下型肿瘤　经剖胸切口手术摘除。若肿瘤位置较高,估计经颈部切口可摘除肿瘤,应尽可能选用颈部切口摘除肿瘤。在游离出病变食管后,纵形切开肿瘤表面的肌纤维,用锐性加钝性分离的方法解剖出肿瘤并切除之。术中若一旦损伤食管黏膜,则应用细丝线间断缝合食管黏膜,修复黏膜并充气检查黏膜无漏气后,细丝线间断缝合食管肌层。如肿瘤瘤体较大,病变范围较广,切除肿瘤后食管缺损处无法修复,则应选择食管切除,用胃或结肠重建食管。

二、食管平滑肌瘤

食管平滑肌瘤是一种较少见的疾病,据 Seremetis 收集的 180222 例尸检材料中,仅发现食管平滑肌瘤 161 例,占 0.89‰。与食管癌之比为 1:(127～233),实际发病率可能高于文献统计数字。食管平滑肌瘤为最常见的食管良性肿瘤,占食管良性肿瘤的 50%～80%。占整个消化道平滑肌瘤的 5%～10%。第二届中国食管良性疾病专题研讨会收集文献 35 篇,共报告食管平滑肌瘤 522 例。发病率远远高于食管乳头状瘤、腺瘤、息肉、纤维瘤、血管瘤等良性肿瘤。食管平滑肌瘤发生在食管胸下段者占 50%,胸中段者 40%,胸上段者低于 10%,在颈段者非常罕见。这种现象可能与食管各段的平滑肌含量多少有关。本病男性发病多于女性,约为 4.5:12,发病年龄 12～80 岁,平均 44 岁;以 30～50 岁之间最多,年龄最小者 2 岁零 4个月。

(一)病理

肿瘤多为单发,多发性食管平滑肌瘤为 2.4%～4%,有多达 14 个者。已有文献报道,肿瘤大小不一,肿瘤直径多为 5～10cm,10cm 以上的巨大食管平滑肌瘤少见。直径最小者 1mm,最大者 35cm,其重量最轻者 0.25g,最重者达 5000g。99% 的肿瘤位于食管壁内,其余或呈息肉样向腔内生长,或向纵隔内生长。

肿瘤表面光滑,包膜完整,形态不一,一般为圆形或椭圆形实质性肿瘤,也可呈螺旋形、马蹄形、哑铃形、姜块形或不规则形,少数病例呈环形,环绕食管腔生长引起管腔阻塞。肿瘤切面呈灰白色或淡黄色,为实质性,质地均匀,有时可见灶性出血、液化、坏死、囊性交和钙化等。镜下所见:主要由分化较好的平滑肌细胞组成,瘤细胞呈囊状互相交错或游涡状、栅栏状排列。细胞间可混有数量不等的纤维组织,毛细血管网和极少量的神经纤维。瘤细胞呈长梭形,胞浆丰富,红染,细胞边界清楚,有纵形肌纤维,脑核呈梭形,两端圆钝,无间变,偶见核分裂象、脑浆水肿、透明呈空泡状。本病恶变为平滑肌肉瘤者极少见,文献报告仅有 2 例。

(二)临床表现

临床症状与肿瘤大小有关。小于 5cm 的肿瘤一般无症状。临床表现为吞咽困难者约占 47.5%,进展缓慢,呈间歇性,一般不严重;其次为疼痛,约占 45%,表现为胸骨后隐痛或上腹部疼痛,多为肿瘤压迫周围组织或神经所致,这些症状一般较轻,而中晚期食管癌为进行性吞咽困难,以及因癌肿侵犯周围组织及神经而引起的疼痛常为持续性疼痛。胸闷、上腹不适者占 40%;体重减轻者占 24%;其他症状诸如发热、暖气、厌食以及某些非特异性的消化道紊乱症状。由于肿瘤部位的黏膜完整,故食管黏膜溃疡和继发性出血者少见。由于平滑肌瘤生长缓慢,上述症状可持续长达数年之久。如肿瘤巨大,压迫患者气管,则可出现呼吸道症状。

(三)检查与诊断

1.X 线检查　肿瘤较大者,X 线胸部平片可见食管区域的软组织阴影,巨大者可误诊为纵隔肿瘤。食管钡餐造影呈一光滑的半月形充盈缺损影。黏膜和轮廓完整,边界清楚锐利,肿瘤与正常食管壁上、下交界呈锐角。在透视下可见肿瘤活动,肿瘤上缘的正常蠕动波中断,瘤蒂附着处的正常蠕动波亦有中断现象,约半数肿瘤突入食管腔内,肿瘤表面的黏膜皱襞消失,而其对侧黏膜仍然清晰可见,此即所谓"涂抹征"。钡剂亦可沿充盈缺损处向下分流,即分流现象。一般无近端食管扩张和钡剂通过缓慢现象。肿瘤较大者,特别是当其接近贲门部时,可压迫食管,使之变扁,管腔亦随之变形。70%～80%的病例可经食管钡餐检查证实诊断。

2.食管镜检　食管平滑肌瘤黏膜完整,故食管镜检查的诊断价值有限,但可明确肿瘤的所在部位、大小、形态及数目。食管镜检查时,可见肿瘤不同程度地突向食管腔内,呈圆形、卵圆形或腊肠形,但无食管管腔狭窄。肿瘤表面黏膜光滑、皱襞消失、色泽正常,黏膜内血管曲张、肿瘤活动而不固定。内镜前端压迫肿物时可有实质性肿物在黏膜下的滑动感。应注意的是,不宜在正常黏膜取活检,避免造成食管出血、穿孔或炎症反应,引起肿瘤与黏膜粘连,手术时易损伤黏膜,影响手术,增加手术难度及术后并发症的发生率。

3.食管超声内镜检查　可显示肿瘤的轮廓,有无粘连及邻近大血管的关系。有助于选择治疗方法。

4.CT 和 MRI 检查　少数病例尤其是肿瘤位于食管中段者,应与主动脉肿瘤、血管压迫或畸形相鉴别。CT 和 MRI 检查有助于明确肿瘤大小、性质、范围、与邻近脏器的关系,有助于鉴别诊断。

(四)治疗

虽然食管平滑肌瘤属良性肿瘤,除瘤体极小、无症状、患者年老体弱、心脏功能不全者之外,均应考虑手术治疗。手术可以解除肿瘤对周围器官或重要结构的压迫。平滑肌瘤具有潜在的恶性倾向,或含有微小的平滑肌肉瘤病灶。因此,对无症状、肿瘤生长缓慢的病例,亦应手术摘除肿瘤。根据肿瘤的位置、大小、形状与胃的关系以及食管黏膜有无粘连等决定手术术式。肿瘤位于颈段者,可经胸锁乳突肌前缘切口;位于胸上中段者,宜行右后外侧切口;位于胸中下段者,若肿瘤位于食管左侧,分别选择经左胸后外侧切口,反之,选择右胸后外侧切口;靠近贲门者也可采用左侧上腹直肌切口,经腹摘除食管肿瘤。

对食管平滑肌瘤,食管部分切除的适应证为:①肿瘤环绕食管半周以上;②肿瘤直径 8cm 以上;③瘤体与黏膜粘连致密、分离困难;④合并其他食管疾病如食管癌;⑤肿瘤位于胃食管交界者。据 Seremetis 统计,10%的食管平滑肌瘤须行食管部分切除术。食管部分切除术并发症明显多于黏膜外肿瘤摘除术。死亡率为 2%～10.5%。

对肿瘤体积直径 5cm 以下、肿瘤与黏膜无粘连的病例,也可选择电视胸腔镜辅助、黏膜外肿瘤摘除术,其优点为损伤较小,患者术后恢复较快。

黏膜外食管肌层切开肿瘤摘除术为标准术式,对患者损伤小,并发症少,效果好,手术死亡率为 1.8%。进胸后,在肿瘤部位游离食管,纵形切开食管肌层,暴露肿瘤,沿黏膜外锐性或钝性分离,摘除肿瘤。摘除肿瘤后,阻断肿瘤下端食管,经胃管充气,检查证实食管黏膜完整无损后缝合肌层,并用邻近胸膜覆盖。如肿瘤较大,肌层缺损较多者,可用心包片、胸膜片、肌瓣、大网膜或人工材料等包绕、加固食管防止形成继发性憩室。

(五)术后并发症及预后

食管平滑肌瘤黏膜外肿瘤摘除或食管部分切除、食管胃吻合术后可能发生以下并发症。

1.食管漏或胃食管吻合口漏　食管平滑肌瘤黏膜外摘除术者,如术中损伤食管黏膜而修补不完善或黏膜破损未被发现,容易发生术后食管漏。而食管部分切除,食管胃吻合者,如术中未注意无菌操作,食管胃内容物污染手术野,或食管切除范围较大,胃游离不够充分导致食管胃吻合口有较大张力,或食管游离过多,吻合口血运不良,或食管胃吻合的技术因素等均可造成食管胃吻合口漏。食管漏或食管胃吻合口漏常造成严重后果。患者术后如出现高热,呼吸急促,心率加快,胸腔积液或液气胸,多提示有食管漏或食管胃吻合口漏。食管碘油造影或口服美蓝试验,有助于诊断,若诊断明确,则应及时处理。漏口小者,经胸腔闭式引流,抗感染、禁食、输液等治疗,漏口有可能逐渐愈合。漏口较大者,如患者情况允许,则应及时施行漏口修补术。

2.脓胸　食管部分切除,食管胃吻合时,如食管胃内容物污染术野,而又未认真反复冲洗手术野,容易造成术后脓胸。因此,应注意术中无菌操作并应用抗生素,预防发生术后脓胸。

3.瘢痕狭窄或假性憩室　体积较大的平滑肌瘤摘除术后,因食管壁缺损较多,修复后周围组织瘢痕挛缩,后可发生食管瘢痕性狭窄或假性憩室。术中应避免不必要的意外损伤,仔细修补食管壁。若患者瘢痕狭窄较重出现吞咽困难时,则往往需要进行食管扩张或再次手术切除狭窄部位,重建食管。

食管平滑肌瘤术后预后好。术后复发者罕见。文献仅报道 2 例术后复发者,可能为多源性,并非真性复发。大组病例报道,食管平滑肌瘤摘除术的死亡率为 $0.9\%\sim2\%$,食管部分切除术为 $2.6\%\sim10\%$。

三、食管息肉

(一)概述

食管息肉在食管良性肿瘤中较为常见,仅次于食管平滑肌瘤。据 Storey 统计,占食管良性肿瘤的 1/3。息肉起源于食管黏膜或黏膜下层,可发生在食管的任何部位,但多发于颈段食管,约占 80%,尤其是环咽肌附近最为多见。此病多见于老年男性,仅 8% 为青年女性。大多为单发,个别为多发。食管息肉命名仍不统一,名称较多,如纤维血管瘤、纤维脂肪瘤、黏液纤维瘤或有蒂脂肪瘤等。Bernatz 等建议,将食管息肉命名为"纤维脂肪瘤"。

(二)病理

食管息肉属腔内型病变,初期为很小的黏膜瘤。肿瘤在生长过程中,随着食管的不断向下蠕动,由其推动力使肿瘤逐渐向下延伸而形成一蒂状长圆柱形肿物,瘤蒂长短不一,长者可进入口腔。

显微镜下观,息肉含有不同来源的结缔组织成分,表面被覆一层正常的食管黏膜,有时可继发溃疡。纤维成分可为疏松组织、黏液样组织或致密的胶原组织,亦可含有数量不等的脂肪组织。

(三)临床表现

食管息肉生长缓慢,临床常无任何症状。当息肉增长到引起食管腔阻塞时,才出现不同程度的梗阻症状。常见症状有吞咽困难、呕吐、反流以及体重减轻或消瘦等,少数患者有胸骨后疼痛。若肿瘤巨大,可压迫气管,引起咳嗽,呼吸困难,哮喘甚至窒息,但反复上呼吸道感染很少见。有的息肉表面形成溃疡,可引起呕血或黑便,有的患者表现为程度不一的上腹部疼痛,个别患者有较剧烈的胸痛,类似心绞痛症状。

食管息肉的典型临床症状:患者可因阵咳或呕吐而将肿瘤呕至口腔内,或肿瘤定期出现于口腔内,患者自觉咽部有异物感或咽部有肿物感,随着吞咽动作,患者可将肿瘤重新吞咽至食管腔内。有些患者在感觉到咽部有肿物时,可用手指将其推回。因息肉可以活动,因此上述症状往往为一过性,而在就诊体格检查时多无阳性发现。因此,临床医师在详细询问患者的病史时,若有上述食管息肉的典型临床症状,则应考虑到食管息肉可能,并予以相应的检查。

(四)检查与诊断

诊断食管息肉主要依靠 X 线检查和内镜检查:

1.X 线食管钡剂造影检查　病变部位食管呈梭形扩大,管壁光滑,黏膜皱襞变平或消失。钡剂在肿瘤表面有分流或偏一侧通过。有的因息肉堵塞管腔及食管腔内有食物残渣滞留,可被误诊为贲门痉挛或狭窄,甚至将腔内肿物误诊为食管异物。食管局部管壁扩张,收缩功能良好。肿物呈一长条状、香肠状或棒状充盈缺损影,可有分叶,表面光滑,随吞咽动作而上下移动。如肿瘤表面有溃疡时应考虑有恶变可能。有时因肿物较大,在胸片上可见纵膈阴影增宽征。食管 CT 检查可显示息肉的轮廓与食管壁的关系,而且可根据观察瘤体的组织密度,初步判断肿瘤的性质。

2.内镜检查　食管镜检查对诊断食管息肉有重要价值。食管镜检查可明确肿瘤的大小、形态、部位、表面情况和硬度等。食管镜可见息肉表面光滑,呈粉红色,用食管镜的前端触及瘤体时,可感觉瘤体较软;基底部或宽阔、或有细长的瘤蒂,有蒂者息肉可以上下活动。如为血管性息肉。其色泽较深,可被压缩。瘤体表面有糜烂或溃疡者应予以活检,进一步明确其病理性质。

食管息肉应与食管平滑肌瘤、神经纤维瘤及贲门失弛症相鉴别。

(五)治疗

食管息肉一经诊断,尽早手术切除,因为息肉可发生溃疡出血、堵塞食管腔或恶变。个别患者可因肿瘤突然堵塞咽喉部,发生急性喉梗阻、窒息或/和缺氧性心跳停止。

根据息肉的大小、部位、基底部的宽度选择治疗方法。直径<2cm 的息肉,且有蒂者可经食管镜用圈套器摘除;或经食管电灼断蒂后摘除;如息肉较大,不宜经食管镜摘除时,位于颈段食管的肿瘤可经颈部切口切开颈段食管摘除息肉;如肿瘤位于食管中下段,基底部较宽,瘤体较大者,则应剖胸手术切除。

食管息肉切除后效果满意,预后良好。如能彻底切除食管息肉的基底部,则很少复发。

四、食管囊肿

(一)概述

食管囊肿为胚胎性遗留物而非新生物。因其征象类似良性肿瘤,故一般将其视为食管的良性肿瘤,发病率低于食管平滑肌瘤和食管息肉,与食管平滑肌瘤的比例为 1：(5～8)。约占食管良性肿瘤的 2.2%。

食管囊肿的发病原因不清楚。可能起源于胚胎前肠的异位细胞,认为是肠源性囊肿的变异。食管囊肿的部位决定于基质分离的程度,外形与移位上皮的形成有关,覆盖层决定于组织来源及其分化的程度。

(二)病理

成人食管囊肿常呈椭圆形,可完全位于食管壁内,亦可通过一瘘管与食管相连。表面覆盖有一薄层肌纤维,囊肿与食管肌层或黏膜一般无紧密的粘连。大小多在 5～10cm 之间。婴幼儿可见有较大的囊肿,可占据一侧胸腔之大部,且多位于气管分叉处。囊内上皮为消化道上皮,52% 为纤毛柱状上皮,27% 为胃黏膜,10% 为鳞状上皮,其余为混合型。囊壁多由两层平滑肌组成,偶尔在囊壁内发现有软骨。囊内含有白色透明黏液或棕色黏液,如其上皮为胃黏膜,可发生溃疡、出血和穿孔。有时囊内可并发感染,但在成人少见。

(三)临床症状

食管囊肿较小时,一般无任何症状。如肿瘤较大,可因囊肿压迫邻近组织发生不同的症状。在婴幼儿常因肿瘤较大,压迫邻近组织,可以发生呼吸道症状或食管梗阻症状,出现呼吸困难或。吞咽困难。成人当囊肿造成食管腔部分梗阻时,则可出现吞咽困难,反流和胸痛等症状,甚至发生呼吸窘迫。如果囊内出血,患者突然出现剧烈胸痛,此情况多发生于婴幼儿和儿童,在成人则少见。还可因穿透气管或支气管引起咯血。临床上发现食管囊肿并发颈椎或胸椎的半椎体畸形,常为并存内被胃黏膜的食管囊肿。

(四)检查与诊断

患者可以无症状,偶然体检作 X 线胸片或钡餐检查时发现。X 线所见与食管平滑肌瘤相似。在胸片上,表现为纵膈肿块影,致使气管、支气管或食管移位。在钡餐造影检查时,肿瘤上下端与正常食管壁形成的锐角不如食管平滑肌瘤明显,其余征象与食管平滑肌瘤相似。食管镜检查可以确定肿瘤的部位及大小,可发现囊肿突出于食管腔内,表面黏膜正常,质地较平滑肌瘤柔软。食管囊肿经 X 线检查和食管镜检查即可定位及确诊。禁忌经食管镜活检。

(五)治疗

依据囊肿发生的部位、大小、形态、食管受累的范围以及与食管周围器官或结构的关系等因素决定食管囊肿的治疗。在成人,小而无症状的食管囊肿,可严密观察;对大而有症状的囊肿常需要手术治疗,可将其从食管壁上摘除,但不能切开食管黏膜或过分损伤肌层。婴儿的食管囊肿与周围组织粘连较紧,而且血运丰富,增加了手术切除的难度。可以在囊肿表面作一小切口,单纯切除囊肿内壁。如果囊肿不能从食管壁上游离,则需要作食管部分切除术。食管囊肿手术治疗并发症少,治疗效果好。

五、食管乳头状瘤

(一)概述

食管乳头状瘤少见,由食管黏膜鳞状上皮局部增生形成。发病率占食管良性肿瘤的 2.2%～6.8%,好发于 50 岁左右的人群,发病原因不明,可能与局部慢性机械性、化学性、慢性炎症刺激及病毒感染有关。位于食管下段者,肿瘤的发生可能与长期胃食管反流有重要关系。食管乳头状瘤是一种癌前病变,可演变为食管鳞状上皮细胞癌或腺棘细胞癌。

(二)病理

本病可发生于食管的任何部位。肿瘤呈单发或多发,常无蒂,亦有有蒂者。常呈分枝或分叶状,突入食管腔内,表面覆盖正常食管黏膜。肿瘤多为 0.2～1.5cm,平均 0.6cm。组织学特征为有鳞状细胞覆盖的指样突起。可分为 4 型:①原始型:肿块小而突起,无蒂或呈悬垂结构状;②疣型:黏膜上皮呈疣状增生,色苍白而透明;③芽型:类似小菜花状突出于黏膜表面;④弥漫型:黏膜较大面积变粗并有裂隙。镜下见黏膜上皮呈乳突状增生,黏膜下层有轻度圆形细胞浸润。

(三)症状

临床常无明显症状,偶有吞咽不适。

(四)检查与诊断

食管镜检查可发现肿瘤的大小及发生部位,经活检可明确诊断。

(五)治疗

食管乳头状瘤的治疗应依据肿瘤的大小而采取相应的措施,体积小者可经内镜切除或激光烧灼;瘤体较大者,特别是怀疑恶变者应经胸切开食管直视下切除肿瘤。

六、食管血管瘤

食管血管瘤较为少见,常位于食管黏膜下层,大小不同,偶呈息肉样瘤,或为黏膜下层深紫红色块。食管血管瘤由大量新生血管构成。可单发或多发。按组织类型可分为毛细血管瘤,海绵状血管瘤,混合血管瘤,静脉血管瘤,淋巴管瘤,肉芽肿型血管瘤和血管球瘤等。

本病可发生于任何年龄,男性较多,约占 80%,好发于食管中上段。

（一）临床症状

大多数患者无症状,少数患者自诉有吞咽不适或吞咽困难,偶有发生上消化道大出血者。

食管镜检查可见肿瘤为黏膜下隆起的包块,呈蓝色或红色,也有的呈分叶状或屈曲如蚯蚓状,少数瘤体较大者可阻塞食管腔。食管镜检查如疑为血管瘤,禁忌施行活检,以免引起大出血。

（二）食管血管瘤的治疗

根据病变范围不同而选择不同的治疗方法。病变弥散者以放射治疗为宜,病变局限者行局部切除,效果满意。

七、食管粒性成肌细胞瘤

粒性成肌细胞瘤常发生于舌、皮肤、皮下组织,也可发生于唇、咽、乳腺、女性外生殖器、腋下等处。发生于食管者少见,属良性病变,现已被分类为颗粒细胞瘤和血管瘤。发生于其他器官内的粒性成肌细胞瘤约3%为恶性。本病女性多见,男女之比2:1。发病年龄为19～58岁,多为28～48岁。

有人认为肿瘤来源于Schwann细胞的可能性较大,但未被普遍承认。肿瘤呈结节状、马蹄状或息肉状,为单发,偶可多发。显微镜检查可见,细胞为多形性,聚集成结节状,脑浆淡染,内有小的嗜中性颗粒,胞核小而规则,有时可见横纹,细胞内不含脂肪,其表面的鳞状上皮可有假性瘤样增生。因瘤体小,患者多无症状,或有吞咽不适、胸骨后疼痛,或程度不同的吞咽困难等症状。本病诊断依靠食管镜检查,食管镜检可明确肿瘤发生部位及肿瘤的大小和形态,经活检而明确诊断。

治疗:可行局部切除,或黏膜外肿瘤摘除,术后效果好。

八、食管神经源肿瘤

食管神经源肿瘤非常罕见,可分为神经纤维瘤和神经鞘瘤。

本病病变多位于食管壁内,有的呈蕈状突向食管腔内。一般无临床症状,当瘤体较大时,可出现与食管平滑肌瘤的临床表现类似的症状。x线检查及内镜检查可发现肿瘤的发生部位及大小,活检可明确诊断,本病需与食管癌鉴别。

食管神经纤维瘤无包膜,切面呈灰白色,半透明,无漩涡状结构。瘤组织由细长梭形或星形细胞组成,细胞交织排列成紊乱的网状结构,可见少量的神经鞘细胞,亦可见神经轴突。神经鞘瘤包膜完整,边界清楚。食管神经纤维瘤可分为AntoniA型和B型。A型细胞密集排列成束,常见栅柱状或漩涡状排列;B型细胞稀少,间质水肿疏松,颇似黏液瘤,常有小束腔形成。本病恶变率为2%～3%。

治疗:除对老年、体弱、瘤体小、无症状可随访观察外,均应尽早手术。治疗采用肿瘤摘除术和局部切除术,预后好,复发少见。

（韩　斐）

第四节 食管狭窄

一、损伤性食管狭窄

损伤性食管狭窄中，以吞咽腐蚀剂引起的化学性腐蚀伤，愈后形成瘢痕性狭窄最为常见，这种狭窄又称腐蚀性狭窄。此外，由食管异物，如假牙、锐骨，或者医源性原因，如器械检查或治疗，放射线照射治疗等引起的狭窄。

【病因】

吞服腐蚀剂是造成食管腐蚀性损伤的常见原因。现代社会，各国病因情况已趋相似，值得重视的是在幼儿的发生率在上升，美国每年发生 5000～26000 例，而 75％以上的损伤发生在 5 岁以下的儿童。其次的高峰出现在青春期晚期或成人早期。腐蚀剂的摄入几乎总是意外地发生在幼童身上，他们太容易受到被不小心地装在常见的软饮料容器中的化学溶液，或陈列在罐或听中像白糖或糖块那样的晶体状腐蚀剂的诱惑。青春期或成人摄入腐蚀剂的例子通常是情感上受困扰的人，或精神病人，有意的自杀企图，往往摄入相当大量的毒性物质。

当前食管腐蚀性烧伤所涉及的最常见的化学物质包括腐蚀性碱、酸或酸样腐蚀剂、家用漂白剂。盐酸、硫酸、磷酸含于汽车电池、焊剂及各种商品清洁剂中。碱性腐蚀剂常是氢氧化钠或钾（家用碱或下水道清洁剂的成分）、碳酸氢钠（清涤苏打）、偏硅酸钠（餐具洗涤剂）及氨水（家用清洁剂）。严重的局限性食管烧伤也可因摄入临床试验性药片（含有大量的无水氢氧化钠）而引起，或因咽下了计算器、照相机、助听器和手表中常用的小型碟状（钮扣）碱性电池所引起。1965 年前的 40 年中，在美国发生的腐蚀剂摄入多半是片状或固态小团块的氢氧化钠。然而，该时期浓缩液体下水道清洁剂产品，如含有 35％氢氧化钠溶液的Plumr 液的采用，使得上胃肠道损伤的流行，更为广泛和严重，只是在限制这类制剂的浓度，并要求应用对儿童安全的容器的联邦立法得到实施后在 20 世纪 70 年代早期才得以限制。然而，随着对环境污染关注的增强，磷酸盐碗碟清洁剂被包含硅酸钠、碳酸钠、偏硅酸钠及硼酸钠的高碱性非磷酸盐复合物所替代，这恰使家中幼童受损伤的危险增加。随后非磷酸盐清洁剂配方的改进消除了潜在的毒性，尽管它们在被吸入时仍可能产生一过性、严重的呼吸窘迫。另外，我们现今的环境仍对幼童产生看似永无止境的诸多危险，如在乳牛场的牛奶房间日常用于清洁管道的浓缩碱性溶液的意外摄入。对正在步入现代化的我国来说，上述例子值得借鉴。但对食管腐蚀性损伤的病因学诊断和预防，仍将是任重而道远，新问题新情况会不断地出现。

【发病机制】

由腐蚀剂摄入所引起的腐蚀性烧伤可能涉及口咽、食管、胃，甚至小肠及结肠。损伤的部位及严重性主要取决于摄入物质的特性、量、浓度。食管的解剖特点以及腐蚀剂停留接触食管时间的长短、有无呕吐等因素的影响。家用漂白剂如 Clorox 的摄入相对频繁，但很少产生持久的损伤，除非咽下很大的量。固体碱性物质容易卡在口咽或上部食管，浓缩的液态腐蚀剂不仅使食管损伤的可能性增加，也会损伤胃及远端肠道，特别是在幼童身上。碱性晶体的摄入产生疼痛，多数儿童辨出腐蚀性物质的味道后马上就想往外吐。对液态腐蚀剂而言，这一防御性机制就没有了，因为这种腐蚀剂无色、无味，即使其浓度小于是 10％，也会产生严重的损伤。因为腐蚀剂损伤会松弛食管下段括约肌，结果是胃食管反流可能促使远端的腔道长久地暴露于损伤性制剂中,在摄入酸液的病例中,食管有可能免于损伤,因为有鳞状上皮相应的防御,还因为液体快速通过管腔长度时接触的时间短。然而,溶液达到胃内后,通常立即引起幽门痉挛,将破坏性化学物质淤积在远端的腔内,产生严重的胃炎,可能在 24～48h 内进展,引起全层坏死及穿孔。胃内的食物可限制这一过程的进展与严重程度。摄入立即引起的疼痛消耗大量酸性物质比碱性中毒还要少见,但一个专心的、情感障碍的人,会咽下大量,从而产生有特征性的临床表现。

如上所述,与酸性腐蚀剂相比,碱性腐蚀剂对食管造成的损伤更为严重。实验证实,2％的氢氧化钠溶液就足以对食管黏膜产生严重腐蚀,使蛋白溶解,脂肪皂化,水分吸收而致组织脱水。酸性腐蚀剂可使蛋白凝固坏死,病变较为表浅,但酸性腐蚀剂不能被胃酸所中和,因而可引起胃的严重灼伤。

当腐蚀剂通过食管进入胃时,常引起病人呕吐,从而使食管第二次接触腐蚀剂,加重食管灼伤程度。呕吐在发病机制上有意义,询问病史时应该强调。

食管的腐蚀性损伤根据组织结构上的外观和临床表现可分为浅表或深在。黏膜表浅的烧伤表现为红斑、肿胀、水疱形成,或小的、孤立的溃疡。深位烧伤可表现为周边溃疡,并可能通过食管壁的全层而进展到邻近的纵隔组织,穿透胸膜、腹膜腔,甚至偶尔产生气管食管瘘或主动脉肠瘘。食管解剖上的特点影响摄入物在移动过程中相对的停留时间,有的部位则容易受损害,包括环咽区的上段食管,主动脉和左主干分叉可能撞击管腔的中段食管,及紧接于下括约肌的远段食管(即三个生理狭窄)。在表浅的损伤后食管黏膜表浅的充血水肿,经过脱屑期以后约 10d 内痊愈,食管黏膜的再上皮化通常在第 6 周完成。而在全层损伤,瘢痕形成期多在伤后 3 周左右开始,逐渐加重,经数周到数月达到最严重阶段。一般在伤后 6 个月,狭窄部位稳定不再变化。但在腔室瘢痕形成的进行性过程中,胃出口梗阻可能是重度酸性损伤的迟发后遗症。据统计,食管腐蚀性损伤后发生食管狭窄的时间一般较快,约 58％的病例发生于 1 个月以内,80％的病例发生于两个月以内,几乎 100％的病例发生于 8 个月之内。其纤维组织呈波浪形,因而有一定弹性,尚可用扩张术加以治疗。数年后发生食管狭窄者甚为罕见。损伤性瘢痕狭窄的范围有的呈节段性,有的比较广泛达食管全长。狭窄部的食管组织失去正常的分层结构,由增厚的纤维组织所代替,成为瘢痕性硬管。管腔高度狭窄,在狭窄部的口腔端食管有不同程度的扩张和管壁增厚。特别在腐蚀剂灼伤后的狭窄,因慢性炎症反应致食管与周围组织粘连紧密,可使手术的分离困难。食管异物或医源性损伤所致食管瘢痕性狭窄,多局限于某一节段,病情较轻。

此外,在吞服腐蚀剂之后,口腔和咽部亦有程度不同,分布不均,深浅不等的烧伤。由于吞服后腐蚀剂的反流,声门上的黏膜也可受累。

【临床表现】

吞服腐蚀剂之后,病人立即有口腔和胸骨后剧烈疼痛,吞咽时疼痛尤为剧烈。随着发生反射性恶心、呕吐,呕吐物常带有血性物质,口腔和唇、舌黏膜均被灼伤。随后病人流涎,不能进食。吞服量大,浓度高的病例可有高热、呕血、昏迷等全身中毒症状。约两周后,上述症状缓解,吞咽困难及梗阻逐渐减轻。但在灼伤后期(1 个月左右),会再度出现吞咽困难,并渐趋严重,短期内导致食管部分或完全梗阻,有的病例甚至连唾液也不能下咽。同时,可能并发咳嗽、气短和上呼吸道吸入性感染。由于无法维持营养,病人出现脱水消瘦、体重下降、全身乏力、贫血等症状。小儿患者的生长发育会受到影响。若同时在咽喉部灼伤,有时可因喉部水肿出现呼吸困难。有时食管黏膜水肿或食物块阻塞狭窄的管腔,可导致吞咽困难加重,偶尔也可因水肿消退或阻塞物脱落而症状好转。

严重病例可因并发症出血、食管穿孔、胃腐蚀伤,呼吸道梗阻等,使病情危重而复杂。食管穿孔和纵隔炎,继而因感染,休克或因毒素吸收而可能致病人死亡。如果食管穿孔侵蚀主动脉,可突然发生无法控制的大出血。

此外,食管腐蚀性烧伤和狭窄尚可有迟发的并发症:食管裂孔疝,贲门失弛缓及食管癌。

有学者报道,食管腐蚀烧伤的一种未被广泛认识的迟发病症是损伤后 25～69 年发展的裂孔疝,这是因为纤维化了的食管发生挛缩将胃拉入胸腔所致,随即继发胃食管反流而导致食管炎和狭窄加重。在这类病例中去扩张食管狭窄是没有意义的,因为它增加反流,纤维化的狭窄会变得更紧密。也有报道说,由于广泛的黏膜内纤维化,发生了一种获得性形式的贲门失弛缓症。

另一种食管瘢痕和狭窄形成的并发症是恶变。先前经受碱液性狭窄的患者食管癌的发生率可能至少比普遍人群高 1000 倍。因此,有慢性狭窄的患者,特别是在 16 年以上的,如有任何症状上的改变,应立即接受放射影像学和食管镜检查。先前经治疗有好转而不能扩张的慢性狭窄,或近期放射影像学检查显示进展性狭窄的征象,都强烈提示恶性改变。在这类病例中,通过食管镜的活检易错过肿瘤,因为癌可能位于狭窄区的远端,活检钳子不可触及。因此,在这些情况下,阴性的活检标本应被认为是没有说服力的。所幸的是,那些在瘢痕组织中发展的癌,没有普通食管癌那样凶险,可能是因为外包的瘢痕抑制它向外侵犯,结果产生的腔内增生引起早期的阻塞症状。在任何有慢性碱液性狭窄的患者中,如果前面所提到的变化已经发生,则需要把狭窄的食管段切除,即使是为了肿瘤的鉴别,这也给患者以治愈狭窄的机会。

【辅助检查】

1.X 线检查　X 线食管钡餐检查可显示狭窄的部位,程度和长度。化学腐蚀剂烧伤引起的狭窄一般呈现边缘不规则,管腔粗细不匀的长段狭窄。其他原因引起者多较局限,呈节段性或环状狭窄。高度狭窄的病例常不能了解狭窄的全段情况及远端食管状况。

最初的放射线检查结果可以作为以后检查的对照材料,在急性期可能观察到食管痉挛或无张力。由于水肿及炎症,溃疡性狭窄可能很快出现,对比剂在腔内淤积,食管腔内空气滞留及穿孔说明烧伤十分严重。

由于症状并不与损伤程度相关,而且损伤的深度常常很难确定,常规放射线检查可以记录狭窄的发生时期与范围。

2.内镜检查　内镜检查可发现最初损伤的范围及面积,但不能准确地获知损伤的深度。用直接喉镜观察咽部及喉部,可以了解到近处的损伤情况。如有吸入性损伤,应作气管镜及支气管镜检查。

检查食管应小心从事,在可控条件下进行。糜烂及渗出提示Ⅱ度烧伤,四周变色,水肿及血肿形成提示可能有更深层的损伤,内镜尖端不应超越Ⅱ度或Ⅲ度烧伤区域以防穿孔。早期内镜检查的优越性在于能把没有损伤的病人与经过积极的即刻治疗的病人分开,即便是初期经过评估认为没有急性损伤的病人,仍然需要长期随访。在远期的随访中,食管镜检查除可了解狭窄的部位及程度外,还有助于诊断恶变,但多半不能通过狭窄了解远端情况。

【诊断分析】

确诊腐蚀性狭窄主要是吞服腐蚀剂的病史,即使在小儿一般也不难追溯。从 X 线、内镜等检查在腐蚀性烧伤急性期可获知病变的范围,在慢性期了解狭窄的部位,范围及程度,在远期随访中可了解并发症食管缩短,食管裂孔疝、贲门失弛缓及食管癌的发生。早期并发症纵膈炎,食管、胃及肠的穿孔,口腔咽喉、气管支气管甚至主动脉等受腐蚀,可根据病史体征及辅助检查所取得的直接和间接证据加以扩充诊断。各阶段的诊断分析是急症处理烧伤择期治疗狭窄和远期并发症的依据。鉴别诊断主要是在狭窄后远期,对并发缩短食管、食管裂孔疝、瘢痕狭窄、恶性变及广泛的黏膜内纤维化、贲门失弛缓等的检出和鉴别。

【应急处理】

食管腐蚀性烧伤的成功处理中最重要的因素是立即区别致病的制剂和精确评估损伤的程度和广度。随后是在上述基础上分别处理。找到盛有腐蚀性物质的容器,以便确认腐蚀剂的类型和测定 pH。pH 小于 11.5 的碱性溶液被认为是相对安全的,但 pH 超出这一水平的溶液产生损伤的可能性有增无减。对服用酸性腐蚀者,可考虑用肥皂水、氧化镁等弱碱性药物中和;吞服碱性腐蚀者,可用柠檬等弱酸性溶液中和。对有全身中毒症状的病人,可考虑反复多次的洗胃;但是,对这些患者施以拮抗剂急救处理可能是无效的,因为腐蚀作用大都在几秒的时间内完成,引起的呕吐损伤反而会引起严重的咽及食管损伤的发生率上升,因此,如果实施也必须小心。如果咽下者为碱性电池,应按急症处理予以摘除,碱性电池引起的食管严重的局部损伤一般紧接在吞入后 4～6h 内发生,这是由于产生的电流、压力性坏死和高度腐蚀性内容物泄漏等单独或共同起作用的结果。内容物泄漏则是因为电池外壳破损,或在内镜检查时遭受损伤。因此,应立即行电池取出术。通过内镜取出比较可取。因为,相关的损伤,如一旦确认有气管、支气管损伤,应同时施行支气管检查。在稳定呼吸与血流动力学的同时,应开始使用包括对口腔及食管内细菌有效的抗生素。皮质类固醇对严重腐蚀性烧伤是禁忌的,临床或 X 线照片曾见食管穿透,胃坏死。浓缩的液态碱液特别有可能引起这些并发症。应用皮质类固醇处理酸液引起的烧伤也是有问题的,不但可掩盖腹膜炎的征象,还增加了胃溃疡和出血的可能。相反,对有呼吸困难、声嘶或喘鸣提示咽喉明显烧伤者,应立即使用皮质类固醇,以防治喉水肿气道梗阻,这种并发症在头 24h 内容易发生。在这种情况下,食管镜通常是禁忌的。此外,有人认为类固醇可以防止狭窄形成,然而还没有有力证据。

一般在烧伤后 12～24h,不超过 48h,行内镜检查,在内镜检查咽部、喉、食管及胃之前应该禁食。例行胸片检查,适时行上消化道钡餐造影。

若辅助诊断检查后无损伤发现,则将一切特殊措施全部停止。在确诊为食管烧伤后,经过 3 周治疗再重复作 X 检查,并应连续地评估食管的状态,每隔 3 周检查 1 次,3 个月重复 1 次。6 个月到 1 年间再作一次,以除外迟发的狭窄。一般在烧伤后 6 个月食管的狭窄部位稳定不再变化,但在重度酸性损伤后腔室瘢痕形成的过程中可以出现迟发的后遗症胃出口梗阻,远期的追踪随访对酸性腐蚀剂烧伤后很有必要。

在吞咽碱性物质后,可能出现的急性并发症包括纵膈炎(20%)、食管穿孔(15%)和胃穿孔(10%)。肺部并发症可能源于腐蚀剂损伤、误吸或气管食管瘘,死亡率近年约 5%,酸性腐蚀剂则可能因严重胃烧伤导致胃穿孔。

并发症食管气管支气管瘘表现为有进展性肺炎,窒息、进食时咳嗽,或从气管吸入胆汁染色的黏液等征象。这些特征性症状通常在损伤后的最初几周内出现。诊断可由薄钡或丙碘吡酮的对比性研究确定。为避免对肺、支气管的强烈刺激,应防止应用水溶性胃肠道对比造影剂。直接对窦道的手术是危险的,因为组织广泛的脆弱和坏死,不能缝合固定、补片或应用肌瓣。可采取分离食管两极远、近端,作颈部食管造瘘术和胃造瘘术,同时作气管切开帮助控制呼吸。

对于摄入浓缩的酸性或碱性溶液,食管和胃发生全层坏死者,需施行紧急胃切除和(或)经裂孔的钝性食管切除,以防致死性并发症,如不可控制的脓毒症或主动脉肠瘘的发生。如需行胃造瘘术,应造在胃壁上,以便随后可在胃大弯形成胃管型,有利于食管重建。在胃造瘘术时,应仔细检查胃腔及幽门,因为从浆膜面一侧可能看不到狭窄,而且腔内仔细的触诊可辨别周边的增厚。如因化学物质摄入引起的损毁已涉及胃及幽门,有广泛的坏死和水肿,可以用近端空肠造瘘术作为维持肠道营养的另一通路。

早期进行食管扩张以预防狭窄,是有争论的。早期处理腐蚀性食管烧伤用的探条扩张术,是由 Salzer 在 1920 年首先采用的,其特点一直是盲目操作,用尖端变细的探条,先在几周内每日施以食管扩张,然后隔日 1 次,2～3 周,最后在几个月内 1 周 1 次。认为在损伤的食管中早期行探条扩张可以防止腔内粘连,但实验观察说明这种处理实际上可能形成瘢痕,并增加穿孔的危险。在幼儿实施更为困难,预防性食管探条扩张看来会增加精神上及身体上不必要的危害。替代探条扩张的另一技术是食管腔内放置硅橡胶支架,对创面愈合施加机械性影响。支架可防止食管腔由于粘连或瘢痕挛缩而闭合,并可提出供内皮细胞长入的模板。不论用或不用全身抗生素或皮质类固醇,即使在有严重的周边性食管黏膜损伤,支架放置后最少3周,或直到再上皮化完成,已成功地减少了狭窄形成的发生率。然而,因为支架置入有可能需行胃切开术,需延长住院时间及加强监护,所以,这一处理不可能总是行得通的。

【治疗要领】

1.食管腐蚀性狭窄的扩张治疗　食管腐蚀性烧伤狭窄形成,通常是在损伤后3～8周之间形成,但有时有更长的时期发展和变化。如果损害是轻微的,扩张后可立即见效,随后也不复发。但更多的病例是,特别是浓缩的液态腐蚀剂一经摄入,碱液烧伤造成的是广泛的全层损害,最终引起食管全长的多处狭窄。如果根据最初损伤的严重性预测最后的狭窄的情况,早期通过患者的鼻子置入一根丝绳或小插管进入胃内,则有利于施行探条扩张术。有时需要作胃造瘘术,以维持满意的胃肠道消化作用,也便于随后施行食管扩张,多发的致密狭窄的患者可能最适合用这种方法处理,借助先前从上方通入的丝绳或插管的引导,用橡胶尖头的 Tuker 探条,施以逆向食管扩张术。另外,用 Gruntzig 型充气的球囊插管对儿童孤立或连续的狭窄特别有帮助。即使在幼童,有窄的屈曲的狭窄,通常也可在导丝引导下插入,并在荧光镜下引导放入最佳位置。成人慢性病例有轻度的或中度的食管狭窄也可通过咽下充满汞的 Maloney 型或 Hurst 型探条而充分处理。广泛的狭窄可用 Savary-Gilliard 式扩张器在导丝引导下进行扩张,直至狭窄腔扩大达到一定程度为止。

在有局限性狭窄,长度小于1.5cm的病例,单独行探条扩张无效,通过进入周边型食管瘢痕4个象限的食管镜,在直视下局部注射皮质类固醇被证明是有益的。该技术第一次成功地通过局部乙酰乙酸去炎松的渗透使皮肤肥大的瘢痕和烧伤挛缩得以消退。皮质类固醇注射之后行探条扩张,必要时疗程可以重复。在有些情况下,狭窄用扩张无效,可能是由于胃食管反流所致;如这一诊断能够确定,须施行抗反流处理。临床试验片和蝶形电池特别容易产生局限的食管狭窄,如这样的损伤对扩张无反应,通常行切除及食管吻合术。

2.外科手术适应证的衡量和术式选择　碱性腐蚀剂食管伤后易并发纵膈炎,在纵膈炎不能控制的脓毒症时可考虑作食管切除术,广泛纵膈清创、食管造口术、胃造口术及空肠造口术。在作食管切除术时,保存可利用的最长近侧食管是有用的,能使前胸壁食管造口易护理及有利作随后的重建术。

食管灼伤后晚期作重建术指征如下:①需要经常持续不断地对广泛的或多发的狭窄扩张,历时长达6个月以上,而扩张不能使管腔大于40号 French;②患者不能接受常规扩张方案;③食管、气管、支气管瘘;④在尝试扩张的过程中食管的医源性穿孔,或无法忍受的疼痛及纵膈反应。在延长扩张而未遂,不但使患者,通常是儿童,遭受不必要的机体上及精神上的创伤,而且可能阻碍正常的生长与发育。

如果食管完全梗阻或明显的管腔不规则及囊腔形成,可考虑用胃或结肠作短路手术。而考虑作食管切除术的主要原因,是已损伤的食管容易发生癌肿,同时也可解决食管狭窄。

有报道,应用右半结肠及相连的末段回肠段,通过胸骨后间隙隧道,到达颈部,对所有大于1岁,有广泛食管瘢痕的患者疗效令人满意。在颈部用包含短段的末段回肠在内结肠吻合于近侧食管,可减少大块组织,并避免胸廓入口阻塞,而这种情况原先是幼童在接受这一治疗常见的问题。回盲瓣的保留也减少了与从扩张的胸骨后结肠段进入近端食管和口咽的反流相关的误吸。而且,可由幽门成形术或幽门肌切开术消除从邻近的反流的酸性分泌物引起的结肠炎的发生。除结肠间置术外,另一种可选择的方法是Waterston术,把横、降结肠通过左胸腔以同向蠕动的方式置于近端食管与胃之间,如果发现结肠血供异常或结构异常,如相应的闭锁肛门,而不适于作食管的替代物,那么可以使用胃管技术。该操作一般制作一个逆向的、抗蠕动的胃管,即以胃大弯的近端为基础,从胃网膜左动脉接受血供制作。然后把制成的胃管穿过胸骨后隧道,吻合于颈部食管。虽然先前的技术用于儿童时已提供极好的远期功能并使之能正常地生长发育,但胃移位作为另一种可选择的方法用于成人,并且也越来越多地应用于儿童。

酸性腐蚀剂烧伤有时也经常需要外科干预,有的病例需行急诊颈部食管切除术、食管胃切开术,甚至是十二指肠切除术。并存的食管损伤可能比先前意识到的更加频繁,而6%～20%的患者可发生食管狭窄。有报道,在酸摄入所致胃损伤的27例患者中,23例最终需要外科手术来纠正幽门狭窄,其中17例施行了胃切除。由进展的腔内瘢痕导致的胃出口阻塞可能在3～8周内,或迟至长达6年后发展形成。胃壁先前受到过酸损伤,有记录证实癌的发生而需作癌肿手术。

二、炎性食管狭窄

【病因】

食管炎性的食管狭窄,主要是指"反流性"或"消化性"食管炎引起的食管狭窄。

【发病机制】

食管黏膜经常受酸和胆汁反流的刺激,可发生黏膜溃疡、炎症,尔后形成肉芽、瘢痕收缩可导致狭窄。反流性食管炎的形成有两个因素:胃液和胰胆液反流入食管的次数频繁,量多;食管运动活力降低,不能迅速将反流物排空以防止其与黏膜长时间的接触。本症常与食管裂孔疝并存,但也发生于贲门手术后或食管胃吻合术后,反流性食管炎的食管狭窄多发生在食管下段,但也可向上发展延伸。

【辅助检查】

反流性食管炎的症状有烧灼感,胸骨后或剑突下疼痛。也可因炎症刺激纵膈,而有背部疼痛,有时因胃、食管反流而在餐后有酸性液体或食物反流至咽部或口腔。也有出现呕血和贫血,初期的下咽困难是因食管炎、食管痉挛引起,呈间歇性,后期是由于食管瘢痕狭窄,烧灼感和烧灼痛减轻而为永久性下咽困难所替代。X线吞钡检查可观察狭窄的部位、长度、食管壁的动力状况和利用体位看反流现象。食管功能检查,包括食管腔内测压、食管滴酸试验,胃-食管闪烁显像,以及24h的食管腔内pH监测,是确定诊断、分析其严重程度,以及决定有无手术指征等的主要依据。

1.食管滴酸试验　患者取坐位,经鼻腔放置胃管。当管端伸入达30～35cm时,先滴入生理盐水,10ml/min,15min。如患者无特殊不适,换用0.1mmol/L盐酸,以同样滴速注30min。在滴酸过程中,出现胸骨后痛或烧灼感者为阳性反应,且多于滴酸的最初15min内出现。如重复两次均出现阳性反应,并可由滴入生理盐水缓解者,可判断有酸胃食管反流病(GER),试验的敏感性和特异性约为80%。

2.食管腔内pH测定　将一置于胃腔内的pH电极,逐渐拉入食管内,并置于食管下段括约肌(食管与胃交界线以上3～5cm范围内的高压区)(LES)之上约5cm处。正常情况下,胃内pH甚低。此时,嘱患者取仰卧位并作增加腹部压力的动作,如闭口、捂鼻、深呼吸或屈腿,并用力擤鼻涕3～4次。如食管内pH下降至4以下,说明GER存在。亦可于胃腔内注入0.1mmol/L盐酸300ml,注入盐酸前及注入15min后,分别嘱患者仰卧并作增加腹内压动作。有GER者,则注入盐酸后食管腔内pH明显下降。近些年来,24h食管pH监测已成为测定有无酸性GER的标准,测定包括食管内pH<4的百分比、卧位和立位时pH<4的百分比,pH<4的次数,pH<4持续5min以上的次数以及最长持续时间等指标。我国正常24h食管pH监测pH<4的时间在6%以下,持续5min以上的次数≤3次,反流最长持续时间为18min。这些参数能帮助确定有无酸反流,并有助于阐明胸痛及肺部疾病与酸反流的关系。

3.胃-食管闪烁显像　此法可估计胃-食管的反流量。在患者腹部缚上充气腹带。空腹口服含有1.1Bq(300μCi)^{99m}Tc-Sc的酸化橘子汁溶液300ml(内含橘子汁150ml和0.1mmol/L盐酸150ml),并再饮冷开水15～30ml,以清除食管内残留试液,直立显像。正常人10～15min后胃以上部位无放射性存在。否则则表示有 GER 存在。此法的敏感性与特异性约 90%。

4.食管腔内压力测定　　通常采用充满水的连续灌注导管系统测定食管腔内压力,以估计 LES 和食管的功能。测压时,先将测压导管插入胃内,以后,以 $0.5\sim1.0cm/min$ 的速度抽出导管,并测食管内压力,正常人静止时 LES 压力约 $2\sim4kPa(15\sim30mmHg)$,或 LES 压力与胃腔内压力比值>1。当静止时 LES 压力<0.8kPa(6mmHg)或两者比值<1,则提示 LES 功能不全,或有 GER 存在。该试验对判断是否有 GER 有一定局限性,仅用于不典型的胸痛病人或内科治疗失败考虑用外科手术抗反流者。

【诊断分析】

胸骨后烧灼感或烧灼痛者,可通过食管腔内 pH 测定,食管腔内测压,以及胃-食管闪烁显像,以确定有无 GER。应用食管滴酸试验,则可确定症状是否由 GER 所致。必要时可作食管内镜及活组织检查来明确诊断。通过风镜及活组织病理检查,可以确定是否有反流性食管炎的病理改变,以及有无胆汁反流存在,对诊断本病和估计病变的严重程度有重要价值。根据 Savary 和 Miller 分析标准反流性食管炎的炎症病变可分为 4 级:Ⅰ级为单个或几个非融合性病变,表现为红斑或浅表糜烂;Ⅱ级为融合性病变,但未弥漫或环周;Ⅲ级病变弥漫环周,有糜烂但无狭窄;Ⅳ级呈慢性病变,表现为溃疡、狭窄、纤维化、食管缩短及 Barrett 食管。食管镜检查尚有利于排除恶变。反流性食管炎应与消化性溃疡、心绞痛、食管癌和食管真菌感染等病相鉴别。

【治疗要领】

对食管炎性的食管狭窄治疗方法有非手术治疗、扩张术和手术治疗三种。非手术治疗包括饮食调理、药物促进食管和胃排空、降低胃酸及避免平卧位加重刺激等。若哽噎症状明显,在急性炎症不重时可采用针对食管狭窄的扩张术,包括球囊扩张、探条扩张及记忆合金支架植入术。反流性食管炎并有食管裂孔疝症状严重者,反复出血,反复并发肺炎等病情多需手术治疗。若其瘢痕狭窄不严重,经修补裂孔疝后,狭窄多可经非手术治疗或扩张术治愈。反流性食管炎的手术治疗包括各种抗反流手术,必要时加幽门形成术促进排空或加高度选择性迷走神经切断术减低胃酸分泌。食管严重狭窄扩张无效时需切除狭窄。

【手术后食管狭窄】

手术后食管狭窄的原因,常见的有:①因缝线反应或吻合技术有缺点,造成吻合口局部大量肉芽组织,纤维化后挛缩形成狭窄;②在食管手术时已有慢性炎症或术后并发反流性食管炎而致食管狭窄。病史对确诊至关重要,下"手术后"食管狭窄的诊断应慎重。

治疗包括扩张术和支架植入术。需要用手术修复者只占极少数。在对吻合口狭窄作扩张术时必须小心,因其局部不像反流性食管炎的食管壁明显肥厚和纤维化,有时较小的扩张力即可造成破裂。

三、先天性食管狭窄

先天性食管狭窄很少见。可分以下几种类型:①先天性发育过程中有气管残余异位于食管壁内。国内外文献均有食管内有不正常的软骨残余及黏液腺体引起食管狭窄的报道。②一段食管局限性增厚狭窄,是由于食管壁肌层及黏膜下层部分的先天性增生肥厚。病理特点为食管肌层及黏膜下层有纤维组织增生。③食管黏膜环状或瓣状隔膜,是因为食管的黏膜和部分的黏膜下层伸向食管内壁四周。少数病例的食管隔膜可使食管完全闭锁,有时膜很薄,易于捅破。

临床上以气管迷人型及管壁增厚型较多见,食管隔膜较少见。都是由于胚胎期发育异常所致。气管迷人型是由于胚胎期的气管和食管分离过程中发生障碍,使食管壁内有迷人的气管软骨导致食管狭窄。管壁增厚型是因为胚胎时期的食管肌层形成过程中,中胚叶成分过度增生而造成食管狭窄。隔膜型是由于胚胎时期食管发育过程中形成空泡。空泡融合不全,遗留下部分或完全的黏膜环状隔膜。

先天性食管狭窄的患儿表现为出生后吸乳缓慢。并有不同程度的呕吐,待小儿成长到进固体食物时出现明显症状,常易误诊。因为营养不良等原因可使小儿生长发育障碍。食管钡剂造影结合内镜检查可以确定诊断。异位气管软骨发生的狭窄大多位于食管下段或末端,多为一处狭窄,其上方扩张。管壁增厚造成的食管狭窄多位于食管中下段。隔膜型狭窄可见于食管各段,多见于食管上、下段。内镜检查见到隔膜,其中央有孔或偏于一侧。

治疗原则是除较薄的食管隔膜可通过食管镜直视进行扩张术外,其余均采用手术疗法。手术方式应根据病变类型及狭窄的长度而定。扩张无效的食管隔膜可采用开胸入路切开食管,切除环形黏膜,再将黏膜对拢缝合,必要时术后再继续扩张,亦可作食管部分切除,食管对端缝合术。食管狭窄段少于2cm者可施行切除后食管对端吻合术。狭窄段长于2cm者应采用切除食管狭窄段,食管胃吻合术。不宜作食管本身的端-端吻合术,否则因食管血供障碍而吻合口不愈合。

以下列出有比较特殊诊断意义的颈部食管蹼和缺铁性吞咽困难和远端管蹼(Schatzki环)及Barrett食管加以介绍。

(一)颈部食管蹼和缺铁性吞咽困难

这是由多种临床表现相关出现的综合征(Plummer-Vinson或Patterson-Kelly综合征),又称缺铁性吞咽困难,是指缺铁性贫血患者产生的颈部吞咽困难。常见于40岁以上无牙的女性。伴口腔黏膜萎缩,舌炎,指甲脆弱,匙状(反甲)。吞咽困难的原因常是有颈部食管蹼,但其咽部和食管运动异常也起一定作用。治疗包括食管扩张和纠正营养缺乏。在斯堪的纳维亚和英国,该综合征有高的发病率。由于大约10%这样的患者发生咽下部、口腔或食管的磷状细胞癌,这种综合征被认为是癌前病变。

(二)远端食管蹼

远端食管蹼又称Schatzki环,患滑动型裂孔疝的患者中,X线造影照片上于食管胃连接处通常可见到远端食管蹼。其表现为环状狭窄凸入腔内,与下段食管长轴成直角最初由Templeton(1944)所描述,Schatzki和Cary(1953)Ingelfinger和Kramer(1953)首先把其症状归因于由此而起的功能障碍和器官损害。由于有这种异常病变的多数患者是无症状的,因此不可能确定Schatzki环的发病率。如果这种环的大小是20mm或较小,那就可能发生间歇性吞咽困难,但发生吞咽困难的临界值是13mm或较小。Schatzki环的病因学尚未建立。当切除这些与吞咽困难有关的环的手术流行之际,蹼典型地在管状的食管和囊状的胃连接部上方1～2cm处发现,仅影响黏膜和黏膜下层,而不影响食管肌层。显微镜可见磷状上皮覆盖环的表面,柱状上皮覆盖其较下层,与之有关的所谓黏膜下的纤维化只有少量。因此,Schatzki环正好发生在鳞柱状上皮连接部,只是由于鳞、柱状上皮连接部在膈之上,即因为有裂孔疝,因此可在钡餐食管造影片上见到。环的存在表明有裂孔疝存在,但并不表明有胃食管反流或食管炎。胃食管连接部这种黏膜突起,与因胃食管反流引起的局限性消化性狭窄作区别,可能是困难的。许多有症状性环的患者没有反流症状。本症对间歇的食管探条扩张有良好的反应。另一些有吞咽困难又有反流症状的患者,对周期性扩张和抗反流药物治疗效果很好。在有顽固性吞咽困难或对药物治疗反应不佳的严重症状性食管胃反流的患者,扩张术结合抗反流治疗可有效的解除症状。只要保持反流控制,单独切除环而不去修复合并的裂孔疝的治疗方案是不应施行的。有人一直认为在施行环扩张和抗反流手术的患者中,裂孔疝复发率可能较高。

(三)Barrett食管

Barrett食管指被覆柱状上皮的食管。多见于儿童和伴食管反流的硬皮病患者。通常为反流性食管炎所引起的食管黏膜柱状上皮化生。

Barrett 食管的柱状上皮黏膜可成片被覆于食管下段或成岛状散在分布于鳞状上皮黏膜内。内镜下呈红色天鹅绒状。柱状上皮黏膜像胃贲门、胃底胃体黏膜或不完全肠化的胃黏膜。确诊 Barrett 食管其活检黏膜必须在食管贲门交界 3～5cm 以上。Barrett 食管黏膜上皮可发生不典型增生,且很像结肠腺瘤上皮,可分为轻、中、重三级,Barrett 食管病人发生腺癌的危险性高于正常人群 30～40 倍。故其为癌前病变。

(韩 斐)

第五节 食管功能性疾病

一、贲门失弛缓症

(一)发病机制认知的历史、演变及启示

贲门失弛缓症是最为常见的食管动力障碍性疾病,其主要表现为食管蠕动的缺失以及食管下括约肌的松弛缺陷。早在 1674 年,英国的解剖学家 Thomas Willis 首先描述了该疾病,并成功地使用由鲸鱼骨制成的扩张器进行了治疗。1881 年,VonMikulicz 提出,该疾病可能是由食管痉挛所致,并将其定义为贲门痉挛。而在 1927 年,Arthur Hurst 通过钡餐造影研究发现,该疾病其实是一种食管肌性组织的松弛缺陷,并最终将其命名为 Achalasia,源引希腊字"καλαω",意为"失弛缓"。

贲门失弛缓症的真正病因目前尚不清晰。组织学研究发现,在贲门失弛缓症患者的食管肌间神经丛往往存在神经节细胞的缺失以及神经纤维化现象。进一步的免疫组织化学研究发现,贲门失弛缓症患者的抑制性神经递质如血管活性肠肽(VIP)和一氧化氮(NO)等减少甚至缺失,从而导致抑制性神经元功能减弱,并最终影响食管下括约肌的松弛。随着研究的深入,越来越多的证据表明贲门失弛缓症的产生可能是由于某种感染性事件激发了针对抑制性神经元的自身免疫反应。以往的多个研究显示贲门失弛缓症与 HLA-DR、DQ 等位基因密切相关,尤其是在携带 DQA1 0103 和 DQB1 0603 等位基因的贲门失弛缓症患者中发现存在特异性的抗神经元抗体。Facco 等发现,在感染 HSV-1 病毒后,该病毒可持续存在于食管的神经元中,并诱导细胞毒性 $CD8^+$ T 淋巴细胞浸润以及抗神经元抗体的产生。

(二)临床表现的基本特点及新变化

贲门失弛缓症患者的临床表现多由食管乏蠕动和食管下括约肌松弛不全而引起的食管腔内食物滞留所致。由于患者对吞咽困难的耐受程度不同以及就诊时的疾病严重程度不一,因此贲门失弛缓症的临床表现也存在较大的差异。

吞咽困难是最为常见的症状,约 97% 以上的患者存在,呈间歇性发作并逐渐加重。与食管恶性肿瘤所致吞咽困难不同的是,贲门失弛缓症患者在进食固体和液体食物时均有表现。约 75% 的患者存在未消化食物反流症状。11%～46% 的患者由于食物反流而导致夜间误吸,表现为夜间阵发性咳嗽,严重者可引起吸入性肺炎甚至肺脓肿。约 40% 的患者会有胸痛表现,且多存在于 40 岁以下的年轻患者,在疾病进展而出现食管扩张后该症状可逐步缓解。在食管扩张后并刺激迷走神经纤维时,患者可出现嗝逆症状。当宿食发酵产生酸性物质时,患者可有胃灼热感,且该症状不能通过口服质子泵抑制药缓解。由于长期的进食困难,约 58% 的患者可表现为体重的逐步下降。此外,尚有学者报道在部分贲门失弛缓症患者中同时存在胃酸分泌障碍、胃排空延迟以及胆囊功能异常等表现,与迷走神经切除术后症状类似,推测可能为迷走神经的部分神经节细胞受损所致。

贲门失弛缓症患者若不及时治疗可出现严重的远期并发症,如食管下括约肌压力持续增高可继发食管憩室、长期的反流误吸所致的间质性肺炎、食管极度扩张可产生气道阻塞症状以及长期的宿食刺激可导致食管鳞癌。因此,对于贲门失弛缓症患者而言,尽早发现尽早治疗尤为重要。但由于贲门失弛缓症的早期症状不典型,甚至对于某些症状典型的患者亦会被临床医师所忽视,有文献报道该类患者平均在发病4.6年后方能确诊,需引起重视。

(三)诊断标准的变迁与思考

对于怀疑为贲门失弛缓症的患者,通过钡餐造影、食管测压以及胃镜检查等方法多能确诊。

钡餐造影是最为常用的初始诊断手段,约三分之二的患者可发现存在相应的异常表现。其典型表现为在透视下可见食管胃结合部管壁光滑,管腔突然狭窄呈鸟嘴样改变,近端食管扩张以及食管体部蠕动消失,吞咽时远端括约肌失松弛反应。此外,在患者直立位口服钡剂后,可观察到食管的排空延迟现象。对于正常人体而言,250ml钡剂的排空时间约为1分钟,而贲门失弛缓症患者则需5分钟甚至更长。同时,在钡餐造影下,我们可测量钡剂潴留高度以及扩张食管的宽度,以此作为疗效评判标准。

Henderson等根据食管腔扩张的程度将贲门失弛缓症患者分轻、中、重3度:

1.轻度 食管腔无明显扩张或扩张仅限于食管下段,一般管腔的直径<4cm,无或仅有少量食物及液体潴留,食管可见推动性收缩。

2.中度 食管腔扩张明显,管腔的直径<6cm,有较多的食物及液体潴留,食管少见推动性收缩。

3.重度 食管腔极度扩张,腔的直径>6cm,有大量的食物及液体潴留,食管观察不到推动性收缩。

食管测压是目前诊断贲门失弛缓症的金标准,其确诊率可达90%以上,能从病理生理角度反映食管的运动病理,同时可作为疗效评价的一种量化指标。贲门失弛缓症患者主要表现为三方面:

1.食管平滑肌蠕动缺失。

2.食管下段括约肌松弛不全。

3.食管下段括约肌静息压升高,超过10mmHg。

但值得注意的是,仅有70%~80%的患者表现为食管下段括约肌松弛不全,约有40%的患者并无明显的静息压增高。

痉挛性贲门失弛缓症是通过食管测压而发现的贲门失弛缓症的一种特殊类型,指介于弥漫性食管痉挛与典型贲门失弛缓症之间的一组患者。该类患者的表现为食管体部乏蠕动的同时伴有食管收缩压的明显升高(>40mmHg),其中约有三分之一的患者收缩压超过120mmHg。其可能是贲门失弛缓症的一种早期表现,源于对抗食管胃接合部梗阻而产生的食管收缩。就目前证据而言,与典型贲门失弛缓症相比,两者在治疗上并无明显差别。

随着高分辨食管测压方法的出现,Pandolfino等将贲门失弛缓症分为三种亚型:

1.Ⅰ型 即典型贲门失弛缓症,食管测压无明显收缩压升高。

2.Ⅱ型 可观察到不同间歇时段的多个食管部位收缩压升高,且超过30mmHg。

3.Ⅲ型 即痉挛性贲门失弛缓症或可观察到食管体部的多个部位的痉挛性收缩。

使用该分类法对贲门失弛缓症的不同治疗方法进行回顾性疗效分析,结果发现Ⅱ型患者的球囊扩张成功率可高达96%,而Ⅲ型患者则治疗成功率较低,从而提示Ⅲ型患者可能更适合行食管肌层切开术来提高疗效。由于该分类法的提出时间尚短,还需更多的研究来验证其临床应用价值。

胃镜检查也是贲门失弛缓症患者必须进行的一项重要检查措施。胃镜下的典型表现为食管胃接合部持续性紧闭、注气也不开放、内镜通过有阻力、但稍加用力即能进入胃腔,食管内可有滞留液体或食物,食管腔扩大,严重者管壁可见节段性收缩环。胃镜检查更为重要的作用是排除食管胃接合部肿瘤等假性贲门失弛缓症,对于 60 岁以上的老年患者、吞咽困难症状快速进展的患者尤应重视。CT 或腹部彩超对排除肿瘤性病变也具有一定的价值。

(四)手术适应证与禁忌证的演变及启迪

由于贲门失弛缓症的病因目前仍不清楚,因此也缺乏有效治疗手段以恢复食管体部的蠕动以及食管下括约肌的肌肉活动,现有的治疗多通过降低食管下段括约肌压力来达到缓解患者吞咽困难、反流及改善食管排空的目的。随着食管下段括约肌的破坏,患者可继发胃食管反流,如何在两者之间达到平衡,在选择治疗方法及在治疗过程中均应充分考量。目前的治疗手段包括以球囊扩张为主的非手术治疗及不同径路的食管肌层切开术。

食管肌层切开术(Heller 术)是由德国的外科学家 Ernest Helle 于 1913 年最早开展,其将患者的食管下段及食管胃接合部前后壁肌层切开,获得了较好的疗效。随后,Zaaijer 与 Groeneveldt 对该术式进行了改良,仅切开前壁肌层亦取得了同样效果,从而一直沿用至今。该手术通过经左胸或腹部切口完成,在 1995 年之前,经左胸径路的使用更为普遍。但经左胸或经腹 Heller 手术创伤较大,多作为球囊扩张等保守治疗失败后的二线治疗。

随着 1992 年 Pellegrini 首次使用胸腔镜完成 Heller 手术,1995 年 Rosati 首次使用腹腔镜完成 Heller 手术,微创 Heller 手术由于创伤小、恢复快且疗效确切等优点,逐步被接受。就目前文献报道,微创 Heller 手术总体症状缓解率可达 78%～89%,术后胃食管反流发生率在 15%～28%,术后并发症发生率在 6.4%～10%,现已成为贲门失弛缓症的首选治疗方法。但由于贲门失弛缓症总体发病率较低,而且微创 Heller 手术开展至今时间尚不长,目前仍存在较多争议。

首先,首选胸腔镜还是腹腔镜治疗?目前国内贲门失弛缓症的外科治疗多由胸外科完成,而胸外科医师对于经胸径路更为熟悉,而且胸腔镜下食管下段暴露良好,因此多选择胸腔镜下完成 Heller 手术。但在胸腔镜视野下,食管肌层切开术最为关键的部位——食管胃接合部的显露较差,对术者的技术要求高。对于腹腔镜下 Heller 手术而言,其术中食管胃接合部的显露较好,手术难度降低,手术创伤减小。因此,从技术角度而言,腹腔镜应该优于胸腔镜。

此外,就治疗效果而言,Campos 等的 Meta 分析结果显示 211 例胸腔镜 Heller 术与 3086 例腹腔镜 Heller 术相比,总体缓解率分别为 77.6%与 89.3%,两者无明显统计学差异;但由于腹腔镜下可以加行抗反流手术,因此反流发生率明显降低,分别为 28.3%与 14.9%。因此,腹腔镜下 Heller 联合胃底折叠术已成为西方国家的首选手术方式。

在国内,随着胸外科医师逐步开始熟悉腹腔镜下操作,腹腔镜下 Heller 手术的开展也逐步增多。

需要注意的是,无论是胸腔镜还是腹腔镜手术,对术者均有较高的技术要求,因此在选择手术径路时应充分考虑到术者的临床经验及对手术入路的熟悉程度;对于既往有腹部手术史、过于肥胖以及腹部径路食管肌层切开术后复发的患者应考虑选择胸腔镜径路。

其次,是否需行抗反流手术以及选择何种抗反流手术?以往的观点认为贲门失弛缓症患者其食管本身蠕动减弱,行抗反流手术后又人为的增加了食管下段括约肌压力,从而会影响整体手术疗效。只要在手术过程中对食管肌层切开范围进行适当的限制,术中保留了大部分食管裂孔周围附着物的功能完整性,患者自身的抗反流机制并不会得到破坏。因此,抗反流手术仅需应用于老年患者合并有食管裂孔疝或食管裂孔增宽明显的患者。Sharp 等回顾性分析 100 例微创 Heller 手术发现,未行抗反流手术的患者其食管下段平均酸暴露时间仅为 3.3%,甚至低于正常值 4.2%。Ellis 报道只要食管肌层切开至食管胃接合部远端 1cm 以内,不致产生明显的反流,仅 5%的患者存在胃灼热感。

但在 Ellis 进一步进行食管下段 pH 值测定后发现,29%的患者存在胃食管反流。Campos 等的 Meta

分析结果亦显示行抗反流手术的患者术后反酸发生率为 8.8%,而未行抗反流手术的患者反酸发生率为 31.5%。多数客观表现为胃食管反流的患者并无明显主观感受,与其对酸性物质敏感度降低,耐受性增加有关。Csendes 等对 67 例腹腔镜 Heller 手术患者进行了长达 190 个月的随访,结果发现整体治疗失败率为 22.4%,其中 92% 的表现为严重反流。2004 年,Richards 等开展的一项小样本量的随机双盲对照研究改变了很多学者的看法。他们将 43 例贲门失弛缓症患者随机分为 Heller 术联合抗反流手术组和未行抗反流手术组,两组患者术后食管下段括约肌压力以及症状缓解率均无明显差异。但对这些患者进行 pH 值测定后发现,反酸发生率分别为 9.1% 和 47.6%,中位下段食管酸暴露时间为 0.4% 和 4.9%。鉴于 Heller 手术的失败与术后严重反流有关,且下段食管长期暴露在酸性环境中可诱发 Barrett 食管,因此目前多数学者开始主张行抗反流手术。

抗反流手术有三种术式,即胃底折叠 360° 的 Nissen 术,胃底后壁折叠 270° 的 Toupet 术以及胃底前壁折叠 180° 的 Dor 术。Rebecchi 等对 Heller 术联合 Nissen 术或 Dor 术进行了单中心前瞻性随机对照研究。结果发现两组术后反酸发生率无明显差异,但 Nissen 术后 3 个月开始食管胃接合部压力高于 Dor 术,且术后 1 年 Nissen 术后吞咽困难症状复发比例明显升高。目前缺乏 Dor 术与 Toupet 术直接比较的循证医学证据,但在 Raftopoulos 等开展的一项多中心回顾性研究中发现 Toupet 术与 Dor 术相较而言手术时间延长,术后吞咽困难复发率为 16%,高于 Dor 术的 6.2%。综合而论,尽管缺乏足够的循证医学证据,但由于 Dor 术较为简单,而且胃底前壁折叠后正好覆盖在裸露的食管黏膜表面,减少了食管穿孔的发生,从而受到了众多学者的青睐。

综上所述,腹腔镜下的 Heller 联合 Dor 术已成为大多数贲门失弛缓症患者的标准治疗,胸腔镜下的 Heller 手术对于对胸腔入路更为熟悉的胸外科医师来讲也可作为选择之一。但对于食管极度扩张(最大直径>6~9cm)呈 S 形的患者而言,Heller 手术后仍有高达 50% 以上的复发率,最终有 2%~5% 的患者需接受食管次全切除术。

(五)治疗方式的比较与启示

除食管肌层切开术外,贲门失弛缓症的治疗还包括药物治疗、内镜下肉毒素注射治疗、以及球囊扩张术等非手术治疗方式。

药物治疗主要包括钙通道阻滞药和长效硝酸酯类药物,通过抑制平滑肌收缩,从而达到食管下段括约肌松弛的目的。但药物治疗疗效甚微,且长期使用可有头痛、低血压及下肢水肿等副作用,故仅用于极早期不伴食管扩张的患者或者以往其他治疗均失败或不适合其他治疗的患者。

内镜下肉毒素注射治疗于 1995 年开始应用于临床,其作用机制是阻止神经末梢乙酰胆碱的释放,从而使肌肉松弛。现有数据显示单次注射后其短期有效率为 85%,但 6 个月后其有效率即降至 50%,多数患者在 2 年内出现复发。因此,目前多提倡每四周一次,多次注射治疗,其一年缓解率可提升到 80%。但反复肉毒素注射治疗后,可导致食管黏膜下纤维化,从而加大了食管肌层切开术的难度,增加了术中食管黏膜破裂的机会。故其仅适用于不能耐受手术及球囊扩张的患者。

在 20 世纪 90 年代以前,内镜下的球囊扩张是贲门失弛缓症患者的首选治疗方法,其作用机制即通过外力强行使部分失弛缓的食管括约肌纤维断裂。总体 5 年症状缓解率为 40%~78%,15 年的症状缓解率为 12%~58%,多数患者需反复治疗,且具有较高的食管穿孔发生率。随着微创 Heller 手术的出现,其地位逐渐被替代。2011 年,新英格兰医学杂志发表了 Boeckxstaens 等的研究成果。该研究是一项多中心的前瞻性随机对照研究,其将 201 例患者随机分为球囊扩张或 Heller 术两组,经过 2 年的随访,结果发现球囊扩张组重复扩张率为 25%,但两者的治疗成功率分别为 86% 和 90%,未见明显差异。该结果显示球囊扩张也可作为贲门失弛缓症患者的首选治疗方法之一。有学者发现,对于年龄<40 岁的年轻患者、首次扩

张后食管下段括约肌压力仍＞10～15mmHg的患者以及存在食管排空延迟的患者,球囊扩张的效果并不理想,从而提示该类患者可能更适合行Heller手术治疗。

(六)展望

2000年,Melvin等率先开展DaVinci机器人辅助腹腔镜食管肌层切开术。Horgan等在随后开展的一项多中心对照研究中发现59例机器人辅助Heller术后2年总有效率达92%,术中无食管穿孔。DaVinci机器人辅助系统由于具有清晰放大的三维视野,且能在狭小空间内进行精细化操作,故能有效预防食管黏膜损伤穿孔、括约肌切开不全以及黏膜下静脉丛损伤出血等并发症,与传统的腹腔镜手术相较而言更为安全可靠,现国外已完成上百例,但尚需进一步临床验证。

2010年,Inoue开始尝试胃镜下食管肌层切开术(POEM术),其通过在胃镜下建立食管黏膜下隧道切开食管环形肌层及胃壁肌层。该术式由于创伤更小,且无瘢痕,患者接受度高。复旦大学附属中山医院在2010年8月开始开展该技术,已完成近千例,总体症状缓解率达95%,术后反流率为16.5%,食管下括约肌压力由术前30mmHg降至术后12mmHg。但该技术开展时间尚短,技术方面还有待改进。

以往的研究证实贲门失弛缓症是由于神经节细胞的缺失所致,因此近来有学者提出使用移植神经元干细胞的方法以恢复食管下段括约肌功能及食管蠕动。有研究发现将神经元干细胞注入小鼠幽门后,神经元干细胞存活并分泌一氧化氮合成酶。该技术的难点在于很难收集足够的神经元干细胞。使用间叶干细胞替代或从黏膜组织中提取神经元干细胞可能是一种不错的选择,尚有待进一步的研究。

二、胃食管反流性疾病

根据美国胃肠及内镜外科学会(SAGES)的定义,胃食管反流病(GERD)是由于抗反流结构功能失调,包括食管下括约肌功能不全、胃及食管排空功能障碍等机械因素,使胃内容物不正常反流至食管,导致患者从出现症状(胃灼热)到组织损伤的一系列疾病过程,可伴有或不伴有并发症如癌变、呼吸道疾病。

在该病的诊断方面,必须获得客观依据。建议对所有患者进行胃镜检查,可以观察黏膜病变包括黏膜发红、水肿、糜烂、溃疡,并进行活检病理检查排除癌变。另外活检证实为Barrett食管也可作为胃食管反流病诊断的客观证据。在还未出现内镜客观表现的病例,食管24小时pH监测是诊断GERD的金标准,此检查应在抑酸药物停用期间进行。术前食管测压检查可以发现抗反流手术的禁忌证如贲门失弛缓症,并根据测压结果来调整抗反流手术的类型。食管胃钡餐造影检查可以很好发现解剖改变,特别是诊断巨大食管裂孔疝和短食管病例。食管阻抗也是一客观检查,但其提供的客观证据较弱,不足以确诊胃食管反流病。因此SAGES指南规定必须至少具备下列一条客观证据之一才能诊断GERD:

1.有GERD典型胃灼热症状,胃镜检查有食管黏膜病损。

2.病理证实存在Barrett食管。

3.排除食管癌的食管狭窄。

4.24小时食管pH监测存在胃食管反流。

(一)病因认知的历史、演变及启示

20世纪30年代中期,医学界开始对胃食管反流病给予重视,该病被认为是一个重大的临床课题。第二次世界大战之后,胃食管反流才被确认为食管炎的主要致病原因。当时因为胃食管反流病常与食管裂孔疝同时存在,裂孔疝便被当作是胃食管反流病的致病原因。因此,外科医生试图用简单地缝合膈肌脚的方法使疝复位,以消除症状,但手术效果很不理想,失败病例很多。直到1951年,Allison提出外科手术的目的应是恢复贲门部功能,而不是单纯将疝复位。虽然Allison设计的手术方法尚不完善,手术复发率很

高,但他首先建立了抗反流外科的现代观念。其后,在正确的抗反流机制知识指导下,外科医生不断设计出各种手术方法,都是在食管胃连接部做一些缝合,并把贲门固定在腹腔,构成一段食管腹段,方法之多,不下数十种。但其中不少术式或因设计欠合理,或因临床上施行不多,逐渐被弃而不用,最后剩下 360°全周胃底折叠术(Nissen 手术)、240°胃底折叠术(Belsey4 号手术)、经腹胃后固定术(Hill 手术)、贲门后胃底固定术(Toupet 手术)、贲门前胃底固定术(Dor 手术)等数种术式被采用。

20 世纪 90 年代开始,腹腔镜手术用于治疗胃食管反流病。很快,经腹腔镜抗反流手术逐渐取代了大部分开放手术,这是抗反流手术的一项重大技术进步。目前,微创外科文献报道的例数已超过以往报告的开放手术例数。通过近 20 年来的疗效观察,微创手术已可以取得与开放手术相似的疗效。

(二)临床表现的基本特点及新变化

胃灼热是胃食管反流病最常见的症状,这是由于食管黏膜接触刺激性食物,特别是酸的结果。此外,反酸也是最常见症状之一,患者在不用力的情况下,胃或食管的内容物返回到咽或者口腔。包括吞咽痛及吞咽困难也是患者最多的主诉。随着生活质量的提高和生活方式的改变,胃食管反流病临床表现出新的变化,很多患者的表现并不典型,极易与呼吸科、耳鼻喉科疾病症状混淆而误诊。如呼吸系统的哮喘、慢性咳嗽、非心源性胸痛以及阻塞性呼吸暂停综合征,耳鼻喉科的慢性咽喉炎、中耳炎、慢性鼻窦炎以及阵发性喉痉挛等。老年人 GERD 的反酸、胃灼热症状不典型,而以食欲减退、呕吐、吞咽困难、贫血、体重减轻等非典型症状相对多见,也可表现为长期咽痛、咽部溃疡、声音嘶哑、慢性咳嗽、哮喘及反复发生的吸入性肺炎等胃食管外症状。

临床上的一些现象引起我们思考,如我国和西方在胃食管反流病发病率的统计上相差很大,而许多有上述症状的呼吸科及耳鼻喉科患者治疗效果不佳,提示我们可能因没有注意到胃食管反流病的非典型症状而导致患者的误诊误治。

(三)诊断标准的变迁与思考

【内镜检查】

通过内镜检查可直接观察食管炎症情况,并取黏膜活检,是诊断胃食管反流病最准确的方法。对可疑胃食管反流病患者一般先行内镜检查,特别是症状发生频繁、程度严重、伴有报警征象或有肿瘤家族史的患者,或患者自身希望行内镜检查时。上消化道内镜检查有助于确定有无反流性食管炎以及有无合并症和并发症,如食管裂孔疝、食管炎性狭窄、食管癌等。内镜检查能有效缩短诊断时间。

根据内镜检查,肉眼所见严重程度不同,有多种分级方法,常用的有:

1.Savary-Miller 分级及内镜表现　①Ⅰ级:贲门上方一处或多处非融合性的黏膜损害,红斑或不伴有渗出及表浅糜烂;②Ⅱ级:融合性糜烂,渗出性病变,但未完全累及食管一周;③Ⅲ级:融合性糜烂、渗出病变,已经完全累及食管一周,导致食管壁炎性浸润,但未引起狭窄;④Ⅳ:黏膜糜烂发展为溃疡、纤维化、狭窄、食管缩短伴 Barrett 食管等。

2.我国内镜诊断分型　①轻度:红色条纹和红斑,累及食管下 1/3;②中度:糜烂累及食管中、下段 1/2 食管圆周;③重度:Ⅰ级:糜烂累及食管中、下段及 1/2 食管圆周;或已累及上段,或形成溃疡及<1/3 食管圆周;Ⅱ级:溃疡累及>1/3 食管圆周。

【X 线钡餐造影】

上消化道 X 线钡餐造影检查是诊断胃食管反流病的一种基本方法,它可以观察食管蠕动情况,并可发现食管憩室、裂孔疝和肿瘤等病变。该方法尤其对于食管裂孔疝的诊断最有价值,可以确定疝的大小和分型。气钡双重造影可以显示良好的食管黏膜,食管炎时可见食管黏膜粗糙、溃疡等改变。在造影过程中,患者可以采取头低脚高位或通过各种增加腹压的方法以观察钡剂有无反流。

【24 小时食管 pH 监测以及食管阻抗监测】

食管 pH 值测定是将一个微型腔内 pH 传感器直接送入食管内,然后由体外记录装置记录 pH 值变化。食管内 pH 监测常用的 6 种参数即:①总 pH<4 的时间百分率(%);②直立位 pH<4 的时间百分率分数;③卧位 pH<4 的时间百分率;④反流次数;⑤pH<4 长于 5 分钟的长反流次数;⑥最长反流持续时间。一般认为 24 小时 pH 监测敏感性最高。24 小时食管 pH 监测是诊断胃食管反流病的金标准。其意义在于证实反流存在与否。它能够详细显示酸反流、昼夜酸反流规律、酸反流与症状的关系以及患者对治疗的反应,使治疗个体化。

阻抗是用交流电测量电阻,阻抗测量技术可以显示食团通过食管的情况,明确反流物的性质(气体、液体或气体液体混合物),通过阻抗测量技术可以监测到食管 24 小时 pH 监测无法发现的 pH 大于 4 的弱酸性反流以及非酸性反流事件,食管 24 小时 pH 和阻抗监测的结合可以探测到食管 24 小时内发生的所有的反流事件,明确反流物为酸性或非酸性以及反流物与反流症状的关系,为胃食管反流病的诊断提供最为直接可靠的临床证据。

【食管胆汁反流测定】

部分胃食管反流病患者的症状和并发症与十二指肠内容物反流有关。该过程涉及非酸性反流物质因素参与,特别是与胆汁反流相关。在阻抗技术应用之前,最敏感的发现十二指肠胃食管反流的方法是胆红素监测,通过监测胆红素以反映是否存在胆汁反流及其程度。但多数十二指肠内容物反流与胃内容物反流同时存在,且抑酸治疗后症状有所缓解,因此胆汁反流检测的应用有一定局限性。

【食管测压】

食管测压可以在抗反流手术前获知有关食管下括约肌和食管体部运动异常的信息。它并不能直接反映胃食管反流,但能反映食管胃结合部的屏障功能。比如在反流性食管炎测压中往往有 LES 压力降低;裂孔疝患者的测压中可见食管下括约肌高压带呈双峰曲线(即有两个高压带)。在胃食管反流病的诊断中,食管测压除了能帮助食管 pH 电极定位、术前评估食管功能和预测手术外,还能预测抗反流治疗的疗效和是否需长期维持治疗。

【标准酸滴注试验】

标准酸滴注试验是测定食管黏膜对酸敏感性的一种方法。患者取坐位,空腹于鼻腔插入双腔胃管到 30cm 处固定。在未预先告知患者使用何种溶液的情况下,先以每分钟 100~200 滴(约 6~7.5ml)速度滴注生理盐水 10~15 分钟作对照,如患者无特殊不适,则换注 0.1mol/L 的 HCl 共 10~15 分钟,滴注同前,如在滴酸过程中患者出现胸骨后疼痛、烧灼感时,则予停注,再换滴生理盐水,症状消失,如此可重复两次。如滴酸后不引起症状为阴性;滴酸后诉胸骨后烧灼及疼痛,提示食管炎;如盐水和盐酸滴入均阳性,则可能是高敏感者。本试验阳性者与食管炎程度不成正比,可能与患者对酸的敏感程度有关。本试验对确定食管源性胸痛有一定帮助。

【食管酸清除试验】

食管酸清除试验是判断食管清除胃反流物能力的方法。将 pH 电极置 LES 上方 5cm 处,一次注入 15ml 0.1mol/L 的 HCL,此时食管内 pH 值降至 1.5 以下,嘱患者每隔 30 秒吞咽 1 次,正常人在少于 10 次吞咽动作后可清除酸负荷,大多数经 1~3 次吞咽后即清除。如吞咽 10 次以上 pH 值仍未达到 5 以上即为阳性,说明食管清除功能不良。

【食管闪烁扫描】

该方法是一种生理性无创检查法,对诊断胃食管反流病的敏感性较高。通常摄入 8.1MBq^{99m}Tc 标记的硫化胶体和 300ml 酸化桔子汁,测定食管放射活性来判断,可通过缚在腹部的可充气带加压来增加检出率。

(四)手术适应证及禁忌证的演变与启示

胃食管反流病可以通过改变生活方式、药物以及外科手术等治疗方法来稳定患者病情,改善生活质量。许多胃食管反流病患者通过消除日常生活中诱发反流的因素来使症状得到大幅度改善。生活方式改变通常与非药物或药物治疗相结合。然而部分胃食管反流病患者病情反复发作,无法停药,甚至少数患者药物治疗后症状仍无法缓解,尤其对于伴有食管裂孔疝的患者,药物治疗难以奏效。

大量临床研究表明对于严重或顽固的胃食管反流病需要采取外科治疗。外科方法短期疗效明显,症状缓解迅速,约可获得 90% 的胃灼热和反食症状缓解率,但远期疗效尚不理想,而且疗效受手术经验影响很大。因此对于严重反流性食管炎,内科治疗无效,可考虑行外科治疗,以增强食管下括约肌的抗反流作用,缓解症状,减少抑酸药物的使用,提高患者生存质量。并且在术前应进行 24 小时食管 pH 值监测和食管测压,了解患者反流的严重程度和食管下括约肌及食管体部的运动功能,进而指导选择不同的手术方式。

【外科治疗的适应证】

1. 内科治疗失败,主要表现为充分而有效的内科药物(PPI)治疗,历时半年以上,仍不能缓解症状者,或虽然缓解,但停药后症状复发者。

2. 难以耐受内科治疗而自愿接受外科治疗的病例。

3. 胃食管反流症的重大并发症,如重度消化性食管炎(Sacary-Miller Ⅲ 或 Ⅳ 级)、食管狭窄或两者并有、出血、反流引起的喉炎、咽炎、肺炎、哮喘、短食管,年轻患者(小于 50 岁)更应考虑手术。

4. Barrett 食管,有反流症状,药物治疗不成功者;细胞有重度异型改变或癌变。

5. 食管 24 小时 pH 监测证实,患者反复发作的哮喘、嘶哑、咳嗽、胸闷以及误咽等症状确由胃食管反流引起。

6. 食管旁疝和混合型食管裂孔疝。

7. 抗反流手术后复发,并有严重反流症状者。

8. 儿童胃食管反流病引起呼吸道并发症,特别是反复发作的患者,或有因反流造成窒息的病史。

9. 食管运动功能障碍性疾病(如贲门失弛缓症),行贲门肌层切开术,为了防止日后的胃食管反流。

【外科治疗的禁忌证】

1. 内科治疗不充分。

2. 缺乏反流的客观事实,特别是内镜检查和食管 24 小时 pH 检测的证据。

3. 症状是否由食管反流病引起尚难肯定,目前症状不排除由心绞痛、胃本身疾病或胆系疾病引起。

4. 有精神症状的胃食管反流患者。

5. 仅有胃食管反流而无并发症。

6. 无症状的滑动性食管裂孔疝。

对于胃食管反流病手术治疗应在严格掌握适应证及禁忌证的基础上,要考虑以下几点:

1. 对于缺乏胃食管反流的客观证据,其症状可能是由非反流性疾病引起的患者,以及虽已确诊为胃食管反流病,但未经过充分内科治疗的患者,不宜贸然采用外科手术治疗。

2. 抗反流手术失败者,约 50% 是由于手术适应证掌握错误引起。作为一种良性疾病以及手术可能造成严重后果与考虑当前医疗环境,手术适应证是否应该缩小。

（五）治疗方法的比较与启示

【Nissen 手术】

即全周胃底折叠术。德国人 Rudolf Nissen 由于不满意前人如 Allison 等对食管裂孔疝解剖上的修复,于 1956 年发表了其设计的术式。其后经多次改进,并屡屡发表文章介绍此手术,直到 1977 年他发表了最终的文章。通过 20 年的经验积累,Nissen 认为此手术能消除裂孔疝,使贲门复位,恢复食管胃角结构,在食管下括约肌处建立了一个活瓣机制。Nissen 手术是目前采用最为广泛和施行例数最多的术式,被奉为抗反流手术的经典手术。

Nissen 手术原系采用左肋下切口进路,但临床上多用上腹部正中切口。下列情况则应经胸操作,折叠的胃底部分留在胸内,或放置于膈下:

1.有失败的抗反流手术史。

2.短食管。

3.有胸内情况需经胸处理,如膈上憩室、食管运动障碍等。

4.极度肥胖者。

进腹后先切断左侧三角韧带,向右牵拉肝左叶。从食管腹段前面横行切开后腹膜和膈食管膜,游离足够长的食管下段,以纱布带或胶带绕过,牵引食管。充分游离胃底,小弯侧切开肝胃韧带上部,一般不需切断胃左动脉;大弯侧切开胃脾韧带和离断胃短动脉。胃上部的后面予以游离,避免折叠缝合时有张力。剔除贲门部脂肪组织。上述游离过程中应注意保护迷走神经,勿使受损。将游离的胃底绕经贲门后面,拽向右侧,在食管下端前面与左侧的胃前壁相遇,即完成胃底对食管胃连接部的包绕。然后缝合胃底,为 4～5 针浆肌层缝合,中间穿经食管肌层,全部缝合长 6cm。为了巩固折叠的位置,防止滑脱,把折叠的胃壁下边用间断浆肌层缝合固定于胃壁上。折叠的胃底部应该够松,为了避免缝合过紧,在食管内插入一 46～50FMaloney 探条作支撑物,亦有人用 60F 探条,视具体情况而定。探条在原位不动时,缝合部分应通过拇指或食指。然后在食管后面缝合左右膈脚,以缩窄膈裂孔。缝合之后,食管旁可容一指通过膈裂孔。

全胃底折叠术包括传统和改良的两种术式。鉴于传统术式术后有较多的机械性并发症,如包绕部分滑脱、缝合裂开、胃胀气、暖气困难和气顶综合征等,Donahue 等(1985)和 DeMeester 等先后将折叠缝合改为 2cm 或更短,且包绕缝合较松弛,称为短松 Nissen 手术。DeMeester(1986)又简化为只缝合一针,为了避免缝合线撕脱,缝合处以聚四氟乙烯片作衬垫,以加强组织力量。经过改良的 Nissen 手术,与传统术式比较,疗效已有提高,术后吞咽困难发生率由 21％降至 7％。

Nissen 手术还常与其他手术结合进行,如 Collis-Nissen 手术用于短食管;Thal-Nissen 手术用于消化性食管狭窄;贲门失弛缓症和弥漫性食管痉挛行食管肌层切开后,可同时行全胃底折叠术。

【Belsey 4 号手术】

是胃前壁 240°部分折叠术,所以称为 Belsey 4 号手术(Belsey Mark Ⅳ),是因为 Belsey 经过多年实践,试图设计一恢复贲门活瓣机制的手术,其第一个术式(1 号手术)基本是 Allison 手术的改良术式,2 号和 3 号手术是建立腹段食管和做不同程度胃底折叠的手术。这三种手术疗效皆欠满意,遂弃而不用,又于 1952 年设计了另一新的术式,故命名为 4 号手术。

手术系经左侧第 6 肋间进胸,游离食管,向上直达主动脉弓下方。从贲门前面切开膈食管膜和腹膜,游离贲门部全周和胃近端。左膈下动脉和胃左动脉的分支均予切断,剔除食管胃连接部的脂肪组织,注意保护迷走神经。用 3～5 针不吸收材料缝合左右膈脚,缝线暂不打结。前面,用两排缝线缝合折叠食管胃连接部。每排至少包括 3 针,均为垂直褥式(U 形)缝合。第 1 排在胃上缝浆肌层,食管上缝肌层,分别缝在食管胃连接部以上、以下 1.5cm 处。在第 1 排缝线打结之后,第 2 排缝合缝针首先从膈裂孔边缘膈上面穿至膈下面,其余如同第 1 排缝合,胃-食管-胃做 U 形缝合,最后缝针由膈下面穿至膈上面开始缝合处附近。第 2 排距第 1 排缝线线结 1.5～2cm。第 2 排缝线打结后,食管胃连接部自然降至膈下,且无张力。此手术的缝合包绕食管胃连接部全周的 240°。后面,膈脚的缝线松松打结,食管与其后面的膈裂孔应能很容易地插入一指。缝合时进针太深或结扎太紧,均易引起食管和胃壁穿孔或坏死。因为缝合线有可能割透食管壁与膈肌,在缝合第 2 排时以涤纶片或聚四氟乙烯片作衬垫物,可以加强缝合。

【Hill 手术】

是经腹胃后固定术,Hill 于 1967 年首先报告。手术可达到以下目的:

1.恢复腹段食管。

2.加深了食管胃角。

3.紧缩贲门部套索纤维,加强了食管下括约肌的张力。

4.缩窄膈裂孔。

手术系经腹操作,取上腹正中切口,食管胃连接部暴露和周围组织的游离如 Nissen 或 Belsey 手术。但在横行切开膈食管膜时,在食管胃连接部留尽量多的该膜的束带组织,用于修复。将食管拉向左侧,暴露主动脉前筋膜。腹主动脉与腹腔动脉的搏动甚易触到。内侧弓状韧带恰位于腹主动脉前面和腹腔动脉的上方,用钝性剥离,使其与其下方的腹腔动脉分开。松松地缝合左右膈脚,关闭膈裂孔。用粗的不吸收缝线经靠近胃小弯的胃前壁做浆肌层缝合,缝针穿经膈食管膜束带,再依次穿经分离的小网膜前层与后层,胃后壁的束带,最后缝合于内侧弓状韧带上。一般缝合 5 针,长约 3～4cm。手术最终是在食管下端建立一纵长形的折叠,形成一长的食管腹段,并轻微地弯向右侧。

Hill 首先应用手术中测压技术来指导缝合。他认为术中食管下括约肌压力应达到 50～57mmHg。根据其 200 例的测压经验,此范围的压力术后可降到 15～25mmHg,即术中测到的压力折半,即为正常食管下括约肌压力。术中如果压力超过 60mmHg,缝合应松一些。如压力低于 40mmHg,缝合应再紧一些。

胃后固定术的主要困难是识别内侧弓状韧带在腹主动脉前的部分。对肥胖患者的操作尤为困难。如不能准确识别此韧带,缝合时可能仅缝在腹膜或腹膜后脂肪上。此手术也容易损及腹腔动脉,此血管或恰从内侧弓状韧带下方发自腹主动脉,或掩盖在此韧带之后。

1976 年 Vansant 报告了 400 例改良 Hill 手术,方法是用膈食管膜束带单独缝合,对食管胃连接部构成一套索,经内侧弓状韧带的缝线穿经该套索打结,再把胃底缝合于食管裂孔前缘和膈脚上。

【Toupet 手术】

为半胃底折叠术或 240°～270°胃底后壁折叠术。1963 年 Toupet 用法文发表此手术。手术是将胃后壁折叠部分缝合于膈脚上,恢复了对食管下括约肌的支持作用和防止折叠部分进入胸内。

手术为经腹操作,充分游离胃底部与食管末端如同 Nissen 手术的做法,把胃底由食管后牵拉至食管右侧,显露膈脚,将胃底和胃后壁上部缝合于右膈脚上,再将食管右缘与胃底缝合,食管左缘与胃底缝合。胃底缝合于膈脚上,不仅可防止胃从膈裂孔疝入胸内,更重要的是减少食管胃缝合的张力,避免撕脱。与其他手术相比,此手术不缝合膈裂孔本身,除非裂孔太大(如有混合型食管裂孔疝时),此时可在行胃底折叠之前,在食管前面缝合裂孔。

对有食管运动障碍的患者和推动性蠕动能力降低的患者,Toupet 手术是最好的选择,因为此术式可减少术后吞咽困难和气顶等副作用,其实此术式亦可作为任何反流患者的首选术式。

【Dor 手术】

是食管胃连接部前壁 180°包绕,1962 年 Dor 报告。方法是将胃底松动后拉至食管前面,缝合于食管腹段的左壁和前壁上。游离胃底时可离断 1 支或数支胃短动脉,或不予离断。食管与胃两行纵行缝合各长

4cm。最后将左右膈脚缝合。贲门失弛缓症行贲门肌层切开术后，行 Dor 手术可将胃底掩盖在食管胃连接部黏膜下层上，起保护作用。此种术式还可恢复足够长度的腹段食管。

【Gallone 手术】

是食管腹段前壁与胃底做 180°折叠缝合，方法与 Dor 手术相似，同样起到把食管腹段固定在腹内的作用。最后缝合左右膈脚。

【贲门斜行套叠术】

有学者于 1995 年设计了贲门斜行套叠术，动物实验证明行之有效后，已应用于临床。手术一般可经腹施行，短食管或食管旁疝须经胸操作。用纱带向下牵拉食管，食管末端与胃上部予以游离，包括膈食管韧带、胃短动脉、胃左动脉。以食管胃连接部为中心，将胃大弯侧胃壁缝合于食管左侧上，缝合点各距食管胃连接部 4cm。再将胃小弯侧胃壁缝合于食管右侧上，缝合点各距食管胃连接部 2cm。胃前壁中点与胃后壁中点分别缝合于食管前壁与后壁上，各距食管胃连接部 3cm。然后在上述 4 处缝合的间隙缝合胃与食管壁，完成一周的缝合。此种术式的有效性在于：①延长了食管腹段；②缩小食管胃角；③紧缩了胃底，以减少暂时性食管下括约肌松弛；④套入胃腔的食管末端加强了贲门部"玫瑰花结"的作用；⑤符合 LaPlace 定律。

值得思考的问题：

1.Toupet 手术与 Nissen 手术的选择问题　有 9 个随机对比研究比较了包括开放与腔镜 Toupet 手术与 Nissen 手术后 1 至 5 年随访的结果。大部分研究结果表明，Toupet 手术吞咽困难的发生率较 Nissen 手术组低，而胃灼热症状控制两组无差别。另外在其他结果指标方面，两组也无差别。一项研究比较了 1.5cm 长与 3.0cm 长的 Toupet 手术的疗效，3.0cm 长 Toupet 手术在反流控制方面优于 1.5cm 长 Toupet 手术，吞咽困难症状的发生率两组无差别。Nissen 胃底折叠术的长度不影响反流控制率，但有如下趋势：在随访 12 个月的时间节点上，3.0cm 长的 Nissen 胃折叠术吞咽困难的发生率高于 1.5cm 长 Nissen 手术。现在的临床研究没有超过 5 年的临床资料，因此，需要进行长期随访研究资料，才能确定 Toupet 与 Nissen 手术的长期结果。

2.部分与全周抗反流手术的选择问题　到目前为止，有 11 项随机对比研究和 2 项 Meta 分析比较了部分与全周抗反流手术，1 项随机对比研究比较了两种部分胃底折叠术的结果。在这些报告的病例中仅 1 例死亡，死亡率仅为 0.07%，死亡原因为食管损伤造成的纵膈感染。根据两个 Meta 分析，围术期并发症发生率两组无差别。手术时间两组也无差别，大约在 90 分钟。

关于手术后并发症，如手术后吞咽困难、气胀综合征、胃肠胀气、再手术率全周胃底折叠均高于部分胃底折叠。在食管炎、胃灼热、持续酸反流、长期效果优良率、Visick 评分 1 分与 2 分比率两组无差别。有趣的是按照食管动力学选择抗反流手术方式受到挑战，伴食管运动功能障碍患者的手术结果，并不受抗反流手术类型的影响。

由于文献报告的部分胃底折叠术的不一致性，这就需要更多文献及观察来分析与比较。

3.前壁与全周抗反流手术的选择问题　4 个 RCT 研究比较了腔镜前壁抗反流手术与腔镜全周抗反流结果，包括了 457 例患者，进行了 6～10 个月随访。其中 2 个研究为前壁 180°抗反流手术，另 2 个为前壁 90°抗反流手术。根据这些研究，前壁抗反流手术吞咽困难的发生率较全周抗反流手术低，酸反流控制效果较全周抗反流效果差，再手术率相对较高。两组患者的满意度评分无差别。关于前壁 90°或 180°抗反流手术疗效的区别并不清楚，原因是没有进行类似对比研究，但有作者认为 90°抗反流手术疗效差。

4.前壁与 Toupet 手术选择问题　一项随机对比研究比较了两个部分胃底折叠术，120°前壁和 180°～200°后壁胃底折叠术。这一研究对 95 个患者随访了 5 年，随访率为 95%，结果表明在反流控制方面，后壁抗反流手术优于前壁,而吞咽困难发生情况两组无差别。除此之外,此研究还报告了前壁抗反流手术组较高的 PPI 使用率,较多的食管酸暴露,较高的再手术率和较低的患者满意度,因此得出结论,由于前壁的抗反流手术抗反流效果不完全,因此不推荐作为治疗 GERD 的常规手术。

综上所述,根据现有的证据,部分胃底折叠术与全周胃底折叠术 5 年随访结果相比,吞咽困难发生率低,再手术率低,患者满意度和酸控制率相当。根据食管运动功能结果选择抗反流手术类型似乎并不可取。在缺乏长期随访资料的情况下比较抗反流手术的疗效,指出某种手术方式优于另一种手术方式是困难的。但从文献报告看,前壁抗反流手术的长期疗效不如全周,回顾性研究结果也表明,部分抗反流手术的疗效也不如全周抗反流手术。尽管如此,研究表明,经过严格训练的外科医师,腹腔镜部分抗反流手术或短的全周 Nissen(1～2cm)在减少手术后的吞咽困难方面优于在腔内放置粗探条(56F),选择全周抗反流手术和长的后壁抗反流手术(大于 3cm)可使抗反流的效果最大化。在选择抗反流手术方面存在地域差别,北美医生们喜欢选择全周抗反流手术,主要考虑到远期疗效较好。

5.术前胃排空对手术的影响　胃排空延缓有可能影响术后胃张力和手术疗效。但一项前瞻性非随机研究表明,胃排空与抗反流手术疗效无关。有鉴于上述一些影响抗反流手术疗效的影响因素,手术前应特别注意以下几点:

(1)医生应当清楚,术前对 PPI 治疗依从性差或无反应的患者,抗反流手术疗效差。

(2)只要患者能耐受手术,年龄不应成为手术禁忌证,因为此类患者的术后结果与年轻人相同。

(3)术后早期应当尽量避免恶心、打嗝、呕吐,因为证据表明,这些症状能够导致解剖术后早期解剖撕裂进而造成手术失败。

(4)对于严重抑郁症的患者,应采用部分胃底折叠术,因在此类人群中这一手术方法效果更佳。

6.抗反流手术失败的再手术问题　许多学者用同样的手术方法矫正失败的手术。多个回顾研究报告了短期和长期腹腔镜抗反流手术失败再手术方法的 12 个月随访结果。与第一次手术相比,再手术治疗手术时间明显延长,中转开放手术率明显增加,手术并发症明显增高(30 天死亡率小于 1%,食管胃穿孔 11%～25%,气胸 7%～18%,脾损伤 2%,迷走神经损伤 7%)。尽管如此,手术后吞咽困难和气胀综合征的发生率比第一次手术并无明显增加。第二次手术后 18 个月的随访患者的满意率明显增加,胃灼热症状的控制率在 68%～89%,反胃症状的控制率在 83%～88%。根据客观检查,13% 的患者 3 个月后仍存在反流。

(六)展望

目前,胃食管反流病的外科治疗向更微创的方向发展。一种方法是通过口腔-食管导入射频装置,使食管下括约肌遭受组织损伤而增加其压力,起到抗反流作用。还有一种方法是通过内镜安装 EndoCinch 装置,对食管胃交接处进行折叠缝合,称为经内镜胃成形术,以增加食管下括约肌压力和长度,起到抗反流作用。更有学者报告,通过内镜注射器将生物多聚体注射到食管下括约肌部位的黏膜下,凝固后增加食管下括约肌压力,起到抗反流作用。与此相同,有学者将水凝胶假体,通过内镜装置钉于食管下括约肌部位的黏膜下,水凝胶遇水膨胀,增加食管下括约肌部位的压力,发挥抗反流作用。甚至有学者将磁珠弹力环(LinX 系统)通过腹腔镜套于食管胃结合部,通过磁珠间的吸引发挥抗反流作用。

虽然上述方法还有待长期的临床观察,但可以看得出,未来胃食管反流病的外科治疗会向着更微创、更有效的方向发展。

(杨文荣)

第六节　食管憩室

食管壁的一层或全层从食管腔内向外突出,形成与食管腔相通的囊状突起,称为食管憩室。

食管憩室的总称之下尚有不少名称,为此予作诊断名称分类如下。几乎所有的憩室都是后天性的,先天性食管憩室罕见。食管憩室根据其①发生部位,②憩室壁的组织成分,③形成的机制可有不同的分类和不同的名称。憩室通常发生在三个不同的部位。发生于咽与食管交界处的称为咽食管型,位于气管分叉附近的称为支气管旁型(食管中段型),而起于食管下段 10cm 的范围内的称为膈上型(横膈上型)。根据食管憩室的发生机制,可分为膨出型憩室和牵引型憩室。

膨出型憩室的发生可能是食管内外有压力差,是由于腔内压力增高,迫使黏膜和黏膜下层通过食管肌层的薄弱点疝出而产生。牵引型憩室是由于食管外的瘢痕收缩发展而成,例如,食管的纵膈支气管旁淋巴结有炎症或结核感染,表面炎症反应与食管粘连,当其愈合收缩时,把整个食管壁牵拉向纵膈而造成。咽食管型和膈上型憩室是由于食管运动异常而独特地形成膨出型憩室。支气管旁型憩室通常是牵引型,包含食管壁的所有各层,但亦有膨出型。先天性食管憩室很罕见,可发生于食管的任何水平,不是真正的憩室,而是不完全性食管重复。至于假性食管憩室有学者将其限于一种特定的概念:是因食管溃疡或窦道形成食管外小囊,与真正憩室的区别是无黏膜覆盖,仅有一层上皮组织;但另有学者对膨出型憩室,由于其盲袋仅为食管黏膜和黏膜下层外突,并非食管全层,故又名为假性憩室。对牵引型憩室,由于其盲袋为被向外牵出的全层食管壁,又名为真性憩室。

食管憩室产生的症状依据憩室的大小,开口部位及其存留食物、分泌物的量而定。由于大多数症状不定或轻微,其自然发生率较难估计。从有症状才发现者多见于咽食管憩室,其次为膈上憩室及食管中段憩室。食管憩室的诊断主要有赖于食管钡剂造影。

此外,尚有食管壁内假性憩室,有其独特的病理特征,虽则少见,一般也不需治疗,但它是食管憩室诊断总体概念中的一员。

一、咽食管憩室

【病因】

咽食管憩室又称 Zenker 憩室,其发生并不是某一种单一的原因所致,解剖上的弱点是局部的条件,年龄增长弱点更为突出,而咽部及食管肌运动失调,环咽肌失弛缓或其他运动异常等均可造成局部黏膜膨出。

【发病机制】

咽食管憩室好发于环咽肌上方的咽食管结合部的后壁。在咽与食管交界处的后部,有咽下缩肌斜行,较下有环咽肌即上食管括约肌(UES)横行。在此二肌之间有一小的三角形区域,称之为 Killian 三角,又称 Killian 裂开。其间缺乏肌肉纤维,是解剖学上的一个薄弱间隙,即是咽食管憩室的好发部位。由于这种缺陷在左侧更为明显,因此咽食管憩室多发生于左侧,但亦有右侧及中部者。

环咽肌在本病的发生过程中有重要作用,其自主神经为迷走神经,分布于环状软骨的后壁,环咽肌在正常时呈收缩状态,在吞咽、呕吐和嗳气时松弛。使食物下行至食管而无阻碍。食物通过环咽肌后,该肌便恢复到收缩状态。咽部肌肉的这种协调动作可保证食物顺利咽下,并可防止误吸。就环咽肌的作用而言即是上括约肌。当某种原因导致这两种肌肉的功能失调,即咽下缩肌收缩而环咽肌不能松弛时,则环咽肌以上的环咽部的压力增高,较薄弱的 Killian 三角区的组织结构向外膨出。Ellis 首先报道在这些患者中 UES 的测压异常,即吞咽机制的共济失调,伴有发生在环咽肌闭合后的咽部收缩和静息压低于对照。早期黏膜的改变是可逆的,在肌肉松弛时消失,以后经常受到压力,并且咽下的食物经常扩张疝囊,造成不可逆性改变,使已形成的憩室很快增大并呈下垂位。憩室的颈部位于环咽肌上方,囊袋夹于食管与脊柱间。随憩室增大,充盈的囊袋可使食管受压并向前移位,因而下咽受到梗阻,并由于憩室的开口位于环咽肌上方,憩室的排空不受阻碍而可以发生误吸入喉、气管或反流入口腔。

造成咽部协调功能障碍的原因很多,例如随着年龄的增长,环咽肌在椎前筋膜的固定松弛可导致该肌功能失调;食管胃反流可能造成咽部压力上升等。一般认为,咽下缩肌的收缩与环咽肌的松弛失调、失弛缓或其他运动障碍,再加上上述肌肉的解剖学特点,是形成咽食管憩室的重要原因。

【临床表现】

1.症状　咽食管憩室是常见的食管憩室。最多见于 50 岁以上的病人,而 30 岁以下者非常罕见,常规消化道钡餐检查的发现率为 1%。

初期可以无症状,有的在并发症发生后才被发现,但大多数病人一开始就有症状。随着憩室之增大,病人咽部常有发胀的感觉,用手压迫一侧颈部,这种感觉便能缓解或减轻。极少数的病人主诉颈部有一软性包块。主要症状为缓慢进行性吞咽困难,呼吸时有异味,挤压颈部或在病人吞咽时,由于空气、食物及分泌物在囊内混合而可能听到响声,咳嗽或不咳嗽均可引起自动反流,可以有呃逆及窒息发作。反流物为刚咽下的食物并不伴有苦酸味。若因吞咽困难而影响进食,进食减少可导致营养不良和体重下降。其他症状可由囊袋反流而发生呼吸道并发症,如肺脓肿、肺炎及肺不张等。除口臭外,食欲不振、恶心及由于喉返神经受累而声音嘶哑等症状均可发生。

咽食管憩室在少数病人可以发生癌变,可能憩室内食物及分泌物残留刺激是部分原因。有单位报道的 961 例咽、食管憩室病人中,发现有 3 例癌肿,其发生率为 0.31%,值得注意。

有时咽食管憩室病人因吞入异物或暴饮暴食而突然发生食管梗阻,此前可能无任何不适。偶尔,病人因误食尖锐的异物(如鸡骨头)而造成憩室穿孔,这种情况下憩室容易被漏诊。在老年人和糖尿病人中,咽食管憩室最早的临床表现可能是肺部并发症。

2.体征　体格检查时如下操作有助于诊断:①嘱病人饮水,吞咽时在憩室部位听诊,可闻及"喀喀"声;②嘱病人张口,在其颈部(一般在左颈部)的环状软骨处向胸锁乳突肌方向挤压,如果听到"喀喀"声,均提示有咽食管憩室存在。

【诊断分析】

除病史外,在胸部 X 线平片上偶可见到憩室内有液平面,但食管钡餐检查可以明确诊断。侧位 X 线片上可见憩室在食管后方。若憩室很大,压迫食管明显,可见到钡剂自憩室开口流向下方。造影检查时若发现合并有裂孔疝,应首先予修补,因继发于反流而造成环咽肌痉挛发生的小憩室,可以不需要任何处理。

食管镜检查不应列为常规检查,因易造成穿孔的危险。怀疑憩室新生物或食管远端病变是内镜检查的适应证,这对鉴别诊断很有意义。食管镜检查前预先吞入一根线作为食管镜的导线有助于安全地完成检查操作。

【治疗要领】

1.手术适应证　不论憩室的大小,多数有症状的患者须行外科治疗,最好是在并发症发生之前施行。一个有 5mm 咽食管憩室的患者和一个 3cm 憩室的患者相比,可能症状一样,或者甚至更为明显。这就能断定颈部吞咽困难相对严重性的是环咽肌功能障碍的程度,而不是憩室的绝对大小。因此,对像每个膨出型憩室这样的咽食管憩室,适当的外科治疗必须针对引起憩室形成的根本上起作用的运动异常,而不在于憩室本身。

憩室较小,而健康情况不宜手术者可用非手术治疗。已经有吞咽困难,发生营养不良或呼吸道并发症,或者怀疑有新生物时应限期手术。憩室穿孔则应行急症手术。

2.手术的方法　已有很多改良,这些手术包括憩室切除术、憩室内翻缝合术及憩室固定术。早年施行憩室切除因有较高的并发症和死亡率,因而分期施行以预防感染的扩散。第一期是游离及悬吊小囊保持排空,几周后因周围筋膜已封闭,感染的扩散已受到限制,再行憩室切除术。随着技术的进展,近来对咽食管憩室治疗的意见认为一期进行的环咽肌切开加憩室切除术和单纯环咽肌切开术较好,亦有采用肌层切开及憩室固定术,前者适用于憩室较大的病人,仅在小宽口憩室中行单纯环咽肌肌层切开术。

对于咽食管憩室合并有环咽肌功能障碍(吞咽困难)者,咽食管憩室切除术后复发;以及其他原因所致吞咽功能障碍,如脑血管意外后吞咽困难、症状性胸段食管痉挛或多发性肌炎等,Orringer 和 Mich 于 1980 年报道采用延长的颈段食管肌层切开术,有别于上述两种术式。主要是分开憩室起始部位的食管肌层,确认憩室颈部,即憩室起始部位的黏膜膨出之处。用电刀切开食管肌层,向下、向后切开延长到锁骨后约 2cm,向上延长到甲状软骨的上角水平,总长度约为 7～10cm。

如憩室大小为 1.5～2cm 或更小,一般不必切除。如果憩室较大,则切除,亦可用自动缝合器夹住憩室颈部进行缝合,之后切除憩室。

【并发症】

咽食管憩室的手术效果满意。目前的手术死亡率约为 0.8%～1.2%。手术并发症以病变处的渗漏、瘘管形成、脓肿和血肿形成最为多见。憩室切除术后的瘘管形成是最常见的并发症,发生率为 3.6%,大多数发生于术后 1 周左右,切口处可见涎液外漏,可持续不同时间,经数周或数月后自行愈合,单纯憩室切除术与憩室切除加黏膜外肌层切开术比较,术后瘘的发生率不同,前者是后者的 2 倍,其原因可能是环咽肌的阻挡作用有助于瘘之发生。对上述并发症的处理中,应多用引流,换敷料,以及应用抗生素控制局部红肿明显的炎症等措施。

喉返神经暂时性损伤亦较常见,其发生率为 1.8%～3.2%,导致病人声音嘶哑(单侧性声带麻痹),但永久性喉返神经损伤少见。对声音嘶哑的病人,宜倡导让其尽力发音,作大声说话动作,以期声带代偿的发音,否则只会永久性声音嘶哑。

在切除憩室时如果黏膜切除过多,术后可造成食管腔狭窄,病人出现吞咽困难的症状。

3.6%～4% 的病人,术后憩室复发,需要再次行憩室切除术。

术后切口感染的发生率约为 1.8%。纵膈严重感染的病例罕见。如有纵膈严重感染,可用双套管吸引引流,全身使用有效抗生素。

二、食管中段憩室

食管中段憩室有以下三种:①牵引型憩室:通常比较小,内径一般不超过 2cm。多发生于气管分叉后方的食管侧壁。约 2/3 的病例憩室向食管左侧和前侧发展,向后方发展者极少;②膨出型憩室:食管某处先有狭窄,进餐时食物不易通过该狭窄部位,致使狭窄部位以上的食管腔内压力增高,逐渐形成憩室;③先天性憩室:发生于食管中段(或下段),逐渐长大。

【病因和发病机制】

食管中段的牵引型憩室的发病原因诚如前述,多因纵膈支气管淋巴结的慢性炎症,常系结核感染,表面炎性反应后与食管粘连,当其愈合,瘢痕收缩时,把局部的食管壁牵出所致。少数是因心包炎或脊柱结核波及食管而引起。此型憩室只向外膨出而不下垂,颈部宽而底部狭窄,故一般不至于积存食物,不易引起炎症,也不易发生食管腔的梗阻。但由于瘢痕组织的粘连固定,可影响食管的蠕动。有时,憩室可发生炎症、出血、形成脓肿或破入纵膈等并发症。由于憩室周围为瘢痕组织,故极少发生急性穿孔。但也有憩室破溃入主动脉造成大出血或破入支气管动脉而形成食管气管瘘的报道,还有憩室破入支气管动脉而发生非致死性出血的报道,可能是由于质地较脆的肉芽组织破碎或钙化的组织腐蚀支气管动脉所致。尚有学者指出,纵膈肉芽肿累及食管的情况并不多见,但有时可压迫食管,造成食管狭窄、形成憩室或窦道以及形成食管气管瘘。

食管中段憩室通常是牵引型,少数是膨出型,但是,Kaye 研究 12 例食管中段憩室发现仅 1 例既往有结核感染,经食管测压检查发现 6 例有运动功能异常,5 例为弥漫性食管痉挛,1 例为强力失弛缓症;另 6 例有不能分类的食管运动功能异常。他认为所有食管中段憩室的病人均应怀疑有食管运动功能异常及应进行测压检查。Kaye 一组病例的憩室在 X 线表现上虽然少数有牵引型特征,但大多数为球形外型及颈部狭窄,像膨出型。膨出型憩室的发生与膈上憩室相同。

有些中段憩室可以假设是先天性的。与食管运动功能异常无关的食管中段憩室事实上是与食管腔相通的胃肠道囊肿或前肠重复。在这些先天性畸形中,黏膜覆盖层可能为腺体并无鳞状上皮。为瘢痕组织或发炎的淋巴结更支持先天性来源的可能性。

【临床表现】

食管中段牵引型憩室虽可发生溃疡、出血、穿孔、瘘以及食管梗阻等并发症,但在无并发症时一般无症状,多在作 X 线钡餐检查时偶然发现。这种憩室由于其开口大利于引流,又有完整的肌层,保证了憩室的排空,不易诱发症状。偶有发生吞咽困难及吞咽疼痛。如合并憩室炎,病人可感到吞咽疼痛和吞咽阻挡感,胸背部或胸骨后疼痛,胸内饱满感或少量呕吐等临床症状。病人平卧,有时食物可从憩室内反流到口腔。这些症状还可能与食管受压或狭窄有关,可能是由于憩室中排出的干酪样物质刺激食管黏膜所致。

并发症除憩室炎,食管炎食管受压或狭窄外,诸如形成脓肿或瘘管都可发生症状。憩室可以因炎症溃疡或淋巴结坏死,穿孔进入气管腔形成瘘管。此类病人在吞咽时发生咳嗽发作。瘘管可以腐蚀小支气管动脉或食管动脉造成出血。相关统计学报道 1 例食管憩室穿破至心包,心包穿破至胸腹壁积食和脓肿。

憩室亦可以发生恶性变,但位于食管中段的憩室恶变机会较少,食管及呼吸道间的后天性瘘管有一半发生恶性变,非恶性瘘管中与憩室有关者占 5%～50%。

【诊断分析】

食管中段憩室在无并发症时往往没有症状,对怀疑该症或有并发症时的诊断主要依靠食管钡餐造影检查和内镜检查。在作钡餐造影检查时,由于这些憩室开口较大,立位检查时,对比剂很易流出,若病人取头低脚高位或俯卧位,或取左侧卧位,则憩室的位置和轮廓容易显示。钡餐检查时还应观察食管运动功能如排空延迟等情况及并存的食管疾患,尤其是有无恶变征象。有学者指出,憩室腔内有恶变的 X 线征象是:①充盈缺损或囊壁不规则,甚至憩室完全消失,代之以充盈缺损;②憩室开口处或邻近处食管壁不规则,甚至有僵硬现象;③食管憩室附近管壁功能改变,蠕动收缩减弱,甚至消失,致使造影剂滞留。但亦可见于憩室并发炎症,须依据临床及 X 线征象综合判断和食管镜检查。必要时可作食管 CT 检查和食管功能测定,以除外其他疾病。食管测压可检查有无运动功能异常,诸如食管弥漫性痉挛,失弛缓症等。如果病人有慢性肺化脓症的症状,则尚有必要作气管镜检查和肺 CT 扫描,以明确肺部病变的范围。如怀疑有憩室-支气管瘘,须作支气管碘油造影或气管镜检查;内镜检查有助于发现瘘口。嘱病人口服亚甲蓝或其他染料,若在痰中发现亚甲蓝,即可以确诊。

【治疗要领】

1.手术适应证

（1）术前进行详尽的上消化道钡餐检查，明确憩室的位置、大小和类型。对于体积小、无症状的食管中段憩室不需要外科治疗。如果憩室较大，排空不畅，有食物和分泌物积聚现象，表现有较严重的症状，为防止炎症后发生出血、穿孔等严重并发症，应予以手术治疗。

（2）憩室逐渐增大，经 X 线检查或食管镜检查，怀疑有恶变者，应限期手术治疗。

（3）牵引型憩室合并有反流性食管炎、胃炎或胃十二指肠溃疡等疾病，应首先治疗并存的疾病，并仔细观察，不宜急于施行憩室切除术。如有食管狭窄，应先行食管扩张术。

（4）施行手术前要找出发生症状的来源，并根据不同的并发症，制订手术方案。

2.手术方法

有憩室切除术、憩室翻入埋缝术、食管支气管瘘缝扎修补术以及食管部分切除、食管胃吻合术等。憩室并发癌变或不能逆转的瘢痕狭窄，应行食管部分切除或较为彻底的憩室切除。术前若确诊有食管运动功能异常，如食管弥漫性痉挛，术中应加食管肌层切开术。术式的选择取决于病人的全身状况及病变本身的情况。严格掌握手术适应证。在局部切除憩室及其附近炎性物操作中，切开憩室时不要损伤食管腔，宜平行纵轴切除憩室，分两层横行缝合。累及部分肺组织时须行肺段或肺叶切除术。有瘘管与呼吸道相通者，同样予以切除并闭合呼吸道，为防止瘘管复发可用带蒂胸膜瓣、结缔组织或肌肉间隔于缝合残端，并要消除食管远端的梗阻。

三、膈上憩室

临床上有时把食管远端 4～10cm 的范围或食管下段称之为食管的膈上段，故将发生于食管下 10cm 部位的憩室称为膈上憩室。憩室大多数发生在胸段食管的右侧，但憩室也可突向左侧，发生部位也可以稍高一些，偶尔还有多发性憩室。膈上食管憩室绝大多数为膨出型，系食管黏膜和黏膜下层从食管平滑肌层的某一薄弱处或缺损区突出或疝出而形成。但食管下段膈上膨出型憩室亦可以像真性憩室含食管所有各层，但肌层明显变薄。憩室囊主要含有黏膜、黏膜下层、肌层黏膜及纤维层。憩室大小不等，大的憩室可因内容物而压迫食管发生梗阻。这些憩室可发生憩室炎或溃疡，偶可伴有食管炎，少数可发生穿孔、出血及恶变。

【病因和发病机制】

膈上憩室发生的确切原因不明，大多数学者认为，是由于食管下段有功能性或机械性梗阻使食管腔内压力增加所造成。Debas 等曾对 65 例膈上憩室施行了放射学、内镜及测压研究，发现 77％病例的食管运动功能测压有异常。大多数为弥漫性痉挛、失弛缓症或食管下段括约肌过度收缩。23％病例运动功能正常者，13 例有裂孔疝，其中 5 例的食管远端有高度器质性狭窄。但是另有学者认为，食管腔内压力正常者同样可患膈上食管憩室。

【临床表现和诊断分析】

很多具有膈上食管憩室的病人可以无症状或症状轻微，有些症状有时很难与伴有的机械性及功能性情况相鉴别。大多数病例的症状可以从轻度消化不良至明显吞咽困难或反流及呕吐，尤其在卧位时，反流容易发生。还可出现胸骨下或上腹部不适及疼痛，少数病例疼痛向肩背放射，类似心绞痛。憩室增大的病例可出现吞咽梗阻造成营养不良和体重下降。因憩室内容反流及误吸可发生呼吸道症状。

许多患者的膈上憩室作食管钡餐造影诊断时，是无症状的。另外一些患者的症状很难和经常与之相关的食管疾病——裂孔疝、弥漫性食管痉挛、食管失弛缓症、反流性食管炎及癌症相鉴别。吞咽困难和反流是常见症状,就像胸骨后疼痛是与弥漫性食管痉挛相关的常见症状一样。虽然食管钡餐造影的诊断是简捷而明显的,但如有可能,则应进行食管功能研究,以明确与之相关的运动障碍或下端食管括约肌功能不全的存在。

胸部后前位平片中有时可见到含液平面的食管憩室或因憩室颈部被伴有的食管炎及痉挛所闭合。X线食管钡餐造影可资确诊。钡餐检查可以显示憩室囊、憩室颈及其方向,食管腔的最大扩张度以及食管壁缺损的长度等,还可明确有无与憩室有关的食管神经肌肉功能紊乱和裂孔疝。通常,充钡的憩室囊突向右侧,几乎均在膈上,发生于膈下腹段食管的膨出型憩室极为罕见。钡餐造影对鉴别贲门失弛缓症或食管裂孔疝较为简捷。在X线复查中,如发现憩室轮廓变得不规则或其形态较前缩小,提示可能发生了癌肿。憩室冲洗液作细胞学检查,可能有助于确定诊断。内镜检查可以确定憩室有无炎症、溃疡、癌肿以及食管梗阻的程度;如有出血,可以确定出血来源。大的憩室可使食管移位,因此食管镜检查有发生憩室穿孔的危险。但内镜检查常为诊断和鉴别诊断有无食管癌的主要手段。食管测压检查则对食管运动功能紊乱、弥漫性食管痉挛、贲门失弛缓症、食管下段括约肌过度收缩、非特异性食管运动功能障碍等病症的诊断和鉴别诊断很有价值。

【治疗要领】

1.内科治疗　膈上食管憩室的内科治疗,包括体位引流和饮水冲洗,以维持餐后憩室之排空,有憩室溃疡者应吃无刺激性的软食等措施。

2.手术治疗

(1)手术适应证:无症状憩室小于3cm的病人不需治疗,若有轻微症状,一般可先采取内科治疗,同时随诊观察。随诊中增大的憩室或者已有大到一定程度的憩室,不论其症状如何均应择期手术。有食管痉挛及器质性狭窄者可作食管扩张治疗,然后观察。如果病人的症状是因合并食管痉挛、裂孔疝或其他原因所致,那么对它们的先期治疗可能使症状明显好转,憩室缩小;如不能确定这些原因与食管憩室的因果关系,则也可考虑在一次手术中既切除憩室,又尽可能同期手术治疗上述原因的病症。症状明显尤其是进行性加重者,是手术切除憩室的适应证。若因食管其他疾病手术时,应同时作憩室切除术。

(2)手术治疗原则:应尽可能同期纠正任何食管运动功能失调或远侧机械性梗阻病症,否则单作憩室手术,术后症状仍可能存在,并且易出现并发症及憩室的复发。这一原则在其他部位的食管憩室治疗中,亦必须遵守。目前,对膈上食管憩室病人多采用憩室切除加食管肌层切开术,以及一些改良手术。

(3)手术方法:手术宜经左侧开胸入路。虽然憩室多数位于右侧亦经此径路。可便于游离、旋转食管下段,切除憩室、切开食管肌层至贲门亦可很方便。这种切口在需要手术处理合并的其他食管或膈肌疾病时,显露也较为满意。

切除憩室时注意食管黏膜不宜切除过多,以防术后食管狭窄。切除憩室后行两层缝合修补,一层为切除憩室的黏膜切口,另一层为紧靠黏膜切口缝线外的食管肌层,以包埋憩室颈部的黏膜切口。食管肌层切开术:在食管下段的左侧壁作一长的纵行切口,应切开所有的环形肌纤维,但不要损伤其下的黏膜层及迷走神经纤维。钝性分离肌层和黏膜层,游离范围至少要达到食管黏膜层周径之一半,使黏膜层从肌层切口膨出。肌层切口的远端向下延伸至贲门,以保证完全切断食管远端的全部肌纤维,但不能损伤食管裂孔和膈食管韧带;肌层切口的近端要向上达下肺静脉,若有较长的食管弥漫性痉挛,则肌层切开应达主动脉弓水平。最后宜将部分胃底作折叠缝合。老年、营养不良的高危病人中,应用憩室固定术,亦可得到良好效果。

3.手术并发症　最严重的并发症乃是缝合部位发生瘘。为减少瘘之发生,如治疗原则中所述,在憩室切除后宜作两重缝合,即缝合黏膜切口外,应将原食管肌层切口边缘缝合,尚可在憩室的侧方另作食管肌层切开术以减少张力,甚至用带蒂胸膜瓣或椎前筋膜覆盖于缝合部位加固。

有时难以肯定是否已有瘘发生,在恢复经口进食之前,用可吸收性造影剂作食管 X 线造影检查可以发现憩室切除部位有无缝线处瘘及食管腔有无梗阻。如造影检查证实有瘘或食管梗阻,应及时予以治疗。

(1)对瘘的处理,一般应及时作胸腔闭式引流、胸膜腔冲洗、禁食、胃管引流、抗感染、加强全身营养支持,以期瘘口自动愈合。如果食管运动功能紊乱,食管梗阻在作憩室手术时并未一期治疗,则应在瘘口愈合后再作处理。但是这种未作处理,在憩室切除后更易发生瘘,严重者往往致命。

(2)憩室颈部的黏膜切除过多,可造成局部食管腔狭窄,并使缝合口瘘的治疗复杂化。未作食管肌层切开术者,术后也容易憩室复发。如果手术过程中损伤迷走神经,可导致医源性食管运动功能失调。

四、食管壁内假性憩室

在食管憩室中,有一种具有与其他食管憩室不同病理特征的食管壁内假性憩室。是一种少见的良性病变。患者主诉有不太严重的吞咽困难,症状呈间歇性发作或进展缓慢。多见于 50～60 岁老年男性。钡餐检查发现食管腔内有多发性如长颈瓶状或纽扣状小囊,平均约 1～3mm,呈散在性或局限性分布。90%病人有食管狭窄,几乎 2/3 的病变均位于食管上 2/3。食管明显狭窄部,假性憩室亦增多,故认为食管狭窄与憩室周围炎有关。内镜检查食管呈非特异性慢性炎性改变,仅在少数病人中见有假性憩室的开口。由于假性憩室部位较深,活检不易确诊。其病理特征是可发现憩室是由于食管深层的黏膜下食管腺管扩张造成,深达肌层黏膜。在囊性扩张的腺体管周围有慢性炎症,并常有小脓肿形成。腺管黏膜的炎性改变及鳞状上皮化生可以使管腔狭窄或完全阻塞,管腔阻塞导致近端扩张而形成假性憩室。故发生的原因是食管黏膜下腺体管周围的慢性炎症。食管狭窄的形成是疾病发展过程中的一个组成部分。食管假性憩室病人的食管内常有亚临床念珠菌感染,可能是继发的,尤其是患有糖尿病的病人。

一般不需手术治疗,有食管狭窄症状者可予扩张治疗,效果良好。但假性憩室 X 线表现大多无改变,亦有自行消失者。

(韩　斐)

第七节　贲门癌

起源于以贲门口为中心,周围 2.0～2.5cm 范围内的胃癌称为贲门癌。临床上比较常见,发病率和病死率均较高。贲门癌早期诊断对手术效果十分重要。但贲门区局部解剖复杂,黏膜排列无一定规律,正常变异较多,又缺乏蠕动,并高居肋弓下,常致漏诊或误诊。

一、诊断要点

(一)症状及体征

贲门癌的症状与食管癌相比,症状出现较晚。早期患者无症状或仅有上腹部饱胀不适,轻微疼痛或烧灼感、嗳气、食欲下降,往往不被重视或被误诊为胃炎或胃溃疡。而中晚期贲门癌的主要症状大多为上腹不适或有疼痛感,如侵犯食管可出现进食阻挡感,多有食欲减退,有的患者有黑便史,少数有呕血,甚至大出血。由于贲门较深在,并高居于肋弓下,仅用手法触诊和压迫器均触压不到,故腹部查体很少能触到肿块。

(二)X 线检查

贲门解剖结构特殊,黏膜排列不规则,又缺乏蠕动,双对比造影对贲门癌的检查比其他部位癌的检查更为重要。在双对比造影检查被广泛用于胃 X 线造影前,临床上中晚期贲门癌被漏诊、误诊的情况并不少见,尤其在早期贲门癌更易发生。

早期贲门癌 X 线表现有以下特征:贲门舒张稍差,贲门正常形态消失,黏膜破坏中断,呈不规则形,浅小龛影或呈小颗粒息肉样充盈缺损,以上表现只有在良好的气钡双对比片上方能显示。

对于中晚期贲门癌,根据其典型的 X 线表现及临床资料,一般不难做出诊断。其 X 线征象表现:

1.胃泡下缘和贲门下区轮廓不规则和僵直,范围多不超过 3~5cm,这是最常见的征象,在充盈和双对比像上均能见到,其病理基础是胃壁增厚,高低不平,多见于浸润型和溃疡型癌。

2.胃贲门内缘轮廓线的双边征和肿块影,这个征象只见于双对比造影像,胃轮廓线出现局限的双重边缘,外缘平坦,内缘略向腔内隆凸,病变明显时内缘呈肿块状向腔内隆凸。其其病理基础是浸润型癌、增生型癌。

3.龛影:贲门部溃疡型癌较常见贲门癌龛影不如胃小弯癌溃疡型典型,其表现有如下几种:

(1)龛影于充盈像呈切线位投影,常不表现为典型的半月征,也不易见到环堤征;主要表现为龛上缘或下缘的小凹陷,龛底轮廓平直。

(2)有时龛内壁涂一层钡剂,表现为长形稍不规则的密度增高阴影,需利用气体对比才易显示。

(3)龛正位投影时(黏膜皱襞或双对比像)表现为略不规则的类圆形存钡影,密度比周围稍高,但周围看不到典型环堤与指压迹。贲门癌龛影表现不典型的原因是该处无法施行充盈加压法,因而较难根据典型龛影作出诊断,但如见到局部小凹陷且附近有一平直段,应高度怀疑溃疡型癌,须对该处施行细致检查。

(4)黏膜杂乱,不连续,见于双重造影像。表现为正常黏膜像中有一块形态杂乱、皱襞不连续的区域,常需比较几个涂布良好的点片才能作出判断。

在诊断中 X 线气钡双对比造影已成为不可缺少的检查手段,它不但能明确疾病的诊断,而且能了解其范围、类型,很多征象如双边征、肿块征以及轮廓、黏膜的改变都由它得以显示。但必须操作正确并与其措施配合:

1)胃底必须涂钡适当,并且由气体充分膨胀胃底才能形成良好的双对比,胃底存钡不能过多。

2)必须在透视下转动患者显示病变的最佳位置,然后拍片观察。站立正后前位非常重要,在这个位置,贲门恰位于胃的最内缘,可见自食管经贲门流向胃小弯,恰好在切线位投影。贲门癌大多位于贲门周围 1~2cm 处,因而这个位置恰能显示病变的切线位投影。半立位大角度左前斜位缘可充分显示贲门与周围黏膜的相互关系,所获得影像为贲门展面像,对于贲门周围黏膜显示有重要价值。右前斜位可以较好地显示贲门区肿块及贲门胃底后壁与周围脏器的关系。

3)充盈法仍是一个重要的方法,并应结合旋转透视观察。轮廓不规则、僵直、小凹陷以及部分龛影在充盈像显示较好,特别对贲门下及胃底后壁的病变尤为重要。如果认为双对比法可代替充盈法,将使某些贲门癌漏诊,同时应当注意胃必须充盈才能显示病变。

4)胃必须充分膨胀,才能显示病变,这对充盈法和双对比法都适用。我们的 X 线光片证明,只有少量气体和钡、胃未充分膨胀,是造成判断错误的重要原因。

(三)分型

根据病理及 X 线所见,中期贲门癌可以分为 3 型:

1.凹陷型　病变区黏膜凹陷,有糜烂,偶见表浅溃疡。

2.隆起型　黏膜略呈不规则隆起,表面粗糙,颗粒状,触之较硬,偶尔呈结节状或息肉状突起。

3.平坦型　病变区稍微粗糙,但肉眼下无明显异常。

根据病理及 X 线所见,中晚期贲门癌也可以分为 3 型:

(1)菜花型:肿瘤向腔内突出,显示不规则的充盈缺损,多呈巨块或类息肉状,常向上波及食管下段,病变处黏膜破坏、紊乱或大部分消失,管壁僵硬。充盈缺损中常有大小不等及深浅不一的龛影,龛影较深大者多伴有半月征,胃泡内于贲门小弯侧,经常见结节状或分叶状软组织肿瘤阴影。此型病变多位于膈下,钡剂通过中度受阻。

(2)浸润型:食管下端贲门部呈向心性或管道形狭窄,管壁较光滑、僵硬。黏膜皱襞断裂或部分消失,某些病例可有龛影,借助人工气腹和胃泡的对比,病变处管壁普遍增厚,很少有巨块状软组织肿物阴影,此型病变跨居于横膈上下,较局限,分界不清,钡剂通过严重受阻。

(3)溃疡型:于切线位投照显示有盘状巨大龛影,边缘不规则,常显示有半月征,分界清楚,无明显软组织阴影,病变常在腋下,钡剂通过受阻较轻。

还有一部分病例无法分型。

(四)CT 检查

贲门癌 CT 检查有不同程度的胃壁增厚,故当局部厚度＞20mm、贲门夹角增大或贲门区发现面积＞500mm² 的结节影应怀疑肿瘤可能。贲门癌可以形成贲门部肿块,CT 上主要表现为突向胃腔内的溃疡性肿块。应用仿真内镜技术对贲门癌进行观察,可以发现贲门区较大的浅表溃疡,从而在 CT 图像上仅表现为肿块黏膜面的凹凸不平。

贲门癌常累及下段食管,表现为管壁的不规则增厚,在 CT 上食管壁超过 5mm 应引起重视,特别是食管局限于相邻连续几个层面的增厚更有意义。

贲门由于其位置特殊,也很容易向下侵犯胃底和胃体。肿块周围的脂肪间隙的消失,常被认为是突破浆膜层,侵及邻近组织器官的征象。

CT 对于判断远处的脏器转移准确率较高,贲门癌淋巴结转移多位于贲门旁、胃小弯、胃左动脉及腹腔动脉周围淋巴结,腹膜后淋巴结和后下纵膈转移亦多见。

(五)超声波检查

对贲门癌术前均应作颈、胸、腹三个部位的超声波检查,以确定有无转移淋巴结。颈部重点检查甲状腺下缘以下肩胛舌骨肌区、颈深静脉及食管旁区,双侧胸腔部位检查上纵膈、气管旁、后纵膈、肺门及横膈淋巴结;腹部检查贲门旁、脾门、胃大小弯及肝门区和后腹膜部位。

(六)胃镜检查

贲门癌的内镜检查可以发现贲门部充血、水肿、黏膜溃烂,贲门部狭窄僵硬,贲门部不规则隆起或凹陷等表现,行病理学检查可以确诊。

二、贲门癌的鉴别诊断

(一)胃底静脉曲张

胃底静脉曲张病变常较广泛,仰卧位胃泡充盈相上显示胃泡缺损的边缘呈锯齿状、网状,俯卧位胃泡双对比相上可见直径 110～210cm 大小的多发结节样改变,而与贲门癌所呈现的单个多叶状肿块不同,胃底静脉曲张者大多也有食管下段静脉曲张,而贲门癌时食管下段多同时受侵,显示充盈缺损,管壁僵硬,黏膜破坏等恶性 X 线征象,胃底静脉曲张引起的软组织块影仅有黏膜增粗扭曲移位,无破坏,食管吞钡后常见到纵形的食管黏膜纹伸入贲门内,甚至延续到缺损影表面而不中断,这一 X 线征象是贲门癌所没有的。

（二）贲门失弛缓症

贲门癌食管下段受侵时显示管壁僵硬、不规则充盈缺损、黏膜破坏等恶性 X 线征象;而贲门失弛缓症是食管下端自上而下逐渐狭窄似鸟嘴样,狭窄段边缘光滑,管壁柔软,狭窄程度较高时,食管内钡剂不易经贲门进入胃内,狭窄段以上食管扩张,重度扩张的食管内可有食物潴留,食管蠕动消失或仅能见到第三收缩波。

（三）食管裂孔疝

膈上疝囊是诊断食管裂孔疝的直接证据,不可复性食管裂孔疝胸透或平片上可见膈上心影重叠处的空气疝囊影,可复性食管裂孔疝立位疝囊消失。

（吴维胜）

第八章 食管癌

第一节 食管癌的概述

一、食管癌的流行病学

食管癌是指由食管鳞状上皮或腺上皮的异常增生所形成的恶性病变,食管癌最常见的两种类型为鳞状细胞癌(SCC)和腺癌(AC)。2012 年食管癌的发病率居全球所有恶性肿瘤的第 8 位,死亡率居第 6 位。估计 2012 年全球食管癌新发病例 456000 例,占全部新发肿瘤的 3.2%;死亡病例 400000 例,占全部死亡肿瘤的 4.9%。全球 80% 以上的食管癌新发病例和死亡病例集中在发展中国家,我国食管癌的发病率和死亡率均居全球第 1 位。在我国恶性肿瘤中,食管癌的发病率占第 5 位,死亡率居第 4 位。在食管癌的高发区,其发病率和死亡率仍维持在较高水平。

(一)流行趋势

总体上,全球食管癌的发病率上升较明显,甚至包括美国在内的许多西方发达国家的发病率也在上升,主要表现在食管腺癌的发病率有较大幅度的上升。根据 2010 年我国人口数据库相关的癌症登记记录,全国登记地区的食管癌新发病例及死亡病例均有所上升。我国食管癌的病理类型以食管鳞状细胞癌为主,而食管腺癌的发病率未见明显增长,食管鳞状细胞癌已成为我国特色肿瘤之一。

(二)地理分布

复杂的环境因素和地区因素不仅会影响食管癌的发病率,而且影响了癌症的组织学亚型,食管癌的分布具有显著的地域性差异。不论是男性还是女性,非洲南部和东部与亚洲东部的发病率最高,而西部和中部非洲、美洲中部的发病率最低。全球不同地区的食管癌的人群发病率相差较大,男性从非洲西部的 $0.8/10^5$ 到亚洲东部的 $17.0/10^5$,而女性则从密克罗尼西亚·波利尼西亚的 $0.2/10^5$ 到非洲东部的 $7.8/10^5$。食管癌两种不同类型的发病率也与地理因素关系密切。从全球而言,在高风险区域,从土耳其东部、伊朗北部经过中亚共和国一直延伸至中国华中、华北地区,呈带状分布,通常被称为"食管癌带",在该区域的食管癌患者的病理类型超过 90% 为鳞状细胞癌。在不同的国家之间、甚至同一国家,食管癌的两种主要组织学类型存在两种不同的变化趋势。在许多西方国家,食管癌的组织学亚型也发生了很大变化,食管腺癌的发病率一直在增长。食管癌的预后差,男性患者的死亡率在亚洲东部($14.1/10^5$)和非洲南部($12.8/10^5$)明显升高,女性在亚洲东部($7.3/10^5$)和非洲南部($6.2/10^5$)明显升高。

在我国,食管癌的发生也存在明显的地理区域差异。其中,围绕太行山地区的河南、河北和山西三省交界地区[河南林县(现名林州市)、河北磁县、山西阳城县],是世界上食管癌发病率和死亡率最高的地区之一,河南林县食管癌的发病率约为当地全部恶性肿瘤的 80%。其他食管癌高发地区还有福建和重庆等,其次为新疆、江苏、山西、甘肃和安徽。河南林县的食管癌死亡率居全国之首。死亡率较高的地区主要分布在:河南、河北、山西三省交界(太行山)地区,四川北部地区(四川盐亭),鄂豫皖交界(大别山)地区,闽南和广东东北部地区,江苏苏北地区(扬中)及新疆哈萨克族聚居地区(托里县)。另外,在我国少数民族中,食管癌发病率的差异也比较明显,比如哈萨克族的发病率是苗族的 35 倍。另外,即使住在同一地区,不同的民族之间也存在差异,新疆托里县哈萨克族食管癌死亡率明显高于居住在同一县的其他民族,最大相差近 7 倍。

(三)解剖位置

食管癌的发病率与解剖位置有关,不同的位置,鳞状细胞癌(SCC)与腺癌(AC)的发生率存在明显的差异。食管 SCC 常发生于食管中上 1/3,而大多数 AC 发生于食管的下 1/3 及胃食管结合部,发生于 Barrett 食管化生区域。食管 SCC 与 AC 在不同解剖位置的不同特点,归因于已知流行的危险因素,比如超重和肥胖等,特别是食管腺癌。在西方一些国家,食管鳞状细胞癌的发病率一直在稳步下降,与这些国家烟草应用和酒精消费的长期减少有关。然而,食管鳞状细胞癌在中亚地区的发病率在上升,比如台湾地区,这可能是烟草应用和酒精消耗增加的结果。两个亚型的位置和行为之间存在明显的差异。在我国,食管癌患者超过 90% 为食管鳞状细胞癌,主要以胸中下段为主。

(四)组织学类型

国际癌症研究机构统计全球癌症流行病学的数据库(CLOBOCAN 2012)数据显示,2012 年新发食管癌患者中 SCC 为 398000 例(其中男性为 278000 例、女性为 120000 例),腺癌 52000 例(其中男性为 41000 例、女性为 11000 例),其他病理类型 6000 例。需要注意的是,GLOBOCAN2012 包含 90% 以上的国家,具有较为广泛的代表性。从全球而言,男女患者的食管 SCC 的发病率均明显超过食管 AC,男性发病率是女性的 3~4 倍。SCC 最常见于东南亚和中亚地区,占全球食管癌的 79%。SCC 和 AC 的人群发病率分别为 $5.2/10^5$、$0.7/10^5$。

在 20 世纪 60 年代,美国确诊的食管癌患者中超过 90% 是 SCC,AC 非常少见。目前,AC 已经取代 SCC 成为最常见的组织学类型。目前,在美国新诊断的食管癌患者中,超过 70% 是 AC。除美国之外,还有一些国家的 AC 发病率高于 SCC,这些国家有芬兰、英国、新西兰、加拿大、冰岛、澳大利亚、挪威、马耳他、瑞士、巴林和塞浦路斯。Ac 主要分布于北欧和西欧、北美及大洋洲,这些地区的 AC 占全球的 46%。然而,在全球范围内还没有观察到这种变化趋势。

在我国的食管癌高发地区,病理类型以鳞状细胞癌为主,甚至超过 90% 的食管癌为鳞状细胞癌,几十年来未出现病理类型比例的明显变化。

(五)中国食管癌的发病率

2014 年 4 月,中国肿瘤登记中心发布了《2013 年中国肿瘤登记年报》,年报采纳了全国 145 个质量较好的肿瘤登记处数据,其中城市地区 63 个、农村地区 82 个,覆盖人口 158403248 人,城市人口 92433739 人,农村人口 65969509 人,2010 年全国登记地区恶性肿瘤发病病例 315.7 万例,其中男性 187.4 万例,发病率为 274.69/10 万;女性 128.3 万例,发病率为 197.24/10 万。

根据全国恶性肿瘤发病率的排名,肺癌、乳腺癌、胃癌、肝癌、食管癌、结直肠癌、宫颈癌是我国常见的恶性肿瘤。总体上,食管癌的发病率处于第 5 位;而食管癌在我国城市人口的发病率处于第 6 位,而在农村为第 4 位。

2010 年,中国食管癌新发病例为 287632 例,发病率为 $21.88/10^5$,占所有肿瘤的比例为 9.30%,中国标准人口年龄标准化率(中国 ASR)为 $16.71/10^5$,其中男性为 204449 例、发病率为 $30.38/10^5$,占所有肿瘤的比例为 11.31%，中国 ASR 为 20.45/10^5；而女性为 83183 例、发病率为 12.96/10^5，占所有肿瘤的比例为6.47%，中国 ASR 为 9.46/10^5。食管癌发病率在男性处于第 4 位，而在女性处于第 6 位。对 2004～2005年全国第 3 次死因回顾调查及 2003～2007 年全国肿瘤登记结果及 2006 年、2008～2010 年全国抽样调查数据资料进行分析，食管癌中国标准化发病率的变化趋势为：45 岁以前年龄段人群的发病率较低，但随着年龄的增长发病率也逐步增加，在 80～84 岁年龄段达到峰值。

（六）中国食管癌的死亡率

根据全国恶性肿瘤死亡率的排名，肺癌、肝癌、胃癌、食管癌、结直肠癌、乳腺癌、胰腺癌是主要的肿瘤死因。总体上，食管癌的死亡率处于第 4 位。食管癌在我国城市人口的死亡率处于第 5 位，而在农村为第4 位。

2010 年，中国食管癌死亡病例为 208473 例，死亡率为 15.85/10^5，占所有肿瘤的比例为 10.65%，中国ASR 为 11.95/10^5。其中男性为 148865 例、死亡率为 22.12/10^5，占所有肿瘤的比例为 11.87%，中国 ASR为 17.54/10^5；而女性为 59608 例、死亡率为 9.29/10^5，占所有肿瘤的比例为 8.49%，中国 ASR 为 6.62/10^5。食管癌死亡率在男性处于第 4 位，而在女性处于第 6 位。

Tang WR 等对 1991～2012 年中国食管癌患者的死亡分布特点进行分析，显示自 2007 年起食管癌的发病率开始逐年增加，死亡率自 2008 年逐年增加，男性高于女性，农村高于城市。死亡率自 45 岁开始增加。地理区域分析显示，从华南到华东，从东北到华中，食管癌的死亡率表现为增加的趋势。下一个五年，食管癌的死亡率将上升。另外，该研究者根据 2003～2010 年中国食管肿瘤死亡资料，采用 1982 年中国标准人口构成对死亡率进行标化，食管癌中国标准化死亡率的变化趋势为：死亡率仍从 45 岁开始上升，80～84 岁达到高峰；华东地区的苏北地区，安徽和福建，华中地区中的河南林县，以及华北地区的河北磁县、山西阳城县、陕西等地区的食管癌死亡率高于其他地区。我国食管癌死亡率高的地区呈半同心圆的地理分布特征，死亡率相近的不同地区大致分布在同一个圆上，这一有特色的地理分布特征很可能与自然环境、生活习惯等因素有关。

总之，我国食管癌的流行病学模式有其自身的特点，不论是食管癌患者的发病率还是死亡率，存在男性均高于女性，农村高于城市的特点，而且食管癌的发病率及死亡率均有上升的趋势。我国食管癌的负担仍然很重，特别是农村的男性人群，更是关注的重点。当前，必须采取有效的手段及预防措施，比如健康教育、营养干预、筛查等，方可降低食管癌的发病率及死亡率。故认识食管癌流行病学，既有利于阐明食管癌发病原因及危险因素，又有利于开展食管癌的预防。

二、食管癌的病因与发病机制

食管癌是发生于食管上皮细胞的最常见的恶性肿瘤，也是广泛分布于世界各地的全球性疾病，是世界范围内最常见的十大恶性肿瘤之一，每年新发患者数超过 30 万。食管癌发病率有明显的地区差异性，即由于种族、地理位置不同其发病率可相差很大。中国、印度、南非、日本、苏格兰等为食管癌高发国家和地区，发病率可达到 100/10 万～150/10 万人口。而欧美、大洋洲则为低发地区，发病率仅为 25/10 万人口。另外，同一国家不同地区的食管癌发病率也可能相差很大。中国的食管癌新发患者数占世界新发患者数的一半以上，主要分布在六大地区，包括河南林县、太行山区、苏北地区、大别山区、川北地区、潮汕地区。食管癌的集中高发这一特点说明该地区具有促进其发生的特殊条件，如可能存在强致癌物、促癌物，缺乏一些抑癌因素及有遗传易感性等。

30 年前，食管癌中发病率最高的是鳞状细胞癌，然而腺癌在近些年来发病率逐年上升。西方学者研究认为吸烟和饮酒是食管鳞状细胞癌发生的重要原因,而肥胖则是食管腺癌发生的一个强烈的风险因素,多个研究证实超重者发生食管腺癌的风险为正常者 3 倍以上。尽管国内外对食管癌病因进行了多方面探索,但是各个国家、各个地区的研究结果很不一致,这反映了食管癌的病因是多种多样的,饮食卫生习惯、腌制食品、营养缺乏、微量元素、真菌及病毒、遗传、社会心理等因素均被认为是食管癌发生的相关因素,或者说食管癌是多因素作用的结果。

(一)环境因素与食管癌发病

【物理、化学因素】

1.饮食习惯与食管癌　多数研究表明,热食是食管癌的发病因素之一,如在我国林县等食管癌高发区中,许多居民都有好吃热食的习惯。研究者测量了高发区居民进食时碗内食物的温度,发现可高达 $70\sim 80℃$,甚至到 $80\sim 88℃$。动物研究采用 $75℃$ 热水灌饲小鼠,可发现食管上皮细胞变性、黏膜炎症水肿及细胞核酸代谢异常,因此推测,反复的热刺激有可能促使食管发生癌变。综合多个研究报告认为食物粗糙、过热、进食过快、蹲位进食、三餐不定时及好饮浓茶等均与食管癌有关。

2.吸烟与食管癌　中度至重度吸烟者食管鳞状细胞癌和腺癌的风险均增加,吸烟者每天吸烟的数量与食管癌发病率之间有直接关系,同时吸烟时间越长,食管癌的风险也越高。众所周知,烟草是一种致癌物质,其焦油含有多种致癌物,如环氧化物、苯并 α-芘等多环芳烃、内酯、过氧化物及卤醚等,并含有多种亚硝基化合物如二甲基、亚硝胺亚硝基吡咯烷、亚硝基去甲烟碱或亚硝基新烟碱。烟雾中还含有大量 NO、NO,和烃类反应生成的烷类与烷氧自由基,这些成分可直接破坏细胞的蛋白质、脂肪和核酸等,造成细胞损伤,引起癌变。当吸烟时其中的致癌物质可随唾液或食物下咽到食管并吸收,从而引起食管上皮细胞癌变。我国对 1400 名食管癌患者进行调查,发现有饮酒史的患者(每周平均白酒 $>100g$,连续时间 >5 年)占 26.9%。动物实验发现,烟草中亚硝基去甲烟碱喂饲大鼠有超过 50% 发生食管肿瘤,其中 3 例发生食管癌,这证实烟草可能有导致食管癌的作用。

3.饮酒与食管癌　国外大量流行病学调查发现,许多食管癌患者有大量饮酒史,有些学者认为饮酒可能比吸烟更容易导致食管癌发生。也有一部分学者认为酒本身可能并不直接致癌,但有促癌作用,如酒精可以作为致癌物的溶剂,促进致癌物进入食管,造成食管黏膜损伤,为食管癌的发生创造条件。另有一些研究发现,有些酒中可能污染有亚硝胺、多环芳烃、酚类化合物等,这些污染物质可能会增强酒精对食管黏膜的损害。也有研究发现过量饮酒,尤其是在与吸烟共同存在时,可造成对食管的慢性刺激与炎症,导致食管鳞状细胞癌的发病率急剧升高。

4.亚硝胺类摄入与食管癌　亚硝胺类化合物是已被公认的一种强致癌物质,动物实验证实十多种亚硝胺能诱发动物食管癌,而阻断胺类的亚硝基化则能预防食管癌的发生。流行病学研究也发现,食管癌高发区河南林县、河北磁县和涉县、广东汕头、山西垣曲和阳城的饮水中,硝酸盐的含量明显高于低发区。另外,研究发现在食管癌高发区居民进食霉变食物较多,其中含较多亚硝胺及前体物质。进一步研究发现,林县人胃液中亚硝胺的含量和受检者食管上皮的病变、正常轻度增生、重度增生和癌变呈明显正相关。以上种种证据表明,亚硝胺类摄入较多极有可能是食管癌的重要元凶。

5.营养缺乏与食管癌　营养缺乏可能是食管癌发生的另一个原因,有不少报道认为,肉类、蛋类、蔬菜与水果的缺乏可增加患食管癌的风险。我国学者在一些食管癌高发区做了大量营养学调查及营养干预试验,如在河南林县开展的中美合作研究项目——营养干预试验已取得了一系列阶段性成果。上述研究发现,食管癌高发区存在较为普遍的营养缺乏现象,包括维生素 A、C、E,以及核黄素、烟酸、脂肪、动物蛋白、新鲜水果、蔬菜摄入量均较低,而通过补充富含高蛋白、维生素和矿物质的饮食,则可以预防食管癌。进一步的试验表明,新鲜蔬菜、水果、茶叶、维生素因其具有抗突变作用,相对缺乏可增加患食管癌的风险。林县的研究成果表明,给高发区人群补充核黄素和烟酸复方营养素可能降低食管癌的发病率。

6.微量元素 微量元素是指存在于人体内的含量极少的元素,它包括铜、钼、硒、钴、镍、铁、锌等元素,是体内多种酶的重要组成成分。微量元素与食管癌的关系日益引起人们的关注,经调查证实食管癌高发区水及土壤、食管癌组织、患者头发,以及血清中钼、硒、钴、锰、铁、镍、锌等微量元素含量均偏低。

钼在自然界含量较低,且分布不均匀.其缺乏与食管癌发病尤为相关,已被认为是造成食管癌发病的因素之一。流行病学调查发现一些高发区人群血清钼平均值为 2.2～2.9ng/ml,明显低于非高发区人群血清钼的平均值(4.8～5.9ng/ml)。进一步基础研究发现,钼是植物亚硝酸还原酶的成分,缺钼可使环境及农作物中亚硝酸盐积聚,可能增加食管癌发病率。另外,人对钼的摄入量不足,还可影响一些含钼酶的活性及生理功能,这也可能是导致食管癌发病率增高的原因之一。

有调查显示,食管癌高发区缺硒。硒对细胞膜的过氧化具有保护作用,提高机体免疫反应及对癌的发生、发展的抵抗力。有学者认为,有机硒缺乏虽不一定能直接引起食管癌,但可增加对致癌物质的易感性。

高发区人体及环境缺锌的研究已有报道,锌缺乏可使食管上皮持续处于增生过度及分化不全状态,易于癌变,并能降低机体的免疫力。

高发区土壤中铜含量普遍偏低,进一步研究发现食管癌患者血和肿瘤组织中铜的含量和铜、锌比值一般与肿瘤分化高低、病变进程和有无转移呈正相关,提示铜缺乏可能是食管癌的发病因素。

7.食管慢性刺激 某些食管病变往往会造成对食管的慢性刺激,长期反复刺激作用会进一步导致食管黏膜病变,有可能使细胞向恶性方向转化。研究发现,慢性食管炎、食管贲门失弛缓症、食管良性狭窄和食管黏膜白斑病等的食管癌发病率较高,提示慢性刺激所引起的慢性损伤和炎症在食管癌的发病中起一定作用。

【生物因素】

1.真菌 通过多次对高发区林县、阳城、磁县、盐亭、南澳和新疆等地进行流行病学调查分析,发现粮食、酸菜及霉变食物中某些真菌及其代谢物是食管癌的重要危险因素,其中黄曲霉毒素 B_1 的致癌作用已得到公认。有学者连续 10 年对磁县居民饮食中黄曲霉毒素、脱氧雪腐镰刀菌烯醇(DON)、杂色曲霉毒素污染状况的监测结果分析得出三种毒素均可诱导体外培养的人外周血淋巴细胞凋亡,在食管癌的发生中可能发挥一定作用。另有研究显示,我国北方食管癌高发区日常主食中普遍高水平存在脱氧雪腐镰刀菌烯醇、雪腐镰刀菌烯醇(NIV)、T_2 毒素,这些毒素可能在食管癌形成中具有一定作用。机制研究显示,这些真菌不仅能将硝酸盐还原成亚硝酸盐,还能分解蛋白质,增加食物中胺含量,促进亚硝胺的合成。

2.病毒 近代科学研究已证明,有 30 多种动物的肿瘤是由病毒引起的,人类的某些肿瘤与病毒的关系亦较为密切,在一些鼻咽癌、宫颈癌、肝癌、白血病等患者的血清中可以发现相应病毒的抗体。病毒在食管癌发病中的作用也引起了国内外学者的重视,目前研究的病毒主要为人乳头瘤状病毒(HPV)和 EB 病毒(EBV)。

HPV 感染与宫颈癌发生的关系已被公认,近年研究发现,食管也是 HPV 感染的好发部位。有学者认为,HPV-DNA 可以整合进食管癌组织 DNA 中,进而引起基因异常,参与肿瘤发生与发展。也有学者认为,HPV 可能通过减少局部的淋巴细胞,破坏机体局部的免疫监视系统,并与其他致癌因素协同作用进而导致食管癌的发生。

已有资料显示 EBV 与鼻咽癌发病关系密切,近年来有部分研究发现部分食管癌中 EBV 呈阳性,阳性率在 5%左右,EBV 阳性的癌细胞可见胞质疏松和空泡样变性等形态学改变。由于目前所发现的病例 EBV 阳性率较低,因此 EBV 与食管癌发病的关系尚不能肯定。

3.幽门螺杆菌 幽门螺杆菌是胃溃疡的直接病原,是胃癌的可疑病因,有研究发现在胃感染幽门螺杆菌的同时,食管黏膜也有幽门螺杆菌感染。有人调查 59 例食管癌手术标本,发现幽门螺杆菌感染率食管上段为 67.8%,中段为 100%,下段为 91.4%,与对照组的 28.7% 对比,差异有统计学意义,提示幽门螺杆菌可能系食管癌的发病原因之一。近来的一项研究发现,感染幽门螺可降低所有人群食管腺癌的发生率,但不降低所有人群食管鳞状细胞癌的发生率。

【社会经济状况】

有研究证实,文化程度低、经济状况差可增加患食管癌的危险性。有研究在分析社会经济状况与食管癌关系时发现,食管癌发病的危险性随着居民收入水平的增加而下降。一般说来,低阶层者人均收入低,其家庭生活水平、营养状况、医疗卫生条件均较差,这些因素也可能与食管癌的发生有关。

(二)内部因素与食管癌发病

【遗传易感性与癌基因】

食管癌的发病有明显的家族聚集现象,研究发现在我国山西、山东、河南等省的食管癌高发区,有阳性家族史的食管癌患者占 1/4~1/2,连续 3 代或 3 代以上出现食管癌患者的家族屡见不鲜,高发区内阳性家族史的比例以父系最高,母系次之,旁系最低。由高发区移居低发区的移民,即使在百余年以后,其发病率也相对较高。上述明显的家族聚集现象提示遗传因素可能是食管癌发病的一个重要危险因子。已有研究发现家族性免疫缺陷可能为食管癌的家族易感性原因之一,研究发现有家族史的食管癌患者及其亲属,某些免疫功能明显低于无癌家族,而且患者与其亲属多有类似的免疫功能缺陷。

遗传和分子的变化在食管鳞状细胞癌发展中的作用研究仍然较少,有遗传分析表明,常见的染色体缺失(4、5 和 18 号染色体长臂,9 号染色体短臂),染色体增加(8、17 和 20 号染色体长臂)和偶尔的基因扩增(7、8 和 17 染色体长臂)可能与食管癌有关。

研究人员设法利用基因筛查的方法确定食管癌的遗传易感因素,高通量全基因组关联研究(GWAS)已成为用以识别常见疾病等位基因的一个强大的工具。通过全基因组关联分析发现,欧洲与日本血统的 ADH 基因和(或)ALDH2 基因突变与食管癌的风险关联。最近,Wu 等研究发现九个新的食管癌易感基因位点,其中七个在染色体 4q23、16q12.1、17q21、22q12、3q27、17p13 和 18p11 上,有显著的边缘效应(P 为 $1.78×10^{-39}$~$2.49×10^{-11}$),其中两个在 2q22 和 13q33 上,与饮酒基因作用相关[基因-环境交互作用 P(P_{GXE})=$4.39×10^{-11}$ 和 P_{GXE}=$4.80×10^{-8}$]。4q23 位点的突变,其中包括 ADH 簇群,在食管癌高发中与饮酒密切相关(P_{GXE} 为 $2.54×10^{-7}$~$3.23×10^{-2}$)。研究者证实位于 12q24 的 ALDH2 与食管癌相关,联合分析表明存在 ADH1B 和 ALDH2 风险等位基因的饮酒者的食管癌发病率是那些不存在风险等位基因饮酒者的 4 倍。他们的研究结果强调了基因改变在食管癌中的作用,以及与饮酒的相互作用发挥对食管癌的影响。

在食管腺癌小样本其他位点的多态性研究中,细胞周期蛋白 D1(CCND1)G870A 多态性已被认为是多种癌症的一个危险因素。然而,关于 CCND1 G870A 多态性与食管癌风险的研究结果并不一致。大多数据表明,CCND1 G870A 变异可能增加食管癌易感性。2005 年最早的研究结果表明,CCND1 G870A 是食管腺癌的一个危险因素。

【肥胖】

食管鳞状细胞癌与较低的社会经济地位有明显关系。在西方,肥胖被认为是食管腺癌发病率上升的重要因素。研究已经证实肥胖增加腹内压和胃食管反流,通过一个特定的机制起作用,尽管一些研究提出不一致的结果。另一方面,脂肪组织本身影响肿瘤的发展,脂肪细胞和炎性细胞分泌能促进肿瘤发展的脂肪因子和细胞因子。在肿瘤微环境,来自脂肪细胞的脂质丰富的可用性,促进肿瘤进展和不受控制地生长。由于脂肪细胞是脂肪因子和癌细胞能量的一个主要来源,了解肿瘤细胞和脂肪细胞之间代谢共生的机制,为发现新的治疗手段提供可能性。

【心理因素】

大量研究结果表明,精神刺激史、经常抑郁、长期精神压抑等不良心理因素与食管癌的发生有着密切关系。应用 C 型行为问卷和生活事件量表,调查病例和对照共 100 对,结果发现,食管癌患者 C 型行为(癌症行为模式)的 OR 值为 3.09,高出正常人 3 倍以上,提示食管癌与不良心理社会因素有关。也有研究资料显示,家庭内刺激性事件在食管癌组有明显的聚集性,尤其是重大财产损失、重病和家庭矛盾的危险性更大。

(杨文荣)

第二节　食管癌的类型

一、鳞状细胞癌

定义:食管的鳞状细胞癌(SCC)是一种具有鳞状细胞分化的恶性上皮性肿瘤,显微镜下的特点为角质细胞样细胞存在细胞间桥和(或)角化。主要发生在中段及下段 1/3 处,仅有 10%～15% 发生在上段 1/3 处。

食管鳞状细胞癌在发生率、死亡率及性别比例上均显示了极大的地域差异。东方国家及许多发展中国家发病率明显高于西方国家,中国河南为食管癌高发区,男性死亡率超过 100/10 万,女性死亡率超过50/10 万。男性及女性的平均发病年龄为 65 岁,极少发生在 30 岁以下者。

在西方国家,具有鳞状细胞分化的食管癌典型地发生在具有吸烟史和酗酒史者,常伴有 TP53 基因突变,中国高危地区的食物中缺乏特定微量元素导致营养不良或者食用腐烂、变质食物(产生亚硝胺的潜在根源)也与癌的发生有关,其他原因还包括热饮料造成的慢性黏膜损伤或者人乳头状瘤病毒(HPV)感染等。

1.大体观

(1)早期食管癌:肿瘤浸润深度未超过黏膜下层,且无淋巴结转移。

斑块型:癌变区与正常食管黏膜分界清楚,范围大小不一,黏膜稍肿胀隆起,表面呈粗颗粒状,纵行皱襞中断,横行皱襞变粗、紊乱、中断。切面上,癌变区黏膜明显增厚。

糜烂型:癌变区大小不一,与周围黏膜界限分明,病变的黏膜稍微下陷或呈地图状轻度糜烂,切面上可见病变黏膜缺损。

乳头型:肿块体积较小,明显向食管腔内隆起,呈乳头状或蕈伞状,切面瘤体向食管腔突出,浸润食管壁不明显。

隐伏型:肉眼观察不易辨认,仅在新鲜标本时癌变区较正常黏膜色泽加深,既不隆起亦不下陷,镜下示原位癌。

注:早期食管鳞状细胞癌的病理类型,与临床症状有一定的关系,隐伏型多数无症状或症状较轻,糜烂型多数症状较重,而乳头型及斑块样较多出现哽噎感或异物感等症状。

(2)进展期食管癌

髓质型:常见,大体上癌组织已侵犯食管壁各层并向管壁内外扩展,导致食管壁明显增厚,肿瘤边缘常呈坡状隆起,表面常有深浅不一的溃疡。癌组织累及该段周径的全部或大部分。

蕈伞型:少见,明确的外生性生长,突向食管腔内,瘤体常为卵圆形扁平状,边缘外翻。瘤体仅占该段食管周径的一部分,表面常有表浅溃疡。

溃疡型:最多见,主要是向管壁内生长,具有深陷的溃疡中心和不规则的隆起边缘,溃疡底一般深达肌层,有时甚至侵及食管周围的纤维组织,但瘤体多仅占食管周径的一部分。切面上,食管壁结构消失,溃疡边缘可见灰白色癌组织。

缩窄型:少见。食管有高度的环形狭窄,狭窄段一般较短,多在 3cm 左右,与正常组织分界清楚。癌在食管壁内呈向心性收缩,缩窄以上的食管腔显著扩张。

2.镜下观

(1)基本组织学形态:肿瘤性鳞状上皮穿透鳞状上皮基底膜并延伸到固有层或更深层次,浸润一般起始于原位癌中肿瘤性上皮的增生,呈网状向下突出,推进到固有层后分散成为小的癌细胞簇。在肿瘤细胞垂直向下浸润的同时,水平生长会逐渐破坏肿瘤边缘的正常黏膜。早期病变中,癌组织就可能已经侵犯到管壁内的淋巴管和静脉,随着浸润深度的增加,脉管浸润的几率不断增加。癌组织侵犯肌层,进入疏松的纤维性外膜并且可能超出外膜。累及邻近器官或组织,最常见的是气管和支气管,导致食管-气管瘘或食管,支气管瘘。

镜下,食管 SCC 具有不同的侵袭性生长方式:膨胀性和浸润性,前者具有宽广且平滑的浸润边缘,仅有少量或无散在肿瘤细胞;而后者则表现为不规则的浸润边缘及明显的散在肿瘤细胞。肿瘤细胞核显示不同程度的异型性及多形性,可见或多或少的角化珠或单细胞角化。有些典型 SCC 可能存在局灶腺样特征,为腺样鳞状细胞癌,此时要充分取材寻找原位病变或过渡性病变。另外,间质可见多少不等的促结缔组织增生或炎症反应。

(2)特殊亚型

疣状鳞状细胞癌:少见亚型。大体形态呈外生性、疣状、菜花样或乳头状,可见于食管任何部位。组织学上主要由高分化及角化的鳞状上皮构成,异型性不明显,常呈膨胀性而非浸润性生长。若取材表浅则易诊断为良性肿瘤如鳞状上皮乳头状瘤。此种亚型生长缓慢伴局部浸润,转移能力非常低。

梭形细胞鳞状细胞癌:罕见亚型,也称为癌肉瘤、假肉瘤样鳞状细胞癌、息肉样癌及具有梭形细胞成分的鳞状细胞癌。大体呈特征性的息肉样生长方式,可有溃疡形成和出血坏死。镜下可见不等量肉瘤样梭形细胞,多形性及异型性明显,类似恶性纤维组织细胞瘤,并可见异源性成分如骨、软骨或横纹肌等。这种病例务必要充分取材,寻找癌和肉瘤成分的转化及周围食管黏膜的早期病变,必要时借助免疫组化标记。

基底细胞样鳞状细胞癌:少见亚型,组织学结构与上呼吸道的基底细胞样鳞状细胞癌完全相同。肿瘤细胞排列紧密,呈实性生长方式,可见小腺腔样结构和小灶粉刺样坏死,癌巢周围呈栅栏样排列,细胞核深染,有少量嗜碱性细胞质,核分裂象易见。此亚型多发于老年男性,常有周围器官的侵犯,淋巴结及远处转移率较高,肿瘤细胞增生活性及凋亡发生率高,预后与普通食管 SCC 无明显差别。

3.组织学分级   标准:按照核分裂活性、细胞核异型性及角化程度而定,有一定的主观性。

高分化鳞状细胞癌:细胞学和组织学上同正常的食管鳞状上皮相似,大部分细胞为大的、分化好的、角化细胞样的鳞状细胞,少部分为小的基底型细胞位于癌巢的边缘,核分裂象不多。

低分化鳞状细胞癌:主要由基底型细胞组成,核异型性明显,分裂活性高,不见角化或细胞间桥。

中分化鳞状细胞癌:最常见,介于高分化和低分化之间,但尚无严格标准界定。

未分化癌:光镜下缺乏明确分化特点,通过免疫组化或电镜确定其鳞状细胞分化特点。

4.肿瘤的扩散   食管 SCC 最常见的转移部位是区域性淋巴结。黏膜内癌的淋巴结转移率约 5%,浸润至黏膜下层的癌,淋巴结转移率>30%;侵犯邻近器官或组织的癌,淋巴结转移率>80%。食管上1/3癌最常转移至颈部和纵膈淋巴结;中1/3癌常转移至纵膈、颈部及胃上淋巴结;下1/3癌常转移至下纵膈和腹腔淋巴结。血源性转移最常见的部位是肺和肝,相对少见的是骨、肾上腺和脑。另外,食管SCC还可以发生管壁内转移,可见于11%~16%的食管切除标本中,转移方式考虑是经由管壁内的淋巴管扩散而致,意味着肿瘤已为进展期,患者的生存期缩短。

5.癌前病变 上皮内肿瘤:本病在SCC的高危区比低危区高出8倍之多,常见于食管切除标本中邻近侵袭性SCC的区域。其形态学特点包括结构和细胞学异常。结构异常的特点表现为上皮结构破坏,失去正常的细胞极向。细胞学异常表现为细胞不规则、核深染,核/质比例升高,核分裂象增多。异型增生分轻度或重度,轻度异型增生的异常细胞常局限于上皮的下半部,而重度异型增生的异常细胞则出现于上皮的上半部并有更明显的异型性。原位癌中异型细胞存在于整个上皮层,表层上皮缺乏成熟分化现象。重度异型增生和原位癌都包括在高级别上皮内肿瘤中,两者具有相同的临床意义。

流行病学随访研究发现,发展为侵袭性SCC的危险度是逐渐递增的,基底细胞增生相对危险度为2.1,低度异型增生为2.2,中度异型增生为15.8,重度异型增生为72.6,原位癌为62.5。

二、腺癌

定义:具有腺性分化的食管恶性上皮性肿瘤,主要起源于食管远端下1/3的Barrett黏膜。另外,腺癌也可发生在食管的中上1/3处,后者常起源于先天异位的柱状黏膜岛(这种异位存在约10%)。由于起源于远端食管的腺癌可以浸润到胃贲门,而胃贲门癌及贲门下癌也可生长至远端食管,所以这些病变经常很难辨别。

腺癌主要发生在发达国家的男性白种人中,并且其发病率呈明显增高趋势,在亚洲和非洲,食管腺癌并不多见。男性显著高发(男女之比为7:1),平均年龄为65岁。最重要的病因学因素是慢性胃-食管反流所导致的Barrett型黏膜化生,它是食管远端腺癌最重要而且是唯一的癌前病变和致病因素。此外,慢性胃-食管反流、吸烟、肥胖也与食管腺癌的发生有一定关系。

1.大体观 早期肿瘤多呈不规则黏膜隆起或扁平小斑块状,大多数肿瘤确诊时已浸润到深层食管壁,邻近肿瘤的区域可见典型的Barrett食管呈粉红色外观。进展期肿瘤的常见方式为轴向生长,为扁平型或溃疡型,常造成食管远端1/3紧缩或狭窄,1/3呈息肉样或蕈伞型,偶尔可见肿瘤多灶性生长。

2.镜下观 在Barrett食管处发生的腺癌呈分化较好的乳头状和(或)管状结构,有些肿瘤呈弥漫型生长,可见极少腺体结构,有时还可见印戒细胞。肿瘤分化中可能会产生内分泌细胞、Paneth细胞及鳞状上皮。50%以上的肿瘤成分由黏液所组成,黏液腺癌也可偶尔见到。通常交界处有Barrett食管黏膜且伴高级别上皮内肿瘤。

3.组织学分级 大部分发生于Barrett黏膜的腺癌呈高分化或中分化,表现为形状较好的管状或乳头状结构;低分化腺癌中仅见少许腺体结构,未分化癌中则没有腺体,免疫标记支持腺性分化。

4.肿瘤的扩散 腺癌首先局部扩散并浸润食管壁,可穿透食管壁至外膜组织,并累及邻近器官或组织。局部扩散的常见部位有纵膈、支气管树、肺、大动脉、心包、心脏和脊柱。远处扩散可累及胃。区域淋巴结转移至食管旁及贲门旁淋巴结,还有胃小弯及腹腔淋巴结。远处转移发生较晚。

5.癌前病变 Barrett型黏膜化生:食管的正常鳞状上皮在黏膜反复损伤并修复的过程中被柱状上皮取代。

Barrett上皮的特征:存在两种不同的细胞,即杯状细胞和柱状细胞。化生上皮的表面平坦或呈绒毛状,与胃的不完全性肠上皮化生相同,极少数情况下可见到灶性完全性肠上皮化生,化生上皮内存在吸收细胞和Paneth细胞。黏液腺位于表面上皮下方,腺窝中也可能存在化生的上皮。研究证实化生的柱状上皮源自位于食管腺中原有的多潜能细胞。

6.其他少见类型

(1)腺鳞状细胞癌:罕见,有明确的鳞状细胞癌和腺癌两种成分,每种成分比例不少于20%。

(2)黏液表皮样癌:罕见,组织形态与唾液腺来源的肿瘤类似,肿瘤主要由表皮样细胞、黏液分泌细胞及中间型细胞密集混合而成。高分化者以黏液细胞为主,表皮样细胞和中间型细胞较少;低分化者黏液细胞较少,有时需借助特殊染色证实。

(3)腺样囊性癌:罕见,文献报道的病例多为老年男性,食管中段多见。镜下主要由基底样细胞和肌上皮细胞两种成分组成,排列成筛状、实性或小管状结构。发生在食管的腺样囊性癌比发生在唾液腺者更具有侵袭性,易发生远处转移,预后差。

三、食管神经内分泌肿瘤

少见,包括高分化神经内分泌肿瘤(类癌)、低分化神经内分泌肿瘤(小细胞癌)及混合性腺-神经内分泌肿瘤。

1.高分化神经内分泌肿瘤(类癌)　非常罕见,目前报道例数<20例,占所有食管癌的0.02%,所有病例均为男性,平均年龄56岁。典型者位于食管下1/3,已报道的食管类癌比较大(直径4~7cm),侵及深层食管壁。大体呈息肉状或结节状,镜下肿瘤细胞呈实性巢团或岛状、梁索状排列,大小、形态较一致,核圆形或卵圆形、居中,染色质细且分布均匀,核仁不明显,分裂象罕见,胞质中等,透明或淡染,间质富于毛细血管。免疫组化:神经内分泌标记物Syn、CgA、NSE、CD56阳性,电镜检查可见特征性的膜结合性神经内分泌颗粒。

2.低分化神经内分泌肿瘤(小细胞癌)　罕见,占所有食管癌的0.05%~7.6%,男性发病率高于女性2倍,主要发生在60~70岁年龄段。几乎所有的小细胞癌都发生于食管下半段,常表现为蕈伞型或溃疡型的大肿块,直径4~14cm。镜下示圆形或卵圆形癌细胞形态较单一,淋巴细胞样或燕麦细胞样,呈片状或巢状浸润性生长,常见广泛坏死,胞质极少,核深染,染色质细而弥散,核仁不明显,核分裂象易见。免疫组化:神经内分泌标记物Syn、CgA、NSE、CD56、TTF1阳性,电镜检查可见特征性的膜结合性神经内分泌颗粒。其组织学形态、免疫组化都无法与肺小细胞癌鉴别。

3.混合性腺.神经内分泌肿瘤　发生于60岁左右的男性患者,罕见。组织学上同时存在明确的腺癌和神经内分泌两种成分,且每种成分比例>30%。

(杜鸿昌)

第三节　食管癌的临床表现与分期

食管是一个管状构造,上接咽喉,下接胃的贲门部,长度为25~30cm。它穿越于我们身体的偏背部位置,位于脊柱的前面、气管及心脏的后面。食管单纯地扮演食物通道的角色,没有消化食物或是贮存食物的功能。在临床上,食管癌的早期几乎没有什么症状,因此不容易早期发现。患者最早出现的症状往往是吞咽困难,但是,当有吞咽困难的症状发生时,通常食管的管径已被阻塞一半左右,这表示癌瘤已长了一段时间,只是一直没有症状。

一、食管癌的临床症状和体征

食管癌的症状分为早期症状和中晚期症状。症状与病理变化紧密关联,在早期食管癌,病变只限于黏膜表层癌性糜烂、浅表溃疡或小的斑块,所以在进硬食时产生一些轻微的神经感觉症状。到癌组织长成肿块致使食管腔变窄即产生机械性梗阻症状。

(一)早期症状

根据对早期食管癌的病例分析,90%有症状,10%无症状,其中最主要有4种症状:

1.大口吞咽干性食物时有轻微的梗阻感 占51%～63%,多不引起注意,可自行消失和复发,不影响进食。常在患者情绪激动时发生,故易被误认为是功能性症状。但这种现象逐渐加重且频率增多时,要高度怀疑食管癌。

2.吞咽时胸骨后闷胀隐痛不适感 与食管癌早期的黏膜糜烂和浅溃疡有关。表现为胸骨后和剑突下疼痛,咽下食物时有胸骨后或剑突下痛,其性质可呈烧灼样、针刺样或牵拉样,以咽下粗糙、灼热或有刺激性食物为明显。初时呈间歇性,当癌肿侵及附近组织或有穿孔时,就会有剧烈而持续的疼痛。疼痛部位常不完全与食管内病变部位一致。疼痛多可被解痉剂暂时缓解。

3.食管内异物感 20%左右的患者在吞咽时有食管内的异物感。

4.食物滞留感 咽下食物或饮水时,有食物下行缓慢并滞留的感觉,以及胸骨后紧缩感或食物黏附于食管壁等感觉,食毕消失。症状发生的部位多与食管内病变部位一致。

上述这些症状十分轻微并且断续发作,每次时间短暂,易被忽视。有的持续数年而无明显改变,也有的呈进行性加重,但大部分进展缓慢,详细询问病史对诊断有一定的意义。必须强调,这些症状并非早期食管癌所特有,贲门失弛缓症、慢性食管炎、胃食管反流症、进食过硬或过热食物引起的食管外伤等,都可能产生这些症状。

(二)中晚期症状

1.吞咽困难 进行性吞咽困难是中晚期食管癌最典型的症状。一般患者初起时只在进食干硬食物时出现吞咽障碍,也可能是间歇性的吞咽困难,以后则进半流质、流质食物时亦有此症状,呈进行性加重,最后可发展至滴水不入。由于食管具有良好的弹性及扩张能力,一般出现明显吞咽困难时,肿瘤常已侵犯食管周径2/3以上,此时常伴有食管周围组织浸润和淋巴结转移。部分患者症状发展缓慢,时轻时重。有的患者甚至到了晚期,吞咽困难仍不十分严重。

吞咽困难的程度随着食管癌病理类型的不同而差异很大。如缩窄型、髓质型吞咽困难明显,而蕈伞型、溃疡型、腔内型则较前者轻。其原因是前者肿瘤多累及食管全层,管壁僵硬、管腔狭窄明显,因而吞咽困难症状明显,而后者肿瘤多以沿食管的纵轴扩张为主。在肿瘤侵犯管腔的1/3～1/2周,甚至2/3周时,未受累的食管仍可以正常地扩张,液体和固体食物易于通过,因而吞咽困难症状轻。当病变部位发生感染、进食不当或过度疲劳时,症状加重,经短期禁食、补液、抗炎治疗后或坏死组织脱落时症状可明显减轻,但并非肿瘤真正好转。吞咽困难的严重程度与肿瘤大小、手术切除率和生存率并无一定的平行关系。

2.吐大量沫状黏液 为食管癌的另一常见症状,这是由于食管癌的浸润和炎症引起食管腺与唾液腺分泌增加所致。每日量达1000ml以上,严重时可达1500～3000ml。呕吐量与梗阻的程度有关。呕吐物主要为沫状黏液,其中可能有食物残渣,有的混有陈旧血迹,甚至有恶臭味。其原因是食管呈不完全或完全梗阻状态,食管腺体和唾液腺的分泌液仅有少部分吞咽入胃,这些液体积存于肿瘤上方的食管腔内,当液体太多时便会借食管壁的逆蠕动而反流出来,并常会被吸入呼吸道,引起阵发性呛咳,严重时可引起吸入性肺炎。

3.疼痛　胸骨后或背部肩胛区持续性钝痛常提示食管癌已有外侵,引起食管周围炎、纵膈炎,但也可以是肿瘤引起食管深层溃疡所致。约有10%的病例咽下时出现疼痛,晚期可达20%。疼痛的特点是吞咽时发作或使之加剧,随病情发展而加重,可伴有吞咽困难。疼痛的性质与早期病例不同,疼痛较重,为隐痛、刺痛或灼痛,并与病变部位相吻合。若疼痛加剧,伴发热,常预示着肿瘤穿孔。

4.声音嘶哑　常是肿瘤直接侵犯或转移淋巴结压迫喉返神经所引起,但有时也可以是吸入性炎症引起的喉炎所致,间接喉镜有助于鉴别。

5.出血　食管癌患者有时也会因呕血或黑便来院就诊。肿瘤可浸润大血管特别是胸主动脉而造成致死性出血。对于有穿透性溃疡的患者特别是CT检查肿瘤侵犯胸主动脉者,应注意大出血的可能。

6.其他症状　因食管不全或完全梗阻而进食量少。呕吐大量黏液、疼痛及烦恼,患者营养情况恶化,表现出体重下降、脱水、消瘦、贫血、虚弱无力等。

(三)终末期症状和并发症

1.恶病质、脱水、全身衰竭,此系食管梗阻滴水难入和全身消耗所致,常伴有贫血,水、电解质紊乱。

2.肿瘤侵犯并穿透食管,累及气管、纵膈、支气管、肺门、心包、大血管等,引起纵膈炎、脓肿、肺炎、气管-食管瘘、大出血等。

3.全身广泛转移引起相应的症状,如肝、肺、脑等重要脏器转移,引起相应的黄疸、腹水、肝功能急性衰竭致昏迷、全身水肿、呼吸困难等。纵膈、锁骨上淋巴结或全身皮下转移,引起声带麻痹、气管压迫、呼吸困难、疼痛等。出现颈部包块、皮下结节等体征。

(四)诊断

食管癌的诊断是一个多步骤的过程,应针对性地建立诊断及评价肿瘤和功能的操作流程。临床上怀疑食管癌,首先需要进行确诊或排除。最常用的检查手段是消化道造影检查及内镜检查,其中手术前内镜检查率为98%,钡剂食管造影检查率为51%。下一步需要解决的问题是评估原发肿瘤是否可手术切除,是否存在局部区域淋巴引流及是否存在远处转移。可选用内镜超声检查(EUS)、CT、MRI、PET/CT检查,其中98%的患者行CT检查,而EUS仅为58%。下一步再评估功能的可操作性。

1.食管拉网细胞学检查　此为食管癌高发区大面积普查首选方法,准确率>90%,早期癌发现率>80%。缺点是脱落细胞采集器无法通过重度狭窄和梗阻的食管,难以对食管癌细胞进行准确分级,仍需行纤维食管镜检查进一步定性和定位。禁忌证为食管静脉曲张、疑为食管穿孔、严重心肺疾病者。

2.上消化道造影检查　无法进行内镜检查的患者应行气钡双重造影检查,食管黏膜紊乱、断裂,局部管腔狭窄或充盈缺损,食管管壁僵直,蠕动消失,或见软组织阴影,溃疡或瘘管形成及食管轴向异常均为食管癌重要的X线征象。优点是可观察食管黏膜改变和食管动力学改变,对早期食管癌的诊断甚至优于CT和MRI,阳性率70%左右,对食管癌伴发溃疡的诊断优于CT、MRI和EUS。缺点是无法观察食管癌黏膜下浸润情况和外侵深度、范围及肿瘤与邻近结构的关系,其对食管病灶长度、侵犯范围和淋巴结转移的诊断均不如CT、MRI和EUS,进一步仍需细胞学或组织病理学确诊。

3.内镜　内镜活检是食管癌诊断的主要方法,食管癌定位和定性诊断的必要手段,不仅能确定部位,同时可进行组织学活检。优点是镜下直接观察肿瘤生长部位、形态和范围,可行多部位活检和脱落细胞检查获得病理诊断,对治疗和估计预后有较大的参考价值。缺点是无法正确判断肿瘤的浸润程度、与周围组织的解剖关系及有无转移。禁忌证为严重的急性呼吸道和上消化道感染、严重心肺疾病、胸主动脉瘤、脑卒中。对于食管静脉曲张、深溃疡、巨大憩室、高度脊柱弯曲、严重出血倾向及衰弱者,食管镜检查应特别谨慎。

4.食管超声内镜(EUS) 此为目前唯一能显示食管壁的层次、结构,肿瘤浸润的深度和范围,与周围组织脏器关系的检查手段,是常规诊断和分期方法。EUS 将内镜与超声结合起来,逐层显示正常食管壁的结构,从内到外分为 5 层,依次为黏膜表层(高回声)、黏膜及黏膜肌层(低回声)、黏膜下层(高回声)、肌层(低回声)和外膜(高回声)。肿瘤局限于第 1～3 层为 T_1,侵犯第 4 层为 T_2,侵犯第 5 层为 T_3,累及邻近结构为 T_4。优点是提高临床分期准确性,其 T 分期准确率为 85%,区域淋巴结转移率为 79%,帮助判断能否行 EMR、ESD、根治性手术切除。缺点是由于超声频率高,组织穿透能力小,对大肿瘤整体范围完整显像欠佳。微型高频超声探头(MCUS)的应用,对 T、N、M 分期诊断的准确率提高,使早期癌的准确率提高达97%以上。

5.支气管镜 如果位于气管隆嵴部位及以上的食管癌拟行手术,或食管癌患者伴有肺部症状时,应行支气管镜检查以明确气管、支气管有无受侵,经病理证实其准确度为 91.96%,能减少一部分手术的盲目性。

6.CT 用于判断肿瘤局部浸润和远处转移,是目前比较准确的分期方法。CT 准确显示食管癌浸润深度、范围和肿瘤与邻近结构的关系,对分期、切除可能的判断、预后的估计均有帮助。T 分期的准确率为42.9%～68.8%,N 分期的准确率为 40%～86%,器官转移的准确性为 74.0%～90.0%,对周围组织器官有侵袭的准确率为 69.7%,无侵袭的准确率为 97.3%。对早期病灶、微小纵膈淋巴结转移及远处转移仍有其局限性。近年来应用螺旋 CT 实时三维重建(CTRT3D)成像技术,可为临床快速准确地诊断食管癌淋巴结转移提供一种新的定位技术,进一步提高对 T、N 分期预测的准确率,分别高达 91.6% 和 83.3%。

7.PET-CT 用于术前化放疗后再次分期和治疗疗效评估,PET/CT 既可行全身解剖学的精确定位,又能根据不同组织器官代谢指标异常进行功能显像,使分期更准确,预测区域淋巴结转移的准确率为 48%～92%,对远处转移的特异性为 97.0%。

8.肿瘤标志物检查 用于食管癌诊断的血清标志物有癌胚抗原(CEA)、鳞状上皮细胞癌相关抗原(SCC)、细胞角蛋白片段 19(CYFRA21-1)、CA19-9、CA72-4、CA-125、p53 等。同时在疗效评价、预后判断和追踪复发与转移方面具有一定的临床应用价值。

(五)鉴别诊断

1.贲门痉挛 也称贲门失弛缓症,是由于食管贲门部的神经肌肉功能障碍所致的食管功能障碍引起食管下端括约肌弛缓不全,食物无法顺利通过而滞留,从而逐渐使食管张力减退、蠕动减低及食管扩张的一种疾病。其主要特征是食管缺乏蠕动,食管下端括约肌(LES)高压和对吞咽动作的松弛反应减弱。临床表现为吞咽困难、胸骨后疼痛、食物反流,以及因食物反流误吸入气管所致咳嗽、肺部感染等症状。还表现为病程长,间歇性发作,患者平均年龄较小等特点。X 线检查食管下端呈光滑鸟嘴状或漏斗状狭窄,边缘光滑,吸入亚硝酸异戊酯后贲门渐扩张,可使钡剂顺利通过。内镜活组织检查无癌肿证据可资鉴别。

2.食管静脉曲张 此为肝硬化患者常见临床表现。患者常有门脉高压症的其他体征,X 线检查可见食管下段黏膜皱襞增粗、迂曲,或呈串珠样充盈缺损。严重的静脉曲张在透视下见食管蠕动减弱,钡剂通过缓慢。但管壁仍柔软,伸缩性也存在,无局部狭窄或阻塞,食管镜检查可进一步鉴别。

3.食管良性肿瘤 食管良性肿瘤很少见,在食管肿瘤中仅占 1%。发病年龄较食管癌小,症状进展缓慢,病期长。在食管良性肿瘤中最常见的是平滑肌肉瘤,约占 90%,此外尚有起源于黏膜层和黏膜下层的息肉、脂肪瘤、纤维脂肪瘤、乳头状瘤等。食管平滑肌瘤多见于中年男性。平滑肌瘤多位于食管下段和中段,绝大多数为单发性。食管镜检查见表面黏膜光滑的隆起肿物,表面黏膜展平呈"涂抹征",但无溃疡。

局部管腔扩张正常,内镜下可见隆起于正常黏膜下的圆形肿物,在食管蠕动时可见在黏膜下"滑动"现象。有时与生长在一侧、主要向黏膜下扩展的表面黏膜改变轻微的食管癌不易区别,但后者在内镜下见不到"滑动"。

4.食管结核 食管结核在临床上极为少见,食管结核分为原发性和继发性两种类型,原发性食管结核指结核杆菌直接侵入食管黏膜,结核病灶以食管结核为主,身体其他部位无明显结核病灶;继发性食管结核往往是食管周围及纵膈淋巴结结核直接或间接侵入食管壁而引起。临床上一般为继发性,如为增殖性病变或形成结核瘤,则可导致不同程度的阻塞感、吞咽困难或疼痛。病程进展慢,青壮年患者较多,平均发病年龄小于食管癌。常有结核病史,OT试验阳性,有结核中毒症状,内镜活检有助于鉴别。食管造影有三种表现:①食管腔内充盈缺损及溃疡,病变段管腔稍窄,管壁稍僵硬,龛影较大而明显,龛影边缘不整,周围充盈缺损不明显;②食管一侧壁充盈缺损,为食管周围的纵膈淋巴结结核形成的肿块压迫食管腔,并侵及食管壁所致;③食管瘘道形成,表现为食管壁小的突出的钡影,像一小龛影,周围无充盈缺损,多为纵膈淋巴结结核而并发淋巴结食管瘘。最后有赖于食管细胞学或食管镜检查而确定诊断。

5.食管炎 临床最常见的是胃酸反流引起的反流性食管炎。有类似早期食管癌的刺痛或灼痛,X线检查见黏膜纹理粗乱,食管下段管腔轻度狭窄,有钡剂潴留现象,部分病例可见黏膜龛影。对不易确诊的病例,应进行食管细胞学或食管镜检查。

6.食管憩室 食管壁的一层或全层局限性膨出,形成与食管腔相通的囊袋,称为食管憩室。可以发生在食管的任何部位,较常见的为牵引性憩室,初期多无症状,以后可表现为不同程度的吞咽困难及反流,于饮水时可闻"含嗽"声响,有胸闷或胸骨后灼痛、烧心或进食后异物感等症状。发生在食管中段的憩室,患者的吞咽障碍及胸骨后疼痛等症状常明显,而吞咽困难较少见。因食物长期积存于憩室内可有明显口臭,有时因体位变动或夜间睡眠发生憩室液误吸、呛咳。X线多轴透视或气钡双重对比检查可显示憩室。食管憩室有发生癌变的可能,故在诊断食管憩室的时候应避免肿瘤的漏诊。

7.食管良性狭窄 食管狭窄可由良性及恶性疾病而引起,食管良性狭窄分为先天性与后天性两种,在狭窄部位的上方伴有食管扩张和肥厚。先天性较为少见,多在幼年时发现。后天性食管狭窄多有吞酸、碱化学灼伤史,X线检查可见食管狭窄,黏膜皱襞消失,管壁僵硬,狭窄与正常食管段逐渐过渡。长期的反流性食管炎可引起瘢痕狭窄,一般位于食管下段。临床上要警惕在长期炎症基础上发生癌变的可能。与食管恶性肿瘤的鉴别主要靠内镜及活检。

8.食管平滑肌肉瘤 食管平滑肌肉瘤是源于间叶组织的恶性肿瘤,约占消化道肉瘤的8%,食管恶性肿瘤约占0.5%。按组织学特点,食管肉瘤包括平滑肌肉瘤、纤维肉瘤、横纹肌肉瘤、骨肉瘤和免疫缺陷患者的Kaposi肉瘤等。其中纤维肉瘤最多见,占食管肉瘤的半数,食管肉瘤大体分型有两种:一种为息肉型,另一种为浸润型。息肉型在食管腔内可见结节状或息肉样肿物,肿物周界清楚、隆起、外翻。中央有溃疡,溃疡面高低不平,肿物也向腔外突出。x线表现,息肉型在食管腔明显扩张,腔内有巨大肿块时,呈多数大小不等的息肉样充盈缺损,黏膜破坏中有龛影,钡流不畅,管腔受压移位。管腔外常见软组织肿块影,很像纵膈肿瘤,但食管造影时可见该肿块与食管壁相连而明确诊断。浸润型的X线表现与食管癌相似。

9.食管外压改变 指食管邻近器官的异常所致的压迫和吞咽障碍。某些疾病如肺癌纵膈淋巴结转移、纵膈肿瘤、纵膈淋巴结炎症等可压迫食管造成部分或严重管腔狭窄,产生严重吞咽困难症状,有时可误诊为食管癌。食管钡餐造影常可排除食管本身疾病。

10.癔球症 指主观上有某种说不清楚的东西或团块在咽底部环状软骨水平处,引起胀满、受压或阻塞等不适感。本病属功能性疾病,发病与精神因素有关,多见于青年女性。患者常有咽部球样异物感,进食时可消失,常由精神因素诱发。本症实际上并无器质性食管病变,内镜检查可与食管癌鉴别。

11.缺铁性假膜性食管炎 多为女性,除咽下困难外,尚可有小细胞低色素性贫血、舌炎、胃酸缺乏和反甲等表现。补铁剂治疗后,症状较快改善。

12.食管周围器官病变　如纵膈肿瘤、主动脉瘤、甲状腺肿大、心脏增大等。除纵膈肿瘤侵入食管外,X 线钡餐检查可显示食管有光滑的压迹,黏膜纹正常。

二、食管癌的临床分期

(一)食管癌的分段

食管癌可分为颈段、胸段,后者又分为胸上段、胸中段、胸下段,胸下段食管癌与食管胃交界癌的肿瘤特点有许多相似性,临床研究常归为一类。

1.颈段食管　上接下咽,向下至胸骨切迹平面的胸廓入口,前邻气管,两侧与颈血管鞘毗邻,后面是颈椎,内镜检查距门齿 15~20cm。

2.胸上段食管　上自胸廓入口,下至奇静脉弓下缘水平,其前方由气管、主动脉弓及分支和大静脉包绕,后面为胸椎。内镜检查距门齿 20~25cm。

3.胸中段食管　上自奇静脉弓下缘,下至下肺静脉水平,前方是两个肺门之间结构,左邻胸降主动脉,右侧是胸膜,后方为胸椎。内镜检查距门齿 25~30cm。

4.胸下段食管及食管胃交界　上自下肺静脉水平,向下终于胃,内镜检查距门齿 30~40cm。由于这是食管的末节,故包括了食管胃交界(EGJ)。其前邻心包,后邻脊椎,左为胸降主动脉,右为胸膜。该段食管穿越膈肌,在腹腔走行距离长短不一,在某些情况如食管裂孔疝时,腹段食管可消失,故腹段食管包括在胸下段食管中。

食管胃交界癌:EGJ 上 5cm 的食管远端与 EGJ 以下 5cm 的胃近端是一个充满争议的部位。新版 TNM 分期协调统一了食管癌 TNM 分期与胃癌 TNM 分期内容,作出明确规定:凡肿瘤中心位于食管下段、EGJ、胃近端 5cm 但已侵犯食管下段或 EGJ 者,均按食管腺癌 TNM 分期;胃近端 5cm 内发生的腺癌未侵犯 EGJ 者可称为贲门癌,连同胃其他部位发生的肿瘤,皆按胃癌的 TNM 标准分期。

(二)食管癌的分期

目前食管癌的分期采用美国癌症联合会(AJCC)公布的 2009 年食管癌国际分期,其中食管癌 TNM 分期中 T、N、M 的定义(2009 AJCC)如下:

1.T 分期标准——原发肿瘤

T_x:原发肿瘤不能确定

T_0:无原发肿瘤证据

Tis:重度不典型增生

T_1:肿瘤侵犯黏膜固有层、黏膜肌层或黏膜下层

T_{1a}:肿瘤侵犯黏膜固有层或黏膜肌层

T_{1b}:肿瘤侵犯黏膜下层

T_2:肿瘤侵犯食管肌层

T_3:肿瘤侵犯食管纤维膜

T_4:肿瘤侵犯食管周围结构

T_{4a}:肿瘤侵犯胸膜、心包或膈肌,可手术切除

T_{4b}:肿瘤侵犯其他邻近结构,如主动脉、椎体、气管等,不能手术切除

2.N 分期标准——区域淋巴结

Nx:区域淋巴结转移不能确定

N_0:无区域淋巴结转移

N_1:1～2 枚区域淋巴结转移

N_2:3～6 枚区域淋巴结转移

N_3:≥7 枚区域淋巴结转移

注:必须将转移淋巴结数目与清扫淋巴结总数一并记录。

3.M 分期标准——远处转移

M_0:无远处转移

M_1:有远处转移

4.G 分期标准——肿瘤分化程度

Gx:分化程度不能确定

G_1:高分化癌

G_2:中分化癌

G_3:低分化癌

G_4:未分化癌

（于文江）

第四节　食管癌内镜诊断与治疗

一、内镜诊断

（一）常规消化内镜

常规消化内镜诊断的任务在于发现病灶。检查时充分冲洗,除去黏膜表面多余的黏液,仔细观察,注意轻度发红、凹陷的部分,注意黏膜光泽的变化。早期食管癌指仅累及黏膜及黏膜下层,又称为浅表癌。根据内镜下形态,日本食管疾病学会将早期食管癌分为:0-Ⅰ浅表隆起型,占 15%;0-Ⅱ浅表平坦型,分为 0-Ⅱa、0-Ⅱb、0-Ⅱc,其中 0-Ⅱa 轻度隆起型,占 9%;0-Ⅱb 平坦型,占 16%;0-Ⅱc 轻度凹陷型,占 55%;0-Ⅲ浅表凹陷型,占 5%。

进展期食管癌指癌已浸润至肌层,内镜下又分为:隆起型（Ⅰ型,20%）、局限溃疡型（Ⅱ型,10%）、溃疡浸润型（Ⅲ型,40%）、弥漫浸润型（Ⅳ型,20%）及混合型（不能明确分型,Ⅴ型,10%）。国内传统的根据大体形态的分类为髓质型、蕈伞型、溃疡型、缩窄型和黏膜下型。Dittler 等比较内镜分型与 TNM 分期,二者有良好的相关性,内镜诊断的准确率达 86.4%,说明此分型能正确反映病期的等级,预测手术切除的可能性,较符合临床实际情况。

（二）染色内镜

在内镜下用喷洒导管将特定色素喷洒在病变局部,增加病变处与周围黏膜的对比度,从而提高对病变的检测精度,这种技术称为染色内镜。内镜用色素分为两类:可吸收色素染料与不可吸收色素染料。

两类色素的比较如下:

1.可吸收染料　亚甲蓝、Lugol碘、甲苯胺蓝、结晶紫。优点：易获得，廉价，无毒；缺点：附着力强，不易冲去。

2.不可吸收染料　靛胭脂。优点：着色鲜艳，易冲去，可反复染色；缺点：不易保存。

针对食管黏膜的染色常用碘染色与甲苯胺蓝染色。

碘染色（1‰～1.5‰）食管黏膜后，黏膜不染区可能为早期癌变，也可能是高级别上皮内瘤变。

碘染色的原理：正常黏膜上皮中的糖原颗粒＋碘——茶褐色，癌变或异型增生的黏膜上皮内糖原下降——不染或淡染。

使用碘染色时的注意事项：碘染色后，食管癌的表层上皮会脱落，再生时会被非癌上皮覆盖，使其后的治疗或观察无法进行。

甲苯胺蓝染色：甲苯胺蓝将癌变或异型增生的上皮染成蓝色。

（三）放大内镜

将黏膜表面放大数十倍，更清晰地观察表面结构，区分正常上皮与早期癌变上皮。

（四）NBI

观察黏膜表面及血管的结构。将内镜照明光源由红、蓝、绿三色宽幅光变为540nm绿光、415nm蓝光的窄带光，将上皮表面显示为褐色，而黏膜下血管为青色。

415nm蓝光：在黏膜表面产生强反射形成的鲜明对比，强调黏膜微细结构。

消化道黏膜中血管内的血红蛋白对540nm绿光有很强的吸收，凸显黏膜下血管，强调血管。

早期及微小病变多数存在血管改变，如毛细血管密度、毛细血管形态、腺管开口形态、细胞形态等。

NBI成像可以更好地强调黏膜表层毛细血管或细微结构形态，更利于发现早期癌变。

（五）自体荧光内镜

癌变组织的自体荧光较正常黏膜会有所变化，为诊断提供参考。自体荧光内镜应用于临床已十余年，但其对良恶性病变的鉴别仍存在争议。

Haringsma等应用LIFT.GI成像系统和普通内镜对111例Barrett食管作了前瞻性对照研究，在24例重度异型增生和17例早期食管腺癌病灶中，荧光内镜准确检出了20例重度异型增生和全部17例早期食管腺癌（诊断敏感度为90％，特异度为89％），而普通内镜仅发现了11例重度异型增生和16例早期食管腺癌，统计显示两种内镜系统还难以显示低度异型增生病灶，该影像系统仍需改进，以利于更早发现食管癌前病变。Niepsuj等对34例Barrett食管的对照研究同样发现，荧光内镜对活检标本中重度异型增生病灶的检出率（8.3％）显著高于普通内镜（0.7％），而两者对低度异型增生病灶的检出率无明显差异（分别为26.6％和19.1％）。认为荧光内镜对检测食管异型增生和早期癌肿有重要价值。

国内有学者对110例确诊或疑诊消化道恶性肿瘤并接受手术治疗者的手术切除标本行自体荧光内镜检查，得出自体荧光内镜对早期癌的检出率为86.7％，对进展期癌的检出率为95.5％，诊断消化道恶性肿瘤的总体敏感性、特异度、阳性预测值、阴性预测值和诊断准确率分别为94.2％、94.0％、93.3％、94.8％和94.1％，诊断特异度略高于国外学者，可能与荧光图像早期癌症诊断仪所采用的荧光强度与荧光光谱双特征判别技术有关。

自体荧光内镜对消化道恶性肿瘤的诊断具有高敏感性。文献报道，自体荧光内镜成像技术对消化道早期肿瘤和异型增生的检测具有良好的临床应用价值，其对消化道总的检测敏感度和特异度分别可达91％～93％和83％～87％，其对胃食管病变的诊断敏感度和特异度分别为84％～93％和80％～87％，对检出形态特征不明显的病变较普通内镜有更大优势，易于发现肉眼难以识别的可疑病灶并确定其发生部位和范围，可精确指导活检，对提高早期癌的检出率具有重要意义。

（六）激光共聚焦内镜

这是近些年发展起来的新型内镜技术,它在传统的电子内镜基础上整合了共聚焦激光显微镜技术,大大提高对黏膜观察的放大倍率（5000～10000 倍）和精细程度,使得对黏膜的观察达到接近组织学水平,有人称之为"光学活检"。

为适应临床需要而设计的微型化的共聚焦显微镜,应用单根光纤同时充当照明点光源和观察针孔,并安装在传统内镜的远端组成共聚焦激光显微内镜。它除可以进行标准的电子内镜检查外,还能进行共聚焦显微镜检查。观察时,光源聚焦点与被观察点在同一平面,且光源针孔与观察针孔同步运动,故名共聚焦。共聚焦显微镜捕获的反射光经数字化处理并重建后得到反映被检测黏膜某一层面的灰阶图像,此点不同于传统的电子内镜成像。

共聚焦激光显微内镜分为两种,一种为使用专用的耦合激光共聚焦镜头的电子内镜,另一种为使用探头式激光共聚焦镜头。后者可经内镜活检孔道插入,适应性更好。

使用激光共聚焦内镜时,必须首先注射荧光素,然后通过激光照射黏膜表面,才能捕捉黏膜表面发出的荧光（可见光）成像。目前可供使用的荧光剂包括荧光素钠（廉价无致突变性）、盐酸丫啶橙、四环素和甲酚紫等。荧光素钠和四环素通过静脉注射可全身使用,而盐酸丫啶橙与甲酚紫可喷洒于黏膜上局部使用,目前应用最广泛的是荧光素钠与盐酸丫啶橙。

共聚焦内镜不仅可以观察到食管鳞状上皮的形态和排列,而且可以清晰地观察到食管鳞状上皮内的微血管,即上皮乳头内毛细血管襻（IPCL）的分布、形态等,此点类似于 NBI 加放大内镜技术,但共聚焦内镜的放大倍率更高,并且可以精确地测量出微血管的直径,故观察更为精细。而 NBI 技术无法对上皮细胞作出形态学观察。共聚焦内镜可观察到浅表鳞状细胞癌的 IPCL 延长、血管增粗,直径可达 30～42mm,形态和结构也发生变化,甚至正常上皮特征性的 IPCL 完全消失,代之以充满红细胞的肿瘤血管。

由此可见,共聚焦内镜非常有利于浅表鳞状细胞癌的诊断,不过临床尚需大样本前瞻性研究进一步证实。

（七）光学成像的综合应用

主要是染色＋放大内镜,以及 NBI＋放大内镜。实际上,无论是染色内镜抑或 NBI 观察,如果不结合放大内镜,都很难取得满意的观察效果,无法真正准确地判断黏膜表面的精细结构。

（八）超声内镜

超声内镜（EUS）可用于观察食管癌病灶累及层次,以及纵隔有无淋巴结转移,在术前建立肿瘤分期。对肿瘤进行分期的意义在于:帮助制定、选择有利于患者的个体化、最佳治疗方案;判断预后;协助对内镜治疗、手术治疗、放疗、化疗、联合治疗等的评价;有利于患者资料的共享、分析。

EUS 对食管癌 T 分期的准确率较高,由于 CT 检查,但 EUS 不能完全替代 CT 检查。原因如下:①初学者应用 EUS 对肿瘤分期的准确率有一个逐渐提高的过程;②EUS 显示不同 T 分期的准确率不同,准确率最低的是 T_2 肿瘤,由于炎症和纤维化等原因易将其诊断为 T_3 肿瘤;③体重减轻和肿瘤大小与 EUS 分期判断错误有相关性。通常体重下降者 EUS 分期错误率低,较大肿瘤的准确率低。Heeren PA 等发现,病变长度大于 5cm 的食管癌分期准确率低于小于 5cm 者。

相对于 CT 检查,EUS 显示病变累及血管更敏感可靠,但判断进展期食管是否失去手术机会,不同操作者的观察结果有一定差异。

EUS 对肿瘤淋巴结转移的诊断远优于 CT 检查。CT 固然可以发现肿大淋巴结并测量其大小,但 EUS 还可以提供形状、边缘、内部回声等信息,而且可以发现仅 2～3cm 大小的淋巴结。区分一个肿大的淋巴结是良性还是恶性是影像学的难点,Catalano 等研究得出一个 EUS 判断淋巴结良恶性的 4 项指标:大小、形状、边缘和内部回声。恶性淋巴结的特点为:直径>10mm,类圆形,边缘锐利,低回声。认为这个体系判断淋巴结良恶性的敏感性和特异性分别高达89.1%和91.7%。但是,能否根据形态学来区分良恶性淋巴结至今仍无定论。

肿瘤的T分期与N分期是明显相关的,肿瘤侵犯越深,淋巴结转移的发生率就越高。所以T分期可能对N分期有一定的提示作用。

对淋巴结行EUS引导下吸取细胞学检查(EUS-FNA)是术前判断淋巴结良恶性的最佳方法。不仅可以区分良恶性,而且对无明显原发灶的淋巴结转移性肿瘤,可以帮助发现原发肿瘤的来源。当然,EUS有穿透深度的限制,对远处转移(M)无法得出结论性判断,这方面要与CT联合应用。

食管癌分期标准中,腹腔干旁淋巴结转移被定义为M1,提示较高分期,直接影响预后。但有学者对此有争议,认为腹腔干淋巴结转移与区域性淋巴结转移(N1)的预后无明显差别。

进行EUS确定肿瘤侵犯范围对确定治疗方案有重要意义。许多已经确诊为食管癌的患者,行EUS可以帮助判断能否行内镜治疗、手术治疗,或选择放疗、化疗、支持治疗(如放置支架)。

对于无转移的浅表病变如原位癌和黏膜内癌,经内镜黏膜切除术(EMR)治疗的5年生存率与手术切除无显著差别,但前者的生活质量明显高于手术治疗。若肿瘤侵犯大血管、心脏或有远处转移(T_4 或 M_1),则手术治疗意义不大,可以考虑置入支架及化疗、放疗等。

当食管癌伴有食管的严重变形狭窄时,EUS操作较为困难。如果为插入超声内镜而行扩张,非常容易造成穿孔,尤其是斜视的线阵超声内镜,插入风险更大。应用小探头可以解决这个问题,但观察远离病灶的淋巴结也不十分满意。采用线阵超声对食管良恶性狭窄的判断有一定优势,线阵超声内镜可以在狭窄的一侧扫查肿瘤的大部分,或者当狭窄光滑、性质难以确定时,对病变穿刺取材,帮助鉴别。但线阵超声检查狭窄远端的周边淋巴结也很不理想。

二、内镜治疗

(一)内镜下黏膜切除术

内镜下黏膜切除术简称EMR,是从大块活检的概念发展而来,在世界上被广泛应用于消化道浅表、局限病变的治疗,其治疗效果与外科手术相近,又具有创伤小、保持器官原有结构和功能的优点,且恢复快。

1.适应证 消化道癌前病变:包括腺瘤和异型增生,或者低级别、高级别的上皮内瘤变。

消化道早癌:病理类型为分化型癌,内镜和超声内镜判断癌浸润深度限于黏膜层;病灶大小,隆起型和平坦型应小于2cm,凹陷型小于1cm,病变局部不合并溃疡,在食管,病灶范围小于周径的1/3。

随着技术的提高,EMR的适应证可适当放宽,癌组织侵犯到黏膜下浅层(sm1),并且超声内镜或CT未发现淋巴结肿大,也可行EMR。病灶大于3cm,可在内镜下分片行EMR,称为pEMR。

2.禁忌证 内镜提示有明显的黏膜下浸润,如组织僵硬,充气不能变形,有溃疡,凹陷周边不规则,注射后病变不能抬举黏膜等,需结合超声胃镜、NBI等观察,准确判定是否属于黏膜下癌变,考虑外科手术治疗。还有肝硬化、血液病等有出血倾向者亦为禁忌。

3.操作方法 首先是明确病灶边界,必要时可用Lugol液/甲苯胺蓝染色或NBI观察加以明确。然后在病灶边缘黏膜注射生理盐水+1:10000肾上腺素,或者甘油果糖,可以加靛胭脂作为标记。注意调整病灶至镜头视野6点方向,可以多点注射,直至病灶有效隆起,总量2～30ml。隆起要充分,又不可过度。不充分或过度都难以用圈套器套住病变,一般越是平坦的病变、直径小的,越要注意控制注射量。病灶经注射隆起后,用圈套器抓住病变,通电用混合电流套切,回收标本,然后观察创面,是否有剩余病变需要处理,是否需要止血。病变大者,可考虑用金属夹子封闭创面,以利更快愈合。

如果病灶过于平坦,可以采用透明帽辅助切除法,或称为透明帽技术。操作时,将与内镜匹配的透明帽套于内镜端部,将高频电圈套器安装在帽槽内。将内镜插至病变处,调节操作部,使用注射针进行黏膜下注射使黏膜隆起。将透明帽在正常黏膜处吸引黏膜,对圈套器进行塑型,然后再对准病灶吸引将病灶吸入透明帽内,随后将圈套器套住吸入帽内的病灶,完整切下病灶。最后检查病灶创面,有无残留、出血、穿孔等并发症。可以用 APC 处理创面的裸露血管及残留组织,必要时可用金属夹子封闭创面。

EMR 术后禁食 24h,如无并发症,24h 后开始尝试进流质,术后 3 天至 1 周只能进软食,并避免刺激性食物。如患者疼痛明显,可适当延长禁食时间。术后可给予黏膜保护剂如硫糖铝、铝镁合剂等,不必常规使用抗生素。

(二)内镜下黏膜剥离术

对于 EMR 无法一次完整切除的病变适于用内镜黏膜下剥离术(ESD)治疗。1996 年,日本研制出末端绝缘体电刀、钩刀等专用器械,可将大块黏膜病变完整地切除下来,用于治疗早期消化道肿瘤,标志着 ESD 技术的诞生。此后以至近年,ESD 技术方兴未艾,发展到可以将累及全壁层的病变切除,意味着 ESD 已发展到相当高的水平。

1.适应证

(1)巨大平坦型息肉:直径,尤其指侧向直径大于 2cm 的平坦息肉建议 ESD 治疗,可以一次性完整、大块地切除病灶,降低病灶的复发率。

(2)早期消化道肿瘤:包括重度异型增生、原位癌、腺瘤伴有重度异型增生、各种分化类型的黏膜内癌、有溃疡病灶的黏膜内癌直径<3cm。轻度异型增生者可以随访,也可以考虑 ESD 治疗。

(3)黏膜下肿瘤:超声内镜确定来源于黏膜肌层或位于黏膜下层的肿瘤,通过 ESD 治疗可以完整剥离病灶。来源于固有肌层的肿瘤,ESD 切除病灶的同时往往伴有消化道穿孔,不主张勉强剥离,但可通过内镜下修补术成功缝合创面,使患者避免接受更大的手术。

(4)EMR 术后复发及其他:ESD 可以自病灶下方的黏膜下层剥离病灶,从而做到完整、大块地切除肿瘤、手术瘢痕、残留及溃疡等病灶。

2.ESD 基本步骤

(1)染色:同 EMR。

(2)标记:用针刀或氩气刀在病灶周围进行电凝标记,标记点至少离开病灶边缘 0.5cm。

(3)黏膜下注射:在标记点外侧进行多点黏膜下注射肾上腺素盐水,可以加或不加靛胭脂做标记,每点注射 2ml 左右,至病灶明显隆起。

(4)环形切开:用各种合适的 ESD 专用切开刀,如 IT 刀、钩刀、Flex 刀、Dual Knife 等,沿病灶边缘外侧 0.5cm 处环形切开病灶外侧黏膜,注意完整充分地切开病灶,保证没有病变遗漏。

(5)黏膜下注射:借助透明帽,通过反复黏膜下注射,使用各种合适的切开刀,从黏膜下层逐步剥离病灶,将其完整地切除。注意随时止血。

(6)创面处理:处理创面裸露的血管,检查病灶边缘有无残留。必要时可用金属夹子封闭创面。

ESD 术后处理同样很重要。术后要将切除标本按原来形态展开,测量大小,标记方位,固定后送检。病理学检查可以进一步确定病变的性质、病灶边缘和基底有无累及。术后第 1 天禁食,创面大者可能要禁食 48h,常规静脉营养支持,并给予质子泵抑制剂抑制胃酸,黏膜保护剂保护创面,半卧位减少胃酸反流对创面的刺激。密切观察生命体征及颈部有无皮下气肿,有无呕血或黑便。2～3 天后,病情平稳者可考虑开放流质饮食。出现迟发性出血者可在内镜下紧急止血。

根据对切除标本的病理检查结果,以下情况需追加治疗:

(1)深部切缘癌细胞阳性,必须行胃切除加淋巴结清扫。

(2)水平切缘癌细胞阳性,癌细胞浸润深度仅限于黏膜层者,可以选择:①追加施行扩大范围的 ESD；②APC 烧灼治疗,并向患者明确交代病情,密切随访；③追加手术。

(3)水平切缘癌细胞阴性,但浸润深度已达黏膜下层,如果仅为黏膜下层浅层(sm1),可在向患者明确交代病情后密切随访；如果脉管侵袭阳性,则必须追加手术治疗。

ESD 术后 3 个月、6 个月内镜随访,了解医源性人工溃疡是否愈合,金属夹是否脱落,并在术后瘢痕处活检以了解病灶有无复发。

出血和穿孔是 ESD 的主要并发症,尤其术中出血,需要及时有效地处理,否则会导致严重后果:因为盲目止血容易造成术中穿孔,出血量较多时必须终止操作,止血失败则必须行外科手术。对于起源于固有肌层的病变行全壁层切除时,有可能会出现穿孔处出血的情况,处理有较大的难度。

(三)内镜下食管狭窄扩张术

食管癌造成患者吞咽困难,常由于管腔狭窄或梗阻所致,根据治疗方法的不同,将狭窄分为三种类型:

Ⅰ型:局限性环形狭窄,狭窄长度<2cm；

Ⅱ型:腔内突出性梗阻,息肉样梗阻；

Ⅲ型:管腔广泛浸润性狭窄,狭窄长度>2cm。

食管狭窄分度见表 8-1。

表 8-1 食管狭窄分度

分序	可进饮食	内镜通过性	管腔直径(mm)
0	普通食物	普通胃镜	>11
1	固体食物	XQ 型镜	9~11
2	糊状食物	XP 型镜	6~9
3	流质食物	无	<6
4	水;无	导丝	<1

内镜下扩张术可分为探条扩张术与气囊扩张术。

探条扩张术广泛使用的是 Savary-Gilliard 扩张器。此扩张器由前端部与体部组成,前端部呈锥形,向前端逐渐变细,其尖端以及与体部交界处分别有金属标记,X 线透视下可观察到。此扩张器有 70cm 与 100cm 两种规格,常用 70cm 型号。有 16 种不同直径,常用者为:15F,5mm(对应直径,下同)；21F,7mm；27F,9mm；33F,11mm；38F,12.8mm；42F,14mm；45F,15mm。

扩张导丝分为两种:一种为 Savary-Gilliard 导丝,由不锈钢丝制成,长度为 200cm,前端长 5cm,为弹性头部,遇阻力可发生弹性弯曲,尖端圆钝。无 X 线透视食管扩张时,在内镜能通过狭窄段时使用此导丝。另一种为 ERCP 用导丝,由前段光滑部和后段标准部两部分,前段有特殊外涂层(通常为 Teflon 涂层),且遇水特别光滑,适用于通过特别狭窄处。前端有直头和弯头两种,弯头可更好地通过迂曲的狭窄段。

内镜下探条扩张术包括导丝置入和探条扩张两个步骤。导丝置入可在内镜直视下进行,也可在 X 线透视下完成,对于重度狭窄,超细内镜难以通过的,扩张宜在 X 线透视下进行。扩张导丝顺利通过食管狭窄段进入胃腔是决定能否进一步行食管扩张的关键。食管腔完全阻塞,ERCP 导丝也无法通过时,则不能实行扩张。

扩张时,首先选择直径 15F(5mm)带刻度扩张器,前端润滑,然后左手固定导丝末端,右手持扩张器,循导丝的自然弧度逐渐插入,通过感知的阻力判断是否进入狭窄段和已通过狭窄段。扩张器插入深度应为狭窄段长度加上狭窄上口距门齿的距离,最大插入深度为再增加5～10cm,以减少患者的不适感觉。狭窄段一次扩张后,保留导丝位置,推出扩张器,宜左手推进导丝,右手推扩张器,两者同步进行,以保持导丝位置相对不动。推出扩张器后可凭导丝上的刻度判断是否未移动。若有助手,可请助手协助控制导丝,两人协调配合。一次扩张后,可更换更粗的扩张器再次扩张,直至27F扩张器通过后,同时推出扩张器与导丝,完成第一次扩张,然后插入内镜观察能否通过狭窄段,以及狭窄段的出血与穿孔情况。

后续扩张的程序,有人提倡10天内3次扩张的疗法:首次扩张,15F-21F-27F;术后第4天,第二次扩张,21F-27F-33F,或者27F-33F-38F;术后第10天行第三次扩张.33F-38F-42F。扩张时,需注意遵循扩张器直径从小到大的原则逐步升级,严禁越级扩张;此外,每次扩张治疗不宜超过3根扩张器。对于3～4度狭窄的患者,扩张到38F的扩张器容易通过,则患者大多可以经口进接近正常的饮食,基本达到治疗目的。

内镜下气囊扩张也可以用于治疗食管癌引起的狭窄,不过还有其他适应证:食管炎性狭窄;食管术后吻合口狭窄;先天性食管狭窄;功能性食管狭窄、贲门失弛缓;瘢痕性食管狭窄。禁忌证为食管化学烧灼伤后2周内,以及食管病变疑有穿孔者。

气囊扩张分两种方法:

1.经内镜技术　常规插入胃镜至狭窄段上方,从内镜活检孔道插入扩张气囊,内镜直视下气囊进入狭窄段,最好使气囊中部位于狭窄段的中部,然后气囊充气,通过外接的压力泵控制压力从而控制气囊的直径,根据患者耐受情况持续30～60s,然后放气,休息数分钟后再次扩张,直至注气时阻力明显减小为止。

2.经导丝技术　插入内镜至狭窄段上方,在内镜监视下将导丝通过狭窄段,然后退出内镜,以X线指示,沿导丝将气囊插入狭窄段中部,然后同上法扩张。

气囊扩张并发穿孔者比探条扩张多,尤其是经导丝扩张时,应根据狭窄程度选择合适的气囊,扩张气囊外径通常小于35mm。

(四)内镜下食管支架置入术

置入食管支架是治疗食管狭窄的常用方法,自膨式金属支架是最常用的食管支架,常用于食管中段、下段恶性狭窄,以及部分上段食管狭窄。金属支架分为裸支架和覆膜支架,裸支架置入后,由于肿瘤组织通过丝网向内生长,20％～30％的患者再发吞咽困难。覆膜支架的出现,能有效地避免肿瘤组织向内生长,还能有效封堵瘘口、穿孔。因此,现在多数学者认为覆膜支架具备更长期缓解食管恶性狭窄的疗效,并且可用于治疗食管-气管瘘或食管-纵膈瘘。

然而覆膜支架也有其缺陷,即容易移位。对于贲门或食管胃连接处的恶性狭窄来说,覆膜支架比裸支架更容易发生移位。部分覆膜支架,即支架两端各约1cm范围内不覆膜,在一定程度上减少全覆膜支架移位发生的概率。对于将要用于食管胃连接附近的支架而言,防移位的功能要比其他位置加强,并且还需要考虑抗反流功能。于是出现远端为喇叭口,并有抗反流瓣的部分覆膜支架,能较好地满足临床的需求。

食管上段恶性狭窄是治疗的一大难点。上段食管癌占7％～10％。过去认为上段食管癌很难通过置入支架解除吞咽困难,因为此处置入支架后容易发生穿孔、吸入性肺炎、支架向近端移位以及难以忍受的疼痛、异物感、咳嗽等并发症。但是,最近一项大宗病例的临床研究改变了认识,其中更有44例患者在高于食管上括约肌的位置发生恶性狭窄。通过内镜或X线透视置入支架,大多数患者吞咽困难症状缓解,其并发症发生率与支架治疗中下段食管恶性狭窄相比,并无显著差异。尽管如此,支架置入治疗高位狭窄及高位食管瘘,仍然需要准确控制支架上缘的位置,并个体化设计及定制支架,同时需要与患者及家属充分沟通,必要时可能需要取出支架、放弃此种治疗。

食管内支架置入,不仅可以治疗食管癌引起的狭窄,也可以治疗食管腔外肿瘤如肺癌、纵膈转移淋巴结等压迫食管导致的狭窄。治疗此种腔外压迫采用何种金属支架,尚无定论。

(五)激光动力学治疗

激光动力治疗(PDT)治疗食管癌的基础研究多以人食管癌细胞系 QBC939 为研究对象,研究发现:①PDT 对人食管癌细胞 Eca109 和 Ec9706 具有明确的杀伤作用,其对细胞的抑制率具有显著的剂量效应关系。光敏剂浓度和光照强度间存在交互关系,从临床角度考虑,采用较低的光敏剂浓度经较大的光照强度照射是理想的 PDT 治疗方案。②改变功率时间的组合不会影响光动力对食管癌细胞杀伤作用,采用在光纤承受范围内的大功率短时间的照射方式可达到安全快捷的目的。

PDT 对食管细胞的抑制效应主要是通过激光特异性激发癌细胞产生单线态氧,诱导食管癌细胞线粒体凋亡达到的,在凋亡过程中,出现了细胞色素 c 释放,caspase-9 和 3 的活化。VEGF、COX-2 从基因到蛋白水平低表达,以及 NF-κB 的灭活,可能是促进食管癌细胞早期凋亡的途径。在体实验也表明 PDT 对人食管癌荷瘤裸鼠的肿瘤组织有杀伤作用,肿瘤生长减慢,并可能促进机体免疫功能。腹腔注射和瘤内注射光敏剂两种不同给药途径均有效。PDT 杀伤食管癌移植瘤的深度可达 0.8cm,动物实验表明 PDT 安全。在以上基础研究的支持下,临床近来已有利用 PDT 治疗不可切除食管癌的尝试。初步的经验表明,PDT 能有效缓解食管闭塞,治疗顽固性肿瘤坏死导致出血,延长生存期,改善生活质量。

总之,PDT 不仅可以抑制肿瘤生长,延长生存时间,改善生存质量,同时其并发症发生率较低,患者耐受性较好,对机体损害较小。随着毒性更低、疗效更好的新型光敏剂的开发和新型激活方式的采用,加之与手术治疗、放化疗等治疗方法的联合,PDT 无疑会在不可切除食管癌的综合治疗中发挥更重要的作用。

(六)腔内放疗

腔内短距离放射治疗,辅以体外线照射,主要在欧美经济发达国家应用。通过内镜或 X 线透视监测,将 10mm 大小的辐射器通过导丝进入食管,对癌性狭窄部位进行照射,操作简便快捷,可在门诊进行。

腔内放疗常用放射源为铱-192(^{192}Ir),照射剂量从 7.5Gy 到 20Gy 不等,都收到缓解吞咽困难的疗效,而且据文献报道,对食管腺癌和鳞状细胞癌的治疗没有差别。

腔内放疗的并发症很少,主要是瘘的形成、轻度胸骨后疼痛、放射性食管炎。放疗后再发吞咽困难占所有患者的 10%～40%,主要原因是肿瘤持续存在或是放疗引起的狭窄。

三、食管-气管瘘及气道狭窄的处理

食管-气管瘘的治疗历来是食管癌非手术治疗中的棘手问题,须根据不同情况实施不同的治疗策略,实行个性化处理。

营养支持手段:包括鼻肠管置入,内镜下胃造瘘,外科手术造瘘,可单独应用,也可配合其他治疗措施使用。

单纯食管支架置入:是临床治疗食管-气管瘘首选及目前看来疗效最好的措施,尤其是个体化定制覆膜支架的使用,使之对高位食管-气管瘘都值得考虑。然而,它不适合首先处理气管受累狭窄的情形,也不适合作为处理的唯一措施。放置支架后,肿瘤可能有加速向外生长的趋势,可能加剧气管狭窄。

单纯气管支架置入:宜在气管狭窄扩张后实施,否则不能有效改善通气、减轻狭窄、扩张管腔,反而加剧气道的狭窄。

食管支架与气管支架双置入:难度较大,不作常规推荐。通常气管支架置入后可改善瘘的症状,可作为姑息治疗或进行后续放化疗。而食管狭窄导致不能进食及营养不良,可通过肠内外营养加以解决。同时放入气管及食管支架,常常由于食管支架向外膨胀压力更大而压迫气管,导致气管支架不能充分扩张,使得气道狭窄不能充分解决而使患者处于危险境地。因此,在气管支架置入后如需进一步置入食管支架,需特别考虑食管支架对气道的影响,通常要根据狭窄程度选择合适孔径,不能一味追求食管的充分畅通。

(齐书亮)

第五节　食管癌的外科治疗

一、外科治疗适应证与禁忌证

1.适应证

(1)病变未侵及重要器官,肿瘤侵犯胸膜、心包或膈肌仍可手术切除;淋巴结无转移或转移不多,不超过 3～6 枚区域淋巴结转移;身体其他器官无转移者。

(2)放射治疗未控制病情或复发病例,无局部明显外侵或远处转移征象。

(3)少数高龄患者(＞80 岁)但身体强健无伴随疾病者也可慎重考虑。

(4)无严重心、脑、肝、肺、肾等重要器官功能障碍,无严重伴随疾病,身体状况可耐受开胸手术者。

2.禁忌证

(1)一般状况和营养状况很差,呈恶病质状态。

(2)病变严重外侵,侵犯邻近结构如主动脉、椎体、气管等,不能手术切除;多野(两野以上)和 7 枚以上区域淋巴结转移;全身其他器官转移。

(3)心肺脑肝肾重要脏器有严重功能不全者。

二、常用手术方式

(一)常规开放手术

1.左后外侧一切口(Sweet手术)　右侧卧位,左胸后外侧切口游离胸腔段食管并清扫胸腔野淋巴结(食管旁、隆突下、肺门、主动脉窗、下肺韧带),切除食管旁淋巴结及其邻近脂肪组织。切开膈肌游离胃并清扫腹腔野淋巴结(贲门上下、胃左、腹腔干、胃小弯)。经第 6 肋间或第 7 肋间进胸,行主动脉弓上或弓下吻合。适合于主动脉弓以下(或气管分叉以下)的胸中下段病灶,且不伴有右上纵膈淋巴结转移的患者。切口少、创伤相对较小和围术期并发症相对少是其主要优点,可以为胸中下段食管癌手术提供良好暴露,不易误伤主动脉;主要缺点清扫胸腔上纵膈淋巴结、腹腔部分淋巴结困难,切开膈肌可能对呼吸功能产生一定影响。

2.左后外侧＋左颈两切口　左后外侧一切口行食管胃胸顶吻合仍不能切除干净时,加做左颈切口。适用于病变较早期但发生部位在食管胸上段者,术前检查未发现右上纵膈淋巴结转移;或者胸中下段病变术中探查发现食管上段可疑新发现病灶,需吻合在颈部。

3.左侧胸腹联合切口　左后外侧切口行食管癌根治手术时,经第 7 肋间进入胸腔。探查后认为有必要切开腹腔时,延长胸部切口到脐与剑突连线的中点,切断肋弓,从肋弓向食管裂孔方向剪开膈肌,即可显露胸腔和腹腔脏器,以进行较广泛的手术。包括肥胖腹腔脂肪多、严重粘连;需要行脾、胰尾和肝左叶切除手术等。

4.**左后外侧＋腹正中两切口**　先行腹部正中切口,后改变体位加做左后外侧切口。适合较晚期的贲门癌累及胸下段食管,经腹手术发现食管切缘不净,需选择开腹后再加左后外侧开胸切口行吻合;或者需要用结肠间置代替中下段食管癌。食管下段癌先选择右后外侧＋腹正中两切口手术,开腹游离胃时发现病变侵及膈肌脚或可疑侵犯降主动脉,宜改行左后外侧切口以保障手术安全。

5.**右后外侧＋腹正中两切口**　患者先取平卧位,行上腹正中切口游离胃。保留胃网膜右血管弓及胃右血管近端,解离结肠-大网膜及小网膜,结扎切断胃网膜左、胃短及胃左血管,并同时清扫肝总动脉旁、胃左动脉旁、脾动脉旁及腹腔干动脉旁脂肪淋巴组织。腹部手术结束后,患者改左侧卧位,根据食管癌部位经右侧第 5 或第 6 肋间切口进胸,结扎切断奇静脉弓,自横膈起至隆嵴水平沿心包后方,脊柱主动脉前方,两侧胸膜间游离食管,分别暴露胸段喉返神经全程,清扫双侧气管食管沟淋巴结。扩充膈肌裂孔,将游离完毕的胃提至胸腔,以机械性切割缝合器切除病灶并制作管状胃,然后行胃-食管胸顶吻合。Ivor-Lewis 手术右侧开胸途径由于没有主动脉弓的遮挡,在直视下更容易解剖和处理气管膜部、隆嵴、奇静脉、左右两侧喉返神经和胸导管。易于解剖左右两侧气管食管沟的淋巴结,对于清扫上纵隔的淋巴结比左侧要容易得多,但无法清扫主动脉窗淋巴结。开腹游离胃时,对胃左动脉区域淋巴结清扫要比左侧开胸时容易、彻底和安全。不切开膈肌,对术后咳嗽和呼吸功能的影响也要比左侧轻。游离食管时不过主动脉弓,对心血管系统的影响要少。Ivor-Lewis 手术的缺点是需要翻身和重新消毒,因此较左后外侧一切口费时费力;食管病变侵及主动脉时,右侧开胸处理更加困难;此外,右胸路径食管癌切除术后胃排空障碍发生率较左胸路径高。其原因可能为右胸路径手术完全破坏了右侧纵隔胸膜的完整性造成胸胃,加上胸腔的负压作用,容易引起胸胃扩张、胃潴留等胃排空障碍,而膈食管裂孔扩大不足和幽门成角畸形也可能是术后胃排空障碍的重要因素。

6.**右后外侧＋上腹正中＋左(右)颈切口(三切口)**　先在左侧卧位下经右胸后外侧切口完成食管游离和胸部淋巴结清扫;变换平卧位后,重新消毒铺巾,经腹部正中切口游离胃、清扫腹部淋巴结;制作管状胃后经食管床或胸骨后径路拉至颈部行食管、胃吻合,颈部淋巴结清扫,完成完全三野淋巴结清扫,如颈部未发现可疑肿大淋巴结也可只行胸腹部完全二野淋巴结清扫。适合于胸上段病变食管癌,虽手术时间长、创伤大、围术期并发症比例高,但清扫淋巴结彻底,提高了根治性。

7.**右前外侧＋腹正中切口(改良 Ivor-Lewis)**　经典 Ivor-Lewis 术中需由仰卧位变换为左侧卧位并需要重新消毒,费时较长,因此出现了改良 Ivor-Lewis 术式,该术式要求左侧卧位 300,腹部正中切口加右胸前外切口,术中可通过调整手术床位置来满足手术操作要求,不需重新消毒。缺点是显露不及后外侧切口,对肺的牵拉较大;解剖食管时术野显露不良;清扫淋巴结时不彻底,尤其是对隆突下及左、右喉返神经链等重点部位淋巴结清扫,5 年生存率不及经典 Ivor-Lewi。手术。曾经亦被国内外学者广泛采用,目前有可能被逐渐摒弃。

8.**右前外侧＋上腹正中＋右颈切口(改良三切口)**　适合于胸上段食管癌,优点和缺点与改良 Ivor-Lewis 相似,目前也逐渐被摒弃。

9.**不开胸经颈腹两切口食管内翻剥脱术或经膈肌裂孔食管剥脱术＋食管胃颈部吻合术**　适用于心肺功能低下不能耐受开胸的早期食管癌患者,优点在于手术对患者呼吸功能影响较小,恢复快。不符合外科手术需要良好显露和肿瘤外科需要根治性切除的基本原则,常常也会发生一些严重并发症,加之近年来腔镜微创手术的逐步开展,这种术式并不值得推崇。

目前食管癌外科手术治疗形成的共识包括,经典 Ivor-Lewis 手术方式应该成为大多数食管癌外科治疗的首选,其根治性和安全性是最大优点;左后外侧一切口仍然保留重要的地位,尤其是食管下段癌,无右上纵隔淋巴结转移,或者食管癌侵犯膈肌脚及与主动脉关系密切;右后外侧＋上腹正中＋左(右)颈(三切口)手术方式适用于高位食管癌,可以行完全三野淋巴结清扫;其余手术方式可作为上述三种方式的有益补充。

(二)腔镜辅助手术

传统胸外科手术切口长、创伤大、恢复慢、术后生活质量差,而腔镜辅助手术具有微创、恢复快等优点,同时又具有与传统开胸食管癌根治术相同的治疗效果,发展前景良好。腔镜辅助的食管癌根治术,目前方法较多,手术方法尚在规范和探索过程中。

1.单纯胸腔镜辅助的食管癌根治手术　①主要利用胸腔镜经右侧胸腔来游离胃及清扫纵隔淋巴结,手术方式采取经右胸(胸腔镜)、腹部正中切口、左(右)颈(三切口)食管次全切除、胃代食管、胃食管颈部吻合。胸腔镜组先完成胸腔镜下(经右胸)食管的游离和纵隔区的淋巴结清扫;完成后关胸改平卧位,在开腹下完成胃游离和腹区淋巴结清扫;然后在颈部做切口游离并离断颈段食管,从腹部切口拉出食管和胃,切除肿瘤,制作管状胃并上提至颈部行胃-食管吻合。②胸腔镜体位采用的有左侧卧位和俯卧位两种,采用单肺通气,右肺萎陷后胸腔镜打孔,部位由于术者的习惯而会略有差异。如可在第7肋间腋中线做1cm长的切口观察孔,注入CO_2制作人工气胸,便于肺的萎陷;第4肋间腋中线做0.5cm长的切口主操作孔置入超声刀,第9或10肋间肩胛下角线做1.2cm长的切口协助操作孔,第7肋间肩胛下角线做0.5cm长的切口协助操作孔。俯卧位术者位于患者右侧,可选择于右肩胛下角线第7肋间置入胸腔镜,右肩胛下角线第5肋间和第9肋间为主要操作孔,必要时在右腋中线第3肋间线再做0.5cm切口协助操作。③俯卧位与左侧卧位相比,由于重力作用,肺组织下垂,因而能更好地暴露纵隔间隙,更有利于游离食管及清扫淋巴结;但不方便麻醉医生对呼吸道的管理和术中需要中转开胸不能迅速改变体位等缺点,而术中大出血时不能及时中转开胸有可能是致命性的。

2.微创McKeown术　①胸腔镜组先完成胸腔镜下(经右胸)食管的游离和纵隔区的淋巴结清扫;完成后改平卧位,重新消毒铺巾,腹腔镜完成胃游离和腹区淋巴结清扫,然后在颈部做切口游离并离断颈段食管;腹腔镜组需在剑突下加做3~5cm的正中小切口,拉出食管和胃,切除肿瘤,制作管状胃并上提至颈部行胃食管吻合。②腹腔镜采用头高仰卧位,通常采用4~5个切口在完全腹腔镜下游离胃,切口目前尚无统一标准,文献描述有一定差异,如可在脐上2cm水平左、右旁开1~2cm各做一约5mm切口,右侧为观察孔放置胸腔镜,左侧为操作孔放置超声刀以游离胃,腹正中线剑突下2~3cm做一5~10mm切口置入五抓拉钩阻挡肝脏,在右侧锁骨中线下肋弓下1~2cm做一约5mm切口放置抓钳,在左髂前上棘与脐连线中线平脐上3~4cm处做一长约5mm的切口放置另一抓钳进行组织牵拉。

3.纵隔镜腹腔镜联合辅助颈腹两切口治疗食管癌　与不开胸经颈腹两切口食管内翻剥脱术或经膈肌裂孔食管剥脱术+食管胃颈部吻合术类似,利用纵隔镜结合腹腔镜来游离食管和胃,然后将胃拉至颈部进行重建。电视纵隔镜辅助颈腹两切口食管癌切除术的适应证选择极为重要,因为其缺点是手术安全性和根治性不够,不利于解剖食管周围结构和清扫纵隔内淋巴,故多选择早期中上段食管癌;术中因不破坏胸膜腔,无需肺萎陷,对心肺功能影响较小,故以往有肺部病变、胸膜粘连、年龄大、肺功能较差、不能耐受开胸手术者均是纵隔镜腹腔镜联合辅助食管癌切除术的适应证。

与常规手术相比,腔镜微创食管手术避免了传统开放手术的大切口、肋骨撑开、胸腹壁完整性破坏等缺点,而且将局部视野放大,可清晰暴露食管及周围组织结构,有助于术者完成准确精细的操作,减少出血及误伤喉返神经、胸导管等正常结构。理论上可以减轻手术创伤,降低手术并发症发生率,有助于加快患者术后的恢复。但是,由于胸腔镜食管癌根治术刚刚兴起,且技术难度较大,因此其安全性仍然存在一定的争议;胸腹腔镜辅助食管癌根治手术,还需腹部5cm左右小切口,食管中下段癌也需要将胃拉至颈部吻合,增加了手术创伤和术后并发症的发生,无法将Ivor-Lewis手术的优势完全展示。

（三）完全腔镜手术

完全腔镜手术不仅通过在全腹腔镜下游离胃和清扫腹腔淋巴结,而且在全腹腔镜条件下制作管状胃和空肠造瘘;然后在全胸腔镜下游离胸段食管管,切除肿瘤,清扫纵隔和食管周围淋巴结,行全胸腔镜下食管胃胸顶吻合。它实际上是微创化的 Ivor-Lewis 手术,手术适应证与 Ivor-Lewis 手术相似,适合于更早期的患者。在完全胸腹腔镜下进行,将微创最大化,不仅避免在腹部开 5cm 左右切口,同时避免了胸腹腔镜辅助下的中下段食管癌根治手术需行胃食管颈部吻合的缺点,但操作复杂,手术方法尚在探讨研究中,尤其是胸腔内吻合方法,尚缺乏明确的规范化方法。目前采用尝试的胸腔内吻合方法有:①OrVil 钉砧系统,患者完成腹腔操作后,换左侧卧位,近右胸顶以切割缝合器离断食管,经口置入 OrVil 钉砧系统,球形钉砧面朝上腭,自食管闭合端戳孔处拉出直至暴露钉砧头。将管状胃拉至胸腔,经主操作孔于胸胃顶部切口置入圆形吻合器机身穿出胃壁,与钉砧对接,旋紧击发完成胃食管胸顶机械吻合,切割闭合器闭合胃壁切口。②镜下荷包缝合技术行胸腹腔镜联合食管癌切除胸内吻合,将开放手术中荷包缝合理念转化为胸腔镜下手工缝合荷包固定钉砧技术,使用常规圆形吻合器,将操作孔扩大后置入完成胸腔内吻合。相对于 OrVil 钉砧系统,更加经济,但操作的难度大,安全性不能保证。

总之,食管癌治疗方法的演变过程中,根治和微创一直是人们所追求的目标,经右胸行食管癌根治手术更合乎肿瘤根治原则,在此基础上,以右胸为基础的胸腔镜食管切除术将成为符合肿瘤学根治与微创原则的食管癌主流手术。

三、术前评估

食管癌患者术前检查包括:实验室常规检查和血液检查;影像学检查;内镜检查;心肺功能检查等。其主要目的是了解患者食管癌的病情和心、肺、肝、脑、肾等器官的功能状态,对患者的食管癌病变进行手术风险、分期及治疗方式选择的评估。

（一）术前风险评估

主要是全方位对患者的心、肺、肝、脑、肾等重要器官功能状态、营养状态和出凝血功能状况进行评估。

（二）术前分期评估

①食管癌术后 pTMN 分期是根据手术切除标本确定的病理分期,是肿瘤分期的"金标准"。而食管癌治疗前的临床分期(cTNM),是在治疗前通过有创或无创的方法获取的所有临床信息进行的分期,主要是确定病变范围、有无远处脏器转移、淋巴结受累及周围组织局部侵犯,准确的术前分期将有助于选择合理的治疗方案。②主要方法包括食管钡餐检查、食管镜胃镜检查、对食管癌患者做出初步大体形态学描述及准确的病理学诊断:而了解肿瘤的浸润深度、区域淋巴结的转移情况及可能的远处转移,就必须借助于计算机断层(CT)、磁共振(MRI)、食管内镜超声(EUS)和正电子发射断层/X 线计算机断层成像(PET/CT)等非侵入性影像学手段。③食管内镜超声(EUS)是评价食管癌临床分期最重要的检查手段,对 T 和 N 分期的准确性优于 CT 检查;PET/CT 对于 N、M 的分期准确率高,在评价食管癌远处转移、发现早期食管癌和评估放化疗的效果方面优于普通 CT;EUS 和 PET/CT 的联合使用,综合了目前对局部病灶、区域淋巴结、远处转移诊断的解剖成像及分子影像最先进的方法,理论上是对食管癌治疗前临床分期(cTNM)最准确的。但两项检查费用高昂,限制了临床的广泛应用。

（三）治疗方式的评估和选择

1.不可切除和不适合手术的两类食管癌患者　①不可切除食管癌包括第 7 版食管癌 TNM 分期中 T_{4b}、N_3 和 IV 期患者,即肿瘤侵犯邻近结构如主动脉、椎体、气管等(不能手术切除)或 7 枚及 7 枚以上区域淋巴结转移;不适合手术患者是指因严重心、肺、肝、肾功能不良等而不能耐受手术的患者。②这两类患者治疗方法包括:以放疗和化疗为主的综合治疗、姑息治疗和支持治疗。③对于 T_{4b} 或 N_3 患者同期放化疗后可重新检查确定分期,若降低肿瘤 T 及 N 分期后仍可手术治疗。

2.以手术为主的食管癌综合治疗方法　①对于可切除且适合手术的食管癌患者,外科手术仍然为首选手段,但中晚期患者远期疗效一直未得到明显提高,尤其是 5 年生存率,其主要原因为局部复发和转移。②术前辅助放化疗又称为新辅助放化疗,控制局部及全身微小转移灶,对于中晚期食管癌患者,可显著提高 3~5 年生存率,因此中晚期食管癌患者术前联合放化疗越来越多地被采用。一般建议 2 个疗程,2 周后即行手术治疗较为适宜。相当多的学者认为凡超过 T_2 期及有任何淋巴结阳性的食管癌患者给予新辅助化疗都可能受益,而术前放疗适用于 Ⅱb 期以上的可手术食管癌患者。③但对于新辅助治疗无效的食管癌患者,则会影响手术切除的时机,甚至出现病情进展;还可能由于放化疗后局部解剖的异常而增加手术的难度及围术期并发症;也可能导致放化疗毒性相关性死亡,如肺部、骨髓造血系统的异常。目前还缺乏新辅助放化疗有效性检测方法,有待于分子生物学或相关基因的研究。

3.具体手术方式的选择　包括手术入路选择、淋巴结清扫方式和是否选择微创食管癌切除术(MIE)。①根据术前食管钡餐检查、食管镜胃镜检查及胸部增强 CT 检查,可明确病灶的大小、部位及明显异常的淋巴结,从而确定手术入路选择。目前手术入路选择方式已逐步规范化,右胸两切口或三切口手术所占比例逐步增加,而左胸入路手术所占比例已降低。②淋巴结清扫方式也由左胸不完全二野淋巴结清扫逐步过渡到经右胸完全二野淋巴结清扫或选择性三野淋巴结清扫。完全性颈部三野淋巴结清扫的使用仍有争议,由于完全性三野淋巴结清扫创伤大、手术时间长、并发症多,且对较早期和较晚期的食管癌患者并无益处,因此,只适用于那些伴有淋巴结转移,但仍局限于颈胸腹三野内且转移数目不多(<4 枚)的食管癌患者。术前颈部超声或 EUS 检查,若发现颈部可疑转移淋巴结,应选择右后外侧开胸＋腹正中＋下颈 U 形切口,行完全性三野淋巴结清扫。右胸切口完全性二野淋巴结清扫术中冰冻病理结果或术后病理显示右胸顶喉返神经旁淋巴结转移,可以在术中加做或 3 周后择期加做颈部淋巴结清扫。③腔镜下食管切除术统称为微创食管癌切除术,包括仅采用胸腔镜或腹腔镜的混合手术及同时应用胸腹腔镜的全腔镜手术,对于可切除的各期食管癌胸腔镜手术多数情况下可替代传统开胸手术。一般情况下,食管癌胸腔镜手术的适应证包括食管钡餐造影显示肿瘤长度<5.0cm 及无软组织阴影者;CT＋颈部超声或食管内镜超声(EUS)提示食管肿瘤未侵犯食管壁全层或无明显外侵、无明显肿大转移淋巴结的早中期食管癌;估计不能耐受开胸手术的早中期食管癌;无严重胸腹腔疾病或心肺脏疾病或既往开胸腹手术史。除此外,还要考虑外科医生学习和适应的过程,防止由于经验不足和手术技巧不熟练对手术效果的影响。

四、术中重要操作

食管癌手术主要目的是病灶的切除和消化道的重建,因此游离胃和食管、切除病灶及食管胃吻合为其主要操作,除此外,另外一些操作对手术的成功及患者的顺利恢复也起重要作用。

(一)食管癌淋巴结的术中清扫

对于食管癌的外科治疗,其手术切除的彻底程度和淋巴结清扫的质量是影响患者术后生存的关键因素,因此规范化的淋巴结清扫具有重要的意义。

1.淋巴结清扫的入路和适用范围　对食管癌行系统性的纵膈淋巴结清扫,必须经右胸切口,只有通过右胸切口才能充分显露自胸顶至膈肌裂孔的食管全长,清扫胸段食管左右两侧所有淋巴结,近年来胸腔镜下食管癌切除等微创手术也是基于右胸途径。除少数下段且无右上纵膈淋巴结可疑的食管癌,大部分胸段食管癌应该完成通过右胸-上腹二切口的胸腹完全两野淋巴结清扫,而完全颈胸腹三野淋巴结清扫由于手术范围大、并发症多而始终存在争议,需要根据术前颈部淋巴结的检查状况及术中右喉返神经旁淋巴结的探查结果决定是否行完全或选择性的三野淋巴结清扫术。

2.淋巴结清扫的数量 原则上要求清扫尽可能多的区域淋巴结,但必须控制手术并发症。因此,新版TNM 分期标准除了要求至少清扫 12 枚淋巴结外,同时指出:应当尽可能彻底地清扫食管的区域淋巴结,但必须兼顾控制由此而来的手术并发症。统计淋巴结数目必须注意方法,破碎的淋巴结应单独装袋并标注,以免重复计数;而融合肿大的淋巴结只能按一枚计数。

3.喉返神经旁淋巴结的清扫 双侧喉返神经旁淋巴结的清扫,尤其是右侧喉返神经旁淋巴结的清扫,在胸段食管癌淋巴结清扫中处于非常重要的位置,是淋巴结清扫的重点。右侧喉返神经旁淋巴结最初被称为右侧最上纵膈淋巴结,位于上纵膈胸膜顶下方,毗邻右侧喉返神经起始部。右侧喉返神经旁淋巴结收集食管黏膜下的淋巴引流及隆突下的淋巴引流,淋巴液直接或通过右淋巴导管或其他淋巴管引流至右颈静脉三角,同时又与颈部淋巴结有大量的交通。喉返神经旁淋巴结可以认为是颈部淋巴结的前哨淋巴结,此处转移预示着可能有颈部及远处转移,对于是否行三野淋巴结清扫起指导作用。肿瘤分级、淋巴结转移数、脉管瘤栓、胸部淋巴结转移数、腹部淋巴结转移数、隆嵴下淋巴结转移及食管周围淋巴结转移均是影响右侧喉返神经旁淋巴结转移的独立因素。但此组淋巴结清扫有导致声带麻痹的可能,尤其是双侧喉返神经旁淋巴结清扫,双侧损伤需终身气管切开,风险较大。因此,右侧喉返神经旁淋巴结清扫是十分必要的,而双侧喉返旁淋巴结的清扫要更为慎重,除非有明显左喉返神经旁淋巴结转移。左右喉返神经旁淋巴结清扫时则无须骨骼化,但暴露神经后需给予保护,操作时宜使用尖端较细的无损伤神经镊提夹组织,并避免使用电刀、超声刀等。

(二)术中管状胃制作

术中管状胸腔胃的制作已成为食管癌根治手术中的常规步骤,尤其是经右胸切口的食管癌根治术,可有效地改善胃食管反流、胸胃综合征及吻合口瘘的发生,使患者术后总体生活质量更佳。方法为游离胃大小弯及贲门,保护网膜右血管,保留胃网膜右及胃右血管,清扫胃小弯侧淋巴;在胃底最高处附近,距胃大弯边缘 4~5cm 处,至幽门 1/3 近侧(保留胃右动脉最后两个分支),用直线切割缝合器沿大弯弧度平行切除贲门、胃小弯、胃右血管及其周围淋巴结脂肪组织将胃塑形成内径约 4cm 的管形,将胃小弯及胃断端行浆肌层缩胃包埋,与食管行端侧吻合。管状胃制作的缺点是增加了手术时间和费用,创面大、渗血多,出现胸-胃瘘的概率增加。

(三)术中胸导管结扎预防乳糜胸

食管癌手术尤其是经右胸径路的食管癌手术或左胸径路的主动脉弓上吻合,吻合位置较高,游离食管时由于胸导管上、下段与纵膈胸膜相贴,尤其在主动脉弓平面下,胸导管在食管后方,位于奇静脉和主动脉的中间,其损伤可能性也随之增高。胸导管是全身最大的淋巴管,长 30~40cm,直径约 3mm,通过 6 条淋巴干和其他散在的淋巴管收集全身 3/4 的淋巴。胸导管损伤伴纵膈胸膜破损时可引起左侧或右侧乳糜胸,因此在术中结扎胸导管可一定程度上预防乳糜胸的发生。方法是在充分游离胃及食管后,显露后纵膈,在下肺静脉水平(第 8 胸椎)至膈上 5cm 左右、胸主动脉右侧缘剪开纵膈胸膜约 1cm;紧贴胸椎,将主动脉与奇静脉之间的组织成束分离;用 10 号线(或双粗线)将包括胸导管在内的束状组织一并结扎,力度勿过紧或过松,可双重结扎。胸导管的结扎同时会引发肝淋巴回流受阻出现淤滞,导致肝组织间隙内的游离脂肪酸增多,可影响食管癌患者术后肝功能,对患者免疫功能和营养状况也有不利影响,是否影响患者远期预后、生存质量及肿瘤进展等,目前尚无明确结论。因此,胸部手术中出现胸导管损伤,乳糜液漏出,或高度怀疑胸导管损伤(肿瘤外侵明显或清扫淋巴结范围较大),可低位结扎胸导管;若无明显胸导管损伤迹象,是否可术中常规结扎胸导管预防术后乳糜胸,有待进一步探讨。

(四)放置胃管、空肠营养管、胸腔引流管和纵膈引流管

放置胃管和胸腔引流管的方法无特殊变化。由于右胸切口和微创手术逐渐占据主流,空肠造瘘管目前被较多地使用,相比经鼻放置的营养管,两者都是安全和有效的,但空肠造瘘在术中置管时间(3～6个月)、术后预防鼻咽炎和肺炎等并发症方面更具优势,也更易为患者所接受。方法为开腹或腹腔镜下经皮穿刺置造瘘管于 Treitz 韧带远端 20cm 以外。食管手术结束时,不但放置常规的胸腔引流管,还另外放置一根纵膈引流管。纵膈引流管通常沿游离的食管床放置到吻合口附近,末端距食管胃吻合口下方 1～2cm,从普通胸腔引流管后方同一肋间引出,引流管为 F14～16 多孔负压引流管,呈圆形或椭圆形,接负压吸引球,患者术后恢复进食后无异常时予以拔除。纵膈引流管的目的在于发生吻合口瘘时可以起到充分引流的作用,虽然不能对吻合口瘘的发生起预防作用,但在治疗吻合口瘘引发的胸腔感染、呼吸困难及休克等全身中毒症状上起到关键作用;同时便于携带,可早期拔出胸腔闭式引流管,让患者下床活动,有利于术后康复。

五、术后处理

(一)术后一般处理

手术后禁食,保证胃管、胸腔引流管和纵膈引流管的通畅,观察引流液的色泽、量及性质,及时处理可能的并发症。鼓励患者翻身、拍背、咳嗽及活动,如果纵膈引流管通畅且引流效果好,则早期拔除胸腔引流管,便于患者下床活动。手术后 1 周左右患者体温、血常规正常,胸片等检查无异常,关闭胃管嘱患者喝水,次日无异常(如发热、胸痛),则拔除胃管及纵膈引流管,进半流食 2～3 日并逐渐停肠内营养。如患者为糖尿病患者,手术中食管胃吻合困难,术后有低氧血症、低蛋白血症等异常情况,应先行上消化道造影(口服泛影葡胺),观察有无吻合口异常。

(二)术后营养支持

食管癌手术后营养支持的使用原则包括肠外营养(PN)与肠内营养(EN),两者之间应优先选用 EN;营养支持时间较长应设法应用 EN;EN 不足时可用 PN 加强;营养需要量较高或期望短期内改善营养状况时可用 PN;胃肠完全不能利用的情况下用 PN(如严重腹泻);周围静脉营养与中心静脉营养两者之间应优先选择周围静脉营养;实际应用中,两者是根据临床需要互为补充的。

具体方法为术中经鼻或空肠造瘘将十二指肠营养管置于 Treitz 韧带远端 20～30cm 以外。术后第 1 天给予常规周围静脉输液,并经鼻肠管滴入生理盐水。术后第 2 天半量自营养管恒速灌注肠内营养乳剂,如无不适反应,在 2～3 天内逐渐增加到每日 1500～2000ml,同时减少静脉营养用量。也有研究认为在早期(24h 内)即给予患者肠内营养,更有利于患者术后康复,主张在术后 24h 内给予蛋白剂型的肠内营养。免疫营养作为食管癌营养支持治疗的内容之一,术后早期应用谷氨酰胺(GLN)营养支持方法,即在静脉营养中增加谷氨酰胺成分。谷氨酰胺是小肠和结肠细胞更加重要的能源,还增强淋巴细胞功能,阻止肠道细菌经肠黏膜侵入;谷氨酰胺是免疫细胞增殖的重要能量来源,免疫细胞对谷氨酰胺的利用大于葡萄糖。食管癌术后 GLN 水平下降非常显著,即使给予了足够的营养,处于高分解和高代谢状态的患者,仍常合并严重的谷氨酰胺缺乏。食管癌患者手术后早期应用谷氨酰胺营养支持方法对术后并发症的防治及患者的预后有良好的作用。

(三)术后辅助放化疗

一般是 Ⅱ 期以上有高危复发因素的食管癌患者,治疗时机宜在术后 3 周左右。放疗适用于根治性切

除并有局部淋巴结转移或局部外侵的食管癌患者;化疗适用于食管腺癌及有脉管内瘤栓和淋巴结转移的食管鳞状细胞癌患者。

六、术后主要并发症

食管癌根治手术包括食管切除及消化道重建,手术时间一般较长,操作多,且手术涉及胸腔、腹腔及颈部等多个部位和器官,加之患者通常年龄较大,术前营养状况、免疫功能较差,且常合并有一些内科慢性疾病,而手术对患者的心、肺和消化系统功能影响严重,术后并发症较多。近几年来随着右胸两切口、三切口和微创食管癌手术的开展,手术的形式有了很大变化,术后并发症的种类虽然并未有新的增加,但比例却有了较大的变化。

(一)术后出血

1.发生的主要原因　早期出血是由于术中处理血管不妥,且未发现而术后出血。最常见的出血部位是发自胸主动脉的食管固有动脉或支气管动脉;吻合口或应激性溃疡出血,管状胃制作由于切割面长,断面出血的风险也大为增加。手术2周以后发生的上消化道大出血主要为吻合口大动脉瘘。

2.术后早期出血的主要表现　胸腹腔引流管或胃管出引流出较多量血性液体甚至血块;未留置腹腔引流管的腹腔出血,可出现腹部膨隆。患者出现失血性休克前期症状,严重时出现失血性休克。血常规检查发现血红蛋白呈持续性下降趋势;胸腔大量出血患者床边胸片发现胸部阴影并逐渐增大;胸腹腔穿刺某些患者可抽出不凝固血液。

3.处理　包括使用止血药物、冰盐水＋去甲肾上腺素冲洗胃;急诊胃镜下止血;必要时紧急开胸或开腹止血。开胸止血的指征有:术后胸腹腔引流管或胃管引流超过200ml/h,持续3～5h或以上,或术后早期短时间内引流量达800～1000ml或以上;患者出现失血性休克,经积极补液、输血、止血等措施治疗后仍不能好转。主动脉-食管瘘可引起致命性的上消化道大出血,死亡率接近100%,可能的抢救方法包括主动脉瘘口缝合或修补,人工血管置换,食管外置和胃造瘘。

(二)吻合口瘘

吻合口瘘是食管癌手术后最严重的并发症之一,包括胸内吻合口瘘和颈部吻合口瘘,胸内吻合口瘘是食管癌术后死亡的最主要原因之一。目前微创胸腹腔镜下游离胃和食管技术已经较为成熟,但微创胸腔内食管胃吻合技术尚待发展,因此颈部吻合数量有所增加,相应的颈部吻合口瘘的发生增加。与胸内吻合口瘘相比,颈部吻合口瘘发生率高,但死亡率明显低于前者。

1.发生的主要原因　吻合口血运受损;吻合口张力过大;吻合操作失误;吻合口局部条件差;全身条件差,如低蛋白血症、贫血、糖尿病等;术后其他并发症,如脓胸、呼吸系统并发症、上消化道排空障碍等。

2.临床表现　多发生在术后3～7天,颈部吻合口瘘表现为颈部切口皮肤红肿、压痛、皮下气肿,并有腐臭脓液流出,切开后可见脓液、食物残渣、口涎、胆汁等,患者伴有或不伴有发热。胸内吻合口瘘发生后,患者多有明显的中毒症状,高热、剧烈胸痛、呼吸困难、术侧液气胸、中毒性休克等,甚至死亡。

3.辅助检查　①胸部X线片可表现为包裹性积液或液气胸,特点是液气胸,基本可以诊断胸腔吻合口瘘,但对于吻合口后壁小的、比较局限或漏入纵隔的病例,可无明显表现。②上消化道造影检查,需在立位和卧位多方细致观察,可见造影剂从瘘口溢出,特别对于小的瘘口有时能反复多次细致观察。造影剂选用碘油或泛影葡胺,以免钡剂呛入气管后沉积于细小支气管深部而难以经咳嗽排出,尤其是目前右胸切口喉返神经损伤及颈部吻合患者,容易误咽入气管。③胃镜检查非常规检查,对于高度怀疑吻合口瘘,经无创检查未能明确者,则可考虑行胃镜检查。可以观察到瘘口位置、大小,鉴别是吻合口瘘还是胸胃坏死穿孔,还可经胃镜放置鼻饲管行肠内营养。④如发现有胸腔包裹性积液或液气胸,应及早行胸腔穿刺或放置胸管引流,必要时在 B 超或 CT 引导下进行,若能抽出脓液,特别是口服亚甲蓝后抽出蓝色胸液即可确诊为吻合口瘘。

4.治疗原则　①颈部吻合口瘘处理较简单,经积极引流、禁食、营养支持,很快能愈合。②胸部吻合口瘘的处理原则包括早期诊断、早期治疗,根据具体情况选择手术或保守治疗。绝大部分胸部吻合口瘘患者采取保守治疗,方法有禁食;CT 或超声定位下胸腔穿刺置管引流,并应用抗生素和消毒液冲洗;胃镜或介入治疗留置胃管和空肠营养管,持续胃肠减压和营养支持;预防并治疗心肺并发症。胸部吻合口瘘只有极少数患者需要手术治疗,包括单纯开胸清创放置多根胸腔引流管引流;瘘口较大且水肿、坏死、感染严重,行食管拖出外置,二期行结肠代食管,重建消化道;早期吻合口瘘,患者全身状况较好,胸腔感染不重,可积极行二次开胸瘘口修补或行吻合口切除重新吻合。

(三)肺部并发症

肺部并发症是食管癌术后最常见的并发症,也是除吻合口瘘外,导致食管癌术后患者死亡的另一个主要原因,包括肺炎、肺不张及呼吸功能衰竭。目前由于胸腔镜微创技术、管状胃、右胸切口不损伤膈肌等特点及麻醉水平的提高,该项并发症有下降的趋势。

1.主要原因　食管癌患者一般年龄较大、肺功能较差,且多常年吸烟;手术中游离食管和清扫纵隔淋巴结时,常使支气管及肺组织受到不同程度的手术创伤;术中长时间的术侧肺压迫,均可使术侧肺发生广泛的微小肺不张及支气管分泌物增多;同时切开膈肌时膈神经的分支会受到不同程度的损伤而造成膈肌部分麻痹,使患者术后的有效咳嗽功能减弱;术后惧怕疼痛而咳嗽无力及术后胸腔胃的扩张,均增加了肺部并发症的发生可能。

2.临床表现　患者主要为气促或呼吸困难、咳脓痰、心率加快、发热、烦躁不安,严重时出现发绀、昏迷。肺部并发症如果处理不及时,患者可在术后数日内因呼吸循环衰竭而死亡。

3.治疗和预防　术前进行深呼吸、咳痰训练、雾化吸入。术后应密切观察患者生命体征变化,鼓励患者咳嗽排痰。加强超声雾化吸入是预防肺部感染及肺不张的重要措施,并适当应用止痛药物及广谱抗生素控制感染。当出现症状时,应及早复查 X 线胸片、行血气分析等,尤其是氧饱和度持续<90%,呼吸频率>40 次/分,必要时给予转入 ICU 加强监护和呼吸机支持治疗。

(四)吻合口狭窄

术后吻合口狭窄也是食管癌术后较为常见的并发症,有资料显示目前其发生率有上升的趋势,尤其是近年来吻合器的广泛使用。

1.发生原因　包括糖尿病病史、吻合方式(是否使用吻合器)、吻合部位(颈部)、吻合口漏与否、术后化疗及术后放化疗,另有研究认为术后进流质时间过长导致吻合口未得到相应的扩张而挛缩也是发生狭窄的重要原因。

2.临床表现　术后 2~3 个月出现进食不畅,并逐渐加重,出现呕吐、消瘦、贫血等症状,严重时完全不能进食。

3.辅助检查　包括上消化道造影和电子胃镜可明确诊断,胃镜检查还可区别是良性狭窄还是肿瘤复发引起的狭窄。

4.治疗　包括内镜下扩张、支架置入、微波、激光治疗,重度吻合口狭窄保守治疗无效的可再次手术治疗,但很少采用。

(五)喉返神经损伤

双侧喉返神经走行于气管食管沟内,食管癌在其周围淋巴结的转移率较高,近年来随右胸切口注重喉返神经旁淋巴结的清扫及颈部吻合增加,喉返神经损伤的并发症也明显增加。一侧喉返神经损伤患者出现声音嘶哑、进流质时易呛咳,而声门关闭不全难以进行有效咳嗽、咳痰,易出现肺部并发症。若为双侧喉返神经损伤,则可为致命的并发症,易窒息需终身气管切开。间接喉镜或纤维喉镜检查可见损伤侧声带固定。一侧喉返神经损伤无特殊治疗,神经未切断而是由于电刀引起的热损伤或周围组织水肿压迫,声音嘶哑症状多在3~4个月恢复;若神经切断,由于健侧声带的代偿作用,半年后症状有所改善。

(六)胃排空障碍

1.分类 食管癌术后胃排空障碍分为功能性和机械性两类,前者指发生于手术后,无明显器质性病变基础,因原发性胃动力不足导致的以排空障碍为特征的一系列胃肠道功能紊乱综合征,称为功能性胃排空障碍综合征,又称术后胃瘫综合征;后者是指由于器质性的原因造成完全性或不完全性胃排空障碍。临床上以功能性胃排空障碍为多见,并且由于近年来管状胃的制作和颈部吻合的增加,其发生有上升的趋势。

2.发生原因 ①功能性胃排空障碍发生原因:手术切断双侧迷走神经,术后胃张力和正常生理功能也随之改变;胃大弯上部胃蠕动正常起搏点被切除,胃窦部的异常蠕动起搏点引起胃动过速,扰乱正常胃蠕动;手术时胃上提机械性牵拉,幽门附近游离不充分、吻合口位置高导致机械性牵拉程度增加,胃窦部和幽门呈扁平牵拉状态,结果幽门开启困难并可能处于痉挛状态;胃壁组织挫伤严重,蠕动无力;术后早期胃减压不充分,造成胃过度扩张,减弱了胃的收缩力,又增大了对幽门的牵拉作用;胸腔胃从腹腔正压环境变为胸腔负压环境发生胃扩张;高龄、营养不良、低蛋白血症、贫血糖尿病等。②机械性胃排空障碍发生原因:机械性胃排空障碍的原因主要与手术操作有关。根据近年来的文献报道,造成术后机械性胃排空障碍的原因有胃扭转、幽门受牵拉变扁成角、幽门受纤维粘连带压迫、胃窦部被大网膜缠绕、膈食管裂孔过紧等。

3.临床表现 食管癌术后拔除胃管进食后,出现胸闷、气短、上腹部饱胀不适、呃逆、暖气,继而出现恶心、呕吐,呕吐物为酸臭胃内容物;胃肠减压后症状消失,夹闭胃管后症状重新出现;X线检查见胸胃扩张明显,胃内有较大液平面,造影可见造影剂停留在胃内。

4.功能性和机械性胃排空障碍鉴别诊断 机械性发病早,症状较重,胃液引流多,少见胆汁;造影见梗阻部位不在幽门,胃蠕动波正常或增强。功能性发病时间不定,症状多数较轻,胃液引流少,可见胆汁;造影见梗阻处造影剂形状比较圆钝,看不到胃蠕动波或只有少量造影剂通过。

5.治疗 机械性排空障碍需手术治疗,功能性胃排空障碍保守治疗即能治愈,一般2~4周均能恢复,也有持续长达数月者。保守治疗主要方法有禁食、持续有效胃肠减压;置入空肠营养管给予营养支持;应用制酸剂、生长抑素等减少消化液分泌;应用促胃肠动力药物;静脉给予红霉素有增强胃收缩的作用;胃镜检查,刺激胃壁及幽门扩张,有些患者可治愈。

(七)膈疝

膈疝主要见于左胸切口,右胸切口包括 Ivor-Lewis 手术膈疝发生率极低,可能与其保持了右侧膈肌的完整性有关。通常在术后早期,也可在术后一年或更长时间以后发生。主要原因包括左侧膈肌打开后修补手术操作不当,术后继发于剧烈咳嗽、呕吐或便秘后胸、腹压的异常,膈肌切口感染致愈合不良等。疝内容物多为小肠,但亦可能为结肠、脾脏等。临床表现为突然出现的胸腹部症状,如胸闷、呼吸困难、胸腹痛,有时伴有肠梗阻症状。辅助检查 X 胸片、胸部 CT 可早期明确诊断。治疗由于膈疝发生后很少自然回复,因积极手术治疗,且以原切口入路为佳。

(八)心血管系统并发症

多发生于老年患者,是老年患者食管癌术后最常见的并发症。术前多有高血压、冠心病等血管系统基础疾病,由于手术、麻醉等因素,加上术后早期血容量不足、疼痛、呼吸功能降低导致低氧血症,继发心血管系统并发症。心律失常最为常见,包括窦性心动过速(缓)、阵发性室上性心动过速、房颤、室性期前收缩,其次为心力衰竭。治疗上应积极去除诱因,纠正缺氧,预防肺部并发症,以减少心血管并发症的发生,并选用有效药物,如维拉帕米、毛花苷 C、普罗帕酮等,纠正心律失常。

(九)胸胃坏死穿孔

1.发生的原因　胃壁血供障碍,包括误扎网膜右血管;高位吻合因胃的松解不够加上胃的重力作用,胃网膜血管弓受到牵拉;胸胃扭转至绞窄;术中、术后低血压或低氧血症,血管的痉挛及血栓形成。胃壁损伤,包括术中对胃壁过度牵拉、捻挫、挤捏或钳夹造成胃壁组织局部严重挫伤及血肿形成;胃壁黏膜应激性溃疡穿孔;术中胸胃悬吊固定或包埋后胃壁牵扯撕裂;管状胃的广泛使用。

2.临床表现　与吻合口瘘的表现相似,常常不易区别,但由于胸胃坏死穿孔多较大,胃内容物溢入胸腔较多,胸内感染严重而不易局限,故症状出现得早且重。

3.诊断　通过上消化道造影可明确,大部分是在第二次剖胸探查时发现。

4.治疗　胸胃发生坏死穿孔,病情凶险,死亡率高,但若及时处理,预后较胸内吻合口瘘要好。因此治疗上主张及时诊断和尽早手术,是降低死亡率的关键。术中对残胃充分松解,坏死范围小者,可剪除坏死边缘单纯缝合修补,并以带蒂组织瓣缝盖;范围大者,切除坏死组织后行更高位的吻合以恢复消化道连续性。也有主张穿孔直径小于 0.5cm 者,可采用保守治疗。

(十)食管(胸胃)气管或支气管瘘

食管(胸胃)气管或支气管瘘是少见但预后极差的并发症。

1.主要的发生原因　有食管癌术后放化疗;术中电刀或超声刀的使用导致气管膜部或胃壁损伤穿孔;管状胃的切缘处理不善等。

2.临床表现　早期症状为吻合口瘘或胸胃穿孔导致吻合口或胸胃与气管或支气管相通,出现呛咳、发热、肺部感染、呼吸困难等。手术 2 周后(晚期)出现食管(胸胃)气管或支气管瘘者,主要表现为长期咳嗽,进食后加重,大量黄色浓痰或痰内带有食物残渣、反复肺部感染,以下叶为主。

3.诊断　上消化道造影可明确诊断;胃镜或纤维支气管镜可以直接观察到瘘口,并能了解瘘口的大小及位置,具有重要的意义;胸部 CT 检查可观察到肺部炎症状况。

4.治疗　①食管(胸胃)气管瘘患者早期多难以耐受手术,且瘘口周围严重感染,修补成功率不高,多采用保守治疗。早期(2 周内)禁食、持续有效的胃肠减压、肠内外营养支持、有效的抗感染及抑制胃酸分泌。如果胸腔、肺感染严重,可考虑先行食管颈部外置,待以后再行Ⅱ期消化道重建。②2 周后可考虑先行内镜及介入治疗,食管或气道内覆膜支架置入治疗。但食管支架在管状胃内完全封闭瘘口有困难,仅适于瘘口距吻合口较近的患者,气管支架可改善生活质量但很难使瘘口愈合。③手术治疗适用于保守治疗和内镜介入治疗无效且患者本身能耐受手术者,方法是修补气管支气管瘘口、关闭食管/胸腔胃瘘口或再行食管重建吻合手术。手术是最有效彻底解决问题的方案,但要严格掌握指征,根据瘘口组织愈合情况及胸内粘连程度相应采取手术方式。

(张书文)

第六节　食管癌的介入治疗

介入治疗食管癌主要为解决患者的进食困难问题。进食困难可以由食管癌肿瘤生长导致食管狭窄所致,也可以由于治疗原因引起,如放疗导致的放射性食管炎。而通过介入治疗,如食管支架置入术或球囊扩张术,可以改善患者进食困难症状,进而可纠正患者的营养不良症状,以利于患者接受放化疗或改善晚期不能手术患者的生存质量。有荟萃分析认为,对于局灶性的晚期食管癌患者,支架置入能够明显改善进食困难症状并且使患者能够在新辅助放化疗治疗期间经口获得营养。

当然,对于完全性的食管梗阻,如导丝也不能通过则可以考虑采用经皮胃造瘘或空肠造瘘术作为姑息性的支持治疗。

一、食管支架置入术

(一)适应证

1.不能手术切除的晚期食管癌患者。

2.食管癌合并食管-气管瘘或食管-纵膈瘘。

3.食管癌治疗后复发所致的食管狭窄。

4.外科手术或行放化疗前需营养支持的患者。

5.虽可手术切除,但拒绝外科治疗的患者。

(二)禁忌证

1.不能纠正的凝血功能障碍。

2.严重恶病质的重症患者。

3.存在小肠梗阻(例如:腹膜种植转移)。

4.肿瘤侵犯食管上端括约肌。

(三)术前准备

1.签订手术同意书,获取患者知情同意权。

2.行食管造影和/或内镜检查,了解病变的部位、长度和狭窄程度。

3.术前禁食、禁饮 4h。

4.血常规检查(了解血细胞容积、血小板计数)和凝血功能检查(了解 PT 和 APTT),必要时予以纠正。术前肌内注射地西泮 10mg 和 65～220mg。

(四)器械准备

1.准备的基本材料包括牙托、猎人头导管、导丝、支架释放系统、吸痰器。

2.必要时需准备球囊导管。

(五)操作方法

1.采用 1% 的利多卡因以雾化吸入方式进行咽部局麻。

2.患者取右侧卧位,经口含入约 10ml 造影剂吞咽后确认狭窄的部位和长度,并透视下在患者体表进行定位。

3.经口送入 0.035in(1in＝2.54cm)的交换导丝通过狭窄部位至食管远端或胃腔内(可采用导管配合)。

4.经导丝送入标记导管,经导管注入造影剂,测量狭窄段的长度;若不用标记导管,也可依据椎体高度进行长度判断。

5.固定导丝,退出标记导管。

6.先将支架释放系统头端涂抹液状石蜡以便于推送;再经导丝送入食管,并跨过狭窄段(如果支架释放系统无法通过狭窄,可先用球囊导管在狭窄处进行预扩张)。

7.可经释放系统注入造影剂,明确支架和狭窄段的关系,支架长度需超出狭窄两端各 1～2cm。

8.在精确定位后,固定释放系统的内芯,后撤外鞘,释放支架。

9.撤出支架释放系统和导丝,并即刻行食管造影,评估支架的位置和通畅性及有无并发症。

（六）术后处理

1.患者术后观察 4～6h,若无特殊情况可进食流质;食管气管瘘患者术后 1 天行随访食管造影复查后,方可决定是否进食。

2.支架置入术后 1～3 天行食管造影复查,了解支架的扩张程度、位置和通畅性。

3.若支架已完全扩张且位置良好,则可进食半流质、软食再过渡至普食。

4.若支架远端跨过食管远端括约肌处,建议患者睡觉时头部抬高 30°、睡前避免进食过多,以减少胃内容物的反流和误吸。可用制酸剂预防和改善症状。

5.为避免食物堵住支架,建议进食时充分咀嚼食物和避免纤维素过多的食物,并在用餐时和用餐后建议饮用碳酸饮料。对于镍钛合金支架,则避免进食过冷的食物,以防支架移位。

6.部分患者在支架置入后有胸骨后不适或疼痛,可自行消失,一般不需处理;必要时予以止痛药。

（七）疗效评价

据报道手术成功率可达 96%～100%。

临床评价指标包括:

1.主观指标　采用五级评分法:0,正常进食;1,能进食半固体食物;2,能进食软食;3,只能进食流质;4,不能进食。

2.客观指标　食管造影显示支架通畅性和患者体重有无增力口。

文献报道术后进食困难症状迅速改善者达到 96%,且评分均改善 1～2 分。

有报道采用覆膜支架治疗食管-气管瘘患者,80%的瘘口被完全封堵住,但是有 35%的患者瘘口再次出现。

（八）并发症及其处理

1.支架移位　文献报道不同的支架移位发生率在 4%～36%。当支架释放跨过食管胃连接处时,支架发生移位的概率较高,可能是由于支架远端游离于胃腔而不能固定在胃壁。此外,由于放化疗导致肿瘤体积的缩小,也是支架发生移位的原因。总体而言,全覆膜支架的移位率要高于部分覆膜支架和裸支架。支架部分移位可考虑在同轴放置一枚新支架,若完全移位应考虑取出。但是若支架脱落至胃腔或肠道,是否取出存在一定争议,有学者建议可不急于取出支架,因为支架可从肛门排出,且位于胃腔的支架,在较长时间内也不引起症状。但是,也有学者建议通过内镜取出,有报道移位的支架可引起诸如小肠梗阻、溃疡或穿孔等并发症。

2.肿瘤或非肿瘤组织支架内生长或外生长　采用裸支架组织支架内生长和外生长的发生率在 5%～31%;而采用部分覆膜支架其发生率在 10%～14%。采用全覆膜支架能有效防止肿瘤支架内生长,也能降低外生长的发生率。解决方法为再次放置支架或采用内镜下激光等治疗。

3.食物嵌顿　由于支架的改进,现发生率较低,在 5%～7%。一般为患者未咀嚼或咀嚼不全食物所致。可用球囊导管或内镜将食物推至胃腔。

4.胃内容物反流　当支架放置位置跨过食管胃连接处时,由于支架影响了食管下端括约肌的功能,部分患者可能会出现胃内容物反流的症状。鉴于防反流支架技术并不很成熟,目前最好的治疗方法为采用口服较大剂量的质子泵抑制剂;对部分效果不好的患者,可考虑采用防反流支架。

5.气管压迫和食管穿孔　少见(0～7%)。主要发生在支架放置在食管上 1/3 段时,可能与食管气管并列走行的解剖结构有关。出现气管压迫的患者,可予以置入气管支架或取出食管支架。对于出现食管穿孔者,可再次置入新的支架。

6.其他并发症　颈段食管狭窄患者置入支架后可引起喉部异物感。其他如出血、败血症等发生率极低。

（九）可回收覆膜支架的取出

食管癌患者行支架置入后需取出的适应证包括单纯的外科术前或放、化疗前需要予以食物营养支持的患者。

支架置入后发生并发症,如支架移位或变形、气管压迫或剧烈疼痛不能耐受。

操作方法:

1.咽部雾化吸入局部麻醉后,经口将 0.035in 硬导丝通过支架送至食管远端或者胃腔内。

2.沿导丝将带有扩张管的鞘管输送至支架的近端。

3.将导丝和扩张器从鞘管内退出后,于鞘管内送入带钩导管,直至其头端金属部分位于支架腔内。

4.后撤鞘管,拉动带钩导管使金属钩勾住可回收支架上端内缘的尼龙线。当导管至鞘的头端时,从鞘内后退带钩导管,使支架近端收缩。

5.将鞘管、带钩导管及支架从食管内一并撤出。

6.支架取出后立即行食管造影复查,注意有无食管穿孔等并发症。

支架取出术后 2h,患者可进食流质,再逐步过渡至普食。

放置 3～4 周可回收覆膜支架联合放疗治疗恶性食管狭窄,与置入永久支架比较,在减少术后并发症和需要再次相关介入治疗方面更有效。

（十）支架的选择和研究进展

随着时代的发展,可供食管狭窄置入的支架种类很多。结合支架的发展史和既往的临床应用经验和教训,食管癌引起的狭窄不应用裸支架,应采用全覆膜支架或部分覆膜支架,因为尽管支架移位率有增加,但肿瘤或组织内生长和外生长明显减少,从而减少支架堵塞机会,同时也便于需要时支架取出。

目前食管癌主要的三大治疗方式为外科手术、放疗和化疗。介入治疗的作用主要为姑息性和支持治疗。由于单纯支架置入只能解决进食困难的问题,对肿瘤本身没有治疗作用。因此,有学者已经开始研究带放射性粒子支架和药物洗脱支架来针对肿瘤进行治疗。药物洗脱支架表面覆有 5-氟尿嘧啶等药物通过缓慢释放来达到抑制肿瘤生长的目的。我国学者最近发表的Ⅲ期多中心随机临床试验证实采用载有 125I 粒子支架能够较普通支架延长不能手术切除的食管癌患者生存期,而两组并发症发生率无明显差异。

二、食管球囊扩张术

因为肿瘤的生长会导致食管再狭窄,所以球囊扩张通常只能短期改善食管癌引起的食管狭窄,通常不作为治疗的首选。但对于食管胃连接处的食管癌,支架置入后的并发症如支架移位、反流性食管炎等较其他部位常见,且有时支架置入难度大,可考虑行食管球囊扩张术。

（一）适应证

1.不能切除的食管胃连接处的食管癌且狭窄长度＜4cm,为放化疗做准备。

2.不能切除的食管胃连接处的食管癌且狭窄长度≤4cm,放化疗后狭窄复发。

3.外科手术前需营养支持的食管中度狭窄的食管癌患者。

4.食管重度狭窄,支架置入术前行球囊预扩张。

（二）禁忌证

1.不能纠正的凝血功能障碍。

2.严重恶病质的重症患者。

3.有食管-气管瘘或食管-纵膈瘘的患者。

（三）术前准备

1.签订手术同意书，获取患者知情同意权。

2.行食管造影和/或内镜检查，了解病变的部位、长度和狭窄程度。

3.术前禁食、禁饮 4h。

4.血常规检查（了解血细胞容积、血小板计数）和凝血功能检查（了解 PT 和 APTT），必要时予以纠正。

5.术前肌内注射地西泮 10mg 和 654-Ⅱ 20mg。

（四）器械准备

1.需准备的基本材料包括牙托、猎人头导管、导丝、球囊导管、吸痰器。

2.必要时需准备覆膜支架。

（五）操作方法

1.采用 1% 的利多卡因以雾化吸入方式进行咽部局麻。

2.患者取右侧卧位，经口含入约 10ml 造影剂吞咽后确认狭窄的部位和长度，并在透视下在患者体表进行定位。

3.经口送入 0.035in 的交换导丝通过狭窄部位至食管远端或胃腔内（可采用导管配合）。

4.经导丝送入球囊导管，并跨过狭窄段。

5.经球囊导管缓慢注入稀释的造影剂，充盈球囊直至"球囊"腰征消失或充盈压力达到了 10atm（$1atm=1.01×10^5 Pa$）。若"腰征"的位置位于狭窄段的中间位置，则表明球囊位置良好。球囊完全充盈时间持续 30s 至 1min。

6.用注射器抽吸出球囊内的造影剂至抽瘪球囊；可根据需要再次充盈球囊扩张 2～3 次。

7.扩张满意后，抽瘪球囊，撤出球囊导管和导丝。并即刻行食管造影，评估食管狭窄的扩张改善程度和有无并发症如食管穿孔等。

（六）术后处理

1.术后需观察患者 2～4h，需注意观察患者的脉搏、血压和体温。由于球囊扩张术后常规行食管造影，因此食管穿孔通常能够及时发现并处理。但有极少数为迟发性食管穿孔，可表现为疼痛、呼吸困难、发热或心动过速，应进行胸片检查和食管造影，必要时可行胸腹部 CT 检查。

2.术后可以给予口服抗生素防治感染。

3.术后 2h，患者可进食，先进食流质、半流质再逐渐过渡至普食。若进食顺畅，鼓励进食固体食物，因为进食也是食管扩张的过程。

（七）疗效和安全性评价

文献报道手术成功率 100%，临床评价指标包括：

1.主观指标　同食管支架置入术所采用的五级评分法。文献报道术后 1 个月内进食改善率达 87%。

2.客观指标　食管造影显示食管狭窄段内径改善程度和患者体重有无增加。

安全性评价：为便于更好地对食管穿孔进行临床处理，有学者对食管球囊扩张术后发生食管破裂的患者进行分型。包括：

1 型：食管壁内破裂，渗出的造影剂能自然流回食管腔内。

2 型：包裹性的透壁食管破裂，渗出的造影剂位于包裹内既不外渗至纵膈也不回流入食管腔内。

3 型:未包裹的透壁食管破裂,造影剂能渗出弥散至纵隔、胸膜或腹膜腔。

对照该分型食管发生明确穿孔属于 3 型。2 型食管破裂,若包裹破裂,可造成迟发性穿孔。

(八)并发症及其处理

食管球囊扩张主要的并发症为食管穿孔、肺部误吸和出血。

1.食管穿孔　有文献报道,恶性食管狭窄行扩张术后穿孔发生率为 6.4%,致死率为 2.3%;高于良性狭窄球囊扩张术后的穿孔发生率为 1.1%,致死率为 0.5%。当患者有疼痛、呼吸困难、发热或心动过速时,要考虑发生食管穿孔的可能性。一旦发生食管穿孔,需尽早采取治疗。对于小的穿孔且无明显纵隔感染,可考虑保守治疗包括禁食、肠外营养和使用广谱抗生素,必要时可行覆膜支架置入术;对于较大的穿孔和/或有明显纵隔等感染,需要外科手术治疗。

2.出血　由于球囊扩张后,球囊表面可带有少许血丝,一般不需处理。少数患者可因手术应激反应出现胃黏膜出血,需用止血药和制酸剂。

3.肺部误吸　若发生感染,应采用抗生素治疗,并进行胸片复查。

(九)球囊扩张建议

由于食管癌球囊扩张发生食管穿孔概率要略高于良性食管狭窄,因此扩张时需谨慎,特别是当患者接受过放疗、化疗或激光治疗后,选用球囊的直径一般≤20mm。对于支架置入前需行球囊预扩的患者,只需适度用球囊扩张即可。

三、其他介入治疗方法

食管癌导致的食管狭窄基本可以通过支架置入术或球囊扩张术来解决。只有极其少数情况,当食管完全梗阻导丝都不能通过时,可以考虑经皮胃造瘘术或空肠造瘘术来实现营养支持。由于一般情况均采用胃造瘘,因此本节仅仅简单介绍经皮胃造瘘术。

1.适应证　食管癌导致的食管完全梗阻(透视或内镜下均不能完成球囊扩张或支架置入术)。

2.禁忌证

(1)无合适的穿刺路径(比如肝脾大、间位结肠)。

(2)不能纠正的凝血功能障碍。

(3)由于门静脉高压导致的胃或腹壁静脉曲张。

(4)大量腹水。为了减少管周渗漏,须术前穿刺放液,并且行胃固定术。

其中(3)、(4)为相对禁忌证。

3.术前准备

(1)签订手术同意书,获取患者知情同意权。

(2)血常规检查(了解血细胞容积、血小板计数)和凝血功能检查(了解 PT 和 APU),必要时予以纠正。

(3)CT 或超声检查定位,避开肝左叶或横结肠。

(4)手术前晚禁食,并置入胃管,抽吸胃液,促进胃排空。

4.操作方法

(1)左侧肋下和上腹部区域进行无菌消毒。

(2)手术前通过胃管注入空气 300~500ml,使胃充胀贴近腹前壁,以便于穿刺。

(3)注气后对上腹部进行正侧位透视,了解穿刺经过胃前壁深度和横结肠的位置。

(4)穿刺点应选择远端胃体,位于胃小弯和大弯中间,以降低穿刺到动脉的风险。

(5)用 1‰利多卡因做局部麻醉,达腹膜表面,做一 3～5mm 小切口。

(6)采用 22G 穿刺针穿刺成功后,置入 0.018in 微导丝至胃底部。

(7)交换人 6F 三件套管,退出内两件套管和 0.018in 导丝。经外套管用 0.038in 的导丝推送入两枚锚定器至胃腔。

(8)保留导丝,退出 6F 外套管,用手拉紧锚定器并固定住,采用 8F、10F、12F、14F 的扩张管经导丝不断扩张通道。

(9)经过导丝放置造瘘管,常用的是 14F 猪尾巴头胃造瘘管(Wills-Oglesby 经皮胃造瘘管)。

(10)经造瘘管注入造影剂,观察造瘘管位置是否合适,缝合固定锚定器于皮肤,并通过缝合或者蝴蝶夹将造瘘管固定于皮肤表面。

5.术后处理

(1)术后注意观察生命体征和注意腹部查体,及早发现患者胃内容物外渗所致腹膜炎的征象。常规腹部平片上易见气腹征,症状一般在 1～3 天后缓解。

(2)术后 24h 内夹闭胃造瘘管,如有需要,可外接引流袋或进行间歇吸引。如果夜间引流量不多,腹部检查阴性,第二天早上可尝试经造瘘管喂饲。

(3)长期护理:胃造瘘管一般不用经常更换。医生、患者和护理人员发现如果有问题,一般在 4～6 个月后进行更换。

(杜鸿昌)

第九章 纵膈和膈肌疾病

第一节 纵膈炎

按照病理和病程可将纵膈炎分为急性纵膈炎和慢性纵膈炎。

一、急性纵膈炎

【病因】

急性纵膈炎虽较少见,但病情常危重。本症主要发病原因如下:①胸部开放性创伤或贯穿伤,细菌由外界进入纵膈引起化脓性感染。②纵膈内器官破裂,包括食管镜检查或经食管镜摘除异物时引起的食管损伤;食管异物、溃疡或肿瘤侵蚀造成食管穿孔,食管手术后吻合口瘘以及剧烈咳嗽食管下端后壁破裂等引起的继发感染。气管插管或支气管镜检查时管壁损伤穿孔、气管术后吻合口瘘。③口腔、颈部的化脓性蜂窝组织炎或淋巴结炎,感染沿颈深部筋膜间隙向下蔓延至纵膈。邻近组织如肺、胸膜、淋巴结、心包等化脓性感染或腹膜后感染沿椎前间隙向上扩散至纵膈。④胸部劈开胸骨切口进行纵膈或心脏手术后,切口污染或胸骨后血肿继发感染。心脏手术后纵膈炎的发生率为 0.4%~5.0%。⑤其他部位感染灶血行扩散。

【发病机制】

因各种原因使细菌进入纵膈后,由于纵膈有脂肪、丰富的淋巴和疏松的结缔组织,遭受感染后,极易扩散。食管穿孔引起的纵膈炎常并发胸腔积液,以左侧为多见,并迅速发展成脓胸。器官破裂时常同时有空气进入而引起纵膈气肿或脓气胸。而纵膈脓肿亦有可能直接破入食管、支气管或胸膜腔。

【临床表现】

起病常有高热、寒战等毒血症症状,可伴吞咽困难、胸骨后疼痛,疼痛向颈部放射或引起耳痛。若脓肿形成压迫气管可产生高音调性质的咳嗽、呼吸困难、心动过速和发绀。严重时出现休克可危及生命。体格检查时胸骨可有触痛,纵膈浊音界扩大,可能呈现肿胀和扪及皮下气肿。周围血象白细胞和中性粒细胞明显增多。

【辅助检查】

后前位片可见纵膈阴影增宽,以上纵膈为明显,由于炎症累及周围胸膜可使两侧轮廓较模糊。侧位胸片可见胸骨后密度增加,气管、主动脉弓的轮廓模糊。形成脓肿后,可在纵膈的一侧或双侧见突出的脓肿阴影,气管和食管受压移位。在器官破裂时可出现纵膈气肿、脓肿和液平、胸腔积液、胸腔液气胸等征象。

食管碘油或有机碘液造影可证实食管穿孔部位、食管支气管瘘或食管胸膜瘘。

【治疗要领】

1.一般处理

(1)及早使用大量广谱抗生素。

(2)针对致病病因作相应处理。如对因气管和食管病变造成的纵膈炎,适当时机或条件具备时,可同时对原发病因作相应手术,如气管创伤修补术,吻合口瘘修补术等。

2.引流手术　引流途径可采用下列切口:

(1)脓肿位于前上纵膈,可采用颈根部横切口,在两胸锁乳突肌前线之间分开带状肌,于气管前筋膜伸入手指钝性分离间隔,排出脓液,然后置多孔引流管,接负压吸引引流。

(2)脓肿位于后纵膈者,取背侧肩胛间区切口,并切除相应一段肋骨行脓肿引流,其余同上。

(3)脓肿位于前下纵膈者,可取剑突下切口并切除剑突,于胸骨后引流。

(4)脓肿位置深达主动脉弓下,可用胸骨旁途径。切除第三或第四肋软骨一段,从胸膜外伸入脓腔,排出脓液后置引流条。此途径易损伤血管须慎重。

(5)如纵膈脓肿破入胸腔者,处理方法同脓胸。先作胸腔闭式引流,两周后脓液减少,纵膈已固定时,可开放引流。

对食管破裂造成的纵膈炎,Santos等报道采用经食管灌洗法治疗。

3.其他　对无纵膈积气或积液的急性纵膈炎,不应作探查术和引流术,应积极的抗炎治疗。但若有积气或积液征象应作引流。心脏手术后胸骨浮动,裂开,脓性渗液从破溃的皮肤切口溢出,应积极作冲洗引流和更换敷料。如范围大,胸骨劈开长,应作清创术,术毕纵膈置引流管,重新缝合胸骨。若胸骨碎裂成几块,可采用钢丝绕过肋间或肋软骨作网兜状固定,术毕可将头侧另外置入纵膈冲洗管,以备术后滴注冲洗之用。纵膈感染伴胸骨裂开,裂开的胸骨如范围大,随呼吸而不断裂动,在急性期不利控制感染还影响呼吸和循环,进入慢性期后也很难愈合,使住院旷日持久,学者的体会是应及早作上述处理,多能转危为安。

二、慢性纵膈炎

【病因和病理】

慢性纵膈炎又称特发性纵膈纤维化,是一种慢性纤维性病变,一般由炎性肉芽肿所致,如结核或真菌感染。病因较复杂,组织胞浆菌病通常累及纵膈淋巴结,并已证实为纵膈内广泛纤维化的病因之一。其他有放线菌、结节病、梅毒、外伤后纵膈出血以及药物中毒等,均可引起纵膈纤维化。亦可能与自身免疫有关。部分患者的病因不明。

本症进展缓慢,在纵膈形成致密的纤维组织,呈片状或硬块状。好发于前中纵膈的上中部。慢性进行性感染可累及或压迫纵膈淋巴结邻近的结构,最终造成上腔静脉、无名静脉或奇静脉致狭窄或梗阻,其他器官如大的肺血管或食管、气管、支气管亦可类似地受累并酿成梗阻。少数患者可同时发生颈部纤维化和腹膜后纤维化。

【临床表现】

本症早期通常无症状,但可逐渐出现腔静脉或其大的属支纵膈器官粘连和受压的症状,主要为上腔静脉梗阻综合征,呈静脉压增高,致静脉充盈,胸壁上侧支循环静脉扩张和头面部、颈部及上肢水肿出现头痛、头昏、呼吸困难、发绀等症状。由于侧支循环的建立,梗阻一般可逐渐减轻,症状得以缓解。病变累及其他器官则可引起各器官梗阻的相应症状。如吞咽困难、咳嗽、气促、肺动脉受压引起肺动脉压增高。累及肺静脉可导致肺血管淤血,出现咯血,偶压迫膈神经引起膈肌麻痹,压迫喉返神经出现声音嘶哑等。

【辅助检查】

X线可无异常发现,但大部分患者可能有所发现,例如纵膈胸膜增厚或上纵膈增宽,病变区可见钙化阴影,钡餐检查示食管狭窄,体层摄片示气管、支气管狭窄等。

血管造影有助于了解上腔静脉及其分支的梗阻情况。CT检查亦有诊断价值。

【治疗要领】

本症应与其他疾病引起的上腔静脉梗阻或慢性缩窄性心包炎相鉴别,在不能排除恶性肿瘤时,可作剖胸探查;胸片中纵膈阴影增宽的慢性病例,为明确诊断,也可谨慎作纵膈探查术。通常采取胸部正中切口进行探查,术中应切除有压迫血管或食管的纵膈淋巴结;对无压迫倾向的纵膈淋巴结也应摘取活检,以利明确诊断后进一步外科治疗。

纵膈纤维化病变局限时,可作切除,以解除器官压迫,亦可施行上腔静脉旁路移植术,或上腔静脉成形术,在上腔静脉狭窄处作纵切口,以大隐静脉片拓宽修补以减轻上腔静脉的回流障碍。

此外,针对前述病因作选择性药物治疗。

(吴维胜)

第二节　纵膈肿瘤

一、胸内甲状腺

位于纵膈内的甲状腺肿、甲状腺瘤和囊肿通称为胸内甲状腺肿。绝大多数为颈部甲状腺增大延续至纵膈,称作胸内甲状腺肿。胸内异位甲状腺或迷走甲状腺较少见。

正常甲状腺周围没有坚硬的结构,甲状腺肿物由于重力的作用易向纵膈生长,或者是胚胎时期在纵膈内遗留的甲状腺组织发展而来。

【诊断标准】

1.主要为肿瘤的压迫症状和肿瘤特有症状。压迫气管可出现胸闷、喘鸣、刺激性咳嗽、呼吸困难、胸背疼痛或胸骨后疼痛;压迫食管可有吞咽不畅;压迫无名静脉或上腔静脉引起颈静脉怒张、颜面肿胀等表现。如果合并甲状腺功能亢进,可出现心悸、出汗、兴奋、易激动等。

2.透视下可见肿物随吞咽上下移动。

3.X线平片可见前上纵膈椭圆形肿块影,位于锁骨上下,多向一侧突出。气管受压可发生移位。

4.胸部CT可见胸骨后、气管前间隙内圆形或类圆形软组织块影,与颈部甲状腺相延续,极少数可位于气管后方。其内多见钙化影。异位甲状腺则与颈部甲状腺不连续。

5.核素显像(^{131}I、^{99m}Tc)可用来鉴别肿物是否为甲状腺组织。磁共振(MRI)可帮助了解肿物与大血管的关系。

【治疗原则】

1.一经确诊应行手术治疗。

2.有甲亢症状者,术前应给予药物治疗。

3.手术禁忌证:气管受压严重狭窄,无法行气管内插管;全身情况差,不能耐受全麻。

4.手术要点:多采用颈部领形切口,其创伤小,恢复快。因胸内甲状腺的血管多来源于颈部,所以多数胸内甲状腺都可以通过颈部切口切除。如遇下列情况：①坠入性胸内甲状腺中部分血供来自胸内；②巨大胸内甲状腺肿无法从胸廓人口提出；③复发后再次手术因手术瘢痕操作困难；④怀疑胸内甲状腺癌；⑤伴有上腔静脉综合征或显著气管压迫、喘鸣等，需加作纵向劈开胸骨上部切口。

5.术后处理：常规备气管切开包；注意伤口引流情况，必要时敞开切口；术后注意有无手足搐搦甲状旁腺功能不足的表现，以及甲状腺素水平是否低下。

二、胸腺肿瘤

最常见的胸腺肿瘤为胸腺瘤，约占胸腺肿瘤的95％，其他较少见的胸腺肿瘤有胸腺癌和胸腺囊肿等。

【诊断标准】

1.多无症状，查体发现为多。

2.当肿瘤长到一定体积时，对周围器官的压迫可出现胸痛、胸闷、咳嗽及上腔静脉梗阻综合征等。

3.剧烈胸疼、短期内症状迅速加重、严重刺激性咳嗽、胸腔积液所致呼吸困难、心包积液引起心慌气短、周身关节骨骼疼痛，均提示恶性胸腺瘤或胸腺癌的可能。

4.约40％左右的胸腺瘤患者可有各种伴随症状，最常见的是重症肌无力，其次是单纯红细胞再生障碍、免疫球蛋白缺乏、系统性红斑狼疮或伴发其他器官的肿瘤。

5.诊断主要依靠影像学检查，其中X线检查可见一侧纵隔增宽或突向一侧胸腔的前纵隔肿物影。CT尤其是增强CT，可了解肿物的大小、形状、部位，和周围组织、器官、血管的关系。

【治疗原则】

1.胸腺瘤首选手术切除。

2.胸腺瘤和重症肌无力的发病有相关性，切除胸腺瘤后肌无力症状可以减轻。伴有重症肌无力的胸腺瘤，术前需使用抗胆碱酯酶药物。

3.手术禁忌证临床证实肿瘤无法切除或出现远处转移；全身情况差，不能耐受全麻；重症肌无力症状控制不满意，手术风险巨大者。

4.突向双侧胸腔、瘤体较大者多采用胸骨正中切口摘除肿瘤。根据瘤体部位和性质以及有无合并症等，也可采取前外侧剖胸切口或胸腔镜下切除胸腺肿瘤。

5.恶性胸腺瘤术后放疗可缓解症状延长寿命。

6.术后处理术前合并重症肌无力的患者，术后继续药物治疗，谨防"肌无力危象"和"胆碱能危象"。

三、重症肌无力

重症肌无力是一种自身免疫性疾病，中青年发病较多见，患者体内存在抗乙酰胆碱受体的抗体，引起神经肌肉递质的传导障碍，从而引起骨骼肌无力。任何横纹肌均可累及，并且常累及多个肌群。

在疾病发展过程中，颅神经支配的肌肉首先受累，如上睑下垂、复视、面部缺乏表情、构音障碍、咀嚼无力等。四肢无力严重时妨碍梳头或上楼。呼吸肌无力是最严重和最危险的症状，严重者可导致呼吸衰竭。临床分为三型：眼肌型、躯干型、延髓型。

重症肌无力患者中，少数患者合并胸腺瘤，但多数为胸腺增生。据统计胸腺瘤合并重症肌无力者约为10％～50％，而重症肌无力合并胸腺瘤者约占8％～15％。

【诊断标准】

1.重症肌无力患者,重复活动后可加重,休息后缓解,常表现为晨轻暮重的特点。

2.90％的患者发病始于成年期,常在 35 岁前。

3.抗胆碱酯酶药物(新斯的明)试验阳性。

4.电生理肌电图检查:重复电刺激反应减退。

5.90％以上的患者乙酰胆碱受体抗体和调节抗体水平升高。

6.X 线和 CT 检查,以确定是否存在胸腺肿瘤或胸腺增生。

【治疗原则】

1.小儿或单纯眼肌型患者,以药物治疗为主,主要是应用抗胆碱酯酶药物。

2.手术适应证:①合并胸腺瘤;②年轻、病程短、肌无力严重、药物治疗不易控制;③对药物耐受,药物剂量逐渐增加而症状无改善。

3.手术禁忌证:①药物治疗效果好,病情稳定;②存在肌无力危象;③全身情况差,不能耐受手术。

4.手术方式:可选择颈部横切口和(或)胸骨正中切口;近年来,可采用 VATS 进行小的胸腺瘤和胸腺切除,或单纯胸腺切除。手术范围:胸腺组织(瘤体)以及上至颈部、下至心膈角、两侧膈神经之间的前纵膈内所有脂肪组织的广泛切除。

5.术后处理:术后床旁常规备气管插管包,必要时呼吸机辅助呼吸。术后继续使用术前相同剂量的抗胆碱酯酶药物。

四、畸胎类肿瘤

纵膈畸胎瘤是胚胎时期部分鳃裂组织随着膈肌下降进入纵膈,随着身体发育增殖发展而成。畸胎类肿瘤包括畸胎瘤(含三种胚层成分)和畸胎囊肿(一种或两种胚层成分)。大多为良性,少数实性畸胎瘤可发生恶变。

【诊断标准】

1.畸胎瘤常见于 20～40 岁的成人,多数位于前纵膈,少数位于后纵膈。

2.多数无自觉症状,无症状的畸胎瘤可达 34％～62％。体检阳性体征很少。

3.临床症状主要是肿瘤压迫邻近脏器所致,可引起咳嗽、胸痛、呼吸困难等症状。典型和特征性的表现是咳出毛发和油脂样物,提示畸胎瘤已破入支气管。破入胸腔可引起剧烈疼痛。若破入心包,可引起心脏压塞。

4.X 线表现为前纵膈团块影,密度多不均匀,典型的可见到油脂、钙化、骨化和(或)牙齿。CT 可准确地显示病变的范围,并能根据不同的密度分辨出肿瘤内的脂肪、肌肉及其他类型组织。

【治疗原则】

1.一经确诊应尽早手术切除,避免合并症的发生。

2.畸胎瘤合并感染应进行一段时期的抗感染治疗,但不宜拖延过久,不必等体温完全恢复正常。

3.手术方式可采用开胸术,合适情况下可考虑胸腔镜下切除肿瘤。

4.巨大畸胎瘤切除时,在切除受损组织的同时,应避免损伤大血管,并尽可能保留肺组织。

五、心包囊肿

心包囊肿系胚胎发育过程中,部分腔隙未能完全融合而产生心包囊肿。囊肿的外面结构为纤维性囊壁,其内含清亮的液体。常位于前心膈角处,表现为圆形或椭圆形肿物,右侧多见,可有蒂与心包相连。

【诊断标准】

1.大多数心包囊肿患者无临床症状,多在查体时发现。

2.多出现于青春期和成年人。

3.部分患者可有呼吸道症状,巨大囊肿产生压迫时,可出现胸闷、气短的表现。

4.X 线片表现为边缘光滑的椭圆形或圆形肿块,形状可随体位而变化。CT 表现为心膈角、心缘旁、主动脉与心脏交界处的圆形、椭圆形囊性肿物,边缘清楚,密度均匀,CT 值 0~10Hu,囊壁薄呈均匀细线影,偶有钙化。

【治疗原则】

1.心包囊肿一经确诊,应手术治疗,切除囊肿。

2.手术方式:可采用开胸手术,或胸腔镜切除术。

3.手术要点:术中尽量完整切除囊肿。

六、神经源性肿瘤

神经源性肿瘤是最常见的纵隔肿瘤之一,是产生于胸腔内周围神经、交感神经和副神经的神经成分来源的肿瘤,每个纵隔神经源性肿瘤都有一种与其神经崤有关的胚胎来源,组织学上根据肿瘤结构中主要成分所占的比例,将纵隔神经源性肿瘤分成神经鞘肿瘤、交感神经肿瘤和副神经节细胞肿瘤三个亚型。

位于后纵隔的神经源性肿瘤多数为良性肿瘤,而发生在前纵隔的多数为恶性肿瘤。

【诊断标准】

1.大多数患者无临床症状,多在查体时发现。

2.大的肿瘤可出现呼吸道症状或食管受压症状,少数患者可有神经系统症状,如脊髓受压、声音嘶哑、霍纳征、肋间神经痛或臂丛神经痛。需强调的是有神经系统症状并不意味着肿瘤是恶性。

3.恶性肿瘤发展速度快、预后差,临床症状多无特异性。

4.X 线胸片可发现位于后纵隔的圆形或椭圆形肿物影,其密度均匀,边缘清晰,部分肿瘤影内可以发现局灶性钙化或囊性变。受累的骨质可显示骨受破坏征象。

5.CT 能显示肿瘤大小、部位以及与周围组织的关系。

6.MRI 能从三维方向显示肿瘤与周围脏器的关系,对通过肋间隙或椎间孔呈哑铃形神经鞘瘤的诊断有特殊的价值。

【治疗原则】

1.一经诊断,首选手术切除。

2.切除肿瘤力求彻底,应注意切除椎间孔内的肿瘤组织。

3.良性肿瘤完整切除后预后较好。

4.恶性肿瘤切除不彻底者,应注意术后加做放疗。

七、纵隔支气管囊肿

支气管囊肿是一种少见的纵隔病变,是胚胎时期气管、支气管树异常分化形成的。常见于气管旁、隆突下、食管旁。

【诊断标准】

1.临床症状可轻可重,无症状患者多为意外发现。较大的囊肿可出现呼吸道或消化道压迫症状,也可引起上腔静脉梗阻、肺动脉狭窄等症状。

2.X线检查:较小的支气管囊肿因被纵隔结构掩盖不易发现,较大的囊肿在后前位胸片上表现为自纵隔突出的半圆形或椭圆形阴影,密度均匀一致,界限清晰,偶有液平。

3.CT显示为球形阴影,密度视囊内容物而变化,本身无强化,但是囊壁可有增强或钙化,与支气管相交通时囊肿内可出现气液平面。

【治疗原则】

1.一经诊断均应手术治疗,合并感染时术前应予抗感染治疗。

2.争取完整切除囊肿。若囊肿不能完整摘除,残余囊壁用碘酊涂抹以破坏上皮的分泌功能。

3.术中仔细分离粘连,防止损伤周围组织。

4.合适的囊肿可在胸腔镜下切除。

八、食管囊肿

正常情况下胚胎前肠壁空泡最终闭合形成食管的管腔,若某单一空泡与食管壁分离并持续存在,即为食管囊肿。常为单房、圆形或椭圆形,表面有肌纤维,内覆食管黏膜上皮,囊内有清亮的棕色或绿色黏液。

【诊断标准】

1.临床表现与囊肿的大小和部位有关,症状多无特异性。囊肿较大时可引起呼吸道受压症状和(或)吞咽障碍。

2.X线或CT表现与支气管囊肿几乎完全一样,惟一不同的是它囊壁很少出现钙化。

3.上消化道造影可见食管壁有光滑的圆形或弧形充盈缺损,一侧黏膜纹理消失,对侧黏膜形态正常,可见钡剂分流征。

4.超声胃镜检查提示壁外肿物。

【治疗原则】

1.一经诊断应手术切除,如囊肿与气管、支气管、食管或主动脉紧密相连,完整切除有困难时,可手术剥除囊壁内衬的黏膜上皮而保留囊壁外层,同样可达到治疗目的。

2.术前最好放置胃管,巨大囊肿或有合并症时,术中应注意避免损伤食管。

九、纵隔淋巴源性肿瘤

纵隔淋巴源性肿瘤常常是全身系统的淋巴瘤累及纵隔所致,也就是继发性淋巴瘤,仅5%～10%纵隔淋巴瘤为原发性的。原发性纵隔淋巴源性肿瘤是以纵隔肿块为原发表现而无全身淋巴结肿大的病变。

【诊断标准】

1.纵隔淋巴瘤主要出现在成年人,男性多于女性。前纵隔多见。

2.临床表现:局部症状如胸痛、胸闷、咳嗽,全身症状如乏力、低热、盗汗等。肿块压迫上腔静脉可致上腔静脉梗阻的表现。有的患者可无症状。

3.X线平片上一般可发现位于前上纵隔的肿物影,可以呈圆形、椭圆形或分叶状,肿块向两侧胸膜腔突出。

4.CT 能清楚地显示肿块的大小、部位、范围以及周围邻近脏器受侵的程度。同时还可显示有无胸腔积液和心包积液。

5.MRI 能更好地显示肿物与血管的关系。

6.纵膈淋巴源性肿瘤的确诊主要依靠活检。经皮针吸穿刺活检,由于获取的组织较少,往往较难获得明确的诊断。必要时可采用纵膈镜或胸腔镜淋巴结活检。

【治疗原则】

1.纵膈淋巴瘤对于化疗和放疗很敏感,故化疗和放疗是基本的治疗方法。

2.由于淋巴瘤常侵犯周围重要脏器,且大多数情况下完整切除纵膈淋巴瘤较困难,所以纵膈淋巴瘤不适宜积极的外科处理。

3.对孤立的单发淋巴瘤可考虑手术切除,完整切除肿瘤后加放疗、化疗可有效地提高存活率。

十、纵膈淋巴管肿瘤

淋巴管瘤是一种少见的淋巴管源性良性病变,它不是真正意义上的肿瘤,一般认为它是先天性发育异常,是以淋巴管增生为主要特征。囊状水瘤是最常见的淋巴管瘤。

【诊断标准】

1.纵膈淋巴管肿瘤临床上常无症状,查体时也多无阳性发现,当肿瘤较大压迫周围组织脏器时,可引起前胸不适、胸闷、咳嗽等症状。

2.X 线表现为纵膈内圆形或椭圆形有分叶阴影,可突向一侧也可向左右两侧膨出,其界限清楚,密度均匀,很少有钙化。

3.CT 扫描显示淋巴管瘤表现为单房或多房性、密度均一的囊性占位病变,边界清楚、锐利,壁薄。典型的纵膈淋巴管瘤为水样密度。

4.大多数纵膈淋巴管肿瘤位于前上纵膈,有时可由颈部向下延伸到纵膈,位于后纵膈较少见。

【治疗原则】

1.一经诊断首选手术治疗。

2.囊内注射硬化剂效果不理想;放射治疗不仅不能使肿物缩小,还有促发恶变的可能。

3.术中若不能完整切除肿瘤,应尽可能多地切除肿瘤囊壁,并缝扎囊壁创面以免复发。

十一、纵膈血管瘤

良性血管瘤是一种血管系统肿瘤,起源于血管内皮细胞,普遍认为它是先天性发育畸形所致。纵膈血管瘤少见,多数位于前纵膈。大部分纵膈内血管瘤是良性血管瘤,主要为海绵状血管瘤或是毛细血管型血管瘤。30%纵膈血管瘤为恶性,包括血管内皮瘤和血管肉瘤。

【诊断标准】

1.75%的患者年龄在 35 岁以下,发病高峰在 10 岁以内。

2.多无症状,大部分为查体时发现纵膈阴影。出现症状多为肿瘤压迫或侵犯周围脏器或组织所致。

3.X 线胸片显示肿瘤为圆形或分叶状肿块,多位于前上纵膈。发现病灶内存在静脉石具有诊断价值,这一特征性表现出现在约 10%的纵膈血管瘤患者。

4.CT 可以清楚地显示肿瘤与周围脏器的关系,能更清晰地显示静脉石的存在。增强 CT 还可看出肿瘤与周围血管有相同的强化。

5.恶性血管瘤界限不清,可呈现出向周边侵蚀性生长的特点。

【治疗原则】

1.一经诊断应手术切除。

2.对于肿瘤呈侵袭性生长,包绕重要血管或脏器,活检病理检查无恶性发现,且患者无临床症状,则不必强行手术切除。

3.对于不能完整切除的血管瘤,也应尽可能多地切除肿瘤,电灼和严密缝合残余囊壁,以防日后复发。

4.对于血管瘤,不推荐放疗。

(黄时军)

第三节　膈肌疾病

一、食管裂孔疝及反流性食管炎

食管裂孔疝是指部分胃囊经食管裂孔而进入胸腔所致的疾病,是各种疝中最常见者。

反流性食管炎系指由于胃和(或)十二指肠内容物反流入食管,引起食管黏膜的炎症、糜烂、溃疡和纤维化等病变,属于胃食管反流病(GERD)。其发生原因有:①食管胃连接处解剖和生理抗反流屏障的破坏,其中主要是下部食管括约肌压降低;②食管酸廓清功能(食管排空和涎液中和)的障碍;③食管黏膜抗反流屏障功能的损害(上皮因素);④胃十二指肠功能失常(胃排空异常、胃十二指肠反流-幽门括约肌和 LES 压同时低下)。胃食管反流病与食管裂孔疝关系密切,食管裂孔疝的症状主要由反流性食管炎所致,所以本节题为"食管裂孔疝及反流性食管炎"。

较早期教科书有关食管裂孔疝的论述中,强调裂孔疝的解剖异常,把食管狭窄梗阻的性质当作独立存在的问题来讨论。在 X 线片和硬质内镜是食管检查的主要工具时期,Barrett 和 Allison 通过观察,把胃内容物反流和出现的滑动性裂孔疝联系了起来,提议用"反流性食管炎"这一术语,早期手术强调使胃恢复至正常的腹部位置,同时使食管裂孔脚重新接近,虽然这些修补术获得初步成功,但长期效果还是令人失望的,并伴有反流的高发生率和食管黏膜损伤。在过去 30 多年中,裂孔疝和反流性疾病的研究一直集中在造成反流原因的生理上的异常,因而改进了治疗,得到了更好的结果。

国内有学者认为,本病的发病率东方人低于西方人。在一组 23 万人群的普查中,发病率胃 0.52%。在因消化道症状而就诊的病人中,本病约占 5%～20%。有报道 40 岁以下的发生率约为 9%,50 岁以上达 38%,而 70 岁以上高达 69%。女性多于男性,约为 3∶1～2,但也有报道男性略多于女性。

国外有学者认为,如果用心调查,在大约半数的成年人群中都会发现裂孔疝。症状性胃食管反流同样常见。在一大宗调查人群中报道有 11% 每日有胃灼热感,另有 12% 和 15% 的人说每周或每月有症状,虽然这些人中大多数不需要积极治疗,但有食管裂孔疝的反流性疾病的确是一普遍的问题。在工业化社会中,远侧食管的腺癌发生率在上升,推测可能与柱状线食管的发生率上升有关。此外,与食管有关的医疗问题,37% 是因裂孔疝和食管胃反流的治疗所造成的。可见裂孔疝和反流性疾病的重要性。

远侧食管的肌肉排列为两个肌肉层。内层为环行,并由重叠的不完全的肌肉构成。在胃食管连接部,环行肌层纤维不对称地增厚,构成了食管测压法所记录的高压力区。外层的纵行肌层和食管的长轴平行,其肌纤维继续通过食管胃连接部延伸,加入纵行胃肌肉系统。在食管的这个区域内,在连接部的所有肌肉系统都是平滑肌。连接肌肉层和黏膜的是一层坚固的黏膜下层,由弹性和胶原纤维构成,含有血管和神经的网状组织。深部食管腺体穿透黏膜肌层,延伸进入黏膜下层。远侧食管的黏膜是一多层鳞状上皮,带有基层,位于固有膜上。大约在结构连接部以上 2cm 处,鳞状上皮转变为柱状上皮。连接部锯齿状的外观称之为 Z 线。

胃食管连接部的血管供应来自胃左动脉,胃左动脉分出 2～6 个分支至下段食管、贲门前方和近侧胃小弯。脾动脉供应食管后壁和后方近侧胃。

食管的神经支配来自迷走神经,后者在形成左右迷走神经主干之前,在下段食管周围形成神经丛。

食管裂孔是横膈肌肉部分内一个椭圆形空隙,由膈肌脚在后方形成裂孔的臂。膈肌脚在右侧起自 L_1～L_4 腰椎椎体的前面,在左侧起自头两个腰椎。在前方附着于横膈中心腱的横鞘带。食管裂孔疝外形是多变的。50％的个体中,裂孔的两臂是由右膈脚形成。44％的患者左臂起自右膈脚,而右臂起自两侧膈脚。膈脚的构造是肌腱性的,但接近其椎体起始部则更为腱性,这是一个要考虑到的重要技术问题,因为修补增宽裂孔的缝合线必须放置于深处,触及胸膜和膈脚腱部两个部分。

胃食管连接部被膈食管膜保持在膈裂孔的适当位置。膈食管膜从膈肌的起端分开成两层,头侧于裂孔上方 2～4cm,附着至食管黏膜下层,尾侧附着于胃浆膜、胃肝韧带和背侧胃系膜。膈食管韧带分开两层之间的间隙为贲门前脂肪垫所填充。婴儿的这条韧带看得较清楚,随着年龄的增长,韧带变得不那么明显,并在近远侧纤维间还有脂肪掺入。在长期裂孔疝的患者,这条韧带实际上已不复存在。由此可见,保持食管在裂孔内的固定组织是由胸膜、胸膜下胸内筋膜、膈食管近侧筋膜横行的腹内筋膜及腹膜所组成。

胸导管常位于后面向右侧,并不靠近胃食管连接部。然而,当出现大裂孔疝时,乳糜池位于横膈右脚附近的 L_1 和 L_4 腰椎椎体上,因此,胸导管的大淋巴管分支的分离会造成乳糜胸。

【病因和发病机制】

正常人膈肌有左脚和右脚,多数食管裂孔的双侧壁均由其右脚的肌肉组成,少数由其左脚组成。膈肌右脚是一坚实的肌束,将食管下端夹在其中,在深吸气时收缩,将食管拉向右侧,并压小其管腔。此外,食管下段为膈食管膜所包绕。膈食管膜起源于膈肌下面的食管裂孔周围,系由弹力纤维和结缔组织构成的完全密闭的韧膜,将腹腔与胸腔分开,并能抗腹内高压,防止食管前庭和贲门脱垂。在食管下段和食管胃连接部分别由上、下膈食管韧带、胃膈韧带固定于食管裂孔处,以保持其正常位置,防止食管胃连接部和其他腹腔脏器疝入胸腔。在正常情况下,胃内容物不能从胃反流至食管内;然而,食管裂孔疝,尤其是其中的滑动型食管裂孔疝,因常导致下部食管括约肌(LES)和幽门功能失调而易并发反流性食管炎。

本病的病因主要有先天性和后天性两种,以后者多见。先天性者由于发育不全,如膈肌右脚一部分或全部缺如,膈食管裂孔比正常的宽大松弛;后天性者则因膈食管膜、食管周围韧带的松弛和腹腔内压力增高,均能成为本病的发病因素。其中年龄因素相当明确。正常膈食管裂孔的直径约 2.5cm,随着年龄的增长,裂孔周围组织和膈食管膜弹力组织萎缩,使食管裂孔增宽;膈食管膜和食管周围韧带松弛,逐渐失去其固定食管下段及贲门于正常位置的作用。因此,随着年龄的增长,本病的发病率也增高。本病 40 岁以下的发生率约为 9％,而 70 岁以上可高达 69％。腹腔压力的增加,胸腹腔压力的不均衡为另一个发病因素,如妊娠后期、肥胖、腹水、巨大的腹内肿瘤、剧烈的咳嗽、频繁的呕吐和呃逆等均可诱发本病。此外,食管炎、食管溃疡引起食管瘢痕收缩;癌肿浸润所致的食管缩短;胸椎后凸;强烈的迷走神经刺激引起的食管纵肌收缩而使食管缩短等因素,均能导致胸腔内食管向上牵引而产生本病。食管裂孔疝与胸外科所遇见创伤和手术关系较密切,严重的胸腹部损伤和手术所致的食管、胃与膈食管裂孔正常位置的改变,或由于手术牵引造成的膈食管膜和膈食管裂孔的松弛,也可致本病。饮食习惯对本病的发生也有一定影响,精细、少渣饮食容易发生便秘而增高腹腔内压力,故其发病率明显高于粗糙、多纤维饮食者。

【病理】

本病按其病理形态可分为:①滑动性或轴型,又称Ⅰ型;②食管旁型,又称Ⅱ型;③混合型,又称Ⅲ型;④Ⅳ型,巨疝有扭转。其中主要是前两型:

1.滑动型食管裂孔疝　最为常见,占85%~90%,常在平卧时出现而站立时消失。由于膈下食管段、贲门部经松弛的膈食管裂孔滑行入胸腔,使正常的食管-胃交接锐角(His角)变为钝角,同时食管下段正常的防反流机制常被破坏,故多并发不同程度的胃-食管反流而出现症状。

2.食管旁疝　膈食管裂孔的左前缘薄弱或缺损,而膈食管膜尚未破坏,通常表现为胃底大弯侧从食管的左前方疝入胸腔。腹膜和胃-结肠大网膜也可以被牵拉,通过扩大的食管裂孔而进入纵膈,形成完全性疝囊。但由于膈下食管段和食管-胃交接角仍保持正常的解剖位置和正常生理性括约肌作用,故此型极少发生胃-食管反流。约1/3的巨大食管旁裂孔疝易发生嵌顿。

3.混合型裂孔疝　指前两型裂孔疝同时并存,最少见。此型常是膈食管裂孔过大的结果,食管-胃交接处移位于膈上,胃的疝入部分较大,可达胃的1/3或整个胃、部分网膜,偶有部分结肠也随而疝入。

若有其他脏器,如大肠或小肠的肠管进入食管旁疝囊,可出现这些脏器的梗阻和扭转,称之为多脏器裂孔疝,即Ⅳ型食管裂孔疝。

此外,尚有裂孔疝伴短食管。这种解剖上改变的确认对手术方式的选择有重要意义。不管卧位或站位,贲门固定在膈上,疝囊呈钟形。食管过短可以是慢性食管炎,包括反流性食管炎的后果,或由食管下段切除后把胃囊拉入胸腔作食管-胃吻合术引起。

真正的先天性食管过短症极为少见,乃由于胚胎发育障碍,食管下段及部分胃底位于胸腔内,至出生后仍未降至膈下正常位置所致,不能称为食管裂孔疝。

食管裂孔疝的患者多伴不同程度的胃-食管反流,加上食管被疝挤压后,局部循环发生障碍,故反流性食管炎和食管溃疡常见。炎症反复发作及愈合,可致食管瘢痕性狭窄。如炎症蔓延至食管壁外,可致食管周围炎。疝入胸腔内的胃也可因嵌顿、扭转和疝的挤压引起局部循环障碍而导致胃黏膜水肿、充血、梗死、糜烂、溃疡和出血。

本病所致的胃-食管反流,可造成反流性食管炎、食管溃疡以及食管下端瘢痕收缩狭窄,而食管炎又可促使食管纵肌的收缩,从而导致牵引性食管裂孔疝。因此反流性食管炎与食管裂孔疝是互为因果和互相促进的。

【临床表现】

食管裂孔疝的症状主要由胃内容物反流至食管,引起反流性食管炎所致。Ⅰ型即滑动性食管裂孔疝,很少发生症状,只有发生胃食管反流才有症状;Ⅱ型即食管旁食管裂孔疝,虽然极少发生胃、食管反流,但可以产生症状,主要由机械性影响所致;混合型可以发生上述两方面原因所致的症状。食管裂孔疝病人主要的症状如下:

1.胸骨后烧灼感和反胃　为最常见的症状,尤其多见于滑动型食管裂孔疝。烧灼感从轻微的烧灼或饱胀不适至强烈的灼痛,多位于胸骨后(中或下1/3)、剑突下或两季肋区。疼痛可扩散至背部、颈部、颌部、上胸、左肩和左臂。因为症状多在饱食后0.5~1h发生,故颇似心绞痛。疼痛可伴嗳气或呃逆,平卧、弯腰、蹲下、咳嗽、饱食后用力屏气可诱发或加重,而站立、半卧位、散步、呕吐食物或酸水后可减轻,多在1h内自行缓解。临床上常发现,疝囊大小与症状不成比例,疝囊小者往往疼痛较重,而疝囊大者则很少剧痛。孕妇在妊娠后期有明显的中上腹烧灼感,也可能与本病有关。

反胃也常见,且经常伴有胃灼热或疼痛,有时可反出未完全消化的食物,或酸液突然涌满口腔。

2.咽下困难　患者常于进食后有食物停滞在胸骨下段的感觉。伴发食管炎症、糜烂及溃疡者,则可能出现明显的咽下疼痛。咽下困难则多见于食管炎伴食管痉挛者,或食管炎并发瘢痕狭窄者和巨大食管旁疝压迫食管者,在进粗糙、过热或过冷的食物后发作。瘢痕狭窄所致者,咽下困难多呈持久性。

3.上消化道出血　小量出血(粪便隐血阳性)及缺铁性贫血常见,多由食管炎、食管溃疡等并发症所致。疝嵌顿、扭转,以及合并胃、十二指肠溃疡者亦可发生大量出血。长期或大量出血均可导致缺血性贫血。

4.心脏症状　约有1/3的患者可有心前区痛、阵发性心律失常、胸闷及心前区紧束感等心脏症状,有时难与冠心病、心肌梗死鉴别。本病疼痛发生时可刺激迷走神经,反射性地引起冠状动脉供血不足,心电图出现心肌缺血性改变,心脏虽无器质性病变,而临床表现酷似冠心病,称之为食管-冠状动脉综合征。同样,本病亦可诱发和加重心绞痛。

5.其他症状　贲门部疝入食管裂孔可反射性地引起咽部异物感。巨大的裂孔疝可压迫心、肺和纵隔而产生气急、心悸、咳嗽、发绀、肩痛和颈侧痛等症状。

巨大疝的病人,在平时大多有反胃、烧心及反流的症状,并可出现脏器绞窄、穿孔等急症,造成病人突然虚脱及肺基底不张。尚可出现严重并发症,如纵隔炎、支气管肺炎。

6.体格检查　食管裂孔疝在无并发症时,体格检查通常无特殊发现,但巨大食管裂孔疝者的胸部可叩出不规则鼓音区与浊音区。饮水后或被振动时,胸部可听到肠鸣音及溅水音。有并发症时,可出现上述并发症相应的征象。【辅助检查】

1.X线检查

(1)膈上食管胃环(Schatski环):食管胃环是在疝囊壁上出现的深浅不一的对称性切迹,是本病的一个重要征象。

(2)膈上疝囊(即胸内胃):钡餐检查时左侧膈上可见疝囊影。疝囊由食管胃环分成两部分,上部分为扩张的食管-胃区,下部分为疝入纵隔的胃部分。

(3)疝囊内胃黏膜皱襞影:膈上出现粗大的胃黏膜影,并经增宽的食管裂孔延续至膈下胃底部。

食管下端括约肌(LES)升高和收缩:食管裂孔疝时,可能由于胃酸反流刺激食管下端,使之痉挛收缩,LES上移,并成为疝囊的上端。

(4)其他:食管裂孔疝的间接X线征象如膈食管裂孔增宽(>2cm)、钡剂反流入膈上囊(>4cm宽)、食管胃角变钝、膈上3cm以上部位出现功能性收缩环等。

由于膈上疝囊并非固定存在,一次检查阴性尚不能除外本病。如临床症状可疑,并发出现上述间接征象,则应多次重复检查。

2.实验室检查　以下实验室检查项目主要是辅助诊断反流性食管炎。

(1)食管滴酸试验:患者取坐位,经鼻腔放置胃管。当管端达30~35cm时,先滴入生理盐水,每分钟约10ml,历时15min。如患者无特殊不适,换用0.1mmol/L盐酸,以同样滴速滴注30min。在滴酸过程中,出现胸骨后痛或烧灼感为阳性反应,且多于滴酸的最初15min内出现。如重复二次均出现阳性反应,并可由滴入生理盐水缓解者,可判断有胃食管反流(GER),试验的敏感性和特异性约80%。

(2)食管腔内pH测定:将一置于胃腔内的pH电极,逐渐拉入食管内,并置于LES之上方约5cm处。正常情况下,胃内pH甚低。此时,嘱患者取仰卧位并作增加腹部压力的动作,如闭口、捂鼻、深呼气或屈腿,并用力擤鼻涕3~4次。如食管内pH下降至4以下,说明有GER存在。亦可于胃腔内注入0.1mmol/L盐酸300ml,注入盐酸前15min后,分别嘱患者仰卧并做增加腹压动作。有GER者,则注入盐酸后食管腔内pH明显下降。近年来,24h食管pH监测已成为测定有无酸性GER的标准,测定包括食管内pH<4的百分比、卧位和立位时pH<4的百分比、pH<4的次数、pH<4持续5min以上的次数以及最长持续时间

等指标。我国正常 24h 食管 pH 监测 pH<4 的时间在 6％以下,持续 5min 以上次数≤3 次,反流最长持续时间为 18min。这些参数能帮助确定有无酸反流,并有助于阐明胸痛及肺部疾病与酸反流的关系。

(3)食管腔内压力测定:通常采用充满水的连续灌注导管系统测定食管腔内压力,以估计 LES 和食管的功能。测压时,先将测压导管插入胃内以后,以 0.5～1.0cm/min 的速度抽出导管,并测食管内压力。正常人静止时 LES 压力约 2～4kPa(15～30mmHg),或 LES 压力与胃腔内压力比值>1。当静止时 LES 压力<0.8kPa(6mmHg),或两者比值<1,则提示 LES 功能不全,或有 GER 存在。该试验对判断是否有 GER 有一定局限性,仅用于不典型的胸痛病人或内科治疗失败考虑用外科手术抗反流者。

(4)胃-食管闪烁显像:此法可估计胃-食管的反流量。在患者腹部缚上充气腹带,空腹口服含有 $300\mu Ci^{99m}$Tc-Sc 的酸化橘子汁溶液 300ml(内含橘子汁 150ml 和 0.1mmol/L HCL 150ml),并再饮冷开水 15～30ml,以清除食管内残留试液,直立显像。正常人 10～15min 后胃以上部位无放射性存在。否则则表示有 GER 存在。此法的敏感性与特异性约 90％。

3.内镜检查及活组织病理检查　通过纤维内镜及活组织病理检查,可以确定是否有反流性食管炎的病理改变,以及有无胆汁反流存在,对诊断本病和估计病变的严重程度有重要价值。根据 Savary 和 Miller 分级标准反流性食管炎的炎症病变可分为 4 级:Ⅰ级为单个或几个非融合病变,表现为红斑或浅表糜烂;Ⅱ级为融合性病变,但未弥漫或环周;Ⅲ级病变弥漫环周,有糜烂但无狭窄;Ⅳ级呈慢性病变,表现为溃疡、狭窄、纤维化、食管缩短及 Barrett 食管。

【诊断分析】

临床上遇有年龄较大,体型较胖,并具有腹腔压力增高条件和上述症状者,应警惕本病,并进一步询问能诱发本病的有关因素。

主要依靠 X 线检查确诊食管裂孔疝。上述 X 线直接和间接征象具有诊断意义。巨大的或不可复性食管裂孔疝,在胸透或胸部平片中可在心脏的左后方见到含气的囊腔,站立位时囊腔内尚可见液平;如囊腔内不含气体时,则表现为左侧心膈角消失或模糊。吞钡检查时,疝囊内可见到胃黏膜影,可证实该囊腔为疝胸腔的胃。

对胸骨后烧灼感或烧灼痛患者,可通过食管腔内 pH 测定、食管腔内测压,以及胃-食管闪烁显像,以确定有无 GER。应用食管滴酸试验,则可确定症状是否有 GER 所致。必要时可作食管内镜及活组织检查来明确诊断。

此外,食管裂孔疝常可合并消化性溃疡(约占 50％)、慢性胆囊炎(约占 20％)、胆石症(约占 10％～30％)以及肠憩室病等。滑动性裂孔疝、胆囊疾病和食管溃疡或十二指肠溃疡临床上称为 Casten 三联征。反流性食管炎除了可致食管狭窄、出血、溃疡等并发症外,反流的胃液尚可侵蚀咽部、声带和气管而引起慢性咽炎、慢性声带炎和气管炎,临床上称之为 Delahunty 综合征。

食管裂孔疝须与心绞痛、心肌梗死、胃炎、消化性溃疡、上消化道肿瘤、胆道疾病,以及胃肠或咽喉神经官能症等相鉴别。在出现咽下困难者,更应与食管癌鉴别。与后者不同的是:①本病的咽下困难发生在吞咽之末,而不是在其始;②呈长期间歇发作,而非进行性恶化;③有时小口进食反比大口进食易引起咽下困难;④症状可突然出现,并持续几分钟、几小时或几天,也可突然消失或逐渐缓解。纤维食管镜检查和活组织可资鉴别。

反流性食管炎应与消化性溃疡、心绞痛、食管癌和感染性食管炎等相鉴别。

感染性食管炎在慢性衰弱、免疫抑制或长期使用抗生素的情况下可见到。虽然白色念珠菌和感染性食管炎是最常见病因,但其他真菌(球拟酵母属和组织胞浆菌属)、病毒(巨细胞病毒、单纯疱疹病毒、人类免疫缺陷病毒及 EB 病毒)、分枝杆菌及原生动物(隐孢子虫和肺孢子虫属)引起的食管感染目前也常有报道。

　　食管真菌感染中以白色念珠菌感染报道居多,白色念珠菌通常共存于人体口腔、口咽和胃肠道内。在严重衰弱或免疫抑制的患者,该真菌可能成为致病性的。由于器官移植数量的增长,化学药物治疗在肿瘤学中的应用,以及有效的广谱抗生素的应用,念珠菌性食管炎的发生率正在增加。典型的情况是累及口咽部的急性念珠菌食管炎,患者主诉吞咽疼痛。由于其感染累及胸段食管,原发的和继发性蠕动波在频率和幅度上都减弱,并可能发生痉挛。随着疾病的进展和症状明显的黏膜溃疡形成之前,当黏膜下层发生炎症和水肿时,在钡餐检查上可见到所谓"鹅卵石样"管腔结节。在晚期急性念珠菌性食管炎,在X线照片上可看到黏膜的溃疡形成,以及由于黏膜和黏膜下层水肿及伪膜形成所引起的不规则、粗糙而狭窄的食管管腔。内镜下食管黏膜早期呈现红斑、无溃疡状,覆盖有微白色干酪样渗出和伪膜。随着病变进展,当炎症反应扩展至食管壁上及真菌侵入黏膜、黏膜下层及肌层时,黏膜表面颗粒更为明显,黏膜也更容易破碎。如果如此广泛的全层食管炎能由抗真菌治疗控制,如果患者在主要疾病之后还存活,发炎食管的愈合可能会导致慢性狭窄。由念珠菌性食管炎引起的狭窄多半发生在胸段食管的上半部分,此处食管黏膜下腺体占主导地位,由于感染、淤滞或远端梗阻引起的这些腺体的炎症可产生扩张和外突,一种在许多念珠菌性食管狭窄患者中看到的表现,称之为壁内型食管的憩室。

　　微生物学等的有关检查是感染性食管炎早期确诊的重要手段。

【治疗要领】

　　1.食管裂孔疝　　食管裂孔疝中,约有1/4的患者可无症状,不需要特殊治疗。有临床症状者应避免诱因。肥胖者减轻体重。晚餐距睡眠时间要长,以使卧床时胃已排空。但Ⅱ、Ⅲ和Ⅳ型裂孔疝都显示疝入纵膈大部分的胃的症状多半与疝的大小和食管胃连接部的成角造成的功能性梗阻有关。饭后常立即发生胸骨下或左下胸痛、上腹部不适、早期饱满感和气短。当存在这些类型疝时,吞咽困难和出血症状的出现是不好的征兆,表明大量嵌顿,有必要及早修补。一般来说,施行手术所担的风险比非手术治疗或在有急性肠扭转或穿孔患者进行手术等的风险要小得多。修补手术的原则是同滑动性疝和抗反流手术的原则一样。标准修补和大裂孔的矫正可能产生满意的结果。大的疝往往显示出食管的缩短,在完成的修补上有明显的张力。在这种情况下,拉长胃成形术,两倍于抗反流修补术是必要的。

　　2.反流性食管炎　　对反流性食管炎尤其应强调饮食宜少量多餐,不过饱。忌烟、酒、咖啡、巧克力、酸食和过多脂肪。避免餐后即平卧。卧时床头抬高。裤带不宜束得过紧,避免引起腹压过高状态。

　　药物治疗为大多数病人所需要,主要包括:①促进食管和胃的排空药物(多巴胺拮抗剂:多潘立酮、甲氧氯普胺、西沙必利;拟胆碱能药乌拉胆碱);②降低胃酸药物(制酸剂氢氧化铝明胶及氧化镁等;组胺H_2受体拮抗剂甲氰咪胍等;质子泵抑制剂奥美拉唑等)。

　　对于早期反流性食管炎是否应作抗反流手术,以阻止其发展,还是采用以质子泵抑制剂等药物为主的药物治疗,目前还存在着争议。但是,当有:①严重食管炎或反复出血经内科治疗无效;②食管狭窄而用扩张术无效;③疝囊巨大,反复长期嵌顿而产生心肺压迫症状;④以及急性嵌顿或绞窄导致急症状态者,即有手术指征。

　　对于反流性食管炎最常应用的手术是全部胃底折叠术或部分胃底折叠术。手术的目的是恢复正常的结构,通过恢复腹内食管段,在食管胃连接部重新建立一适当的高压区,并保持该修复处在正常位置。这些手术对于没有食管缩短或食管周围炎而有反流损伤的患者来说,是优先的选择。若有食管缩短或上述手术时恢复腹内食管段长度不能充分,则可优先选择使用延长食管的技术。否则会严重影响手术疗效。当反流性食管炎有并发症狭窄时,标准的抗反流手术对大部分病例是无效的。在这种情况下,由于长期反流或受到广泛柱状上皮替代的损伤,食管变窄,经常受周围食管炎影响而缩短。即使在广泛的食管松动和食管胃连接部游离之后,还原 4～5cm 的腹内食管段可能很难完成,而无张力的修复是不可能的。这时如应用标准的部分或全部胃底折叠术,其失败率可高达 45%,表明必须应用拉长的方法,例如 Collis 胃成形术,将胃小弯制成一管状,以拉长食管,以获得合适的腹内食管长度。在胃成形术上再施行部分或全部胃底折叠术,以达到抗反流功能,并使修补在膈下变为无张力。

二、先天性膈疝

临床上将先天性膈疝分为胸腹裂孔疝和胸骨旁疝。

(一)胸腹裂孔疝

膈肌由胸骨部,肋骨部和腰部三部分肌肉和筋膜组成。当膈肌形成薄弱点或缺损,腹内脏器可脱位从膈裂孔或缺损部位疝入胸腔。先天性膈疝中以胸腹裂孔疝(Bachdalek 孔)最为常见,占 80%～90%,两侧膈肌均可发生,左侧明显多于右侧。并可伴有其他先天性畸形,如消化道异常等。

【病因和病理】

妊娠第 9～12 周时,若原始横膈与胸腹隔膜不能互相融合,则在膈肌上形成 1 个大的缺损。80% 发生在左侧,胃、部分小肠和大肠、脾、以及肾的上极可疝入胸腔。若发生在右侧,则部分或全部肝脏可疝入胸腔。这类先天性膈疝,一般没有疝囊,腹腔脏器可疝到胸顶。疝入的腹腔脏器,压迫胎儿的肺脏,使其维持在不张的状态。同时,纵膈也受压向对侧移位,使对侧的肺也受到不同程度的影响。这种压迫,将导致双侧支气管树和肺泡的发育不全。如果腹腔脏器的疝入发生在胎儿早期,即支气管树快速发育的时期,则肺发育不全是严重的,并且是双侧的,胎儿将会夭折。若疝发生在胎生后期,则可能是一侧肺发育不全,并且程度轻微,胎儿将能存活。

【临床表现】

临床表现与膈肌的裂孔大小有关,若裂孔小可无症状。常发生于婴幼儿,少数在成年后始出现症状。患儿的症状和体征因疝入胸腔内容物的多寡而定。内容物少者,多无症状,直到童年的后期或青年时始能作出诊断。内容物多者,可在出生后 1～2h 就出现发绀、呼吸困难和心动过速。严重者可产生呼吸、循环衰竭。体检时见左侧胸腔(此类膈疝多发生在左侧)呼吸运动减弱,叩诊呈浊音或鼓音(取决于胸腔内含气肠管的多少),听诊时,心音在右侧胸部清楚,左胸呼吸音减弱或消失,有时可听到肠蠕动音。腹部柔软而空虚,呈舟状。

此外,患儿可伴发其他畸形,如食管闭锁、先天性心血管畸形、内脏转位、泌尿生殖畸形、脑畸形等。

【辅助检查】

典型的 X 线征象是一侧横膈高位,肺向上收缩,最高可达前第 2～4 肋。心脏向对侧移位。于浓密之阴影中有多数含气的肠袢阴影。服钡剂可以确定诊断,造影剂进入在胸腔之肠管或胃内,且影像随时间不同而发生变化。X 线检查发现是确诊的主要依据。

【治疗要领】

确诊后应积极准备手术治疗,不可过分依赖药物和内科处理。症状不重或病情稳定的较大儿童,则可择期手术。急症手术时,插胃肠减压管,开静脉通道,作气管插管,力争手术在确诊后 1h 内施行。

手术多采用经腹途径,取肋下切口。将疝入胸腔的脏器拉入腹腔后,检查肺的发育情况。缺损可用间断缝合法修补。若缺损过大,不能直接对拢,可用 Marlex 网或硅橡胶片修补,因此类膈疝常合并肠道转位不全、腹膜纤维带状压迫所致的幽门梗阻和十二指肠梗阻,术中应一并矫治。若腹腔容积小,容纳不下还纳的腹腔脏器,则需用硅橡胶建造临时性人工腹壁疝。术后继续辅助呼吸和胃肠减压。

较大的儿童或术前已明确胸内有病变并需要矫治或估计胸内有广泛粘连者,可采用经胸途径。

(二)胸骨旁疝

胚胎时期,起源于剑突的肌束在形成膈肌的过程中若出现发育障碍,则在胸骨旁遗留下一个缺损,或在左侧,或在右侧,但右侧占90%。胃、结肠或网膜可经此缺损疝入胸腔。此类膈疝多半都有疝囊。儿童期很少出现症状。40岁以后或腹内压增加时(如创伤或肥胖)才有症状,膈疝是常规查体或因其他疾病摄胸片时发现的。诊断主要是依据X线检查。胸片能显示出胸腔内有结肠等腹腔脏器的影像,钡剂灌肠可证实诊断。有症状的病人应行手术治疗。虽然经胸和经腹两个途径都可采用,但经腹途径更容易些。疝内容物还纳后,缺损可以直接缝合关闭。若缺损较大,则可将缺损的边缘缝在肋骨缘或胸骨后面的骨膜上。

三、创伤性膈疝

子弹穿透伤或刀刺伤可致膈肌破裂,并同时损伤了膈肌邻近的器官。非穿透性的钝挫伤,如从高处跌下,交通事故也可导致膈肌破裂,并多半发生在左半膈肌中心腱部位。膈肌破裂有的能在伤后复苏和治疗过程中得到诊断,特别是左侧膈肌破裂伴有脾破裂,造成腹腔内出血时。有的则因伴随伤严重而影响或掩盖膈肌破裂的诊断。右侧膈肌破裂产生的症状不像左侧那么明显,并且容易误诊和漏诊。这是因为肝脏可以暂时堵住裂口和肝脏疝入胸腔后在X线上给人以膈肌升高或右下肺叶挫伤及实变的错误印象。左侧膈肌破裂时,胃、横结肠、脾和小肠可疝入胸腔。

【临床表现和诊断分析】

急性期病人主要表现为剧烈疼痛、呼吸困难、发绀和创伤性休克。若透视或X线片上看到胸腔内有含气、液体的胃肠影像或实体脏器影像,或进行胃肠钡餐可见胸内有造影剂充盈,则诊断可以确定。另外,若下胃管时遇到困难或下胃管后摄X线片,发现胃管全部在胸腔内时,可进一步证实诊断。

如果外伤后膈肌破裂不重,或为网膜封闭,或疝入胸腔的脏器不多,则诊断将被遗漏,病人进入潜伏期。在此期,病人可以毫无症状。

85%的潜伏期病人在外伤后3年内进入第3期或梗阻、绞窄期。病人症状明显,除肠梗阻外,可出现绞窄、穿孔。病人严重呼吸困难、胸腔内大量积液和积气,甚至发生中毒性休克,如诊断、治疗不及时,可很快死亡。

【治疗要领】

穿透性膈肌破裂,除裂口很大,腹腔脏器很快疝入胸腔外,一般不产生早期症状。然而,一旦诊断确立,就应及时行修补术。

非穿透性膈肌破裂往往合并腹腔内脏器损伤,因此应经腹腔同时行膈肌修补和损伤脏器的处理。在怀疑胸腔内脏器也有损伤时,则应另作胸部切口。

如果诊断延迟了,是一个慢性晚期疝,或无腹腔内脏器损伤,则可经胸腔行膈肌修补术。当慢性疝合并肠梗阻或绞窄时,常需胸腹联合径路。

不论采用哪个径路,膈肌裂口均可用粗丝线直接缝合关闭,若缺损太大,则用自体或人工材料修复。

膈肌破裂在及时和恰当的外科处理后,大多能治愈,但仍有较高的死亡率,国内文献报道129例,死亡18例,病死率13.9%。主要原因是膈肌裂伤常伴有严重的合并伤和休克,并由于疝入胸腔的脏器对心肺的过度压迫造成呼吸循环严重的功能障碍。因此,严密观察和及时、正确的处理是降低死亡率的重要措施。

四、膈肌肿瘤

膈肌的原发性肿瘤相当少见。大多数是继发性肿瘤,可直接由邻近器官的肿瘤蔓延而来,亦可通过血行或淋巴转移至横膈。多数自肺、食管和胃转移,少数可来自肝、胆囊、结肠、生殖道、甲状腺和肾脏等。原发性良性肿瘤中有纤维瘤、脂肪瘤、脂肪黏液瘤、血管瘤、间皮瘤,以及神经源性细胞瘤。恶性肿瘤中主要是纤维肉瘤、神经源性细胞肉瘤。横纹肌肉瘤极少见。

【临床表现和诊断分析】

临床早期可无症状且无特征表现。胸部 X 线检查时方始发现。巨大肿瘤可引起下胸部疼痛,并于深吸气时加重,肿瘤侵犯膈肌时,疼痛可放射至肩部。恶性肿瘤常有乏力、体重减轻和厌食。肿瘤累及肺脏可引起咳嗽、咯血或气急。左膈肿瘤由于压迫胃部而产生胃肠症状,右膈肿瘤压迫肝脏可出现疼痛和肝脏向下移位。上腹部可扪及肿块。个别患者出现呃逆。神经源性膈肌肿瘤可有杵状指(趾)和肥大性骨关节病。

胸部 X 线检查见膈面上有边缘光滑的弧形致密阴影或呈分叶状,随膈肌上下活动。若肿瘤自膈肌向下生长,在左侧有时于胃气泡区内可见块影,在右侧则不易显示。一般良性肿瘤除轮廓清楚外,少数可见钙化阴影。恶性肿瘤侵犯膈范围较大或有广泛粘连时,酷似升高的膈肌。肉瘤常较早地侵犯胸膜或腹膜,可引起胸腔积液和腹水。人工气胸、人工气腹或电子计算机体层扫描(CT)可明确肿瘤的部位。作 X 线检查时应注意与肺底肿瘤、膈下肿瘤、包裹性积液和膈疝等相鉴别。

【治疗要领】

良性肿瘤和界限清楚的局限性恶性肿瘤可连同较宽的正常膈肌边缘一并切除。肿瘤切除后将切缘对拢缝合。若缺损太大,就需用自体或人工材料修复,如真皮层、阔筋膜、涤纶布片或 Marlex 网。位于膈肌周边部分的肿瘤,有时需同时切除大块胸壁,应作好胸壁缺损修复的准备。

五、膈肌膨出症

膈肌膨出症比较少见。是指膈肌因先天性发育异常或麻痹、萎缩所造成的膈肌位置异常升高。从病因上可分为两大类:①先天性或非麻痹性;②后天性或麻痹性。

先天性膈肌膨出是由于胚胎时期胸腹膜肌化不全或不肌化所致的膈肌薄弱引起的,还可进一步分为完全性、部分性和双侧性三类。

后天性膈肌膨出则是膈神经或膈肌的病变或损伤引起的,如产伤、外伤、病毒感染、肺或胸腔内感染的蔓延、恶性肿瘤的侵犯及手术损伤或切断。

新生儿膈肌膨出由于膈肌的反常运动和纵膈摆动常引起严重呼吸困难和发绀,应行气管内插管和机械辅助呼吸。如果 1 周内不见效果,则应经胸行膈肌折叠术。

较大的儿童和青年一般没有症状。也可以有呼吸和消化系统的症状,如饭后胸闷、气短、暖气、上腹不适等。这些症状除膈肌升高是一个原因外,个别病人还和胃旋转不良,腹段食管成角有关。诊断靠胸部 X 线片、透视确定,偶尔行气腹、上胃肠道造影等检查。有症状的儿童和青年应经胸行膈肌折叠术。对于双侧膈肌膨出的病人可采用经腹途径,同时纠正双侧畸形,但也有人主张仍经胸手术,分期进行,两期手术间隔数周。膈肌折叠后,如某个区域薄弱,需要加强,可以用自体或人工材料。

(杨文荣)

第十章　先天性心脏病

第一节　动脉导管未闭

动脉导管未闭(PDA)是最常见的先天性心脏病之一。动脉导管是胎儿时期肺动脉与主动脉之间的生理性血流通道,位于降主动脉起始端与左肺动脉根部之间。胎儿期肺毛细血管未开放,血液从上、下腔静脉流入右心房后,主要来自下腔静脉的血液经过卵圆孔至左心房,再通过二尖瓣孔注入左心室,然后至升主动脉;而上腔静脉血液主要经过三尖瓣孔至右心室,注入肺动脉,再由动脉导管流入降主动脉,这是胎儿正常的生理循环。出生后,随着婴儿啼哭而肺部膨胀,开始呼吸运动;同时,肺毛细血管扩张,肺循环阻力下降,肺动脉压力迅速降低。待肺动脉压力与主动脉压力平衡时,主动脉血液就不再经过动脉导管而直接注入肺脏。这时,动脉导管逐渐自行闭合。Taussing 认为出生后 24 个月不闭合之动脉导管称之为 PDA。

一、简史

Galen 首次对 PDA 的存在进行了描述;Havey 则阐述了 PDA 在胎儿循环的生理意义;1888 年 Munro 首次在婴儿尸体上显示了 PDA 分离和结扎的可行性;1900 年 Gibson 描述了对 PDA 具有诊断意义的连续性杂音;然而直到 1937 年 JhonStrieder 才在波士顿试图为一细菌性心内膜炎的患者行 PDA 外科治疗,患者于术后第四天死于胃扩张及胃内容物的吸入。

1938 年 8 月 26 日 Robert E. Gross 在波士顿儿童医院成功为一 7 岁女童行 PDA 结扎,极大地推动了心脏外科的发展。之后,其又开展了 PDA 切断缝合术。1940 年 Touroff 和 Vesell 首次成功治疗了感染性 PDA,后来他们又报道了感染性 PDA 的成功切断缝合术。PDA 不仅启动了先天性心脏病的外科治疗,而且也启动了先天性心脏病的介入治疗。1971 年 Portsmann 等报道 PDA 的导管堵闭术。1977 年 Rashkind 和 Cuaso 首次成功导管堵闭新生儿及婴儿的 PDA。

二、形态学和病理生理

1.正常导管闭合的形态学　产后动脉导管闭合分两个阶段。足月产婴儿,第一阶段闭合在 10～15 小时完成,由导管壁中层平滑肌收缩使导管缩短、管壁进一步增厚所致。内膜垫的膨胀参与了此功能性关闭,是由纵形平滑肌细胞突入管腔并衬于血管内膜及内膜下弹力层之间所致。第二阶段在出生后 2～3 周完成,由内膜纤维的弥漫性增生所致,有时与血管中层坏死有关,坏死出血进入管壁内,也可能由内膜撕裂产生一局限陛管壁分离所致;管腔内可能有小的血栓。这些变化导致了导管的永久闭合并形成纤维性动脉韧带。动脉导管的闭合往往始于肺动脉端,而主动脉端仍开放,形成动脉导管壶腹部。

在心血管系统正常者,约 88% 的动脉导管在 8 周内闭合。超过此时间称其为延迟闭合;当闭合过程最终失败者,则称其为 PDA。导管闭合由如下几种介质介导:血管活性物质(缓激肽、内源性儿茶酚胺等)、PH 变化(主要为氧张力)和前列腺素(PGE_1、PGE_2 和前列腺环素 PGI_2)。前列腺素和氧张力作用相背,PO_2 升高导管收缩,前列腺素使之扩张,在妊娠不同节段两者作用不同,成熟胎儿对 PO_2 相对敏感,而未成熟胎儿则对 PGE_1 相对敏感。这些因素的复杂作用是导致未成熟胎儿导管延迟闭合的更常见原因,尤其合并呼吸窘迫综合征者。

位置和缺如:

在伴有其他心脏畸形者,导管可以是单侧、双侧或完全缺如(罕见)。伴有肺动脉狭窄的法洛四联征患者中,35% 导管缺如,而在伴有肺动脉闭锁的法洛四联征患者,40% 导管缺如;但在肺动脉闭锁而室间隔完整及伴有其他复杂先天畸形者,导管缺如分别为 4% 和 15%。

2.解剖

(1)单纯 PDA:绝大多数 PDA 位于降主动脉起始左锁骨下动脉根部对侧壁和肺总动脉分叉左肺动脉根部之间,少数右位主动脉弓患者,导管可位于无名动脉根部对侧壁主动脉和右肺动脉之间,导管的大小和形态各不相同,直径多为 0.5~1.0cm,个别可达 2~3cm,长 0.7~1.0cm。按其形态可分为漏斗型、管型、窗型。根据我们连续 100 例 PDA 堵闭资料将其分为管型 78 例、漏斗型 5 例、乳头型 14 例和窗型 3 例。管型最多见,两端等粗;漏斗型为主动脉端开口大,肺动脉端小,呈漏斗状;乳头型为我们近年来新发现的一种 PDA 病理类型,似侧位青春期女性发育乳房外观,PDA 主动脉端呈乳腺样扩大,而肺动脉端之开口呈乳头样缩小,明确此型的意义在于 PDA 介入治疗时堵闭位置的确定和塞子大小的选择。

(2)合并畸形的 PDA:当合并心脏其他畸形时,导管与主动脉弓的连接方向随胎儿血流方式的变化而变化。在正常发育心脏,大约 55% 的心室输出经导管入降主动脉,导管与主动脉近端以锐角相连(<40°),远端以钝角相连(110°~160°,平均 134°)。肺动脉闭锁时,肺循环依赖导管,在子宫内主动脉内血流经导管进入肺动脉;之后导管变成了主动脉远端的分支,与主动脉近端以钝角相连,远端以锐角相连。如非如此,肺动脉闭锁可能形成于怀孕晚期。在主动脉闭锁和狭窄患者,导管与主动脉远端相连的角度近似正常,而在 PDA 短、粗的患者相连角度变钝,可能是由于经导管的血流同时进入升、降主动脉的结果。

3.组织学 PDA 的组织学与导管延迟闭合不同,与之相邻的主动脉也不同。PDA 有相对增厚的内膜,有自血管中层分离而未碎裂的弹力层,另外有明显的波状未碎裂的内膜下弹力层,以及中层含有复杂的螺旋状肌肉组织及各种黏液样物质。其中层含有一层明显不定量弹性物质。

4.动脉导管瘤

(1)动脉导管瘤:罕见,分两类:一类为婴儿型导管瘤,在出生时或生后短时间内形成;另一类在儿童或成人期形成。

第一种类型多在尸解时发现。瘤体累及整个动脉导管,肺动脉端狭窄闭锁,而主动脉端常处于开放状态,其内常有血栓形成,偶有感染和栓塞。导管壁的真性夹层分离罕见。出生时常伴有呼吸困难史。其可在后前位 X 线片上显示各种大小的瘤样阴影,突出纵膈接近主动脉结。婴儿型动脉导管瘤几乎总是在几周或几月自行退缩,可能是完全血栓栓塞和组织化的结果,但瘤体进行性扩大或发生喉返神经压迫致声音嘶哑是外科探查和手术切除的指征。若生后 6~18 小时在 X 线片上发现导管的梭形扩张,而在 21~48 小时消失,此种情况称之为导管膨出。

第二种类型在儿童或成人发生,但罕见,认为与婴儿型无关。导管两端可同时开放,但肺动脉端通常已闭合。瘤体破裂可致死亡。

（2）病理生理：由于主动脉内高压血流的冲击，动脉导管内膜及肺动脉内膜易受损伤，发生细菌性心内膜炎或呈动脉瘤样扩张；成年人，尤其 30 岁以上患者，未闭导管的管壁往往有不同程度粥样变，个别甚至出现钙化斑块，给手术治疗增加了困难。

胎儿期间 PDA 是正常生理所必需的，但出生后（一般 2～3 周）导管应自动关闭，如生后持续开放就会产生一系列病理生理变化。由于主动脉的压力无论是收缩压或舒张压 120/60mmHg 都比肺动脉压（22/8mmHg 高，血流的方向总是从主动脉流向肺动脉，称之为左向右的分流。分流量的多少，与动脉导管口径的粗细和两侧动脉压力之间的阶差有密切关系。导管口径越粗、压力阶差越大，分流量就越大；反之，则分流量也越小。PDA 患者的肺动脉除接受由右心室来的血液外，还接纳一部分由主动脉经动脉导管来的血液，使肺循环血容量增加，回到左心房和左心室的血液量也相应增加，左心室负荷加重，致使左心室肥大。由于长期肺动脉压力升高和血流冲击，肺小动脉管壁增厚，管腔变狭，形成肺动脉高压，继之引起右心室肥大。少数婴儿出生后可保留胎儿时期肺内动脉管径小、管壁厚的特点，此时肺动脉高压症在婴儿期即出现。当肺动脉的压力随病程的发展不断增高，接近或超过主动脉压力时，即可产生双向或右向左分流，成为 Esenmenger 综合征。

三、临床表现和诊断标准

1.临床表现

（1）一般症状：临床症状的轻重与导管粗细有关。大多数的病例导管较细，症状很轻或无症状，在健康检查时方被发现。重症病例常有呼吸急促、心悸，幼年期易有呼吸道感染，甚至早年即发生心力衰竭，体循环血量减少则引起发育迟缓。临床多无发绀，但若合并肺动脉高压，发生右向左分流时，即出现发绀。开始常见活动后下半身发绀（差异性发绀），严重者左上肢也可发生发绀，偶因扩张的肺动脉压迫喉返神经而引起声音嘶哑。

（2）心脏检查：可分典型体征和不典型体征两类。典型体征是在胸骨左缘第 2 肋间能闻及响亮的连续性杂音，收缩期增强，在杂音最响处可扪及收缩期或收缩、舒张两期性的震颤。这是本病的特征。从心音图上可见，杂音的特点是在肺动脉瓣区第 1 心音之后，有收缩期递增形杂音，与第 2 心音相连，有时掩盖第 2 心音，再继之以舒张期递减形杂音。杂音向外侧、颈部和背部肩胛间区传导。若分流量超过肺循环量 50％以上，则往往在心尖区闻及低频舒张中期杂音，此系自肺循环回流至左心房的血量增加，引起相对性二尖瓣狭窄所致。心脏大小依导管的粗细和病程长短而定，有时心脏扩大使左胸前隆起，心尖搏动强烈弥散。若未闭的动脉导管伴有肺动脉高压时，患儿发育营养往往极差，呼吸急促，反复发生呼吸道感染，晚期可出现差异性发绀。

末梢血管征：脉压增高为本病临床诊断重要依据之一。收缩压多正常，而舒张压很低，因而脉压增大。导管直径越大，自主动脉分流入肺循环的血量越多，舒张压越低。当脉压很大时，可见毛细血管搏动、水冲脉及枪击音等。

（3）X 线检查：导管直径较小者，心脏大小形态可正常。最常发现的是心脏轻度扩大，以左心室增大为主。左房有时也可增大，肺动脉段膨隆，致使心脏左缘第 2 弓增大。分流量大的病例肺门阴影扩大，透视下可见搏动（肺门舞蹈征），肺野充血。升主动脉及主动脉弓影增宽而显著，搏动明显增强，导管区的主动脉有时呈漏斗状突起。若伴有肺动脉高压，则右心室也增大，肺门处近端血管阴影增宽显著，肺野远端血管狭窄细小，显示肺动脉压增高。

（4）心电图检查：在左向右分流量少的患者，心电图基本无变化。分流量较大的有左心室肥大、电轴左偏。若心电图呈双心室肥大或右心室肥大,说明肺动脉压力已有较明显增高。

(5)超声心动图检查:左侧心房和心室有不同程度的增大。二维超声心动图可以直接探查到未闭合的动脉导管,常选用胸骨旁肺动脉长轴观或胸骨上主动脉长轴观。脉冲多普勒在动脉导管开口处也可探测到典型的收缩期与舒张期连续性湍流频谱,叠加彩色多普勒可见红色流柱来自降主动脉,通过未闭导管沿肺动脉外侧壁流动;在重度肺动脉高压,当肺动脉压超过主动脉时,可见蓝色流柱自肺动脉经未闭导管进入降主动脉。

(6)心导管检查:一般病例不一定都要作心导管检查。如果临床杂音不典型,或疑为合并其他畸形时,应作右心导管检查。心导管检查可进一步明确分流的部位,是否有肺动脉高压以及估计动脉导管的粗细。若肺动脉血液含氧量较右心室高 0.5% 容积以上,表示肺动脉水平有左向右分流。合并肺动脉高压的患儿,肺动脉压力等于或超过主动脉压力时,可产生自肺动脉到主动脉的反向分流,使动脉血氧饱和度下降。近 75% 的病例,可将导管经过动脉导管插入降主动脉,小儿较成人插入的机会多,而 99% 的病例可将导管从降主动脉经动脉导管插入肺动脉。右心导管和逆行性升主动脉造影检查,不仅能明确体征不典型 PDA 的诊断,还可明确 PDA 的病理类型和大小,并对不同部位左向右分流的疾病,如主-肺动脉间隔缺损、主动脉窦瘤破裂、室间隔缺损合并主动脉瓣关闭不全、房间隔缺损伴肺动脉高压和冠状动脉瘘等,都可作出鉴别诊断。

1)婴儿期 PDA:虽然有些 PDA 患儿于出生后数周即出现典型连续性杂音,但一般在婴儿期,由于主、肺动脉之间压差较小,杂音往往不典型,只有收缩期杂音,且部位亦可偏低,因而与室间隔缺损不易鉴别。X 线检查,多表现为心脏增大,肺动脉段膨隆和主动脉搏动增强。心电图显示左心室肥大或两心室肥大。患婴易反复发生呼吸道感染,甚至发生严重充血性心力衰竭。如出现以上情况,应积极控制心力衰竭,必要时经检查确定诊断后,及时予以手术治疗。术后症状迅速消失,效果较好。

2)早产儿 PDA:发生率高达 10%～15%,常有典型连续性杂音,大多于 12 周内自行闭合。分流量较大时,可致心脏扩大、特发性呼吸困难、肺水肿及心力衰竭。除内科积极抗心力衰竭治疗外,可试用吲哚美辛促进动脉导管闭合。如效果不佳,亦应予以手术治疗。

2.诊断　根据典型杂音、X 线、心电图和超声心动图改变,可以比较容易作出诊断。但仍需与引起心脏连续性杂音的疾病相鉴别。

3.鉴别诊断

(1)主-肺动脉隔缺损:其临床症状、体征及各种 X 线所见均与 PDA 极为相似,仅杂音位置偏低,X 线显示主动脉弓不增宽。右心导管检查时,导管常进入升主动脉。而 PDA 导管易进入降主动脉(表 10-1)。升主动脉造影能确切地证实有缺损存在。

(2)心室间隔缺损合并主动脉瓣关闭不全(表 10-2)。

表 10-1　PDA 与主,肺动脉间隔缺损的鉴别诊断

	PDA	主-肺动脉间隔缺损
发生率	多见	罕见
心脏杂音	位置较高(L_2),双期连续性	位置较低($L_{3\sim4}$),收缩期多见
发绀	差异性	全身性
右心导管	导管经肺动脉易进入降主动脉	导管经肺动脉易进入升主动脉
升主动脉造影	肺动脉与降主动脉同时显影	肺动脉与升主动脉同时显影

表 10-2 PDA 与室间隔缺损合并主动脉瓣关闭不全的鉴别诊断

	PDA	室间隔缺损合并主动脉瓣关闭不全
心脏杂音	L_2 连续性、机器样,向锁骨下方传导	$L_{3\sim4}$ 不连续、哈气样,向心尖传导
心音图	菱形收缩期杂音	递减形舒张期杂音
右心导管	肺动脉水平分流	心室水平分流
升主动脉造影	肺动脉与降主动脉同时显影	造影剂由升主动脉反流至左室,右室同时显影

(3)静脉杂音:常见于小儿,为连续性,但有舒张期加强,在右锁骨上窝及锁骨下最响,也可两侧均听到。当采取仰卧位或压迫颈静脉时,颈部杂音可消失或减弱为其特点。

(4)先天性主动脉窦瘤破裂:向右心室破裂时可产生一连续性杂音,须与 PDA 鉴别。前者杂音的位置较低,在胸骨左缘第 3、4 肋间,常伴有突发性心力衰竭(表 10-3)。

(5)冠状动脉瘘(表 10-4)。

根据文献报告,大约有 4% PDA 合并有房间隔缺损、室间隔缺损、主动脉窦瘤破裂和主动脉两瓣畸形等疾病,诊断时需予以注意。

表 10-3 PDA 与主动脉窦瘤破裂的鉴别诊断

	PDA	主动脉窦瘤破裂
病史	无突发胸痛史、病程进展缓和不易致心衰	突发性胸痛、病程进展迅速易致心衰
心脏杂音	位置较高(L_2),收缩期递增	位置较低($L_{3\sim4}$),舒张期递增
超声心动图	降主动脉与肺动脉分叉之间见异常通道	高度扩张的主动脉窦,并突入某心腔
升主动脉造影	肺动脉与降主动脉同时显影	升主动脉与窦瘤破入之心腔同时显影

表 10-4 PDA 与冠状动脉瘘的鉴别要点

	PDA	冠状动脉瘘
心脏杂音	位置较高(L_2),收缩晚期最响,向锁骨上窝传导	位置较低(L_4),且表浅,心前区连续性杂音
X 线胸片	主动脉结呈漏斗征	主动脉结正常或缩小
超声检查	降主动脉与肺动脉分叉处之间有异常通道	可见异常扩大的冠状静脉窦
右心导管	分流水平在肺动脉	分流水平在心腔或大血管
升主动脉造影	肺动脉与降主动脉同时显影	扩张的冠状动脉及瘘入相应的心腔或大血管同时显影

四、自然病史

1.单纯 PDA 在足月产婴儿的发生率为 1/2000,占所有先天性心脏病的 5%～10%。女婴是男婴的两倍。PDA 可以发生在同胞胎中,提示其发生有遗传倾向。母亲怀孕前 3 个月患风疹为常见原因,并且与多发性外周肺血管动脉狭窄和肾动脉狭窄有关。由于 PDA 外科治疗和确定 PDA 诊断方法的早期应用,使 PDA 的自然病史已不能完整记录。

2.死亡:婴儿期未经治疗的 PDA 患者死亡率高。估计单纯 PDA 第 1 年的死亡率为 30%,生后前几个月死亡的危险最大。而婴儿期后未经治疗的 PDA 患者的年死亡率快速下降至 0.5%。30 岁时达 1%,40岁时达 1.8%,随后几十年可达 4%。因此在 45 岁时大约 42% 的 PDA 患者已死亡。多数老年患者死亡与长期容量超负荷致顽固性左心衰竭有关。

五、治疗

1938 年,Gross 等采用结扎法治疗 PDA 获得成功,从此推动了先天性心脏病的外科治疗。经过近半个世纪的临床实践,对于 PDA 的病理解剖、病理生理和病程发展以及治疗方法等,都取得了丰富经验,收到了良好效果。

为了提高疗效,对患者选择、年龄和治疗方法等,应予全面考虑。目前治疗方法有非手术疗法和手术疗法两种。

1.非手术疗法　有药物法和介入堵闭法。

(1)药物法:早产儿 PDA 特别是妊娠不足 30 周者,动脉导管关闭延迟,出生后如有气急、心力衰竭可先给予辅助呼吸、控制液量(每天摄入量为 100～120ml/kg)和利尿药物(呋塞米 1mg/kg,静脉注入)治疗,以改善心肌功能;并试行吲哚美辛治疗,以促使动脉导管闭塞。吲哚美辛属于非甾体类抗炎药,抑制环氧合酶,阻止各类前列腺素的合成和抵消扩张动脉导管的作用。

吲哚美辛的疗程,一般给药 1～3 次。首次剂量为 0.2mg/kg,无效者,可隔 24 小时,给予第 2 次、第 3次剂量,分别为 0.1mg/kg。出生第 3～8 天的早产儿 PDA 应加大剂量,第 2 次、第 3 次分别给予 0.2mg/kg。出生后超过 8 天的早产儿 PDA,第 3 次用量为 0.25mg/kg。通常情况下,一个疗程足以关闭动脉导管。出生后 3 天内的早产儿 PDA 用吲哚美辛治疗,效果最佳。如失败,应行急症手术,以抢救患婴。

(2)介入堵闭法:1967 年,Porstmann 首先用导管法堵闭 PDA 获得成功。以后在日本和中国同道们的共同努力下改进和提高了该技术,其操作方法是经皮股动脉、股静脉穿刺插管,分别用长 300cm 单股0.014in(英寸)弹性超细不锈钢丝,在 J 形导管引导下,经降主动脉通过 PDA 送入肺动脉主干。圈套导管由股静脉经右心室到达肺动脉,套住由 J 形导管内送出的细导丝,分别从股静、动脉推出圈套导管和 J 形导管,建立股动脉-PDA-股静脉钢丝轨迹。选用特制泡沫塑料塞子,固定于中央置有的金属小支架套管上,按动脉导管造影形态大小放大 80%～100%,剪修成葫芦形或哑铃形。然后,用 16～24F 扩张器扩大股动脉穿刺口,插入外套管,将塞子穿入细钢丝,用一硬质顶棒将塞子从外套管沿细钢丝顶入降主动脉,再插入导管,继续将塞子沿细钢丝推送入、并填塞 PDA。塞子一旦嵌入,心杂音即消失。最后,拔出细钢丝,在股动脉穿刺处加压止血。我们在 134 例 PDA 患者应用此技术,其中 130 例 1 次堵闭成功,3 例二次堵闭成功,1例塞子脱落改手术治疗。平均 5 天出院,随访 2～12 年,3 例于术后 35～40 天塞子脱落至肺动脉,手术取出,同时行 PDA 缝闭术。

1979 年,Rashikind 应用双伞形塞子通过股静脉堵闭婴幼儿的 PDA 获得成功。因该技术应用不锈钢丝做成伞架,外裹以 Ivalon 薄膜,能通过 8F 的血管鞘,尤其适用于婴幼儿,甚至有人报道堵闭 3.5kg 新生儿的 PDA,现已在欧美国家广泛开展,但该技术仅适用于 PDA 内径小于 7mm 者,PDA 不能太长;且有 3%塞子脱落至肺动脉或主动脉;术后经彩色超声随访,两年内 10%～20% 有残余分流;该器械昂贵,不适宜在发展中国家广泛开展。近年来有应用 Sideris 盘状纽扣样或应用 Spiral Coil 装置堵闭 PDA 的报道,尽管术后残余分流低于 Rashikind 方法,但仍高达 14c70,或仅适用于内径较小的 PDA。

我们 1995 年发明了自制带阀门血管内支架 PDA 堵闭装置(获国家专利),其操作为采用 200cm 长,

0.034in 不锈钢丝,经由股动脉穿刺,由 J 形导管通过 PDA 把导丝送入左或右肺动脉远端,退出 J 形导管,建立股动脉-PDA-肺动脉导丝半轨迹。也可经股静脉-肺动脉-PDA-降主动脉导丝轨迹。根据 PDA 内径选择血管鞘,多为 7～14F,平均 10F。同时选择不同型号的带阀门内支架 PDA 堵闭装置,包括球囊扩张导管及球囊中部套有带 Ivalon 阀门的管形网状支架。当带支架球囊到达 PDA 管腔中部时,用造影剂扩张球囊,使支架两端充分展开呈哑铃状,牢固地支撑在 PDA 的主、肺动脉端,抽尽球囊内造影剂,拔除球囊及导引钢丝,支架内的 Ivalon 起到阻止血流的作用。该装置按支架扩张的最大直径分成以下几种型号:4mm 以下、4～8mm、9～12mm、12mm 以上。

Porstmann 法 PDA 堵闭成功率达 90％～99％,除少见的塞子脱落外,术后很少有残余分流,但由于该技术通过压缩的 Ivalon 塞子通过股动脉逆行置入 PDA,故对病例选择较为严格,一般适用于 6 岁以上、PDA 内径在 6.5mm 以下的儿童,对成人也仅适用于内径小于 8mm 的病例。由于该器械价格便宜,治疗 PDA 效果良好,故在中国、日本仍继续开展。

Rashikind 等方法使用范围窄,残余分流发生率较高,而且器械价格昂贵,故在国内尚不能广泛开展。

自制带阀门血管内支架 PDA 堵闭装置的特点是:①操作简便,不必建立股动、静脉钢丝轨迹,可以从股动脉逆行或从股静脉送入带阀门血管内支架治疗 PDA。②支架扩张后呈哑铃状,能牢固固定在 PDA 内,支架内泡沫样网状结构易使血小板、纤维素及凝血物质滞留,形成血栓,且网状样结构有利于血管新生内皮细胞的形成、生长、覆盖。动物实验证实,8～12mm 内径的 PDA 堵闭术后 1 个月以上,主、肺动脉端已被新生内皮覆盖,达到永久闭合的目的,可使用于堵闭 10～12mm 内径的巨大 PDA 患者。至今临床应用已 20 例,随访 4～36 个月,均达到完全闭合的目的。③该堵闭装置治疗内径 8mm 的 PDA,只需通过 9F 血管鞘,而 Porstmann 方法治疗内径 8mm 的 PDA 需用 24F 血管鞘,故该装置对血管损伤小,可适用于 3 岁以上的 PDA 患者。

堵闭法的共有并发症为塞子脱落、股动脉出血和血栓形成等。

介入治疗法治疗 PDA 的诞生和不断发展,操作方法的不断简化和完善,目前大有成为 PDA 首选治疗方式的趋势。此法无胸部手术切口瘢痕,仅在腹股沟见一穿刺点,大大减轻了手术创伤;而且 PDA 的介入堵闭法较其他手术方法安全,尤其是对手术后有残余分流(再通)的 PDA 治疗,更为安全有效。

2.手术疗法

(1)手术适应证:凡是非手术疗法无效,病程发展迅速,易于肺部感染或心力衰竭者,选用手术关闭 PDA。多数学者认为,手术的适当年龄为 5～12 岁,但争取在 30 岁以前能完成手术。这是因为年龄过大,动脉导管硬脆,甚至钙化,并发细菌性心内膜炎、肺动脉压力过高和严重心力衰竭等并发症的机会多,手术危险性大,死亡率高,疗效差。对发生细菌性心内膜炎的患者,要先采用抗生素治疗,控制 2～3 个月后,才能做手术。对少数患者药物治疗不能控制感染,特别是有赘生物脱落,反复发生动脉栓塞,或有假性动脉瘤形成时,应及时手术治疗。对有严重肺动脉高压或心力衰竭者,都需给予内科积极治疗,待病情好转后,再施行手术。

(2)手术禁忌证

1)合并严重肺动脉高压,形成右向左分流为主,已发生艾森门格综合征,临床上出现差异性发绀的患者。

2)复杂先天性心脏病中,PDA 作为代偿通道而存在者,如法洛四联症、主动脉弓中断等,在其根治手术前,动脉导管不能单独行闭合治疗。

3.术前准备

(1)全面细致询问病史和进行有关检查,明确有无合并畸形和并发症,根据结果确定手术方案。

（2）有严重肺动脉高压，甚至有少量右向左分流的患者，术前给予吸氧治疗（每次 30 分钟，每天 2 次）和应用血管扩张药（视病情给予巯甲基丙脯酸口服或酚妥拉明、硝普钠静脉滴注或小剂量一氧化氮），有利于全肺阻力下降，为手术治疗创造条件。

（3）合并心力衰竭者，给予积极强心，利尿治疗，待心衰控制后再行手术。

（4）肺部及呼吸道感染时，感染治愈后再手术。

（5）细菌性心内膜炎患者，术前应作血液细菌培养及药物敏感试验，并加强抗感染治疗，感染控制后再手术。感染不能控制或反复出现栓塞者，应在抗感染同时，亚急症手术。

4.常规手术方法　　PDA 的形态有各种各样，粗细和长短也不一致，一般可分为两种：一种是动脉导管细而长，另一种是动脉导管粗而短。前者手术简便，而后者手术较困难。动脉导管的手术方法有四种：即结扎法、钳闭法、切断缝合法和直视缝闭法。多数学者主张：动脉导管细而长者，应作结扎法或钳闭法，尤其对幼儿适用；对动脉导管粗而短者应作切断缝合法；对伴有肺动脉高压，合并其他心脏畸形、30 岁以上、导管钙化、巨大动脉导管以及第 2 次手术者应考虑直视缝闭法，但最常用的是结扎法。

（1）结扎法：有单纯、双重、贯穿和垫片等结扎方法。

1）切口：左胸后外切口，经第 4 肋间进胸，使主动脉峡部动脉导管和肺门均获得良好显露。也可经左腋下小切口，经第 4 肋间或肋床进胸，病例选择恰当，是一安全、简便、康复快、费用少的方法。

2）探查导管：将左肺向前下牵压，在主动脉峡部看到的膨出部即动脉导管之部位。用手指放在导管的肺动脉端，可触及连续性震颤。

3）切开纵膈胸膜：于主动脉弓上方，纵向切开隔神经和迷走神经之间的纵膈胸膜，上至左锁骨下动脉根部，下至肺门。最上肋间静脉可结扎切断。分离左锁骨下动脉根部时，对可疑淋巴管均要结扎，以免术后发生淋巴漏。

4）显露动脉导管：将切开之纵膈胸膜向肺动脉侧分离，至动脉导管肺动脉端。用 4 号丝线在纵膈胸膜边缘缝牵引线 4～5 针，牵拉并固定于无菌巾上。此时，动脉导管、主动脉弓、左锁骨下动脉、肺动脉、迷走神经和喉返神经均清楚可见。

5）分离导管：先锐性分离导管前壁，再分离上缘，小心剪开导管上方韧带组织，显露出导管上缘，沿导管上缘向上后分离，最后用小直角钳由下向上顺导管后壁伸出导管上缘，然后再用直角钳，由上方轻轻将导管后壁间隙适当扩大，导管四周完全得到游离。

6）套线：应用 10-0 丝线 3 根，用小直角钳引导，绕过动脉导管后壁。

7）结扎导管：由麻醉师控制性降压到 60～80mmHg，先结扎动脉导管近主动脉端，同时以手指触摸肺动脉端，如果震颤消失，证明结扎完全。再结扎肺动脉端。再在两结扎线中间作 7-0 丝线结扎。

8）关闭胸腔：查无出血后放置胸引管，膨肺后分层关闭胸腔。

（2）钳闭法：有的学者对细长的动脉导管采用特制动脉导管钳闭器钳闭 PDA，操作也比较简便，动脉导管游离方法同前。选用特制的钛钉双排钳闭阻断动脉导管腔。由于术后出血和再通并发症较多，目前应用较少。

（3）切断缝合法：对粗短的动脉导管应选用切断缝合法，手术操作要求高。为了防止无损伤性血管钳的滑脱，应在降主动脉套好阻断带，再在动脉导管的两端，靠近主动脉和肺动脉，分别各夹上一把无损伤血管钳。如果可能，最好在靠近主动脉端，夹上两把无损伤血管钳，比较安全。然后，在靠近肺动脉端钳的外侧，边切断、边缝合动脉导管。缝合时，用 3-0 聚丙烯无创伤缝针线作连续缝合。

（4）直视缝闭法：胸骨正中切口，纵行切开心包后，于升主动脉插入动脉供血管，由右心房插入上、下腔静脉引流管，常规建立体外循环。在心脏停搏前，先插好左心引流管，防止大量血液经动脉导管郁积肺部。

体外循环一开始,立即切开肺动脉,经切口用示指顶住动脉导管开口处,阻止分流。降温至20℃左右,减低流量至5~10ml/(kg·min)。然后,经肺动脉切口,找到动脉导管开口,用带垫片的涤纶无创伤缝合线,对准动脉导管开口的后缘进针,作褥式缝合,由肺动脉前壁穿出,另加一垫片打结,一般缝合3~4针,即可完全缝闭。对于导管在肺动脉内开口大于1.5~2.0cm的病例,可采用补片缝合法。低流量时间不超过20分钟,对脑部供血没有影响。缝闭,恢复高流量和升温,并检查缝闭之PDA口,如有残余分流,则立即加固缝闭之,继之用4-0 Proline线连续往返缝合肺动脉切口。如有其他心脏畸形,再予纠正。

(5)术中注意要点

1)后外侧切口开胸时,判断第4肋间要准确,以利动脉导管良好显露。

2)分离,特别当切断动脉导管时,注意保护喉返神经。

3)分离导管过程中若遇有出血,首先采用的措施应是用手指压迫止血,纵膈小血管出血,经压迫后多可止血。压迫不能止血者,则可在严密观察下降压,查清出血部位,选用相应措施处理,以钳闭动脉导管上下主动脉进行缝合为宜。切勿随意用止血钳夹持,以免破口加大,带来更严重后果。

4)结扎动脉导管时,用力要平稳,以中断血流交通为度。过度用力结扎有割裂之虞;过松则可能有残余分流。

5)动脉导管游离出后,应进行一次短暂阻断试验,尤其是伴发肺动脉高压者,观察阻断后血压、心率和有无发绀出现等变化,以判断手术是否继续进行,如血压上升,肺动脉压力下降,心率正常,没有发绀出现者,则继续进行动脉导管阻断术;反之,血压下降,肺动脉压力不下降,又出现发绀及心动过速等,就应停止手术,不作阻断术。

PDA单纯结扎和切断缝合术已经规范化,手术技术比较成熟。配以降压措施的单纯结扎术,提高了安全性,效果满意。粗大导管带垫卷四头线结扎,可使导管受力均匀,防止结扎时导管割裂,增加了安全性。切断缝合手术,用于成人粗大的窗型PDA和严重肺动脉高压者,术中处理得当,效果可靠。在体外循环直视下,PDA经肺动脉切开缝闭,要求有熟练手术技术和灌注师良好的配合,术中要严密预防灌注肺和脑气栓等并发症。

5.电视胸腔镜外科　是近年来发展起来的微创手术外科领域,正广泛应用于临床。自1990年瑞典医生Jacobereus首先在临床上使用胸腔镜以来,现已成为较成熟的技术方法。国外近几年用于PDA手术。法国Laborde于1991~1992年应用电视胸腔镜为38例PDA患者行手术治疗,全部获得成功。国内某些单位也正在开展。

(1)适应证:学龄前儿童是最常选择的适应证。有婴幼儿手术经验者,可选择2~3岁的婴幼儿。年幼者导管弹性好,操作孔离导管的距离近,一旦出血可通过操作孔行指压止血。管型PDA最适合本法操作。因导管长,便于游离显露和闭合。

(2)技术要点:采用静脉复合麻醉,单侧肺通气,使左侧肺萎陷。

1)切口选择:对手术操作十分重要。一般采用左侧腋中线第4肋间(放置带摄像头的胸腔镜头)和腋前、后线第3肋间(放置手术操作器械)切口视野显露比较清楚,操作方便。

2)PDA的游离:由于手术操作是在影像系统下进行,解剖时更需十分精细和熟练准确的操作。充分游离PDA周围纤维组织,特别注意PDA上下窗的解剖,使之充分游离,才便于钛夹钳的插入和钛夹钳钳夹。

3)PDA的处理:电凝刀剪开导管上下纵膈胸膜,提起纵膈胸膜,采用钝、锐性分离显露出导管,用钝头长钳分离导管上下窗、直角钳游离出导管并套入10号长线,静脉滴注硝普钠使动脉血压降至60~80mmHg左右,在胸壁外打结,用滑结推进器或普通长钳推下,将结打在导管正中,提起导管,插入钛夹钳。根据动脉导管的直径,选择不同型号的钛夹:一般5mm直径的导管应用9mm长(全长18mm)的钛夹即可,6mm、7mm 直径的导管需要 11mm 长(全长 22mm)之钛夹。由主动脉侧向左肺动脉侧分次闭合导管,一般 2～3 个即可。

本法较开胸术治疗 PDA 有创伤小、伤口疼痛轻、术后恢复快等优点。电视胸腔镜下 PDA 手术的禁忌证有:重度肺高压、肺功能严重损害、不能耐受单侧肺通气及胸腔粘连严重者。由于本法的特殊性,要求术者必须熟练掌握在影像系统下的手术操作技巧,因而由经验丰富,常规操作纯熟的医师承担,以便能迅速处理可能发生的并发症。PDA 手术最危险的并发症是导管破损出血,也是手术死亡的主要原因。为此术前、术中都要做常规开胸术的准备,包括备血、手术器械等。在操作中遇到困难时,果断地改为开胸手术是明智的。

六、结果

1.术后主要并发症　PDA 手术主要并发症有喉返神经损伤、动脉导管破裂出血。前者声音嘶哑,给患者带来终身痛苦,后者常危及生命安全。

(1)喉返神经损伤:某学者报道 1107 例外科治疗 PDA 患者,41 例(3.7%)有声音嘶哑,除 1 例为永久性嘶哑外,余均在 3～30 天恢复。以下情况可造成喉返神经损伤:①分离纵隔胸膜过程中伤及迷走神经;②分离动脉导管时直接伤及喉返神经;③结扎动脉导管时,特别在婴儿,不慎将喉返神经一并扎入;④切断缝合动脉导管时,钳夹或缝及喉返神经。防止措施在于熟悉局部解剖关系,操作中注意保护,少作不必要的分离,并于喉返神经表面留一层纤维结缔组织,可明显减少损伤机会。

(2)动脉导管破裂出血:1107 例中,有 7 例发生 PDA 破裂出血,2 例死亡,5 例在体外循环下修补成功。此情况多发生于分离动脉导管过程中。应注意以下几方面,尽可能减少出血机会:①成年或合并有肺动脉高压患者,在开始分离导管之前,请麻醉师给予降压药物,将动脉收缩压维持在 90mmHg 左右,既保证了全身重要脏器灌注,又减少动脉导管壁的张力和出血机会;②分离导管操作应轻巧、细致、动作范围小;③结扎时,宜缓缓用力,勿牵拉导管,防止割裂或拉断,造成严重后果;④一旦有严重大出血,应先压迫止血,建立体外循环,在深低温微流量灌注下修复破口,并缝闭 PDA.肺动脉开口。

(3)PDA 再通:目前当采用切断缝合术或适当的结扎技术时,PDA 再通的发生率已近零;自 1967 年至今,除此段时间的早期应用单纯结扎法 1 例再通外,未有再通或残余分流的病例报道。在初始阶段 PDA 再通的确发生。Jones 报道 61 例导管结扎患者有 12 例再通或残余分流。之后,不再多见。Panagopoulos 等报道 936 例导管闭合患者,大多数应用结扎法,仅有 4 例再通。Trppestad 和 Efskind 报道 639 例随访患者,20 例再通。潘治等报道 2040 例外科治疗 PDA,16 例再通。预防 PDA 术后再通,关键还是术中有效控制性降压和牢固的结扎。

(4)血压升高:发生率在 16%。可能与以下因素有关。

1)PDA 闭合后分流被阻断,左室排血全部进入体循环,血容量突然增加,血压升高。

2)左向右分流被阻断后,神经体液调节暂时紊乱,致使体内儿茶酚胺增加,导致血压升高。

(5)乳糜胸:已罕见。1107 例外科治疗 PDA 患者,1 例发生乳糜胸。另一学者 719 例 PDA 外科治疗,未有此并发症。

2.症状和功能状态　巨大 PDA 外科闭合后,充血性心力衰竭的症状和体征明显消失。Ash 和 Fischer 叙述一 3 岁巨大 PDA 女孩并发心脏恶病质和进展期心力衰竭,外科闭合 PDA 后 3 小时明显的肝脾肿大消失,并且 4 个月内 X 线显示心脏大小恢复正常。

3.机体发育　以往认为单纯巨大 PDA 闭合后婴儿的发育正常。但事实身高发育迟缓仍持续,尤其婴儿后手术或有风疹症状的儿童。

4.早期死亡   Gross 和 Hubbard 第 1 次外科治疗 PDA 成功的 10 年内,没有并发症的患者住院死亡率很低。1951 年 Gross 和 Longino 报道 412 例外科治疗患者,死亡 8 例(1.9%)。1955 年 Ash 和 Fischer 连续 116 例外科治疗患者没死亡(0%)。1993 年某学者报道 1107 例外科治疗患者,死亡 4 例(0.36%)。陈立波等报道 719 例外科治疗患者,9 例死亡(1.25%)。其他类似经验也证实手术治疗 PDA 的安全性,事实上近年住院死亡率几乎近零。

增加早期死亡的危险因素:

目前大多数 PDA 患者在婴儿期或儿童期已手术治疗,早期术后死亡率几乎为零。即使合并其他先天畸形、肺高压或轻、中度肺血管阻力增高等情况也不增加住院死亡率。不管采用何种手术方法,早期死亡率均很低。而考虑自 1938 年至今的整个 PDA 外科治疗过程,如下情况仍被视为手术后死亡的高危因素。肺血管病变严重,发生双向或右向左分流为主时,手术危险性明显增高。在 Mayo 早期临床经验中,14 例此类患者,5 人术后死亡。主要死于术中出血(由于 PDA 关闭后肺动脉压力高于主动脉以及肺动脉扩大和壁薄,肺动脉缝合处出血)或几天后无任何明显原因的突然死亡。

当有大量左向右分流存在时,即使肺血管病变达轻中度,并不增加手术后早期死亡的危险性。Mayo 诊所在早期 271 例 PDA 闭合术中,16 例合并严重肺高压但肺血管病变为轻中度及大量左向右分流,无术后早期死亡。

5.生存   婴儿或儿童无并发症的 PDA 外科闭合后,期望寿命在正常范围内。术前已发生中或重度肺血管病变者,术后肺血管病变的进一步发展可导致晚期死亡。进展期和长期慢性充血性心衰的成年患者手术时,由于长期左室容量超负荷使心肌病变不可逆转,晚期死亡发生率增高。

(涂 东)

第二节   主动脉-肺动脉间隔缺损

一、概述

主动脉-肺动脉间隔缺损又称主动脉肺动脉瘘(APF)、主肺动脉窗(APW),是一种罕见的畸形,约占心血管畸形的 1%。其原因是胚胎期动脉干间隔发育不全,而导致半月瓣以上主动脉和肺动脉之间异常交通。往往早期并发充血性心力衰竭,预后不佳,病儿常早期夭折。

二、病理生理及分型

1.病理生理   APE 时主动脉高压血流经过缺损流入肺动脉,形成"左向右分流"。血液的分流量,和缺损口径的大小及两个动脉间压力的阶差成正比。肺动脉血流增加后,首先使整个肺动脉扩大,形成肺充血现象;继而肺小动脉痉挛和内膜增厚,中层肌肉纤维增生,管腔变小,阻力增加,形成肺动脉高压。同时,又可影响右心室的血液排出,引起右心室肥大和心力衰竭。由于主动脉的血液部分分流到肺循环内,再回到左心房和左心室,左心流量增加;另一方面,左心为了代偿周身动脉血液的不足,提高排血量,更增加了负担,容易引起左心室肥大和心力衰竭。

2.分型

Ⅰ型:缺损位于升主动脉近端的后壁内方。

Ⅱ型:缺损位于升主动脉远端的后壁。

Ⅲ型:右肺动脉起源于升主动脉的后壁外方。

三、诊断要点

1.症状 临床症状与动脉导管未闭和大型室间隔缺损相似。可出现在任何年龄,表现为心悸、气急、发育迟缓和反复肺部感染,常于婴儿期即发生心力衰竭,并对药物反应不良。

2.体征 营养不良,发育较差。脉搏呈水冲脉,心脏检查,心前区隆起,心脏搏动增强,心尖向左下移位。心界扩大,胸骨左缘第3、4肋间可闻及连续性机器样杂音,伴有震颤。如缺损大伴肺动脉高压,可仅有收缩期杂音;当肺动脉压与主动脉压相等时,杂音可不明显。

3.辅助检查

(1)心电图检查:心电图特点与缺损大小和肺动脉压力增高程度有关。小缺损心电图可正常;中等缺损电轴左偏,左心室肥大,部分可出现右心室负荷增加。当肺动脉压接近体循环压时,电轴变为右偏,右心室肥大或劳损,并掩盖左心室肥大的表现。

(2)X线检查:心脏大多数扩大较明显,左、右心室和左心房均可扩大,以左心室增大为主,肺动脉段膨隆,搏动显著增强,肺血增加,升主动脉影可略扩大,但主动脉弓不增大。

(3)超声心动图检查:在升主动脉与主肺动脉壁扫描显示出缺损区。波群图形与动脉导管未闭、高位室间隔缺损相似,但位置不同。

(4)心导管检查及造影

①导管可发现肺动脉水平有左向右分流,并伴有不同程度的肺动脉高压。

②若导管尖经肺动脉主干进入升主动脉或无名动脉时,有诊断意义。

③升主动脉逆行造影能证实缺损的位置、大小。当升主动脉注入造影剂时,可见肺动脉主干与升主动脉同时显影。

4.鉴别诊断

(1)动脉导管未闭:动脉导管未闭出现的发绀为差异性发绀,而 APE 为全身性发绀。动脉导管未闭的机械性杂音位于胸骨左缘第2肋间,多向左锁骨下传导;而 APE 的杂音则在胸骨左缘第3或第4肋间较为明显,多按水平位置向左传导。心导管检查及主动脉逆行造影不仅作出鉴别诊断,而且能显示出病变的位置。

(2)室间隔缺损:杂音位于胸骨左缘第3、4肋间呈全收缩期杂音,多伴震颤,心电图以左室肥厚为主。

(3)主动脉窦瘤破裂:多发生于青壮年,一般突然发病,病情迅速恶化,穿破右心室时可在胸骨左缘第3、4肋间闻及连续性机器样响亮杂音,以舒张期为主,并向整个心前区传导。

五、手术适应证及禁忌证

1.手术适应证 本病一经诊断明确,应尽早手术矫治。

2.手术禁忌证 临床上出现发绀、有右向左分流者,为手术禁忌证。

六、手术要点及注意事项

1.手术要点

(1)结扎法:将 APE 单纯结扎。由于缺损多为窗形,组织脆、张力高,往往不能结扎完全或出现再通,目前该手术方法已弃用。

(2)切断缝合法:常温或低温麻醉下解剖主、肺动脉缺损上、下缘之组织,用无创钳分别夹在缺损通道的主动脉侧和肺动脉侧,切断后分别缝合两侧。这种手术对小的缺损,无肺动脉高压,呈管状并且有一定的距离者,可以采用。

(3)体外循环下直视修补:基本有 2 种方法,即低温体外循环法和深低温有限体外循环法。前者多用于较大的婴儿和儿童,后者应用于较小的婴儿。

①切断缝合法:常规体外循环下,用无创钳夹住主动脉侧后,切断缺损,分别缝合缺损两侧。

②经主动脉途径修补缺损:心脏停跳后,于升主动脉前壁纵行切开,从主动脉内面缝合缺损。优点:显露良好,不会损伤到冠状动脉开口及主动脉瓣叶,主动脉壁较肺动脉壁厚,缝合切口较牢固。

③经肺动脉途径修补缺损:心脏停跳后,于主肺动脉前壁切开肺动脉,经肺动脉切口修补缺损。但肺动脉扩张明显,壁薄时容易撕裂。

④经缺损前壁途径修补缺损:心脏停跳后,在主动脉和肺动脉交界处缺损前壁切开修补缺损,当缝到切口两端边缘时,将主动脉壁、补片、肺动脉壁三者褥式连续缝合成为一体。本法显露较经主动脉切口差,但减少缝合切口,缩短手术时间。

2.注意事项

(1)对幼儿或缺损位置较高手术时,宜采用股动脉或右锁骨下动脉插管,避免修补时受到升主动脉插管的影响。

(2)肺动脉扩张明显、壁薄而张力高者,在缺损上方解剖游离升主动脉时应靠主动脉外膜平面,避免损伤肺动脉主干和右侧分支。

(3)缺损>1cm,最好采用补片修补缺损,减少缺损边缘承受的张力,以免缝合处撕裂。

七、预后

手术结果与手术方法有关,结扎和切断缝合法死亡率高。病变彻底纠正者,效果良好,症状消失,患儿生长发育良好,体力活动正常,心影缩小,肺野清晰,心导管检查肺动脉压接近正常。

(刘剑峰)

第三节　先天性主动脉狭窄

一、概述

主动脉狭窄是指主动脉瓣及其附近狭窄使左心排血受阻,导致左心室肥厚、扩张或左心衰竭的病变。它包括主动脉瓣狭窄、瓣上及瓣下狭窄,因此本症又称之为左心室出口或主动脉口狭窄。

此症发病率约为先天性心脏病的 3%～10%,其中以瓣膜狭窄最多见,约占其中的 83%,瓣下狭窄占 9%,瓣上狭窄最少见,有时可以同时存在两处以上的狭窄。男性多于女性。

二、解剖

1.病理分型 按病变的部位主动脉狭窄可分为下列三类。

(1)主动脉瓣下狭窄:

1)维膜型主动脉瓣下狭窄:由于隔膜样组织构成心室流出道不全堵塞,它包括两种类型:

Ⅰ型(膜样狭窄):有纤维组织薄膜紧贴于主动脉瓣下,膜中心有 4～12mm 的小孔,膜的周边和其临界组织相延续。

Ⅱ型(纤维肌性狭窄):是位于主动脉瓣下的较局限的环形梗阻,与Ⅰ型不同在于位置比膜样狭窄更低些,除纤维外尚有肌性组织参与。

2)肌肥厚型主动脉瓣下狭窄:由于左心室流出道的肌肉肥厚形成左心排血受阻,它包括:

Ⅰ型(选择性狭窄):左心室普遍肥厚,但流出道室间隔部更为明显,室间隔/左心室壁厚度比值常＞1.5(正常值约 1.0)。

Ⅱ型(弥漫性狭窄):左心室壁及流出道普遍肥厚,室间隔/左心室壁厚度比值接近 1.0。

3)二尖瓣所致左室流出道狭窄:极为少见,主要是指二尖瓣前瓣附着处前移至主动脉右窦下方,或二尖瓣前瓣中部有一些纤维组织薄膜或条索悬吊于二尖瓣和室间隔之间造成瓣下左室流出道梗阻。

(2)主动脉瓣膜狭窄:此型最为常见。

1)单瓣化狭窄:整个主动脉瓣呈有一中心孔的隔膜,瓣膜呈拱顶状,狭窄的瓣口在中央或偏心性,有时,可见一交界痕迹。

2)二瓣化狭窄:主动脉瓣仅两个瓣叶、两个主动脉窦,一般只有在交界粘连时才会产生狭窄。二瓣化狭窄是主动脉狭窄中最常见的一种,约占 70%。

3)三交界粘连:主动脉瓣发育成三瓣,但三个交界未完全分离。三瓣化畸形的各个瓣膜,大小常不相等。生后并无狭窄,后来随着血流的不断冲击,使瓣膜特别是游离缘变厚,发生硬化或钙化才逐渐形成狭窄。

4)其他类型:如主动脉瓣环发育过小,舒张期瓣膜常关闭不严。

主动脉瓣膜狭窄产生流出道阻塞,除单瓣畸形外,一般都是逐渐形成的,左心室心肌向心性肥厚,血流动力学改变主要是舒张期末心脏收缩时,血流冲过狭窄瓣口,喷射到远侧的血管腔内产生涡流,致局部管壁变薄,升主动脉逐渐形成狭窄后扩张。根据临床及血流动力学变化,主动脉瓣膜狭窄可分为轻、中、重三型,轻型病例者使之升主动脉收缩压差在休息状态小于 40mmHg,中度狭窄为 50～75mmHg,重型病例其压差在 75mmHg 以上。

(3)主动脉瓣上狭窄:是指紧靠主动脉瓣上方的主动脉口局限型或弥漫型狭窄。

1)沙漏型(壶腹样狭窄):主要是在主动脉崤平面有环形狭窄同时有一段升主动脉变细。

2)隔膜型(膜样狭窄):在主动脉窦上缘形成以纤维成纤维肌肉构成瓣环上中心有孔的隔膜,该段主动脉外径基本正常。

3)发育不良型(条索样狭窄):指主动脉管腔狭窄和管壁异常增厚,通常累及升主动脉,也可延伸至无名动脉起源处。

约有 1/3 病例伴有主动脉瓣畸形,最常见的情况是左冠瓣发育不全。有时瓣上的狭窄环几乎可以覆盖于已变小的主动脉窦入口上方,该瓣叶的游离缘黏附在狭窄环上,在心血管造影时可见到左冠状动脉充盈和变形。右冠状动脉则扩张和扭曲,后者主要由于高压血流所引起。周围型肺动脉狭窄是最常见合并畸形。

2.病理生理

(1)左心室后负荷增加,左心室肥厚、劳损、最后导致左心功能衰竭;有主动脉瓣下肌肉肥厚及狭窄者,左心室舒张受限,导致左房压升高,肺淤血。

(2)左心室与主动脉之间形成压力差或左心室及流出道压差移行区。

(3)冠状动脉供血不足。

(4)晚期肺动脉及右心室压力可随左心功能不全,或左心乳头肌功能障碍所致的二尖瓣反流而逐渐升高,最后出现右心功能衰竭。

三、诊断

1.临床表现   由于病理类型及狭窄程度不同,临床表现及症状出现的早晚各异,早期可以无明显症状,但是构成严重的左室射血受阻者在生后几天或几周就可以引起左心衰竭;儿童或青少年主要以心慌、乏力、头晕、晕厥、胸痛(有时可表现为典型的心绞痛)为主要表现。主动脉瓣上主动脉狭窄可见主动脉瓣上狭窄综合征(Williams 综合征),表现为面部饱满、宽前额、两眼远离、内眦赘皮、平鼻梁、颧骨及下颌凸出、尖下巴、长人中、嘴宽唇厚、弱智、发育迟缓、婴儿期高钙血症、多发性外周肺动脉狭窄等。

体格检查有许多共同性体征,有发育差、脉搏细弱,主动脉收缩压及脉压不同程度降低,心尖搏动增强,心浊音界可正常或扩大,主动脉瓣区或胸骨上窝闻及Ⅲ～Ⅳ级收缩期杂音,并可触及震颤。

2.实验室检查   无特征性改变,注意营养或发育不良所致贫血,检查上下肢动脉血气分析,排除差异性发绀。

3.其他诊断性检查

(1)超声心动图检查:

1)主动脉瓣膜狭窄:瓣膜回声增强,开放受限;异常瓣膜回声,呈单瓣、二瓣或四瓣畸形。

2)主动脉瓣下狭窄:在二尖瓣及室间隔之间左室流出道出现菲薄异常回声,或左心室呈不对称增厚,尤以间隔明显。

3)主动脉瓣上狭窄:常只能发现接近主动脉瓣部位的升主动脉管腔狭窄或异常回声。

(2)左心导管及造影检查:

1)左心导管从升主动脉至左心室进路某处受阻;

2)测得左室与主动脉之间压差及程度;

3)左心室与主动脉之间有压力曲线移行区。

4)左室造影检查可确定狭窄部位,解剖形状及狭窄程度。

四、手术适应证

1.症状不明显,左心室收缩末压力与主动脉差＜25mmHg一般不必手术。

2.婴幼儿期因主动脉狭窄造成充血性心力衰竭,药物控制无效者应尽早手术。

3.儿童及青少年患者症状明显,左心室压力差＞50mmHg,或瓣孔面积＜0.7cm²/m2,心电图有左心室肥厚及劳损者应择期手术。儿童期无症状,左室流出道压力阶差小于 50mmHg,心电图正常,暂时不必手术。但应每年随诊,如出现病情变化,再及时手术治疗。

4.肥厚型主动脉瓣下狭窄手术死亡率较高,一般先用 β-阻滞剂治疗,若药物不能控制症状左心室压力差＞75mmHg 即应手术治疗。

5.主动脉上狭窄伴有严重的弥漫型左、右肺动脉狭窄,当后者无法应用现代化手段矫正时,仅对主动脉瓣狭窄进行手术是不可取的。

五、术前准备

1.了解主动脉瓣病理解剖,瓣环和左室大小,以及是否合并主动脉瓣关闭不全及其程度,以便选择适当手术方式。

2.对危重婴幼儿在手术前应注意监测循环、呼吸和代谢状况,并给予相应处理。

3.必要时应予强心利尿治疗,必要时给予正性肌力药物,纠正心功能不全维持循环稳定。

六、手术方法

应根据病变部位采用不同的手术方法。

1.主动脉瓣膜狭窄

(1)瓣膜切开术:适用于无瓣膜纤维化或钙化的婴幼儿及儿童。

1)中度狭窄:可按一般心脏直视手术处理,全麻气管插管,人工通气维持呼吸,手术采取仰卧位。对严重狭窄病例切勿应用血管扩张剂,注意防止低血压和影响冠状动脉灌注流量。

手术步骤:

a.胸部正中切口,并按常规建立体外循环,手术原则为切开融合的瓣膜交界,增大瓣口面积,消除左室射血阻塞。

b.手术在体外循环心脏停搏下进行,应用无创血管钳阻闭升主动脉,在升主动脉前壁距瓣环 1～2cm 处做横切口。于左、右冠状动脉直接插管灌注冷钾心肌麻痹液,保护心肌。

c.直视下根据瓣膜畸形,进行半膜切开术,一般沿交界融合部作切开,到瓣膜交界的管壁附着处 1～2mm 为限,切勿切到主动脉壁,以免瓣膜失去支持产生关闭不全。

2)单瓣化狭窄:仅有一个交界附着于主动脉壁上,它可以是三个正常交界中的任意一个交界发育而形成。另一个或两个发育不全的交界残迹还可能存在,这些残迹仅见部分附着于瓣膜基部指向瓣膜游离缘,但对主动脉瓣无支持作用。如瓣口交接部分融合,可作交界切开以增大瓣口,如欲将切口向对侧延长,形成两叶瓣,由于对侧瓣叶交界未附着于主动脉壁上,除非切口非常有限,否则严重的主动脉反流是无法避免的。交界切开时,即使做一个短的切口,可以明显增加瓣口面积。

3)主动脉二瓣化狭窄:发生率在人类心脏中约占 1%,这类二瓣化瓣叶可以是左右排列或前后排列。前一种情况,左、右状动脉可以分别起自左、右冠状窦。后一种情况两个冠状动脉均从前冠状窦发出。约有一半病例于 1 个或两个瓣叶中可见发育不全的交界残迹,这个残迹位置可以很高,有时可以高得像真正继发性融合的交界。先天性主动脉二瓣化可产生主动脉瓣狭窄,也可以不出现狭窄。当有狭窄时,通常在融合交接一端有一个小的偏心性开口。可沿交界融合处切开交界。假如有第三个交界残迹存在,一般不应当切开,否则会造成主动脉瓣关闭不全。

4)三叶主动脉瓣狭窄:在婴儿和儿童中少见,瓣膜通常有变形,交界有不同程度融合,虽然能够沿融合的交界作切开,假如术中无法弄清是二叶还是三叶瓣膜狭窄,或有疑问时,应作二叶瓣狭窄处理。

瓣膜交界切开或成形完毕,注水检查时无明显关闭不全,可应用 4-0 聚丙烯线缝合主动脉切口第一层一般可用连续褥式缝合再加一层单纯连续缝合止血。排除心腔和主动脉根部积气,去除升主动脉阻闭钳,诱导心脏复跳,再逐渐停止体外循环。彻底止血,并按常规闭合胸部伤口。

术中注意要点:

a.这类病例多有严重左心室肥厚劳损,应特别重视加强心肌保护。

b.不宜在狭窄后扩张部位的主动脉壁上作切口,应在主动脉根部平行瓣环作横切口,组织较坚实,缝合也牢靠。

c.作瓣口切开时,应距主动脉壁 1～2mm,切勿在交界痕迹处作切口,以防引起关闭不全。

d.要常规作瓣下检查,以免遗漏合并存在的瓣下狭窄。

新生儿主动脉瓣狭窄,多数严重病例,心功能Ⅳ级,同时还可能合并多种心内畸形,死亡率高,应予重视。

(2)瓣膜置换术:适用成人瓣膜有纤维及钙化者,或伴有关闭不全且症状明显者,小儿瓣膜置换多主张选用尽可能大号机械瓣,或同种带瓣主动脉,必要时行升主动脉根部加宽术。

成人的狭窄的瓣膜常有继发性纤维化和(或)钙化,不应作瓣膜切开或瓣环成形术者,需作瓣膜替换术。婴儿或儿童的升主动脉发育不全时管腔细小,即使替换最小人造主动脉瓣(外径 17mm),往往也要加宽主动脉瓣环。因此,对儿童病例应尽可能作瓣膜成形术,因为在儿童换上一个小瓣膜,当成长后又会造成狭窄。

(3)Ross 手术:适用于瓣膜合并主动脉发育差的患者。

(4)介入治疗:经皮穿刺的导管行主动脉瓣成形术。适用于瓣膜病变较轻的患者。要求术前对瓣膜的情况必须有清楚的了解。

(5)其他方法:由于先天性主动脉瓣狭窄交界切开手术死亡率很高(14%～22%),尤其在新生儿组的死亡率则可高达 62%～100%。后者主要是因为心功能或与合并其他先天性畸形有关。为降低手术死亡率,由心室径路作闭式主动脉瓣扩张术,对危重的新生儿仍是一个不可忽视的方法。在常温或低温阻断循环下,进行直视主动脉瓣交界切开。不用体外循环或闭式手术对病儿创伤小,相对安全。但最大问题是常温或低温下直视手术时间有限,而闭式扩张有时难以避免产生主动脉瓣关闭不全,所以对这类危重新生儿手术方法的选择和评价仍有待进一步研究和提高。

2.主动脉瓣上狭窄

(1)直视切开术:适用于隔膜型。在升主动脉上作切开显露瓣上膜样狭窄,直视下切除隔膜即可,手术较为简单。

(2)狭窄切除对端吻合术:适用于Ⅱ型狭窄局限者。

1)狭窄部切开补片扩大术:适用于沙漏型或发育不良型管腔够大者。

2)带瓣人工血管移植术:适用于条索样主动脉瓣上狭窄者。

3)人字形补片加宽升主动脉:这一术式由 Doty 提出,将补片下方两分叉分别插入无冠窦和右冠窦切口内。有利于改善这类患者主动脉瓣功能。

4)是否可以用介入方法置入支架目前尚无报道。

手术步骤:手术在中度低温体外循环和心脏停搏下进行。主动脉插管尽量插于升主动脉远端,如病变较广泛,需改用股动脉插管。

1)主动脉切口应在升主动脉前壁正中,越过狭窄的血管段,并延向无冠窦,牵开升主动脉切口,显露主动脉上狭窄。

2)如果瓣膜与血管壁粘连,应仔细进行剥离,以恢复瓣膜正常活动。

3)确定主动脉上环形隆起的狭窄嵴后,测定狭窄程度。

4)延主动脉壁将增厚的环形内膜嵴切除,以保证冠状窦有足够的流入口,并检查主动脉瓣和瓣下有无狭窄。

5)应用菱形心包片或凝好的涤纶片加宽主动脉壁切口,一般采用4-0聚丙烯线作连续缝合。

6)排除心腔和主动脉根部积气,松开升主动脉钳,复温,待循环稳定后停机。

7)关胸前作左心室与升主动脉连续测压,以了解手术的立即效应。

3.主动脉瓣下狭窄 因狭窄部位及病变形状不同,手术进路及方式可有不同。

(1)手术切口的选择:

a.主动脉切口:适用于纤维膜型主动脉瓣下狭窄,或部分肌肥厚型主动脉瓣下狭窄。

b.左心室切口:适用于部分纤维膜型主动脉瓣下狭窄;肌肥厚型主动脉瓣下狭窄;二尖瓣所致左室流出道狭窄。

c.左心房并切开二尖瓣前瓣:适用于部分肌肥厚型主动脉瓣下狭窄;二尖瓣所致的左室流出道狭窄。

d.右心室切口:适用于肥厚型主动脉瓣下狭窄室间隔肥厚者。

(2)手术方法:

1)纤维隔膜切除术:切除瓣下隔膜时,应注意避免损伤二尖瓣大瓣,不要切除位于右、无冠状动脉瓣膜之间的瓣下心肌组织,以免损伤房室束。

2)左室流出道心肌切开术:直视下切开左右半月板之间的心肌,包括室间隔上2/3,可切成一条或几条深1.5~2.0cm,宽约0.5cm沟槽。近年来有报道应用介入技术栓堵冠脉前降支的第1室间隔支使其供血区缺血萎缩以解除流出道狭窄。

3)室间隔右侧肌肉剔除术:经右室流出道切口,将室间隔自右侧修薄,以使得心室收缩期室间隔向右侧移位,从而缓和左室流出道梗阻。

4)主动脉-心室成形术(Konno手术):适用于严重主动脉瓣下狭窄合并瓣环发育不全者。通过主动脉-室间隔-右心室联合切口,将左室流出道充分扩大,置换以适当大小的主动脉瓣,用补片加宽室间隔和右室流出道切口。

八、术后处理

1.维护左室功能。

2.出血:由于主动脉壁发育不良或窄后扩张管壁薄弱术后注意吻合口出血、动脉瘤。

3.预防感染致细菌性心内膜炎。

4.心律失常、房室传导阻滞、主动脉瓣或二尖瓣关闭不全和狭窄解除不满意、医源性室间隔穿孔等多见于主动脉瓣下狭窄术后。

5.长期随访:先天性主动脉瓣狭窄年龄都偏小,术后有再狭窄、关闭不全、人工材料蜕变钙化、置入瓣膜不能适于发育需要等导致再次手术的可能,故必须作长期随访。

九、疗效

因狭窄的部位、范围、形态及手术年龄大小不同,手术死亡率差异较大。婴儿期手术死亡率很高,约

20%～52%,这是因为通常伴有严重心力衰竭,并发心内畸形,特别是合并有左心发育不全或心内膜弹力纤维增生症。手术难度较儿童大。而且手术大多数为姑息性的,远期效果亦差,约1/3的病例需要再手术,其原因是术后出现主动脉瓣关闭不全或再狭窄,残留压差明显,或细菌性心内膜炎等。其中已有一部分需再次手术。原因同上。主动脉瓣上狭窄手术死亡率较高,这与病变类型(发育不良型最多见),合并心内畸形以及术后并发假性动脉瘤,夹层动脉瘤和细菌性心内膜炎有关。

(胡曰波)

第四节　肺动脉闭锁

一、概述

室间隔完整的肺动脉闭锁是一种少见的严重的发绀型先天性心脏病,是肺动脉瓣闭锁,右心室及其附件发育不良,但室间隔完整的,心脏和大血管的连接正常,肺动脉干及其分支大多数是正常大小。其发病率约占先天性心脏病的1%～3%。本病未经治疗的患儿50%出生后2周内死亡,85%于6个月内死亡。因此,本病是新生儿期严重危及生命的疾病。少数患儿能活到儿童期主要靠较大的房间隔缺损和动脉导管未闭,极个别的病例靠较大的心外侧支循环能存活到成年。

二、病例解剖

肺动脉瓣被一个无孔的纤维膜所取代而闭锁,在一些病例中还保留瓣叶交界的嵴,大多数病例肺动脉干及左右肺动脉分支发育良好。右心室是发育不良还是心肌增生至今不明。病理所见右心室心肌肥厚,小梁粗大,心腔容积只有2～3ml,肥厚的心肌有不同程度的纤维化和心内膜弹力纤维增生。Bull根据尸体解剖将右心室病理改变分为三种类型:

Ⅰ型:右心室的三个部分,即流入道(或称窦部)、小梁部和流出道均存在,但心肌肥厚,右心室腔小(占53%);

Ⅱ型:小梁部心肌增生肥厚长入心腔内,使小梁部消失(占19%);

Ⅲ型:仅存流入道,其余两部分因心肌增生而心室腔消失(占28%)。

少数病例右心室正常或扩大,甚至心室壁很薄或有三尖瓣下移等,病例上右心室流入道存在,因此,三尖瓣存在,虽无闭锁,但几乎都有不同程度的发育不良。有少数学者以三尖瓣瓣环的直径来判断右心室发育程度,以指导手术方式和预后,三尖瓣的直径越接近正常,右心室发育越完善。有相当多数的患儿右心室与冠状动脉之间有窦状隙交通,瘘孔将高压的右心室与一侧或两侧的冠状动脉相连。最常见的类型是与冠状动脉前降支相连。有时冠状动脉近端与主动脉没有连接,冠状循环来自右心室逆行灌注,并且依赖于右心室高压力。在与心肌窦状隙相连的冠状动脉常发生内膜纤维化增生,因而使左右心室发生缺血及梗死。

三、诊断

1.临床表现　症状多发生在出生后第1天出现发绀,当动脉导管闭合后发绀迅速加重,因严重缺氧出现代谢性酸中毒。

2.特殊检查　无创心脏超声较易作出肯定的诊断。心血管造影对诊断来说不再是必需的,但是对右心室与冠状动脉之间窦状间隙的显影则仍有必要。因此,心血管造影可显示窦状间隙连接是否存在及类型,右心室造影可显示右心室心肌窦状间隙与冠状动脉连接关系。主动脉根部逆行造影可证实主动脉与冠状动脉近端连接与否。必须作左心室造影或升主动脉造影,明确冠状动脉起始部位,发现与窦状间隙连接的冠状动脉周围分支狭窄与否。

四、手术适应证

1.姑息手术指征

(1)右心室的三个部分存在或仅漏斗部消失者,作体-肺动脉分流术,(改良 Blalock-Taussig 手术)伴肺动脉切开(或右心室流出道-肺总动脉补片扩大术)。

(2)漏斗和小梁部均不存在者,仅作体-肺动脉分流术。

(3)右心室腔发育良好接近正常者,仅为肺动脉瓣膜状闭锁,可行肺动脉瓣切开术。

(4)对于右心室与冠状动脉之间有交通者,仅作体-肺动脉分流术(或心脏移植术)。

2.二期根治手术指征　早期姑息手术后1～4年;经早期姑息手术后右心室发育不良已经转为轻至中度;右心室腔发育指数 RVI>11;三尖瓣周径(TVC％)和三尖瓣直径(TVD％)已达正常的 95％以上;心房水平从严重转为轻度右向左或双向分流;三尖瓣反流从重度转为轻度。在作心导管检查的同时需测定右心室和肺动脉压力,以了解右心室流出道梗阻情况,同时以球囊导管堵住房间隔通道,以观察右心房和右心室压力、体动脉氧饱和度。如果右心室压力无明显升高,体动脉氧饱和度升高,则认为是右心室已有足够的发育征象。一般姑息手术后每年作超声检查 1 次,如果根治术时间未到,右心室流出到残余梗阻加重,动脉氧饱和度明显下降,应再次行姑息手术,包括右心室流出到梗阻的解除和再次体-肺动脉分流术。

五、术前准备

经超声心动图和心导管明确诊断后,应立即应用前列腺素 E,以保持动脉导管开放,改善低氧血症,同时纠正代谢性酸中毒,如果未闭的卵圆孔较小,宜行心导管同时行房间隔扩开术,提高左心排出量,经上述处理后尽早手术。

六、手术方法

1.姑息手术

(1)肺动脉瓣口隔膜切开:

1)肺动脉干切开术:常温下经左后外侧切口第 4 肋间进胸,暴露肺动脉干及其分叉和右心室流出道,用 Potts 钳钳夹肺动脉干分叉处,纵向切开肺动脉干,用尖刀切开闭锁肺动脉的隔膜,然后剪除隔膜,并用血管钳扩开肺动脉环完成手术,动脉导管保持开放。

2)右心室前壁闭式扩开肺动脉瓣:采用正中切口暴露心脏和大血管。在右心室无血管区作荷包,以尖刀刺入荷包内心前壁,用直径 2～3cm 克氏针和 3～5cm 子宫扩张器相继通过右心室腔,进入肺动脉,完成手术后,检测右心室压力和肺动脉压力,以及经皮氧饱和度测定以示疗效。

(2)体-肺动脉分流术：目前均用改良 Blalock-Taussig 分流术。取膨体聚四氟乙烯人工血管行锁骨下动脉与左右肺动脉间架桥,人工血管直径为 4～5cm,用 6-0 聚丙烯线连续缝合。

(3)中央型分流术：正中切口暴露心脏和大血管后,行升主动脉和肺动脉之间用膨体聚四氟乙烯人工血管架桥。

(4)右心室流出道-肺动脉干补片扩大术：常温体外循环下,以自体心包补片作右心室流出道-肺动脉干补片扩大。

(5)右心室流出道-肺动脉补片扩大伴无名动脉-肺动脉架桥分流术：先作分流术,继而暂时钳闭分流；常温体外循环下行右心室流出道-肺动脉干补片扩大,大多数患者需按此手术方式。

2.二期根治术

(1)解剖矫治术：大多数患者在常温或低温体外循环下行右心室-肺动脉干重建,或残余梗阻解除,其采用自体心包或膨体聚四氟乙烯补片扩大右心室流出道和肺动脉干,同时关闭心房水平分流,或残留 4mm 直径的通道。

(2)生理矫治术：仅用于右心室发育不良,不能作解剖矫治者,在低温体外循环下行腔静脉-肺动脉吻合和右心房屏障术,包括房间隔扩大。

七、术后处理

由于室间隔完整型肺动脉闭锁大多数在新生儿、小婴儿期需急诊手术,手术后患者均需心肺辅助治疗,包括血管活性药物多巴胺等治疗；呼吸机辅助治疗,镇静,保暖等。当分流过多时出现低心排症状,包括少尿、代谢性酸中毒、体动脉脉压增宽,三尖瓣反流明显者,或经右心室进入肺循环血流过多,出现左心室低容量负荷。此时常需处理的是体-肺动脉分流必须关闭,低心排的另一个原因是冠状动脉供血不足,因有依赖右心室的冠状动脉循环存在。尽管理论上可以通过冠状动脉造影在术前明确诊断,但是事实上精确的心血管造影至今尚无法明确。此并发症仍可出现。心电图可证实心肌缺血和右心房压力升高,此时可再结扎右心室流出道,以提高右心室压力,冠状动脉血流再现。

采用体-肺动脉分流,术后出现肺血仍不足,除将关闭的动脉导管保持开放外,要考虑排除分流的梗阻以及手术的吻合技术,同时可采用肝素治疗。

八、治疗效果

室间隔完整的肺动脉闭锁,其右心室及其附件发育程度不一,手术后生存率高低差异很大,总体上手术治疗有进步,但是效果不理想,美国波士顿儿童医院报道 70 年代 1 年生存率为 45％,80 年代为 82％,而 90 年代虽然用各种方案治疗,其术后 1 个月的手术生存率为 77％,4 年生存率为 58％。

(刘剑峰)

第五节　主动脉窦瘤

一、概述

主动脉窦瘤有先天性与后天性之分，其中先天性占大多数。其主要病变是主动脉窦中层组织发育不良或缺乏，导致该处主动脉壁变薄，在长期的主动脉高压的冲击下，局部组织逐渐膨出而形成主动脉窦瘤。

二、历史

Hope 在 1839 年首先报道 1 例主动脉窦瘤破裂的病例。1 年后 Thurman 报道 6 例主动脉窦瘤（包括 Hope 1 例）。早期报道主动脉窦瘤破裂均与梅毒有关；到 1949 年，Jones 和 Langley 提出主动脉窦瘤有先天性和后天性的区别。1953 年，Falholt 和 Thomsen 报道首先应用主动脉造影来诊断主动脉窦瘤；而世界上第 1 例成功应用体外循环方法手术矫治主动脉窦瘤是 Lillehei 在 1956 年完成的，同年 McGoon 亦成功完成同类的手术。其后相继有外科医生报道成功进行手术矫治的病例。Sakakibara 和 Konno 在 1960 年提出主动脉窦瘤在日本较为多发，且多合并室间隔缺损和主动脉瓣关闭不全，并且提出了分型意见。

三、临床表现与诊断标准

未破裂的先天性主动脉窦瘤患者通常是没有症状的，其诊断通常要依赖于主动脉造影，同时还显示并发室间隔缺损和主动脉瓣关闭不全的情况；偶尔有一些患者是通过冠脉造影发现的。少数情况先天性主动脉窦瘤会造成瓣膜失功能和右室流出道梗阻而使患者到医院就诊。

35％先天性主动脉窦瘤患者发生破裂后产生急性症状；45％的患者仅仅出现劳力性呼吸困难，而 20％的患者没有症状。急性症状包括有突发呼吸急促和疼痛，通常在心前区，有时出现在上腹部，后者可能因为急性肝充血，而前者似心肌梗死，但是它放射性疼痛的范围一般不超过剑突下方的区域。小部分患者在出现急性症状后几天死于右心衰竭；而大部分患者在所谓的潜伏期间其症状会得到逐渐改善，潜伏期可持续几周、几个月甚至几年。潜伏期后会出现复发性呼吸困难及右心衰竭的症状；而后期的特征性改变是主动脉瓣关闭不全和三尖瓣关闭不全。

在发生破裂的先天性主动脉窦瘤中，没有出现严重症状的主要原因可能与开始时破口较小有关。Sawyers 在研究狗的动物实验中发现当破口直径大于 5mm 时会出现比较严重的症状。但是在 Taguchi 报道的病例中提到手术中瘘口的大小与急性症状的出现关系不大。在合并室间隔缺损的患者中急性症状的出现频率更低，而在合并主动脉瓣关闭不全时则正好相反。

重体力劳动可诱发有症状的急性窦瘤破裂，亦可能出现在车祸后或进行心导管检查时，而细菌性心内膜炎以及马方综合征也可能导致窦瘤的破裂。

先天性主动脉窦瘤破裂的临床症状包括有呼吸困难、心前区疼痛，带有特征性的浅表的、响亮而粗糙的连续性杂音，在心前区可触及连续性的震颤。在过去这种杂音容易被误诊为动脉导管未闭，听诊最响亮的部位在较低位，通常在胸骨左缘第 2、3、4 肋间，当窦瘤破入右心室窦部或右房而不是右室流出道时，杂音最响的部位在胸骨的下缘或右下缘。当破口较小时,可出现收缩期而不是连续性杂音,但是这种情况较为少见;在少数患者中,当破口破入压力较高的左室或在新生儿期破入压力与左室相当的右心室时,会出现舒张期杂音。Morch 提出在有连续性杂音的患者中,动脉导管未闭是最常见的,其次是先天性主动脉窦瘤破裂,然后依次是室间隔缺损合并主动脉瓣关闭不全、主动脉肺动脉间隔缺损、冠状动静脉瘘和肺动静脉瘘。

先天性主动脉窦瘤其他的体征还包括脉压增大,水冲脉(+),毛细血管征(+);颈静脉压力提高并有明显的 V 波,提示有三尖瓣关闭不全,但大多数患者在出现右心衰竭之前都缺乏此症状。

四、辅助检查

胸部 X 线检查大多显示正常的主动脉根部大小,肺血增多,提示有右向左分流。心影增大,部分病史较长的患者,肺动脉段突出,提示合并有肺动脉高压。

心电图提示左心室肥厚或双心室肥厚,右束支传导阻滞(手术中更容易出现);极少数患者出现完全性传导阻滞。

二维超声及彩色多普勒:当患者出现相应的急性症状和突发的连续性杂音时,我们就可以作出临床诊断,而二维彩色多普勒超声检查可以证实我们的诊断,可以提供窦瘤的起源部位、瘘口是否破裂、破入哪个心腔以及是否合并室间隔缺损、主动脉瓣关闭不全等畸形。

心导管和造影检查同样可以确定窦瘤的起源、瘘口的部位以及是否合并主动脉瓣关闭不全、室间隔缺损和肺动脉狭窄等畸形;当右冠瓣脱入室间隔缺损时,通过心造影检查无法测量真实的室间隔缺损的大小。心导管检查可以计算通过瘘口左向右分流量的大小以及肺血管阻力的大小。

五、手术指征

已破裂的主动脉窦瘤,一经诊断,即择期进行手术治疗;未破裂的主动脉窦瘤,如果造成右室流出道梗阻、影响三尖瓣或邻近组织功能,也有明确的手术适应证。但对于未破裂又没有产生梗阻症状的主动脉窦瘤,虽然对血流动力学及心功能无任何影响,而且患者无临床症状,仅仅在体检时发现,但以后窦瘤可能破裂而导致心力衰竭、心肌梗死、主动脉瓣反流、完全性传导阻滞、严重心律失常甚至猝死等情况。以上并发症增加手术风险,产生不良的预后结果。而随着心外科、体外循环及麻醉技术的发展,在大多数心脏中心,主动脉窦瘤的手术死亡率接近零,所以我们建议对此类患者进行积极的外科治疗,减少以后可能产生的不良后果。但是对于发生在儿童期的未破裂的主动脉窦瘤,因为补片可能影响到主动脉窦以及瓣环的生长,甚至造成瓣环扭曲变形,所以对于这类患者,我们主张进行密切的随访,并选择合适的年龄进行外科手术。

六、术前准备

术前准备同一般的心脏手术,如合并急慢性心衰的患者,术前积极调整心功能,控制出入量;对合并心内膜炎的患者,术前根据细菌培养结果来用药,争取控制感染后再手术治疗。

七、手术技术

经胸骨正中切口开胸,切开心包暴露心脏后进行心外探查,首先通过触摸心脏表面的震颤部位来判断破口的位置,但通常无法直接看到窦瘤本身,主动脉根部也未见明显扩张。探查后常规建立体外循环;高位主动脉及上下腔静脉插管,经右上肺静脉置左房引流管。温度降至28～25℃,然后阻断升主动脉。根据破口的位置和破入的心腔,我们可以选择以下几种灌注的方法:

1.切开主动脉,经左右冠状动脉直接灌注心肌保护液。

2.经主动脉根部灌注。

3.经冠状窦逆行灌注。

大部分的情况下均可选择第1种灌注方法,可以获取明确有效的心肌保护效果;如果窦瘤没有破裂而主动脉瓣无反流,可考虑第2种灌注方法;而第3种作为备选的灌注方法。

而修补窦瘤的途径有三种:

1.经主动脉切口。

2.经破入的心腔切口(心房、心室或肺动脉)。

3.联合切口。

早期多选择单一的切口,后期大部分外科医生选择双路径人口修补窦瘤及室间隔缺损。其优点有:

1.经主动脉切口直接进行左右冠状动脉灌注心肌保护液,以获得良好的心肌保护效果。

2.可以直观探查窦瘤起源,破口位置,有无合并主动脉瓣脱垂以及室间隔缺损(室间隔缺损容易被脱垂的主动脉瓣或窦瘤覆盖而误诊)。

3.修补窦瘤后可直观判断手术操作有无对主动脉瓣或瓣环造成损伤、扭曲等不良影响。

4.必要时可通过主动脉切口进行主动脉瓣整形术或置换术。

由于先天性主动脉窦瘤存在较多的变异,如窦瘤是否破裂,破口破入哪个心腔以及是否合并室间隔缺损、主动脉瓣关闭不全等,具体的手术方法会有所不同,下面我们以最常见的两种类型来描述其修补的方法,并以此类推至其他的类型。例如窦瘤破入右房和右室(不合并室间隔缺损),其手术方法是相同的;一些罕见的病例则可通过主动脉切口修补窦口;而未破裂的窦瘤的修补方法与破裂窦瘤的修补方法是一样的:切除窦瘤并以补片修补。

右冠窦瘤破裂合并室间隔缺损:

如果窦瘤起源于右冠窦的右侧部分,VSD可能位于室间隔漏斗部,修补VSD可通过右房进行;如果窦瘤起源右冠窦的左侧部分,合并的VSD多位于右室流出道(PV下),修补VSD可通过右室或肺动脉切口进行。但不管何种情况,主动脉首先被切开,左右冠状动脉直接灌注心肌保护液,同时了解主动脉根部的情况,探查右冠瓣环与VSD的关系;修补窦瘤和VSD后还可以通过主动脉切口观察手术操作是否造成瓣叶损伤和主动脉瓣环的变形扭曲;必要时还可以进行主动脉瓣修补或置换术。虽然小的窦瘤和VSD可以通过直接缝合修补,但是远期随访发现残余分流的发生率要比补片修补的高。现大多数外科医生选择单补片法修补窦瘤及VSD。肺动脉或右室流出道切口,暴露呈风向袋样的窦瘤组织,其破口一般在风向袋的顶端,切除带破口的薄壁窦瘤组织,注意勿损伤主动脉瓣叶及瓣环组织,取经过处理的自体心包组织或涤纶补片,5-0或6-0 Dacron线连续或间断缝合修补窦瘤以及VSD,右冠瓣环缝合至补片的适当位置。也有作者平行于主动脉瓣环,取适当长度的长条状的涤纶片,间断缝线穿过涤纶片,窦瘤上缘、下缘,最后穿过VSD补片上缘,三文治式夹闭窦瘤并形成VSD的上缘,VSD其余部分连续或间断缝合修补。修补窦瘤以及VSD后,再次通过主动脉切口检查手术操作是否对主动脉瓣叶及瓣环造成损伤或扭曲。而对于术前合并主动脉瓣反流的患者,必须根据反流的程度来作出相应的处理。如果合并轻度的主动脉反流,大多数情况下不需要处理,但应进行长期随访。术前合并中度以上的主动脉瓣反流,则还需要进行Trusler,Carpentier或Cosgrove的主动脉瓣整形技术;术前主动脉瓣病变严重,估计无法进行主动脉瓣整形术的,则选择进行主动脉瓣置换术。

八、主动脉窦瘤破入右房（不合并室间隔缺损）

破入右房的主动脉窦瘤大部分都起源于无冠窦,部分起源于右冠窦,窦瘤修补一般通过主动脉和右房联合切口修补,如果能够充分排除合并主动脉瓣反流和室间隔缺损的可能,仅通过右房切口就能进行窦瘤修补。

建立体外循环的方法同上,当主动脉阻断后,先切开右心房,钳夹风向袋样的窦瘤组织,然后通过主动脉根部灌注心肌保护液,如果在灌注过程中有异常情况或心电活动不能完全停止,应及时切开主动脉进行冠脉直接灌注或通过冠状窦逆行灌注。

同样我们必须仔细地探查有无合并室间隔缺损.因为室间隔缺损被脱垂的主动脉瓣或窦瘤组织所遮盖,术前 UCG 检查容易发生漏诊。手术切除风向袋样的窦瘤组织,同时注意勿损伤主动脉瓣环,当窦瘤破口较小,而且其边缘组织较坚固时,直接缝合修补是安全的,但大多数的外科医生愿意选择用经过处理的自体心包补片或 Dacron 补片修补窦瘤。

九、术后处理

大多数患者术后血流动力学稳定,处理与一般心脏手术后处理相同。如术前合并急慢性心衰的患者,需要应用强心利尿药物,可应用小剂量的多巴胺、多巴酚丁胺以及米力农等血管活性药。窦瘘修补后,血压会反应性增高,术后需应用硝普钠等降压药来降低心脏后负荷。

十、结果

主动脉窦瘤手术风险低,效果良好,远期随访大部分患者心功能 I 级,但是远期随访发现有小部分患者主动脉反流逐渐加重,最终需要在手术行主动脉瓣置换术。再手术率与窦瘤起源的位置、修补的类型无关,但是有报道称,术后出院时存在主动脉瓣反流是远期发生渐进性主动脉瓣反流而需要行主动脉瓣置换术的唯一危险因素,而两次手术的时间间隔在 7～10 年之间。所以在同类患者中,主动脉瓣反流是长期随访的主要的关注问题。而术后窦瘤或室间隔缺损再通的发生率较低,多在早期发生,这与早期较多应用直接缝合修补窦瘤或室间隔缺损有关。

而对于未破裂的主动脉窦瘤的处理,仍然有争议,但是由于窦瘤破裂可能导致急性心衰、心肌梗死、栓塞、完全性传导阻滞、严重心律失常以及猝死等不良后果,同时随着体外循环、心肌保护以及外科技术的发展,在多数有经验的心脏中心,其手术死亡率接近 0,所以我们同意对未破裂的主动脉窦瘤进行手术处理,以避免远期可能带来的不良影响,而这些影响有可能增加手术风险和不良的预后。

（王雪平）

第六节　房间隔缺损与卵圆孔未闭

房间隔缺损（ASD）是指房间隔上的异常孔道,造成左右心房直接相通的先天性心脏畸形。房间隔组织发育正常,但继发房间隔与原发房间隔在卵圆窝上端未融合者称卵圆孔未闭（FO）。FO 虽也可使左右心房相通,但由于活瓣作用不形成心内分流,不产生血流动力学异常。房间隔缺损是最常见的心脏畸形之一,约占先天性心脏病的10%~20%,女性发病多于男性,女性与男性发病率之比约为2~3:1。房间隔缺损可单独存在,亦可合并其他心脏畸形。

一、解剖

1.胚胎学发病机制 约在胚胎的第4周末,原始心腔开始分隔为四个腔。其过程为:原始心腔腹背两侧的中部向内突出生长增厚,形成心内膜垫。腹背两心内膜垫逐渐靠近,在中线互相融合,其两侧组织则形成房室瓣膜一部分:在右侧为三尖瓣的隔瓣,左侧为二尖瓣的大瓣。此外,侧垫亦发育成瓣膜,共同组成三尖瓣和二尖瓣,将心房和心室隔开;同时,心房和心室也有间隔自中线向心内膜垫方向生长,将心房和心室分隔成为左、右心房和左、右心室。

起初房间隔自后上壁中线开始突起,向心内膜垫方向生长,下缘呈新月形,最终和心内膜垫融合,称为原发房间隔。如在发育的过程中,原发房间隔停止生长,不与心内膜垫融合而遗留间隙,即成为原发孔缺损。当原发房间隔向下生长,尚未和心内膜垫融合之前,其上部逐步被吸收,形成两侧心房的新通道,称为房间隔继发孔。在继发孔形成的同时,于原发房间隔的右侧,出现继发房间隔,其下缘呈新月形遮盖继发孔但并不融合而是形成活瓣,只允许血液自右向左转流,不允许自左向右的逆流,从而满足胎心循环需要,此谓卵圆孔。如原发房间隔被吸收过多,或继发房间隔发育障碍,则不能形成活瓣而造成缺口,此谓继发孔缺损。婴儿出生后,随着左心房压力超过右心房,卵圆孔处活瓣紧贴继发房间隔,从而关闭卵圆孔。一般在第8个月或更长的时间,完全断绝左、右两心房间的血运。但有20%~25%的正常人,卵圆孔活瓣和房间隔并不完全融合,称为卵圆孔未闭,虽不引起血液分流,但却可成为矛盾性栓塞的危险因素。矛盾性栓塞是指静脉系统和右心房的血栓通过心脏内交通从右心系统进入左心系统,引起心、脑、肾及外周血管动脉栓塞。此外,在施行心脏导管术检查时,心导管可通过卵圆孔进入左心房。

在原发孔缺损病例中,往往同时伴有房室瓣膜甚至心内膜垫发育不全,则称为房室隔缺损。

2.继发孔缺损的类型 继发孔房间隔缺损根据其发生部位可分为四种类型:

(1)中央型缺损:又称卵圆孔型缺损,为临床上最常见的类型,约占75%。大多数缺损为单发性,呈椭圆形,长约2~4cm,位于冠状窦的后上方,周围有良好的边缘,距离传导系统较远,容易缝合。个别病例的缺损,可呈筛孔形。

(2)下腔型缺损:约占10%。缺损为单发性,位置较低,呈椭圆形,下缘缺如,与下腔静脉的入口无明显分界。手术时应特别注意勿将下腔静脉瓣误认为缺损下缘。

(3)上腔型缺损:又名静脉窦缺损,较少见。缺损位于卵圆孔上方,紧靠上腔静脉入口。其下缘为状如新月形的房间隔,上界缺如,常和上腔静脉连通,使上腔静脉血流至左、右心房。这类病例常伴有右上或右中叶肺静脉异常引流入上腔静脉内。

(4)混合型:兼有上述两种以上特征的巨大缺损。

二、病理生理

由于左心房压力(8~10mmHg)高于右心房(3~5mmHg),当房间隔缺损存在时血液自左向右分流,分流量与缺损大小和左、右心房间的压力阶差成正比。患儿刚出生时,左右心室的顺应性几乎相等,血液为双向分流。出生后数周内,随着肺血管阻力下降,右心室压降低,左向右分流增加,导致右心房、右心室容量负荷增加,肺血流量随之增加,而左心室容量负荷减少。因此,右心房、右心室和肺动脉扩大,属于典型的舒张期负荷过重类型,而左心房、左心室和主动脉相应缩小,类似失用性萎缩。在鲁登巴赫综合征,即先天性房间隔缺损伴风湿性二尖瓣狭窄,由于二尖瓣狭窄加重了心房水平左向右分流,左室缩小更加明显。

肺血流量增多导致肺小动脉痉挛,随着病程延长逐渐产生肺血管内膜增生和中层增厚,引起管腔狭小和阻力增高,形成肺动脉高压。肺动脉高压发生后,肺动脉明显扩张和延长,甚至累及最小的肺动脉分支,易于造成小气道分泌物滞留和支气管炎。同时由于右心室后负荷增加而产生右心室和右心房肥大,最终导致起右心衰竭。当右心压力增高到一定限度时,右心房内的部分血液可逆流入左心房,形成自右向左的分流,临床上产生发绀症状,这说明病程的演变进入晚期阶段。

三、临床表现

1.症状　大多数患儿早期无症状。无症状期可持续数十年,患者往往在常规体格检查时发现心脏杂音。一旦出现症状,主要表现为活动后心悸、气促及易于疲劳,反复发生呼吸道感染。年龄较大的患者,可因阵发性房性心动过速或心房纤颤而出现心悸。有时可有一些不典型表现。明显的发绀可引起患儿家长的注意而就医,为下腔型 ASD,有较多的腔静脉血进入左心房所致,但临床上极为罕见。新生儿巨大 ASD 患者也可出现发绀,啼哭时加重。这是由于婴儿出生后肺循环阻力仍较高,出现右向左分流所致,以后随着肺循环阻力逐渐下降,转变为左向右分流,发绀随之消失。病程晚期可继发肺动脉高压,导致右向左分流,患者出现发绀。

2.体征　随着年龄增长,ASD 患者的右心室逐渐扩大,使相邻的胸骨、肋骨及肋间隙膨隆饱满。触诊时可发现收缩期抬举性搏动。

心脏听诊方面可有肺动脉瓣区第 2 心音亢进和第 2 心音固定性分裂,对诊断有重要意义。胸骨左缘第 2、3 肋间可闻及 Ⅱ～Ⅲ 级柔和的肺动脉瓣收缩中期血流性杂音。该杂音是因大量血流通过肺动脉瓣而形成相对狭窄所致,并非血液经房间隔缺损分流所致。出现重度肺动脉高压后,第 2 心音亢进明显但第 2 心音分裂变窄或消失,肺动脉瓣区收缩期杂音可见减轻。少数患者因 ASD 较大,大量血流通过三尖瓣口进入右心室,使三尖瓣呈相对性狭窄,三尖瓣听诊区可闻及滚筒样舒张期杂音。由于右心室扩大后导致三尖瓣相对性关闭不全,极少数病例胸骨左缘第 4、5 肋间可闻及收缩期杂音。发生右心衰竭时,心脏显著增大,颈静脉怒张,肝大,常伴有腹水和下肢水肿。

3.X 线胸片　主要表现为:心脏扩大,尤为右心房和右心室最明显,这在右前斜位照片中更为清晰;肺动脉段突出;肺门阴影增深,肺野充血;主动脉结缩小。此外,一般病例并无左心室扩大,可与室间隔缺损或动脉导管未闭鉴别。

4.心电图检查　典型的房间隔缺损常显示 P 波增高,电轴右偏,大部分病例可有不完全性或完全性右束支传导阻滞和右心室肥大,伴有肺动脉高压者可有右心室劳损。

5.超声心动图　超声心动图是目前诊断房间隔缺损最主要和最有价值的方法。心脏超声检查能够准确地探明缺损的位置、大小、分流量、肺动脉压力及合并畸形。

(1)多普勒超声心动图:可确定分流束的部位并测量其宽度、分流量以及右室和肺动脉压力;发现左房内血流穿过房间隔进入右房,形成分流束,在整个心动周期持续存在,而速度较慢。三尖瓣和肺动脉血流速度加快,二尖瓣和主动脉血流速度减慢。在右心房和右心室流出道内,可分别出现三尖瓣和肺动脉瓣反流信号。

（2）二维超声心动图：可确定 ASD 的部位并测量其大小。检查时表现为房间隔回声中断，室间隔与左心室后壁呈同向运动，右心房和右心室扩大，主肺动脉增宽，三尖瓣活动幅度增大。

（3）经食管心脏超声：适用于所有怀疑房间隔缺损而不能明确诊断者。可清晰显示房间隔缺损类型、部位及大小。

6.心导管检查　　绝大多数病例用无创伤性方法即可明确诊断，不需要进行心导管检查。对于合并肺动脉高压患者，应用右心导管检查直接测量肺动脉压力增高程度、计算肺血管阻力仍是明确有否手术适应证和评估手术预后的一种不可替代的方法。合并肺静脉异位引流的患者，应行右心导管检查和左心房造影，可以明确诊断。老年患者则应同时进行选择性冠状动脉造影。右心导管检查右心房平均血氧含量超过上下腔静脉平均血氧含量 1.9ml/dl 以上即有诊断意义。判断伴有肺动脉高压的患者是否具备手术适应证是一个特殊问题，因为在房间隔缺损患者即使出现 Eisenmenger 综合征及心房水平右向左分流，肺动脉压也极少超过体循环动脉压的 2/3。最可靠的判断标准是根据心导管测定的数据和氧消耗量计算出，并经过体表面积标准化的肺血管阻力。一般认为，如静息状态下肺血管阻力大于或等于 $8U/m^2$，则不宜手术；如应用血管扩张剂或吸入100％氧，肺血管阻力能降至 $7U/m^2$ 以下可考虑手术，手术后肺血管阻力有可能下降。否则，即使闭合了房间隔，肺血管阻力还会继续升高，房间隔完整无缺的情况下，不能通过心房水平的右向左分流缓解右心压力，患者更难以耐受，反而缩短患者寿命。

四、诊断和鉴别诊断

如上所述，房间隔缺损的诊断一般不难。根据临床症状、听诊发现、放射线胸片、心电图检查和超声心动图往往可以明确诊断。约 15％～20％房间隔缺损的病例，伴有其他先天性心脏病，如肺动脉瓣狭窄、右肺静脉异位回流，二尖瓣狭窄等，应于手术前作出明确诊断。

在鉴别诊断方面，首先应和原发孔缺损型鉴别，这一点非常重要，关系到手术时基本方法的选用。原发孔缺损的患者，症状出现较早而且严重，多见于小儿或少年时期。心电图在鉴别诊断上有重要意义。房间隔缺损伴有肺动脉瓣狭窄（即法洛三联症）约有10％。房间隔缺损的患者常发生肺动脉高压，致使肺动脉扩大，其瓣口处相应狭窄，产生收缩期杂音与第 2 音亢进和分裂。如伴有肺动脉瓣狭窄，其收缩期杂音更加响亮而粗糙，并常能触及收缩期震颤，但肺动脉第 2 音反而减弱，甚至消失，这都可作为鉴别诊断的要点。

有 Lutembacher 综合征的病例，除有房间隔缺损体征外，在心尖区可听到明显的第一心音亢进、舒张期杂音和开放拍击声，放射线照片可显示左心房扩大等。

此外，房间隔缺损亦应和其他先天性心脏病鉴别，如室间隔缺损、动脉导管未闭等，这些病例虽也能引起肺部充血和肺动脉压力增高，但多数都有左心室肥大，左心室负荷过重的表现，除了听诊心脏杂音特点不同之外，放射线和心电图检查可帮助鉴别诊断。

五、预后

1.自然病史　　1970 年 Campbell 针对未经手术治疗 ASD 患者的生存情况，发表了非常详尽的研究报告。他认为，只有 0.1％的人在出生时患有较大的 ASD（有血流动力学意义）。如果不是因为其他重要畸形在婴儿期夭折，ASD 患者的寿命几乎都可超过 20 岁。大约 5％～15％的患者因为肺动脉高压和 Eisenmenger 综合征死于 30 岁以内。40 岁以后，因右心衰竭引起的晚期死亡逐渐增加。不手术的患者因 ASD

致死的总人数不超过 25%。有报道称,不手术的 ASD 患者平均寿命约为 36～49 岁,半数患者可生存到 50 岁以上。

2.自然闭合　有血流动力学意义的单纯 ASD,14%～22%可能在 1 岁以内自行闭合。但在 1 岁以后,自行闭合的可能性很小。

肺动脉高压:患儿出生后肺循环阻力仍较高,故巨大 ASD 可有少量右向左分流而出现轻度发绀。出生数月后,肺循环阻力逐渐降低,发绀也随之消失。左向右分流增加右心和肺循环容量负荷,久之引起肺动脉高压,最后导致右向左分流,出现发绀,并持续加重。最终因右心衰竭死亡。

3.心功能改变　出生时患有较大 ASD 者,只有 1%在 1 岁以内有症状。虽然很多患儿比同龄儿矮小,体重也较轻,但大多数患儿在 2 岁以内无任何症状。一般在 10～20 岁时出现乏力,易于疲劳,部分患者甚至在 40～60 岁才有症状。病程后期,可发生右心衰竭,并发三尖瓣关闭不全。体液潴留、肝肿大和颈静脉压升高持续加重,使患者逐步丧失劳动力。左室收缩期内径正常,但舒张期内径低于正常。大多数成年人和部分儿童 ASD 患者存在一定程度的左室功能储备减低。尽管静息时左室射血分数一般在正常范围内,但与正常人相比,这些患者在最大运动量时,左室射血分数不增加。

4.房室瓣功能障碍　ASD 较大的成人患者中,2%～10%出现明显二尖瓣关闭不全。在年龄较大、发生充血性心力衰竭的患者中,三尖瓣关闭不全有时可成为突出问题,但在手术中观察三尖瓣时,看起来并无内在异常。可能是由于长期存在容量负荷过重,继发右心室增大,瓣环扩张造成关闭不全。

5.心律失常　ASD 较大的患者,有些在 20 岁以后出现室上性心律失常,其发生率随年龄增长而增加。大多为阵发性心房纤颤,逐渐发展为永久性心房纤颤。心房纤颤的发生率,不同作者的报道为 15%～26% 不等。

六、手术适应证

无并发症的 ASD,有右室容量负荷过重的表现,是手术治疗的适应证。最佳手术年龄为 5 岁以下。因右室容量负荷过重的有害作用,还可考虑将手术年龄提前到 1～2 岁。然而,并不是每位患者都有机会早期手术,往往在年龄较大时才得到明确诊断。年龄很小或年龄很大都不是手术禁忌证。

严重肺血管病变,当静息时肺血管阻力升高到 8～12U/m^2,使用肺血管扩张剂也不能降至 7U 以下,即为手术禁忌证。这种情况见于 Qp/Qs=2,肺动脉压升高后,静息时 Qp/Qs<1.5 的患者。

老年患者,尤其是 50 岁以上,死亡率及肺血栓发生率均高,但也应争取手术。年龄大、合并三尖瓣或二尖瓣关闭不全,不是手术禁忌证。在闭合 ASD 的同时予以修复即可。合并心力衰竭者应先控制心衰,病情改善后再行手术治疗。合并心内膜炎者,应在感染控制后 3～6 个月手术。

七、手术方法

1.基本方法　ASD 闭合手术常规在体外循环下进行。患者取仰卧位,背部略垫高,常规采用胸骨正中切口。考虑到胸骨正中切口皮肤瘢痕的外观,近年来不少国内外学者提倡采用美学切口。有的学者采用双侧第 4 肋间乳房下皮肤切口,向上下掀开皮瓣,再纵行正中劈开胸骨。更多的学者采用右胸切口,手术简单易行,但应除外 PDA、PS 等经右胸切口难以处理的畸形。采用右前外侧开胸切口时,患者仰卧,右侧抬高 40°～45°,右上肢在肘部弯曲,前臂悬吊在手术台头侧的支架上。第 4 肋间切开皮肤,前端止于胸骨外缘,后至背阔肌边缘。经第 4 或第 3 肋间进胸。

切开心包,心包的切缘以粗丝线固定于皮肤切口上。于心包内游离上、下腔静脉,并环绕套带,插升主动脉供血管,经右心耳和右心房壁分别插上、下腔引流管。为缩短手术时间和减少低温对全身的影响和不良作用,一般不必全身降温,我院常规采用在常温体外循环下进行房间隔缺损修补术。也可在浅低温下手术。如有左上腔静脉,要游离并置阻断带,可经右心房壁及冠状静脉窦口插入左上腔引流管,并连接人工心肺机。经右上肺静脉根部安置左心房引流管。

在置好右心耳荷包缝线,套好橡胶阻断管,尚未行上腔静脉插管前,可经荷包线内切开心耳,伸入左手示指探查 ASD,同时探查肺静脉入口部位,三尖瓣及二尖瓣关闭不全的有无及其程度等。

阻断升主动脉,经主动脉根部灌注冷心脏停搏液,心包内以冰屑、冰盐水降温。近年来,不少学者为更好地保护心肌,主张采用不阻断主动脉,不灌注心脏停搏液和心脏局部置冰屑的方法,只阻断上下腔静脉,切开右房壁闭合 ASD 的手术技术,取得了良好的效果。

右心房作斜切口,向后延长切口时注意避开窦房结。心房切口边缘以细丝线缝合固定。用心内吸引器吸引左房流入右房的血液时,只需配合缝合操作清楚显露 ASD 边缘即可,切忌伸入左房内吸引,使空气进入左房,造成术后气栓的危险。如疑有二尖瓣关闭不全,需仔细检查二尖瓣,是属例外,但应注意心内操作完毕彻底排净左房内气体。

2.中央型 ASD 的修补 ASD 小于 2cm 者,可直接缝合。确定是否用直接缝合法,关键要看缝合后有无张力,张力牵拉可导致术后心律失常或造成残余 ASD。缝合 ASD 左缘时不要进针过远,以免损伤或牵拉传导束,也不要钳夹或刺激 Koch 三角内的传导组织。可用 3-0 Prolene 或无创伤线,一头针从 ASD 下端开始连续缝合至上端,另一头针沿原缝线方向交叉跨线缝合。缝至上端时用血管钳撑开缝合口,停止左心房引流,由麻醉师膨肺,或用生理盐水充满左心腔,充分排气后立即收紧打结。

ASD 较大者,宜采用心包片或涤纶织片修补。补片应略小于 ASD,通常用 4-0 Prolene 线连续缝合法。缝合结束前停止左心房引流,充分排气后打结,关闭 ASD。

3.下腔型 ASD 的修补 下腔型 ASD 的特点是左心房后壁构成 ASD 的后缘,下腔静脉入口与 ASD 边缘相连,注意切勿将下腔静脉瓣误认为 ASD 的边缘,避免将下腔静脉隔入左心房,造成大量右向左分流。宜先在 ASD 下缘左心房壁作半个荷包缝合,然后行连续缝合或用补片修补。

4.上腔型 ASD 的修补 手术中应向两侧剪开心包反折,充分显露上腔静脉。肺静脉与上腔静脉的异常连接可于心外探知。上腔静脉插管应高于异常连接处。修补 ASD 时应将所有肺静脉都隔于左心房侧。可分别控制上腔静脉及奇静脉,或结扎奇静脉。尽可能靠近头侧置上腔静脉阻断带。应注意检查有无左上腔静脉,及时游离并套带,以备阻断。因 ASD 靠近头侧,需切断界嵴将切口向上腔静脉延伸。如右上肺静脉引流至上腔静脉的位置较高,宜作右心房后位切口,可获得极好显露。如 ASD 较小,可将其扩大。用心包片将来自肺静脉的血先导入 ASD,再引入左心房。另用心包片修补右心房切口,并扩大上腔静脉,避免术后狭窄。

5.ASD 合并部分性肺静脉异位连接 应在闭合 ASD 的同时,将肺静脉开口隔入左心房。可采用自体心包片,绕过肺静脉入口上缘及右侧缘缝合,使肺静脉血液通过 ASD 引流入左心房。

6.经胸小切口超声引导下封堵房间隔缺损 近年已有多家单位成功开展超声引导下经胸右前外侧小切口封堵房间隔缺损手术。其优点是创伤小,不需体外循环,避免射线下操作,花费也低于心导管介入封堵术。其基本治疗原理及效果与心导管介入封堵相同,适应证相似,但可放置更大口径的封堵器,适用于中央型房间隔缺损。具体方法是在右前外侧第 3 或 4 肋间做 5cm 左右的皮肤切口,进胸后悬吊心包,在右心耳缝荷包,选择口径合适的封堵器,在经食管心脏超声的引导下由荷包送入封堵器封闭缺损。

八、术后处理的特点

大多数患者术后处理常规与一般体外循环术后处理相同,此外尚需格外注意容量负荷不能过大。有些老年患者在 ASD 修补术后早期几小时内左房压明显升高(可达 20～25mmHg),原因可能是长期病程、合并冠状动脉疾病、高血压或术前未能估计到的二尖瓣关闭不全造成的左心室收缩、舒张功能受损。如 ASD 术后出现严重肺静脉高压征象,需要立即行超声心动图或左心室造影检查,如显示为严重二尖瓣关闭不全,可能需要行二尖瓣置换术。35 岁以上的患者在 ASD 修补术后可能发生肺动脉或体循环动脉栓塞,因此应在术后第 2 天晚上开始口服华法林进行抗凝治疗,持续至术后 8～12 周。老年患者伴心房纤颤时栓塞发生率尤高,术后应终生抗凝治疗。

九、手术治疗效果

ASD 修补术的效果良好,大多数心脏外科中心 ASD 修补术的住院死亡率已经接近于零。出生后头几年内进行 ASD 修补的患儿的时间相关生存率与总人口相同。如果在童年或成人的早期手术,生存率也非常接近总人口。老年患者修补 ASD 后可延长寿命,但预期低于总人口平均寿命。

1.死亡原因　ASD 修补术后极少发生住院死亡病例,通常有严重的并发症,如肺血管病变或老年病。罕有的例外是空气栓塞致死,因而正确的手术方法和排气操作至关重要。脑栓塞和脑出血是老年患者最常见的死亡原因,其中大多有高血压。慢性充血性心力衰竭是老年患者死亡的第 2 种常见原因。个别病例死于严重的室上性心律失常。

2.增加死亡危险的因素　与其他先天性心脏病相比,ASD 很少合并严重的心脏畸形,因而不会增加死亡危险。ASD 本身的病理形态也不是死亡的危险因素。与其他后天性和先天性心脏病相比,术前心功能等级不是造成死亡的肯定危险因素。术前肺动脉高压,提示有严重肺血管病变时,是死亡的危险因素。重度肺动脉高压可造成术后早期死亡。肺血管病变的危险因素可表现为肺动脉收缩压升高或其他不同的形式,如肺血管阻力大于 6U/m2,使用肺血管扩张剂无效时,即为术后死亡的主要危险因素。手术时年龄较大或年龄太小不是住院死亡的危险因素。年龄较大是晚期死亡的危险因素。出生 10 年以后开始,随着年龄增长,晚期死亡的危险因素不断增加。10 岁以内修补 ASD,大约有 98% 的机会至少在术后生存 25 年。20 岁以内手术约有 93% 的机会,30 岁以内手术约有 84% 的机会术后生存期超过 25 年。超过 40 岁以后手术者,长期生存率显著下降。60 岁以上手术的患者 10 年生存率为 64%,仍高于未手术的同类患者;目前虽然尚不能肯定手术年龄在 10 岁以内对远期效果的影响,但手术前心脏增大的患儿,5 岁时接受 ASD 修补术,术后仍长期有心脏增大的事实,说明 ASD 修补术应尽早进行。

3.心室功能　手术后右室舒张期内径显著减小,但很多人仍大于正常。Young 早年进行的持续观察表明,有些儿童在 ASD 修补术后多年仍有心脏增大,原因为慢性右室负荷过重导致的继发性心脏增大。Pearlman 等比较了手术年龄对心室改变的作用,11 例在 10 岁以前手术的患者,术后晚期右室舒张期容量正常或接近正常者 7 例;另一组 14 例 25 岁以上手术的患者,只有 3 例术后右室舒张期容量正常。术前右室壁运动减弱、射血分数减少的成年患者,多数右房压升高,有明显症状,手术后右室内径减少不明显,射血分数虽比术前增加,但仍低于正常。这些患者手术后病情得到改善,但仍有症状。与术前相比,术后左心室射血分数随最大运动而增加。因此,即使在成人期修补 ASD,术后运动射血分数也可达到正常。这种有利变化是右室容量负荷过重得到解除的结果。如术前左室舒张期内径小于正常,术后 6 个月内可恢复正常。术前存在的左室几何形状异常，ASD 修补术后也得以纠正。

4.血栓栓塞　ASD 修补术后有发生体循环和肺循环栓塞的危险，最迟可在术后 11 年发生栓塞。40 岁以上的患者，尤其是心房纤颤患者术后栓塞的发生率较高。

5.再次手术　约有 2％的患者因为术后 ASD 复发需要再次手术。术前有充血性心力衰竭的老年患者，术后复发的可能性较大。将下腔静脉瓣误作 ASD 下缘缝合，将下腔静脉血导入左心房，或补片造成上腔静脉部分梗阻，是再次手术的常见原因。

（胡日波）

第七节　室间隔缺损

一、概述

室间隔缺损（VSD）是指左、右心室间隔异常的沟通，并造成血流动力学的变化。其中包括先天性心脏病室间隔缺损、外伤性心脏穿透伤和急性心肌梗死后室间隔穿孔，本节仅就单纯性先天性心脏病室间隔缺损进行阐述。发病率及自然病程单纯性 VSD 在先天性心血管畸形占 23.1％，居第 2 位。其自然病程为：①VSD 较小，经缺损的左向右分流量较少，一般不致引起右心室肺动脉高压；②VSD 较大，左向右分流量大，则左心室负荷加重，致使左心室逐渐肥大；长期较大的左向右分流可引起肺血管梗阻性病变、肺动脉高压，以致右心室负荷也加重，最后引起右心室肥大。在严重肺动脉高压时，可造成右向左分流，病人出现发绀，称为 Eisenmenger 综合征，最终可导致心力衰竭。

二、病理生理及分型

1.病理生理　VSD 的病理生理改变，视心内自左向右分流及其分流量的多少而定。分流不但直接加重心肌负荷，导致心肌肥厚，并可引起肺血管的病变影响分流量，甚至造成反向分流。VSD 的血液动力学改变与缺损的大小有关。缺损小，分流量亦少，可无功能上的紊乱；中等大小的 VSD 有明显的左向右分流，肺动脉压正常或轻度升高，发展成中、重度肺动脉高压者较少；大型 VSD，左向右的分流量虽然较大，但肺动脉阻力增高并不显著，称为动力性肺动脉高压。

2.分型　VSD 一般分为漏斗部、膜部、窦部、小梁化部和左心室右心房间缺损等 5 型：

Ⅰ型：缺损位于圆锥间隔的下部。

Ⅱ型：缺损位于圆锥间隔中部的融合线上，室上嵴的中部，与肺动脉瓣和间隔膜部之间，被肌肉组织分开。

Ⅲ型：缺损位于圆锥间隔的上部，肺动脉瓣之下，缺损远端边缘由肺动脉瓣后交界和动脉干间隔形成。

Ⅳ型：圆锥间隔缺如，此时主动脉与右心室侧壁直接相连。

Ⅴ型：缺损位于圆锥间隔与肌部间隔之间，呈卵圆形，其横径与连接线一致，较少见。

（1）膜部间隔缺损：位于膜部，呈圆形，其边缘常有三尖瓣到达右心室窦部或圆锥部的腱索附着。圆锥间隔发育完整将主动脉根部与右心室侧壁隔开。有的附着腱索较紧密，几乎将缺损覆盖，形成近似膜部间隔瘤。

（2）窦部间隔缺损：窦部间隔与膜部间隔、圆锥间隔和小梁化部间隔相邻，缺损可由于窦部间隔本身发育，以及与相邻间隔连接处发育异常而形成，有以下 5 种类型：

Ⅰ型：窦部全并膜部缺损，形态上与膜部缺损相似，但缺损大，圆形或长形，位于圆锥乳头肌水平。

Ⅱ型：窦部间隔缺如，常合并膜部间隔缺如，缺损大，类似房室管畸形之缺损，但左心室底部的发育正常。

Ⅲ型：窦部间隔与小梁化部间隔交界处的缺损，常呈卵圆形，其长轴与左心室纵轴垂直。

Ⅳ型：窦部间隔本身的缺损，大小不一，膜部间隔完整，缺损与膜部间隔有肌嵴分开，房室束位于缺损之前方及上方。

Ⅴ型：缺损位于窦部间隔与圆锥间隔交界处，膜间隔完整，与漏斗部缺损 Ⅴ 型极相似，位于圆锥乳头肌的下方。

（3）小梁化部室间隔缺损：位于房室束的前下方，大小不一，单发或多发。

（4）左心室右心房间缺损（即左心室右心房通道）：位于室间隔膜部，介于左心室与右心房之间。缺损分为三尖瓣上、三尖瓣环和三尖瓣下缺损 3 类。

二、诊断要点

1.症状　缺损<0.5mm 分流量较少者，一般无明显症状，只是在查体时有心脏杂音；分流量较大者，常有活动后气急和心悸，反复出现肺部感染与充血性心力衰竭症状；大型缺损者，肺部感染和充血性心力衰竭症状明显，二者互为因果，病情发展快，随着肺动脉阻力增高，气急、心悸更为明显，并可有咯血症状。

2.体征　一般无发绀。在大型 VSD 者脉搏较细小。艾森曼格综合征者，出现中央性发绀，并伴有杵状指（趾）。分流量较大的病人，胸骨向前突起。根据 VSD 的类型，在心底部和心前区的不同部位触及收缩期震颤，听到响亮的全收缩期杂音，P_2 亢进。

3.辅助检查

（1）X 线检查：①缺损小、分流量少者，心脏和大血管的形态正常；②缺损中等、分流量大者，显示左心室扩大，肺动脉突出，肺纹理增多；③大型 VSD 伴肺动脉重度高压者，肺动脉段凸出更为显著，部分呈瘤样扩张，肺门血管亦相应明显扩张，有时呈"残根样"，肺野外带血管纹理变细、扭曲，整个扩大的心影反而有缩小的趋势。

（2）心电图检查：心电图的改变与 VSD 的大小、肺血管阻力的高低、右心室压力增高的程度以及左心室负荷过高的程度有关。心电图可正常或左心室肥厚、双心室肥厚或右心室肥厚。此外部分病例可有 T 波改变。

（3）超声心动图检查：表现为左心房及左心室的内径和左心室容量负荷增加。彩色多普勒可以比较灵敏地显示缺损的位置、大小及血流速度，可根据肺动脉的血液速度粗略计算肺动脉压力。

（4）心导管检查及心血管造影

①右心室水平可有左向右分流：小型 VSD 分流量很小，有时难以确定；中到大 VSD 右心室水平血氧含量升高，超过右心房平均血氧含量 1 容积以上或 3％饱和度以上，或右心室内 3 个标本的血含氧量差异在 0.6 容积以上，诊断方可成立。

②可测定右心室压力及肺动脉压力，计算肺血管阻力，正常肺总阻力为 $200\sim300\text{dyn}\cdot\text{s}\cdot\text{cm}^{-5}$；肺小动脉阻力正常为 $75\sim120\text{dyn}\cdot\text{s}\cdot\text{cm}^{-5}$。

③有时导管通过缺损进入左心室，由此可以诊断 VSD 的存在。一般 VSD 不需行心血管造影，有以下

情况可行心血管造影:a.合并重度肺动脉高压需同其他左向右分流或复杂的畸形鉴别时;b.或临床及X线平片不典型需与二尖瓣关闭不全或左心室流出道肌肉肥厚型狭窄相鉴别时;c.VSD虽已明确,但怀疑有其他畸形尚存时。

以选择性左心室造影最为可靠,其表现为:a.左心室充盈后右心室立即显影;b.根据右心室显影的密度,分流药柱喷射的方向,以及右心室显影确定最早部位,可判断分流量及缺损的解剖类型。

4.鉴别诊断

(1)主动脉瓣狭窄(AS):杂音在主动脉瓣区最响,呈短促喷射性特点,与VSD典型的全收缩期杂音不同,并可听到收缩期喀喇音及第1心音分裂。另外,AS病人的肺血正常,心电图为左心室肥厚而无右心室变化。

(2)肺动脉瓣狭窄(PS):亦呈全收缩期杂音,但P_2减弱,肺血减少,心电图为右心室肥厚,心导管检查心室水平无分流,右心室与肺动脉间有显著的压力差。

(3)房间隔缺损(ASD):在胸骨左缘第2肋间闻及收缩期杂音,Ⅱ～Ⅲ级伴P_2分裂,常无震颤,可与VSD区别。X线表现右心增大;心电图V_3R及V_1呈rSR型;心导管检查导管常能通过缺损进入左心房,并在心房水平证实有左向右分流。

(4)动脉导管未闭(PDA):VSD合并主动脉瓣脱垂和关闭不全者,易与PDA混淆。PDA伴有肺动脉高压时,与高位VSD鉴别较困难。诊断时需特别注意,较可靠的方法是左心室或动脉逆行造影。

四、手术适应证及禁忌证

1.手术适应证

(1)不需手术:小型VSD无症状或进行性缺损闭合者。

(2)择期手术:缺损<1.5cm,症状轻,无肺动脉高压。

(3)即期手术:2岁以上无症状或症状轻,但有肺动脉高压,应手术治疗,以免肺血管阻塞性病变的恶化;如有主动脉瓣关闭不全者,也应即期手术,以免关闭不全加重。

(4)被迫手术:大型VSD,分流量大,并发危及生命的顽固性心力衰竭和肺功能不全,积极内科治疗无效者,6个月以内,行肺动脉环缩术。

(5)及早手术:大型VSD合并反复肺部感染和充血性心力衰竭,肺动脉压/体循环压比值≥0.75,而无反向分流者,应于2岁内手术。

2.手术禁忌证

(1)病史中有发绀。

(2)X线胸片示肺动脉段明显突出,但肺血少,呈"枯树枝"样改变者。

(3)心电图电轴变为右偏,右心室肥厚。

(4)右心导管水平有右向左分流,肺血管阻力>10units/m²(Woodunit)。

五、术前准备

1.实验室检查 血、尿、便常规,出、凝血时间,血小板,凝血酶原时间、活动度及血型,血电解质,肝、肾功能,血浆蛋白,白蛋白与球蛋白比值等。

2.特殊检查 胸部X线片,超过3个月者应复查;全套心电图;超声心动图及心导管检查。

3.其他准备 若有感染性心内膜者,应在控制后3～6个月手术有肺部或其他部位感染者,亦应控制后再手术。

六、手术方法及注意事项

1.手术方法

(1)肺动脉环扎术:是一种过渡性的减症手术,将近端肺动脉布带缩紧,使分流量减少,适用于有严重心衰的婴幼儿。这种手术目前已很少应用。

①浅低温下行小 VSD 修补术:该方法已废弃。

②深低温(25cC)下行 VSD 修补术:阻断循环后,修补缺损。国内很少有人采用。

③浅低温心脏不停跳 VSD 修补术:常规体外循环及插管,降温至 33～35℃时阻断上、下腔静脉,不阻断主动脉,不灌注心脏停跳液,在心脏跳动下进行修补。

④中、低温心脏停跳下 VSD 修补:常规体外循环心脏插管,阻断腔静脉、主动脉,主动脉根部灌注心脏停跳液,心脏停跳后,修补缺损。

a.右心房壁切口,除嵴上型和肌部缺损不宜应用外,其他类型均可采用,特别适用于三尖瓣隔瓣下和左心室-右心房型缺损。

b.右心室壁切口,适用于各种类型的缺损。一般多在右心室前壁少血管区切开,尽量缩短切口长度,减少心肌损伤。

c.肺动脉干切口:仅适用于干下型缺损。

d.左室切口:用来修补低位的肌部缺损及大血管转位(为避免损伤传导系统采用功能性左室切口)。

e.主动脉切口:在合并主动脉瓣关闭不全时的高位 VSD,通过主动脉切口修补缺损。

f.右侧小切口开胸:取右侧腋后线与第 3 肋间的交点为切口的后上缘、腋前线与第 6 肋间的交点为切口的前下缘,在两点间作 6～8cm 长的弧形切口,经第 4 或第 3 肋间进胸。由于升主动脉位置较深,显露稍差,手术的关键是升主动脉插管。

2.术中注意事项

(1)膜周部室缺其下缘距传导束较近,修补时要在右室面进针,避免损伤传导束。

(2)间断缝补小室缺时不要使室缺两端形成"猫耳",缝针要牢靠结实,避免形成残余分流。

(3)干下型缺损修补时注意不要损伤主动脉瓣。

(4)心内探查时,应注意有无右室流出道梗阻、动脉导管未闭、以及多发性室缺等合并畸形存在。

(5)做右室切口时,避免损伤冠状动脉分支。

七、预后

手术死亡率与缺损大小及肺动脉高压程度有关,小缺损的手术死亡率在 1% 以下,伴肺动脉高压者手术危险性相应增高。手术如获成功,疗效通常良好,症状明显改善或消失,心脏杂音减轻或消失。少数病人因肺动脉扩张,术后仍可在肺动脉瓣区听到 Ⅱ～Ⅲ 级收缩期杂音。

(刘剑峰)

第八节 法洛四联症

一、概述

法洛四联症(TOF)是一种最常见的发绀型复杂型先天性心脏病,Campbell 报道 TOF 总体患病率 5.8%(3.5%～8%),上海新华医院报道在 1986～1995 年,TOF 占同期心脏手术数量的 16.3%。TOF 的发病原因不详。法洛四联症包括一系列的解剖畸形:大的非限制性室间隔缺损、右室流出道狭窄、主动脉骑跨和右心室肥厚。其临床症状严重程度有所不同,轻的病例无症状、无发绀而严重的在新生儿期就出现严重缺氧,症状的严重程度取决于右心室流出道狭窄的程度。

二、历史

1888 年 Fallot 详细阐述 TOF 四种病变,1945 年,Blalock 和 Taussig 首先采用姑息性锁骨下动脉-肺动脉吻合术治疗此症;姑息性手术还包括 1946 年 Potts 等人采用的降主动脉-肺动脉吻合术;1948 年 Sellors 和 Brock 采用闭式肺动脉狭窄疏通术;1962 年 Waterson 采用的升主动脉-右肺动脉吻合术。1954 年 Lillehei 和 Varco 首次在可控交叉循环下行 TOF 根治术获取成功。1955 年 Mayo 医学院首先应用氧合器成功矫治 TOF。1959 年 Kirklin 首先报道应用跨瓣环补片治疗 TOF 的右室流出道狭窄。1966 年 Ross 首先使用心外带瓣管道治疗 TOF。60 年代,多数外科医生建议对 5 岁以上的 TOF 作根治术,而婴幼儿 TOF 根治术死亡率相当高,多采用二期手术治疗。但自从 1969 年 GLH 介绍对婴幼儿 TOF 进行一期根治,并且取得非常好的手术效果,现阶段多数心脏中心倾向于一期根治婴幼儿期 TOF。

三、解剖

TOF 四种特征性病变:①非限制性室间隔缺损;②肺动脉狭窄;③主动脉骑跨;④右心室肥厚。其病变的主要原因是右室漏斗部发育不全,向前、向左、向上移位,造成漏斗部狭窄、变短甚至闭锁,而移位的结果是室间隔上部不能对合,形成一大的典型的室间隔缺损,位于漏斗部后下方,又称对位不良性室间隔缺损,典型的室间隔缺损位于主动脉下,部分位于主动脉和肺动脉下(干下型室间隔缺损)。由于室间隔缺损足够大,造成左右心室收缩峰值相等,两心室厚度相同;房室连接正常。主动脉起源于双心室,部分骑跨在右室上,但二尖瓣前瓣与主动脉瓣有纤维连接。

1.右室流出道狭窄

(1)漏斗部:TOF 的特征性病变之一。产生的原因是漏斗部在正常时向后、向下、向左延伸,但在 TOF 时变成向上、向前、向左移位,使右室流出道狭窄,并因为漏斗隔对位不良而形成特征性室间隔缺损,一般在漏斗部狭窄与肺动脉瓣之间形成一细小的心腔,称之为第 3 心室,如果圆锥隔发育良好,漏斗部心腔(第 3 心室)较大。TOF 患儿在 6～9 个月时,不会发生漏斗部心内膜纤维化和增厚;2 岁以内内膜纤维化不明显;但随着年龄增大,漏斗部心内膜纤维化进行性增生,导致第 3 心室变小,甚至闭锁。少于 15% TOF 漏斗部狭窄的部位在其下缘,由调节束或前乳头肌肥厚产生梗阻。

(2)肺动脉瓣:75％的 TOF 合并肺动脉瓣狭窄,其中接近 2/3 为二瓣化畸形,瓣叶增厚,部分较为严重并加重瓣膜水平的狭窄。约 10％的患儿瓣膜被无蒂的纤维黏液瘤样组织所代替,但其本身不引起梗阻。但在肺动脉瓣环狭窄不明显,瓣膜仅剩下退化残迹时,导致明显的肺动脉瓣反流,这种情况称之为 TOF 合并肺动脉瓣缺如。

(3)肺动脉瓣环:肺动脉瓣环正常时为一肌性结构,在 TOF 中总要比主动脉瓣环要小,但是不一定造成梗阻。瓣环会发生纤维化和增厚,通常是由于漏斗部心内膜纤维化延伸而形成的。弥漫性漏斗部狭窄总伴随着小而狭窄的瓣环,并导致弥漫性右室流出道狭窄。

(4)主肺动脉:肺动脉通常比主动脉直径要小,在弥漫性右心室流出道发育不良的病例中,主肺动脉也存在明显的发育不良,主肺动脉直径约为主动脉直径的 1/3～1/2,并向左、向后移位于粗大的主动脉的侧后方。

(5)肺动脉共汇及左右肺动脉:通常左肺动脉直接起源于主肺动脉,而右肺动脉以直角起自主肺动脉,小部分患儿主肺动脉远端及左右肺动脉开口狭窄,形成交汇处狭窄,局部呈 Y 形改变。左右肺动脉畸形并不常见,但可能发生的病变包括开口狭窄、多发性狭窄、一侧肺动脉缺如和一侧肺动脉直接起源于降主动脉。

2.室间隔缺损　TOF 的室间隔缺损为非限制性的,是由漏斗隔及隔束左移造成室间隔对位不良引起的缺损,因为左移的漏斗隔常移位于隔束前支前方而不在其前后肢之间,由此产生对位不良性大的室间隔缺损。大部分的室间隔缺损位于主动脉下,约占 92％,室间隔缺损的上缘是漏斗隔的前部(又称室上嵴),其后方是主动脉瓣及瓣环;后缘与三尖瓣的隔前瓣叶相邻;其下缘是隔束的后支;前缘是隔束的前支。希氏束与膜周部室间隔缺损一样行走于缺损的后下缘。部分病例隔束后下肢发育不良,希氏束在靠近纤维后下缘处穿越室间隔,手术时容易损伤。小部分 TOF 室间隔缺损位于主动脉及肺动脉下,其漏斗部发育不完善或缺如,室上嵴缺如,右室流出道狭窄部位在瓣环及瓣膜水平处,缺乏特征性的漏斗部狭窄,希氏束行走于缺损的后下方,手术时不易损伤。主动脉位于右前,肺动脉在左后方,由于主动脉前移,在切开右室流出道时容易损伤主动脉瓣。大约 5％的患者合并有第 2 个室间隔缺损,多位于肌部。

3.主动脉骑跨　TOF 其主动脉一般较粗大,直径是主肺动脉的 2～3 倍,起源于双心室,部分骑跨于右心室上,15％～90％不等,其产生的原因是主动脉根部右前移以及漏斗隔移位的结果,主动脉骑跨超过 50％的需与右室双出口鉴别,TOF 主动脉瓣与二尖瓣存在纤维连接,而右室双出口则没有。

4.右心室肥厚　TOF 右心室肥厚是肺动脉狭窄和室间隔缺损的继发性改变,在新生儿和婴幼儿的 TOF 患者中,没有右心室肥厚或肥厚不明显,而随着年龄的增长,右心室肥厚进行性加重,并且发生心肌纤维化,纤维化与右心室肥厚程度成正比,右心室顺应性明显降低,晚期出现心力衰竭和严重的心律失常甚至猝死。

5.合并畸形　最常见为卵圆孔未闭或房间隔缺损、动脉导管未闭;部分严重的肺动脉狭窄 TOF 合并多发大的体肺侧支动脉(MAPCAs);25％ TOF 有右位主动脉弓,这决定行改良 Blalock-Taussig 分流术时的切口部位;合并肺动脉瓣缺如和完全性房室间隔缺损较为少见;有 3％～5％的 TOF 冠状动脉左前降支源于右冠状动脉,前降支紧贴着肺动脉瓣环下横跨右心室流出道到达前室间沟,右室流出道切口易造成其损伤。另一重要的冠脉畸形是双左前降支,室间隔的下半部分由右冠状动脉供应,而上半部分由左冠状动脉供应,且存在粗大的右心室圆锥支。右冠状动脉起源于左冠状动脉总干,较为少见,右冠状动脉横跨右心室流出道而影响到流出道切口。主动脉瓣反流在成人 TOF 中较为常见,通常是由于主动脉瓣细菌性心内膜炎、主动脉根部扩大或与手术损伤有关。

四、诊断

1.临床表现　TOF患儿的临床表现差异较大，轻型TOF可以无症状和无发绀，而重型TOF在新生儿期就表现为严重缺氧。其症状的严重程度与肺动脉狭窄程度及体、肺循环阻力有关。

(1)发绀和运动耐力降低：典型的TOF其发绀症状出现在生后6周～6个月；也可以在生后即出现或在婴幼儿或儿童期才出现，后者因为肺动脉狭窄进行性加重而产生。部分患儿在休息时没有发绀，而在活动后或缺氧发作时才出现，这一类患儿右室流出道狭窄不严重。而持续表现出发绀的患儿也会在活动后、哭闹时加重。由于长期缺氧，运动耐力低于同龄儿童，身体发育也落后于同龄儿童，但是其智力不受影响。肺部感染比较少见。

(2)蹲踞现象：是TOF患者特别是低龄儿童患者的一种常见的体位。蹲踞现象常见于患儿活动后，体循环氧饱和度降低，他们能够本能地采取胸膝体位来获得舒适感并进而缓解症状。蹲踞现象产生的确切机理仍不清楚。可能由于减少下肢含氧量低的血液回流入心脏，从而提高体循环血氧饱和度。但更合理的解释是通过压迫下肢大的动脉血管来增加体循环阻力，减少室水平右向左分流量，增加肺动脉血流量，提高动脉血氧分压，改善缺氧症状。

(3)缺氧发作：多见于婴幼儿和低龄儿童的TOF患者以及肺血流依赖于肺-体循环阻力的其他畸形，如三尖瓣闭锁等。通常出现在早晨或午睡后体循环阻力低下时出现；其诱因有哭闹、排便或喂乳时，但也可以在无任何诱因的基础上出现，表现为发绀加重、呼吸加快加深、易激惹，通常能在15～30分钟内缓解，但也有持续几小时甚至更长的时间而得不到缓解的，患儿出现昏迷和死亡。其生理变化是室水平右向左分流增加，而肺动脉血流减少。这与TOF患者运动后血氧饱和度下降类似，但前者持续时间较长，发绀进行性加重并迅速产生代谢性酸中毒。

(4)其他症状：多由于血液黏稠度增加而引起，如脑脓肿、红细胞增多症、出血性疾病和痛风等，部分TOF并发感染性心内膜炎。

2.体格检查

(1)发绀：主要表现在口唇黏膜和甲床上。

(2)杵状指(趾)：在发绀的患儿中，婴幼儿期就出现杵状指(趾)，但很少在6个月以前出现。杵状指(趾)是TOF的特征性病变之一，但是在其他长期发绀缺氧的疾病中也有，如三尖瓣闭锁、单纯性肺动脉瓣狭窄、单心室合并肺动脉狭窄等。其产生原因是长期缺氧刺激指骨增生变粗。

(3)心脏检查：心前区可触及异常的右心室搏动，胸骨左缘第3、4肋间收缩期震颤，心界一般正常。听诊第1心音正常，由于主动脉前移掩盖了原本轻柔的肺动脉关闭音和肺动脉低压使第2心音的肺动脉组成部分减弱，所以第2心音减弱、单一。胸骨左缘第3、4肋间可闻及特征性粗糙的收缩期杂音，其强度与右室流出道狭窄程度成反比，严重肺动脉狭窄或缺氧发作的患儿其杂音可能很弱或没有。这与单纯性肺动脉瓣狭窄和室间隔缺损不同，在一定程度上狭窄或开口越小，其杂音越响。术前TOF患儿舒张期杂音不常见，在成人患者和术后长期随访中需注意主动脉瓣反流，但在儿童期少见。如果在TOF患者中出现连续性杂音，需注意两种情况：第一，如果连续性杂音在左锁骨上窝处，而且向颈部传导，提示合并动脉导管未闭；如果在右侧对应部位出现，则提示比较少见的右侧动脉导管未闭。第二，如果连续性杂音出现在双侧肺野和背部，提示存在大的主肺动脉侧枝。

3.实验室检查　常规检查提示红细胞增多，血细胞比容升高，通常大于50%，严重的超过75%，其程度与发绀程度成正比。虽然红细胞数量增加，但是铁离子的吸收并没有相应增加，呈小细胞低色素性改变。

血小板数量减少,凝血酶原时间延长,

4.其他辅助检查

(1)X线检查:双侧肺纹理减少,肺动脉段凹陷,同时因为右心室肥大使心尖上翘而形成典型的靴形心这一TOF特征性X线表现,心影大小一般正常。这在较大龄婴儿和儿童多见。

(2)心电图:右心室肥厚是TOF在心电图上的特征性表现之一,在3、4个月大的婴儿TOF患者就能体现出来,但新生儿患者不一定存在右心室肥厚。通常电轴右偏,其偏移程度与右心室肥厚程度成正比。少数患儿发生电轴左偏,常提示TOF合并完全性房室间隔缺损或可能是一个正常变异。TOF患儿在术前出现心律失常并不常见,有报道称有5%的患儿在TOF根治后发生完全性房室传导阻滞并且需要植入永久性起搏器。早期研究人员认为迟发性房室传导阻滞是TOF根治术后晚期发生猝死的原因。但近来的研究表明,室性心律失常才是其主要的死亡原因。所以对常规心电图显示有室性逸搏心律的患儿需作激发试验和24小时心电图检查来作出适当的评估。

(3)二维超声心动图和彩色多普勒:二维超声心动图能精确显示TOF特征性病变并作出诊断。如显示典型的对位不良型室间隔缺损、右室流出道狭窄、主动脉骑跨和右心室肥厚的程度、左右肺动脉开口的情况。还可以显示其他的合并畸形如动脉导管未闭、房间隔缺损、完全性房室间隔缺损等。彩色多普勒可以估测右室流出道的压力阶差、流速、主动脉瓣、三尖瓣有无反流以及冠状动脉左前降支的走行情况。但对远端的肺动脉显示较差,因此需要行心导管及造影检查。

(4)心导管及造影检查:一般不需要用心导管及造影检查来诊断TOF,其指征是需要确定肺动脉远端分支情况、判断冠状动脉走行以及怀疑合并多发性室间隔缺损的病例。心血管造影能精确显示右室流出道狭窄的程度和范围,室间隔缺损的大小及部位,主动脉骑跨的程度;主动脉造影显示冠状动脉的走行,是否合并动脉导管和大的主肺侧支血管。还可以直观地计算M率和肺动脉指数(Nakata指数)来指导外科手术的选择。

综合以上的诊断技术,必须获得以下重要的外科信息:

1)室间隔缺损的数量、大小和位置。

2)右心室到肺动脉径路的梗阻部位和严重程度。

3)肺动脉粗细和分布情况。

4)冠状动脉的走行情况,特别是左前降支是否横跨右室流出道。

5)肺血来源与分布情况,特别在有MAPCAs时,应探明其具体走行和分布。

五、手术适应证

未做TOF根治的患儿有25%在1岁内死亡,大于50%在4岁内,很少患儿存活超过30岁。而不管婴幼儿还是低龄儿童,TOF根治术后有超过85%的患儿存活至成年,其寿命明显长于未做矫治者。所以是否对TOF患儿进行手术治疗不存在争议,而存在的争议是择期手术的最佳年龄,对有症状的婴幼儿和新生儿是进行一期矫治还是先行姑息手术后期再做根治术以及肺动脉闭锁和多发MAPCAs的处理。

由于早期各种条件所限,婴幼儿期进行TOF根治,手术死亡率和并发症高,所以多选择二期手术治疗。但是随着婴幼儿心脏畸形矫治技术的提高、体外循环和麻醉技术的改进,现在大多数心脏中心选择对多数的先天性心脏病进行一期矫治,同样这一原则用于TOF的治疗,而早期矫治的原因有以下几点:

(1)消除先天畸形对心脏的影响,右心室肥厚和纤维化。

(2)促进心外器官特别是脑部和肺小血管、肺泡的发育。

（3）极少需要过度切除右室流出道肌束。

（4）较好地保护左右心室。

（5）远期室性心律失常发生率低。

（6）减轻患儿家庭的精神和经济负担。

现阶段多数的心脏中心建议在1岁以内进行TOF根治术，使其获得良好的手术效果，远期随访良好。Joeph提出对以下情况，还是建议分期手术治疗，但是即使早期行姑息手术，也不妨碍在1岁以内行根治手术。

（1）冠状动脉左前降支横跨右室流出道。

（2）TOF合并肺动脉闭锁、无主肺动脉。

（3）弥漫性肺动脉发育不良（肺动脉指数<150mm/m^2）。

（4）体重低于2.5kg。

而分期手术的目的是为了以后能达到双心室矫治，对于MAPCAs和肺动脉远端的狭窄的治疗需要心脏内外科的联合治疗（镶嵌治疗）。对合适的MAPCAs用螺旋栓子栓塞再进行手术矫治；外科医生建立右心室到肺动脉的连续性，室间隔缺损不作处理或部分修补。以后根据肺动脉发育的情况来确定第2次手术。对合并远端肺动脉狭窄的病例用球囊进行扩张。当体肺血流比接近1：1.5时，患儿就能耐受室间隔缺损的闭合。

六、术前准备

轻症TOF无需特殊处理，对有症状和发绀明显的患儿，给予低流量吸氧；术前补充水分，防止血液过度浓缩，引起脑栓塞。避免不良刺激因素诱发缺氧发作，虽然缺氧发作有自行缓解的倾向，但是一旦出现，应积极予以处理，防止引起严重的不良后果。

如果在院外发作，建议采取胸膝体位，婴幼儿患者则由其他人帮助保持此体位；如此措施无效，应紧急送至医院治疗。如果在住院期间，首先予以面罩吸氧，如症状仍然没有缓解，给予吗啡按0.1mg/kg皮下注射、肌注或静脉注射。因为缺氧发作后迅速产生代谢性酸中毒，所以一旦建立静脉通道，马上静脉注射5%碳酸氢钠，按剂量1mmol/kg给予。如果以上措施依然无效，可以静注β-受体阻滞剂，如普萘洛尔，按剂量0.1mg/kg给予，但要注意心率缓慢的发生，必须准备异丙肾上腺素。同样通过静脉补充液体或静注外周血管收缩剂（肾上腺素），增加外周血管阻力来减轻缺氧症状。对于反复缺氧发作的患儿，可予口服普萘洛尔，1～4mg/(kg·d)，分3～4次服用。但要注意长期服用对心功能的抑制作用，增加低心排的发生率和手术死亡率。

七、手术方法

1.姑息性手术　体肺分流术为分期手术的初期手术，有Waterson吻合（升主动脉-右肺动脉）、Potts吻合（降主动脉-左肺动脉）、Blalock-Taussig分流术、双向Glenn术、闭式肺动脉瓣切开术（Brock术）和右室流出道补片扩大术。前两种方法由于较难控制分流量，后期容易产生肺动脉高压，根治手术时不易拆除分流管道，所以已经很少使用。而最常用的是改良Blalock-Taussig分流术和右室流出道补片扩大术。

（1）改良Blalock-Taussig分流术：建立在主动脉弓的对侧（无名动脉的同侧），一般采用Core-Tax人造血管，直径选择3.5～4.0mm，剪裁出适当的长度，分别与锁骨下动脉和右肺动脉行端一侧吻合，建立分流。

本方法适用广,方法简单,根治手术时容易拆除,肺动脉扭曲、充血性心力衰竭和肺动脉高压的发生率低。

(2)右心室流出道补片扩大术:正中切口开胸,在并行体外循环下,用自体心包片扩大流出道,保留室间隔缺损。此手术能够建立右心室到肺动脉的连续性,恢复或增加肺动脉的中央血流,符合正常生理状况,能够很好促进肺动脉的发育,术后要求动脉血氧饱和度在90%左右,此时既能明显缓解缺氧症状,又能防止肺血过多产生肺动脉高压。手术简单易行,但是不易把握疏通流出道的程度,术后容易产生肺血过多,动脉血氧饱和度持续95%以上,提示第1次手术判断不准,患儿能够耐受根治手术。所以有外科医生在作右心室流出道补片扩大术时,同期用带孔的补片修补室间隔缺损,补片孔径约4～5mm大小,其作用是限制室水平的分流量,起到减轻肺充血症状或缓解右心室压力负荷的作用;使围术期血流动力学较为稳定,明显降低手术死亡率;术后根据室水平分流的方向来判断是否可以关闭缺损,由于现代心脏介入治疗的飞速发展,可以考虑应用介入方法来关闭缺损,避免再次外科手术的风险。这种由心外科和心脏介入科联合治疗复杂先天性心脏病的方法称之为镶嵌治疗,是以后治疗复杂先天性心脏病的发展方向之一。

2.根治手术　外科医生术前需要复习患儿的B超及心血管造影等检查,了解右室流出道到肺动脉之间的梗阻程度,肺动脉分支开口是否狭窄,室间隔缺损的位置和数量,冠状动脉的走行以及合并的畸形。从而形成初步的手术设想。

(1)体外循环的建立:胸骨正中切口,切除大部分胸腺组织,切开心包,留一大块方形的心包片,用0.6%戊二醛浸泡10分钟,再放置盐水中备用。如果合并动脉导管未闭或之前行体肺分流术,需要在体外循环开始前分离出来并过索带控制分流。肝素化后分别行主动脉、上下腔静脉插管建立体外循环;体重在2.5～3kg或侧支循环特别丰富的患儿,建议应用深低温停循环技术,这时插单根静脉插管即可。如手术在体外循环下进行,温度降至25～28℃甚至更低,必要时在低流量下修补室间隔缺损。主动脉根部灌注心肌保护液,右心房切口,经卵圆孔或房间隔放置左房引流管。

(2)右室流出道疏通:辨清流出道有无重要血管横跨其间,一般选择右室流出道纵向切口,切口长度不超过右室的1/3长,如仅有瓣膜狭窄,则切开融合的瓣膜交界即可;如合并瓣环和主肺动脉狭窄,切口向上延长跨过瓣环至肺动脉分叉前方,延长切口最好经过肺动脉瓣交界,以保留部分肺动脉瓣的功能,减少术后肺动脉瓣反流。用Hegar探条测量左右肺动脉,如存在开口狭窄,则切口延长超过狭窄部位。对新生儿和婴幼儿患者,一般不需要或有保留地切除流出道肌束;但对于年长的儿童和成人患者,必须切除漏斗部继发肥厚的肌束。一般先切断肥厚的隔束,剪除部分残断的肌肉组织,对于漏斗部低位异常肥大肌束,如不影响腱索功能,则予以切断。注意辨认室间隔位置,防止室间隔穿孔。同样方法切除壁束的肥厚肌束,而一般不需要切断室上嵴,其右后方是主动脉瓣和瓣环。同时切开右室游离壁的肥厚肌束。切除肥厚肌束时,勿损伤三尖瓣乳头肌和腱索。对不合并瓣环和流出道弥漫性狭窄的病例,部分外科医生通过右心房及肺动脉切口解除右室流出道梗阻。三尖瓣前瓣置拉钩牵开前瓣,显露远端流出道,辨认室间隔缺损的边缘,主动脉瓣位置及前上移位的漏斗隔壁束和隔束范围,用示指抵于心外游离壁有助于显露;并在调节束水平以上切开隔束前支的肌小梁;通过三尖瓣或肺动脉切口切开融合的肺动脉瓣交界,室间隔缺损也通过三尖瓣修补。

(3)室间隔缺损修补:TOF的室间隔缺损有两种类型,其修补方法有所不同,以下分开陈述。

第一种是主动脉下室间隔缺损,其后下缘有希氏束穿过。部分室间隔缺损后下缘(隔束下支)发育良好,下缘为肌性组织,从右室观察,希氏束行走于左室面,位置较深,手术时不易损伤;另一种情况是隔束下支发育不全,室间隔缺损的后下缘邻近室间隔膜部,希氏束被主动脉瓣环换和连接三尖瓣的心内膜垫相交界的纤维组织所覆盖,希氏束在室间隔的位置较浅,手术时容易损伤。修补室间隔缺损一般采用自体心包或涤纶补片,通常用5-0涤纶滑线带聚四氟乙烯小垫片水平褥式缝合固定补片,补片置于右室面;第1针通常缝至漏斗间隔中部,然后分别向两侧延伸,当缝至 VSD 后下缘时(圆锥乳头肌至三尖瓣隔瓣连接处),缝线应浅缝,而且出针位置距离 VSD 边缘约 0.5cm;过渡到三尖瓣隔瓣时,垫片放置在三尖瓣环的心房面。另一端缝线向室上嵴延伸,显露清楚心室漏斗返折处,防止产生残余分流,同时注意勿损伤主动脉瓣和瓣环。完成一周缝线后,根据 VSD 的大小和主动脉骑跨的程度剪裁补片形状,主动脉骑跨越大,补片越大,补片过小会造成左室流出道狭窄和补片张力过大,容易产生缝线撕裂而导致术后 VSD 残余分流。第二种是干下型 VSD,这种 VSD 是由于漏斗部发育不良或缺如造成的,VSD 组成右室流出道的下壁,VSD 上缘是肺动脉瓣环和主动脉肺动脉间隔组织,该处缝线需将垫片置于肺动脉瓣根部,其余缝线缝合至 VSD 边缘,注意勿损伤主动脉瓣及瓣环。补片剪裁成适当大小,补片过大在心脏复跳后会突向右室流出道,与漏斗部肌束一起造成严重的肺动脉瓣下狭窄,所以这种情况一般需要跨瓣环补片。

(4)右室流出道重建:大约 80% 1 岁以下的 TOF 患儿需要跨瓣环补片;而在儿童期 TOF,如果肺动脉瓣环及主肺动脉发育良好,仅需流出道补片即可。对于瓣环口大小的估计,可以根据与体表面积相对应的正常瓣环大小的表格来决定。一般采用 0.6% 戊二醛固定过的心包片,剪成椭圆形,其最宽的位置在瓣环水平。用 5-0 或 6-0 的 Prolene 线连续缝合重建流出道。补片完成前在右心室另缝一荷包放置肺动脉以及左房测压管。

(5)合并畸形的处理:对新生儿和婴幼儿患者,卵圆孔一般不予缝合,而房间隔缺损必须关闭或部分关闭;卵圆孔作为房水平一分流途径,有助于患儿平稳度过围术期。动脉导管和之前的体肺分流管道必须关闭(也可在体外循环开始前关闭)。而对于合并冠状动脉左前降支(LAD)横跨右室流出道的病例,不能按常规行跨瓣环补片,对新生儿和婴幼儿患者,一般先行姑息性体肺分流术,以后再择期用心外带瓣管道连接右室流出道与主肺动脉,完成 TOF 根治术。但也有外科医生采用以下的方法来矫治这种畸形:肺动脉右室流出道直接吻合术、右室双出口法、LAD 下补片法、平行 LAD 补片法和乳内动脉-左前降支搭桥术;以上方法均不需要采用心外带瓣管道矫治 TOF。其中肺动脉右室流出道直接连接术手术操作不复杂;不影响 LAD;无需采用心外管道而且可以一期根治,但其远期的效果有待观察。

八、术后处理

一般监测与其他心脏手术相同,术中放置的肺动脉和左房测压管有助于评估手术效果以及血流动力学的情况,术后 24 小时通过撤离肺动脉测压管时连续测压,得出右室流出道的压力梯度曲线,同样可以通过床边 B 超评估术后情况,包括有无 VSD 残余分流、残余右室流出道梗阻等。而 TOF 患儿对残余畸形的耐受性较差,一旦发现,应积极处理,包括再次手术治疗。

术后常规应用呼吸机辅助通气,血流动力学稳定以后可以脱离呼吸机和拔除气管插管。术后早期根据左房压调整血容量,维持血流动力学稳定,而右房压不能很好地反映体内容量状况。由于右室流出道切开、VSD 修补(室水平无分流,对右室流出道梗阻再无缓冲作用)、肺动脉瓣反流等原因,术后可能出现不同程度的低心排综合征,可以用多巴胺、肾上腺素等加强心肌收缩力;米力农、硝酸甘油来扩张外周血管,降低心脏后负荷。而洋地黄、利尿剂等口服药物在拔除气管插管后开始服用,而且至少持续 3~6 个月。

九、手术结果

TOF 根治术手术效果良好,某儿童医院报道一组 250 例小于 1 岁的 TOF 患儿,根治术后手术死亡率为 4.8%,远期死亡率为 1.2%,其中大于 1 个月的患儿住院死亡率为 3%;跨瓣环补片的死亡率为 5%,未跨瓣环补片的死亡率为 4%,二者无显著差别。Bernard 报道 TOF 根治术后再手术率为 7.4%,其中右室流出道再狭窄为主要原因,占 86%,其余还包括有 VSD 残余分流、严重肺动脉瓣反流、主动脉瓣反流、三尖瓣反流和心外管道钙化等。

(庄宿龙)

第九节　肺动脉狭窄

肺动脉狭窄指右心室漏斗部、肺动脉瓣或肺动脉总干及其分支等处的狭窄,它可单独存在或是其他心脏畸形的组成部分。其发病率约占先天性心脏病的 10% 左右,肺动脉狭窄以肺动脉瓣狭窄最为常见,约占 90%,其次为漏斗部狭窄,脉动脉干及其分支狭窄则少见。

一、解剖

1.胚胎发育　在胚胎发育第 6 周,动脉干开始分隔成为主动脉与肺动脉,在肺动脉腔内膜开始形成三个瓣膜的原始结节,并向腔内生长,继而吸收变薄形成三个肺动脉瓣,如瓣膜在发育过程发生障碍,三个瓣叶交界融合成为一个圆顶状突起的嘴状口,即形成肺动脉瓣狭窄。在肺动脉瓣发育的同时,心球的圆锥部被吸收成为右心室流出道(即漏斗部),如发育障碍形成流出道环状肌肉肥厚或肥大肌束横跨室壁与间隔间即形成右心室流出道漏斗型狭窄。另外胚胎发育过程中,第 6 对动脉弓发育成为左、右肺动脉,其远端与肺小动脉相连接,近端与肺动脉干相连,如发育障碍即形成脉动脉分支或肺动脉干狭窄。

2.病理解剖

(1)肺动脉瓣狭窄:三个瓣叶交界融合成圆顶状增厚的隔膜,突向腔内,瓣孔呈鱼嘴状,可位于中心或偏向一侧,小者瓣孔仅 2～3mm,一般瓣孔在 5～12mm 左右,瓣叶交界融合处,常留有一个略隆起的脊,大多数病例三个瓣叶互相融合,少数为双瓣叶融合,瓣缘常增厚,有疣状小结节,偶可形成钙化斑,肺动脉瓣环一般均有不同程度的狭窄,右心室因血流梗阻而肥大,可产生继发性右心室流出道肌肉肥厚性狭窄和右室扩大而引致三尖瓣关闭不全。脉动脉总干可呈现狭窄后梭形扩大,常可延伸至左肺动脉,肺动脉总干明显大于主动脉。

(2)漏斗部狭窄:分为隔膜型狭窄与管道型狭窄。隔膜型狭窄,在圆锥部下方,右心室流出道形成一个室上嵴壁束间的纤维肌肉隔膜,把右心室分隔成为大小不一的两个心腔,其上方壁薄稍为膨大的漏斗部称为第三心室,下方为肌肉肥厚的右心室,二者间隔膜中心有一个狭窄的孔道,大小约在 3～15mm 之间,这类隔膜型狭窄常与动脉瓣膜狭窄同时存在,称为混合型狭窄;管道型狭窄,主要表现为右心室流出道壁层弥漫性肌肉肥厚,形成一个较长的狭窄心腔通道,这类型狭窄常伴有肺动脉瓣环和肺动脉总干发育不良,故无肺动脉狭窄后扩大。

二、病理生理

不论哪种类型的肺动脉口狭窄,均使右心室排血受阻,右心室腔内压力增高,增高幅度与肺动脉口狭窄程度成正比。肺动脉内压力则保持正常或稍有下降,因而右室腔与肺动脉内存在跨瓣压力阶差,其压力阶差随着肺动脉口狭窄程度而增大。跨瓣压力阶差在 40mmHg 以下,属于轻度肺动脉口狭窄,对右心排血影响不大;跨瓣压力阶差在 40～100mmHg 之间,属于中度肺动脉口狭窄,右室排血开始受到影响,尤其运动时右心排血量降低;跨瓣压阶差大于 100mmHg 以上则右室排血明显受阻,甚至在静息时,右心室排血量亦见减少,右室负荷明显增加。久之,将促使右心室肥大,以致右室心肌劳损,右心室腔扩大导致三尖瓣环扩大,产生三尖瓣相对性关闭不全,继而右心房压力增高、右心房肥大,当右心房压力高于左心房压力,在伴有房间隔卵圆孔未闭时,即可引起血液从右心房分流入左心房,随着年龄的增大症状逐渐出现并加重,主要表现为劳动耐力差、乏力和劳累后心悸、出现中心性发绀。长期右心室负荷增加,最终可导致右心衰竭,出现颈静脉怒张、肝大、腹水和下肢水肿等症状。

三、临床表现

1.症状　症状与肺动脉狭窄程度密切相关,轻度肺动脉狭窄患者一般无症状。重度狭窄者可有头晕或昏厥发作,晚期病例出现颈静脉怒张、肝脏肿大和下肢水肿等右心衰竭的症状,如并存房间隔缺损或卵圆孔未闭,可见口唇或末梢指(趾)端发绀和杵状指(趾)。

2.体格检查　多数患者发育良好,主要体征是在胸骨左缘第 2 肋骨处可听到Ⅲ～Ⅳ级响亮粗糙的喷射性吹风样收缩期杂音,向左颈部或左锁骨下区传导,杂音最响亮处可触及收缩期震颤,杂音强度因狭窄程度、血流流速、血流量和胸壁厚度而异。肺动脉瓣区第 2 心音常减弱、分裂。漏斗部狭窄的患者,杂音与震颤部位一般在左第 3 或第 4 肋间处,强度较弱,肺动脉瓣区第 2 心音可能不减轻。

重度肺动脉口狭窄患者,因右心室肥厚可见胸骨左缘向前隆起,在心前区可扪及抬举样搏动感,三尖瓣区因三尖瓣相对性关闭不全,在该处可听到吹风样收缩期杂音,当心房内血流出现右向左分流时,患者的口唇及四肢指(趾)端可出现发绀和杵状指(趾)。

3.辅助检查

(1)X 线检查:轻度肺动脉口狭窄胸部 X 线可无异常表现,中、重度狭窄病例则显示心影轻度或中度扩大,以右室和右房肥大为主,心尖因右室肥大呈球形向上抬起。肺动脉瓣狭窄病例扩大的肺动脉段呈圆隆状向外突出,而漏斗部狭窄患者该段则呈平坦甚至凹陷,肺门血管阴影减少,肺野血管细小,尤以肺野外围1/3 区域为甚,故肺野清晰。

(2)心电图检查:心电图改变视狭窄程度而异。轻度肺动脉口狭窄患者心电图在正常范围,中度狭窄以上则示电轴右偏、右心室肥大、劳损和 T 波倒置等改变,重度狭窄病例可出现心房肥大的高而尖的 P 波,一部分病例显示不全性右束支传导阻滞。

(3)超声心动图检查:肺动脉瓣狭窄病例超声心动图检查可显示瓣叶开放受限制,瓣叶呈圆顶形突起瓣口狭小,并可查明右室流出道肌肉肥厚和右心室和右心房扩大的程度。

(4)右心导管和选择性右室造影检查:正常右心室收缩压为 15～30mmHg,舒张压为 0～5mmHg,肺动脉收缩压与右心室收缩压相一致,如右心室收缩压高于 30mmHg,且右室与肺动脉收缩压阶差超过10mmHg 即提示可能存在肺动脉口狭窄,跨瓣压力阶差的大小可反映肺动脉口狭窄的程度。跨瓣压力阶差在 40mmHg 以下为轻度狭窄,肺动脉瓣孔约在 1.5～2.0cm 左右;压力阶差为 40～100mmHg 为中度狭窄,瓣孔约在 1.0～1.5cm;压力阶差在 100mmHg 以上为重度狭窄,估计瓣孔为 0.5～1.0cm。右心导管从肺动脉拉出至右心室过程中,连续记录压力,根据压力曲线图形变化和有无出现第三种类型曲线可判断肺动脉口狭窄系单纯肺动脉瓣狭窄或漏斗部狭窄或二者兼有的混合型狭窄。

选择性右心室造影不必作为常规检查,但对某些疑难病例为明确诊断和鉴别诊断需要了解狭窄部位和程度,可结合右心导管检查行右室造影术。于右心室内注入造影剂,在肺动脉瓣部位造影剂排出受阻,瓣膜融合呈圆顶状突入肺动脉腔内,造影剂经狭小的瓣口喷射入肺动脉后呈扇状散开,漏斗部狭窄则可在右心室流出道呈现狭长的造影剂影像。

4.诊断和鉴别诊断　根据临床体征、X线及超声心动图检查,一般可明确诊断,但对某些病例为了进一步鉴别诊断的需要,了解狭窄程度和伴发的心脏畸形,以有助于正确的手术决策,有必要作右心导管或右室造影检查。

新生儿重症肺动脉狭窄与室间隔完整的肺动脉闭锁的病理生理和临床表现极其相似,二者的肺循环血流都依赖未闭的动脉导管和其他体、肺循环侧枝供应,均需要急诊手术治疗,但二者治疗选择不尽相同。就治疗方法选择角度而言,最重要的并不是鉴别肺动脉闭锁或严重狭窄,而是确认右心室发育的程度和冠状动脉的病理改变,心血管造影具有其他无创检查无法替代的作用。

5.自然病程和预后　肺动脉狭窄的严重程度决定了本病的自然病程和预后。出现症状越早的患者预后也越差。重症新生儿患者很快因缺氧和右心衰竭死亡。婴幼儿期中度狭窄者,因继发改变在3～5年内将进展为重度狭窄,出现发绀和右心衰竭者死亡率增加。无症状的轻度狭窄患者与正常人群预期寿命相近,但心内膜炎发病率高于正常人群。

四、手术治疗

1.手术适应证　轻度肺动脉狭窄患者临床上无症状,可正常生长发育并正常生活者可不需手术治疗,其余凡跨瓣压差大于40mmHg的患者均需手术治疗。中度肺动脉狭窄患者,一般在20岁左右出现活动后心悸气急状态,如不采取手术治疗,随着年龄的增长必然会导致右心室负荷过重出现右心衰竭,从而丧失生活和劳动能力,而重度肺动脉狭窄患者常在婴幼儿期出现明显症状,如不及时治疗常可在幼儿期死亡。

近年来由于介入技术的进步和成熟,本病越来越多地采用球囊扩张术治疗,在国内外不少单位已将其作为本病常规治疗手段,适用于大部分患者,特别是单纯肺动脉瓣狭窄的患者。外科手术治疗作为介入治疗的补充主要适用于病情复杂的患者,如肺动脉瓣环狭窄、瓣下流出道狭窄、肺动脉发育不良、右心室发育不良及介入治疗失败等。某些特殊病例尚需介入和手术相结合治疗。在不具备介入治疗条件的单位,手术仍是主要治疗手段。

2.手术方法选择策略　重症新生儿、小婴儿,原则上选择双心室矫治术。其中肺动脉和右心室发育正常或大致正常者,采用右室流出道疏通术,同时闭合卵圆孔和动脉导管。对肺动脉或右心室发育不良者,需保留动脉导管和卵圆孔,部分患者尚需行体-肺分流术以增加肺血供应。这些心内外分流途径有待以后经介入或二次手术酌情予以闭合。

儿童和大龄患者适合做右室流出道疏通术。

3.手术方法　肺动脉瓣成形术可以采用在浅低温非体外循环下(30～32℃)直视或闭式法进行,方法简便,对体内生理功能的紊乱较少,术后恢复顺利,但由于低温仅能提供安全循环阻断时限6～8分钟,心内操作必须仓促完成,且无充裕时间对心内畸形进行探查和纠治。故适用于术前诊断明确,不能耐受体外循环患儿。目前,常规采用体外循环下心内直视矫治术。

右室流出道疏通术:切开肺动脉或右室,施行肺动脉瓣直视下交界切开术和(或)漏斗部肥厚肌肉切除术、流出道扩大补片术。漏斗部肥厚肌肉切除应包括隔束、壁束和部分室上嵴肥厚肌肉,心内肥厚肉柱应予以切除,以疏通流出道,但需避免切断邻近乳头肌、圆锥肌和调节束,疏通后的流出道直径成人应大于1.7cm,儿童应大于1.4cm,否则应用心包片裁剪成一个梭形补片以扩大流出道,狭小的肺动脉瓣环亦应切开直至右室流出道,然后用涤纶补片或心包片予以扩大。跨瓣环补片会产生肺动脉瓣关闭不全,术后可能产生右室衰竭。为避免产生严重肺动脉瓣关闭不全,安全度过术后危险期,可采用带瓣叶补片扩大肺动脉瓣环,避免因瓣环扩大而导致肺动脉瓣关闭不全。

4.术后处理 新生儿重症肺动脉瓣狭窄术后按照新生儿体外循环手术后的常规处理。手术早期因右心室顺应性差,需维持较高的右心室容量负荷。保留动脉导管的患儿术后持续泵入前列腺素 E,维持至撤除呼吸机后。加做体-肺分流术的患儿术后早期应用小剂量肝素抗凝。儿童和大龄患者按体外循环术后常规处理。

5.术后并发症

(1)急性肺损伤:又称灌注肺。延长呼吸机治疗时间,合理的呼吸机参数,激素治疗是治疗的重要环节。

(2)右心功能不全:跨环补片、术中右室流出道疏通不满意、三尖瓣重度反流、术前右心功能受损严重等均为诱因。术中采用带瓣补片,恰当地疏通右室流出道和必要的三尖瓣成形等有助于改善术后右心室功能。

(3)低氧血症:合并右心室或肺动脉发育不全的重症新生儿、小婴儿术后可发生低氧血症。体外循环停机后,吸入氧浓度 50%～70%时如动脉血氧饱和度低于 85%,则应测压以除外右室流出道疏通不满意,需开放动脉导管或加做体-肺分流手术。术后发生顽固低氧血症难以纠正,应考虑动脉导管闭合或体.肺分流血管堵塞,必要时需再次手术。

6.手术效果 本病手术死亡率 0～2%左右,单纯肺动脉瓣狭窄手术死亡率已接近于零。有 5%～10%的患者术后远期发生再狭窄需二次手术。此外,术后患者均有不同程度的肺动脉瓣关闭不全,少数可严重影响心功能,远期需再次手术。多数单纯肺动脉瓣狭窄患者术后长期存活,心功能和寿命接近正常。

(黄时军)

第十节 肺静脉异位引流

肺静脉异位引流又称肺静脉畸形引流或肺静脉畸形连接,是指肺静脉的 1 支或全部不与左心房连接,肺循环血液不能流入左心房内,而是直接或间接通过体循环的静脉系统回流至右心房。

肺静脉异位引流分为完全性和部分性两种类型,常合并房间隔缺损、卵圆孔未闭或其他心血管畸形。

一、部分型肺静脉异位引流

部分型肺静脉异位引流是指 1 支或几支(但非全部)与右心房连接,或与引流入右心房的静脉相连接。临床多见,约占肺静脉异位连接患者的 2/3。临床患病率约为 0.3%,尸检发现率约为 0.6%。

(一)分型及病理生理

1.本病最常受累的静脉为上叶肺静脉和右侧肺静脉,其他肺静脉受累较少。本病有多种类型:

(1)右上和右中肺静脉与上腔静脉相连,往往伴有静脉窦型房间隔缺损。

(2)全部右肺静脉均与右房相通,常常伴有继发孔型房间隔缺损。

(3)全部右肺静脉或只有右中、右下肺静脉与下腔静脉相连,其连接点在隔肌附近,此类患者的心房间隔往往完整。

(4)左肺静脉通过畸形的椎静脉引流入左无名静脉,多数伴有房间隔缺损。

2.本病的病理生理变化类似房间隔缺损,主要表现为右心系统容量负荷过重,肺血增多。其决定血液动力学变化的相关因素有:

(1)异位连接的肺静脉支数。

(2)异位连接的肺静脉部位。

(3)是否存在房间隔缺损或合并其他心血管畸形,其中有无房间隔缺损及其缺损大小是最重要的决定因素。

(二)诊断要点

1.症状　基本上与房间隔缺损相似,主要症状为心悸和气急,但症状出现较早,而且较为显著。

2.体征　常在胸骨左缘第2~3肋间闻及收缩期杂音,肺动脉第2音多亢进或分裂。

3.心电图　表现为右心改变,可在不同病期分别表现为电轴右偏,右束支传导滞、右心房肥大、右心室肥大劳损等。

4.超声心动图　基本与继发孔房间隔缺损相同,但有时可探及异位连接的肺静脉。

5.右心导管检查与右心造影检查

(1)右心导管检查特征

①上腔静脉与右心房某处血氧含量较它处明显增高,血氧明显增高的部位,常常即是肺静脉异位连接部位;

②右心房血氧较腔静脉血氧明显增高时,常提示部分肺静脉异位连接入右心房;

③部分病例(约半数)在行右心导管检查时,导管可通过畸形径路。

(2)右心造影:常行主肺动脉造影来明确肺静脉回流情况,有时也可直接行肺静脉造影,可明确显示异位肺静脉的支数和连接部位。

由于本病缺乏特征性改变,且常合并其他畸形,因此临床诊断有一定困难。应特别注意与继发孔房间隔缺损相鉴别。其鉴别要点如下:

①部分型肺静脉异位连接而房间隔完整的病人,固定性第2心音分裂缺如。

②右肺静脉异位与下腔静脉相连时,在X线平片上可能看到右侧肺门有镰刀状的下行血管影,同时右肺缩小,心影稍向右移。

③心导管可以从右心房进入肺静脉。

④选择性右心房造影时可见负性造影区,肺动脉造影时可使异位连接的肺静脉显影。

(三)手术适应证

1.手术指征　原则上诊断明确后均应手术纠治,但单纯性部分型肺静脉异位连接分流量小者,也可临床观察,暂不手术。

2.手术时机　手术宜在学龄前后进行。

(四)手术方法及注意事项

1.手术方法　通过心内补片办法将异位连接的肺静脉隔至左心房内。

2.注意事项　①保持肺静脉引流通畅通;保证上腔静脉回流良好;②避免损伤传导系统。

(五)预后

近期和远期随访表明,部分型肺静脉异位连接的治疗效果与预后,均与房间隔缺损相类似。

二、完全型肺静脉异位引流

完全型肺静脉异位引流是指所有肺静脉均与右心房或引入右心房的静脉异位连接,而不与左心房相连。可合并房间隔缺损(约 25％)或卵圆孔未闭(约 75％)。临床较为少见,但较严重,是婴幼儿四大发绀型心脏病之一。

(一)分型及症理生理

1.分型　按 Darling 分类,目前临床上将完全型肺静脉异位引流分为下列 4 型。

(1) Ⅰ型(心上型):左右肺静脉于左心房后形成共同肺静脉干,经过垂直静脉,于心脏上方返流至体静脉系统。此型约占 45％～50％。

①Ⅰa型:大多数经垂直静脉回流至左无名静脉。

②Ⅰb型:少数回流至奇静脉或上腔静脉。

(2) Ⅱ型(心脏型或心内型):约占 25％。

①Ⅱa:肺静脉引流至冠状静脉窦,回流至右心房。

②Ⅱb型:肺静脉异位连接血液直接回流至右心房后壁。

(3) Ⅲ型(心下型):约占 15％～20％。

两侧肺静脉会合为一下行静脉,通过膈肌食管裂孔,回流至心脏下方的门静脉或下腔静脉、肝静脉等处。

(4) Ⅳ型(混合型):约占 5％。上述 2 种或 2 种以上类型同时存在,肺静脉回流至不同部位,一侧肺静脉与体循环静脉连接,另一侧则与右心房或冠状静脉窦连接。

完全型肺静脉异位引流,多数不伴有其他心脏畸形。少数病人,尤其是伴有无脾症者,多合并单心室、大血管转位等复杂心血管畸形,纠治更为困难。

2.病理生理　其特点为在右心房内形成双向分流。影响双向分流的因素有异常连接通道的阻塞、房间隔缺损的大小以及合并其他心脏畸形等,最终完全取决于在右心房内体和肺循环静脉混合程度,病人临床症状的轻重也取决于上述因素。如无肺静脉异位连接的阻塞和房间隔缺损够大,则心腔四腔的血氧饱和度相同,体循环动脉血氧饱和度仅有轻度下降,临床则可无发绀可仅有轻度发绀。如房间交通小,临床则可出现明显发绀。此外,部分病例尚可形成肺动脉高压,甚至出现右心室衰竭。

(二)诊断要点

1.症状　临床症状与肺循环高压程度与性质有关,主要表现为呼吸急促、发绀、右心扩大和充血性右心衰竭等。有肺动脉高压或肺静脉狭窄者,发绀明显,肺水肿反复发生。反之,无肺动脉高压或肺静脉狭窄者,则发绀出现相对较晚、较轻。

2.体征　发绀、心脏扩大、固定性第 2 心音分裂和 X 线胸片上肺血增多,称之完全性肺静脉异位连接的四联症。本病的体征特点有:①发绀与杵状指(趾);②肝脏大;③心脏杂音与房间隔缺损相似,于胸骨左缘第 2～3 肋间可闻及收缩期杂音,P$_2$ 亢进分裂;④左上胸部可闻及连续性杂音,此乃血液流经异位肺静脉所产生。

3.辅助检查

(1)胸部 X 线检查:主要表现有:

①心脏明显扩大,肺动脉段突出,主动脉弓缩小。

②肺野可出现散在结节状阴影或呈毛玻璃样改变。

③心上型者心脏呈典型的"8"字征或雪人征;心型者食管钡餐透视可见食管压迹加深;心下型得,其表现类似"镰刀综合征"。

④合并肺动脉高压者,肺血管纹理明显。

(2)心电图:主要为电轴右偏,右心房室肥大。

(3)超声心动图右房后壁的异常回波,是扩张的肺静脉干表现,对完全型肺静异位连接的诊断很有帮助。

(4)右心导管检查

①最具特征性的导管检查发现是肺动脉血和体动脉血氧含量相等或近乎相等。

②心导管很易通过畸形。

(5)选择性心血管造影:以肺动脉造影最为常用。造影后常见肺静脉于心脏后上方形成共同静脉干与腔静脉、右心房或冠状静脉窦相连,并显示出畸形的血流经路。

单纯依靠临床症状和体征去诊断完全型肺静脉异位连接有一定困难,下列临床特点可供诊断时参考:

①自幼发育不良与发绀。

②体征与房间隔缺损相似。

③心上、心下及心内的典型 X 线表现。

④与房间隔缺损不相符合的电轴右偏及右心负荷加重。

⑤右心导管及肺动脉造影检查可明确诊断。

⑥MRI 等新的检查方法可提高对本病诊断的精确度。

完全型肺静脉异位引流应与房间隔缺损、共同心房、大动脉转位及纵膈肿瘤等疾病相鉴别。

(三)手术适应症及禁忌症

1.手术指征与手术时机

(1)完全型肺静脉异位引流应出生后尽快确立诊断,一旦发现有肺静脉回流阻塞,应立即手术。

(2)无肺静脉回流阻塞、而有肺动脉高压者,需早期手术;无肺静脉回流阻塞、无肺动脉高压者,应择期于 5 岁以内手术。

(3)新生儿时期有肺动脉高压和全肺阻力上升者,不是手术禁忌证。

2.手术禁忌证　①合并无法修复的复杂先天性心脏畸形;②全肺阻力/体循环阻力>0.75 者。

(四)手术方法及注意事项

1.手术方法

(1)心上型异位引流的修复

①肺总动脉与左垂直静脉异位连接的修复:a.经右心房横切口将异位连接肺静脉引流至左垂直静脉;b.经后径切开左心房后壁和肺总静脉作侧侧吻合。

②完全性肺静脉与上腔静脉异位连接的修复:主要步骤包括:a.显露肺总静脉开口,扩大房间隔缺损;b.做肺总静脉开口到房间隔缺损心内管道;c.应用心包片扩大上腔静脉和右心房切口。

(2)心内型异位引流的修复

①肺总静脉与冠状静脉窦异常连接的修复:切除左心房后壁与冠状静脉窦间隔,补片覆盖房间隔缺损和冠状静脉窦开口。

②完全性肺静脉与右心房异常引流的修复:切除卵圆孔或房间隔缺损与肺总静脉之间的房间隔组织,其断面连续缝合后,用适当大小的椭圆形补片覆盖房间隔缺损和肺总静脉开口连续缝合后形成房内管道。

③心下型异位引流的修复:通常是经后径路行肺总静脉与左心房做侧侧吻合。

④混合型异位引流的修复:应根据肺静脉异位连接的具体部位,综合应用上述各种手术方法进行修复。

2.注意事项

(1)防止肺瘀血和肺水肿预防方法有:①不做左侧心包悬吊;②在左肺静脉上方经垂直静脉插入肺总静脉减压管;③术中控制入量;④做胸腺大部分切除。

（2）防止垂直静脉撕裂，应在转流后垂直静脉内压力降低后进行游离和套线。

（3）肺总静脉与左心房的吻合口要够大，防止因吻合口过小而阻塞。

（4）做心上型垂直静脉分离，切开心包勿伤及膈神经。

（5）对于左心房过小病例，术中应扩大左心房。

（6）做右心房横切口时应注意保护前结间束和中结间束。

（7）对一叶肺静脉与上腔静脉或下腔静脉异常连接，术中可不作处理，对术后心功能影响不大。

（8）在心下型病例中，连接到膈肌下肝静脉的垂直静脉，可不予结扎，术后能自行闭合。

（9）术毕常规安放心外膜起搏导线。

（五）术后管理

重点应注意：①术后早期严格控制入量；②积极改善心肺功能；③肺动脉高压危象的及时发现及妥善处理；④左心发育不全者，术后应警惕低心排出量的发生。

（六）预后

完全型肺静脉异位引流的预后极差，80%死于1岁以内。本病的手术死亡率有明显差异，在Oelert总结的病例中，心下型手术死亡率高达42%，心上型为14%，心内型为11%。影响外科治疗效果的最重要因素是肺总静脉阻塞引起的肺动脉高压。

（吴维胜）

第十一节　先天性瓣膜畸形

一、先天性二尖瓣狭窄

先天性瓣膜畸形是指瓣膜装置中的一个或几个部分发育异常而产生血流动力学紊乱，导致心脏一系列病理生理变化。本章重点讨论先天性房室瓣膜畸形导致的心房血液在舒张期不能通畅地进入心室或心室的血液在心脏收缩期反流入心房。其病变部位包括瓣上、瓣环、瓣膜和瓣下（腱索和乳头肌）畸形。按血流动力学分为狭窄和关闭不全。先天性二尖瓣狭窄、二尖瓣关闭不全和三尖瓣狭窄是其常见类型，本章着重论述之。

单纯先天性房室瓣膜畸形比较少见，约占先心病的0.2%~0.4%。先天性房室瓣膜畸形常与其他心脏畸形并存，如先天性二尖瓣畸形约60%合并有室间隔缺损、房间隔缺损、动脉导管未闭、主动脉狭窄或缩窄、主动脉弓离断及左心室弹力纤维增生症等。而先天性三尖瓣狭窄常合并右室发育不良、肺动脉狭窄或闭锁、室间隔缺损、法洛四联症及右心室双出口等。

1846年Smith首次描述先天性二尖瓣狭窄。1902年Fisher首次报道1例二尖瓣上纤维环。1959年Starkey报道先天性二尖瓣畸形的修复手术。1963年，Riker曾报道45例先天性三尖瓣狭窄，但多为死婴。1976年和1983年Carpentier分别报道了先天性二尖瓣畸形的病理分类和心脏瓣膜的功能分类，并提出瓣膜成形的目的是恢复正常二尖瓣的功能，而不是恢复正常的解剖。1988年Carentier发明了滑行瓣叶手术方法，修复后瓣叶缺损，1993年Barbero报道左心室尖小切口修复二尖瓣狭窄，均取得满意效果。

（一）病理解剖

1.瓣上狭窄环　瓣上接近瓣环处有一环形纤维环。狭窄程度不一，可单独存在，但多合并瓣膜及瓣下多发畸形。

2.瓣环发育不良　比正常小20%～50%,引起不同程度的狭窄。

3.瓣膜狭窄　瓣膜本身增厚,开放受限或瓣膜交界相互融合导致瓣口狭窄。胚胎时未退化的多余瓣膜组织充填融合堵塞二尖瓣孔或双孔二尖瓣瓣口面积太小。

4.乳头肌及腱索异常

(1)降落伞形二尖瓣:所有腱索连接于单一乳头肌上,单一乳头肌可以是两个发育不良或黏于心室壁上乳头肌融合而成,此畸形常合并左室流出道狭窄或主动脉缩窄。

(2)吊床样二尖瓣:乳头肌和腱索附着在左室后壁接近瓣叶下方,前叶腱索横跨瓣口呈吊床样,致瓣口狭窄。

(3)乳头肌缺如:互相融合的腱索直接连接到心室壁上。

(二)诊断

1.临床表现　二尖瓣狭窄症状出现的时间主要取决于二尖瓣阻塞程度及是否合并其他心脏畸形。其主要表现如下:

(1)生长发育迟缓,心前隆起。

(2)反复呼吸道感染:由于肺淤血和渗出增多,易产生呼吸道感染或慢性咳嗽。

(3)呼吸困难:活动后呼吸急促,喂食时疲惫,多汗,易激怒。

(4)心力衰竭:当心脏扩大到一定程度,由于肺淤血和肺间质水肿,气体交换障碍,患者发绀,活动受限。进一步发展成右心衰竭,患者可有肝大、尿少、下肢水肿。

2.体格检查

(1)心音:第1心音相对减弱,少数可听到二尖瓣开瓣音。

(2)杂音:心尖部可听见低调的舒张中期辘辘性杂音,舒张早期增强。若心排量明显减低,则舒张期杂音可消失,并可听见因三尖瓣关闭不全或肺动脉高压产生的肺动脉瓣关闭不全的杂音。

(3)肺动脉高压时,心前区可触及右心室搏动增强。

(4)有心力衰竭或呼吸道感染时可听到肺内干、湿性啰音。

3.X线检查　左心房和右心室扩大,肺动脉段突出,肺淤血。

4.心电图检查　左心房肥大,右心室肥厚。

5.超声心动图检查　是诊断二尖瓣狭窄的常用有效方法。二维彩色多普勒检查可准确地描述瓣上纤维环、瓣环发育和瓣叶大小,瓣叶活动及瓣下结构,可见有二尖瓣舒张时瓣膜开放受限和血流湍流频谱,左心房扩大,肺动脉扩张,同时可估计肺动脉高压的程度。

6.心导管和心血管造影检查　右心导管检查显示肺动脉高压,肺毛细血管楔压升高。右心造影发现肺动脉扩张,左心房扩大,左心房内造影剂排除延迟。逆行左心室造影有时可辨别二尖瓣类型,如吊床形二尖瓣狭窄可显示左心室后内侧壁的上半部充盈缺损;降落伞形二尖瓣狭窄可显示左心室后内侧壁的下半部充盈缺损。在交界融合和乳头肌融合的病变中可显示两处充盈缺损,后瓣活动受限。

(三)手术适应证

1.症状轻,发育不受影响,心脏扩大不明显者,应定期随访,尽量延期手术。婴幼儿尤其是3个月以内的婴儿胶原组织发育不全,瓣膜特别脆弱,手术很难操作。特别是瓣环发育小者,若左房大小接近正常,更应慎重手术。

2.心脏扩大伴肺动脉高压或心力衰竭及反复肺部感染者应限期手术。

3.合并心脏畸形同期手术。

（四）术前准备

1.积极内科治疗,纠正心力衰竭,控制呼吸道感染,加强营养,改善一般情况。

2.常规心电图、胸部 X 线摄片和彩色多普勒检查。

3.肺动脉高压或合并其他心内畸形者进行右心导管和左心室造影检查。

（五）手术方法

麻醉和体位:全身麻醉,气管内插管维持呼吸。仰卧位,常规体外循环,婴幼儿可采用深低温停循环。

1.二尖瓣狭窄修复术

(1)瓣上狭窄环,切除纤维环,应注意损伤二尖瓣前叶。

(2)瓣膜狭窄及双孔二尖瓣型:切开瓣膜交界,扩大瓣口面积,或切除多余的瓣膜组织。

(3)降落伞型二尖瓣狭窄:切开二尖瓣交界,劈开融合的腱索,切除腱索间多余的瓣膜及影响瓣叶活动的二级腱索,劈开单个的乳头肌,使腱索和乳头肌分为前后两部分。

(4)吊床型二尖瓣狭窄:将融合的前、后瓣分开,充分显露瓣下结构,先切开前后乳头肌形成的拱桥,再沿腱索方向劈开乳头肌,将多余的部分切除。

2.二尖瓣置换术　对于瓣下结构发育很差、很难用修复手术治愈的病例,行二尖瓣置换术,多选用双叶机械瓣。对于小儿瓣环较小,机械瓣无法置入瓣环者,可行瓣环上瓣膜置换术,其方法是后部缝在肺静脉与二尖瓣环之间的左心房后壁上,前部缝在房间隔上,缝针穿过房间隔在冠状静脉窦上方,以避免产生完全性心脏传导阻滞。

3.左心房-左心室带瓣管道转流术　适用于严重二尖瓣狭窄,采用修复或瓣膜置换术无法解除血流梗阻者,将带瓣管道吻合于左心房外壁和左心室尖部,使左心房血经此心外管道进入左心室。此方法不常用。

（六）术后处理

1.体外循环术后常规处理。

2.适时机械辅助呼吸。

3.应用正性肌力药物支持心肌收缩力,血压平稳时应用血管扩张药,以减轻左心排血阻力和改善心排量。

（七）疗效

先天性二尖瓣狭窄手术早期死亡率较高,影响手术效果的因素为低龄,一般情况,术前心功能状态,肺动脉高压程度,手术矫治满意与否,合并心脏畸形严重程度等,特别是合并左心流出道梗阻,手术死亡率更高。

晚期结果:早期资料显示术后 10 年生存率在瓣膜成形组为 63%,二尖瓣置换术为 30%,再次手术率为25%,近年来效果有所提高。

二、先天性二尖瓣关闭不全

（一）病理解剖

1.瓣环过大或变形　多为继发性病变,十分常见。主要见于各种原因所致左心室扩大,瓣环前后径扩张或乳头肌移位,导致二尖瓣前后叶对合不良,瓣叶可有继发性增厚。

2.瓣膜本身病变

(1)二尖瓣前叶裂:前叶纵行裂开,常有异常腱索附着于裂缘,瓣口扩大,但二组乳头肌正常,交界正常,后叶仍占瓣环 2/3,常合并原发孔房缺。

(2)三叶二尖瓣:常伴腱索异常。

(3)瓣叶缺损:瓣叶上一个或多个孔洞或局部瓣叶组织发育不全,缺损边缘可有细小腱索附着,后叶多见。

3.瓣下畸形　主要有腱索或乳头肌过长、缺如、断裂,腱索缩短、乳头肌发育不良等。

(二)诊断

1.临床表现

(1)二尖瓣关闭不全的临床症状取决于二尖瓣反流的程度,轻度二尖瓣关闭不全可无明显症状,中度或重度关闭不全有明显临床症状。

(2)活动性心悸、气短,表现为活动耐力差、易疲劳、多汗、呼吸急促、面色苍白等。

(3)婴幼儿生长发育迟缓、消瘦,喂食困难。

(4)增大的左心房可压迫左主支气管,引起下呼吸道反复感染和慢性咳嗽。

(5)胸痛:多见于二尖瓣脱垂的较大儿童或成人。

2.体格检查

(1)心前区搏动增强,心尖搏动弥散。

(2)心界扩大,向左侧扩大明显。

(3)在心尖部全收缩期吹风样杂音,向背后部广泛传导,腱索断裂者有时可听到海鸥鸣样杂音。二尖瓣脱垂的患者,第1心音相对减弱,除心尖部收缩期杂音外,还可听到收缩期 click 音。二尖瓣急性断裂者,可听到两肺底水泡音,为急性左心衰竭的表现。有肺动脉高压者,可听到肺动脉第2心音增强。

3.X 线检查　心影增大,以左心房、左心室增大明显,肺淤血。极度左心房扩大,压迫气管并可导致左肺塌陷。

4.心电图检查　左心房肥大,左心室肥厚,可见心房颤动。

5.超声心动图检查　为诊断二尖瓣关闭不全的常用有效方法。二维彩色多普勒检查可准确地描述瓣环扩大程度、瓣叶缺损、腱索和乳头肌延长或断裂。还可以确定二尖瓣反流量,左心房、左心室容量的大小,评估左心室功能,估计肺动脉高压程度。

6.心导管和心血管造影检查　右心导管检查提供有关肺血管病变的严重程度。经主动脉逆行左心室造影可提供二尖瓣关闭不全造影剂反流入左心房,同时观察左心室和左心房的扩大程度并计算左心室收缩末期容积指数。

(三)手术适应证

1.无症状,发育不受影响,心脏扩大不明显者,应定期随访,尽量延期手术,一般可到学龄期后。

2.有运动性心悸、气短,消瘦,喂食困难,反复呼吸道感染,心力衰竭、心脏进行性扩大以及肺动脉高压者应尽早手术,其手术年龄不受限制.。

3.合并心脏其他畸形者,同期矫正。

(四)术前准备

1.积极内科治疗,纠正心力衰竭,控制呼吸道感染,加强营养,改善一般情况。

2.常规心电图、胸部 X 线摄片和彩色多普勒检查。

3.有肺动脉高压或合并有其他心内畸形者进行右心导管术和左心室造影检查。

(五)手术方法

麻醉和体位:全身麻醉,气管内插管维持呼吸。平仰卧位。常规体外循环,婴儿可采用深低温停循环。

1.二尖瓣关闭不全修复术　二尖瓣关闭不全修复的满意程度主要取决于病变类型、术者经验,修复的多种方法常常联合应用。

2.瓣环畸形修复　主要是瓣环环缩术,十分常见。

(1)Reed 法:前后瓣联合交界处用无创缝合线间断缝合 2～3 针折叠瓣环。

(2)Carpentier 环环缩术:首先在两个交界各固定一针,用测瓣器测量两点间距离,然后选择适当的人工环,在瓣环做潜行褥式缝合。前瓣环缝针等距离穿过人工瓣环上,后瓣环则缩小距离以能矫正扩大瓣环的畸形,使之能符合人工环的大小和形状。环缩材料可选用自体心包、Dacron 补片或软质人工环。

(3)二尖瓣后瓣切除和环缩法:对于瓣环显著扩大者,可以行后瓣矩形切除,切缘缝合,瓣环环缩。

3.瓣膜畸形修复

(1)瓣膜裂隙:应用 4-0 无创线间断缝合裂隙,尤应注意将裂隙顶端的腱索对齐。

(2)瓣叶缺如:后瓣叶缺如或局部发育不良将该处瓣膜矩形切除,对缘缝合,相应部位的瓣环折叠。前瓣叶缺如多用自体心包片修补瓣膜孔洞,切除瓣叶应慎重,以防前瓣叶面积太小,造成无法手术修复的严重后果。

4.瓣下畸形修复

(1)腱索断裂:小腱索断裂受累瓣叶小于后瓣 1/3 者可呈矩形切除该处瓣膜,将边缘缝合,瓣环作折叠。大腱索断裂:一级腱索断裂,将瓣叶边缘固定在相应的二级腱索上,此方法要求 1～2 根较厚的二级腱索。前瓣腱索断裂,可以把与之相对应的后瓣带腱索一起切下,乳头肌劈开,将该瓣膜固定在前瓣上,后瓣对缘缝合,瓣环折叠。

(2)腱索延长:后瓣腱索延长可作部分切除。前瓣腱索延长可作腱索缩短术,其方法有腱索转移、腱索包埋。对于乳头肌细小的病例,直接作 8 字缝合把腱索折叠固定在乳头肌上,再用带垫片的褥式缝合穿过腱索和乳头肌加固。

(3)乳头肌延长:采用乳头肌缩短术,即在乳头肌上方心室壁上做一纵沟,将延长的乳头肌部分包埋其中,然后缝合切口。

5.二尖瓣置换术　二尖瓣病变范围广泛,瓣膜缺损较大,不能修复或修复后仍有关闭不全者应施行二尖瓣置换术。二尖瓣关闭不全的患者瓣环较大,特别是 6 岁以后患者,需要换瓣者应尽量选择较大型号的人工瓣。其缝合方法与后天性二尖瓣置换术相同。但应强调,先天性二尖瓣关闭不全瓣膜组织柔软,应尽量保留瓣膜和瓣下装置,保护左心室收缩功能。

(六)术后处理

1.按体外循环术后常规处理,根据左心房压或中心静脉压补充液体量。

2.有肺动脉高压或左心房严重扩大者,术后适当延长辅助呼吸时间。

3.血压平稳时应用常规静脉输入硝普钠 2～5μg/(kg·min),以减轻后负荷。

4.心室扩大者常规输入利多卡因,防止室性心律失常。

5.应用人工环者术后口服华法林抗凝 3 个月,以后口服阿司匹林。瓣膜置换的患者终生用华法林抗凝。

(七)疗效

先天性二尖瓣关闭不全的手术治疗效果优于狭窄患者,而且近年来明显提高。

晚期结果:早期资料显示术后 10 年生存率为 50%～60%,晚期死亡的主要原因为合并心脏畸形、残留关闭不全或生物瓣衰退再次手术。对先天性二尖瓣关闭不全手术提倡尽可能采用瓣膜修复技术,其晚期效果明显优于瓣膜置换术。

三、先天性三尖瓣狭窄

单纯的三尖瓣狭窄极罕见,常伴有卵圆孔未闭或房间隔缺损。

（一）病理解剖

1.瓣环型　三尖瓣环纤维挛缩,致使瓣口狭窄,瓣膜细小,发育不良,腱索和乳头肌萎缩,右心室缩小,漏斗部肥厚。此型较为常见。常合并肺动脉瓣狭窄或闭锁、肺动脉发育不全、室间隔缺损、动脉导管未闭及大动脉转位等。

2.瓣膜型　三尖瓣融合增厚,无明显交界,或仅可见痕迹,瓣口有不同程度的狭窄,腱索缩短,右心室轻到中度发育不良,有三种不同的类型:

(1)交界闭锁或隔膜样畸形。

(2)双孔三尖瓣伴轻度狭窄。

(3)降落伞样三尖瓣,所有腱索起自单个乳头肌。

（二）诊断

1.临床表现　与三尖瓣闭锁相似。

(1)发绀:发绀的轻重取决于肺动脉狭窄的严重程度,患者往往有运动性呼吸困难和疲劳乏力。

(2)心力衰竭:主要由于房间隔缺损小限制右心房血液流入左心房,出现体循环静脉高压和充血性心力衰竭。

(3)其他:①严重发绀婴儿可出现铁缺乏症,大的儿童则由于红细胞增多症产生脑血栓和脑脓肿,发生率为 1.5%～5%。②致命性心律失常。

2.体征　口唇发绀,心尖搏动减弱。患儿生长、发育迟缓,杵状指,可有颈静脉怒张、肝大和周围性水肿。听诊第 1 心音均为单音亢进,在合并肺动脉闭锁、肺动脉狭窄以及大动脉转位的病例,肺动脉瓣区第 2 心音亦呈单音亢进。胸骨左缘可闻及收缩前期杂音,呼气时增强。偶可闻及开放拍击音和舒张期中期杂音。

3.实验室检查　常见红细胞增多症,红细胞计数、血红蛋白和血细胞比容均有增加以及凝血机制障碍。

4.胸部 X 线摄片　多为右心房增大,肺部血流减少。

5.心电图　右房肥大,可有心肌缺血性 S-T 段下移和 T 波改变。

6.超声心动图　为诊断三尖瓣狭窄的常用有效方法。二维超声心动图示右心房扩大,伴或不伴右心室发育不良,可准确地描述瓣环狭窄程度、瓣口大小、瓣叶增厚情况。频谱多普勒在三尖瓣口可检测到舒张期高峰湍流频谱,还可评估跨瓣压差。

7.心导管和心血管造影检查　心导管可评价心腔及肺动脉压力。右心室造影可确定右心大小和右心流出道梗阻,同时明确合并其他心脏畸形。

（三）术前准备

1.积极内科治疗,纠正心力衰竭,控制呼吸道感染,加强营养,改善一般情况。

2.严重三尖瓣狭窄者,术前静脉滴注前列腺素 E,保持动脉导管开放。

3.常规心电图、胸部 X 线摄片和彩色多普勒检查,合并其他心脏畸形可行心血管造影。

（四）手术适应证

1.无症状,发育不受影响,心脏扩大不明显者,应定期随访,尽量延期手术。

2.有症状,心力衰竭、心脏扩大者应尽早手术。

3.合并心脏其他畸形者,同期矫正。

（五）手术方法

先天性三尖瓣狭窄,伴有正常右心室时,可行瓣膜切开或瓣膜置换术。瓣膜置换多选用生物瓣。若三尖瓣及右室发育很差可行右房至右室或肺动脉外通道(与三尖瓣闭锁处理相似),婴儿行腔-肺分流术。

（六）疗效

Riker(1963)、Medd(1964)和 Barbero-Marcial(1975)等报告 4 例三尖瓣狭窄施行交接扩张或分流术,并修补房间隔缺损,术后情况良好。Dimich(1973)成功进行了生物瓣置换术,并修补房间隔缺损。1990年,Lokhandarala 首次成功地用球囊导管扩张三尖瓣狭窄,以 20mm 球囊施用 4 个大气压力扩张两次,瓣孔面积增大至 2.2cm²,跨瓣压力差减至 1mmHg,仅有少许反流。

四、Ebstein 畸形

（一）概述

Ebstein 畸形的基本病理缺陷是后瓣及隔瓣位置下移,下移的瓣叶都有发育异常或者缺如,而前瓣仅是附着正常,尚有功能或者部分功能,因此也称三尖瓣下移畸形。畸形的另一个特征是有一从解剖学房室环延展到短缩腱索上的单帆状前瓣叶,将原本自然的右心室腔分隔成一个近端的房化心腔和一个远端的小而效率低的泵血心腔,隔瓣及后瓣瓣叶在房室环下方常与室壁心内膜融合、粘连。根据剩余右心腔大小和功能以及隔瓣及后瓣瓣叶和心内膜粘连的程度,前瓣的功能,在不同的患者身上就产生不同的三尖瓣关闭不全和右心功能不全,继而发生的一系列病理形态和症状。

（二）历史回顾

1866 年,Wilhelm Ebstein 通过尸检在形态学上对三尖瓣发育的异常作了科学的描述。1927 年,将这种三尖瓣下移畸形命名为 Ebstein 畸形。20 世纪 50 年代,可以通过 X 线照相及心电图等结合临床症状做出相应的诊断。50 年代以后,通过心导管及超声检查,三尖瓣下移畸形得以明确诊断。50 年代初期,首次采用动静脉分流术:锁骨下动脉与肺动脉吻合(Blalock-Taussig)、上腔静脉与右肺动脉吻合术(Glenn)对三尖瓣下移畸形进行姑息性手术,以增加肺循环血流,缓解发绀症状。1958 年,首次由 Hunter 及 Lillehei 提出三尖瓣重建术,即将下移的三尖瓣上提固定在解剖房室环上,并折叠房化的右室。1963 年 Barnard 及 Schrine 对不适合做三尖瓣重建术的患者成功地施行三尖瓣置换术,并取得了满意的临床效果。1982 年,中国由汪曾炜教授成功施行首例 Ebstein 畸形矫治术。1988 年 Carpentier 提出了 Ebstein 畸形的分类。

80 年代后期,随着对该病的认识及深入研究,三尖瓣重建术的手术技巧也日趋成熟。Hetzer 教授根据 Ebstein 畸形不同的病理特点提出了三种不同的三尖瓣整形术,基本上比较全面地概括和总结了这种手术方法。但是对于无法修复或者已经多次整形瘢痕化的三尖瓣,仍需三尖瓣置换。而人工心脏瓣膜在外科手术方面已经有了几十年和几百万病例的经验,目前,人们致力于研究的是人工心脏瓣膜的材料问题。

（三）解剖

Ebstein 畸形有三个特征:

1.三尖瓣隔叶和后叶下移到右心室内,前叶虽然正常附着在三尖瓣环,但也多不正常。前叶似帆形,腱索间的空隙有不同程度的消失和粘连到室壁上。

2.有一个房化右心室部分,位于三尖瓣环与隔叶后叶附着处之间(流入部分)。

3.右心室畸形,不仅是形状,还有大小和组织结构不同的改变。三尖瓣以下的腔显著减少并且无流入腔,小梁部常常小,漏斗部可因过多的瓣膜组织和附着在前叶到漏斗部的纤维束造成部分梗阻。心室壁通常是正常的,但有时比正常薄,伴有收缩性能减弱。

根据这些畸形的严重程度,Carpentier 把 Ebstein 畸形分成四型。

A 型:前叶大,活动度大,没有或稍有腱索间的间隙,前隔和前外侧交界之间有一个游离缘,隔瓣和后瓣移位中度,房化右心室腔小,有收缩性。

B 型:可以开闭的前叶,但是它的活动由于腱索间隙消失以及前叶下缘和其心室面通过数个纤维束附着到右室上而受到限制,前瓣部分梗阻漏斗部。后、侧和前、隔交界线消失,后者是房化右心室腔与右心室的交通口,后隔叶显著下移,伴有严重发育不良。房化右心室腔大、壁薄而无收缩力。右心室小,右心室的收缩性能可能削弱。

C 型:前瓣活动严重受限,前叶部分附着到右心室的漏斗部和小梁化部,腱索间隙减少。

D 型:前瓣的心室缘粘连到心室上且与隔后叶粘连,腱索间隙消失,瓣叶组织扩展到三尖瓣环,形成三尖瓣囊袋状外观,纤维囊(心房)和漏斗部(心室)间的交通是经过前隔交界侧的受限的小洞。右心室壁(纤维囊附着处)薄且收缩性能差,几乎无收缩功能。

三尖瓣下移畸形的病理特点:

(1)三尖瓣关闭不全和房化右心室与右心房的逆向收缩,导致右心房血流量增多,压力增高,促使右心房逐渐扩大,右心房部分血流可经心房间隔缺损或未闭卵圆孔流入左心房,因此临床上出现发绀。

(2)Ebstein 的右心室发育不良,心腔常比正常小,部分病例若伴有肺动脉瓣狭窄,二者均促使右心室压力增高,继之右心房压力递增,心房内右向左分流量增多,以致临床上出现严重发绀,动脉血氧饱和度降低。

(3)又因右心室功能多不良,不能排出正常容量的血液入肺,因此肺循环流量减少,回入左心房的含氧的动脉血减少,此时再与自右心房分流来的静脉血混合,经二尖瓣进入左心室人体循环。

Ebstein 病例右心房多明显增大,常合并卵圆孔未闭或继发孔型房间隔缺损(ASD),约占 80%～90%。房室结及其传导束多分布于正常位置,因右束支及房室结可能受到肥厚心内膜的挤压,少数患者还合并预激综合征(WPW),临床上反复出现心动过速的症状。极少合并原发孔型 ASD。个别病例有左室发育异常,以二尖瓣脱垂及左室收缩功能异常较常见。脱垂的二尖瓣瓣叶多增厚并伴有结节样变。Ebstein 畸形患者双肺常发育不全。主要是由于继发于房化右室的反常扩张致功能右室充盈减少;同时,因功能右室腔明显变小以及合并存在的三尖瓣严重反流,使有效泵入肺循环的血流量减少。伴随的其他心脏畸形有肺动脉发育缺陷,表现为肺动脉闭锁、肺动脉狭窄,还有动脉导管未闭、法洛四联症、大动脉转位、先天性二尖瓣狭窄等。

(四)诊断

出生时到婴幼儿期就有发绀和酸中毒。临床表现有呼吸短促、乏力、发绀,严重者右心衰竭等。生长发育较同龄儿童差。

胸部 X 线:心脏呈不同程度的增大。严重扩大者呈球形,以右心房扩大为主,心脏搏动减弱,肺血管影正常或减少。

心电图:其特征为高大的 P 波,右心室低电压,常见心律失常如阵发性房性心动过速,心房颤动、扑动或预激综合征,束支传导阻滞或房室传导阻滞。

超声心动图:不同病理形态的 Ebstein 畸形,超声心动图发现也不同。常见的有右心房扩大明显,收缩期三尖瓣正常前移,舒张初期活动正常,迅速开放,而在舒张中、晚期前瓣的异常前位和三尖瓣延迟关闭是三尖瓣下移畸形的超声心动图的特征,关闭时间迟于二尖瓣在 0.03 秒以上即可诊断,应用彩色多普勒超声心动图检查更可清楚地显示各房、室的大小和动态瓣膜的功能情况。

右心导管检查及选择性心血管造影：导管检查可测得巨大的右心房压力升高，导管不易进入右心室，相反却很容易经房间隔缺损进入左心房，并可确定在心房水平存在左向右或右向左的分流量。导管检查易诱发心律失常，应慎重和细致地操作。选择性右心房造影显示下移畸形的三尖瓣及巨大的右心房，造影剂在心内缘形成双切迹称为双球征，即房化右心室与真正右心房的影像。其一在左下缘，位于右心房与右心室流出道之间，提示下移向左的三尖瓣及其增厚的瓣叶；另一在右下缘，位于脊柱右缘，提示三尖瓣环和未移位的瓣叶。右心房、右心室造影剂排空时间及肺动脉显影时间均延迟。

CT 和 MRI：可见右心房明显增大，前瓣过长且下移到右心室，房化的右心室壁变薄，右心房内血流高信号。

手术适应证：在现代医学的条件下，有经验的小儿心内科医生能很快确诊 Ebstein 畸形。但是仅凭这个诊断并不是手术适应证。因为对于一些症状较轻的患者并且双心功能良好，心功能（NYHA）在 I ～ II 级者，能够正常生存多年甚至生活到自然寿命。一般的手术适应证是：

1.发绀。

2.进行性的心功能不全。

3.严重的三尖瓣关闭不全Ⅲ～Ⅳ级（按超声心动图四级分类）。

4.心胸比（CTR）大于 65%。

5.心动过速或者心动过速性心律不齐。

（五）手术方法

1.仅作介入疗法关闭继发孔型 ASD 或者卵圆孔未闭　适应证是某些轻度三尖瓣关闭不全或者不需要作三尖瓣成形的病例。主要考虑是：

（1）减少右向左的分流，减轻左心负荷。

（2）避免血栓形成以及引起的动脉栓塞。

（3）预防心内膜炎以及细菌性栓子的脱落。

（4）改善发绀。

2.姑息手术——上腔静脉与右肺动脉吻合术（Glenn 手术）　适应证是缺氧严重，心力衰竭内科治疗不能控制，施行矫治手术有困难，此时可改善发绀和心力衰竭。如果能够取得近期效果，为今后纠治手术创造时间和条件。经典的 Glenn 手术是将奇静脉从上腔静脉连接处分离结扎，把从肺动脉离断的右肺动脉远端和上腔静脉作端侧缝合。采用右前胸侧切口，第 3 肋间进胸。目前都采用改良方法，正中开胸，把上腔静脉从心脏入口处离断和右肺动脉作端侧缝合，手术一般不用体外循环。

3.Starnes 手术　是一种急性手术，适用新生儿，婴幼儿的 Ebstein 畸形合并肺动脉瓣闭锁，病儿严重发绀，酸中毒，原则上是把这种畸形变成真性三尖瓣闭锁治疗。手术的方法是用人工补片 Gore-Tex 或者同种心包片，也可以用已经处理过的异种心包片封闭三尖瓣，旷置右心室。为避免损伤传导系统，补片要足够大盖过冠状静脉窦，同时要扩大房间隔缺损，再作一个升主动脉、肺动脉人工血管分流。

4.三尖瓣成形和房化右心室褶皱封闭手术　都要在体外循环下进行，常温或者中低温（30℃），是否要阻断升主动脉和使用心肌保护液视各医生的经验而定。德国心脏中心作这类手术均采用心脏停搏，使用心肌保护液。

（1）Lillehei-Hardy-Hunter 手术：1958 年，首次由 Hunter 及 Lillehei 提出三尖瓣重建术，即将下移的三尖瓣上提固定在解剖瓣室环上，并折叠房化的右室。1964 年 Hardy 进行了大同小异的改良。

（2）Danielson 手术：这种手术实际上也是 Lillehei-Hardy-Hunter 手术的另一种改良，有两个步骤：即横向折叠右心室的房化部分和三尖瓣后瓣环环缩术。用带特佛伦毡片的聚丙烯线，间断褥式沿着房化心室的心室缘缝入再从三尖瓣解剖学的真环穿出,心室折叠通过间断缝合将较宽的瓣环和前后叶移位的附着线闭合在一起,这种处理将产生许多横褶,因此减小扩张瓣环的周径。缝合不能沿隔瓣做,因为隔瓣不能折叠,还因为距传导束较近。为了有效地缩小三尖瓣口径,再用同样缝线作后交界成形。然后向右心加压注射生理盐水测试三尖瓣,切除多余的右房壁可减少血液淤滞,减少凝血块形成的可能。

(3)Carpentier 手术

1)暂时分离前叶和附近的后叶,以得到较多的可活动的瓣叶。

2)纵向折叠房化腔和邻近的右心房,重建右心室并减少扩张右心房的大小。

3)重新将前后叶移植到三尖瓣环上,以使瓣叶组织在正常水平覆盖整个瓣口面积。

4)应用人工瓣环加固三尖瓣环(对已经发育成长的病例)。

手术方法是先把前叶和邻近的后叶部分从纤维瓣环和心室上分离。然而,近前交界的 1/3 长的前叶附着处被留在纤维环上。为了得到前叶和后叶相邻近部分的瓣叶最大的活动度,首先切除右心室壁与瓣叶心室面相连接或者粘连的纤维束,然后靠腱索间开窗。纵形折叠房化腔可通过用间断 3-0 线缝在隔后叶的附着处,使其相靠近,折叠还可以通过瓣环以减少其大小,然后用 4-0 针线缝合折叠冠状静脉窦后面的右心房,避免损伤传导束。心室折叠恢复正常高度,因此右心室形态正常,心房折叠显著减小了右心房的大小。前叶和后叶相邻近的部分被重新缝合到纤维瓣环上,顺时针旋转覆盖瓣口周径。如果瓣叶因前叶乳头肌的位置异常或缩短而牵引过度,必须在基底部切断乳头肌,重新移植到较高处的室间隔上或心室壁上所造的沟中。通过用带球囊的冲洗器加压注射生理盐水进右心室腔进行测试瓣叶的对合。如果瓣叶对合适宜,选择人工瓣环移植,其大小应与已折叠的三尖瓣环相对应。如果对合不佳,应选小一号的人工瓣环植入,在已经发育成人的患者中常用 36mm(较少用 34mm)尺寸的环,在瓣环较小的年轻患者可以不用环。

(1)Quaegebeur 改良手术:Quaegebeur 改良了 Carpentier 的手术方法,不用人工瓣环固定加固三尖瓣环,而是使用 3-0 的聚丙烯(prolene)带垫片的缝线进行后瓣环环缩以缩小三尖瓣开口的直径,然而再将切开的瓣叶缝在已经环缩的瓣环上。作瓣环环缩缝线时靠近冠状静脉窦处小心不要损伤传导系统。这种处理相对 Carpentier 方法来说,缝合在软性瓣环上的瓣叶不会有过分的张力,为了使瓣叶在心室舒缩时有更大的活动性,有时要纵劈瓣下乳头肌或者适当地使乳头肌移位。

(2)Sebening 手术:又称一次缝合整形,将带垫片的双针缝线置于前瓣-后瓣下的肥大的乳头肌束上,再穿过室间隔从隔瓣瓣环穿出。加上垫片后打结。如果在测试瓣叶功能时发现前瓣叶和后瓣关闭不全严重,可以将后瓣叶和前瓣叶相邻边缘间断缝合。

(3)Hetzer 手术:特点是三尖瓣成形不包含房化心室褶皱。手术方法主要分两种,瓣环缝缩成形和三尖瓣双开口成形。

1)瓣环缝缩成形:要点是探查分析瓣叶的活动性,确定最大活动性的瓣叶。如果瓣叶和右心室之间有纤维带或者纤维束影响瓣叶活动,必须剪除或切开。然后根据瓣叶发育的情况作不同的瓣环环缩成形。环缩成形后的开口直径维持在 2.5cm。后瓣环缝缩成形:沿着原解剖后瓣瓣环相对隔瓣瓣环置 4-6 对缝线以缩小原始三尖瓣开口。缝线用 3-0 聚丙烯带垫片以免缝合处撕裂。垫片可以用特佛伦毡片。也可用生物材料心包片,这样术后不必抗凝。环缩后的三尖瓣开口直径在 2.5cm 左右。手术开始,先用 2.5cm 的测量环测定第 1 针的位置,置入第 1 对缝线,收紧。这时三尖瓣形成两个开口。一个是前瓣叶的新三尖瓣开口,直径在 2.5cm 左右。另一个是隔瓣和后瓣上的开口,这个开口再用 3-5 对缝线缝闭。缝线缝在真性解剖瓣环上,但是在隔瓣的室间隔部分很难确定传导组织的位置,最好把缝线放在瓣环下的房化心室的心肌部分。通过瓣环缩方法部分缝闭对着可以活动的瓣叶自然开口,旷置没有褶皱的房化心室。再用注水试验,检查三尖瓣的开口是否完整闭合。实际上看到的是只有前瓣将三尖瓣口闭合。有时发现,前瓣隔瓣交界有残余漏,此时,这里也可以另加一对缝线。关闭残余漏。前瓣环缝缩成形:适应证是对某些后瓣发育较好的病例,而且活动性也相对较大,同样先置两对褥式缝线于前瓣隔瓣交界和后瓣缘至隔瓣假性瓣环上部。把后瓣叶的游离缘用同样的方法转移到房化心室解剖瓣环下方的室间隔上。注水试验前瓣闭合完好。

2)三尖瓣双开口成形:在 Ebstein 畸形的某些病例,主要指可活动的前瓣叶有裂隙,隔缝,正是这种方法的适应证。如果前瓣瓣叶和右心室壁间有影响瓣叶活动的纤维带同样要剪除,使前瓣叶有最大的活动度。用相同的缝线带心包垫片两对分别置于前瓣裂隙的两边,缝止于相对隔瓣的真性解剖瓣环下方的房化心室的心肌上,打结。这时的三尖瓣开口分成两部分,而房化心室和有舒缩的真性右心室融合在一起。

5.三尖瓣置换　外科手术和成形术一样使用体外循环。适应证和要点是:

(1)三尖瓣严重畸形无法修补或者已经多次修补,整个瓣膜结构瘢痕化或缺如。

(2)选择成人病例,在小孩尽量用大号瓣膜。

(3)在成人可以用生物瓣膜,因为右心的整个血流动力学在低压的状况下,生物瓣疲劳和退行性改变慢和少。患者不必终生抗凝。

(4)有肾衰竭或者糖尿病患者,选择机械瓣。生物瓣在这类并发症中很快钙化,变形,失去功能。

(5)如果是小孩或幼儿,选择机械瓣较合适。因为小孩钙代谢的关系,生物瓣也易钙化。机械瓣耐久性比生物瓣长,可以避免再次手术。

(6)闭合房间隔缺损。

(7)标准或者经典的瓣膜置换术,不处理房化心室,瓣膜的缝合方法都用间断缝合。缝线下在隔瓣和后瓣的瓣环附着处。

(8)瓣膜置换外加房化心室褶皱术,缝线可以将房化的心室腔上缘一起带上,这样在置入瓣膜后,打结,可以把房化的心室腔闭死。由于 Ebstein 畸形的瓣环一般都很大,所以在置入间断缝线时,褥式的缝线要有较大的距离,这样,在置入相对较小的瓣膜时使瓣环有环缩作用。

(9)为了避免损伤在冠状静脉窦附近的传导系统,此处的瓣膜缝线也可以置于冠状静脉窦的上方,也即冠状静脉窦在瓣膜的下方。如果房化的心室很大,在放置瓣膜缝线前可以先切除部分房化的心室壁或者先部分,也可以全部缝死房化的右心室腔。

(10)一般认为在换瓣时,保留完整的房室瓣腱索对于防止心室扩张保持心功能有一定的作用,三尖瓣的换瓣,都不切除三尖瓣结构。

(六)疗效

德国心脏中心(柏林)从 1986 年到 2007 年共收治 Ebstein 畸形 138 例,内科治疗 51 例(37%),心导管介入房间隔缺损封闭 19 例(14%),外科手术治疗 68 例(49%)。

从 1988~2007 年德国心脏中心按 Hetzer 三尖瓣成形方法手术的 52 例平均年龄 22 岁(年龄范围,2~55 岁),其中男性 37 例,女性 15 例,平均随诊时间 64 个月(随诊时间范围,6~214 个月)。合并畸形有继发性房缺 41 例,室缺 1 例,肺动脉狭窄 2 例,二尖瓣关闭不全 1 例,不完全性房室通道 1 例,希阿里网(Chiari Network)1 例。按 Carpentier 分型,A 型 17 例,B 型 19 例,C 型 9 例,D 型 7 例。早期死亡 3 例(5.7%),此 3 例术前心功能 1 例Ⅲ级,2 例Ⅳ级。晚期死亡 1 例(2.7%),术后 2 个月死于心内膜炎。4 例死亡病例年龄为 52 岁,52 岁,53 岁和 54 岁,2 例 Carpentier C 型,2 例 Carpentier D 型。术后 2 例因为完全房室传导阻滞需要装永久性起搏器,4 例术后出现短暂房室传导阻滞后恢复窦性心律,2 例术前已有预激综合征,术后成功地进行了介入消融转换成正常窦性心律。术前有 6 例室上性心动过速,术后除 1 例装起搏器外,其余均恢复窦性心律。术前心功能(NYHA 分类法)Ⅱ级 11 例,Ⅲ级 32 例,Ⅳ级 9 例。术前心功能Ⅳ级组,除 2

例早期死亡外,4 例心功能改变Ⅲ级,3 例恢复Ⅱ级。术前心功能Ⅲ级组,2 例死亡,30 例中 4 例心功能恢复Ⅰ级,24 例恢复Ⅱ级,2 例无明显改变。术前心功能Ⅱ级组,5 例心功能恢复Ⅰ级,6 例无变化。发绀改善情况,除 1 例因为心内有残余分流外,发绀都消失,动脉血氧饱和度均正常。超声术前术后比较:本组 Ebstein 畸形,术前超声检查都有三尖瓣关闭不全,其中关闭不全二度 4 例,三度 37 例,四度 11 例。术后超声检查所有病例没有发现对血流动力学有影响的三尖瓣关闭不全。20 例在前瓣关闭时室间隔处有极小量的喷射样的反流,2 例仍有三度反流,其余 26 例仅有轻度三尖瓣反流(一至二度)。超声检查无 1 例三尖瓣术后狭窄。因为所有病例三尖瓣开口的直径在 23~25mm,按计算三尖瓣开口面积大于 3.6cm²。由于全部手术都保留了房化心室,术后随诊检查无 1 例房化心室增大、扩张,房化心室的大小和术前一样,而且因为旷置的房化心室保证了右心室舒张末期的容量,反而增加了右心的排血量。

　　因为 Ebstein 畸形是一种很少见的先心病,再加上病理解剖和病变的程度不同,除非在很大的心脏外科中心,也只有几乎屈指可数的心脏外科医生毕其终生精力对它有所认识。如果在深刻认识 Ebstein 畸形后,根据以上的经验,正确的处理,手术治疗后不仅能挽救患者生命,而且能使患者获得正常和健康的生活。

五、三尖瓣闭锁

(一)概述

　　三尖瓣闭锁(TA)的概念是三尖瓣或三尖瓣口完全缺如,右心房和右心室无法直接相通。房间隔缺损或未闭的卵圆孔使患者得以生存,形成心内右向左分流,伴发绀。因体肺循环的血流均经左房入左室,常伴有二尖瓣增大、左心室肥厚和右心室发育不良。几乎所有患者均伴有室缺。大多数患者为心房正位和心室右祥。心室和大动脉的关系可以一致或不一致。肺动脉可正常、狭窄或闭锁。

　　TA 是一种少见的先天性心脏病,其发病率在先天性心脏病尸解组中大约占 3%,临床组大约占 1.3%。在发绀性先天性心脏病中仅次于法洛四联症和大动脉转位,占第三位。

(二)历史回顾

　　1817 年 Kreysig 首次描述本病。1861 年 Schuberg 将其命名为 TA。1949 年 Edward 和 Burchell 将 TA 根据大动脉关系以及肺动脉发育情况分为八种类型。1984 年 Anderson 对其进一步进行深入研究指出 TA 属于单心室,二者手术方法相近,但大多数单心室合并 TGA,而 TA 的大动脉关系大多正常。1945 年 Blalock 和 Taussig 发明了体-肺分流术,其后 Potts 和 Waterson 分流术也被用于治疗 TA。1950 年 Blalock 和 Halon 对 TA 患者施行了房间隔缺损扩大术。20 世纪 50 年代 Carlon 和 Glenn 等先后进行动物实验提供了 Glenn 手术的理论依据。1972 年 Azzolina 首次将双向上腔静脉肺动脉分流术应用于临床。1989 年 Norwood 将其发展成半 Fontan 手术,进一步提高了施行全腔静脉和肺动脉连接术的安全性。1971 年 Fontan 对 3 例 TA 患者成功分隔了体肺循环,2 例手术成功;其方法为 Glenn 分流术,且在右房和肺动脉间安放同种带瓣主动脉和下腔静脉口放置同种主动脉瓣。其后 Kreutzer、Fontan 和 Bjork 对原有手术进行了改进,为右心房和肺动脉连接或右心房和右心室连接,目前称其为传统改良 Fontan 手术。临床长期随访结果表明传统改良 Fontan 手术在许多患者晚期效果欠佳。1988 年 DeLeval 等报道了全腔静脉肺动脉连接术的实验及临床研究,提出了线型液体流动的重要性,认为此手术优于 Fontan 和传统改良 Fontan 手术。目前此类手术仍在进一步发展中。某学者 1984 年首次报道传统改良 Fontan 手术,并于 1992 年报道应用全腔静脉肺动脉连接术治疗 TA 获得成功。

（三）解剖

形态学分型分为四型：

1.肌型　约占80%，正常三尖瓣位置为凹陷的肌肉组织取代。

2.隔膜型　约占20%，正常三尖瓣位置为膜性组织或右室面带原始腱索的瓣膜样组织所取代。

3.三尖瓣下移型　少见，闭锁的瓣膜组织附着于小的右室壁上。

4.房室隔缺损型　罕见，右室入口为共同房室瓣封闭。

TA患者右心房常有中度扩大和肥厚。部分患者可见增大的下腔静脉瓣，甚至将右房分隔为两个心房。房缺多为继发孔型合并卵圆孔未闭，多数患者房缺较大为非限制性。

右心室大多严重发育不良。在大动脉关系正常患者常为一管状流出道与肺动脉相连，小梁部与室缺相连，右室流入部缺如。室缺由圆锥间隔和肌部室间隔对位异常造成，常位于圆锥间隔部位因而位置较高。由于圆锥间隔发育不良或被室缺替代常合并肺动脉或主动脉下狭窄。膜部和肌部室缺少见。肺动脉狭窄可以发生在室间隔缺损开口、漏斗部、肺动脉瓣以及周围肺动脉。大约2/3大动脉关系正常的患者伴有肺动脉狭窄或闭锁。

大约1/3TA患者伴有大动脉转位。其中以右侧转位常见。此类患者右心室较前述患者略扩大并肥厚。室缺大多位于主动脉下，如为限制性则可导致主动脉下狭窄。合并主动脉弓缩窄的患者大多合并或在出生后数天迅速形成主动脉下狭窄，大约30%大动脉转位的患者合并不同程度的主动脉缩窄综合征。肺动脉瓣环大多正常，大多无或伴有轻度肺动脉下狭窄。

左心系统由于接受体肺循环血液而增大，二尖瓣也有相应扩大。冠状动脉大多正常。传导系统基本正常。15%患者合并左上腔静脉，大多引流至冠状静脉窦，少数至左房。

Edward和Tandon分型：根据大动脉关系分为Ⅰ～Ⅲ型，又根据肺动脉发育情况再细分为ABC型。

Ⅰ型：大动脉关系正常，大约占70%。血流经左室、室间隔缺损和右室漏斗部到肺动脉。冠状动脉和传导系统正常。ⅠA型：室间隔完整合并肺动脉闭锁，肺部血流来自动脉导管或侧枝循环，右心室呈裂隙状。ⅠB型：合并肺动脉狭窄，狭窄部位主要位于小的室间隔缺损，其次为漏斗部，肺动脉瓣狭窄合并大室缺少见。ⅠC型：肺动脉发育正常合并大室间隔缺损，肺血增多。部分患者因漏斗部肌肉肥厚或室缺缩小可以向ⅠB型转化。

Ⅱ型：右侧大动脉转位，大约占30%。血流经左室、室缺和右心室漏斗部到主动脉，肺动脉起源于左室。ⅡA型：合并肺动脉闭锁。ⅡB型：合并肺动脉狭窄。ⅡC型，肺动脉发育正常。

Ⅲ型：左侧大动脉转位或异位，少见。ⅢA型：合并肺动脉或肺动脉瓣下狭窄。ⅢB型：合并主动脉瓣下狭窄。

（四）诊断

1.临床表现

（1）发绀：TA患者大多伴有发绀，其严重程度取决于肺血流量。肺动脉闭锁的新生儿患者出生后第1周发绀严重，前列腺素E1对保持动脉导管开放、维持一定的肺血流量起到重要的作用。肺动脉发育正常合并非限制性室缺患者则发绀较轻。部分Ⅰ型患者随着室缺缩小、右室流出道狭窄加重而发绀进行性加重。严重者缺氧发作也常有发生。

（2）心力衰竭：肺部血流增多患者因为左室容量负荷增加可产生左心衰竭症状，室缺自发性缩小导致主动脉下狭窄加重使左心衰竭进一步恶化。大约12%患者由于限制性房间隔缺损引起体循环静脉压增高和右心衰竭。

（3）其他：包括心内膜炎、心律失常、肺动脉高压等。

2.体格检查　大多数患者有发绀,杵状指在 2 岁以上小儿多见。限制性房缺患者有颈静脉怒张、肝大和周围水肿等体征。心脏查体第 1 心音亢进,在大动脉转位患者由于肺动脉高压往往可闻及固定性二音分裂。大多数患者由于室缺和右室流出道狭窄在胸骨左缘可闻及 3/6 以上粗糙的收缩期杂音。由于二尖瓣血流增加常可闻及心尖区舒张期隆隆样杂音。肺动脉闭锁患者胸骨左上缘闻及动脉导管的连续性机械样杂音。

3.实验室检查　大多伴有红细胞增多症,其实验室检查结果类似法洛四联症。

4.其他诊断性检查

(1)胸片:TA 患者胸片变化较大。主要改变为:右心室减小。大多数患者肺血减少,肺动脉段凹陷。左心室扩大。在大动脉转位和肺血增多的患者表现为肺充血,心脏增大表现与左向右分流患者类似。

(2)心电图:高尖(>2.5mV)有切迹的 P 波代表双心房扩大肥厚,限制性房缺患者表现为右房肥大,大多数患者左心室肥厚扩大导致电轴左偏、左室高电压。超过 1/2 大动脉转位患者电轴正常。

(3)超声心动图:根本的表现为无三尖瓣结构,呈一条强回声带。其他需要测量的主要指标包括右心室的大小,室缺的大小及部位,二尖瓣有无反流及其程度,左室功能,大动脉关系和主、肺动脉有无狭窄及其程度。同时尚应注意有无未闭动脉导管、左上腔静脉和主动脉缩窄等。

(4)心导管和心血管造影检查:心导管和心血管造影检查为所有 TA 患者术前常规检查,以便进一步明确诊断和并发的畸形,了解肺动脉和右室发育情况、肺动脉压力、左室功能以及大动脉转位患者室缺大小等情况,对手术方式的选择具有重要作用。在限制性房缺的婴幼儿患者尚可同时行房间隔球囊扩张术。

(五)自然病史

TA 患者自然病史依据其畸形和病理生理不同变化较大,主要取决于肺血流量,当合并大动脉转位时,有无主动脉下狭窄及其程度也是决定患者预后的主要因素。

大多数大动脉关系正常患者均有不同程度肺动脉狭窄,且随着室缺的缩小和右室流出道狭窄的加重发绀也将逐渐加重,大约 90% 未手术治疗的患儿因各种缺氧并发症于 1 岁内死亡。肺血流正常或增多患者早期发生左心功能衰竭并危及生命。如患者能存活下来,则随着肺动脉狭窄的发生体肺循环将变得相对平衡,患者的临床表现会自发的得到改善。但是随着肺动脉狭窄进一步加重,患者将出现左室容量负荷过重而导致的左心功能衰竭和二尖瓣反流。仅有极少部分此类患者能生存至 10 岁以上。

合并大动脉转位的患者预后更差。无肺动脉狭窄患者因肺血增多、左心功能衰竭而大多于 1 岁内死亡。合并主动脉狭窄者生存时间更短,少数存活患者随着室缺的缩小主动脉下狭窄加重,导致心排量降低和左室衰竭,此类患者也大多于 1 岁内死亡。少部分患者无主动脉狭窄而伴一定程度的肺动脉狭窄,因体肺循环相对平衡而存活时间略长。

(六)手术适应证

TA 患者前期手术治疗的主要目的是保持患者满意的生理状态以便在其 2~4 岁时施行 Fontan 手术。其目的是将左室容量超负荷和缺氧的副作用降到最低限度,使患者能良好的生长发育,并尽可能保护其左室功能,防止肺血管病变。

所有改良 Fontan 手术的目的是单心室负担患者体循环,而体静脉血不经过右心室直接回流至肺动脉,尽管在有些情况下血流经过发育不良的右室,但其起不到血泵的作用。中心静脉压(CVP)推动血液由体循环大静脉流经肺循环回到左心系统,任何存在于体循环大静脉和左心系统间的阻力均必须由 CVP 克服,因此 Fontan 手术患者 CVP 越高往往提示右心衰竭可能性越大,Fontan 手术的效果也就越差。

体循环大静脉致左心系统的阻力主要与下述三点因素有关。

1.肺循环阻力　包括肺动脉和肺毛细血管阻力。

2.良好的心室功能。

3.合并畸形　如房室瓣反流、主动脉缩窄等。

姑息手术的目的即针对上述三方面进行:保持一定的双肺循环血量以促进肺血管发育,防止或早期治疗肺血管扭曲性或阻塞性病变,分流术减轻左心容量超负荷并维持一定的肺循环血量,早期治疗合并畸形,如主动脉缩窄、房室瓣反流和主动脉瓣下狭窄等。

为达到上述目的,在施行 Fontan 手术以前往往需要进行一次或数次姑息性前期准备手术,尽管极少部分体肺循环平衡的患者不需要此类姑息性手术。在新生儿姑息性手术往往为维持适量的肺血流,纠治部分合并畸形如主动脉缩窄等。二期姑息性手术多为在 6～18 个月施行双向 Glenn 手术,其目的是替代体肺分流和(或)增加肺循环血量,这将增加机体氧合血的供给而不会增加心室的容量负荷。任何明显的肺动脉阻塞将在此期治疗。Fontan 手术则在 2～4 岁进行。

1.初期姑息性手术　新生儿由于肺阻力高,应采用姑息手术。6 个月内有严重缺氧、充血性心力衰竭和部分合并畸形的患者需施行此类手术,主要包括体肺分流术,肺动脉带缩术,房缺扩大术和相关的畸形纠治手术。新生儿时期出现严重缺氧、充血性心力衰竭的患者,超声提示限制性房缺,左右心房压差＞5mmHg,应施行房缺扩大术。体肺分流术:适用于肺部血流减少的患者(ⅠA,ⅠB,ⅡA,ⅡB 和ⅢA型),目前多施行改良锁骨下动脉-肺动脉分流术。

2.肺动脉带缩术　适用于明显肺血流增多合并心衰的患者,尤其是合并大动脉转位的患者(ⅡC 型),部分ⅠC 型患者可因室缺缩小而肺血流趋向正常。主动脉狭窄的手术处理:近 50％的Ⅱ型患者合并或将逐步形成主动脉狭窄,o'Leary 等指出严重的主动脉狭窄应该在 Fontan 术前先行处理,只有轻度狭窄(压差＜10mmHg)患者可在 Fontan 手术同时处理。其手术方法有单纯室缺扩大术、Damus-Kaye-Stansel 术和大动脉调转术等,上述每种方法均有其优缺点,孰优孰劣尚需临床大宗病例长期随访结果。其他的合并畸形如主动脉缩窄、主动脉弓发育不全和二尖瓣反流等均应根据具体情况做相应处理。

3.二期姑息性手术　在 6～18 个月期间往往需要二次姑息手术。最常见的情况是因为室缺缩小,右室漏斗部进行性狭窄和生长发育等原因导致的发绀加重。另一方面原来肺血多的患者可用双向腔肺动脉分流替代体肺分流,以在减轻左室容量负荷、降低肺动脉压力、防止肺动脉进一步扭曲的同时更好地提供氧合。Fontan 手术往往推迟到 2 岁以后,待继发性心肌损害消退后进行以减少手术风险。

二期姑息性手术包括双向腔肺动脉分流术和半 Fontan 手术,二者的生理效果为减少左心室容量负荷,增加肺血流以提高机体氧供。与体肺分流术相比其不仅减少了左室负荷,还降低了肺动脉扭曲、变形的发生。与传统腔肺动脉分流术相比避免了其双肺血流分布不均(占全身静脉血 1/3 的上腔静脉引流至占全肺血量 3/5 的右肺)和术后右肺易产生动静脉漏的缺点。二者均可用于 Fontan 手术有危险因素的患者,如肺血管阻力＞3U/m^2、平均肺动脉压力＞20mmHg、房室瓣关闭不全、心功能差、内脏异位综合征以及主动脉下狭窄患者。对部分患者来说双向腔肺动脉分流术是其最终治疗性手术。半 Fontan 手术则是在双向腔肺动脉分流术的基础上向 Fontan 手术更靠近一步,除了常规的上腔静脉和肺动脉的端侧吻合外,近端上腔静脉尚和右肺动脉下缘吻合,但其连接口以补片封闭,因此下腔静脉血仍然回到心脏而不是直接回流到肺动脉。在后期行 Fontan 手术时仅需拆除补片并加用心房内板障使下腔静脉血回流至肺动脉。与双向腔肺动脉分流术相比,半 Fontan 手术总是需要体外循环且手术更复杂、危险性更高。二者的手术禁忌证为肺血管阻力＞4U/m2、肺动脉发育不全、肺动脉高压和阻塞性肺血管病。

4.Fontan 手术是目前 TA 的最终治疗性手术,早年 Choussat 制定的 10 条 Fontan 手术患者选择标准现在已经有了很大改变,目前 Fontan 手术的主要危险因素见表 10-5。

表 10-5　TA 患者 Fontan 手术危险因素

	相对危险因素	绝对危险因素
年龄	＜2 岁	＜1 岁
肺血管阻力	＞2 单位	＞4 单位
肺动脉压力	＞15mmHg	＞25mmHg
LVEDP	＞10mmHg	＞15mmHg
LVEF	＜45％	＜30％
二尖瓣反流	轻度	重度,残余主动脉下狭窄,残余肺动脉狭窄

　　尽管年龄＜4 岁包括在最早的危险因素之中,目前的 Fontan 手术大多在 2～4 岁进行并且取得了良好的效果。Ishikawa 等报道在 12～18 个月小儿施行 Fontan 手术并取得良好疗效,但目前认为在 18 个月以下施行此手术危险性增大。由于长期的容量负荷过重、缺氧和分流的负面影响,在 2～4 岁以后施行 Fontan 手术是不保险的。

　　Fontan 手术患者理想的肺血管阻力应＜2 单位并且肺动脉压力＜15mmHg。当肺部血流有多种来源时准确的测量肺血管阻力有一定困难。肺动脉压力的增高可能受肺血流量增多和 LVEDP 增高影响,Mayer 等认为单纯肺动脉压力增高并不是 Fontan 手术的危险因素。但是对肺动脉压力＞20～25mmHg 的患者应采取相应的措施以减少肺血流和改善左室功能,因为此类患者在 Fontan 术后至少会出现一过性肺阻力增高。开窗术对此类患者有益。

　　心室收缩舒张功能降低将明显影响 Fontan 手术疗效。LVEF＞60％、LVEDP＜10mmHg 以及 LV-EDVI＞30mL/m² 的患者施行 Fontan 手术较安全。EF＜45％和 LVEDP＞10mmHg 是 Fontan 手术的相对禁忌证。左室功能降低往往和容量负荷过重以及主动脉下狭窄有关,这些应在早期手术中加以纠治。

　　肺动脉发育情况:McGoon 比值＞1.8 肺动脉指数＞250mm²/m² 的患者手术较安全。但 Bridges 等指出可以纠正的中度肺动脉狭窄并不增加手术的危险性。任何明显的肺动脉狭窄必须在 Fontan 手术中加以纠正。

　　Fontan 手术的禁忌证:二侧或周围肺动脉发育不全;明显肺动脉高压和阻塞性肺血管病变;严重左心功能受损;明显肝肾功能损害。

(七)手术方法

　　如上所述,TA 患者的手术主要包括姑息性和 Fontan 手术两类。

　　1.双向腔肺动脉分流术　手术可经右侧开胸或胸骨正中切口进行。游离右肺动脉和上腔静脉,注意游离上腔静脉时防止膈神经损伤。结扎奇静脉以防止其窃血至下腔静脉。持续监测血氧饱和度,如果阻断右肺动脉后肺血流仍能暂时满足机体需求,则不需要体外循环,仅需建立上腔-右房分流通道,在分流建立以前先肝素化。在右肺动脉水平切断上腔静脉,行上腔静脉远端与右肺动脉上缘吻合。为防止吻合口狭窄可于上腔静脉远端外侧做纵切口或局部采用心包补片等扩大吻合口,吻合口后缘大多连续缝合,前缘多间断缝合。缝闭上腔静脉近端并固定于右肺动脉水平以利于后期手术。对双侧上腔静脉者先做右上腔后做左上腔。对前期做过体肺分流术者,一旦结扎分流血管则血氧下降明显,必需体外循环。在奇静脉上方插入直角上腔静脉管,经右心房插入下腔静脉管,经右上肺静脉插入左心减压管。常温转流,不需阻断升主动脉。对部分患者尚应同期行肺动脉成型、主动脉下狭窄和房室瓣反流纠治等手术。

　　2.半 Fontan 手术　前期步骤同双向腔肺动脉分流术,后在体外循环降温停跳情况下切开右房,应用 PTFE 片缝闭上腔静脉近端内口。将上腔静脉近端与右肺动脉下缘偏右侧行端侧吻合,为防止吻合口狭窄局部可加用心包补片。后缘多连续缝合,前缘大多间断缝合。

全腔静脉-肺动脉连接术(TCPC):共包括心房内隧道、心房内管道、心外管道和心外隧道四种方式。

手术可以在中度低温(25℃)体外循环下进行,也可在常温体外转流心脏不停跳情况下先进行双向腔肺动脉分流术和在下腔静脉与右肺动脉间安放心外管道,心脏停搏后施行心内隧道或管道以及房间隔切开术。上腔静脉插管应尽量靠上或插在无名静脉处,以便于游离并和肺动脉做吻合。下腔静脉插管应尽量靠下并偏外侧以防阻挡心内隧道下吻合口。

心房内隧道全腔静脉肺动脉连接术:适用于2~4岁的儿童。首先在常温体外循环心脏不停跳情况于肺动脉瓣上缘横断主肺动脉,近端大多采用带垫片间断缝合加连续缝合闭合,远端采用单纯缝合,如担心局部狭窄可采用心包补片。接下来上腔静脉远端与右肺动脉上缘吻合的步骤同双向腔肺动脉分流术。于右肺动脉下缘偏内侧行右肺动脉、上腔静脉近端端侧吻合,吻合口可用心包补片加大。阻升主动脉冷灌停跳后做平行房室间沟的右房切口,剪除残余的卵圆窝扩大心房间通道。应用PTFE管道建立下腔静脉与上腔静脉近端的隧道。管道的内径应等于或略大于下腔静脉内径,管道被纵行剪为1/2,长度略长于上下腔开口间距离。应用聚丙烯或PTFE缝线将管道连续缝合于右房侧壁形成连接上下腔的隧道。缝合由冠状静脉窦和下腔开口之间的下腔静脉瓣开始,向上沿房缺后外侧缘缝合至上腔静脉左侧缘,另一端缝线绕经下腔静脉口沿右房外侧壁向上至上腔开口右侧缘,修剪管道至合适长度,继续沿上腔静脉开口前缘缝合,与另一端会合打结,注意隧道排气。缝合右房切口,排气开放升主动脉。缝合起搏导线,注意检测左房压和静脉压,常规打开双侧胸腔安置引流管。

3.心外管道全腔静脉-肺动脉连接术 适用于年龄较大的儿童和成人。首先施行上腔静脉远端与右肺动脉上缘吻合,闭合上腔静脉近端。切断肺动脉并缝闭近端,远端可暂时置入引流管保持术野清晰。于下腔静脉上缘2cm处钳闭切断右房,注意防止损伤冠状静脉窦。部分患者需心脏停搏后经此口扩大房间隔缺损,缝闭此切口。应用相应内径的PTFE管道与下腔静脉行端端吻合,上缘与右肺动脉下缘行端侧吻合。根据患者情况可应用4~6mm内径PTFE管道或直接连接心外管道至右房以起到开窗作用。

4.开窗术在高危险因素患者中的应用 遇有高危因素的患者,如平均肺动脉压>15mmHg,肺血管阻力>3U/m^{2}或LVEDP>10mmHg等患者,应做开窗术,允许最多中等量的右向左分流以解除腔静脉高压,度过术后危险期。待心功能好转,肺血管阻力降低后可用封堵器封堵或自行闭合。开窗术对降低具有高危因素的Fontan手术患者死亡率有重要作用。对心内隧道术者最常用的方法为在板障上打孔和Laks法,心外管道术者如上述采用小口径PTFE管道连接外管道和右房。

(八)术后处理

1.双向腔肺动脉分流术和半Fontan手术 由于部分肺血流依赖于上腔静脉和肺静脉压力阶差,术后常规监测左房压和上腔静脉压,并采用降低肺血管阻力的治疗方法,一般应用小剂量多巴胺和(或)多巴酚丁胺以及硝普钠,输入胶体维持适当的静脉压,待血流动力学稳定后应用利尿剂限制液体入量。

其主要并发症为:

(1)上腔静脉梗阻综合征:表现为上腔静脉压力增高,多>15mmHg,一般采用内科疗法。

(2)术后动脉血氧饱和度低于80%者应保持或加用体肺分流使动脉血氧饱和度高于80%~85%。

2.全腔静脉肺动脉连接术 术后早期的循环改变为肺循环无血泵,肺血流依赖于上腔静脉和肺静脉压力阶差;左室功能因手术和前负荷改变进一步下降。因此维持一定的腔静脉压力、降低肺血管阻力和左房压力有利于心功能维护。

常规监测左房压和静脉压。患者多采用半卧位,下肢抬高利于静脉回流。由于胸腔内正压对肺血回流不利,不应应用高于4mmHg呼气末正压(PEEP),呼吸机调整尽量保持低吸气压力,过度通气导致呼碱

（PCO_2 25～30mmHg）有利于肺血管阻力下降，适当提高吸入氧气浓度。降低肺血管阻力的药物治疗包括一氧化氮吸入，硝普钠和前列腺素。

维持适当心排量情况下中心静脉压的高低对患者的预后具有重要意义，中心静脉压接近20mmHg或更高的患者预后差，必须对其血流动力学进行重新评价以确定进一步治疗方法，必要时拆除Fontan。一定程度的中心静脉压对维持肺血流量和左室前负荷有决定作用，术后早期常输入一定量的胶体维持中心静脉压在10～15mmHg。注意排除大静脉和肺动脉梗阻情况。

3.低心排出量综合征　由于心肌保护技术、手术技巧的提高，低心排出量综合征逐年减少。对发生的患者应寻找其原因，如是否合并局部梗阻、残余中度以上二尖瓣反流和吻合口梗阻等等。除前述的常规处理方法外，尚可应用正性肌力药物如多巴胺、多巴酚丁胺、肾上腺素和安力农等。经上述处理仍不能缓解者必要时拆除心内隧道或心外管道，保留双向腔肺动脉分流和（或）加用体肺分流。

4.胸腔积液和乳糜胸　是常见并发症，开窗术的应用使此并发症减少并缩短其持续时间。所有Fontan手术患者术后至少保持双侧胸腔引流3～4天。对出现胸腔积液的患者处理为保持引流通畅，补充胶体维持一定血浆渗透压。乳糜胸多为胸腺创面渗出所致，采用闭式引流疗法。

术后常见的心律失常为室上性心动过速，尤其以房颤多见，而房颤将进一步降低左心功能。对Fontan术后患者常规留置起搏导线，注意电解质平衡，对室上性心动过速患者大多应用洋地黄治疗，室性心律失常应用利多卡因，对传导阻滞者应用临时心脏起搏器。

5.血栓形成　年龄较大、右房较大或右房压高者易发生。对年龄较大的儿童和青年可予华法林治疗，术后3天开始，持续2～3个月，后改为长期服用阿司匹林，一般儿童80mg，成人325mg。年龄小的患者可直接采用阿司匹林治疗。术后早期急性血栓形成，尤为肺动脉血栓形成者，可采用早期溶栓疗法。

6.蛋白丢失性肠病　与术后静脉压增高、淋巴引流不畅和门静脉回流障碍有关。在传统改良Fontan术后多见，在全腔静脉肺动脉连接术后发生率较低。表现为全身水肿、体腔积液、腹泻和血浆白蛋白浓度降低等，治疗上为补充血浆蛋白、强心和利尿等。

（九）疗效

随着手术技巧、心肌保护技术和术后处理的提高以及患者选择标准的合理化，TA的手术死亡率逐年下降，目前TA患者Fontan手术死亡率在大的心脏中心均低于10%。如果没有主要危险因素手术存活率达到95%或更高，绝大部分患者死亡原因为心力衰竭合并中心静脉压明显增高。

姑息手术的疗效和其手术种类以及年龄等有关。锁骨下动脉肺动脉分流术手术死亡率为5%～10%，肺动脉带缩术为10%～20%。波士顿儿童医院报道101例TA患者施行姑息手术，总手术死亡率为23%，目前仅作为Fontan的前期手术。

双向腔肺动脉分流术和半Fontan手术的疗效明显优于Glenn分流术。Hopkin报道38例TA双向腔肺动脉分流术，手术早期和晚期死亡率分别为5.3%和11%。1年和6年生存率为86%和81%。术后施行Fontan术21例（58%），术后早期死亡1例。Jocob报道200例前期均行半Fontan术的心房内隧道全腔静脉肺动脉连接术，住院死亡率8%，后112例为4.5%，说明对有高危因素患者先施行双向腔肺动脉分流术或半Fontan手术可以提高后期全腔静脉肺动脉连接术的疗效。

Fontan手术由于近15年来手术技术的改进（全腔静脉肺动脉连接术，开窗术等），判断其疗效的同时应注意不同手术方式之间的差异，目前尚缺乏此类新方法的大宗病例远期疗效报道。Pearl报道为90例患者（38例TA）施行根治手术，其中改良Fontan53例，心房内隧道全腔静脉肺动脉连接术37例，手术死亡率8.9%，其中TA死亡率为2.7010，2～3岁组为5.9%，<2岁为6.6%，认为2～4岁手术较安全。Mayo中心Danielson报道216例TA患者于1973～1998年施行未开窗Fontan手术，总的生存率为79%，死亡率逐年

下降,近 10 年手术死亡率为 2%(58 例中有 1 例死亡),晚期生存率亦逐年提高,18 岁以上施行手术的患者晚期存活率明显降低,89%存活患者心功能 Ⅰ～Ⅱ 级,提示对 TA 患者施行 Fontan 手术近期和远期效果良好。

(张玉辉)

第十二节　三房心

三房心这是一种较少见的先天性心脏病,在左心房内有一隔膜组织将其分成上、下两个腔房。上腔房通常与肺静脉相连,又称作附腔;下腔房与左心耳及二尖瓣口相通。在隔膜上有孔洞,使上、下两个腔房相交通。本病常伴有房间隔缺损、部分性肺静脉异位连接、室间隔缺损等。

【分类】

三房心的病理分类方法颇多。目前临床上比较通用的还是 Lucas 和 Schimdt 于 1977 年根据三房心的各种解剖变异所作的八种分型。这八种畸形又可归纳为三种类型:

1.附腔与左房相通　肺静脉全部与附腔相连接,主腔与左心耳和二尖瓣相通,两者之间的隔膜有一大小不等的漏斗口样孔洞使之交通,房隔可完整;亦有房间隔缺损或卵圆孔未闭,使附腔与右心房之间相通;附腔亦可有异常管道与上腔静脉、右房相连。

2.附腔与左房不通　左房上、下两腔之间无交通,肺血流回流血经房间隔缺损全部进入右房,在右房混合后一部分血通过未闭的卵圆孔再汇入左房主腔;肺静脉血亦可通过一异常管道,进入下腔静脉、右房,再通过房缺或未闭的卵圆孔入左房。这类异常的血流动力学改变与完全性肺静脉异位连接类似。

3.不完全性三房心　附腔仅与部分肺静脉连接,而其余肺静脉直接与左房相连,或部分肺静脉通过异常管道回流入上腔、右房。亦有一侧肺静脉进入附腔与右房相通,而另一侧肺静脉直接与左房连接。

【发病机制】

在胚胎发育期,随着左心房的不断生长,肺总静脉将与左房逐渐融合,吸收成为左房的一部分。这一过程发生变化,即可导致三房心。

三房心血流动力学变化主要取决于左房内隔膜上的孔的大小。隔膜孔小时,必然会使肺静脉回流受阻,导致肺淤血、肺水肿,还可因反应性肺小动脉收缩,产生肺高压,导致右心功能不全。隔膜孔很大时,则无明显血流动力学改变。如附腔与主腔不通,仅与右心房相通,其血流动力学改变应与完全性肺静脉异位连接相似。不完全性三房心,由于仅一侧肺静脉回入附腔,即使有部分梗阻,也不太会产生肺动脉高压。

【临床表现】

1.症状　患者症状出现的早晚与肺静脉回流是否受阻有直接关系。主要表现为呼吸道症状,气急、反复呼吸道感染或肺炎,常被误诊为原发性肺部疾病。

2.体征　两肺常可闻及湿啰音,胸骨左缘第 3～4 肋间常可闻及收缩期杂音,如伴有肺动脉高压,可闻及 P_2 亢进、肺动脉瓣区的喷射性咯喇音等。有时也可有心尖区的舒张期杂音,类似二尖瓣狭窄的表现。

【辅助检查】

1.X 线检查　X 线胸片常常有肺静脉梗阻的表现,自肺门向外有弥漫的斑点状阴影,以肺下叶较密,而肺上叶因有肺静脉扩张形成"鹿角样"的枝丛阴影。心腔扩大,以右心室为主,肺动脉段可突出,食管吞钡可见因左房附腔扩大压迫食管之阴影。

2.心电图检查　右心室收缩期负荷增加表现,P 波可高尖,亦可 P 波增宽及有切迹,可能系左房的附腔扩大所致。

3.超声心动图检查　可清楚显示左房内隔膜,但需与二尖瓣瓣上狭窄的环膜相鉴别。有时附房伴有异常管道相连的病人还会与完全性肺静脉异位连接相混淆,常需做心血管造影予以鉴别。

4.心导管及造影检查　对于诊断本病最有帮助,大多采用正位或右前斜位肺动脉造影,可直接显示左房内的隔膜,在造影片上表现为一细线状透光阴影,呈左上、右下走向。心导管若能进入左房,造影可显示从左心耳上方开始向右下方延伸的凹面向上的半月形阴影,此乃典型的左房隔膜表现。肺小动脉楔压升高,常提示肺静脉血回流受阻。若心导管能经卵圆孔进入真正左房,其左房压力大多正常,也可准确定位梗阻部位。

【诊断分析】

本病诊断主要靠超声心动图和心导管造影检查,一般不难确诊,但有时需与其他一些引起肺静脉梗阻的先天性心脏病如:二尖瓣瓣上狭窄环;先天性二尖瓣狭窄;先天性肺静脉狭窄等相鉴别。当三房心的附腔与右心房相交通时,则需与完全性肺静脉异常连接相鉴别。

【治疗要领】

三房心一旦诊断明确均需手术治疗,有些隔膜孔洞极小,产生肺水肿或右心衰竭的病人常需急诊手术,将肺静脉血回流梗阻予以解决。手术采用低温体外循环方法,大多经右房切口做探查,若合并有房缺,则可通过房缺清楚显示左房内的隔膜;如房缺较小或仅是未闭的卵圆孔,可将房间隔切开扩大,将左房内隔膜剪除,再做房隔修补。对缺损较大的病人可选用自身心包补片修补。在剪除左房内隔膜时需注意避免误伤肺静脉开口和左房后壁。

【术后并发症】

本病预后与术前是否合并肺静脉梗阻及梗阻的程度密切相关。有作者报道,三房心病人房内隔膜的孔洞直径小于 3mm,病人平均生存期仅 3 个月;如大于 3mm,则平均生存期可延长至 16 岁。大多病人术后梗阻解除均可获得满意效果。

(庄宿龙)

第十三节　心室双出口

一、右心室双出口

1.概述　右心室双出口指主动脉和肺动脉均发自右心室,室间隔缺损是左心室的唯一出路,同时由于主动脉瓣下圆锥存在,主动脉与二尖瓣的纤维连接中断。

2.历史回顾　1952 年,Braun 首次报道右室双出口伴肺动脉狭窄病例,当时并未引起重视。直到 1957 年,Mayo Clinic 在 1 例大型室间隔缺损伴肺动脉高压手术中发现主动脉瓣下室缺,主动脉和肺动脉均发自右心室,才称为右室双出口。此后 Redo,Engle 等分别报道了右室双出口的手术治疗。

而右室双出口 Taussing-Bing 畸形早在 1949 年报道,但并未被认识,错认为大血管错位。Lev 认识到肺动脉瓣下室缺的右室双出口,此后在 1967～1971 年文献报道中,Taussing-Bing 手术取得成功。

3.解剖　胚胎初期,圆锥动脉干与右心室相连,随着胚胎的发育,圆锥动脉干旋转并分隔成两个大动脉,如圆锥动脉干旋转不充分,主动脉瓣下的圆锥吸收不完全,使两个大动脉仍与右心室相连,即形成右室双出口。大部分双出口的主动脉和肺动脉下均有肌性圆锥,故称为双圆锥,而且两组半月瓣在同样高度排列。

根据右室双出口的房室间关系、两大动脉之间关系、室间隔缺损位置和肺动脉流出道是否有梗阻而分类。

（1）根据房室关系分类：

1）房室关系一致型右室双出口：心脏房室连接一致,即右心房与右心室连接发出主动脉和肺动脉,左心房与左心室连接,左室血通过室间隔缺损进入右心室。

2）房室关系不一致型右室双出口：心脏房室连接不一致,即左心房与右心室连接发出肺动脉和主动脉,而右心房与左室连接,接受体静脉血,通过室间隔缺损进入右心室。

（2）根据两大动脉之间关系、室间隔缺损位置和肺动脉流出道是否有梗阻而分类

1）根据大血管位置分类：大血管位置可出现三种现象：

a.升主动脉与肺总动脉呈平行关系；

b.升主动脉在肺总动脉右侧或右前方；

c.升主动脉在肺总动脉左侧或左前方。

2）根据室间隔缺损位置分类：

a.室间隔缺损位于主动脉瓣下；

b.室间隔缺损位于肺动脉瓣下；

c.室间隔缺损位于两大动脉开口的下方；

d.室间隔缺损远离两大动脉开口。

3）根据右心室流出道是否有狭窄而分类：

a.右心室流出道无狭窄。

b.右心室流出道狭窄,可包括单纯右室流出道狭窄,肺动脉瓣狭窄,左右肺动脉狭窄,或混合型狭窄。

从以上四个方面分类,右心室双出口可分为16种类型。但临床上一般以室间隔缺损位置来分型。

右心室双出口的血流动力学变化各不相同。由于主动脉发自右心室,必将接受右心室的静脉血,类似于心内右向左分流；而左心室的唯一出口是室间隔缺损,产生心内左向右分流。因此心内分流量和临床症状取决于室间隔缺损位置和肺动脉流出道是否有梗阻。

4.诊断

（1）临床表现：右室双出口主动脉瓣下型室间隔缺损,临床上可无发绀、缺氧,类似于四联症。同样如肺动脉瓣下型室间隔缺损,可出现发绀,肺充血类似于大动脉错位,但如肺动脉狭窄,表现为缺血型先心病。

（2）体格检查：右心室双出口无特殊体征,肺充血者胸部突起,心尖搏动弥散,胸前区收缩期杂音,肺动脉瓣区第2音亢进；如肺缺血者,口唇、四肢末端发绀,而肺动脉瓣区第2音减弱,或呈单一的主动脉瓣关闭音。

（3）实验室检查：心电图示右心室肥厚,也可伴左心室肥厚,P-R间期延长。胸片示右心室扩大为主,肺血表现与有无右室流出道梗阻有关。

心导管和心血管造影检查,心导管经降主动脉逆向进入右心室,不易进入左心室。无肺动脉狭窄的右室双出口,肺动脉示重度高压,肺动脉压力与体循环压力相等,左右心室压力也基本相等。主动脉内的氧饱和度与室间隔缺损的位置有关,主动脉瓣下型室间隔缺损的右室双出口,动脉氧饱和度可达90%以上,相反肺动脉瓣下室间隔缺损的右室双出口,其动脉氧饱和度明显下降。

心血管造影在正位片上可见主动脉和肺动脉同时显影,大部分患者的主动脉瓣和肺动脉瓣可在同一

水平,同时显示双动脉下圆锥。侧位片可显示大血管位置和室缺与大血管的关系。

心脏彩超:超声检查对诊断很重要,可以确立大血管与室间隔缺损的关系,有时心血管造影并不能清楚显示室间隔缺损的位置,而超声可帮助解决。

由于右心室双出口畸形种类多,解剖结构变异复杂,诊断较困难。临床上必须行心脏彩超和心血管造影检查。右心室双出口,四联症和大动脉错位在胚胎发育过程中均与其圆锥隔的分隔和旋转异常有密切关系,因此有些病例在区别右心室双出口还是四联症较为困难,因此术前必须做详细的检查,以决定手术方案。事实上不少学者将主动脉骑跨达到90%的四联症患者均作为右室双出口处理。

5.手术适应证　右室双出口的手术治疗取决于解剖类型,主要根据室间隔缺损位置和肺动脉流出道有否狭窄。对主动脉瓣下型右心室双出口伴肺动脉狭窄,其处理原则类似于四联症,而无肺动脉狭窄,类似于室间隔缺损伴肺动脉高压。然而,对肺动脉瓣下型室间隔缺损的右心室双出口,其处理原则完全不同,可能要做心内隧道补片将室缺隔至肺动脉,然后主动脉和肺总动脉横断转换(Switch方法),类似于大动脉错位。由于右心室双出口的类型复杂,术前必须了解室间隔缺损位置和大血管关系,有无肺动脉流出道狭窄,左右冠状动脉走向,左右心室舒张末容量和心室功能,以及伴发心内其他畸形如完全性房室通道,主动脉瓣下纤维嵴,肺静脉异位引流和心房异构等复杂型先心病。

一般在早期明确诊断即应手术治疗。如无肺动脉狭窄,更应在1岁内手术,以防止肺血管阻塞性病变,对发绀严重,如不能早期根治手术,可作体肺动脉分流术如锁骨下动脉至肺动脉分流术,全腔肺动脉吻合术等,以改善缺氧情况,待2～3岁后作根治手术。

6.手术方法　采用胸骨正中切口,建立常规体外循环,降温至26～28℃,升主动脉阻断后,主动脉根部灌注4℃心肌保护液15ml/kg,每20分钟灌注1次。右房切口,经卵圆孔或卵圆窝切口置入左心引流管。做右心室流出道切口,如无肺动脉流出道梗阻,可做横切口,一般采用直切口,必要时可延伸切口至肺总动脉或一侧肺动脉,以扩大流出道。

(1)右室双出口室间隔缺损位于主动脉瓣下,采用心内隧道补片方法。通过心内补片使室间隔缺损至主动脉间形成内隧道,左心室血液经室间隔缺损通过内隧道进入主动脉。一般补片可采用管道纵向剪开呈瓦片状,以保证足够的心内隧道直径,防止左心室流出道梗阻。如室间隔缺损偏小,影响左心流出道血流通畅,必须将室间隔缺损的前上方剪除扩大,使室间隔缺损的直径接近于主动脉瓣环的直径。伴有右心室流出道梗阻的,必须切除右室流出道异常肌束,或剪开肺动脉瓣环,采用心包补片扩大,直至一侧肺动脉。扩大原则相同于四联症的处理。对不伴有右心室流出道梗阻的病例,由于心内隧道补片凸起引起右心室流出道受阻,因此大部分病例,仍需右心室流出道切口补片扩大,以防术后右心室流出道梗阻。

(2)右室双出口室间隔缺损位于两大血管下方。一般采用心内隧道补片方法修补,右心室流出道心包补片扩大成形,如心内隧道补片对肺动脉严重阻挡,可采用心外管道连接右心室至肺动脉,最好采用同种带瓣主动脉管道或同种带瓣肺动脉管道连接。

(3)右心室双出口室间隔缺损远离大血管手术方法取决于室间隔缺损与邻近组织的关系。室间隔缺损至主动脉的心内隧道补片不受三尖瓣影响,可作心内隧道补片修补,但由于距离长,补片要有足够宽度,无扭曲,压迫,保证隧道通畅。如室间隔缺损位于三尖瓣下方,心内隧道受三尖瓣腱束阻挡,可剪断腱束,完成心内隧道补片缝合,再将腱束重新固定于隧道补片上。

这类术后右室流出道均需补片以扩大,如仍受心内隧道补片阻挡,可采用同种带瓣管道连接右心室至肺动脉。

(4)右室双出口室间隔缺损位于肺动脉瓣下,术中经室间隔缺损至主动脉的心内隧道如能建立,再采用心外管道连接右心室至肺动脉。目前临床上采用大动脉转换术(Switch手术)方法,先经右心室切口以心内隧道补片将室间隔缺损连接至肺动脉,然后完成大动脉转换术(Switch手术),将主动脉和肺动脉根部横断后重新连接,升主动脉连接肺动脉而肺总动脉连接主动脉,再将左右冠状动脉移植至原来肺动脉根部,形成新的主动脉。使左心室血流经室间隔缺损进入原肺动脉根部进入体循环,而右心室血流通过原来的主动脉根部进入肺循环,从解剖上得到彻底纠治。

(5)房室连接不一致的右心室双出口,其处理原则根据室间隔缺损位置,但这类手术方法类似于纠正型大动脉错位,手术后右心室、三尖瓣承担体循环工作,远期易发生三尖瓣反流,即功能性二尖瓣反流,因此目前临床上采用双调转术(double switch 术)方法,取得较好效果。

7.术后处理 术后常规监护,主要包括心肺功能监测。呼吸机辅助呼吸 24～48 小时,减轻心脏负担。根据动脉血气调节呼吸频率和通气量,及时纠正酸碱平衡。保持足够有效血容量,维持血流动力学稳定。

术后多见并发症为出血、心内残余分流和残余梗阻,如症状严重,必要时再次手术纠治。注意左室流出道梗阻,特别是室缺远离大动脉型,由于心内隧道建立,易发生左室流出道梗阻,如压力阶差超过 50mmHg 者应再次手术解除梗阻。

8.疗效 右心室双出口的手术纠治已取得较好结果,但对不同类型的右心室双出口的手术纠治方法不同,手术死亡率也不同。上海新华医院,上海儿童医学中心从 1988-1996 年共纠治右心室双出口 67 例,男性 35 例,女性 22 例,手术平均年龄 4.89±2.96 岁,平均体重 15.13±5.54kg,其中伴流出道梗阻型 48 例,肺动脉高压 18 例,肺动脉闭锁 1 例。除姑息性手术或 Fontan 纠治术外,52 例心内纠治术证实室间隔缺损位置:主动脉瓣下型 33 例(63.46%),肺动脉瓣下型 4 例(7.69%),远离大动脉 12 例(23.08%),双动脉下型 3 例(5.77%)总死亡 5 例,手术死亡率 7.48%,其中 13 例姑息手术无死亡,包括 4 例体肺动脉分流术后 2～6 年进行二期根治术。58 例一期根治手术,死亡 5 例,6 例由于不能双室修补,采用 Fontan 术纠治方法,手术死亡 1 例。

右室双出口的手术是左心室血流经 VSD,通过心内隧道入主动脉。尽管术中采用扩大 VSD,管道剪开呈瓦状补片连接主动脉,保证左室流出道通畅,但远期仍有发生左心室流出道梗阻。发生梗阻的三个部位主要在主动脉瓣环处,心内隧道补片或肥厚圆锥,和室间隔缺损部位。由于心内隧道补片缝于室隔右侧面,因此室缺是隧道的入口。VSD 开口的自然缩小,偶尔主动脉二尖瓣纤维连接处或主动脉下圆锥阻挡 VSD 后上缘,VSD 远离主动脉开口,使心内隧道补片扭曲,或补片宽度不够,或补片随着手术时间延长而皱缩等等,都可造成左心室流出道梗阻。我院有 5 例发生术后左室流出道梗阻,1 例在随访中,压差从 20～40～60mmHg,结果准备再次手术时由于心力衰竭而死亡。另 1 例术后出现血红蛋白尿,心彩超证实左室流出道梗阻,再次手术中发现心内隧道补片缝于主动脉下圆锥处,导致圆锥收缩而梗阻。因此术中必须保证左室流出道通畅,对 DORV 术后的左室流出道梗阻必须引起充分注意。

近年来对右室双出口肺动脉下室缺(Taussig-Bing)采用大动脉转换手术方法纠治,避免术后心内隧道补片引起右心室流出道梗阻和左室流出道梗阻。某医院已采用大动脉转换手术方法纠治 Taussig-Bing 16 例,手术年龄 9.66±11.48 个月(1.5～18 个月),体重 5.92±1.75kg(3.5～8.5kg),死亡 4 例,其中 2 例伴有冠状动脉畸形,1 例静脉应用利尿药过量,另 1 例限制性室缺,术中室隔扩大导致严重低心排死亡。余 12 例术后随访,手术远期效果满意。

二、左心室双出口

1.概述 左心室双出口指主动脉和肺动脉均发自于左心室,其定义与右心室双出口基本相同,即室间隔缺损是右心室的唯一出路,可伴一侧或两侧的房室瓣畸形,也可发生在单心室和心房异构中,是一种较少见的先心病。

2.历史回顾 1967 年 Sakakibara 首次报道 1 例左心室双出口患者成功实施了心室内修补。随后有报道左心室双出口的形态变异。Kerr 和 Pacifico 报道用带瓣心外管道建立右心室和肺动脉连续,纠治左心室双出口合并肺动脉狭窄。1976 年,Sharratt 报道了使用 Fontan 手术治疗左心室双出口合并右心室发育不良。

3.解剖　左心室双出口的房室连接可一致或不一致,因此也有四种类型。大部分室间隔位于主动脉瓣下,主动脉瓣下圆锥不明显,肺动脉流出道伴有狭窄或无。由于左心室双出口,右心室发育不良多见。房室连接不一致时,传导束走向类似于纠正型大动脉错位,房室结靠前,房室束沿室间隔缺损前上缘走过。手术易发生完全性房室传导阻滞。

4.诊断　左心室双出口的左心室在房室连接一致时接受肺静脉血液,而右心室体静脉血经室间隔缺损与左心室血液混合后进入主动脉和肺动脉。因此临床上出现发绀,如无肺动脉狭窄,往往早期出现肺充血和充血性心力衰竭。对主动脉瓣下型室间隔缺损的左心室双出口,早期即可出现严重发绀。在房室连接不一致左心室双出口,左心室接受静脉血液,因此,发绀更严重。

术前需行心脏彩超,心导管造影检查确诊,以明确房室关系,室间隔缺损位置,大动脉位置和有无肺动脉流出道梗阻。处理原则与右室双出口相似。

5.手术方法　对无房室瓣畸形的左心室双出口,采用心内隧道补片方法,伴肺动脉狭窄,常需采用同种带瓣主动脉管道连接右心室至肺动脉。2 岁以前严重缺氧患儿可行体肺动脉分流术,改善缺氧,至 3~5 岁时再行根治术。

对无肺动脉瓣狭窄,能行心内隧道补片修补,应在 1 岁内纠治,以防止肺动脉高压、肺血管阻塞性病变发生,如需用心外管道纠治,应在早期先作肺动脉环缩术,至 3~5 岁时再行二期根治术。

对右室发育不良,或一侧房室瓣畸形,可考虑做 Fontan 纠治术。在患者 6 个月大时行双向腔肺吻合。随后在 1~2 岁时再施行全腔肺连接。根据是否存在肺动脉狭窄,来决定是否做体肺动脉分流或者肺动脉环扎术,这两种手术应在婴儿早期进行,以便为二期 Fontan 手术做准备。

（王小康）

第十四节　先天性冠状动脉异常

一、先天性冠状动脉瘘

先天性冠状动脉瘘为冠状动脉主干或分支与心腔,包括心房、心室、冠状静脉窦及靠近心腔的肺动脉、肺静脉、腔静脉之间的异常交通。1947 年 Bjork 和 Crafoord 首先报道手术结扎治疗。本病的发病率在先天性心脏畸形中占 0.25%~0.4%。

【病因和发病机制】

在胚胎时期,心脏的血流是由心肌中许多内皮细胞所组成的宽大的肌小梁间隙供应。这种类似窦状的间隙与心腔和心外膜血管相通。并随着心脏的发育,冠状动脉便从主动脉根部、冠状静脉由冠状静脉窦生长而出,渐分布于心脏表面,而与心外膜血管和心肌间的窦状间隙相通。并因心肌的发育生长将窦状间隙逐渐压缩,演变为细小管道,渐形成正常冠状动脉血循环的一部分。如果在心脏发育障碍时,局部宽大的窦状间隙存留,使冠状动脉系统和心腔异常交通存在,就形成了冠状动脉通过异常的瘘管直接和心腔交通,这就是冠状动脉瘘。其瘘管随着年龄增长逐渐变大。并使冠脉的血液直接分流到心腔。

冠状动脉瘘对血流动力学的影响主要取决于瘘的大小和瘘入的部位。瘘入心房者因心房内压力低,房壁薄,扩容性大,因此,由瘘发生的血液分流量比瘘入心室者大。瘘入右心室的分流量易比入左室者多。冠状动脉瘘与右心腔交通的,心脏收缩和舒张期均有左向右分流,增加右心负荷,并使肺血流量增多,但致肺循环血流量/体循环血流量大于1.8者较少。长期左向右分流可导致肺动脉高压。随着年龄的增长可并发充血性心力衰竭。冠状动脉瘘与左心交通者不产生左向右分流,心脏收缩和舒张期血流经瘘道分流入左房或仅舒张期分流入左室,均使左心负荷增加。

因部分冠状动脉血流从面对高阻力的心肌血管床转向低阻力瘘道而直接回流入连接的心腔,这种冠状动脉"窃血"现象可减少心肌灌注,使在部分患者产生局部心肌供血不足;或因合并冠状动脉瘤形成,在心舒张期血液郁积在动脉瘤内,可压迫心肌及远侧冠状动脉致心肌缺血。动脉瘤内也可有血栓形成,血栓堵塞或脱落则可引起远侧冠状动脉栓塞及心肌梗死。

先天性冠状动脉瘘的自然闭合极少见。可发生细菌性心内膜炎等并发症,Liberthson等分析173例的资料(平均年龄24岁),6%由于冠状动脉瘘死亡,其中20岁以下患者病死率为1%,而20岁以上成人(平均年龄43岁)病死率为14%。

【病理和分类】

心脏可有不同程度的扩大,特别是左心室扩大和肥厚,升主动脉也会出现扩张。在心脏表面,异常交通的冠状动脉近侧部扩大曲张、壁变薄,有时可形成梭形动脉瘤。冠状动脉瘘口进入心腔或静脉的类型有:①冠状动脉瘘主干或分支末端瘘管一般为单一瘘口;②瘘支动脉多个瘘口或形成血管丛样变;③瘘口位于冠状动脉主支的侧面与心腔形成一侧壁交通,或冠状动脉明显扩张,形成冠状动脉瘤,从心脏表面不能确定瘘口的确切部位和大小。根据瘘管发生的动脉和分流入的心腔分为左、右冠状动脉瘘。右冠状动脉比左冠状动脉多,前者约占50%~60%,后者约占30%~40%,发生两者同时存在者少,约占2%~10%。冠状动脉瘘和心脏连接的部位以右侧心腔或其连接的血管为多,约占90%,瘘入左房、左室等左心系统者占10%。按瘘口进入心腔部位发生率的多寡,依次为右心室、右心房(包括腔静脉、冠状静脉窦)、肺动脉、左心房(包括近心腔的肺静脉)。瘘入左心室者罕见。

【临床表现】

1.症状　大部分病人可以终身没有症状。少部分病人分流量随着年龄的增长而瘘口增大,使得在小儿期原无症状而在成年以后,一般当肺循环血流量/体循环血流量大于1.5时,常出现乏力、心悸、劳力性气短,甚至浮肿、咯血和阵发性呼吸困难等不同程度的心力衰竭的表现。约10%病人有胸痛或心绞痛。

2.体征　在心前区可听到2~3级的连续性杂音,有时可伴有局部的震颤。杂音的影响部位与动脉瘘进入心腔的部位有关,一般右心室瘘以胸骨左缘第4、5肋间,右心房瘘以胸骨右缘第2肋间,肺动脉或左心房瘘在胸骨左缘第2肋间较为明显。

【辅助检查】

1.X线检查　一般心脏相正常或示心影稍增大。分流量多者X线征象显示左心室肥大、肺动脉圆锥突出、肺血增多,有时尚有右心室和右心室肥大。

2.超声心动图检查　出现瘘口分流的心腔增大和左心室增大。可见分流束。部分病例在心腔表面可见异常纡曲、扩大的冠状动脉。

3.心电图检查　分流量较大者可示左心室肥大。瘘口在右心室者,有右心室肥大。分流入右心房者,常有心房颤动。冠状动脉瘘虽然有潜在性心肌缺血,但在心电图中有ST、T改变者并不多见。

4.心导管检查　瘘口所在的分流的心腔血氧含量增加。特别在右心系统者,可发现右心房、右心室或肺动脉血氧含量增加,表示有分流存在和所在的水平。同时可测出其分流量的大小。并可测肺动脉压力有否升高。

5.心血管造影检查 选择性冠状动脉造影对冠状动脉瘘可确定诊断。一般冠状动脉可显示扩大曲张，同时见造影剂进入分流心腔使其显影。并可能了解动脉瘘的走行、多发单发、大小、以及分流的部位。

【诊断分析和鉴别诊断】

凡在心前区听到连续性杂音，部位不是动脉导管未闭的杂音部位，且周围动脉体征不明显，应考虑有本病的可能。需要与其鉴别的主要疾病有动脉导管未闭、主动脉窦动脉瘤破裂、主动脉-肺动脉间隔缺损、高位室间隔缺损伴有主动脉瓣关闭不全、左冠状动脉发源于肺动脉。多普勒超声心动图、心血管造影，尤其是冠状动脉造影，还有磁共振成像检查都有助于鉴别和确诊。

【治疗要领】

1.手术适应证 肯定的手术适应证是有充血性心血衰竭或心绞痛者。对无症状的婴幼儿患者，可延缓手术，或分流量较小者，肺循环血流量/体循环血流量在 1.3 以下和高龄无症状患者可以不手术。但是对无症状者的手术治疗问题尚有争论。积极主动早期手术者认为，先天性冠状动脉瘘的自然闭合率低，血流动力学变化和冠状动脉"窃血"现象常在较大儿童成年期出现症状，冠状动脉瘤形成、细菌性心内膜炎及心力衰竭等并发症将随年龄的增长而增加，而且手术治疗的安全性较高，因此对确诊的病例，应施行手术治疗。早期治疗，尤其是无症状青少年患者，关闭瘘口可以消除分流，改善心肌血液供给，预防以后出现症状和并发症。

此外，冠状动脉瘘合并冠状动脉瘤患者应及早手术治疗。因瘤体大压迫心肌及远侧冠状动脉致心肌缺血，心脏逐渐扩大甚至发生心力衰竭。动脉瘤内如血栓形成，血栓脱落可导致冠状动脉栓塞和心肌梗死。

2.手术方法 先天性冠状动脉瘘手术治疗的目的是选择性关闭瘘道而不损害正常的冠状循环。有的可以不用体外循环关闭瘘口，在以下情况通常需在体外循环下修补：①心脏后方的瘘，显露困难，如右室流入道、冠状静脉窦或心室后壁瘘；②冠状动脉显著扩张或合并冠状动脉瘤时，从心表面不能确定瘘口的确切部位，需切开扩张的冠状动脉或切开冠状动脉瘤闭合瘘口；③从心腔内作瘘口关闭。常用的手术及其选择如下。

(1)瘘支动脉结扎术：对冠状动脉主支末端瘘和分支末端瘘，可以结扎或缝扎处理。但是该术式因有心肌梗死之虑，有的医生主张放弃。

(2)冠状动脉下切线缝合术：对起自冠状动脉主干或主分支的侧面瘘，在瘘处的冠状动脉下面作数个切线褥式缝合，采用经心肌贯穿瘘道的带垫片褥式缝合结扎，可防止撕裂心肌并牢固地关闭瘘口，而冠状动脉管腔仍保持通畅。

(3)经心腔内瘘口修补术：位于心脏后面的瘘或瘘口不易接近，显露不良时，可在体外循环下切开瘘入的心腔，经心腔内关闭瘘口。

(4)切开扩张的冠状动脉或冠状动脉瘤瘘口修补术：瘘支动脉显著扩张或合并巨大冠状动脉瘤患者，从心脏外表不能确定瘘口，可在体外循环下靠近瘘口纵行切开扩张的冠状动脉或动脉瘤，直视下作瘘口缝合补片修补。冠状动脉近端主干瘤样瘘或合并巨大冠状动脉瘤修补术如引起远侧冠状动脉循环障碍，应同时作主动脉-冠状动脉旁路移植术，以保持远侧心肌血液供给。例如，作冠状动脉瘤切开，清除血栓，修补瘘口，同期作冠状动脉旁路移植术或作冠状动脉瘤切除，大隐静脉移植术。

【手术并发症】

残余瘘和心肌缺血是最常见的并发症，早年发生率约为 4％和 3.7％，采取褥式带垫片缝合或补片修补后，近些年来发生率已下降。如果出现上述并发症，可作术中超声心动图和心电图进行诊断，再行手术治疗。

二、冠状动脉起源异常

冠状动脉起源异常是指冠状动脉起源于肺动脉的先天性畸形,罕见畸形,其发病率占先天性心血管病的 0.25%～0.46%。有下列数种:①左冠状动脉起源于肺动脉,为最常见;②右冠状动脉起源于肺动脉;③左、右两冠状动脉均起源于肺动脉,常在新生儿出生几天后由于肺动脉压力降低和血气饱和度下降,心肌严重缺血、缺氧而死亡;④冠状动脉分支起源异常,如圆锥冠状动脉起源于肺动脉,左回旋支或左前降支起源于肺动脉,非常罕见。

(一)左冠状动脉起源于肺动脉

冠状动脉异常起源于肺动脉的发病原因是由于胚胎期动脉干内螺旋间隔发育异常。冠状动脉系统的发育约在第 9 周完成。动脉干内螺旋间隔形成时将动脉干分隔成两个管道,即主动脉和肺动脉。正常发育中,两个冠状动脉开口都分隔在主动脉侧;若螺旋隔发育有偏差,可使左冠状动脉开口于肺动脉而形成这种畸形。

左冠状动脉起源于肺动脉畸形是左冠状动脉的主干开口异位,不在主动脉根部而在肺动脉根部左窦或后窦,起自右窦者较少见,但走行分布和正常的左冠状动脉相同。也有较少见的左前降支或旋支开口异常,起自肺动脉根部。

【病理和发病机制】

左冠状动脉畸形使左心缺乏动脉血供。为了维持左心肌的血循环,右冠状动脉与异常的左冠状动脉逐渐建立起侧支循环,这时右冠状动脉正常起自主动脉并有正常的分支,但常呈粗大、扭曲。自右冠状动脉的侧支循环供应左冠状动脉,因血流是反方向经左冠状动脉引流入肺动脉,因此,这种情况也可以认为是冠状动静脉瘘的一种特殊类型。若侧支循环建立不足,即引起左心明显的缺血和梗死病变,多见于婴儿,而大多数患儿由于左心衰竭在 1 年内死亡。病理上常有前外侧壁心肌梗死的证据。少数侧支循环丰富者,心肌缺血的影响较少,病变较轻,病人可存活到儿童或成人。

左冠状动脉起源于肺动脉使冠脉含氧的血供不足,可使左心缺血、缺氧。一般在婴儿期,可无症状。一方面建立侧支循环,另一方面由于左心室灌注下降所致的心排血量下降,形成左心房压力上升和继发性肺动脉高压。反应性的肺动脉高压可以防止肺动脉和左冠状动脉压力的急剧下降,从而提供增进侧支循环的建立。到了成人期,在左、右冠状动脉之间已建立了丰富的侧支循环,使左心室的冠状循环获得代偿。手术时,测定肺动脉血氧含量显著地升高。肺动脉内左冠动脉开口可见鲜红动脉血流出。此外,心导管检查时,在肺动脉水平可有血氧含量增高。由此可见,侧支循环承担了左冠状动脉循环,还引起肺动脉水平的自左向右分流。因此,分流量过多,可出现"冠状动脉窃血",使流经左冠状动脉的血液,分流到肺动脉,减少左心肌血液供应,而使心肌缺血。出现左侧房室瓣的功能失调,引起二尖瓣的关闭不全。也可出现急性严重心肌缺血使患者突然死亡。

【临床表现】

患儿在出生后 2～4 个月出现心动过速、喘、气短等心力衰竭症状,可伴有面色苍白、盗汗,心绞痛,甚至有短暂昏厥。每次发作 5～10min,随着时间的推移,患婴侧支循环建立而有好转,但仍处于慢性心力衰竭状况,大部分儿童期死亡。少数患儿症状逐渐消失,而正常发育、生长。侧支循环丰富的病例,可毫无症状地发育、生长至成人,成人型病例一般无症状或仅有轻度气急或胸闷。偶有胸痛或心绞痛史。但常因突发性心肌缺血而死亡。患者常有呼吸增快,每分钟可达 50 次以上。心脏扩大、心率快,儿童期心前区可出现连续性杂音,随着年龄的增长,在心前区可听到短促、柔和的收缩期杂音。

【辅助检查】

1.X 线检查　婴儿心脏 X 线可无特殊征象。一般心脏呈显著扩大。成人型的心脏阴影可能正常,或仅有轻、中度左心室扩大。

2.心导管检查　婴儿侧支循环未建立者,可有左心室衰竭的表现;右心混合静脉血氧含量低;右心室和肺动脉压力上升;肺毛细血管楔压上升。侧支循环丰富者,肺动脉血氧含量可增高,提示肺动脉水平有自左向右的分流。分流量较大者,肺动脉压力亦可升高。

3.心血管造影　右冠状动脉造影,右冠状动脉显示扩大、曲张,尤其在左、右冠状动脉吻合支丰富的病儿更为显著,末期可见左冠状动脉显影,最后见肺动脉显影。

【诊断分析和鉴别诊断】

婴儿型的诊断不困难。经心电图检查示前壁心肌梗死者,基本可诊断本病。鉴别本病主要有心内膜弹力纤维增生、心肌炎等。绝大多数的心内膜弹力纤维增生的心电图仅有左心室肥大而无心肌梗死表现。心肌炎虽有心肌梗死的表现,但常伴有心律失常。本病的确诊是靠心血管造影。

【治疗要领】

鉴于本病的预后差,凡婴儿有心力衰竭症状出现,除积极内科治疗外,应进行心导管和升主动脉造影检查。一旦明确诊断,应尽早手术治疗。可行左冠状动脉移植术。在 1966 年,Cooley 首先施行这种手术,获得成功。手术是将左肺动脉根部游离出左冠状动脉主支及其异位开口,连同邻近部分肺动脉壁一并切除,移植至主动脉。还有肺动脉内隧道成形术、冠状动脉旁路移植术和左锁骨下动脉和冠状动脉直接吻合术,此外,尚有左冠状动脉根部结扎术,仅用于左、右冠状动脉间侧支循环丰富且有显著左向右分流和已发生冠状动脉"窃血"现象的病例。对无明显左向右分流的婴儿不适用。为避免造成心肌缺血,在结扎前先作阻断试验。如阻断 5~10min,无心电图改变、心肌颜色如常,予以结扎。

(二)右冠状动脉起源于肺动脉

非常罕见。右冠状动脉均起源于肺动脉右侧窦部,沿右房室沟走,分布大致正常。可有肺动脉压升高。大多数病人左冠状动脉扩张、扭曲。在右心室流出道可见左前降支和右冠状动脉间的侧支循环。无心肌缺血梗死的表现,心脏扩大也不明显。

【病理】

由于右心室壁张力低,虽然右冠状动脉起源于肺动脉,也可使右心肌获得一定的血液供应。另外,侧支循环的建立很快使右心室得到代偿。丰富的侧支循环可有两种结果。一是有"冠脉窃血",严重者可心搏骤停;二是肺动脉自左向右的分流,虽然分流量小,但在年龄较大的病人,也容易发生充血性心力衰竭。

【临床表现】

在婴儿期无症状,而且大多数患儿正常发育,生活和工作到老年。心脏检查时可在胸骨左缘第 2~3 肋可听到 2 级连续性杂音。大多存活到成年,因为有心肌窃血现象,到老年可逐渐出现症状,也有突然死亡的报道。

【辅助检查】

1.X 线检查　一般心肌略增大或示左心室较明显增大,部分病人完全正常。

2.心电图检查　大致正常,无缺血或梗死表现。

3.心血管造影检查　升主动脉造影示右冠状动脉不显影,而左冠状动脉扩张、扭曲,经过许多侧支循环,造影剂再充盈右冠状动脉,逆行性地进入肺动脉。使肺动脉显影。

【诊断分析】

本病无症状,除有些病例有杂音以外,并无特殊的临床表现,容易被忽视。其他同左冠脉起源于肺动脉。确诊的主要依据是心血管造影。

【治疗要领】

若明显症状可行手术治疗。手术方法有：①将异常右冠状动脉从肺动脉壁上切下，吻合到主动脉上；②结扎右冠状动脉起始部，主动脉与右冠状动脉之间作大隐静脉旁路移植术。

（王小康）

第十一章　心脏瓣膜疾病

第一节　二尖瓣狭窄

一、解剖

二尖瓣结构是由 7 个部分组成的,包括部分左房壁、二尖瓣环、二个瓣叶、腱索、乳头肌、部分左室壁及邻近主动脉瓣环的支架部分。乳头肌和邻近的左室壁心肌作为一个单元运动,左室和左房在二尖瓣的病理生理中发挥着重要的作用。

二尖瓣环是一个界定不明显的纤维——肌性环,两个纤维三角形成二尖瓣环的一部分,其中左纤维三角及中心纤维体最为重要,这些纤维结构在心肌收缩时起着支撑点的作用。瓣环的前部分富含纤维组织,因此,在心脏收缩时有较小的活动性;相反,后瓣环缺乏纤维组织,而被左室的心肌及左房组织包围。瓣环收缩可使瓣环面积缩小 20%—40%。

前瓣叶面积大,承担 2/3 的二尖瓣的关闭面积,但仅仅附于 1/3 的瓣环上;相反,后瓣叶面积小,仅承担 1/3 的二尖瓣的关闭面积,却附于 2/3 的瓣环上。前瓣叶活动度大,在二尖瓣关闭中起主要作用,两个瓣叶的总面积约为舒张开放的二尖瓣口面积的 1.5～2 倍。瓣环收缩时,两瓣叶的接合面积甚至更大,仅前瓣一个瓣叶面积就相当于一个二尖瓣口大。

腱索的结构强韧,每个腱索在融合处向瓣叶细分并与瓣叶相连,按其分布关系,分为Ⅰ级、Ⅱ级、Ⅲ级腱索。Ⅰ级腱索 12 根,其中每 6 根附于一组乳头肌上。每组乳头肌上的Ⅰ级腱索与 4～6 根Ⅱ级腱索相连,Ⅱ级腱索又连接Ⅲ级腱索约 60 根。Ⅲ级腱索与每个瓣叶相连。每组乳头肌与 6 根Ⅰ级腱索相连,最终支持约 60 根Ⅲ级腱索。从每个乳头肌发出的腱索都与两个瓣叶相连。

二尖瓣狭窄即在二尖瓣膜的水平发生左室流入道的梗阻,它是二尖瓣结构异常、限制了左室舒张充盈期二尖瓣膜正常开放的结果。瓣叶的增厚、僵硬,瓣下腱索及乳头肌的缩短和粘连等也是造成二尖瓣口狭窄的重要因素。

根据病变的程度,二尖瓣狭窄可分为四种类型:

1.隔膜型　是指纤维性增厚、粘连局限于瓣叶边缘和交界处,瓣口狭窄,瓣叶本身病变轻微,启闭活动一般不受限制。腱索偶有轻度粘连。此类病例占多数。

2.隔膜增厚型　隔膜型的发展,除交界粘连外,前后瓣叶增厚,其活动仅部分受限制。腱索可有轻度粘连。

3.隔膜漏斗型　是指除瓣膜狭窄外,瓣叶普遍增厚,后瓣病变更为严重,多有卷缩。腱索也有粘连、缩短,常使瓣叶边缘组织向下牵拉,形成局限性漏斗状。但大部分主体瓣叶仍活动自如,可伴有或不伴有二尖瓣关闭不全。

4.漏斗型　是指瓣叶与瓣下腱索和乳头肌都有明显纤维化增厚,腱索明显增粗、缩短与粘连,将瓣叶向下牵拉,呈漏斗状狭窄。瓣叶活动受到很大的限制,常伴有二尖瓣关闭不全。

二、诊断

(一)临床表现

1.临床分期　风湿热初次发作并不立即引起二尖瓣狭窄,往往需要数年甚至 10 年以上才形成瓣口狭窄。以往认为,逐渐出现二尖瓣狭窄是风湿活动持续引起瓣叶增厚和钙化的结果。现在的观点认为,血液通过病变瓣膜产生涡流,二尖瓣狭窄是瓣叶对涡流产生的应力作出反应的慢性结果。由于瓣叶变动程度不同,涡流产生和应力也不尽相同,有些瓣膜经许多年仅有轻度狭窄。而有些瓣膜病变进展较快,数年内产生严重狭窄。因此,有的患者 2~3 年内即出现临床症状,而有些病例多年无症状。根据二尖瓣狭窄程度和代偿状态,其临床表现可大致分三期。

(1)左房代偿期:多为轻度二尖瓣狭窄,左房发生代偿性扩大及肥厚以增强收缩力,使舒张期主动排血量增加,延缓左房平均压升高。临床上在心尖区可听到舒张晚期(或收缩前期)增强的杂音。患者常无症状,心功能完全代偿,但有二尖瓣狭窄的体征(心尖区舒张期杂音)和超声心动图改变。

(2)左房失代偿期(慢性肺淤血期):随着二尖瓣病变加重和病情进展,左房代偿性扩大与肥厚,收缩力增强难以克服瓣口狭窄所致的血流动力学障碍,使左房压逐渐升高,继而影响肺静脉回流,导致肺静脉及肺毛细血管压相继升高,管径扩张,管腔淤血,一方面引起肺顺应性下降,呼吸功能发生障碍和低氧血症;另一方面当肺毛细血管压明显升高时,血浆甚至血细胞渗出毛细管外,当淋巴引流不及时,血浆和血细胞渗入肺泡内,可引起急性肺水肿,出现急性左房衰竭的征象。本期患者可出现劳力性呼吸困难,甚至端坐呼吸,肺底可有湿啰音,X 线检查常有肺淤血和/或肺水肿征象。

(3)右心衰竭期(肺动脉高压期):长期肺淤血后肺顺应性下降,可反射性引起肺小动脉痉挛、收缩,引起肺动脉高压,长期肺动脉高压可进一步引起肺小动脉尤其是肌肉型肺小动脉内膜和中层增厚,血管腔进一步狭窄,加重肺动脉高压,形成恶性循环。肺动脉高压必然增加右心后负荷,使右室壁增厚和右心腔扩大,最终可引起右心衰竭。此时,肺淤血和左房衰竭症状反可减轻。

2.症状　二尖瓣狭窄患者依据狭窄程度、代偿功能及劳动强度等不同,其临床症状可有很大差别,不少轻度或中度二尖瓣狭窄病例,可有明显的体征而无症状或只有轻微的症状,并且大多能胜任一般体力活动。患者的寿命不一定因瓣膜病变本身的存在而有缩短,但可因风湿热的复发、感染性心内膜炎、心房颤动、栓塞、呼吸道感染等并发症而引起充血性心力衰竭而缩短寿命。患者的主要症状有:

(1)呼吸困难:为肺淤血期的主要临床表现,其严重程度与左房高压的程度呈平行的倾向。二尖瓣狭窄的症状可开始于心房颤动引起的心悸和急性呼吸困难,但是作为二尖瓣狭窄最常见症状的呼吸困难是逐渐发生的。呼吸困难的产生是由于肺脏组织因淤血而僵硬,因而呼吸费力。呼吸困难的程度与二尖瓣狭窄的严重度有关,轻度狭窄者常于重体力劳动时才产生呼吸困难,中度狭窄者常于快步行走或做较轻的体力劳动时产生,重度狭窄者于慢步行走或静息时就有呼吸困难。因此,早期的呼吸困难多为劳力性,有时可为阵发性呼吸困难,最后可发展为端坐呼吸。严重阵发性呼吸困难或急性肺水肿出现于约 10% 的病例中(瓣口极度狭窄的年轻患者),均因剧烈体力活动、情绪激动、房事、呼吸道感染、妊娠、心房颤动等诱因而激发。各诱发因素中的共同病理生理变化为心动过速,引起左心舒张充盈期缩短和左房压力的升高,因而引起肺毛细血管内的血浆渗到组织间隙(阵发性呼吸困难)或渗入肺泡内(急性肺水肿)。

(2)咳嗽:是肺静脉高压的常见症状。咳嗽多在活动时或夜间入眠时出现。由左房高压引起的咳嗽常为干性,如伴有肺水肿,则可带有粉红色泡沫痰;但如患者继发支气管炎或肺炎,则可有黏痰或脓性痰。二尖瓣重度狭窄的病例最易患支气管炎,特别以冬春两季为然,极可能与支气管内膜慢性肿胀有关,咳嗽与支气管炎有时可因扩张的左心房压迫支气管而引起。

(3)咯血:二尖瓣狭窄病例中,咯血的发生率约为15%~30%,多发生于较严重的瓣口狭窄病例中。二尖瓣狭窄并发咯血可分为三种:①淤血性咯血;②大量咯血;③肺梗死性咯血。淤血性咯血的表现为痰中带血丝,可发生于淤血性咳嗽,支气管炎,阵发性呼吸困难和急性肺水肿病例中。可能是由于支气管内膜微血管或肺泡内毛细血管破裂所致。阵发性呼吸困难和急性肺水肿时的咯血往往呈粉红色泡沫黏痰,这是由于血液、血浆与空气相互混合而产生的。大量咯血(肺淤血)是由于支气管黏膜下层曲张的静脉破裂而产生,因肺静脉与支气管静脉间侧支循环的存在,突然升高的肺静脉压可传递到支气管小静脉,使后者发生破裂而引起大量出血。大量出血可使静脉压下降,故出血多于几小时内自动停止,因而不至于引起休克或死亡,但要防止因血块堵塞气道引起窒息的危险。此种肺淤血多发生于妊娠期或较剧烈的体力活动时,而不是肺动脉高压的严重程度的表现,故多见于较早期(即慢性肺淤血期)的病例。如肺循环阻力已增加,肺静脉压就不易升高。咯血可多次发生,为时约2~3年,此后即停止发作。肺梗死性咯血多发生于二尖瓣狭窄的晚期,常伴有周围血栓性静脉炎,咯血量可能很大,血多呈暗红色。此外,二尖瓣狭窄病例可因同时存在的支气管或肺脏疾病如支气管扩张或支气管肺癌等而引起咯血。

(4)心悸:常因房颤或心律失常所致。快速性房颤可诱发急性肺水肿,可使原先无症状的患者出现呼吸困难或使之加重,而促使患者求医。

(5)胸痛:二尖瓣狭窄伴重度肺动脉高压患者,可出现胸骨后或心前区压迫感或胸闷痛,历时常较心绞痛持久,应用硝酸甘油无效,其胸痛机制未明。二尖瓣狭窄手术后胸痛可消失。此外,二尖瓣狭窄合并有风湿性冠状动脉炎、冠状动脉栓塞或肺梗死时也可有胸痛,老年患者尚需注意同时合并冠心病。

3.体征

(1)视诊:轻度二尖瓣狭窄病例并无发绀,重度狭窄伴低心排量,有肺淤血及血管收缩的病例常有轻度发绀,多见于颧部与口唇,形成所谓二尖瓣面容,颧部的表浅静脉较正常为明显。如二尖瓣狭窄发生在儿童期,患者的心前区可有隆起,左乳头可移向左上方,并可有胸骨左缘处收缩期抬举性搏动。心尖搏动点可仍在正常部位或略向左移位,但往往因心脏转位而不明显。

(2)触诊:紧随着心尖搏动之后,可在心尖部触及短促的收缩期震荡,相当于听诊时短促而亢进的第1心音。在心尖区第1心音的触及,常表示二尖瓣前叶顺应性良好。胸骨左缘心前区可有收缩期抬举性搏动,而且可于第2心音后扪及到一个短促的打击,相当于二尖瓣拍击音。肺动脉瓣区可有相当于该区第2心音亢进的舒张期震荡。除幼小儿童外,肺动脉瓣关闭音不能在正常人的胸骨左缘第2或第3肋间扪及。如该处第2心音可以明显扪及(舒张期震荡),应认为是肺动脉高压的体征。心尖冲动多不易扪及,必须注意,明显增大的右室可使左心室向后移位,产生一个易被误认为左室的心尖冲动。心尖区大都有舒张期或收缩期前震颤,该震颤在患者向左侧卧时较为明显,扪诊时应将手掌轻轻地放在心尖区。由此可见,显著二尖瓣狭窄病例在扪诊时所获的资料已足为该病初步诊断的依据。

(3)叩诊:轻度二尖瓣狭窄病例的心脏叩诊时所得到的心浊音区无异常。中度以上狭窄的病例可因主肺动脉和右心室漏斗部的增大而出现胸骨左缘第3肋间浊音区的向左扩大(心脏左缘的正常心音消失)。

(4)听诊:二尖瓣狭窄的特征性体征为局限心尖区的隆隆样或雷鸣样舒张期杂音,其次要体征为第1心音亢进,二尖瓣开放拍击音和肺动脉区的第2心音亢进。心尖区舒张期杂音是由于急速的血流从左心房进入左心室时经过狭窄的瓣口而产生。初期二尖瓣狭窄为短促的舒张中期杂音,在体力劳动后才易听到。一般病例多有舒张中期、低音调、性质粗糙的杂音,伴有收缩期前增强,成递增型或渐强型杂音,但有时听诊只可闻及舒张中期或收缩期前杂音。杂音的时限和瓣口的大小有密切关系,轻度狭窄病例的舒张期杂音较短,高度狭窄病例的杂音时限较长。杂音的产生和强度与血流通过二尖瓣口的速度密切相关,轻度二尖瓣狭窄患者于静息时可仅有轻度收缩期前杂音,重度二尖瓣狭窄或窦性心律患者的血流速率较高时,舒张期杂音的早期部分可变为明显。长的舒张期和全舒张期杂音表示左房-左室压力阶差于舒张末期仍持续存在,是严重二尖瓣狭窄的反映。肥胖、肺气肿和低心排量均可使舒张期杂音明显减轻。极少数病例中,因二尖瓣口极度狭窄伴有左心房极度扩张,心排量很低,通过二尖瓣口的血流甚少,或左心房内有较大的血栓,或左心室舒张压明显升高(左心房-左心室压力阶差降低),或肥厚的右心室壁构成心尖部以致听诊器的胸件不是置于左心室的心尖部位,而是放在肥厚的右心室壁上,可无明显的心尖区舒张期杂音,此乃所谓少见的寂静型二尖瓣狭窄。

二尖瓣舒张期杂音多局限于心尖区或心尖区内侧,其听诊范围较小,相当于或略大于膜型听诊器胸件的口径(3～4cm 直径区域),因此,如不作仔细听诊,可将此杂音遗漏。杂音在患者平卧时容易听到,特别在向左侧卧后头几个搏动时或略为进行动作后向左侧卧时较易听得到。不少二尖瓣狭窄病例的典型杂音在患者取坐位或站立时可能不易听到或完全消失。故欲排除二尖瓣狭窄的存在,听诊时必须使患者采取卧位。

二尖瓣狭窄病例的第 1 心音变为尖锐、短促而响亮(拍击性第 1 心音),并多延期发生。拍击性第 1 心音的产生主要是由于左房-左室间压力阶差较高,使血流从左房进入左心室的时限延长,因而在左室收缩时二尖瓣前叶仍开放着且保持在左心室腔中的最低位置,正开放着的二尖瓣突然受到左心室内压力的升高而关闭,这样便产生了增厚的前叶突然拉紧和血流的突然减速,从而产生二尖瓣关闭拍击音(第 1 心音亢进)。拍击性的第 1 心音提示二尖瓣前叶有弹性和活动力。

二尖瓣狭窄病例中多有二尖瓣开放拍击音,正常心脏病例无瓣膜开放音。它的存在可比第 1 心音更敏感地反映二尖瓣前叶的活动度。如果二尖瓣狭窄患者无开放拍击音,则进行二尖瓣分离术的可能性就极小。当此音响亮时,可传至整个心前区,于胸骨左缘第 2、3、4 肋间及心尖区或两者之间均可闻及;当此音较轻时,则可能仅在心尖区的内上方闻及。一般使二尖瓣狭窄的舒张期杂音增强的体位均可使二尖瓣开放拍击音变为明显。发生较迟的开放拍击音必须与第 3 音相区别,前者响亮、音调高且分布较广,后者音调低且局限于心尖区。二尖瓣开放拍击音的产生是由于二尖瓣开放达到顶点时,左房一室间的流速突然减慢,瓣膜突然停止开放,以致瓣膜(前叶)与血栓发生振荡音(开放拍击音)。该音见于尚具有弹性的隔膜型二尖瓣狭窄。

拍击音第 1 心音的强度与二尖瓣开放拍击音的强度成正比例。以下因素可使心尖区第 1 心音变为柔和并使二尖瓣开放拍击音消失:①二尖瓣(尤其前叶)弥漫性钙化伴有或不伴有明显的反流;②僵硬的漏斗型二尖瓣狭窄;③以反流为主要的二尖瓣病变;④肺循环高阻力;⑤左心房内大块血栓;⑥显著主动脉瓣关闭不全。轻度二尖瓣狭窄病例也可无第 1 心音亢进或开放拍击音。

此外,肺动脉的扩张可产生肺动脉瓣区的喷射音。高度肺动脉高压病例,可能有高压性肺动脉瓣关闭不全的杂音(Graham Steell 杂音),此杂音音调高,呈递减型,位于舒张早中期,其性质与响度常有变化,而且局限于胸骨左缘第 3、4 肋间,在吸气末增强,呼气末减弱。

继发于肺动脉高压的明显右心室扩大可引起相对性三尖瓣关闭不全,在胸骨左缘下部(三尖瓣区)可产生收缩期吹风样杂音及来自右心室的第 3 心音,此杂音在吸气时增强,呼气时减轻,并可见到颈静脉呈正性搏动。

4.并发症

(1)心力衰竭:是二尖瓣狭窄患者死亡的主要原因。当二尖瓣狭窄进入左房失代偿期后,常因感染、剧烈体力活动、心动过速、妊娠或风湿活动而诱发急性左房衰竭,临床上出现急性肺水肿,若不及时治疗可导致死亡。当二尖瓣狭窄发展至左房失代偿期时,作为对肺毛细血管压升高的反应,肺动脉压力升高,逐步发展成肺动脉高压。长期肺动脉高压必然引起右心室肥厚和扩张,最后由于长期机械性劳损和风湿性心肌损害,右心室发生衰竭。右心室衰竭症状多系逐渐加重,有时也可突然发生。右心室衰竭的发展常减轻患者的肺淤血症状,但有时因肺脏硬化和肺泡-毛细血管病变的存在而仍有呼吸困难等症状。一般右侧心力衰竭的症状有体循环静脉淤血,肝脏肿大和压痛、皮下水肿、腹水等。但长期右心受累最终可因右心衰竭致死。

(2)心房颤动:为二尖瓣狭窄发展的不可避免的结果,其发生率约为40%～80%,开始时往往先有房性期前收缩,心房扑动或阵发性心房颤动,以后则发展为慢性或持久性心房颤动。心房颤动多数是充血性心力衰竭患者的症状之一。

(3)左房血栓与动脉栓塞:严重二尖瓣狭窄时,左房和左心耳发生扩张和淤血,在此情况下,特别是房颤患者,左房或左心耳内容易产生血栓。新近形成的心房内血栓易于脱落而发生动脉栓塞,动脉栓塞是二尖瓣狭窄患者一种严重的并发症,可发生于10%～25%的患者中,其中以脑动脉栓塞最多见,四肢、肠系膜、肾脏、脾脏及冠状动脉等处亦可发生。在抗凝治疗时代之前,死亡的二尖瓣狭窄患者20%是由于动脉栓塞所致。但动脉栓塞的次数与二尖瓣狭窄的严重程度无直接的关系。动脉栓塞可能是轻度二尖瓣狭窄出现的第一个症状,它更常见于房颤,40岁以上,左右心房和二尖瓣钙化的患者。任何导致低心排血量的因素也可促使左房血栓的形成。

与动脉栓塞密切相关的两个因素是年龄和房颤的存在,35岁以下患者动脉栓塞的发生率通常在10%以下,35岁以上者则可上升到24%。动脉栓塞病例中80%是房颤患者。左房增大可能直接影响血凝块形成,在严重钙化的瓣膜,表面溃疡和继之发生的血栓形成可以引起动脉栓塞。

(4)肺部感染:二尖瓣狭窄使肺淤血、肺顺应性降低、支气管黏膜肿胀和纤毛上皮功能减退,肺间质渗出物常成为细菌良好的培养基,加上二尖瓣狭窄患者抵抗力低下,因此极易反复呼吸道感染,而肺部感染又可诱发和加重心功能不全。

(5)恶病质:是严重二尖瓣狭窄伴充血性心力衰竭的一个特征。由于同时存在水肿,肌肉萎缩有时不易从体重减轻这一指标上反映出来。此种患者肝及胃肠道的淤血可造成患者厌食。

(6)感染性心内膜炎:单纯性二尖瓣狭窄患者并发感染性心内膜炎的机会较少,但合并有二尖瓣关闭不全或主动脉瓣关闭不全时,则可增加感染性心内膜炎的发生。

(7)声音嘶哑:二尖瓣狭窄可引起扩大的左房或扩张的左肺动脉压迫喉返神经引起声音嘶哑。

(二)X线检查

胸部X线检查可以了解心脏和肺的改变,X线所见与二尖瓣狭窄程度和疾病发展阶段有关。轻度二尖瓣狭窄病例的心脏外形可在正常范围内。中度以上狭窄的病例在检查时可发现左心房增大,肺动脉段突出,左支气管抬高,并可有右心室增大。主动脉弓的结部略小,左心室稍小或正常。后前位摄片上,因肺动脉段与左心耳向左侧突出,心脏左侧呈典型四弓形。肥厚增大的左心房可在增大的右心室影内(右下侧)呈双重影,可见双房影。巨大左房在单纯性二尖瓣狭窄中很少见,它多表明合并有严重的二尖瓣关闭不全。左前斜位摄片上,左房与左主支气管根部紧贴,扩大的左房可将左主支气管抬高,压迫左主支气管,并使左右支气管夹角增大。左心室正常。右侧位检查可发现右心室向前增大(肺动脉高压期)。肺脏的改变表现为:肺门附近阴影增加,上叶比下叶增加更明显,提示肺静脉高压所致的慢性肺淤血和肺脏间质性水肿。此类患者有时在肺下部(右肺下部较易见到)肋膈角上约5~10cm处,有长约2~2.5cm、粗约如发丝的水平线阴影(Kerler-B线,即肋膈角线),它是因肺静脉高压而产生小叶间隔水肿所致。Kerler-B线的出现,通常反映肺静脉压达到20~25mmHg。长期肺淤血后可有肺脏含铁血红素沉着病变,X线片上表现为粟粒形成网状阴影,常见于多次咯血的病例。

(三)心电图检查

心电图的改变取决于二尖瓣狭窄的程度及狭窄引起的血流动力学改变的结果。90%的明显二尖瓣狭窄的窦性心律患者合并有左房扩大。中等度狭窄以上的窦性心律患者均显示二尖瓣型P波,即P波时限延长(0.12秒或以上)并呈双峰,第一峰代表右房的激动,第二峰代表左房的激动。P波电压多正常,有时在Ⅱ导联中振幅可超过2.5mm。在40岁以上慢性二尖瓣狭窄患者,心房颤动较常见,这与左房扩大的程度及持续的时间有关。在青少年患者,房颤的发生率仅为6%,尽管80%的患者症状明显,45%的患者存在心力衰竭。肺动脉高压病例可有继发性右心室肥厚或右束支传导阻滞的心电图表现。右心室肥厚的发生与右心室收缩压水平有关,在右室肥厚的病例中约有半数右心室收缩压在7~100mmHg之间,此时的心电图表现为额面电轴超过80°,V_1导联中R与S波的比率大于1.0。如果右心室收缩压超过100mmHg,肺动脉阻力超过400dyne/(s·cm^{-5}),心电图上几乎总显示有右心室肥厚的表现,此时平均额面电轴可超过+150°,右胸导联中的QRS波群呈qR或QR型,T波倒置或双向。

(四)超声心动图检查

二维及多普勒超声心动图目前是评价MS的可供选择的主要诊断方法之一。二维超声心动图能显现二尖瓣结构和活动情况,因此可建立诊断,提供MS严重程度的估计,并能确定是否适合行二尖瓣交界分离手术。多普勒超声心动图可测量跨瓣压力阶差以及二尖瓣瓣口面积,而且还能测定运动或药物干预时血流动力学的变化情况,如心腔大小、心室功能、是否合并有其他瓣膜的损害,以及肺动脉压等辅助资料也能通过此项无创伤检查获得。

1.二维超声心动图　MS能从二维超声心动图得到可信的诊断,并能显示二尖瓣前叶在舒张期呈圆顶状,后瓣叶不活动,二尖瓣叶开放受限。在胸骨旁长轴图像上,前瓣叶在舒张期有曲棍球杆状畸形,在胸骨旁短轴切面上二尖瓣呈鱼口样开放。MS的严重程度可通过二维超声心动图直接测量二尖瓣瓣口面积而得以明确。

2.多普勒超声心动图　MS的血流动力学的严重程度能通过多普勒超声心动图测定,跨瓣压力阶差、二尖瓣瓣口面积、肺动脉压估计,这些MS的血流动力学损害指标都能通过这无创伤的方法测定。

肺动脉压力:在MS患者,肺动脉压是左室流入道梗阻后随之发生的血流动力学后果的变化的间接测定,这个测定能在90%以上的风湿性MS患者中获得,肺动脉压的估计作为多普勒检查的必需组成部分。

其他瓣膜的损害:风湿性心脏病患者,可能伴有其他瓣膜的损害。明确有无血流动力学上显著的主动脉瓣狭窄、主动脉瓣关闭不全或三尖瓣关闭不全是十分重要的,因这些损害意味着也需治疗。明确有无MR的存在及严重程度是一项十分重要的工作,因为这是影响是否能行瓣膜成形术的决策。综合的二维及多普勒超声心动图检查应该包括伴随瓣膜损害的评价。

3.经食管超声心动图检查(TEE)　因经胸壁二维及多普勒超声心动图检查能提供绝大部分MS的解剖和血流动力学资料,所以TEE不作为常规的检查方法。偶尔有少数患者,经胸壁的图像欠佳,或需进一步了解二尖瓣关闭不全的程度等有关资料,这时应该采用TEE,拟行二尖瓣球囊扩张术患者,为排除左房血栓,也应行TEE。

(五)心导管检查

随着超声多普勒技术的广泛应用,目前二尖瓣狭窄患者一般不需作心导管检查,只有在患者临床症状与客观体征不相符时,或在老年患者与心绞痛的患者,为明确有无冠状动脉病变时,才行心导管检查。

心导管检查时,可通过同时测定肺毛细血管楔压和左室舒张压来评价二尖瓣的跨瓣压差。在大多数患者,如果能准确地测定肺毛细血管楔压,就不必直接测定左房压力。一般情况下,肺毛细血管楔压的测定较容易,当准确测定肺毛细血管楔压有困难时,可通过跨房间隔技术直接测量左房压。

二尖瓣狭窄时,心导管检查可测出肺动脉压,了解血流动力学改变的状态。血流动力学资料的收集对围术期处理的指导以及对将来的研究都是十分有用的。

严重二尖瓣狭窄患者,其血流动力学的改变可归纳为三种类型:

1.毛细血管肺高压,被动性肺动脉高压和心排血量下降,这是最常见的。

2.肺动脉压正常,但心排血量下降。

3.肺毛细血管高压,肺阻力也明显增加,此类患者约占 10%。

(六)心血管造影

心血管造影能测量出心室容积和心室功能,但由于超声多普勒的广泛应用,这些资料也可以通过无创伤技术尤其是超声技术获取,所以心血管造影在大多数二尖瓣狭窄中已弃之不用。但是心血管造影可获取两个重要的资料:二尖瓣狭窄合并关闭不全时关闭不全的定量,及 45 岁以上患者冠状动脉的状况。

三、手术适应证

过去的 15 年来,权威专家极力推荐,大部分血流动力学上严重的 MS 患者(截面积 1.0～1.5cm),即使他们没有症状也应该手术治疗,除非合并严重的疾病产生高度的手术危险性。目前,运动导管或运动超声心动图可用来帮助评价早期手术的需要。如果随着运动,二尖瓣压力阶差显著增加,肺动脉压升高,就有手术指征。

早期手术的概念,取决于血流动力学的异常程度而非症状轻重。因 MS 患者两个潜在性危险因素总是存在的。虽然窦性心律患者,脑栓塞的可能性较小,但脑栓塞的危险性总是存在的。在有些患者,致残性的中风是第 1 个主要症状,第 2 个更重要的原因是通过狭窄的二尖瓣瓣口产生的湍流,因纤维化和最终钙化导致进行性恶化。一旦存在广泛的病变通常必须置换瓣膜,但在疾病发展的早期,90% 以上狭窄的瓣膜能通过交界分离而得到有效治疗。

无症状的血流动力学异常的患者应该推荐手术,因 MS 常发展隐匿,患者可经内科保守治疗多年而无症状,仅有活动受限,完全没有意识到二尖瓣病变导致的损害在逐渐加重。另一方面,二尖瓣狭窄患者几乎还没有严重到目前不能手术的程度。即使心功能Ⅳ级的恶病质、腹水患者,目前手术危险性仍在 5%～10% 的范围。瓣膜置换可使这些患者得到显著改善,虽然其长期结果较早手术、在肺动脉高压和右心衰出现之前手术的患者要差。最严重的 MS 患者也能手术成功,这主要是因为狭窄的瓣膜限制了血液流入心室腔,左室功能几乎总是正常的。

心功能Ⅳ级患者的手术危险性随着术前休息、营养支持和利尿、强心等术前加强治疗而显著降低。术前有效的治疗所需时间则视个体不同而异。同样,营养的改善将显著降低围术期感染和多器官衰竭的危险性。

四、术前准备

1.控制心力衰竭　减少患者的活动:应用强心、利尿药物增加心肌收缩力并降低心脏负荷,静脉滴注

GIK、能量合剂或 FDP 等。

2.处理慢性感染病灶 对有慢性感染病灶如慢性牙周炎、中耳炎、鼻窦炎等，要予以适当治疗，以防术后感染性心内膜炎的发生。

3.营养支持 对营养不良甚至心源性恶液质的患者，应积极加强营养支持，术前输适当的新鲜血或血浆，必要时用少量糖皮质激素增加食欲，改善全身状况。

4.合并心外疾病的处理 对合并糖尿病、甲亢、消化道溃疡的患者，术前要控制好糖尿病及甲亢，如消化道溃疡有过出血病史，应继续应用抗溃疡药物达到治愈的标准，必要时先手术治疗溃疡病。有慢性肾衰者，术前行血透或腹透治疗。

五、手术方法

（一）闭式二尖瓣交界扩张术

闭式二尖瓣交界扩张术仍是治疗二尖瓣狭窄的有效术式之一。但近来发展的二尖瓣球囊扩张技术的应用，几乎代替了闭式手术。闭式扩张术可分为左径和右径两种。

左径闭式二尖瓣狭窄扩张术：

1.适应证

(1)年轻患者，病史短，心功能Ⅱ级或Ⅲ级，听诊二尖瓣区有开瓣音，窦性心律，无栓塞史。超声波检查提示瓣膜狭窄主要由交界融合引起，瓣叶活动尚好，无或仅有轻度钙化，左房无血栓者，适合作闭式扩张术。

(2)妇女妊娠中期，为避免体外循环，可行急症和限期手术。

2.禁忌证

(1)感染性心内膜炎。

(2)超声波提示左房血栓或近期有栓塞史，以及术中发现或怀疑左心耳有血栓者。

(3)术中手指探查感觉瓣膜交界融合处或瓣口有外露性钙化病变。

(4)风湿活动，一般应在控制 3～6 个月后手术。

3.手术技术

(1)切口：取左胸前外侧切口，由第四或第五肋间进入胸腔，必要时切断上或下肋软骨，使手术野能同时显露左心耳和心尖。

(2)切开心包：在左膈神经前 1～2cm 平行切开心包，上至肺动脉干，下达膈肌。将前缘缝于前胸壁，后缘缝于纱布垫，向两侧牵开，充分显露心尖和心耳。探查心脏，注意左心耳大小，估计是否可通过术者的示指。

(3)左心室和左心耳的切口：在心尖处选择无血管或少血管区，用 3-0 Prolene 线，作一荷包缝线，套入 Rumel 止血器备用。用心耳钳轻夹左心耳，沿钳的上缘，用 3-0 Prolene 线，作一荷包线，套入 Rumel 止血器，控制出血。用剪刀剪除心耳顶端，剪断心耳腔内肌小梁，以免阻碍示指的伸入。

(4)示指进入左心房及探查：剪去术者示指上的大部分手套，用 3％碘酊涂抹，干燥后再用 75％酒精脱碘两次，然后用 3.8％枸橼酸钠溶液纱布湿润示指。助手冲洗心耳切口，松开心耳钳和荷包缝线，让少量血液涌出，术者的示指伸入左房，收缩荷包缝线，防止漏血。心房内探查以明确瓣上有无反流及其程度、瓣叶活动度及柔软性、有无钙化和附壁血栓以及瓣孔大小，如手指能通过瓣孔，则迅速感知瓣下结构状况，但不宜堵塞瓣孔过久。

(5)扩张器分离瓣膜:①由助手切开心尖荷包中心的部分心肌,扩张器头部穿透后插入左室腔。②术者左手接过扩张器,沿流入道推送扩张器,使其撑开架的前头 1/3 经瓣口入左房,如瓣孔够大,则可由示指伸入左室,引导扩张器头部进入左房,并使撑开架柱朝向前外角和后内角。左手施力于扩张器的把手部,使撑开架张开,施压于交界粘连处。放松把手部,使撑开架在原位闭合,然后退出左心室,收紧 Rumel 止血器,控制止血。③心房内的示指探查分离程度和有无反流,如无反流喷射,则转动扩张器把手部的螺丝轴,调节到要撑开架再次张开的尺寸,重复上述步骤再行扩张。④一般采用分次扩张,第一次扩张幅度为2.5cm,根据体重和有无反流等局部情况,依次扩至 3~3.5cm。⑤扩张完毕,放松左心耳荷包线,示指退出左室,此时,应让适量血液跟示指溢出,再收紧荷包线并结扎,用心耳钳轻夹心耳,在荷包结扎线近侧,靠心耳基部处,加用 3-0 的涤纶线结扎,结扎左室心尖荷包线,并以间断褥式加垫片缝合 2 针加固。

(6)术中评估扩张的效果:除按扩张器的刻度,手指感觉扩开的程度和有无反流评估外,尚可用在心脏表面或经食管放置超声波检查的探头观察有无反流;或分别测量左房和左室的压力评估二尖瓣的跨瓣压差。

4.主要并发症

(1)术中大出血:术中大出血的常见部位是左心耳、左心房或心尖部。①左心耳或左心房出血,如能注意心耳上的荷包缝线圈够大;切开时不切断荷包线;手术插入时轻巧顺当,不撕裂组织,遇组织脆弱,用无创针线作双重荷包缝合,可避免左心耳撕裂出血;缝线尽可能离开左心耳基部以免影响左房。此外,扩张器头部送入瓣上过多也可能使左房破裂。②左心尖出血,常见于荷包线断裂,作切口时避免切断可以防止。

(2)防止腱索、乳头肌及瓣叶撕裂:腱索、乳头肌撕裂,见于撑开架扩张瓣膜后未及时闭合,呈张开状态退向心室,钩住腱索所致。有时可单独发生腱索断裂,或合并乳头肌及瓣叶撕裂,出现严重的二尖瓣关闭不全。有上述损伤时,应立即改作直视手术。

(3)体循环栓塞:脑栓塞的处理,以内科疗法为主,部分患者可采用手术摘除栓子。处理周围循环部位的栓塞,因部位不同而异,大、中血管栓塞宜及时摘除栓子。

(4)心力衰竭:常见原因为:①手术造成或加重二尖瓣关闭不全,引起左、右心衰竭;②术前心力衰竭或心功能较差的患者,未予合理治疗,手术后左心室不能承担新增加的容量负荷;③狭窄扩开不满意。处理措施主要应用强心利尿剂。严格限制补液量。如低血压和心力衰竭,由瓣膜机械因素引起,狭窄未满意解除或合并关闭不全者,内科疗法无效,应考虑作直视成形或换瓣手术。

(5)心律失常:闭式扩张术并发心房颤动的发生率,比其他心脏手术为高。其原因与手术创伤或狭窄扩开不满意有关。创伤反应过后可能自动消失,或可用复律治疗。

右径二尖瓣闭式扩张术:

1.适应证 二尖瓣闭式扩张术中,右径远较左径少用。有下列情况者可采用右径扩张术:

(1)左心耳过小,无法作左径闭式扩张术的患者。

(2)慢性房颤、有栓塞史及左径扩张后再狭窄的患者。

2.手术技术

(1)切口:作右胸前外侧切口,第 4 肋间进入胸腔。必要时,可切断第 4 肋软骨,增加显露。

(2)切开心包:在右膈神经前 1~2cm 与其平行切开心包,上至胸顶,下达膈肌,前缘缝于前胸壁,后缘缝于纱布垫、牵开后充分显露房间沟。

(3)解剖房间沟:分两个切口进行,上方切口长约 2cm,下方切口长约 0.8cm,两切口相距至少 1cm。用无创钳提起切口前缘的右房边缘,解剖房间沟达底端,上方切口处作两圈荷包缝合,内圈的直径应大于术者示指根部直径,其缝线两端套入 Rumel 止血器;再作下方切口的荷包缝线,内圈的直径则应大于右径扩张器头部的直径。

(4)左示指进入左房:用无创钳提起上方切口的前缘,用小圆刀片切开内圈荷包中的左房壁,左示指对准切口,逐渐转进,使整个示指进入左房。示指进入左房前的准备和进入后探查的要点与左径者相同。

(5)扩张器的插入和扩张分离:术者右手持扩张器,从下方切口插入左房后,在示指尖引导下插入瓣孔,如同左径法逐步扩开粘连的交界。

扩张完毕后,先退出扩张器,再退出示指,分别结扎两个切口的荷包缝线。

有时房间沟短,不易作两个切口,可采用单切口扩张,即手指和扩张器自同一个房间沟切口进入左房。此时,使用扁形扩张器可减少从手指和扩张器之间空隙的出血。

(二)经皮二尖瓣球囊瓣膜成形术

与心脏外科手术相比,球囊扩张术具有:患者痛苦少,容易接受,恢复快,花费少的优点。随着球囊扩张术发展,目前已基本取代闭式二尖瓣交界分离术。选择球囊扩张治疗的患者,应为隔膜型狭窄的患者,其疗效较好。

二尖瓣经皮球囊扩张术将 1～2 个能充气的球囊经房间隔穿刺送人左房并跨过狭窄的二尖瓣,导管到达位置后,球囊充气,撕裂融合的二尖瓣交界。扩张术降低了跨瓣压力阶差,增加二尖瓣口面积,使大部分患者临床症状获得显著改善。近 10 余年来,不但病例的选择有变化,而且技术和设备等方面也有许多进展。

1.适应证

(1)中、重度单纯性二尖瓣狭窄,瓣叶较柔软,无明显钙化,心功能Ⅱ、Ⅲ级。

(2)二尖瓣狭窄伴轻度二尖瓣关闭不全。

(3)二尖瓣狭窄伴轻度主动脉瓣狭窄和(或)主动脉瓣关闭不全。

(4)房颤心律,但必须心腔内无血栓存在。

(5)二尖瓣狭窄伴重度肺动脉高压,不宜行外科手术者。

(6)二尖瓣球囊扩张术后再狭窄。

2.禁忌证 二尖瓣狭窄伴下列任何一项,应作为球囊扩张的禁忌证:

(1)中度以上二尖瓣关闭不全。

(2)中度以上主动脉瓣关闭不全或(和)主动脉瓣狭窄。

(3)风湿活动,NYHA 心功能Ⅳ级。

(4)合并感染性心内膜炎。

(5)巨大右心房,脊柱和胸廓畸形。

(6)主动脉根部瘤样扩张,心脏或大血管转位。

(7)左心房内血栓或 6 个月内有体循环栓塞史。

(8)二尖瓣明显钙化,尤其伴瓣下结构病变的患者。

3.并发症 大组病例报告,经皮二尖瓣球囊扩张术后死亡率为 1%～2%,但随着经验的丰富,死亡率应该能降至 1%以下,5 年生存率接近 95%,90%以上生存的患者术后心功能为Ⅰ、Ⅱ级。

经皮二尖瓣球囊扩张术最常见的并发症是引起二尖瓣关闭不全。因严重的二尖瓣关闭不全需要在同一医院行二尖瓣置换术的患者约为 3%。残余的房缺在球囊扩张术后的发生率为 20%～87%,左向右分流是扩张术操作中穿过房间隔的后遗症。它更易发生在跨瓣压力降低不理想的患者,因其左房高压持续存在。分流率大于 1.5:1 的仅有 3%～5%,许多房缺的分流率小于 1.4:1,并在扩张术后数月消失。其他少见的并发症包括：心室穿孔(0.5%～4%)、跨房间隔穿刺引起的并发症(1%)、栓塞事件(1%～3%)、心肌梗死(0.3%～0.5%)及心律失常等，这些并发症的发生已随着术前 TEE 和 Inoue 球囊的使用而明显下降。

(三)直视二尖瓣交界切开术

直视二尖瓣交界切开术可以直接切开交界的融合，切开融合的腱索与乳头肌结构，分开限制瓣叶活动的短缩的Ⅱ级腱索，剔除较大的钙斑，解除瓣膜及瓣下梗阻，可以较为彻底地解除二尖瓣狭窄。虽然交界切开可通过右前外侧切口或左后外侧切口施行，但常采用的仍是胸骨正中切口，常规探查三尖瓣。体外循环开始后，注射心肌停搏液诱导心脏停搏，沿房间沟纵行切开左房，并分别向上下扩大左房切口直至上、下腔静脉的左侧，利用拉钩以获得二尖瓣良好的显露。

探查左房腔内尤其左心耳内有无血栓。如果是房颤患者，可作内荷包缝闭左心耳，进针时注意不要太深，以免损伤冠状动脉回旋支。

显露出二尖瓣叶交界区后，在交界下方水平放置 1 把直角钳，提起交界区用刀片切开粘连、融合的交界直至瓣环 2～3mm 处。

融合的交界实际上是二尖瓣叶交界关闭线上因心内膜溃疡后产生的瘢痕，在大部分患者的交界融合是由增厚组织形成的一条沟带，其颜色和组织结构与邻近的瓣叶均不相同。如果瓣叶的纤维化严重，则交界的精确定位也难以区别。交界下方的交界腱索可提供另外的标志，因交界腱索发自乳头肌，呈辐射状连于前后瓣叶。一旦明确了交界区，拉紧前后瓣叶及相邻的腱索，用刀片一边小心分次切开融合的交界，一边证实连于腱索上前后瓣叶各自的边缘，交界线通常呈轻度的前弯，并非直接对向两侧。因交界多是瘢痕组织融合，切开的组织较正常瓣叶为厚。切开融合的交界一般切到距瓣环 3mm 左右处即可，这里的瓣叶已变薄，呈现正常的二尖瓣解剖，表明已从融合的交界过渡到二尖瓣的正常交界。

在少见的情况下，交界标志随着瓣叶及其下方的乳头肌的融合、缩短而完全变形，这时，交界切开可从侧面开始，先切开交界区，然后向游离缘慢慢扩大切口，找准和保护下面的腱索，然后切开融合的乳头肌 5～10mm。

交界融合及其下方的腱索切开后，瓣叶活动度可直视评价或用冲洗器向左室注水判断。后瓣叶活动受限可通过切开短缩的Ⅱ级腱索来改善，受限的前瓣叶可通过劈开腱索及与其相连的融合的乳头肌，这样可显著改善前瓣的活动度。有些病例可从瓣叶中剔除较大的钙斑，因此，二尖瓣狭窄直视切开术，较闭式或球囊扩张术方法为优。

二尖瓣关闭不全的情况可通过直视下检查二尖瓣叶的对合情况来评价，如果存在局限性二尖瓣脱垂，可作选择性二尖瓣瓣环成形术，但应避免二尖瓣口的过度受限。心脏复跳后，体外循环停止前，应用术中 TEE 评价二尖瓣关闭情况是十分有价值的检测手段。体外循环停止后，在正常心脏收缩和血压情况下，MS 的纠正可通过测量左房和左室舒张末压得以证实。即左房-室压力阶差已被满意地解除。大部分患者，压力阶差为 2～4mmHg，在一些瓣叶僵硬的患者，残余阶差 4～5mmHg 是可以耐受的，但几年后可能因瓣叶纤维化和钙化的发展而需行瓣膜置换手术。如果残余压力阶差大于 4～5mmHg，应放弃交界切开，改行瓣膜置换术。

(四)二尖瓣置换术

1.适应证

(1)病史：风湿性二尖瓣狭窄，风湿热反复发作、二尖瓣瓣叶及其瓣下结构已有较为严重的病变。年龄在 45 岁以上，症状明显，NYHA 心功能在Ⅲ级以上。

(2)血栓和栓塞：患者虽无症状，但反复发生动脉栓塞，且对抗凝治疗反应不佳，或左房发现有血栓。

(3)感染性心内膜炎：因炎性改变引起瓣膜损害，赘生物堵塞瓣口导致其狭窄，需手术彻底清除赘生物及感染的瓣叶与瓣下结构,根除病灶,因此通常施行瓣膜置换术。感染性心内膜炎伴赘生物患者,不论感染是否得到控制,都应及早手术。

(4)二尖瓣叶结构病理形态学改变:瓣环、瓣叶及交界严重钙化;二尖瓣叶严重纤维化、僵硬、失去柔软性和活动性,瓣下腱索、乳头肌严重缩短、粘连、融合,不能施行成形术患者。

(5)球囊扩张、闭式扩张或直视切开术后再狭窄:再狭窄几乎都发生于先前手术创伤的部位,交界区粘连、纤维化甚至严重钙化,前后瓣叶及瓣下结构融合,界限不清。

(6)二尖瓣狭窄伴关闭不全:如关闭不全较明显,不能通过环缩术或加放成形环纠正者;或瓣下结构病变严重,不能通过修复术消除关闭不全。

2.禁忌证　二尖瓣狭窄患者行二尖瓣置换术,本身并无绝对禁忌证,只是说明疾病发展到一定的严重程度,手术的危险性显著增加。

(1)脑栓塞:脑栓塞是风湿性二尖瓣狭窄常见的并发症之一,其愈合过程可分为坏死水肿期、吸收期和瘢痕形成期,全程一般约6～8周。为避免体外循环可能增加的脑损害以及二尖瓣置换术后抗凝治疗的困难,此类患者一般宜在2～3个月之后择期手术。

(2)心源性恶病质:二尖瓣狭窄引起心源性恶病质,表明患者除心脏瓣膜问题外,全身各重要器官如肝、肾、肺也受损,内分泌、免疫、代谢系统均失调。此类患者能否耐受手术,则与充分的术前准备、正确恰当的术后处理密切相关。

(3)风湿活动:风心病二尖瓣狭窄如有风湿活动,说明风湿性心肌炎仍在持续存在,甚至恶化。心功能稳定者,一般应在控制风湿活动后3～6个月择期手术。若风湿活动难以控制,有心力衰竭或心功能恶化者,则应限期手术。

(4)小左心室:严重二尖瓣狭窄的患者,如病程很长、风湿活动反复发作,左心室严重萎缩.心肌高度纤维化,左心室功能受损,此类患者术后易发生低心排综合征与严重心律失常,手术危险性高。

(5)严重肺动脉高压:严重肺动脉高压不是二尖瓣置换术的禁忌证,但有肺小动脉梗阻性病变时,提示肺小动脉已是器质性改变,此类患者常伴有右心衰竭及功能性三尖瓣关闭不全,手术危险性高。

3.手术方法　胸部正中切口,切开心包,心外探查心脏及大血管,建立体外循环。心肌保护方法同直视二尖瓣交界切开术。术中左房引流管一般在心脏停搏前放置,但在明确的或怀疑有左房血栓者,在转流开始后,暂不插入左房引流者,待主动脉阻断后再放入左房引流管,以免造成血栓脱落,引起体循环动脉栓塞。

(1)显露二尖瓣的径路

1)房间沟径路:适用于左房扩大的患者。解剖房间沟,沿房间沟纵行切开左心房,上下端各向后方延伸,使切口位上下腔静脉的左后方充分显露二尖瓣。

2)右房-房间隔径路:适用于左房小右房大,或需探查三尖瓣或二次心脏手术的患者。距左房室环1.5cm左右处纵行切开右房前壁,切口上至右心耳、下到下腔静脉开口的左侧。然后沿卵圆窝的右侧切开卵圆窝及其上支,显露二尖瓣,此切口距二尖瓣较近,显露较好。

(2)切除瓣膜与缝合瓣膜:仔细探查二尖瓣的病变,决定行二尖瓣置换后,切除二尖瓣。用Kock钳夹住前瓣叶,向右上牵引瓣叶,显露与辨清瓣叶与瓣环,有时用Kock钳难以控制住瓣叶时,可在前瓣叶体部缝一根线作牵拉显露用。在二尖瓣前叶基部中点,距瓣环3mm处用尖刀作定点切开,再逐步向两侧扩大切口,切除前后瓣叶,然后于乳头肌顶部剪断与之相连的腱索,去除病变的二尖瓣。

二尖瓣缝瓣线为双头针(7×17)带垫片的2-0涤纶线,采用间断褥式外翻缝合,心房面进针,心室面出针,一般全周缝合12～16针。缝毕反复冲洗心房、心室腔,吸除碎屑,切除残留飘浮的细长腱索。把每对缝线依次缝于人造瓣膜的缝环上,并分成四组提起拉紧,再把人造瓣膜推下落座移去持瓣器,先分别于前、后瓣叶中点对称打结两针,然后顺序结扎每根缝线。剪去缝线,检查人造瓣膜的瓣叶开放与关闭是否灵活、受限。

缝合瓣膜的方法,还有连续缝合、间断缝合或8字缝合,但间断褥式缝合法固定牢靠、应用最为普遍。连续缝合可节省缝合打结的时间,术后线结少,应用也较多。

(3)缝合左房切口:房间沟切口可用间断交锁褥式或连续缝合法缝合。切口的最后1针打结时,撑开该针的局部切口,请麻醉医师持续膨肺增加左房回心血量,驱除心腔内气体。采用右房-房间隔径路时,房间隔连续缝合并排气,右房切口连续缝合。

(4)心脏复跳与脱离体外循环:心内手术结束,患者取头低位,置放排气槽针头,缓慢开放主动脉阻断钳,排除心脏内气体后,若心脏自动复跳,应继续辅助循环(一般为主动脉阻断时间的1/2~1/3)。如不能复跳,可电击除颤。当心脏复跳后,松开上、下腔静脉束带。如心脏收缩有力,则逐渐减少腔静脉至体外循环机的引流量,相应地减少灌注流量,并监测左房压与中心静脉压,待其左房压力达到正常范围,同时动脉压也维持在正常范围,心缩有力,鼻咽温在36℃以上,即可逐步停止体外循环。详细检查心脏切口没有明显出血,即可拔除左心房减压管与上、下腔静脉插管。经升主动脉插管逐渐补充体外循环机内的剩余血液,然后拔除升主动脉插管,按术中应用的肝素量用鱼精蛋白中和。

(五)保留二尖瓣瓣下结构的二尖瓣置换技术

1964年,Lillehei等提出,保留二尖瓣的后瓣腱索与乳头肌对心功能有保护作用,此后25年来不断提出和应用,但都没有得出确切性的结论。现在许多研究资料表明,如果保留腱索与乳头肌,术后心功能则更好。1986年,David等连续手术治疗51例心肌梗死伴二尖瓣关闭不全患者,15例手术时有心源性休克,32例保留了腱索。统计学结果显示腱索切除是一个独立的危险因素,腱索保留者4年生存率为89%,腱索切除者生存率仅为59%。1990年,Hennein报告了69例长期研究的经验,腱索完全切除的55例,腱索部分或全部保留的14例,结果显示腱索保留组患者心室功能要好得多。1992年,Carbello比较了腱索保留与切除组患者的研究结果,腱索切除组左室收缩末容积增大,收缩末应力升高,EF常降低至40%~60%。相反,腱索保留组左室舒张末容积下降、左室收缩末容积降低,收缩末应力下降、EF没有变化。这些重要的研究均表明瓣下结构的保留对左室功能有显著的保护作用,同时,瓣下结构的保留有助于预防左室破裂的发生。

保留二尖瓣瓣下结构的二尖瓣置换的方法主要有保留全部瓣下结构和保留后瓣叶的瓣下结构。

1.保留二尖瓣全部瓣下结构的二尖瓣置换技术

(1)前瓣叶腱索固定于后瓣环上:行保留二尖瓣全部瓣下结构的MVR时,先将连接前、后乳头肌腱索的前瓣瓣叶修剪成两个片状(约10mm×5mm大小),再分别将两块片状组织后翻,置于近前、后交界处后瓣叶后方,以带垫片间断水平褥式缝合将其固定于后瓣叶后方,然后植入人造心脏瓣膜。植入单叶瓣时,人造心脏瓣膜的大开口应朝向室间隔;植入双叶瓣时,瓣叶片应呈前后方向开放。

(2)前瓣叶腱索固定于前瓣环上:先将连接前、后乳头肌腱索的前瓣瓣叶修剪成两个片状(约10mm×5mm大小),再分别将两片状瓣叶缝于前瓣环上,使前瓣叶的腱索仍位于前方,然后行二尖瓣置换。

(3)交界及瓣叶中部的环行切除:在前后交界间沿前瓣环2~3mm处环行切开前瓣叶,再沿前瓣叶游离缘2~3mm处作环行切口,与上一切口汇合,切除前瓣叶之大部分瓣膜,以间断水平褥式外翻缝合,将连接腱索呈带状的前瓣叶缝于前瓣环及人造心脏瓣膜缝环之间。

(4)完全保留自体二尖瓣的二尖瓣置换:不切除病变的自体二尖瓣瓣叶,置换的人造心脏瓣膜成为自体二尖瓣的瓣中瓣,前后瓣叶的折叠缝合方法同后瓣叶的折叠缝合方法。

2.保留二尖瓣后瓣叶及其瓣下结构的二尖瓣置换　对于二尖瓣及其瓣下结构病变严重,不便保留全部瓣下结构者,一般保留二尖瓣后瓣的瓣下结构。首先于前瓣叶中点距瓣环 2～3mm 处先切开一小口,沿前瓣环作环行切口至前、后两个交界,并切除前瓣叶及其瓣下之腱索,保留后瓣叶及其瓣下结构。缝合后瓣叶时从心房面进针,心室面出针,再从距后瓣叶游离缘 2～3mm 处进针至心房面出针,使后瓣瓣叶折叠在瓣环与人造心脏瓣膜缝环之间,而不影响植入的人造心脏瓣膜瓣叶的开放。

3.人工腱索的应用　如果二尖瓣瓣下结构病变严重,如腱索融合、短缩、严重钙化等,自体腱索不能保留需要切除。在这种情况下,二尖瓣瓣环与乳头肌之间的连续性则要通过人工腱索——4-0 Gore-Tex 线来再造。以带垫片的 4-0 Gore-Tex 线水平褥式缝合缝于乳头肌顶部,然后再在相当于 2,5,8,11 点的位置穿过二尖瓣瓣环,人工腱索的长短以不过度牵拉乳头肌、也不产生人工腱索过度松弛为佳,最后穿过垫片打结。

4.保留瓣下结构的二尖瓣置换术中需注意的问题

(1)预防左室流出道梗阻。左室流出道梗阻主要是由于前瓣叶及其瓣下结构保留过多造成。保留二尖瓣后瓣叶及其腱索的二尖瓣置换,一般不会导致左室流出道梗阻。完全保留自体二尖瓣的二尖瓣置换,以及保留带状前瓣叶及其瓣下结构的二尖瓣置换,可由于保留前瓣叶的组织过多或缝合方法不当,可引起左室流出道梗阻。对术后静息状态下有左室流出道压力阶差存在时,应重新手术。

(2)保留的瓣下结构应不影响瓣叶的活动。保留瓣下结构时要保留的是几根主腱索,对于细小的腱索可切除,对多余的瓣膜组织也要充分切除,避免残留过多的瓣膜组织,影响人工心脏瓣膜瓣叶的活动。

保留二尖瓣后瓣及其瓣下结构,或将前瓣叶剪成片状缝于后瓣环上,保留全部瓣下结构时,若置换的人造心脏瓣膜为单叶瓣时,则大开口朝向室间隔,这样碟片的开放不会受到影响。若置换的人造心脏瓣膜为双叶瓣,则两个碟片应呈前后排列,这样瓣叶活动不易受到瓣下结构的影响。

(3)充分切除瓣膜组织,保证不影响植入的人造心脏瓣膜的型号。保留瓣下结构的目的在于维护左室功能,但不应因保留了瓣下结构而影响植入的人造心脏瓣膜的大小。因此,保留的是主要腱索,多余的瓣膜组织要彻底切除,不必留有过多的组织,以免影响植入的人造心脏瓣膜的大小。

(4)保留后瓣叶或全部瓣下结构方法的选择:二尖瓣置换术中,是保留全部瓣下结构还是保留后瓣叶之瓣下结构,则视二尖瓣病变的具体情况而定。一般说来,二尖瓣关闭不全的病例,二尖瓣置换术中多能保留全部瓣下结构;而二尖瓣严重狭窄、瓣下结构病变严重的病例,不强求保留全部瓣下结构,多主张保留后瓣叶的瓣下结构;保留瓣下结构确实困难者,则行人工腱索代替瓣下结构。

(六)巨大左房折叠术

二尖瓣狭窄特别是伴有关闭不全的患者,往往合并巨大左房向下扩张压迫左心室基底部,使后壁弯曲,二维超声心动图实时观察发现左室舒张末期长轴位节段弯曲达 30mm 之多,导致节段性反向运动,影响左心室的收缩功能。左房壁向上、向左扩张压迫左总支气管,在前后位胸部 X 线片上显示左总支气管和气管的直径比例小于 0.4,或隆突角大于 1200;左心房向右扩张使有中、下叶肺受压,X 线胸片显示右侧心胸比例超过 0.60,这类患者常因术后并发低心排出量综合征或呼吸功能衰竭,使术后死亡率增高。因此,在进行二尖瓣病变手术时,施行巨大左心房折叠术十分重要。

折叠术的方法根据左心房扩大的程度和受压部位不同而异:

1.瓣环旁折叠术(减轻左心室受压)　自左心耳上缘至二尖瓣后内交界作半月形的折叠,于距肺静脉开口 15～20mm 和离开二尖瓣环 10mm 处,先以 3-0 或 4-0 的聚丙烯线作数针牵引缝合,然后再以单纯连续缝合法折叠左心房,消除左房后下的扩张。

2.左房顶部折叠术(减轻左总支气管受压)　自左心耳尾部开始向上经过左心房Ⅰ部,直至左、右肺静脉开口的中间作一马蹄形折叠缝合。按左心房扩大的程度，折叠度在 35～50mm 之间。

鉴于所有支气管受压的患者均同时有左心室受压。因此，应先作瓣环旁折叠术，然后再施行左房顶部折叠术。

3.右侧房壁切除术（减轻右肺中、下叶受压）　距右肺静脉开口右侧约 10～20mm 处至房间沟切口后缘的心房肌予以切除，然后与切口的前缘作间断褥式缝合。右侧房壁切除术不应称为折叠术，实际上是切除房间沟切口后缘的一部分心房壁，其操作也比较简单。

六、术后处理和主要并发症

（一）术后早期处理

1.术后常规监测　术后继续监测动脉压、ECG，并利用术中放置的右心漂浮导管，监测中心静脉压、肺动脉压、肺毛细血管楔压，测定心排出量指数。当心动过缓时，通过术中放置的临时起搏导线起搏以增快心率。

2.循环系统的处理　常规应用正性肌力药物多巴胺、多巴酚丁胺及米力农等，酌情应用血管扩张药物如硝普钠、立及丁等。逐步补充血容量，以达到右房压 8～12mmHg，左房压达 15mmHg 为宜。血容量的补充以输注全血或血浆为主，尽量限制晶体入量，当血细胞比容达 35%～40% 时，以输血浆为主，否则输红细胞或全血。心率＞80 次/min 时，每日可用毛花苷 C 0.2～0.3mg。

3.呼吸系统的管理　术后常规呼吸机支持呼吸，保持并使患者安静，一般应用丙泊酚.芬太尼或吗啡，必要时加用肌肉松弛剂如阿曲库铵等。根据血气分析结果，调整呼吸机有关参数，维持酸碱的平衡。定时吸痰，清除呼吸道分泌物。

4.防治心律的失常　二尖瓣置换术后常见的心律失常有心动过缓、室上性心动过速、室性期前收缩以及室速、室颤，后者为术后早期死亡原因之一。术中常规放置心外膜临时起搏导线，术后心动过缓或伴有室性期前收缩者，可通过调整起搏心率在 90～110 次/min 左右，控制室性期前收缩的出现，并能维持心排出量。如术前有三度房室传导阻滞，术中可安置永久性起搏器。提高心率的药物一般用异丙肾上腺素。室上性心动过速如超过 120 次/min，可用毛花苷 C 0.2mg 静脉注射；心率＞140 次/min 可静脉缓慢注射胺碘酮、维拉帕米等。对频发室早或有短阵室速者，可静脉持续滴注胺碘酮、利多卡因 48～72 小时，可有效地控制室性心律失常。对于心律失常，首先应寻找原因，如血浆电解质、酸碱平衡、血容量等，在处理了原发原因之后，心律失常仍得不到改善时，再应用相应的药物处理，不要治标不治本。

5.维持水、电解质及酸碱的平衡　体外循环的预充液及体外循环中非生理性循环灌注，使术后细胞外液量增加，因此术后必须严格控制晶体入量，以减轻肺、心等重要器官组织间质的水肿，改善心肺功能。二尖瓣狭窄患者，术前长期应用利尿剂，体内总体钾水平偏低，加上体外循环的影响和术后利尿作用，常导致术后低血钾，引起严重心律失常。在补充血清钾的同时，应适当地补充钙及镁，并根据化验结果及时调整。营养不良，心功能差的患者常出现低钠，如不及时纠正可引起低钠综合征。低钠可用 3% NaCl 静脉输注纠正之。术后酸碱平衡的紊乱以代谢性酸中毒、代谢性碱中毒及呼吸性碱中毒多见，有时合并存在。代谢性酸中毒主要由低血压和/或缺氧引起，可用碳酸氢钠纠正之，但要注意纠正原发病因，这样才能得到根本纠正。大量输注库血或血浆后，因枸橼酸钠过多引起代谢性碱中毒，可用盐酸精氨酸静脉滴注纠正之。呼吸性碱中毒主要为呼吸机参数调整不当所致，调整后容易纠正。对于酸碱平衡的紊乱，在消除原发病因的基础上，用药物等纠正时，应复查血气结果，直到纠正至基本正常为止。

6.呼吸道管理　二尖瓣置换术后常规呼吸机支持呼吸，并加强呼吸道的湿化与吸痰，清除呼吸道分泌物。对于肺动脉高压者,适当应用 PEEP 5～8cmH$_2$O,并适当延长呼吸机支持时间,防止缺氧,以减轻心肺负担,改善心肺功能。对心力衰竭者,也应适当延长呼吸支持时间,帮助患者心肺功能的恢复。

7.预防感染　术后应对留置的 Swan-Ganz 导管、静脉输液管、动脉测压管、导尿管、纵膈心包引流管等进行严格的无菌护理,并十分重视严格的无菌操作。注意切口、尿路、口腔、呼吸道及皮肤的护理,防止感染和压伤等。术后常规应用大剂量广谱抗生素 2～3 天,长期应用者,应同时用抗真菌药物。

(二)二尖瓣置换术后抗凝处理

除植入无支架的同种瓣膜术后不需抗凝治疗外,应用目前任何一种人造瓣膜作二尖瓣置换术后都需抗凝,但抗凝方法及时间长短有别。生物瓣因术后 4～6 个月内,其血栓栓塞并发症与机械瓣基本相似,因此术后半年内要进行抗凝治疗。如合并房颤,则最好终生抗凝。机械瓣均应终生抗凝。抗凝方法:二尖瓣置换术后,纵膈、心包引流管拔除后第 2 天,一般为术后第 3～4 天,开始服用华法林片,首剂 5.0～7.5mg,第 2 天 5mg,第 3 天根据测定的凝血酶原时间(PT)决定用药量,大多数患者的华法林用量为 1.875～3.75mg之间,少数特殊的患者,其用量较大(6.125mg)或特别小(0.625mg),一般要求 PT 值为正常对照值的 2.0 左右。调整药量使 PT 值稳定一般需 7～10 天。对于有胸管、气管插管或气管切开的患者,可延长抗凝治疗的开始时间,直到拔除这些管道后才开始抗凝。某医院因危重患者的抢救,而于术后 15～129 天才开始抗凝者,均未发生过血栓栓塞并发症。

(三)二尖瓣置换术后风湿热的防治

风湿性二尖瓣狭窄行二尖瓣置换术后,解除了二尖瓣的机械性梗阻,但不能根除风湿热及其对心脏的影响。风湿热与溶血性链球菌感染有关,因此,青少年二尖瓣置换术后,应预防性给予长效青霉素,一般每月注射 1 次,持续 3～5 年。一旦有风湿热出现,应立即加强抗感染与抗风湿活动的治疗措施。

(四)术后并发症

1.低心排出量综合征　低心排出量综合征仍是二尖瓣置换术后的主要并发症。常见的原因有:心肌收缩无力,代谢性酸中毒,严重心律失常,严重肺动脉高压及三尖瓣关闭不全处理不当等。低心排出量综合征的处理主要是先查明原因,在消除病因的同时采取必要的治疗措施。主要治疗措施包括:根据右房压、肺毛细血管楔压,逐渐补足有效循环血容量;对心肌收缩无力者,除常规应用多巴胺、多巴酚丁胺[5～15μg/(min·kg)]外,可加用肾上腺素[0.05～0.2μg/(min·kg)]及米力农等,增强心肌收缩力。如心动过缓,可用异丙肾上腺素提高心率,或应用临时心外膜起搏增加心率。同时应用小剂量血管扩张药物如硝普钠、立及丁等扩张血管,减轻心脏的前负荷。对严重肺动脉高压,可应用 N0 吸入、前列腺素 E$_1$(PGE$_1$)以扩张肺动脉。药物不能控制心力衰竭时,可应用主动脉内气囊反搏(IABP)或用离心泵左心转流,纠正心力衰竭。酸中毒时应尽早纠正,并定时复查血气。低心排出量综合征导致肾功能不全或肾衰时,应一边应用利尿剂,一边行腹膜透析甚至血液透析,以清除体内代谢产物及潴留水分,促进心、肾功能的恢复。

2.左心室破裂　二尖瓣置换术后左心室破裂是一种少见的致死性并发症。左室破裂可分为三种类型。

Ⅰ型破裂:破裂位于左室后壁房室沟部位,占左室破裂的 46.3%。二尖瓣瓣环后半周为后瓣的附着缘,心房肌与心室肌在房室沟处被心脏支架完全隔开,没有肌肉的连续性。在心内膜与心外膜之间主要为脂肪及疏松结缔组织,有左冠状动脉回旋支及冠状静脉窦通过,因此二尖瓣瓣环后半周较为薄弱。发生原因:缝线过深或过分牵拉缝线而切割左室后壁心肌;切除病变的瓣膜过多而损伤后瓣环;后瓣环钙化侵入左室心肌,剔除钙化灶时致左室后壁心肌损伤;二次手术显露欠佳,过度牵拉心脏使粘连的左室后壁损伤;置换机械瓣型号过大,强行送瓣入座时致瓣环过度伸展撕裂;左室按压或抬高心尖进行检查或排气时,人造瓣膜的硬环可致左室后壁撕裂。

Ⅱ型破裂:破裂位于二尖瓣后乳头肌在左室后壁的附着部。其发生原因是:切除二尖瓣瓣下结构时,过度牵拉乳头肌,切除乳头肌附着部或切穿左室壁。

Ⅲ型破裂:破裂位于左室后壁房室沟与乳头肌附着部的中间处。主要原因是由于手术操作的机械损伤,引起左心室后壁薄弱处心内膜及其心肌的损伤,心脏复跳、左室压力和容量负荷恢复后,使心肌的破裂口扩大,并形成心肌全层破裂。

左室后壁破裂在瓣膜置换过程中很少能发现和检查出来,常在体外循环停止后数分钟至数小时才表现出来。根据其临床表现不同,可分为早期、延迟和晚期破裂。早期破裂为停止体外循环后发生在手术室内的左室后壁破裂,心包腔内不断有大量鲜红色血液从心脏后部溢出,而又不是左房切口的出血。延迟破裂发生在术后患者返至监护室数小时或数天,其表现为突然血压下降,心包引流管内有大量鲜红色血液涌出。患者很快发生出血性休克,甚至心搏骤停,此类患者多因来不及抢救而死亡。晚期破裂发生于二尖瓣置换术后数天或数年。其临床表现为左室假性室壁瘤,可以没有症状,经 X 线检查或非侵入性检查时可发现。

左室后壁破裂一经确诊,立即重新建立体外循环,注射心脏停搏液,在心脏停搏和减压空虚的状态下施行破裂修补。修补可从心内或心外进行。Ⅰ型破裂常从心脏外部进行修补,先拆除人造心脏瓣膜,仔细检查裂口的部位与范围,进行精确的修补。也可以从心内腔修补,防止损伤左冠状动脉的回旋支。然后把人造心脏瓣膜再固定在瓣环残边与补片上。

Ⅱ型或Ⅲ型破裂应从心外修补,按横裂的方向修剪表面的裂口,在裂口两边用毛毡片加固进行全层连续缝合修补,以减少心肌的张力。如缺损较大,不能作对拢缝合时,可修剪撕裂边缘的出血与水肿、脆弱的心肌组织,然后用厚的涤纶补片修补,周围的心肌裂口面用条状毡片加固。

3.血栓栓塞　血栓栓塞是瓣膜置换术后的严重并发症,其诱发原因虽有多种,但主要与抗凝不当、房颤、巨大左房及左心功能下降有关。人造瓣膜上小血栓形成,可不影响瓣口面积或瓣叶的活动,血栓逐渐增大,可引起瓣膜口狭窄或瓣叶关闭不全,发生急性肺水肿,经超声诊断明确后,应急症手术。血管栓塞以脑栓塞最为常见,冠状动脉、四肢血管、肾动脉及肠系膜动脉等也可发生。脑栓塞须与脑出血相鉴别,CT检查可以明确诊断。如血栓栓塞系抗凝剂用量不足引起,应调整双香豆素类药物的用量,或加用双嘧达莫、阿司匹林等,以减少血栓栓塞的发生率。对反复出现血栓栓塞并表明与人造瓣膜有关者,应考虑重新换瓣。某学者曾遇有 3 例国产人造瓣膜的大块血栓,引起瓣膜狭窄或关闭不全,重新置换人造瓣膜后情况良好。对房颤患者,要尽量用药物或体外电除颤复律;对左心功能低下者,用药物改善其左心功能。

4.出血　接受抗凝治疗的患者因口服抗凝剂过量,可导致出血,如患者有消化道溃疡、慢性结肠炎、肝病、凝血机制障碍、重症高血压或外伤等原因,可以使出血加重。一旦发生明显的出血,应立即停用抗凝剂;严重出血者,应静脉注射维生素 K_1 20mg,中止双香豆素类的抗凝作用,并针对出血病灶采取相应的治疗措施。

5.人造瓣膜功能障碍　人造瓣膜功能障碍可分为内源性与外源性两种。内源性为人造瓣膜本身的结构损坏,如机械瓣支架断裂或瓣叶破裂、变形;或生物瓣瓣叶撕裂、退行性变等引起的功能障碍,生物瓣的上述病变亦可称生物瓣衰败。生物瓣衰败的病变可呈慢性加重的过程。机械瓣的支架或瓣叶的断裂,均呈急性经过,发生心源性休克或急性肺水肿,必须急症手术。作者曾为 4 例人造瓣膜置换术后 7~13 天、机械瓣支架或瓣叶断裂者行急症手术,术中发现支架断裂、瓣叶飞入左房,重新置换人造瓣膜均获救。生物瓣衰败出现明显症状者,也应早期手术,如出现慢性心力衰竭后再手术,则手术的危险性增大。人造瓣膜外源性功能障碍如为机械瓣,瓣叶活动障碍是由外部因素引起的,如残留的瓣叶、腱索、过长的线结等卡在瓣叶与瓣环之间,使瓣叶固定于关闭状态;或小左室遗留乳头肌过长,或瓣环下钙化组织等,妨碍瓣叶完全开放或关闭;牛心包瓣支架被缝线圈套引起急性功能障碍。这些异常情况多在脱离体外循环时,发现左房膨胀,左房压力明显升高,人造瓣膜启闭音减弱或消失,脉搏波异常或消失,术中经食管超声心动图检查见瓣叶功能障碍,应果断重新换瓣。

6.人造瓣膜心内膜炎　人造瓣膜心内膜炎是人造瓣膜置换术后最严重的并发症之一,其术后第 1 年的发生率约 3%,以后每年约 0.5%。其死亡率为 50%左右,再手术死亡率约 15%～38%。人造瓣膜心内膜炎的病理改变因机械瓣或生物瓣不同而异,而且因感染发生的时间不同而有不同的病理过程。感染发生于术后 2 个月内,称早期心内膜炎,其主要原因为术中污染所致;感染发生于术后 2 个月以后,称晚期心内膜炎,主要为血液性传播引起,多为链球菌或葡萄球菌感染所致。

人造瓣膜心内膜炎的主要表现为心力衰竭、持续性发热、心功能不全、脑或外周血管的栓塞。瓣周漏或瓣周脓肿形成等表现。人造瓣膜心内膜炎内科治疗的死亡率为 50%～61%,手术治疗的死亡率为 15%～38%,早期手术效果较好,故人造瓣膜心内膜炎一经确诊,应尽早手术。

7.瓣周漏　常因缝线撕裂瓣环,缝合位置不当如仅缝于瓣叶上、缝线断裂、清除瓣环钙化时造成组织缺损或组织脆弱而未加修补或使用型号不匹配的人造瓣膜所致。二尖瓣置换后瓣周漏可表现为心尖部全收缩期杂音,有时呈喷射性,偶尔可无明显杂音,彩色多普勒超声心动图有助于明确诊断,必要时可行左室造影。

瓣周漏患者如有心力衰竭症状、溶血或瓣周感染,应予手术治疗。手术时可直接修补,但大多数患者需重新换瓣。瓣周漏裂口较小,未产生临床症状的患者,一般可暂不手术。

8.其他并发症

(1)左冠状动脉回旋支损伤:常由于缝合后瓣环时进针过深,过于靠近心肌或穿过心肌造成,主要表现为心肌供血不足,心肌梗死,低心排出量及左房室沟处出血。应作急症冠状动脉架桥术治疗。

(2)主动脉瓣损伤:缝合二尖瓣前叶基部时,在瓣间组织进针过高,或遇主动脉瓣脱垂,均可误伤主动脉瓣,以无冠瓣多见。其主要表现是二尖瓣置换后,开放主动脉阻断钳时左室扩张。这种少见的并发症必须立即处理,重新建立体外循环,拆除人造瓣膜缝线,切开升主动脉修补撕裂的主动脉瓣叶,严重者应行主动脉瓣置换手术。

(3)左室流出道梗阻:选用大型号的异种猪瓣于二尖瓣狭窄左心室腔小的患者,可引起左室流出道梗阻。主要表现为左房压力高、低心排、左室流出道有收缩期震颤,左室与主动脉间的压力阶差加大,严重者不能脱离体外循环。此种情况应重新手术,改用低瓣架猪瓣或双叶瓣。

七、疗效评价

(一)二尖瓣狭窄闭式分离术与直视交界切开术

二尖瓣狭窄闭式扩张分离术仍是可供选择的一种有效治疗方法,其手术效果主要与其选择适应证有关,1983 年,John 等报告 3724 例二尖瓣闭式扩张分离术,患者主要为青年与瓣膜活动良好的单纯二尖瓣狭窄,术后早期死亡率为 3.8%,死亡的原因为心力衰竭和严重心律失常。98%的患者手术结果满意。术后 6、12、18 与 24 年长期生存率分别为 94.0%、89.4%、85.0%和 78.3%。10 年复发率为 26.91%,晚期死亡为 4.3%,晚期常见的死亡原因为进行性心力衰竭。由于体外循环与心肌保护的进展,闭式扩张分离术的病例日益减少。有的国家甚至已不采用这种闭式手术,而施行二尖瓣狭窄直视切开和解除瓣下病变的方法比闭式扩张分离术的疗效更为确切。

直视手术不仅可切开二尖瓣交界处的融合,清除钙化灶,提高瓣膜的活动性,并能分离瓣下腱索与乳头肌的粘连与融合。若狭窄伴有关闭不全,可加做瓣环成形术。1993 年,Herrera 等报告 159 例二尖瓣狭窄直视切开成形术的效果,术后 15 年与 18 年的累计生存率分别为 89.4%±3% 与 75.2%±10.8%。晚期死亡率为 9.5%。7% 的患者因病变复发需再次手术。影响直视二尖瓣切开术远期疗效的主要原因是瓣口面积得到改善的程度和二尖瓣结构的病理变化状态。瓣口面积的增加不单纯取决于手术,而且也受瓣叶病变的程度,特别是钙化与瘢痕化的严重程度,以及腱索增粗融合所造成瓣下梗阻的情况有关。术后若有残余压力阶差和二尖瓣关闭不全,必将影响术后的疗效。尽管直视手术的早期与中期手术效果良好,但由于风湿热的发作,瓣膜结构的破坏性病变逐渐加重,部分患者需再次手术作二尖瓣置换术。

1999 年,德国学者 Detter 等随访二尖瓣狭窄交界分离术 35 年的远期疗效,从 1955~1977 年共行手术 183 例,其中闭式扩张术 143 例(A 组)和直视切开术 40 例(B 组)。早期死亡率 7.0%(A 组)与 7.5%(B 组)。术后 10 年、20 年与 30 年的生存率分别为 89%、67.8% 与 49.1%(A 组)和 91.7%、66.7% 与 45.4%(B 组),两组没有显著的差别。晚期死亡的主要原因为术前心功能分级、房颤、高龄、手术前瓣膜反流和瓣叶钙化程度。表明闭式二尖瓣狭窄交界分离术与直视交界切开术,是治疗二尖瓣狭窄可供选择的方法,但 5% 视手术的 28% 术率与瓣膜有关的并发症显著较闭式手术为低。表明没有钙化的单纯二尖 89.8% 与视交界切开术有很好的适应证。

(二)二尖瓣置换术

二尖瓣狭窄需行瓣膜置换术的患者,其特点是患病时间长,风湿性心肌炎病变较重,心肺功能损害,营养状态不良。这些因素均影响手术的疗效及远期的结果。二尖瓣置换术后早期死亡率一般为 5%。本院为 2.8%。随访生存时间超过 10 年者 136 例,术后 5 年与 10 年生存率分别为 89.8% 与 81.7%,晚期死亡率为 1.7% 患者·年。晚期并发症中血栓栓塞的发生率为 0.4% 患者·年;与抗凝有关的出血为 0.8% 患者·年;与人造瓣膜有关的并发症为 0.1%。1993 年,Orszulak 等报告 1253 例瓣膜置换术的长期随访结果,术后早期死亡率为 6.1%,其中因心源性因素死亡者占 77%。远期随访结果,5 年与 10 年生存率分别为 75%±10% 和 59%±3%,血栓栓塞的发生率为 4.2% 患者·年;与抗凝有关的出血并发症为 10.6%,影响晚期死亡的主要原因为充血性心力衰竭;与抗凝有关的出血;以及与人造瓣膜有关的并发症。随着人造瓣膜设计的改进与血流动力学的改善,与人造瓣膜有关的并发症已显著降低,血栓栓塞的发生率已降为 2.1% 患者·年,与抗凝有关的出血减少为 1.2% 患者·年。

(胡日波)

第二节　二尖瓣关闭不全

二尖瓣关闭不全是二尖瓣失去单向阀作用,左室收缩时部分血流异常反流入左心房。近 20 年来,由于病因的改变,诊断分型和手术技术的提高,认识到左室功能对远期预后的影响,对二尖瓣关闭不全的处理也在发生很多变化,主要是根据不同的病因和功能分型采取不同的外科手术方法。

一、解剖与功能分型

正常的二尖瓣功能需瓣叶、瓣环、腱索乳头肌、心室壁四部分结构正常形态和功能的维持与协调。二尖瓣叶可分为前瓣叶、后瓣叶、前外隔叶、后内隔叶,前瓣叶又可根据腱索附着部位从前向后分成 A1、A2、A3 三个区域,后瓣叶同样分成 Pl、P2、P3 三个区域,前外与后内隔叶又命名为 Ac 和 Pc。Carpertier 根据瓣叶参照二尖瓣环的活动度,将二尖瓣关闭不全病变类型分成三型,Ⅰ型:瓣叶活动正常;Ⅱ型:瓣叶活动过度;Ⅲ型:瓣叶活动受限,Ⅲa型为舒张期瓣叶活动受限,Ⅲb型为收缩期瓣叶活动受限。二尖瓣瓣环呈马鞍形立体结构,其周长在收缩期和舒张期约有17%的变化,而且主要在后瓣环。

二、病因与病理改变

成人二尖瓣关闭不全的病因有许多,在我国仍以风湿性为主,但退行性和缺血性二尖瓣关闭不全在逐渐增加,其他病因还有感染性心内膜炎、Marfan综合征、主动脉瓣严重狭窄、扩张型心肌病、外伤或医源性、心内膜纤维化等。

1.风湿性二尖瓣关闭不全　多见于年轻患者,并伴有风湿性二尖瓣狭窄,10%为单纯风湿性二尖瓣关闭不全。瓣叶纤维化增厚、钙化、挛缩,瓣下腱索融合、缩短并向下牵拉瓣叶,瓣叶活动受限,收缩期前后瓣叶接触不良或之间存在间隙,造成关闭不全。病变类型属于CaipentierⅢa和Ⅲb型。

2.退行性二尖瓣病变　为中老年患者致二尖瓣关闭不全的主要原因,在男性多见于女性。瓣叶黏液样变性,面积增大、冗长、边缘可稍增厚,腱索延长或断裂,瓣环可扩大,收缩期瓣叶活动过度脱入左房,造成二尖瓣关闭不全(CarpentierⅡ型)。如果前后瓣叶均显著冗长、脱垂,称为Barlow综合征。

3.缺血性二尖瓣关闭不全　二尖瓣叶本身无器质性病变,但急性心肌梗死可导致乳头肌断裂,造成急性二尖瓣关闭不全,病变类型为CarpentierⅡ型。多数缺血性二尖瓣关闭不全患者是由于陈旧性心肌梗死导致乳头肌缺血纤维化而功能失调,局部心肌收缩活动差或左室扩大,造成乳头肌移位,心脏收缩时乳头肌腱索向下牵拉瓣叶,瓣叶接触面积缩小,造成关闭不全(CarpentierⅢb型)。

4.感染性心内膜炎　感染性炎症反应过程中细菌团块、炎症细胞和纤维素聚集在瓣叶形成赘生物,炎症严重者可引起瓣叶穿孔或瓣周脓肿。瓣叶体部穿孔或赘生物介于瓣叶之间,可造成瓣膜水平的反流,病变类型属于CarentierⅠ型。心内膜炎也可导致腱索断裂,造成瓣膜脱垂关闭不全(CarpentierⅡ型)。

Marfan综合征有60%~80%的患者合并二尖瓣黏液样变性,造成二尖瓣脱垂(CarpentierⅡ型)。主动脉瓣严重狭窄或关闭不全、扩张型心肌病导致左室扩大,继而二尖瓣相对性关闭不全(CarpentierⅢb型)。

三、病理生理

二尖瓣关闭不全病例在收缩期二尖瓣对合不良可以产生一个反流口,由于左室与左房之间的压力阶差就产生一定的反流量。反流量与有效反流口(ERO)大小和收缩期时相长短成正比。反流量在收缩期进入左心房,在舒张期进入左心室,因而产生左心室容量负荷过重,改变了左心室的负荷与功能。心脏收缩时左心室血液一部分反流入左心房,因而进入体循环的血流量相应减少。

在代偿期,左心室前负荷增加,而后负荷可正常或因二尖瓣关闭不全而降低,增加心率排出更多血液,增加心排量。同时由于左心室舒张末压升高,心室腔扩大,心室壁代偿性肥厚、张力升高,因此心脏增加耗氧。在代偿期即使左室射血分数(LVEF)和缩短分数(FS)在正常范围,但实际上心脏的收缩功能已严重损害。一旦进入失代偿期,随着左心室的扩大,引起二尖瓣环扩大,反流面积增加,对血流动力学产生进一步影响,形成恶性循环,加快病程的进展,引起左心功能不全。二尖瓣关闭不全引起左心室功能改变的同时,左房压明显升高,继而肺循环系统淤血,肺血管压力和阻力升高,增加了右心室的后负荷,引起右心功能不全。右心室扩大和衰竭又可导致相对性三尖瓣关闭不全。

急性二尖瓣关闭不全可由黏液样变性腱索突然断裂,心肌梗死导致腱索或乳头肌断裂,或胸部外伤引起的创伤性二尖瓣关闭不全引起。由于起病急骤,左心房未能适应突然增多的反流充盈量,左房压力迅速升高,于是肺循环压力也急剧升高,出现肺水肿、肺高压。有时肺动脉压力可接近体循环压力。在慢性二尖瓣关闭不全,由于左心室收缩时反流的血液长期冲击左心房致使左心房壁逐渐变薄,左心房容积极度增大,左心室舒张时左心房血液仍可通畅地进入左心室,左心房压力迅速下降,因而肺循环压力不明显升高。并发肺高压或肺水肿者比较少见,或进展缓慢。

四、临床表现和检查

1.临床表现　二尖瓣关闭不全的临床表现轻重不一,随起病的缓急、病程早晚、反流量多寡及左心室功能状况而异。从风湿热到风湿性二尖瓣关闭不全的形成一般需要9年时间,二尖瓣黏液样变性导致的二尖瓣脱垂可以无症状达20年,而缺血性二尖瓣关闭不全可在心肌梗死后数天发生,而且可以合并心源性休克。

轻度二尖瓣关闭不全,大多无自觉临床症状,仅体格检查时听到心脏杂音。病程历时较久、反流量较多的病例,由于左心室搏出量虽然增大但排送入体循环的血流量减少,以及肺淤血,可呈现乏力、易倦、活动耐量减低、劳累后气急等症状。但静息时呼吸困难、端坐呼吸等则很少见。晚期二尖瓣关闭不全病例可呈现左心衰竭和右心衰竭,患者可有下肢水肿,肝大和腹水等症状。但急性肺水肿、咯血或体循环栓塞较二尖瓣狭窄病例少见。心房颤动亦较二尖瓣狭窄少见。

冠状动脉粥样硬化性心脏病、胸部创伤、感染性心内膜炎,和二尖瓣交界分离术引起的急性二尖瓣关闭不全,由于左心房不能适应急骤的血流动力学改变,左心房、肺静脉压力均升高并传导到肺微血管、肺小动脉和肺动脉,于是右心排血阻力增大,肺循环血容量增多,肺充血,可导致肺水肿。临床上迅速呈现严重呼吸困难、端坐呼吸和右心衰竭症状。

2.体格检查　轻度二尖瓣关闭不全病例,除心尖区听到收缩期杂音之外,可无其他异常体征。中度以上二尖瓣反流者,则心前区可打到较强的弥散性搏动,心尖搏动移向左下方,心尖区可听到粗糙、响亮、Ⅲ级以上、时限较长的全收缩期杂音。深吸气时杂音响度减弱,呼气时响度可稍增强,常传导到腋中线。杂音传导方向与病变部位有关。关闭不全病变主要位于后瓣叶者,杂音常传导到胸骨或主动脉瓣区。关闭不全病变主要位于前瓣叶者,则反流的血液冲向左心房后壁,收缩期杂音常传导到脊柱或头顶部。有的病例伴有收缩震颤。有时心尖区尚可听到因大量血流通过二尖瓣瓣口产生的短促的舒张期隆隆样杂音。第一心音减弱或消失并常被杂音所掩盖。肺动脉瓣区第二心音响度正常或略亢进,并因主动脉瓣提前关闭呈现分裂。心尖区可能听到第三心音。病程进入晚期可呈现颈静脉怒张、肝大、下肢水肿等右心衰竭症状。兼有二尖瓣狭窄及关闭不全的病例则心尖区既可听到时限较长的舒张期隆隆样杂音,又可听到全收缩期杂音,第一心音较为响亮。胸部X线检查:胸部X线检查显示左心房、左心室扩大,心脏右缘形成双重密度增高阴影,肺动脉段突出,主动脉弓小。

3.影像检查　胸部X线透视可见到收缩期时左心房呈现扩张性搏动,左心室搏动增强。食管钡餐检查显示食管被扩大的左心房压迫移向后方,肺野血管无明显改变或轻度扩张。X线检查尚可判明瓣膜有无钙化病变。

4.心电图检查　轻度二尖瓣关闭不全可不呈现异常心电图征象。中度以上关闭不全和病程较长者则显示左心室肥大并可伴有劳损,电轴左偏。出现肺循环高压的病例则可显示左、右心室肥大征象。病程长的病例常呈现心房颤动。

5.超声心动图检查　是非常敏感的检查方法,特别是由于彩色多普勒超声的发展,临床上无任何症状或体征的轻微二尖瓣关闭不全亦能发现。一般根据反流程度可分为＋～＋＋＋＋,同时超声心动图还可显示瓣叶是否增厚、钙化,有无合并狭窄等,亦可显示腱索是否延长或断裂,左心室、左心房扩大程度和心肌收缩幅度及肺动脉压力等,为手术提供可靠参考,而且在术中作为二尖瓣成形术的监测和评价工具。

五、病程演变

二尖瓣关闭不全的病程演变及预后与起病年龄及病因有关,左心室功能状态是影响预后的重要因素。风湿性二尖瓣关闭不全病例一般病程发展较为缓慢,左心室代偿功能良好的病例发现心脏杂音后,仍可多年不呈现明显症状。一旦出现临床症状,则提示左心室代偿功能开始衰减,左心室逐渐扩大,病情即可迅速恶化。二尖瓣瓣叶脱垂引起二尖瓣关闭不全的病程演变与风湿性二尖瓣关闭不全相近似。心肌梗死、胸部创伤、感染性心内膜炎以及二尖瓣狭窄手术时产生的医源性二尖瓣关闭不全,一般起病急骤,病情迅速恶化,可在短期内死于急性左心室衰竭和肺水肿。

六、诊断

根据患者的症状和杂音,以及超声心动图检查的结果,可以明确二尖瓣关闭不全的诊断。同时,要结合既往史和化验检查,对二尖瓣关闭不全的病因、严重程度作出诊断,才能对治疗方法的选择提供依据。根据血流反流至在左心房的深度而作出的反流程度判断尚不够精确,需结合反流面积(ERO)和反流量对反流程度作出定量分析。

七、治疗

直到人工心肺机和人工心脏瓣膜发明后,二尖瓣关闭不全才得到有效治疗。Lillehei 和 Merendino 于1957 年在体外循环下施行二尖瓣瓣环缝缩术治疗二尖瓣关闭不全。1961 年 Starr 首先报道应用笼球形人工机械瓣膜替换二尖瓣获得成功。1968 年 Carpentier 创制弹性人工房室环缝缩扩大的二尖瓣瓣环治疗二尖瓣关闭不全。此后又改善二尖瓣瓣膜整形术,提高了治疗效果。近年来,对于单纯二尖瓣关闭不全的患者更趋于行综合修复术,只有无法修复成形时才考虑换瓣手术。

1.手术适应证　二尖瓣外科手术治疗的 Ⅰ 类手术适应证为:①有症状的急性重度二尖瓣关闭不全;②心功能 Ⅱ、Ⅲ、Ⅳ 级的慢性重度二尖瓣关闭不全但左室功能尚未严重受损(严重受损指射血分数 EF ＜0.30,收缩末内径 LVESD≥55mm);③慢性重度二尖瓣关闭不全伴轻中度左室功能受损(EF0.30～0.6,LVESD≥40mm);④重度二尖瓣关闭不全左室功能良好的无症状但新发生房颤的患者;⑤重度二尖瓣关闭不全左室功能良好的无症状但合并肺动脉高压的患者(静息肺动脉收缩压≥50mmHg,运动后≥60mmHg);⑥二尖瓣瓣下结构不良导致的慢性重度二尖瓣关闭不全,心功能 Ⅲ～Ⅳ 级,左室功能严重受损;⑦因左心功能不全左室扩大引起的重度二尖瓣关闭不全,心功能 Ⅲ～Ⅳ 级,抗心衰治疗包括双心室同步起搏治疗效果不佳的患者。

对于左心功能良好无症状的二尖瓣关闭不全,以及轻到中度的单纯二尖瓣关闭不全,不需要外科手术治疗。

手术方法有二尖瓣成形术和二尖瓣替换术。风湿性二尖瓣关闭不全由于风湿病变的进展,行二尖瓣成形术的远期效果欠佳,因此多行二尖瓣替换术。急性细菌性心内膜炎由于炎症破坏瓣膜结构较严重,需彻底切除感染组织,一般也需行二尖瓣替换术。二尖瓣退行性变行成形术的远期效果良好,应尽量争取成形术。缺血性二尖瓣关闭不全,瓣叶组织本身无器质性病变,成形术的远期疗效也较满意。

2.手术操作

(1)二尖瓣成形术:近20年来二尖瓣瓣膜整形修复术取得较大进展,目前约半数的二尖瓣关闭不全病例可通过自体瓣膜的整形修复改善启闭功能,避免了瓣膜替换术的与人工心脏瓣膜有关的人工瓣心内膜炎、血栓、抗凝出血等并发症,远期生存和生活质量均优于二尖瓣替换术。随着 Carpentier、Duran 等人标准的二尖瓣成形技术的介绍,该术式已为广大心外科医师所采用。二尖瓣成形术的基本原理为增加前后瓣叶的接触面积。针对瓣叶的处理方法有矩形切除、瓣叶扩大、瓣叶心包片修补、瓣叶削薄和去钙化、双孔二尖瓣技术(缘对缘成形术);针对腱索的处理方法有腱索延长、腱索缩短、腱索转移和人工腱索;针对瓣环的处理方法有环缩术、人工瓣环成形术;针对二尖瓣收缩期前移的方法有滑槽技术(Sliding)。二尖瓣修复术的具体手术策略需按 Carpentier 瓣膜病变分型而定,Carpentier Ⅰ型病变只要行人工瓣环成形术,置入人工瓣环,加固瓣环并防止复发。人工瓣环有封闭式和开放式(C 形环)两种,一般无差别。Carpentier Ⅱ型病变,后瓣叶脱垂可切除脱垂的瓣叶,腱索缩短或人工腱索,消除瓣叶的脱垂,并作瓣环环缩和人工瓣环成形术,前瓣叶脱垂建议尽量保留其面积,用人工腱索或腱索转移消除脱垂,同样在瓣膜修补后要置入人工瓣环。Carpentier Ⅲ型病变需分离瓣下结构,切断二级腱索,延长腱索,劈开乳头肌,增加瓣叶活动度,或二尖瓣大瓣菱形补片扩大增加接触面积,并行人工瓣环成形术。二尖瓣成形术的手术径路有经房间沟和经右房-房间隔-左房切开。

以退行性二尖瓣关闭不全为例,手术过程为:全身麻醉,插入 TEE 探头,体外循环前再次评价二尖瓣病变情况,决定手术方案。前胸正中切口,锯开胸骨,倒 T 字形切开心包,显露心脏,分别于上、下腔静脉内插入静脉引流管,升主动脉插入动脉灌注管,建立体外循环。降低体温到28℃左右,并于心包腔内注入冷生理盐水降低心肌局部温度。阻断升主动脉,于其根部注入冷心脏停搏液,经房间沟切口显露二尖瓣。仔细探查二尖瓣各结构,向左心室注入冷生理盐水,评价二尖瓣修补前的反流部位和程度,再用两个神经钩向左心房牵拉前后瓣游离缘,评价瓣叶脱垂程度。用神经钩拉住腱索向下展开前瓣叶,用测瓣器测量前瓣大小,测瓣器的两个切迹正对前后纤维三角,以瓣叶游离缘与测瓣器边缘误差不超过 2mm 为标准,选择合适大小的人工瓣环。矩形切除脱垂的后瓣叶,用 2-0 带垫涤纶缝线横向褥式缝合作瓣环环缩术,使后瓣叶的切缘靠近。以 5-0 Prolene 缝线连续缝合后瓣叶缺损。注水试验,此时二尖瓣对合和关闭已基本满意。沿二尖瓣环放置 2-0 不带垫涤纶缝线,水平缝合。缝线一定要在瓣环纤维组织上,否则撕脱引起复发,但在前外交界区进针不可太深,避免损伤冠状动脉回旋支,在后内交界处避免损伤传导束。将瓣环缝线穿过人工瓣环,下推人工瓣环,打结,将人工瓣环固定于二尖瓣环,完成人工瓣环成形术。再次注水试验,二尖瓣修补满意后,关闭左房切口,彻底排气,开放主动脉,心脏复跳。脱离体外循环后,TEE 评价手术效果满意,即可鱼精蛋白中和肝素,止血关胸。前瓣叶的脱垂也可用人工腱索纠正,或二级腱索、后瓣腱索转移,或双孔二尖瓣。如果后瓣叶深度大于 1cm,则瓣环环缩后可能产生前瓣叶收缩期向室间隔移动(SAM),引起左室流出道梗阻,需行滑槽技术纠正之。

(2)二尖瓣替换术:二尖瓣替换术是治疗二尖瓣关闭不全常用的一种手术方法。但目前瓣膜替换术后可能发生的并发症仍较多,因此在瓣膜病变许可的条件下应争取施行整形修复术,不宜首选瓣膜替换术。但如瓣膜损坏严重,瓣叶纤维硬化,增厚挛缩,活动度丧失或瓣下组织钙化,患者自身瓣膜无法修复者,则需作瓣膜替换术。人工瓣膜进入临床应用是近代胸心外科学的一个重大发展。近 40 年来,通过医学和工程技术人员不断努力钻研,推陈出新,先后已有数十种人工瓣膜问世。理想的人工瓣膜应具有:①血流动力学性能良好;②不产生血栓;③对人体组织相容性好;④对血液成分破坏极少;⑤植入操作方便;⑥经久耐用,不变形,不损破,不断裂;⑦不骚扰患者。现有的人工心脏瓣膜尚未能全部满足上述要求,有待于进一步改进提高。人工心脏瓣膜可分为由合成材料制成的人工机械瓣膜和用生物组织制成的人工生物瓣膜两大类。临床应用较多的人工机械瓣膜先,后有各种形式的笼球瓣、笼碟瓣、倾斜瓣和双叶碟瓣等。笼球瓣和笼碟瓣由于阀体位于血流场的中央部位,血液必须从球或碟的周围通过,因此血流动力学性能较差,跨瓣比差较大,血栓发生率和红细胞损坏率均较高,故目前基本已弃用。倾斜碟瓣和双叶碟瓣对血流阻力小,接近于半中心血流或中心血流型,血流动力学性能较好,血栓形成率和血液成分破坏均降低。近年来改用各向热解碳制成的人工机械瓣膜,耐磨损性能和物理学强度均进一步得到提高。目前临床上以双叶机械瓣应用为主。但现有的人工机械心脏瓣膜均尚未能消除术后并发血栓栓塞的可能性,因此术后需长期或终身抗凝治疗。人工生物瓣膜在发展过程中曾应用过多种自体、同种异体和异种组织和灭菌及贮藏方法。临床上应用较多的有猪主动脉瓣和牛心包瓣。人工生物瓣膜为中心血流型,接近于正常人体瓣膜功能,血流动力学性能良好,对血流成分破坏极少,血栓栓塞发生率低,术后不需要终身抗凝,从而避免因抗凝药物过量引起的出血并发症,适用于有出血倾向、育龄妇女和边远农村地区不便于进行抗凝治疗的病例。人工生物瓣膜的最大缺点是生物组织退行性改变导致瓣膜钙化、僵硬、破裂、衰败、丧失功能,需再次施行替换术。通过防钙化处理,目前国外较好的生物瓣膜平均寿命在 15~20 年。老年人接受生物瓣其衰败较年轻人迟,故目前国际上多主张对于 65 岁以上的老年人采用生物瓣膜。

二尖瓣替换术的操作技术:手术切口、体外循环建立和二尖瓣显露方法同二尖瓣成形术。左心房切开后,如发现左心耳有血栓即予清除。检查二尖瓣病变情况,如瓣膜损坏严重不宜行整形修复术,则需行瓣膜替换术。于前瓣叶游离缘中部用蚊式钳或牵引缝线将前瓣叶拉紧,先在前瓣叶基部距瓣环约 2~3mm 处作切口,一般瓣叶组织在此处仍较柔顺且便于操作,然后用刀或剪沿瓣环并与瓣环保持 2~3mm 的距离处切开并切除前后瓣叶,在交界部位尚需切除腱索和乳头肌顶部。切除二尖瓣后,用瓣环测定器测量瓣环大小,根据患者年龄、性别、社会及经济情况和瓣环大小,选用适当种类和尺寸的人工瓣膜。用两端各带无创伤缝针的 2-0 涤纶缝线加涤纶小垫片 12~16 针,分别从心房面进针穿越瓣环于心室面出针。放置上述褥式缝线时应注意缝线间距均匀分布于环周全长,放置每对褥式缝线后均需分别用蚊式钳依序夹住,避免缝线互相搞错。放置好全部瓣环上缝线后,再逐一将每对褥式缝线精确地依序穿过人工瓣膜缝圈上的相应部位,然后将人工瓣膜推送入瓣环部位,同时收紧每一根褥式缝线,检查缝圈已与瓣环贴紧后逐一结扎缝线。每根褥式缝线应打结 5~6 个。剪除缝线时残留的线结不宜过长,以免嵌入瓣口。另一种缝法是先用 1 针 2-0 Prolene 带垫片缝线将瓣环与人工瓣膜缝圈缝合固定后,将人工瓣膜送入瓣环部位,然后分别用缝线两端连续缝合瓣环与缝圈。为了使人工瓣膜放入左心室腔后不影响血流通畅,应按不同类型人工瓣膜的结构选定人工瓣膜置放的最佳方位。选用双叶瓣则将瓣膜纵形放置;选用倾单叶瓣则将瓣膜大开口对向左心室后壁;选用猪主动脉瓣者则将右冠瓣靠近心室间隔;选用牛心包瓣者则将架脚避开左心室流出道。缝合左心房切口,放松主动脉阻断钳,并于升主动脉根部插入排气针,心脏恢复有力搏动,体温升高到37℃左右,停止体外循环,拔除引血和给血导管,缝合心包切缘,在其下方保留小口供术后引流之用。心包腔内和前纵膈各放引流管一根,用金属线缚扎固定胸骨。手术切口分层缝合。生物瓣膜替换术后应用华法林抗凝 6 个月,但合并发颤、左心房巨大和血栓者应长期抗凝。机械瓣膜替换术后应终身抗凝,维持国际标准比值(INR)在 2~3 之间,有房颤者 INR 应在 3~4 之间。

关于二尖瓣替换术中保留腱索和乳头肌:Lillehei 于 1964 年在进行二尖瓣替换术时,即创用保留腱索和乳头肌的方法,降低了手术死亡率。但因此方法有腱索嵌入妨碍机械瓣瓣阀启闭的危险而一度放弃。近年来,许多学者通过大量的动物实验和临床研究,证实保持左室二尖瓣装置的连续性有利于保护左心室功能和减少左心室后壁破裂的并发症,故鼓励行二尖瓣替换术时尽可能保留瓣下结构。手术方式分为保留后叶腱索乳头肌和保留全部腱索及乳头肌两类。前者大多数患者可采用,后者仅少部分患者采用:①保留后叶腱索和乳头肌:术中探查如见后叶组织无明显钙化,其附着的腱索无明显伸长或粘连,自心房进针,穿过瓣环,从后叶粗糙带出针,作间断褥式缝合,收紧整个后叶,若后叶很宽,则切除后叶组织的中间带,保留腱索附着的粗糙带,用带垫片的针线,作间断褥式缝合,收紧后叶;②保留全部腱索和乳头肌:在前叶附着部的中心开始作切口,劈开前叶并从中间把瓣叶切开,然后把前叶翻卷,使其部分心室面朝上,并切除无腱索附着的瓣叶组织。用带垫片的针线作间断褥式缝合,进针于腱索之间的前叶心室面,穿过后叶与后叶瓣环,收紧缝线使前叶贴向后叶。完成全部间断褥式缝合,如用单叶机械瓣应使大开口朝前。术中应避免因保留组织而妨碍人造瓣瓣阀活动与嵌塞瓣口,现有的大多数机械瓣均可旋转瓣叶,以利于调整。

八、治疗效果

二尖瓣成形术的手术死亡率约为 2%～5%,最常见的死亡原因为左心室衰竭和心律失常。10% 的患者因残留二尖瓣关闭不全需再次手术。晚期死亡率 7%,主要死亡原因为关闭不全复发而再次手术。二尖瓣成形术治疗退行性病变的疗效要明显优于其他原因引起的二尖瓣关闭不全。90% 的二尖瓣退行性病变可行二尖瓣成形术获得成功,10 年总的免除再次手术率为 93%,后瓣脱垂成形术的疗效优于前瓣,后瓣成形术 10 年和 20 年免除再次手术率可分别高达 98% 和 97%。风湿性二尖瓣关闭不全成形术的 10 年免除再次手术率为 72%。

二尖瓣瓣膜替换术的手术死亡率约为 2%～6%。75% 的病例心功能从术前的 Ⅲ～Ⅳ 级改善到 Ⅰ～Ⅱ 级。临床症状显著减轻,运动能力增大,心影逐渐缩小并可恢复到正常大小。术后 5 年、10 年、15 年生存率分别降至 90%、80% 和 60%。生物瓣和机械瓣 10 年生存率基本相同,前者因为瓣膜损坏心力衰竭或再次手术死亡,后者因为血栓栓塞、抗凝出血或人工瓣心内膜炎死亡。影响疗效的不利因素有病程长、术前心功能 Ⅲ～Ⅳ 级、左心室功能减退、心脏显著扩大、肺动脉高压、心房纤维颤动、高龄、兼有冠状动脉粥样硬化性心脏病和第二次手术等。瓣膜替换术后并发症与选用的人工二尖瓣的种类有关,有慢性溶血性贫血,瓣周漏血,血栓栓塞,人工瓣膜感染性心内膜炎,瓣膜损坏或衰败和抗凝药物过量导致颅脑等处出血等。

(胡曰波)

第三节　主动脉瓣狭窄和关闭不全

主动脉瓣疾病及其治疗是心血管外科的重要内容。尽管近年来心脏介入治疗研究在经导管瓣膜置换方面取得了一些可喜的进展,但是可以预言:在目前和将来较长一个时期内,外科手术仍然是主动脉瓣狭窄和主动脉瓣关闭不全最重要的确定性治疗方法。主动脉瓣疾病主要发生于成年人群,但是在少数婴幼儿或儿童患者中也可出现先天性主动脉瓣狭窄、室间隔缺损合并主动脉瓣关闭不全或瓦氏窦瘤合并主动脉瓣关闭不全等疾病。由于小儿主动脉瓣疾病发病率低,病变特点和治疗策略均具有相当的特殊性,不属本章讨论的范围。下文重点描述成人主动脉瓣疾病的外科诊治及相关内容。

一、主动脉瓣狭窄

(一)概述

主动脉瓣狭窄是一种常见的心脏瓣膜病,在西方发达国家已逐渐成为继二尖瓣脱垂之后的常见心脏瓣膜病,引起主动脉瓣狭窄的病因可以是先天性或后天性,其主要的病理生理基础是左心室后负荷明显升高,心肌肥厚、心肌缺血和心排量降低。外科治疗的方法是行主动脉瓣置换术,手术危险性和预后主要取决于左心室肥厚程度和左心室的功能。

(二)历史回顾

1914 年,Tuffier 首先尝试了经主动脉以手指扩张主动脉瓣的方法解除主动脉瓣狭窄。1947 年,Smithy 和 Parker 报道了主动脉瓣狭窄切开术的实验研究。1952 年,Bailey 等报道了临床应用机械扩张器经左室径路施行主动脉瓣狭窄扩张术获得成功。1955 年,Ellis 和 Kirklin 使用一种缝合于主动脉壁上的"套袖",以手指扩张狭窄的主动脉瓣,在部分患者中取得成功。这些早期的手术方式均是在无体外循环条件下的大胆尝试,但均未取得实质性效果,因此也未能进一步推广应用。

1954 年,Gibbon 成功研制出体外循环机,这一革命性的进展使得许多心脏疾病的手术治疗切实成为可能。1960 年,Kirklin 和 Mankin 在直视下进行了主动脉瓣钙化斑清除和主动脉瓣切开术,首次实现对主动脉瓣狭窄较为精确的手术处理。1960 年,Starr 和 Harken 各自独立地成功实施了原位主动脉瓣置换术,将笼球型人工瓣膜植入于冠状动脉开口以下位置。这一技术得到迅速的推广应用,成为主动脉瓣狭窄的外科治疗的标准术式。

(三)病因与病理解剖

主动脉瓣狭窄的病因在不同的地区和年代有很大的差别。目前,在西方发达国家二叶主动脉瓣畸形约占 38%,老年退行性主动脉瓣狭窄占 33%,风湿性或感染性纤维钙化性病变 24%,其他仅占 4%。在我国,风湿性病变所占比例较西方国家为高,但随着社会经济发展,也逐渐与上述数据相接近。

1.风湿性主动脉瓣狭窄 风湿热是年轻患者主动脉瓣狭窄常见的病因,其病理改变首先是三个瓣叶的炎性水肿、淋巴细胞浸润和新生血管形成,然后瓣叶发生纤维化增厚,伴有交界处不同程度的融合,由于瓣叶游离缘回缩和僵硬,使瓣膜开口呈不规则性狭窄。病程短的患者,瓣叶仅有轻度或中度钙化,而且钙化多在交界融汇处,限制瓣叶的活动与开放,这种病理改变常常引起狭窄与反流同时存在。风湿性主动脉瓣病变常合并二尖瓣或三尖瓣病变。而单纯性主动脉瓣狭窄比较少见。风湿性主动脉瓣狭窄在西方国家已很少见,在我国也逐渐降低。

2.退行性主动脉瓣狭窄 钙化性主动脉瓣狭窄多发生在 65 岁以上的正常主动脉瓣的老年人,早期为胶原物质被破坏,以后钙盐沉积,可以累及瓣叶和瓣环,初期无主动脉瓣交界处粘连融合,很少发生主动脉瓣反流。这种退行性变化过程最终是如何导致主动脉瓣狭窄的机理仍不清楚。糖尿病和高脂血症可以促进该病变的发生。这种主动脉瓣狭窄的特点是患者为老年人,发生钙化较晚,如果钙化不严重,其瓣叶尚较柔和,功能尚正常,一旦出现严重钙化时,不仅引起瓣叶活动和交界处粘连,甚至可以发生瓣环、主动脉壁、二尖瓣前瓣钙化,其狭窄程度往往比较严重。

3.钙化性主动脉瓣狭窄(先天性因素) 先天性二叶主动脉瓣畸形占人群的 1%～2%,而男性的发生率是女性的 3～4 倍。绝大多数先天性二叶主动脉瓣畸形发展成为钙化性主动脉瓣狭窄,只有少数发展成为主动脉瓣关闭不全。随着年龄的增加,一般在 30 岁以后二叶主动脉瓣上逐渐发生钙盐沉积,50 岁以后因钙化加重,发生明显的主动脉瓣狭窄。因此,成年人单纯性主动脉瓣狭窄,尤其是 60 岁以下的患者,大多数是在先天性二叶主动脉瓣上发生的钙化性主动脉狭窄。这种病变的特点是钙化可以累及瓣叶、瓣环和交界区,往往呈菜花样团块,主动脉瓣常呈裂隙状,很少有主动脉瓣关闭不全。先天性单叶主动脉瓣是导致钙化性主动脉瓣狭窄的另一种较少见先天畸形。此种主动脉瓣仅有一个交界,瓣口常位于单叶瓣的中央,呈鱼口状,钙化发生的时间往往比二叶主动脉瓣畸形还要早。其他的罕见情况如四叶主动脉瓣畸形,也可能因瓣叶钙化而发生主动脉瓣狭窄。

(四)临床表现

1.症状　主动脉瓣狭窄的病理发展极为缓慢,而且左心室心肌的代偿功能很强。轻度的狭窄对血流动力学的影响不大。因此,这类患者在症状出现前心肌的代偿有一个较长的稳定过程,即使临床听诊存在典型的收缩期杂音,心电图或超声心动图检查证明左心室肥厚,但无临床症状。

经过长时间的无症状期之后,由于主动脉狭窄日渐加重,通常瓣口面积缩小到正常的 1/4 以下时,左心室代偿功能降低,在活动后出现典型的或部分的三联症:心绞痛、晕厥、充血性心力衰竭。这些症状出现以后,病程进展加快,而且急剧恶化,甚至有的患者可突然死亡。

(1)心绞痛:主动脉瓣狭窄 2/3 以上的患者有心绞痛发作的症状,而且其中 1/3 的患者是首先出现的症状,类似于冠心病。也常被劳累或情绪激动所诱发,休息或含服硝酸甘油缓解,但是主动脉瓣狭窄所致的心绞痛,其冠状动脉造影正常,尽管也可同时合并有冠状动脉病变,其病理生理基础是由于心肌肥厚,心肌氧耗量增加,冠状动脉血流不能适当地增加,导致心肌缺血症状,尤其是心内膜下心肌缺血,因而出现心绞痛。

(2)晕厥:是主动脉瓣狭窄的严重症状,约 1/2 的患者有晕厥发作,有时也是首先出现的症状。它的发生几乎都和心脏负荷的突然增加如运动、精神兴奋等有关。患者在晕厥前常有一些先兆的症状,如一过性头晕、轻度头痛,有时有心前区疼痛。晕厥发作时患者面色苍白,血压下降,脉搏、心音与杂音均减弱,但发作开始时心电图常为窦性心律。晕厥的时间短者 1 分钟,偶尔可长达 30 分钟,发生晕厥机制有三个方面:①阵发性心律失常,室速或室颤或严重的窦性心动过缓;②运动中,左心室突然射入狭窄的主动脉瓣血液受阻,常表现为暂时的电机械分离;③运动中在一个固定心排出量的基础上突然或不适当的周围血管扩张。多数人认为晕厥主要是和运动中血管不适当扩张有关。运动中左心室内压力突然和严重地升高反射性引起周围血管扩张,而此时心排出量不能代偿性增加,结果导致重度低血压。因此,对主动脉瓣狭窄的患者不仅要了解有无运动中心律失常表现,以给予抗心律失常药物治疗,更重要的禁用血管扩张剂,否则周围血管阻力降低,后负荷减少会促发运动中晕厥的发生。

(3)呼吸困难:劳力性呼吸困难是主动脉瓣狭窄患者常见的主诉。与其他类型的左心室负荷过重一样,气急同劳力强度有关,有时表现为阵发性夜间呼吸困难,甚至发现急性肺水肿,常预示着左心室功能不全,并随着左室衰竭的进展,呼吸困难进一步加强。左心衰竭是主动脉瓣狭窄的晚期表现,如不进行手术治疗,患者的平均寿命约为 2~3 年。

(4)猝死:严重主动脉瓣狭窄的患者可以发生猝死,其机制目前尚不十分清楚,也可能和晕厥有关。因为易于晕厥的患者也易于猝死,可能因为低血压伴晕厥导致室颤而死亡。猝死常由突然重度的体力活动而诱发。它很少发生在无症状的主动脉瓣狭窄的患者,因而,对于无症状的患者要严密随访,但在症状出现前没有必要考虑主动脉瓣置换术来预防猝死。

2.体征　轻度或中度主动脉瓣狭窄患者的脉搏没有明显的特殊改变,重度的患者收缩压与脉压均较正常人为低,故其脉搏细小,与强有力的心尖冲动呈不对称的现象。心尖搏动表现为亢强而不弥散,否则提示合并主动脉瓣或二尖瓣关闭不全。多数患者在心底部可扪及收缩期震颤,听诊的主要特点为主动脉瓣区(胸骨右缘第 2 肋间)。可闻及粗糙、高调的收缩期增强的杂音。狭窄愈严重,杂音持续时间愈长,而且传导范围较广,在颈动脉区和心尖区均较响亮。但主动脉瓣狭窄的严重程度与杂音高低并无相关性。当严重主动脉瓣狭窄,瓣口通过的血流减少,杂音可不明显,或当发生左心衰竭时,主动脉瓣狭窄的杂音可减轻甚至消失,有时可以误诊。

3.辅助检查

(1)X线检查:X线透视时心脏形态可在正常范围内,因为左心室发生向心性肥厚,透视时可见心脏的左下部分包括心尖呈钝圆形,呈缓慢的收缩期搏动;升主动脉因受长期急促喷射性血流的冲击,而发生狭窄后扩张。高龄患者可见有主动脉瓣钙化,而且胸透比摄片更易发现。因此,对主动脉瓣狭窄的患者经过仔细的X线透视未发现主动脉瓣部位钙化,基本上可除外重度主动脉瓣狭窄。

(2)心电图检查:很少正常,80%～90%表现为电轴左偏及左心室肥厚伴有ST段及T波改变,部分患者有左房增大表现。10%～20%有左束支传导阻滞,大部分患者保持窦性心律,约20%患者并发房颤。

(3)超声心动图检查:M型及二维超声可见瓣膜增厚,开放幅度下降,可以区别是二叶瓣还是三叶瓣,观察瓣膜有无钙化及钙化程度。其他征象有主动脉根部增宽,左心室室壁增厚。早期左心室腔容量可在正常范围,晚期出现左室腔容量增加。多普勒超声可准确地测定跨瓣压差。另外,超声心动图对鉴别瓣上、瓣膜,还是瓣下狭窄有重要意义。

(4)心导管检查:通过左心室导管检查可测定左心室和主动脉之间的压差,常用的方法是将导管经股动脉逆行插至主动脉根部,通过主动脉瓣进入左心室,测量左心室压力,然后回撤导管,记录左心室至主动脉连续压力曲线,计算两者之间的压差。该法的优点是简单,并发症少,缺点是不能同步记录左心室压力和主动脉压力,有时存在误差。另外一种方法是逆行插管至主动脉根部,同时通过房间隔穿刺将另外一根导管送至左房,通过二尖瓣口进入左心室,同步记录左室压和主动脉压力,直接测量压差,数据准确。但房间隔穿刺需要有经验者进行,否则易引起心房穿通,导致急性心脏压塞。通过左心导管,同时测定心排量,可按Gorlin公式计算瓣口面积,即:

$$主动脉瓣瓣口面积(cm^2) = \frac{经瓣口血流速度(ml/s)}{44.5 \times \sqrt{左室平均压(mmHg) - 主动脉平均压(mmHg)}}$$

跨瓣压差(峰值)25mmHg以下为轻度狭窄;25～50mmHg为中度狭窄;大于50mmHg为重度狭窄。瓣口面积少于1.0cm²即引起明显血流动力学变化,少于0.75cm²为重度主动脉瓣狭窄。有时由于瓣口严重狭窄,逆行主动脉插管,导管很难进入左心室,此时可在主动脉根部行逆行主动脉造影,可大致了解瓣膜狭窄的程度。对于严重主动脉瓣狭窄合并有左心衰的患者,行左室造影有较大的风险,心脏超声检查完全可以取代左室造影检查。

近年来,由于超声技术的发展,用心导管检查的方法测量压差及瓣口面积已少用。通常认为,一般主动脉瓣狭窄患者,不必行心导管检查。但对50岁以上的患者,主张无论有无心绞痛,术前均应行选择性冠状动脉造影,以了解冠状动脉有无病变。Mullany等报告,主动脉瓣狭窄患者,尽管没有心绞痛,约14%的患者有严重的冠脉三支病变或左主干病变。

(五)诊断

主动脉瓣狭窄的诊断主要依据临床听诊和超声心动图检查。不少患者往往是在体检时发现有心脏杂音,经心脏超声检查明确有主动脉瓣狭窄。有症状的患者,则在就诊时发现有心脏杂音,经进一步检查明确有主动脉瓣狭窄。

主动脉瓣狭窄的病因诊断主要依据患者年龄、心脏超声检查及其他辅助检查。一般情况下,心脏超声检查可以区别先天性二叶主动脉瓣和三叶主动脉瓣,但二叶主动脉瓣严重钙化时,则无法与三叶主动脉瓣钙化相区别。

由于主动脉瓣狭窄患者往往合并有升主动脉狭窄后扩张,故必须明确升主动脉扩张的严重程度。如心脏超声检查显示有明显的升主动脉扩张,则应做主动脉造影检查或行核磁共振血管成像检查,对于直径大于 4.5cm 的升主动脉,应同时行升主动脉置换。

由于主动脉瓣狭窄患者,特别是老年性钙化性主动脉瓣狭窄,常合并有冠心病,故年龄大于 50 岁患者均应作冠状动脉造影,明确有无冠心病。

(六)手术适应证

2006 年美国心脏病学会(ACC/AHA)总结了心脏瓣膜病的处理原则,提出了主动脉瓣狭窄患者施行主动脉瓣置换术的手术适应证:绝对适应证:①重度主动脉瓣狭窄,并有临床症状;②重度主动脉瓣狭窄(无论有无症状),同时需行冠状动脉旁路术、主动脉手术或其他心脏瓣膜手术;③重度主动脉瓣狭窄合并左室收缩功能下降(EF<0.50)。相对适应证:①中度主动脉瓣狭窄,同时需行升主动脉手术,冠状动脉旁路术或其他心脏瓣膜手术;②需行冠状动脉旁路术的轻度主动脉瓣狭窄,同时有中到重度的瓣膜钙化;③重度主动脉瓣狭窄,虽无临床症状,如有下列表现之一,可以考虑手术:运动试验时有异常反应(如症状出现、发生低血压或心电图心肌缺血改变);迅速进展的可能性较大(年龄因素、瓣膜钙化、合并冠心病);主动脉瓣瓣口面积<0.6cm^2;平均跨瓣压差大于 60mmHg;跨瓣血流速度大于 5.0m/s。

对于无症状病例的手术指征仍有歧义。鉴于外科手术的风险加上人造瓣膜植入后的远期并发症,主动脉瓣置换术对于无症状的病例,就消除猝死危险而言,能否真正给患者带来益处仍有待于证实。因此手术前对于无症状者,仔细鉴别出其中的猝死高危病例十分重要。目前对于无症状者,手术指征限于上述情况。

对于左心室收缩功能低下的病例,由于其射血分数低下往往是由于重度主动脉瓣狭窄而致左心室射血负荷过高而引起,在行主动脉置换术后,左心室功能可以改善或恢复正常。如果左心室射血分数低下是由于心肌本身病变引起,则手术后患者症状改善不彻底,但患者的远期生存率仍较不手术病例有所提高。因此,主动脉瓣狭窄的病例,左心室射血分数低下并不是换瓣手术的禁忌证;但左心室射血分数低下的病例,手术风险、死亡率、围术期并发症发生率均有所增加。对于主动脉瓣狭窄伴有冠心病引起的严重左心室收缩功能低下的病例,主动脉瓣置换手术应予慎重考虑,因为换瓣手术可能并不能改善此类病例的远期生存率。

(七)术前准备

常规术前准备与二尖瓣置换术相同,应特别注意以下问题:

1.维持循环和心电稳定　重度主动脉瓣狭窄患者易发生猝死或晕厥,以及室性心律失常,必须维持电解质在正常水平,无心绞痛患者应禁用硝酸甘油、β受体阻滞剂或其他扩张小动脉的药物。否则会降低后负荷引发晕厥或低血压,或者减轻心率而影响心排量,也可以诱发猝死。对于有心绞痛的患者,可以酌情应用硝酸甘油。

2.积极治疗心力衰竭　对于严重主动脉瓣狭窄无心力衰竭的患者禁用洋地黄制剂,否则可以加重左室流出道梗阻,加重心衰,但当有心衰同时伴有左室腔扩大时,可以应用洋地黄制剂或其他正性肌力药,这对纠正心衰有较好的作用。无心衰患者也禁用利尿剂,否则因前负荷的降低,易出现低血压,当合并有心衰时,可以应用利尿剂。

3.纠正心律失常　严重主动脉瓣狭窄患者,尤其是老年患者易并发房颤,这将严重影响心排量和冠状动脉血供,可以诱发明显的左心衰竭。一旦发生快速房颤,应及时应用胺碘酮静注,必要时加用毛花苷 C,控制心率在 80～100 次/min。对于药物难以控制的房颤,应考虑用电击复律。

4.有无其合并心脏病　主动脉瓣狭窄患者,尤其是年龄 50 岁以上的患者易合并有冠心病,术前应常规作冠脉动脉造影。此外,动脉瓣狭窄患者也常合并有升主动脉狭窄后扩张,术前应做主动脉造影或核磁共振检查,明确升主动脉扩张程度。

5.老年性钙化性动脉瓣狭窄患者,可以合并有颈动脉狭窄,尤其是 65 岁以上的患者,故术前应常规作颈动脉超声检查,必要时作血管造影或核磁共振检查。确诊有重度颈动脉狭窄者,应考虑同期手术。

(八)手术方法

1.手术治疗 主动脉瓣狭窄的主要方法是行主动脉瓣置换术,仅在个别患有先天性主动脉瓣狭窄的小儿或青少年,可以考虑行主动脉瓣交界切开术。

(1)基本方法:施行主动脉瓣置换术的常规方法是行胸骨正中切口。升主动脉远心端插入动脉灌注管,对升主动脉狭窄后扩张明显者,或需行升主动脉置换术者,可作股动脉插管。经上、下腔静脉分别插管或经右心耳插入右房双级引流管建立体外循环。经右上肺静脉放置左心引流管。心肌保护的基本方法是经主动脉根部灌注 800～1200ml 冷晶体停搏液,心脏停搏后改用经冠状静脉窦持续或间歇灌注冷血停搏液,也可采用经左、右冠状动脉开口间断(20～30 分钟)灌注冷血停搏液。心脏表面呈冰屑,以使心脏持续低温状态。

(2)主动脉切口:一般采用三种切口:

1)横切口:距右冠状动脉开口上方 1.5～2.0cm 处横行切开升主动脉前壁与侧壁,对于升主动脉较粗的病例该切口显露较好;

2)曲棍形斜切口:从左前侧距升主动脉根部 2cm 处开始切开,向右下延长至无冠状瓣中点上方 1.0～1.2cm 止。该种切口适用于主动脉根部较细的患者;

3)螺旋形切口:切口上端靠近主肺动脉,向右下延伸至无冠窦的上缘。该切口适应于主动脉瓣环较小的患者,作者一般采用 S 形切口,而且必须适当地提高切口的位置,因为此处的主动脉壁较厚,缝合时不易撕裂出血。

(3)显露主动脉瓣:主动脉瓣显露的方法主要有三种,对于有严重主动脉瓣钙化的患者,尤其是老年患者,因钙化严重,主动脉壁也比较脆弱,宜扩大主动脉切口,采用主动脉切缘置牵引线的方法。

(4)切除病变瓣膜:显露主动脉瓣后,用有齿镊钳夹瓣叶,一般同时钳夹右、无冠瓣叶,从右-无冠瓣交界始依次剪除右-无冠瓣交界、右冠瓣、无冠瓣、左-无冠瓣交界、左冠瓣及左-右冠瓣交界,保留瓣环及瓣叶残边 0.2mm。部分病变的瓣膜常有广泛的瓣叶钙化,钙斑有时扩展到瓣环或邻近的心肌,左或无冠瓣的钙化可侵犯二尖瓣前瓣;右冠瓣及无冠瓣的钙化可侵犯室间隔膜部,切除上述病变时,可先从瓣口将纱布条送至左心室堵住流出道,避免钙屑或组织碎片落入左心室内。切除瓣膜时不必先从交界开始,而应从钙化轻的部位,把瓣叶剪开至瓣环基部,然后沿瓣环基部逐渐向两侧扩大,侵犯瓣环深部的钙斑可先部分切除,遗留部分则用小咬骨钳逐块取出。主动脉壁及心肌内钙化灶有时清除非常困难,可以用咬骨钳逐块清除,但不必完全清除,否则有可能导致主动脉壁穿孔或室间隔穿孔或损伤传导束,原则上仅清除影响缝合瓣环、瓣膜碟片活动,或易脱落的钙斑。如为清除瓣环钙灶后遗留有较明显的缺损,可用自体心包片修复后,再行带垫褥式缝合瓣环。

(5)置换主动脉瓣:有关人造心脏瓣膜的选用、植入机械瓣或带支架生物瓣方法、无支架主动脉瓣置换方法以及同种主动脉瓣置换方法。

(6)缝合主动脉切口:严重主动脉瓣狭窄的患者往往有不同程度的升主动脉狭窄后扩张,尤其是老年患者,其主动脉壁薄而脆弱,如若缝合不当易导致术毕切口出血或切口缘撕裂并发根部大出血。在此种情况下,作者采用切口缘两侧用毛毡条加固缝合或切口缘两侧用自体心包条加固缝合,术毕在切口注射生物蛋白胶,通过这种方法,可以有效地防止切口出血或渗血。

2.术中特殊情况的处理

（1）主动脉瓣环窄小的处理：主动脉瓣环窄小在主动脉瓣狭窄的病例中并不少见，尤其是先天性主动脉瓣狭窄患者，或者是二叶主动脉瓣畸形合并有严重钙化者。尽管近年有文献报告成年人，特别是老年患者因主动脉瓣环窄小，采用 19 号与 21 号血流动力学性能良好的特殊 CarboMedics 双叶瓣和 St.Jude 双叶瓣，经术后检查如跨瓣压差<30mmHg 者，并不影响手术患者的长期预后，但毕竟存在较大的跨瓣压差，对手术后左室重构的恢复，以及晚期再发心肌肥厚均有一定的影响，因此，选择人造主动脉瓣大小的标准应该根据患者的体表面积来决定，如一个直径为 $21mm^2$ 的主动脉瓣对于一个体表面积 $2.0cm^2$ 的人来说太小了，但对于体表面积 $1.5m^2$ 的个体来说却足够大了。根据体表面积选择主动脉瓣大小的基本要求是术后人工瓣膜的有效开口面积指数（EOAI）应该大于或等于 $0.85cm^2/m^2$。如果 EOAI 小于 $0.80cm^2/m^2$，即可认为存在患者-人工瓣膜匹配失当（PPM）的问题。

1)改进植入技术方法：主动脉瓣狭窄的患者切除病变瓣膜后，往往于交界处仍有纤维性增厚与融合，但常不引起外科医师的注意.或者经验不足不敢切开。作者应用小刀片沿交界处仔细切开，使瓣环交界处舒展后可增加瓣环的面积。同时，废除传统的跨交界褥式缝合方法，在交界邻近两侧做缝合，避免人为的缩环。此外，可采用单纯间断缝合，或增加褥式缝合的针数（21～25 针），缩小缝合的针距，避免因缝合技术引起瓣环缩小。采用上述综合改进技术，一般可替换 21 号的人造瓣膜。

2)人造瓣膜斜置法：升主动脉根部的三个瓣窦中无冠窦最大，其位置往往低于左冠窦和右冠窦的主动脉瓣环水平，而瓣窦水平是呈向外膨出的壶腹状，其直径明显大于瓣环的直径，鉴于这一解剖特点，可将人造瓣膜在无冠窦部位斜呈于瓣窦水平，能够植入比主动脉瓣环大一号的人造瓣膜。作升主动脉切口时右边应适当上移，即距无冠瓣窦上方 2cm，在右冠瓣与左冠瓣环处仍按常规缝合瓣环，而在无冠瓣环处用带垫片缝针从主动脉壁外进针，人造瓣膜的缝环出针，缝妥后先作左、右冠瓣环的缝线打结，确认冠状动脉开口仍在缝环上方，然后结扎无冠瓣环上方的缝线，使人造瓣膜（双叶瓣或侧倾碟）斜置，以替换成人型号的瓣膜。但应特别注意，避免因斜置而影响碟片的活动。这种方法尤其适用于植入生物瓣，植入单叶瓣时，其大开口应朝无冠瓣区，植入双叶瓣后，则残留的无冠瓣环组织日后可能增生而影响碟片的活动，应对此特别注意。

3)应用特殊设计的机械瓣：

A.Carbo Medics 环上瓣：经过特殊设计，此瓣膜的缝环可以完全置于主动脉瓣环上，从而可以植入比测得的主动脉瓣环内径大一号至两号的环上瓣。其技术要点是：切除主动脉瓣叶要充分，仅需保留少许的瓣环组织，以免打结后在机械瓣下方形成一个内径较机械内径更小的组织环而影响环上瓣的有效开口面积；采用间断水平褥式非翻转缝合瓣环，也即从心室面进针，穿过瓣环，从主动脉面出针，再穿过缝环；由于植入后的环上瓣完全位于主动脉窦内，如应用技术不当，有可能会影响冠状动脉开口的血流，故对冠状动脉开口位置低、主动脉窦部挛缩致交界狭小或瓣窦发育不良而狭小者等应慎重。

B.Sorin slimline 系列主动脉瓣：该瓣膜的设计是将瓣环支架的下半部分裸露，而涤纶缝合环仅包绕瓣环支架的上半部分。植入时裸露的下半部分瓣环支架置于主动脉瓣环之内，而涤纶缝合缘置于主动脉瓣环上。这样可以使置入瓣膜增大一号。事实上，Sorin slimline 主动脉瓣本身就是在大一号的普通主动脉瓣膜上经特别设计缝制而成的，也即一个 19 号的 Sorin slimline 瓣，相当于 21 号的普通机械瓣，其开口面积与普通 21 号机械瓣相同。其瓣环缝合方法与 Carbo Medics 环上瓣相同。与此种人造瓣膜相类似的机械瓣还有 on-X 机械瓣。

C.St.Jude HP 瓣和 Regent 瓣：St.Jude HP 瓣与普通瓣的设计差别也在于机械瓣的缝合缘上。St.Jude 普通瓣是将大部分支架及一部分缝合缘均置于主动脉瓣环之内，植入属于环间瓣的植入法。而 HP 瓣的设计原理是将大部分支架仍置于主动脉瓣环之间,但整个缝合缘属于置于主动脉瓣环之上,从而增大了有效开瓣面积。Regent 瓣在 HP 瓣基础上进一步改进,对瓣膜支架及缝合缘均进行重新设计,而使支架的大部分以及缝合缘均位于主动脉瓣环之上,仅使瓣叶轴承部分的支架位于主动脉瓣环之内,从而进一步扩大了有效开瓣面积。St.Jude HP 瓣和 Regent 瓣的设计原理均与 Sorin slimline 系列有相似之处,而植入技术也均应采用环上瓣的植入技术。同时对主动脉瓣环的精确测量也是保证机械瓣顺利植入的关键。

D.应用无支架生物瓣:无支架生物瓣由于避免了人造瓣膜的支架结构,植入人体后,可以获得与其大小相当的自身主动脉瓣相类似的血流动力学效果。临床文献报道,以有支架生物瓣与无支架生物瓣相比较,无支架瓣可以获得比其大 1～2 号的有支架瓣相同的有效开口面积和跨瓣压差;而在外科植入手术中,相同直径大小的主动脉瓣环位置,可以植入的无支架瓣大小往往比有支架瓣要大 1～2 号。由于无支架生物瓣的这种优良血流动力学特性,使它成为解决小主动脉瓣环问题的重要方法之一。但由于存在远期衰败的问题,故不适宜用于青少年或年轻患者。

广义上讲,无支架瓣分为同种瓣和异种瓣。同种瓣包括自体肺动脉瓣(Ross 手术)和同种异体瓣。目前临床上应用较多的异种无支架生物瓣主要包括:St.Jude Toronto 瓣和 Medtronic Freestyle 瓣。

4)主动脉瓣环扩大术:经过上述处理方法,一般可以解决小主动脉瓣环的问题,但对部分主动脉根部严重狭小的病例,必须采用主动脉瓣环扩大成形术。近几年,作者单位已经有累计 70 余例的临床经验。主要方法包括:

A.Nicks 法:该方法于 1970 年由 Nicks 首先提出,其后有数种改良的方法。基本方法是将升主动脉切口向右下方延伸进入主动脉根部无冠状窦,一般于主动脉左-无冠交界偏无冠瓣环处切开瓣环,直至二尖瓣前瓣环中央的根部,根据所需扩大主动脉瓣环的程度,可将切口一直延伸至二尖瓣前瓣高度的 1/3,如需进一步扩大主动脉瓣环,则同时切开左房顶部,原切口进一步向二尖瓣前瓣延伸。补片材料可选用自体心包、牛心包、涤纶片或 Teflon 片,经短时间(10 分钟)低浓度(0.2%)戊二醛处理的自体心包片有利于缝合。补片修剪成泪滴状,但其宽度不应超过主动脉瓣环至二尖瓣剪切口长度的两倍,否则,易引起二尖瓣关闭不全。用 4-0 丙烯线连续缝合补片与二尖瓣叶切口缘,也可用单丝线行间断缝合。泪滴状补片的中部应恰位于切开的主动脉瓣环间,其另一尖部位于主动脉切口的右侧方。左心房顶部切口应用另一补片修补,以减轻局部张力,一般选用三角形补片,其底边位于切开的主动脉瓣环侧,与扩大主动脉瓣环的补片相重叠。然后用带垫片的缝瓣线间断褥式缝合方法,穿过心房补片、主动脉瓣环补片,再穿过人造瓣膜的缝环。其他部位主动脉瓣环上的缝线采用常规缝合方法。

Nicks 法多用于成年人主动脉瓣环扩大成形,一般可以将原主动脉瓣环扩大两号以上。应用此方法时应特别注意以下问题:切开二尖瓣前瓣的深度和补片大小的选择是保证植入较大号主动脉瓣的关键,扩大瓣环时宜大勿小;缝合补片与二尖瓣前瓣切缘要精确,防止瓣叶皱缩,引起瓣膜关闭不全;在缝合主动脉瓣环切缘两端时,应用垫片加固,以防撕裂;当补片缝合至主动脉切开的瓣环两端后,应再次用测瓣器测量主动脉口径,避免主动脉瓣植入困难;左房顶部缝合要确切,尤其是缝合至主动脉根部时,必要时加用垫片,以防该处撕裂出血。

B.Konno 法:Konno 主动脉瓣环扩大成形术于 1975 年由 Konno 提出,最初用以矫治主动脉瓣下狭窄及主动脉瓣环狭窄。因此,Konno 法临床更常用于小儿心脏外科。若决定采用 Konno 法行主动脉瓣环扩大成形,则应行升主动脉纵切口。首先应解剖升主动脉根部,找出右冠状动脉起始部位,将升主动脉纵切口在右冠状动脉起始部位左侧 1cm 处向下延伸,切除主动脉瓣叶,将切口向下延伸,切开室间隔及右心室游离壁。室间隔上切口的长度为 2～5cm,取决于心室大小以及希望扩大主动脉瓣环的程度。室间隔与升主动脉切口用一块泪滴状补片成形,补片可用涤纶片或牛心包补片。室间隔部位缝合方法有两种,一种以

3-0 丙烯线作连续缝合;另一种以 3-0 多聚酯缝线作间断褥式缝合,将补片置于左室面,缝线经过补片,缝于室间隔右心室面并穿过垫片后在右心室面打结。升主动脉与补片的缝合可采用 4-0 丙烯线作连续缝合关闭,此外缝合应置入人造瓣膜后进行。右心室流出道的切口应单独用一块三角形补片修补。补片与右心室心肌部位的缝合可采用 3-0 丙烯线作双层连续缝合。右心室流出道补片的外侧,缝线穿过两层补片后,于升主动脉内缝于人造瓣膜缝合缘上。

Konno 主动脉瓣环扩大成形,往往能将原主动脉瓣环扩大 3～4 号。Konno 法是种较为复杂的手术,主要适合于小儿心外科,用以矫治左心室流出道发育不良及主动脉瓣环狭窄的病例。室间隔切口有时可伤及冠状动脉第 1 间隔支,可导致致命的心肌梗死;此外,出血、传导阻滞、室间隔补片再通也是其主要并发症。因此,Konno 手术适合于有经验的外科医生实施。

(2)升主动脉瘤样扩张的处理:主动脉瓣狭窄,尤其是先天性二叶主动脉瓣狭窄患者常合并有不同程度升主动脉瘤样扩张。其特点是主动脉窦部基本正常,瘤样扩张自主动脉管-窦交界起始,向右侧呈不对称扩张,一般不累及主动脉弓部近端。目前认为,主动脉瓣狭窄合并扩张的升主动脉直径超过 4.5mm 时,必须同时处理扩张的升主动脉,否则术后仍有可能继续扩张或并发胸主动脉夹层。外科处理瘤样扩张的升主动脉主要有下述三种方法:

1)升主动脉瘤切除和人造血管置换:一般选用股动脉插管,有利于主动脉远端留有较大的操作空间。先行主动脉瓣置换术,植入主动脉瓣后,在主动脉瓣三个交界上方约 1.0cm 处电灼切断升主动脉,如主动脉壁薄或患者年龄较大,宜在主动脉切缘放置毛毡条,加固切缘的缝合,防止出血或撕裂。远端缝合时也宜用毛毡条加固切口缘。这种方法是一种根治术,术后主动脉窦部一般不会扩大。

2)升主动脉成形术:鉴于主动脉瓣狭窄,尤其是二叶主动脉瓣畸形合并狭窄的病例,其升主动脉呈不对称性扩张,以向右侧为著。升主动脉成形术就是切除向右侧缘扩张的升主动脉,缝合切口缘后升主动脉直径缩小到 2.5～3.0cm。长期随访结果表明,只要术中将升主动脉直径缩小至 3.0cm 之内,日后一般不会再发生瘤样扩张。具体方法:作股动脉插管,右房或上下腔静脉插管,阻断升主动脉时应尽量靠近无名动脉,在升主动脉的前壁偏右侧作纵行切口,并自此切口上端沿升主动脉的右侧壁作弧形切口汇合至左侧切口的下端,两切口间的距离取决于升主动脉的扩张程度。为更好地显露主动脉瓣。可将切口下端沿主动脉根部向左侧扩大。置换主动脉瓣后,在切口缘两侧加用毛毡条加固缝合,注意在主动脉切口交汇处的缝合,防止该处出血。

3)人造血管包裹升主动脉:这种方法是一种姑息性方法,适应于老年人或病情危重、不宜做过大手术者。方法是分离升主动脉左侧壁和后壁,使升主动脉呈游离状态。用 Dacron 人造血管展开后包绕升主动脉,下端应在左、右冠状动脉起始部上方 0.5～1.0cm,上端紧贴无名动脉,上、下端用无创线或丙烯线缝合固定,这样可以防止升主动脉在术后的进一步扩张。

(3)主动脉根部出血的处理:主动脉根部出血是主动脉瓣置换术后常见的并发症,主要为主动脉切口处的出血。防治主动脉根部出血重在预防,提高缝合技术。一般采用的方法是用 4-0 丙烯线作双层连续缝合,在左、右切口端应最好用垫片作褥式缝合,保持针距和边距均匀,缝线要适当拉紧。主动脉壁薄或脆弱或者有钙化者,宜用毛毡条加固缝合。缝合完毕后应用生物蛋白胶涂封切口,有利于防止针孔出血。对于注射鱼精蛋白中和肝素后仍有出血者,应采用恰当的方法处理。一是如针孔出血,可以局部压迫数分钟或用 5-0 丙烯线作水平褥式缝合止血,二是如切缘有活动性出血,应用 4-0 丙烯线带垫片作褥式缝合止血;三是如主动脉切口近后壁处有出血,一般可以缝合止血,但有困难者,宜在平行循环下缝合止血。

(九)术后处理

1.防治出血　主动脉瓣狭窄患者术前血压一般偏低,而主动脉壁因狭窄后扩张或局部有钙化,术后易发生主动脉根部出血。防治的重点是提高术中主动脉切口的缝合技术,注意术后维持动脉压稳定,一般宜控制动脉收缩压在 $100 \sim 120 \text{mmHg}$。

2.严重主动脉狭窄　左室肥厚比较明显,心肌顺应性差,术后早期要维持较高的充盈压,才能有合适的前负荷和每搏量,左房压通常需大于 15mmHg。此外,由于心肌顺应性降低,心室舒张功能也降低,应用钙离子拮抗剂可以改善心肌顺应性,从而改善心室舒张功能,同时钙离子拮抗剂可以减慢心率,增加心室舒张时间,从而通过上述两方面的作用而增加左心室舒张末容积而最终增加心排量。此外,钙剂拮抗剂还可以降低血压,减轻左室后负荷。

3.主动脉瓣重度狭窄和左室心肌肥厚　术后尽管心肌供血有改善,但仍然存在心肌供血相对不足,因此,应注意改善心肌氧供和氧需,积极防治心律失常。如患者循环稳定,可以用 β-受体阻滞剂,以减慢心率和降低心肌氧耗,同时也有利于防治术后快速房颤。

4.严重左心功能不全　如已经应用中等剂量的多巴胺或肾上腺素,为提高心肌血供,辅助心排量的增加。应考虑及时应用主动脉内气囊反搏治疗。绝不可应用大剂量的正性肌力药来维持循环,否则,易出现严重的室性心律失常。

(十)疗效

在没有明显左心衰症状的主动脉瓣狭窄手术的危险性为 $2\% \sim 5\%$,随着手术技术的不断完善、手术中心肌保护和术后的心脏监护的改进使死亡率逐年下降。影响手术的危险因素和远期效果的因素包括:心功能分级(NYHA),左心室功能损害的程度,年龄;合并存在主动脉瓣关闭不全和冠心病。主动脉瓣狭窄术前重度左心室射血分数降低($<25\%$)者手术的危险性相对增大,死亡率为 $10\% \sim 25\%$。这些患者远期效果较差。然而,这些患者仍值得换瓣,并可得益不浅。大多数钙化性主动脉瓣狭窄患者年龄都大,手术的危险性也相对增加,一般为 $3.6\% \sim 4.7\%$,加之常伴有冠心病,需在进行主动脉瓣置换的同时完成冠状动脉搭桥术。虽然两种手术同时进行,可能有益于术后心功能长期的改善,然而,心脏停搏时间相对长。如果伴发的冠状动脉病变广泛而严重,室壁运动异常,左心室射血分数显著减退,心室室壁变薄或存在室壁瘤时,大大增加了手术的困难和危险性。

主动脉瓣狭窄患者成功地置换瓣膜后,仍有发生猝死的可能,其机理尚不清楚,可能为继发于长期左心室肥厚而产生的心肌纤维化或者由于相关传导系统病变在发生完全性心脏阻滞时发生猝死事件。这就提醒我们对主动脉瓣狭窄患者应该特别注意术前和术后是否存在心律失常,尤其是室性心律失常。术前有晕厥发作史的患者术后要注意。对上述这些患者如果发现心律失常,应该积极药物治疗。室性心律失常一般选用普罗帕酮 $150 \sim 200 \text{mg}$,每日 3 次口服,或乙胺酮呋酮 0.2g,每日 $1 \sim 2$ 次口服。

二、主动脉瓣关闭不全

(一)概述

主动脉瓣关闭不全是常见的心脏瓣膜病,约占心脏瓣膜病的 25%。引起主动脉瓣关闭不全的病因包括先天性和后天性两种,但以后者居多,且绝大多数为主动脉瓣病变所致,而主动脉根部病变影响主动脉窦管交界和(或)瓣环时也可导致主动脉瓣关闭不全。主动脉瓣关闭不全的主要病理生理基础是左心室前负荷增加,左心室肥厚和扩大。手术治疗的方法主要为主动脉瓣置换术,部分患者可做成形术。手术危险性和预后主要取决于术前左心室功能状况。

(二)历史回顾

与主动脉瓣狭窄相比,主动脉瓣关闭不全的外科治疗起步略晚。1951 年,Hufnagel 研制成功一种置入降主动脉的球瓣装置。随后,Hufnagel 和 Harvey、Ellis 和 Kirklin 均尝试应用该装置对主动脉瓣关闭不全进行外科治疗,虽然在一定程度上缓解了患者左室超负荷的问题,但患者术后上半身主动脉瓣反流的体征更加不明显。1954 年 Gibbon 成功研制出体外循环机以后,McGoon 等发明了一种聚四氟乙烯(PTFE)的袖状人工瓣膜并成功应用于临床,但由于该瓣膜关闭不全的情况时有发生,住院死亡率仍然居高不下。1960 年,Harken 和 Starr 各自独立研制成功笼球形人工心脏瓣膜并实现了主动脉瓣的原位置换,为主动脉瓣关闭不全的外科治疗奠定坚实基础。此后,多种人工瓣膜陆续问世。

1962 年,Barrat-Boyes 和 Ross 分别使用双道缝线和单道缝线技术成功实施了同种异体主动脉瓣的原位置换。1967 年,Ross 利用自体肺动脉瓣置换主动脉瓣获得成功。1971 年,Inescu 研制成功戊二醛处理的有支架牛心包瓣;1967 年,Carpentier 研制成功戊二醛处理的有支架猪主动脉瓣。此后,有支架的生物瓣置换主动脉瓣也逐步成为主动脉瓣关闭不全的标准外科治疗手段。1990 年以后,David 重新研究了无支架异种主动脉瓣(猪瓣)植入主动脉根部的概念,由此研制成功的 Toronto SPV 瓣膜及与其类似的 Medtronic Freestyle 瓣膜已经在临床广泛使用,并取得了良好的近、远期疗效。

(三)病因与病理解剖

1.风湿性心脏瓣膜病 这仍是我国和发展中国家主动脉瓣关闭不全最常见的病因。约占单纯主动脉瓣关闭不全的 50%。而在西方发达国家,已有 30 年前的首位,退居第三位。风湿性主动脉瓣关闭不全的病理解剖特征是瓣叶,尤其是瓣叶的游离缘纤维化增厚、卷缩,导致瓣叶对合不良,引起瓣膜关闭不全;同时可有交界的纤维化和部分粘连融合,有时呈纤维团块样改变,故往往有不同程度的主动脉瓣狭窄;主动脉瓣环也多有不同程度的纤维化、增厚,但一般无扩大。晚期风湿性主动脉瓣病变患者,其瓣叶、交界和瓣环常有程度不同的钙化,但其钙化程度远轻于老年性钙化性主动脉瓣狭窄。风湿性主动脉瓣病变往往同时合并有二尖瓣病变,呈联合瓣膜病变。

2.原发性主动脉瓣心内膜炎 也是常见的病因,在西方发达国家位居第二位。病理改变特征是瓣叶赘生物形成、瓣叶穿孔或撕裂,引起瓣膜关闭不全。严重病变者可累及瓣环和瓣周组织,甚至二尖瓣,出现瓣环脓肿或瓣周脓肿,甚至室间隔穿孔。治愈后的原发性主动脉瓣心内膜炎的后期,瓣叶常有纤维化增厚、卷缩、钙化,加重瓣膜反流,而受累的瓣环及瓣周组织则多以钙化为主。

3.主动脉环扩张症 这是目前西方发达国家单纯主动脉瓣关闭不全最常见的病因。病理解剖特征是主动脉瓣叶基本正常,主动脉窦管交界和(或)主动脉瓣环扩大,引起主动脉瓣对合不良或有较大的间隙,导致瓣膜关闭不全。常见的病因有马方综合征、特发性主动脉扩张或升主动脉瘤、升主动脉夹层、高血压性主动脉扩张、退行性主动脉扩张、梅毒等。

4.先天性二叶主动脉瓣 先天性二叶主动脉瓣的发生率约占人群的 1%～2%。绝大多数可以维持正常的瓣膜功能至终生。但部分病例可以发生主动脉瓣关闭不全、主动脉瓣狭窄或两者并存。表现为主动脉瓣关闭不全者的病例,主要为一侧的瓣叶脱垂而致瓣膜关闭不全,其瓣叶常有增厚,瓣缘可以有卷缩,但一般无明显的钙化,这是与先天性二叶主动脉瓣导致主动脉瓣狭窄有根本区别。部分二叶主动脉瓣患者可以有主动脉窦的扩张,甚至形成主动脉根部瘤。

5.先天性心脏病并发主动脉瓣关闭不全 最常见的病因是高位室间隔缺损或膜部大室缺引起主动脉瓣脱垂而致瓣膜关闭不全,其次为主动脉窦瘤破裂伴有相应瓣叶的脱垂。

6.创伤性或医源性 临床上比较少见。创伤所致的主动脉瓣关闭不全多见于严重的胸部挤压伤或撞击伤,胸内压骤然增高,动脉压骤增,引起瓣叶撕裂而致急性主动脉瓣关闭不全。医源性损伤主动脉瓣极为少见。

7.主动脉瓣黏液退行性病变 临床上少见。病理改变的特征是瓣叶和瓣环及交界均有不同程度的黏液退行性病变,瓣环松弛和扩大,瓣叶对合不全,引起关闭不全。

8.急性主动脉夹层分离　Ⅰ型或Ⅱ型急性主动脉夹层分离均可以累及主动脉瓣叶的交界,导致一个或数个交界区升主动脉外膜和中层的分离,使缺血升主动脉外膜支撑的中层和内膜脱垂,引起主动脉瓣对合不全和关闭不全,这部分患者往往在手术置换升主动脉和对脱垂的交界行加固缝合后,可以完全纠正主动脉瓣关闭不全。

9.其他病因　强直性脊柱炎、类风湿性关节炎、巨细胞型主动脉炎、Ehlers-Danlos 综合征及 Reiter 综合征等均可以引起主动脉瓣关闭不全。

(四)临床表现

1.症状　慢性主动脉瓣关闭不全在左心室功能代偿期可无任何症状,但严重主动脉瓣关闭不全者,常诉心悸、胸部冲撞感及心尖部搏动感,这与左心室每搏出量增加有关。

慢性主动脉瓣关闭不全在左心室功能失代偿时,逐渐出现体力活动后乏力或疲倦,劳累性呼吸困难等,这与左心室功能降低,前向心排量减少,以及左心室舒张期压力增加,左心房和肺静脉压增高有关。严重的左心功能减退时,可有明显的活动后乏力、呼吸困难,甚至端坐呼吸和夜间阵发性呼吸困难等左心衰竭表现。随着病情的进展,患者逐渐出现右心衰竭的表现。严重主动脉瓣关闭不全,尤其是当有左心功能损害时,可有心绞痛发生,这与主动脉舒张压低、冠状动脉灌注不足以及室壁张力增加和心肌氧耗增加有关。

急性主动脉瓣关闭不全的主要症状是急性左心衰竭和肺水肿。临床表现的轻重主要与急性主动脉瓣关闭不全的反流量相关。主动脉瓣反流愈严重,症状愈重,相反,则症状愈轻。

2.体征　轻度主动脉瓣关闭不全,心脏大小及心尖搏动位置均可位于正常范围。严重主动脉瓣关闭不全,心尖搏动向左下移位,范围扩大,可触及明显的抬举性冲动,心浊音界向左下扩大。

听诊在胸骨左缘第 3、4 肋骨有舒张期泼水样杂音,呈高调、递减型,向心尖部传导,多为舒张早中期杂音,在患者坐位、胸部前倾及深吸气时杂音会更明显。部分患者如胸主动脉夹层、升主动脉瘤等合并的主动脉瓣关闭不全,舒张期杂音往往在胸骨右缘第 2 肋间最清楚。严重主动脉瓣关闭不全者,在心尖部可闻及舒张中晚期滚筒样杂音,为 Austin-Flint 杂音,其机制是心脏舒张早期主动脉瓣大量反流、左心室舒张压快速增高,二尖瓣口变狭,左心房血流快速流经二尖瓣口时产生的杂音。此外,当主动脉瓣叶有穿孔时,可闻及音乐样杂音或鸽鸣样杂音。

主动脉瓣明显关闭不全患者,可有典型的周围血管体征:动脉收缩压增高、舒张压降低和脉压增宽;颈动脉搏动明显,水冲脉,口唇或指甲有毛细血管搏动征,股动脉枪击音等。在病程的晚期,可有颈静脉怒张、肝脏肿大、双下肢水肿等右心衰竭表现。

急性主动脉瓣关闭不全的体征除舒张期泼水音外,其他体征有心率增快,脉压缩小,第 1 心音降低,出现第 3 心音。肺水肿时,肺部可闻及湿啰音。但多无外周血管体征。

3.辅助检查

(1)心电图:急性主动脉瓣关闭不全时,常呈窦性心动过速,ST 段和 T 波非特异性改变,有时出现心肌缺血改变。慢性主动脉瓣关闭不全患者,主要表现为左心室肥厚伴劳损。在病程后期,可有室内传导阻滞,或束支传导阻滞,提示左心室功能已经有较明显的损害。此外,可有室性期前收缩或短阵室速,也提示左心室功能的损害。

(2)胸部 X 线检查:急性主动脉瓣关闭不全,心影基本正常或稍有扩大,但通常有肺淤血或肺水肿表现。慢性主动脉瓣关闭不全胸部 X 线检查依据病因、病程、关闭不全严重程度及左心室功能等的不同,而呈现不同的表现。特征性表现是心影响左下扩大,呈靴形心,主动脉根部扩大,心胸比例有扩大。侧位及斜位片表现为心后间隙消失。严重的主动脉根部瘤样扩张提示伴有主动脉根部病变,如马方综合征,主动脉夹层瘤等。

(3)超声心动图:多普勒超声心动图、彩色多普勒显像图是诊断主动脉瓣关闭不全最为敏感和准确的非侵入性技术。能发现听诊不能显示的轻度主动脉瓣关闭不全。主要作用有:可以明确有无主动脉瓣关闭不全及其严重程度;鉴别主动脉瓣关闭不全的病因,是主动脉瓣病变或主动脉根部病变,瓣膜病变性质,有无赘生物等;可以明确左心室腔大小和左心室收缩功能等重要参数;也可以了解有无其他合并的心脏畸形。

急性主动脉瓣关闭不全超声心动图可显示二尖瓣开启运动幅度减少,二尖瓣提早关闭和延迟开启。急性和慢性主动脉瓣关闭不全时均可见舒张期二尖瓣前叶的高频扑动,是主动脉瓣关闭不全的特征性表现。

(4)心导管检查和造影:主动脉瓣关闭不全患者一般无需作心导管检查和造影。但当疑有主动脉根部病变、冠状动脉病变,或其他可能合并的心脏畸形时,则有指征做此检查。

(5)放射性核素心室造影:可以测量主动脉瓣反流量,左、右心室功能,是一种比较准确的非侵入性检查方法。临床主要应用于无症状的慢性主动脉瓣关闭不全,心脏超声检查不能明确左心室功能状态者。

(6)磁共振:可以比较准确地测量反流容积,左心室收缩末期和舒张期容积大小等。临床上主要用于疑有主动脉根部病变的患者。

(五)诊断

1.主动脉瓣关闭不全的诊断　　主要依据心脏听诊主动脉瓣区有舒张期杂音,结合超声心动图检查,可以明确有无主动脉瓣关闭不全。

主动脉瓣关闭不全的病因诊断有时比较困难,一般根据病史和超声心动图检查结果,可以明确是瓣膜病变所致或是主动脉根部病变所致。由于后者的病因较多,应结合核磁共振检查或心血管造影检查,明确诊断。

2.慢性主动脉瓣关闭不全的左心室功能　　正确判定慢性主动脉瓣关闭不全的左心室功能状况极为重要。主动脉瓣关闭不全患者在左心室功能代偿阶段可长期无症状,但等到出现左心室功能障碍而引起左心衰竭表现时,病情迅速加重,手术危险性大,预后差。因此,慢性主动脉瓣关闭不全时左心室功能状态是决定主动脉瓣手术时机的重要因素。然而,正确判断患者早期的左心室功能的减退,在左心室功能发生不可逆损害之前手术干预,有时很困难。按术前症状轻重来判断,则部分患者因减少体力活动,症状并不明确,甚至有些因害怕手术而否认已存在的症状。

有症状的主动脉瓣关闭不全者,一般均存在左心室功能的减退,心脏超声检查显示静息时左心室 EF 和 FS 低于正常,左心室收缩末期容积指数增加。

无症状的主动脉瓣关闭不全者,绝大多数左心室功能正常,但部分患者左心室功能已有减退,而静息情况下心脏超声检查所测得的左心室功能却正常,此外,在严重关闭不全的患者中,静息情况下心脏超声所测得的左心室 EF 下降可以是左心室功能恶化的表现,也可以是反流程度增加的结果。此种情况下可以采用核素造影加运动试验(平板或卧位踏车)。在运动试验中,正常人左心室收缩功能的反应为:左心室 EF 至少比静息时增加 5%,左心室舒张末期容积略有增加,而收缩末期容积明显减少。慢性主动脉瓣关闭不全伴左心室功能减退者,运动中左心室 EF 的增加比静息时<5%,而且收缩末期容积明显增加,结果左心室 EF 随运动不但不增加,反而减少。这就提示虽无临床症状,静息时左心室功能正常的患者,实际上已经存在左心室功能的减退。对这些患者应严密随访,或尽早接受手术治疗。

慢性主动脉瓣关闭不全左心室收缩功能降低是指左心室 EF<50%;轻度降低,EF 在 40%~49%;中

度降低,EF 在 25%~39%;严重降低,EF<25%。

(六)手术适应证

1.急性主动脉瓣关闭不全 一旦有明显的左心衰竭表现,应在明确诊断后限时或急诊手术。如无左心衰竭表现或仅有轻度的左心衰竭,药物治疗可以得到满意的控制,则可随访。急性感染性心内膜炎者一旦发生急性关闭不全,心功能显著恶化或有左心衰竭,即使感染未能得到有效控制,也应限时或急诊手术,否则患者将在等待感染控制的过程中死于心力衰竭,或者因术前已出现多脏器功能不全,术后死于多脏器衰竭。

2.有症状的慢性主动脉瓣关闭不全 慢性主动脉瓣关闭不全一旦出现症状就是手术的绝对指征,而且是最佳的手术时机。因为此时左心室功能减退处于可逆阶段,术后左心室功能和大小可以完全恢复正常。但部分有症状的患者就诊时已经较晚,最佳手术时机已错过,左心室明显扩大(收缩末期直径>6.0cm),功能显著降低(EF<25%),已经发生了左心室功能不可逆损害,手术死亡率明显增高,预后比较差。但手术治疗仍可以改善这些患者的症状和生活质量,是否能够延长患者寿命尚不肯定。

3.无症状的慢性主动脉瓣关闭不全 这部分患者的手术指征和时机尚未完全统一。目前多数认为有下列情况之一者,应手术治疗:①静息时心脏超声检查或核素心室造影检查显示左心室收缩功能低于正常(EF<50%);②静息时超声检查左心室功能正常,但左心室收缩末或舒张末直径分别大于 55mm 和 75mm;③左心室收缩末或舒张末直径分别为 50~55mm 和 70~75mm,而运动试验检查显示左心室功能降低者。

无症状的慢性主动脉瓣关闭不全,静息时心脏超声检查左心室收缩功能正常(EF>50%),左心室舒张末期直径<70mm,收缩末直径<50mm 者,无需手术治疗,可以随访观察和定期复查。

(七)术前准备

1.慢性主动脉瓣关闭不全 心功能Ⅱ级或Ⅲ级,无心绞痛者,按照一般的心内直视手术患者准备。如有心绞痛者,则应给予以扩血管治疗,可以口服硝酸异山梨酯 5~10mg,2~3 次/日,或者加用口服血管紧张素转换酶抑制剂。如心功能为Ⅲ级以上,则予以强心、利尿、扩血管治疗。应特别注意血钾浓度在 4.0mmol/L 以上,血镁浓度在 1.8mmol/L 以上。低钾和低镁易促使患者发生严重的室性心律失常,而一旦发生心脏骤停,对有严重主动脉瓣关闭不全患者的心脏复苏极其困难。年龄 45 岁以上或疑有冠状动脉病变者,应作选择性冠状动脉造影检查。心脏超声检查应注意有无二尖瓣反流,中度以上二尖瓣相对性关闭不全者,应在主动脉瓣手术的同时,纠正二尖瓣反流。

2.急性主动脉瓣关闭不全 往往由于病情危重,出现严重的左心衰竭,甚至急性肺水肿,一旦明确诊断,应及时或急诊手术治疗。术前准备的重点是维持循环稳定,采用强心、利尿和扩血管治疗;严重肺水肿者,应考虑及时行气管插管辅助呼吸。对于无严重左心衰竭患者,可以口服强心、利尿、扩血管类药物,以控制或改善患者情况。

3.感染性心内膜炎 感染性心内膜炎所致的急性主动脉瓣关闭不全,如果仅表现为心脏功能恶化,但无明显的心力衰竭者,可以在应用强心、利尿、扩血管治疗的同时,应用大剂量敏感的抗生素继续治疗,同时严密观察病情变化,争取在感染基本控制后手术,这样有利于防止术后感染复发和降低手术死亡率。但如患者已经有明显心力衰竭,或者在治疗过程中心功能继续恶化,即使此时患者仍有发热,感染未能有效地控制,也应该尽早或急诊手术治疗,只有这样才能挽救患者生命,否则患者将在等待感染控制的过程中或者观察过程中死于心力衰竭,或者因心力衰竭合并多脏器功能损害,术后死于多脏器功能衰竭。

(八)手术方法

主动脉瓣关闭不全的手术治疗大致分为两种方法,主动脉瓣置换术和主动脉瓣成形术。主动脉瓣置换术适用于风湿性主动脉瓣病变、感染性心内膜炎、创伤性主动脉瓣病变、先天性二叶主动脉瓣,以及主动脉环扩张症等。主动脉瓣成形术主要适用于室间隔缺损合并主动脉瓣脱垂所致的关闭不全。近年,对部分主动脉环扩张症如马方综合征、升主动脉病变或主动脉夹层等所致的主动脉瓣关闭不全患者,采用了置换升主动脉,同时保留主动脉瓣的方法,近期效果良好,但远期疗效有待随访证实。原则上,由于主动脉瓣关闭不全成形技术难、不稳定,术后复发率高,一般不主张行主动脉瓣成形术。

1.基本方法

(1)麻醉和体位:仰卧位,气管插管静脉复合麻醉。在麻醉诱导期,应特别注意维持较高的动脉压,以防血压降低,冠状动脉供血不足,导致严重室性心律失常或心脏骤停。

(2)建立体外循环:一般采用胸骨正中切口,升主动脉远端插入供血管,经右心耳及右房下部分别插入上、下腔静脉引流管,或者直接经上、下腔静脉插入引流管。也可以经右心耳插入单根双孔引流管。并行循环后经右上肺静脉插入左心引流管,最好经右上肺静脉插入多孔的引流管经过二尖瓣口直至左心室,有利于充分引流和保持术中主动脉瓣区手术野清晰。一般不主张经左心室心尖部放置左心引流管,以免损伤心肌。

(3)心肌保护:由于主动脉瓣反流,经主动脉根部灌注首剂心脏冷停搏液时,无法使心脏迅速停搏,即使用手握紧左心室,以期通过增加左心室内压而减少心脏冷停搏液的反流,往往耗时较长,对左心室心肌也有一定损害。

目前常用方法有两种,一是阻断主动脉后切开主动脉,直接经左、右冠状动脉开口灌注冷停搏液,然后改用间断(20～25分钟)冠状动脉开口直接灌注,或者经冠状静脉窦持续或间断灌注心脏停搏液;二是经右房直接作冠状静脉窦逆行灌注心脏停搏液,心脏停搏后改为持续或间断逆灌。对主动脉阻断时间较长者,在行冠状静脉窦逆行灌注时,宜间断(30分钟)作右冠状动脉开口直接灌注心脏停搏液300ml,以确保右心保护的效果。

心肌保护液的选用多采用首剂灌注冷晶体停搏液1000～1200ml,而后可以选用冷血(4℃)停搏液、冷晶体停搏液或温血(28℃)停搏液,应认识到主动脉瓣关闭不全患者左心室有明显扩大和肥厚,灌注停搏液的量或流量应适当加大。

(4)主动脉切口和显露常用的升主动脉切口有三种方法:详见主动脉瓣狭窄,临床常用的方法为曲棍形斜切口,或称为S形切口。

主动脉瓣的显露常有三种方法:①主动脉切口中点上、下切缘牵引线,上切缘牵引线牵拉切口上缘,下切缘牵引线多缝于心尖部的心包,一般显露比较好,但对主动脉根部狭小者,显露较差。②主动脉瓣三个交界牵引线,三个牵引线均缝在主动脉内壁交界上方0.5cm处,顺三个不同方向牵引,显露效果比较好。③主动脉拉钩显露一般可取得比较好的显露,但需要另一助手,并有可能损伤主动脉壁内膜,甚至撕裂主动脉壁。

(5)切除瓣叶:显露主动脉瓣后,用有齿镊钳夹瓣叶,一般同时钳夹右、无冠瓣叶,从右-无冠瓣交界始依次剪除右-无冠瓣交界、右冠瓣、无冠瓣、左-无冠瓣交界、左冠瓣及左-右冠瓣交界,保留瓣环及瓣叶残边0.2mm。部分病变的瓣膜常有广泛的瓣叶钙化,钙斑有时扩展到瓣环或邻近的心肌,左或无冠瓣的钙化可侵犯二尖瓣前瓣;右冠瓣及无冠瓣的钙化可侵犯室间隔膜部,切除上述病变时,可先从瓣口将纱布条送至左心室堵住流出道,避免钙屑或组织碎片落入左心室内。切除瓣膜时不必先从交界开始,而应从钙化轻的部位,把瓣叶剪开至瓣环基部,然后沿瓣环基部逐渐向两侧扩大,侵犯瓣环深部的钙斑可先部分切除,遗留部分则用小咬骨钳逐块取出。主动脉壁及心肌内钙化灶有时清除非常困难,可以用咬骨钳逐块清除,但不必完全清除,否则有可能导致主动脉壁穿孔或室间隔穿孔或损伤传导束,原则上仅清除影响缝合瓣环、瓣膜碟片活动,或易脱落的钙斑。如为清除瓣环钙灶后遗留有较明显的缺损,可用自体心包片修复后,再行带垫片褥式缝合瓣环。

感染性心内膜炎所致的主动脉瓣关闭不全,在切瓣膜时应首先剪除易脱落的赘生物,而后切除瓣叶,彻底清除脓肿或坏死组织,遗留的缺损可用自体心包修补,累及二尖瓣环及瓣叶者,需同时行二尖瓣置换。

(6)缝合主动脉切口:主动脉切口可采用双层连续外翻缝合或连续外翻褥式缝合外加连续外翻缝合,两种方法均可。由于主动脉是高压区,切口下缘由人造瓣膜环的支撑,增加了切缘的张力,主动脉壁如有稍微的撕裂,可引起搏动性出血,甚至发生不良后果。缝合主动脉切口时宜用 3-0 或 4-0 丙烯线,首先于切口两端超越切口作带垫片褥式缝合,然后将两端缝线缝合至切口中央汇合打结。如主动脉壁菲薄脆弱,可在切缘的两侧加条状毡片或心包片加固。

2.置换主动脉瓣

(1)人造瓣膜的选用:切除主动脉瓣叶后,用测瓣器测量瓣环,选择相应大小的人造瓣膜。选用何种人造瓣膜,需依据患者实际情况、瓣口大小、患者年龄以及所能得到的人造瓣膜等。原则上应该选择型号大、中央血流型的人造瓣膜,以增加主动脉瓣口面积,降低左室射血阻力。65 岁以上的患者可以首选生物瓣。对于主动脉根部细小者,如患者体表面积≥1.5m²,选用 21mm 的机械瓣会出现主动脉瓣相对狭窄,不利于术后左心室重构的恢复,可选用无支架生物瓣或同种主动脉瓣,或者行主动脉根部加宽术。感染性心内膜炎者,尤其是急性心内膜炎者,最好应用同种主动脉瓣。年轻患者,尤其是生育年龄的女性,以同种主动脉瓣优选。当然双叶机械瓣可用于所有患者。

(2)植入机械瓣和带支架生物瓣:无论是植入机械瓣或带支架的生物瓣,缝合主动脉瓣环和人造瓣膜缝环的方法主要有四种:

1)间断带垫片褥式外翻缝合法:这是目前最常用的方法,其优点是不易产生缝线撕裂瓣环,固定瓣膜牢固,缺点是有可能产生瓣环环缩,因此,在三个交界处不应作跨交界缝合,可以在交界两侧各缝合一针;针距不应过大,一般在三个瓣环各缝合 5~7 针。

2)间断带垫片褥式缝合:从瓣环的心室面进针,主动脉面出针,所有垫片均在瓣环下方。这也是较常用的方法。优点是缝合瓣环方便,固定瓣膜缝环牢固。缺点是有时植入瓣膜较困难。

3)间断缝合:有两种不同方法,一是缝针的一头从瓣环的心室面进针,主动脉面出针,然后一针穿过瓣膜的缝环。二是缝针的一头先穿过瓣膜的缝环,再从心室面进针穿过瓣环,然而穿过瓣膜的缝环。这两种方法的优点是缝合瓣环和缝环均方便,无缩环作用。缺点是缝线易割裂瓣环,缝合的针数比较多,每个瓣环至少要间断缝合 8~10 针。

4)连续缝合:这种方法不是很常用。优点是可以节省时间,缺点是固定瓣环不够牢固,有时因缝线未拉紧,术后易发生瓣周漏。而用力拉紧缝线时,又容易割裂瓣环。在主动脉瓣环直径比较大时,可以应用此种方法。

缝合完毕后,一般将主动脉瓣缝线按三个瓣环区分为三束,理好缝线,将人造瓣膜竖起,垂直于主动脉瓣口,推送瓣膜,同时牵开主动脉切口下缘,边推送人造瓣膜,边理缝线,直至人造瓣膜落座于瓣环间。然后再次确认无套线或松线。

缝线打结时,最好取三个瓣环中点的缝线先打结,这样可以安全固定人造瓣膜在瓣环间,然后,顺序逐一打结。如先取三个交界缝线打结,则因交界的位置较高,在进行瓣环中部缝线打结时,需用力拉紧缝线方能使瓣环和缝环贴紧,这样容易发生缝线撕裂瓣环。

在缝合人造瓣膜的缝环时,应确认瓣膜的开口方向,防止瓣膜倒置,造成心脏复跳后左室无法射血。同时应注意人造瓣膜开口的方位。侧倾碟瓣的大开口应朝向主动脉的后壁,即左冠瓣方向;双叶瓣口的轴线应与室间隔相平行,也即双叶瓣的两个瓣叶呈前、后位;带支架的生物瓣植入时,其 3 个支架应分别位于 3 个交界。

完成主动脉瓣置换术后,应该再次检查人造瓣膜,用塑料探条推开碟片,观察碟片活动是否良好,同时检查碟片的下方有无卡线或套线,或残留松脱的缝线。此外,在缝合主动脉切口前,应检查左、右冠状动脉开口情况,确认开口通畅,同时清除主动脉内壁松脱的内膜组织或钙化斑,防止脱落后产生动脉栓塞。

(3)无支架生物瓣置换主动脉瓣:无支架生物瓣置换主动脉瓣技术在近 15 年日益得到重视,临床应用病例数逐年增加,其血流动力学性能优于带支架生物瓣,更重要的是晚期结构衰坏率低,预期使用寿命长。目前常用的无支架生物瓣主要有两种:一是无支架的猪主动脉瓣,如 St.Jude Medical 公司的 Toronto 环上型、Medtronic 公司的 Freestyle 型、Cryolife 公司的 Bravo 型以及 Baxter 公司的 Prima 型;二是同种主动脉瓣。

置换无支架猪主动脉瓣的方法:修剪无支架瓣的主动脉壁,保留无冠状窦及主动脉壁。用 4-0 丙烯线自左-右冠交界下方穿过无支架瓣相应交界的瓣下缘的 Dacron 包布,然后依次缝合无支架瓣的下缘及相应的瓣环,最后将无支架瓣的无冠状窦及部分主动脉壁与对应的患者无冠瓣窦及主动脉壁缝合。也可将无支架瓣的无冠状窦及部分主动脉壁作为加宽主动脉根部的组织部分。

(4)同种主动脉瓣置换术:同种主动脉瓣目前主要应用于原发性或人造瓣膜心内膜炎、主动脉根部较小者,患者年龄应小于 55 岁。其优点是有效瓣口面积大,血流动力学性能良好,瓣膜结构衰坏率明显低于带支架生物瓣,组织相容性好。缺点是手术技术较为复杂,晚期并发瓣膜关闭不全的发生率可高达 25%。

同种主动脉瓣置换术的手术方法主要有四种:①1200 逆时钟旋转冠状动脉口下缝合技术;②保存同种瓣无冠状窦的冠状动脉口下缝合技术;③主动脉根部置换术;④主动脉腔内套叠术。最常用的方法为第一种。

以第一种方法为例,介绍同种主动脉瓣置换术的技术要点。

1)术前心脏超声测主动脉瓣环直径和管窦交界直径,大致可明确所需同种主动脉瓣的型号。对于主动脉瓣环直径大于 30mm 者,则应改用第三或第四种方法。

2)除病变主动脉瓣及明显增厚的交界,精确测量瓣环直径,据此选择相应大小或小 2~3mm 的同种主动脉瓣。

3)取自液氮保存的同种瓣解冻、冲洗。然后仔细剪除附着在同种瓣的二尖瓣前瓣和室间隔肌内组织,但保留瓣下方 4~5mm 组织,以做缝合应用,最后修剪瓣窦部的主动脉壁。

4)下缘缝合:用 4-0 丙烯线在三个主动脉瓣交界下方 5mm 处作 3 针标记缝合线,将修剪好的同种瓣逆时针旋转 120°,使同种瓣残留的肌肉组织避开左室流出道,防止二者的瓣下肌肉组织重叠,也有利用同种与患者主动脉瓣和二尖瓣前瓣连接部的对合。3 针标记缝线打结后,将同种瓣内翻入左心室内。然后,依次将同种瓣的下缘与患者主动脉瓣环下组织作连续缝合,完成瓣下缘的缝合。

5)瓣上缘缝合:同种瓣向上翻转恢复正常位置,在同种瓣的每个交界的支角顶端各作一支持缝线,并缝合到比患者主动脉瓣交界处高 5mm 的主动脉壁上,以作牵引而不结扎,使三个交界处在同一水平。此时观察同种瓣三个瓣叶的对拢情况,如对合不佳,应重新矫正对位。然后依次将同种瓣上缘与患者瓣环缝合,同时重建三个交界。

3.主动脉瓣关闭不全成形术 主动脉瓣关闭不全成形术的疗效不如二尖瓣成形术,一般仅在部分合适的患者中应用,通常采用的方法有下述四种。

(1)脱垂瓣叶折叠悬吊术:适用于单个瓣叶的脱垂,多见于高位膜部或漏斗部室缺引起的主动脉瓣脱垂,也可用于主动脉窦瘤所致的瓣叶脱垂。其病理改变的特征为脱垂瓣叶的游离缘过长,低于其他瓣叶的平面,导致主动脉瓣关闭不全。

手术方法:将 6-0 或 5-0 聚丙烯线穿过两个正常瓣叶游离缘的中点,也即穿过主动脉瓣小体,然后将脱垂瓣叶游离缘的一侧与前述正常瓣叶小体对齐,形成两条对拢良好的关闭线,将上述聚丙烯线针再穿过脱垂瓣叶游离缘的对合点。这样可以判断出脱垂瓣叶过长的游离缘长度,然后再将过长的瓣叶折叠缝合到相应的主动脉壁。也可采用其他的方法加固缝合脱垂的瓣叶。术毕检查三个瓣叶的对合线,并可注水测试瓣叶关闭程度。停止体外循环或在辅助循环复温过程中,经食管心脏超声检查主动脉瓣关闭状态,有无反流和反流程度。

(2)脱垂瓣叶 V 字形切除缝合术主要适用一个瓣叶的脱垂,不仅脱垂瓣叶的游离缘过长,而且瓣叶也明显扩大。

手术方法:用 6-0 聚丙烯线穿过两个正常瓣叶游离缘的中点,用另一无创线穿过脱垂瓣叶游离缘的中点向对应的主动脉壁方向牵引。然后将脱垂瓣叶的一侧游离缘与相应的正常瓣叶游离缘对合,至两个正常瓣叶游离缘的结合点,再用最初的 6-0 聚丙烯线穿此点。另一侧瓣叶游离缘也作相同的处理。这样就可以确定脱垂瓣叶正常的中点和过剩的瓣叶游离缘。作 V 字形剪除过剩的游离缘及瓣体,两侧多留残边1.0mm,以做缝合之用。最后用 6-0 单丝线作间断缝合。术毕测试瓣叶关闭情况。

(3)主动脉瓣环环缩术:适用于主动脉环扩张症所致的主动脉瓣关闭不全,病理特征是瓣叶正常,瓣环有不同程度的扩大,窦管交界线有较明显的扩大,造成三个正常瓣叶对合不严或有较大的空隙,产生关闭不全。因此,环缩术既要纠正扩大的瓣环,也要纠正扩大的管窦交界线。部分瓣环轻度扩大者,仅置环缩管窦交界线。这种成形技术较复杂,效果尚不肯定。应慎重进行此法行成形术。

(4)瓣叶修补术:适用于瓣叶穿孔、裂伤。较小的穿孔或裂伤,可直接修补;较大的瓣叶穿孔,可用心包片修补。如瓣叶缺损较大或瓣叶毁损较明显,或局限于一个瓣叶的心内膜炎者,可用自体心包片作单个瓣叶置换术。方法是先测量正常瓣叶游离缘的长度和瓣叶高度,将自体心包片修剪成半圆形的补片,直线部分为游离缘的长度,弧形部分则缝合于瓣环。注意在修剪半圆形的心包片时,其中圆形的直径应比测量径大 4mm,以备缝合之用。

4.手术时特殊情况的处理

(1)主动脉插管:部分患者升主动脉异常扩张,主动脉壁菲薄。对此类患者作主动脉插管时,应用 4-0 丙烯线做双层荷包缝合,进针深度至动脉壁中层。插入动脉灌注管后,逐渐缩紧荷包缝线,切忌过度用力,造成缝线撕裂主动脉壁,引起大出血。一旦发生难以控制的大出血,往往越修复,其裂口越大,在初试另加一圈荷包缝合无法控制出血后,应立即拔除主动脉插管,局部手指压迫止血或控制出血,迅速作股动脉插管建立体外循环,持续降温至中心温度 16~20℃,然后停循环,行裂口修补,多数应用补片修补裂口。在降温或随后的复温过程中,均可以阻断主动脉,灌注心脏停搏液,行主动脉瓣置换术。

对于升主动脉有明显或广泛硬化的患者,可以选择在无硬化的区域作主动脉插管。但最好不作主动脉插管。如股动脉无明显硬化或粥样斑改变,则作股动脉插管,否则应选择锁骨下动脉插管。由于升主动脉的硬化或钙化,有时无法阻断主动脉,否则将造成局部斑块脱落和栓塞,或者严重损伤升主动脉。此时,必须采用深低温停循环的方法行主动脉瓣置换术。

(2)在切除主动脉瓣叶,清除钙化灶或感染性心内膜炎所产生的瓣环周围脓肿时,如产生主动脉瓣环的缺损、主动脉壁穿孔或室间隔穿孔时,应取自体心包片或补片,用 4-0 或 5-0 丙烯线于心室面仔细、可靠地进行修补,然后再用带垫片缝线缝合瓣环。严防术毕产生严重的主动脉根部出血,而此时从主动脉腔外很难进行修补,也易损伤冠状动脉。必须重新停搏心脏,拆除瓣膜从心室面及主动脉腔内进行修补。

(3)选用人造瓣膜过大,无法完全落座在主动脉瓣环内。这种情况手术中并不少见。常用的处理方法有两种：一是如人造瓣膜型号过大，完全落座在主动脉瓣环上，如选用的人造瓣膜为 21mm，患者体表面积 ≥1.5m²，必须改作主动脉根部扩大术。如选用的人造瓣膜≥23mm，可以换用小一号的人造瓣膜。二是如人造瓣膜型号仅有稍许偏大，则可采用人造瓣膜斜置法固定人造瓣膜，即在左、右冠瓣环先打结，使人造瓣膜落座于瓣环内，而在无冠瓣区，人造瓣膜可落座于瓣环上打结固定。一般术毕不影响人造瓣膜的碟片活动，但打结、固定瓣膜完毕后，仍应仔细检查碟片活动情况。

（4）打结固定人造瓣膜时缝线断裂或线结松脱。这种情况在手术中也常有发生。发生缝线断裂时，如为最初打结的缝线，则可以去除原缝线后重新缝合瓣环和缝环，然后再依次打结。如基本完成缝线打结时发生缝线断裂，因无法清楚地显露主动脉瓣环，很难进行原位缝合。可以用不带垫片的双头缝针，穿过缝环、瓣环和主动脉壁，穿越垫片后在主动脉腔外打结；也可以带垫片从相对应的主动脉壁外进针，穿过主动脉壁、瓣环和缝环打结。使用何种方法，可视具体情况而定。但在主动脉左冠瓣区，应防止损伤左冠状动脉。

遇有线结松脱，可再缝合 1 针将该线结固定于周围，然后打结。但也可以用上述加缝 1 针的方法，重新固定线结松脱的瓣环和缝环。

（5）主动脉切口出血：术中常常发生，主要因为缝合主动脉切口时针距不均匀或缝线松弛，或者缝线割裂主动脉壁。一般情况下，用 4-0 丙烯线间断或褥式缝合均可以达到完全止血，但在主动脉壁菲薄的患者中，必须用带垫片的 4-0 丙烯线褥式缝合，打结时不应过紧，同时避免局部张力，加重主动脉壁的撕裂。仅有渗血或针眼出血者，可以鱼精蛋白中和肝素后，局部压迫止血，完全可以奏效。

（6）冠状动脉栓塞或开口阻塞：比较少见，常因钙斑、组织碎片、赘生物等引起冠状动脉栓塞。开口阻塞多因人造瓣膜放置或缝合不当所致。临床主要表现为心脏复苏困难，检查可发现相应的冠状动脉分支充盈不足。简单的诊断方法是用细针针刺冠状动脉分支，可发现分支无血液充盈或血流缓慢。处理的方法是重新停搏心脏，打开主动脉切口，检查左、右冠状动脉开口。如除外开口阻塞，则立即取大隐静脉，在冠状动脉主要分支的远端行搭桥术。

（7）冠状动脉气栓：主要见于右冠状动脉，临床表现为右冠状动脉分支内可见气泡来回移动，右室心肌收缩无力和右室膨胀。简单的处理方法是在右冠状动脉的锐缘支针刺排气。然后顺冠状动脉走行驱赶气泡经针刺的冠状动脉口排出。对于末梢细小分支内的气泡，则用右手顺冠状动脉分支反复、多次挤压，以将气泡驱赶入回流的静脉。

（九）术后处理

主动脉瓣关闭不全术后处理的重点是增强左心室心肌收缩力、防治室性心律失常、控制高血压。慢性主动脉瓣关闭不全患者就诊往往较晚，手术时多数已有左室显著扩大肥厚和左室功能降低，尤其是术前左室收缩末期内径＞55mm，左室射血分数＜40%者，术后易出现左室功能降低和室性心律失常。而对左室功能尚好的患者，因手术纠正了主动脉瓣反流，术后易出现高血压。

1.左心室功能辅助　根据术前左心室功能、手术情况及停止体外循环时情况，结合 Swan-Ganz 导管所测得的血流动力学参数。对左心室收缩功能轻至中度降低者，可以选择多巴胺（5～10μg/kg·min）或多巴酚丁胺（5～10μg/kg·min），或联合应用米力农或氨力农等持续静滴。如仍有低心排者，应联合应用肾上腺素 0.05～0.2μg/(kg·min)。对于巨大左心室患者联合应用中等剂量正性肌力药后仍有循环不稳定者，应及时应用主动脉内气囊反搏治疗，而后根据 Swan-Ganz 导管所测得的参数，停用主动脉内气囊反搏及调整正性肌力药的剂量。

2.室性心律失常的防治　重点是保持术后血钾在 4～5mmol/L，血镁 1.8～2.2mmol/L。可以持续静滴利多卡因 24 小时，以后改为口服美西律或普罗帕酮 1 周。对于顽固性室性心律失常者，可以应用主动内气囊反搏治疗,其效果显著。

3.控制高血压　术后早期一般选用硝普钠或硝酸甘油持续静滴,可以联合应用立及丁,控制收缩压在110～130mmHg。如前述药物降压效果不佳,特别是老年患者,可以改用钙离子拮抗剂静滴。术后 24 小时或 48 小时后,改用口服扩血管药,如钙离子拮抗剂或血管紧张素转换酶抑制剂等。出院时应常规予以血紧张素转换酶抑制剂治疗,有利于左心室重构的恢复。

（十）疗效

主动脉瓣关闭不全的早期手术效果主要取决于病因、术前左心室腔大小和功能、有无合并冠心病,以及手术中有无意外情况等。总手术死亡率为 4.0％～8.0％。本院近 10 年 204 例主动脉关闭不全总死亡率为 7.8％,而术前左心室功能基本正常,非巨大左心室(左心室收缩末期直径<55mm,舒张末期直径<7.5mm),非急性心内膜炎者,手术死亡率仅为 2.0％。手术后早期的主要死亡原因为室性心律失常、左心室功能不全、肾衰竭或多脏器功能衰竭。影响术后早期死亡的主要原因有急性心内膜炎、巨大左心室和左心室功能降低,也即左心室收缩末期直径≥55mm,舒张末期直径≥7.5mm,左心室 EF<50％,FS<25％。高龄、同期 CABG、再次手术、术前肾功能不全等术后死亡率也有较明显的升高。

影响主动脉瓣关闭不全术后晚期疗效的最主要因素仍是左心室腔大小和左心室功能,也即术前已有左心室功能不可逆性损害者,预后差。晚期死亡的主要原因为心力衰竭、室性心律失常、抗凝相关的出血、人造瓣膜心内膜炎。

（胡曰波）

第四节　联合瓣膜疾病

心脏联合瓣膜病是指同时累及两个或两个以上心脏瓣膜的疾病,约占心脏瓣膜病变的 27％～41.5％。在联合瓣膜病中,二尖瓣合并主动脉瓣双病变最常见,约占 48％～87％;其次是二尖瓣合并主动脉瓣和三尖瓣的三瓣膜病变,约占 7％～24.5％。二尖瓣合并三尖瓣病变也较多见,但大多是器质性二尖瓣病变合并功能性三尖瓣病变,器质性二尖瓣和三尖瓣病变仅占 2％～4％左右。主动脉瓣病变合并三尖瓣病变很少见,约占<5％;而三尖瓣与肺动脉瓣双瓣膜病变和二尖瓣、三尖瓣、主动脉瓣与肺动脉瓣四瓣膜病变均非常罕见(占<1％)。

联合瓣膜病的外科治疗始于 20 世纪 50 年代。在 50 年代初,Trace 等和 Brofman 等分别开展了分期或同期闭式二尖瓣和三尖瓣的交界切开术。1958 年,Lillehei 等首次报道了在体外循环下行直视二尖瓣交界切开和主动脉瓣成形术。1963 年 Cartwright 等最早报道了二尖瓣与主动脉瓣双瓣膜置换术。1964 年,Starr 等报道了二尖瓣、主动脉瓣和三尖瓣三瓣膜置换术。1992 年 Knott-Craig 等又报道了二尖瓣、主动脉瓣、三尖瓣和肺动脉瓣同期四瓣膜置换术。国内主要从 20 世纪 70 年代末和 80 年代初逐渐开展联合瓣膜病的外科手术。以往联合瓣膜手术特别是瓣膜置换术的死亡率通常可高达 10％～25％,但近年来随着体外循环、心肌保护技术的进步、手术方法以及围术期处理的改善,其死亡率已显著下降至 5％～8％以下,甚至在一些技术条件较好的单位已与单瓣膜手术的死亡率相近或无明显差异。

一、二尖瓣和主动脉瓣联合病变

(一)病理组合类型及病理生理改变

二尖瓣和主动脉瓣双病变是最常见的联合瓣膜病。国外尸检和大组外科手术报告,这种联合形式占联合瓣膜病变的 48%～87%,国内报道约占 35%左右。

二尖瓣和主动脉瓣双病变的病因可分风湿性和非风湿性两大类,其中以风湿性病变最常见,尤其是在非洲、印度、南美以及包括我国在内的许多发展中国家。在非风湿性病因中以退行性变和感染性心内膜炎常见。特别是在一些如美国、英国和日本等发达国家,由于社会经济及医疗条件的改善,近一二十年来风湿性心脏病已显著减少,相对而言,退行性变(或黏液样变)引起的联合瓣膜病呈明显上升趋势,成为联合瓣膜病的主要病因之一。原发性感染性心内膜炎近年来也呈上升趋势,以侵及左侧心瓣膜多见,常常先侵及一个瓣膜(以主动脉瓣最常见),若未及时得到诊治,然后随着病情发展再侵及另一瓣膜(如二尖瓣)。另外,一些主要引起单瓣膜病变的,因素也可继发引起联合瓣膜病变。如钙化性主动脉瓣狭窄可引起左心室和二尖瓣环的扩大或钙化直接侵及二尖瓣环和瓣叶致继发性二尖瓣关闭不全,这在老年人中较常见。其他病因如系统性红斑狼疮、继发性高甲状旁腺素症、放射性损伤、外伤、Werner 综合征以及厌食性减肥药物等也可引起二尖瓣和主动脉瓣双病变,但在临床上非常罕见。

依据二尖瓣和主动脉瓣不同病变类型(即狭窄或关闭不全)的组合形式,可将二尖瓣和主动脉瓣双病变分为以下五种基本病理类型:

1.二尖瓣狭窄合并主动脉瓣狭窄　这种联合类型较少见,病因几乎均为风湿性。其病理改变基本与单纯二尖瓣和主动脉瓣狭窄一致。二尖瓣的病理改变主要表现为瓣叶明显纤维化增厚,尤以游离缘和后瓣严重,瓣叶可有钙化,边缘蜷缩、交界融合,瓣口面积明显缩小,通常小于 $1.0cm^2$。瓣下腱索有增粗、融合、缩短,乳头肌增粗,严重者可引起瓣下狭窄。主动脉瓣叶亦可明显增厚,交界融合伴有钙化,瓣口面积缩小,跨瓣压差>50mmHg。左房扩大,有心房纤颤者,可形成左房血栓。左心室大小及室壁肥厚程度取决于二尖瓣和主动脉瓣狭窄的严重程度。若以二尖瓣狭窄为主,则左心室以心腔小为主,室壁肥厚可不明显;反之,若以主动脉瓣狭窄为主,则左心室以室壁向心性肥厚为主,左心室可轻度扩大,但心腔不大。

2.二尖瓣狭窄合并主动脉瓣关闭不全　这种联合类型常见。其病因也主要为风湿性。而且大多数患者以二尖瓣狭窄的病理改变较重,主动脉瓣关闭不全相对较轻,二尖瓣狭窄和主动脉瓣关闭不全均重者占<10%。因此,通常二尖瓣叶有明显增厚、钙化、交界融合等病理改变,同时瓣下结构亦有明显异常,但主动脉瓣大多以纤维化增厚为主,钙化和交界融合不明显。由于二尖瓣狭窄,左房可有明显扩大,又由于同时存在主动脉瓣关闭不全,左心室的容量负荷增加,左室心腔可有轻到中度扩大,室壁轻度肥厚或不明显。由于二尖瓣狭窄在一定程度上掩盖或减轻了主动脉瓣关闭不全的严重程度,因此,在这种情况下左心室腔及其室壁肥厚的程度与相同严重程度的单纯主动脉瓣关闭不全相比,其程度较轻。

3.主动脉瓣狭窄合并二尖瓣关闭不全　这种联合类型较少见。其病因以风湿性和退行性病变多见。通常以主动脉瓣狭窄为主,二尖瓣关闭不全相对较轻,其病变可为器质性,也可为功能性。在临床上,以在明显主动脉瓣狭窄基础上继发或合并二尖瓣关闭不全最常见。在这种情况下,左心室的容量和压力负荷均增加,因此,左心室扩大和室壁肥厚都较明显,但由于存在二尖瓣关闭不全,左心室肥厚较单纯主动脉瓣狭窄为轻,而左心房可有明显扩大。

4.主动脉瓣关闭不全合并二尖瓣关闭不全　此种联合类型较常见,可由风湿性、退行性变、感染性心内膜炎、自身免疫性疾病或结缔组织病(如马方综合征)等引起。在这种类型的联合病变中,通常以主动脉瓣关闭不全为主,二尖瓣关闭不全大多为继发性改变。其病理改变主要与病因有关。若为风湿性病变,主动脉瓣和二尖瓣叶以纤维化增厚为主,可伴有点状钙化,二尖瓣瓣环明显扩大,瓣下结构及腱索和乳头肌也以增粗为主。若为退行性变,则以瓣膜脱垂、瓣环扩大为主,可伴有腱索和乳头肌变细、延长甚至断裂。感染性心内膜炎可发生在正常或已有病变瓣膜的基础上,最典型的病理改变是在瓣膜上形成赘生物和破坏瓣叶导致瓣叶穿孔。严重者可形成瓣周脓肿,以主动脉根部前壁和纤维三角区多见,可导致主动脉-心房(室)漏和心脏传导阻滞。无论什么原因引起的主动脉瓣和二尖瓣关闭不全,均能导致左心室的容量负荷明显加重,从而引起左室离心性扩大和肥厚,较单纯主动脉瓣或二尖瓣关闭不全引起的明显,是临床上引起巨大左室的最常见原因之一。

5.二尖瓣和主动脉瓣混合病变 此种联合类型在临床上最常见。其病因几乎均为风湿性,是风湿热反复严重发作的结果。二尖瓣和主动脉瓣均以狭窄和关闭不全混合病变为主,一般情况下,二尖瓣病变较主动脉瓣病变为重。这一类型不仅瓣膜病变较重,心肌病变损害也较重。不但左心房有明显扩大,而且由于左心室的容量和压力负荷均增加,左心室也有明显扩大和/或肥厚。

(二)诊断

二尖瓣和主动脉瓣联合瓣膜病的诊断,不仅要求定性明确瓣膜病变的性质,而且要求定量明确各个瓣膜病变的严重程度以及心功能的状态,以利于决定手术方式和时机。一般情况下,根据病史、临床表现(重点是杂音性质),结合胸片和心电图等辅助检查,即可初步作出定性诊断。进一步结合心脏彩超检查,多可作出比较肯定的定性(包括病因)和定量诊断。有时定量诊断较困难,需结合心导管或造影资料进行综合分析和判断,有时需术中直视探查后才能得出最后明确的诊断和决定手术方式。

(三)外科治疗

1.手术指征

(1)二尖瓣和主动脉瓣双瓣置换术指征:

1)风湿性二尖瓣与主动脉瓣病变:风湿性双瓣膜病变多为狭窄与关闭不全并存,并有不同程度的纤维化,瘢痕形成或钙化,一般成形术难以持久或奏效,而需作瓣膜置换术。

2)细菌性心内膜炎:细菌性心内膜炎多侵犯主动脉瓣,偶尔二尖瓣也同时受累。局部感染可导致瓣叶破坏穿孔与赘生物形成;严重者可侵犯主动脉窦或室间隔,并扩展至二尖瓣。无论在急性期或感染控制后的稳定期,其瓣膜的功能障碍为关闭不全,应施行瓣膜置换术。

3)其他病因引起的二尖瓣和主动脉瓣病变:瓣膜退行性变可同时累及主动脉瓣和二尖瓣,瓣膜关闭不全明显或狭窄与关闭不全共存,宜施行瓣膜置换术。先天性或退行性变引起的主动脉瓣病变,若同时合并冠心病引起的缺血性二尖瓣关闭不全,也应施行双瓣膜置换术。

(2)主动脉瓣置换术和二尖瓣成形术:

1)主动脉瓣病变:无论是风湿性还是其他病因(如老年钙化性)引起的主动脉瓣病变,瓣膜损害较重,并有钙化形成,往往为狭窄与关闭不全并存,需作瓣膜置换术。

2)二尖瓣病变:以瓣环扩大为主,瓣叶增厚不明显,瓣膜活动良好,或因左室扩大引起二尖瓣功能性关闭不全,无或仅为点状钙化。瓣下结构病变轻微,可行瓣膜成形术。

2.手术时机的选择影响二尖瓣和主动脉瓣双瓣手术时机选择的因素较多,在此着重强调二尖瓣和主动脉瓣双瓣病变的病理类型对手术时机选择的影响。

(1)二尖瓣和主动脉瓣均为狭窄病变:由于左房及肺循环对压力和容量负荷增加的适应性差,而左心室容量负荷又相对减少,致心排量相对减少,因此,这类患者的临床症状出现较早和较重。左心室因单纯压力负荷增加而发生心肌向心性肥厚,心肌顺应性和舒张功能逐渐降低,但受二尖瓣狭窄的影响,心肌肥厚的严重程度明显轻于相应的单纯主动脉瓣狭窄,使左室心肌的收缩功能受损相对较慢和较轻。因此,这类患者的左室功能有较长的代偿期,可有相当长的有症状期而左室功能下降不明显,或即使左室泵功能下降较明显,但左室心肌收缩功能下降较轻,因此手术时机的选择余地较大,术后心功能恢复较快,预后也较好。但一旦心肌发生显著的纤维化和萎缩,心肌发生不可逆性病理损害,则心肌功能可显著下降,此时即使施行外科手术,预后也差。对这类患者应在左室明显萎缩和功能下降前手术为宜。

（2）二尖瓣和主动脉瓣均为关闭不全

1）慢性二尖瓣和主动脉瓣关闭不全：由于左房、左室均以容量负荷增加为主,左房压力负荷随心动周期波动,左房和左室均代偿性扩大和肥厚,因此,这类患者心功能可在长时间内保持正常,心功能代偿期可从数年至数十年不等,临床症状也较轻。在这一阶段,手术时机的选择较宽,预后较好,但易被患者因症状轻而忽略,延误治疗。当左室显著扩大和肥厚,甚至出现巨大左室,左心功能进入失代偿期,症状明显加重,心功能迅速恶化,此时应加紧及时手术,否则一旦心肌发生不可逆性损害,预后不良。

2）急性二尖瓣和主动脉瓣关闭不全：由于正常的左心房和左心室对急性容量负荷的增加耐受性差,因此,左房和左室易发生急性扩张和左心功能急性衰竭,对这类患者手术时机的选择余地小,应积极准备,尽早或限制手术。如并发急性肺水肿必须急诊手术。

（3）二尖瓣和主动脉瓣混合病变：这种类型患者的临床表现及心功能改变介于上述两种类型之间。同样手术时机的选择余地也较宽。一般来说,心功能已降至3～4级,临床症状明显,即应尽快手术。

3.术前准备　二尖瓣和主动脉瓣双瓣手术的一般常规术前准备基本同单瓣膜手术。但须特别强调,在术前应尽可能明确各瓣膜病变的性质及其严重程度（包括瓣口面积、瓣叶增厚或钙化的范围和程度等）。左室舒张末容积及室壁厚度,以便制定出一个合理的手术方案和对术中可能出现的意外情况的防范或应急措施。另外,由于二尖瓣和主动脉瓣是两个最主要的心瓣膜,其病变不仅会明显损害心功能（尤其是左心功能）,而且还会引起以心源性为主的多脏器（如肝、肾、肺等）功能障碍。因此,对于双瓣手术,术前加强改善患者的心功能状态、纠正主要脏器的继发性功能障碍及水与电解质紊乱,提高患者的自身营养状态尤为重要。

（1）改善心功能、纠正水钠潴留

1）强心药物的应用：首选洋地黄类药物,一般从小剂量开始,给予地高辛口服0.125mg,2次/d,然后根据临床表现、心电图和血清地高辛浓度变化,逐日进行增减。对心力衰竭明显者,为避免胃肠道吸收功能不良,改用静脉注射毛花苷C 0.2mg,1～2次/d,而且术前不停用。对于心率较慢、易发生洋地黄中毒者,也可用氨力农或米力农等磷酸二酯酶抑制剂,一般氨力农50mg静脉注射2次/d,或100mg加入0.9%生理盐水100ml中,以5～10μg/（kg·min）持续静滴;米力农,100μg加入0.9%生理盐水100ml中,以0.5～0.75μg/（kg·min）持续静滴。对于心力衰竭严重者,入院后可在常规强心和利尿的基础上,合并应用小剂量多巴胺或多巴酚丁胺2～5μg/（kg·min）,持续或间断静滴,以利心功能的改善。

2）利尿药物的应用：尽量采用保钾利尿药,但由于其利尿作用较弱,因此,常采用与排钾利尿药联合应用的方法,如氢氯噻嗪25mg,2～3次/d,螺内酯20mg或氨苯蝶啶50mg,2～3次/d。为了纠正明显的体内水钠潴留,入院初1周内可加强利尿,必要时可加用呋塞米10～20mg口服或静脉注射,1～2次/d,通常尿量应达20～30ml/（kg·d）以上,同时限制晶体的输入。待心功能改善、体内水钠潴留改善后,维持尿量在20ml/（kg·d）左右即可,并定期测定电解质和体重,保持电解质正常（主要是钾、镁）和体重先降后稳。若患者存在低蛋白血症,可间歇输入少量血浆或人体白蛋白,以利提高血浆胶体渗透压,增强利尿效果。

3）血管扩张剂的应用：对于以关闭不全为主的双瓣膜病变患者,术前可常规口服少剂量血管扩张药,如卡托普利（开搏通）12.5mg～25mg,2～3次/d,硝酸异山梨酯（消心痛）5～10mg,3次/d,有利于减轻后负荷,增加心排出量和肾血流量,从而增加排尿量,减轻肺间质与组织水肿。

(2)维持水电平衡、防治心律失常:心脏瓣膜病的患者,由于长期服用利尿药,体内总钾特别是细胞内钾浓度容易降低,低钾又易引起心律失常或洋地黄中毒,因此,术前补钾很重要。在联合应用保钾和排钾利尿药物情况下,一般每日口服氯化钾 3g 左右即可,若每日尿量较多、排钾利尿药用量较大或患者胃纳较差,可适当增加补钾 1~2g/d,或改用静脉补钾,维持血钾浓度在 4mmol/L 以上。另外,镁对稳定心肌细胞膜、血钾平衡和抗心律失常,以及维持细胞内许多功能酶的活性等方面都有重要作用。因此,补钾同时应补镁。通常在术前 3~5 日开始静滴 GIK 能量合剂(10％葡萄糖 250ml＋胰岛素 6~8U＋10％氯化钾 10~15ml＋ATP 100U＋CoA 40mg)并加 25％硫酸镁 4~6ml。以促进心肌细胞的营养和细胞内外钾、镁离子的平衡和稳定。

对于术前有室性期前收缩等心律失常者,若为偶发、无明显症状或未引起明显血流动力学异常,可不必应用抗心律失常药物。对有频发、成对或连续≥3 个出现者,须适量应用抗心律失常药,如美西律 0.1~0.15g,2~3 次/d,原则上不用或慎用对心肌功能抑制较明显或维持时间较长的抗心律失常药物如胺碘酮等。若一般处理后仍控制不理想时,可在术前 3~5 天应用利多卡因 0.5~1mg/(kg·min)静滴,得到有效控制后再手术。

(3)改善肺功能,纠正慢性缺氧:二尖瓣和主动脉瓣双瓣病变的患者,术前不少存在一定程度的肺通气或弥散功能异常,但大多是心源性的,程度亦较轻,一般不需特殊处理。但对于病史长、年龄大、存在明显肺循环高压表现(如肺间质水肿、肺动脉高压)或慢性阻塞性病变的患者,则应给予氧疗,一般低流量(1~2L/min)吸氧 60 分钟,3 次/d,在术前 3~5 天可改为持续吸氧。同时应用地塞米松与抗生素溶液雾化吸入,以改善肺泡的弥散功能,纠正机体慢性缺氧。对有肺部感染者,必须静脉应用抗生素,使感染控制后 1~2 周才能施行手术。

(4)加强营养,纠正负氮平衡:对于体弱、消瘦患者术前应注意加强营养,首先重点改善心功能,同时给予高糖、高蛋白和富含多种维生素的饮食,必要时给予少量糖皮质激素以促进消化和吸收功能。对于有贫血或低蛋白血症者,可间歇少量输入新鲜血液、血浆或人体白蛋白,使血红蛋白至少提高在 90g/L 和血浆总蛋白 60g/L 以上才宜手术。

4.手术操作　二尖瓣和主动脉瓣双瓣手术的基本操作和手术程序与相应的单瓣手术相似。但由于双瓣手术时间较长,瓣膜病变类型的不同,采取的手术方式亦不同,因此,二尖瓣和主动脉瓣双瓣手术还有其自身的特点和注意事项。

(1)麻醉和体位:全身静脉复合麻醉,患者仰卧位,背部垫高。一般经口气管插管维持呼吸,对心肺功能较差、预计术后需延长呼吸机支持时间者以经鼻气管插管为宜,以便术后延长呼吸机支持呼吸时易管理,并且麻醉后即置入 Swan-Ganz 管,用以术中动态监测血流动力学的变化。对于以主动脉瓣重度狭窄(瓣口面积＜0.5~0.7cm²)或重度关闭不全为主者,麻醉诱导不宜过快过深、降压也不宜太明显和太快,否则极易诱发心搏骤停。

(2)切口和探查:取胸骨正中劈开切口,纵行切开心包,常规观察各心腔与心包内大血管的形态学改变。触诊震颤的部位,必要时测定心腔和肺动脉压。

(3)体外循环和心肌保护:静脉引流管均需作上、下腔静脉插管,动脉泵管通常为升主动脉插管,若升主动脉有病变(如马方综合征)或升主动脉明显扩张壁薄者可改经股动脉插管。常规于右上肺静脉根部插左房引流管。

体外循环可采用常温和低温两种,目前在临床上仍以低温为主,通常采用中度低温(25~28℃)体外循环。

心肌保护的方法基本同单纯主动脉瓣手术。目前临床上以采用综合保护方法为宜,即通常是由主动脉根部顺灌一个剂量的冷晶体心肌保护液 800~1200ml(10~15ml/kg)使心脏停搏,然后改冠状静脉窦插管,以含氧冷血心肌保护液持续逆行灌注。对于主动脉瓣反流明显者,也可不先顺灌而直接逆灌。对于心肌肥厚扩大明显者,必须加大心肌保护液的灌注流量(≥200~250ml/min)。必要时在开放主动脉前予终末温血灌注。双瓣手术体外循环与阻断主动脉时间较长,保持良好的灌注压(≥8.0kPa)和充足的尿量(≥200ml/h),以及持续的心肌深低温(15℃左右)状态,非常重要。

(4)手术程序:原则上先行二尖瓣手术,再行主动脉瓣手术。通常先切开左房探查二尖瓣,接着切开升主动脉探查主动脉瓣的病变程度和瓣环大小,设计好手术方案和人造瓣膜的匹配,再行二尖瓣手术,以免二尖瓣区人造瓣膜型号选择过大,主动脉瓣区人造瓣膜选择过小或置换困难。但当主动脉瓣环较小时,为避免人造主动脉瓣入座困难,亦可在人造二尖瓣入座打结前先行主动脉瓣置换。

(5)二尖瓣手术:二尖瓣手术包括二尖瓣成形术和置换术,二尖瓣显露可通过右房-房间隔切口或房间沟切口,目前以前者常用,尤其是合并三尖瓣手术时。二尖瓣手术的具体方法详见有关章节。值得注意的是:若行二尖瓣置换,在缝合二尖瓣前瓣区的瓣环时,缝针不宜过深,以免置换主动脉瓣时,使主动脉-室间隔膜部张力过大,引起无冠瓣与左冠瓣内 1/2 部分的瓣环缝线撕裂,或 2 个人造瓣膜的瓣环接触处于同一水平,引起该处组织的压迫坏死。并尽量保留二尖瓣瓣下结构。缝合瓣环大多采用间断褥式缝合,这样固定人造瓣膜确切,不易发生瓣周漏,但缝合经验和技术较好时也可采用 2-0 无损伤聚丙烯线连续缝合,这样有利于缩短主动脉阻断时间。若行二尖瓣成形,必须术中有食管彩超动态监测,在心脏复跳后要仔细观察二尖瓣活动及反流情况,原则上要求反流量≤1ml/搏。另外,左房切口要待主动脉切口缝合后再关闭,以有利于左心系统排气。

(6)主动脉瓣手术:主动脉切口不宜过低,通常在前壁右冠状动脉开口上方 1.5~2.0cm 处作斜切口。在双瓣手术中,主动脉瓣以置换术为主,成形术较少。

主动脉瓣替换时,切除病变瓣叶后必须用测瓣器测量瓣环大小,尤其是在二尖瓣置换后应重复测量,以便选择合适的人造瓣膜。原则上采用间断带垫片褥式缝合固定人造瓣膜。若瓣环窄小或有钙化者,如难以置入成人型号的人造瓣膜,则可采用以下方法:

1)改良缝合技术:主要有三种方法:①切开交界融合和增加缝合针数法。即应用小刀片沿交界处仔细切开,使瓣环交界处舒展可增加瓣环的面积。同时,采用单纯间断缝合,或缩小褥式缝合的针距从而增加缝合的针数(20~21 针),并不作跨交界缝合,避免因缝合技术引起瓣环缩小。②人造瓣膜斜置法。即在无冠瓣区的瓣环上方 0.2~0.3cm 处缝合固定,缝针通过主动脉壁向外穿出,然后加垫片打结,另外适当增加缝合的针数、缩短针距、不跨交界缝合,这样可置入大一型号的人造瓣膜。③在二尖瓣缝线上瓣后暂不送瓣座环打结,接着施行主动脉瓣替换,在人造主动脉瓣入座打结后再将二尖瓣入座打结,以免人造二尖瓣入座后影响人造主动脉瓣的入座打结。这样一般即可置放成人外径为 21mm 的瓣膜或置入内径 16mm 的薄缝环型或环上型瓣膜,可达到血流动力学的基本要求。

2)应用特殊设计的人造瓣膜:临床上常见的特殊设计的人造瓣膜有 StJude HP 瓣、Carbomedics 环上瓣和 Sorin Slimline 系列机械瓣,以及 St Jude Tornoto 和 Medtronic Freestyle 等无支架生物瓣。采用这类瓣膜通常可置入比测得的主动脉瓣环内径大一号的人造瓣膜。相对植入技术而言,机械瓣较生物瓣方便。但值得注意的是:如采用 Carbo Medics 环上瓣,宜采用非翻转式间断水平褥式缝合法,并且不适合冠状动脉开口位置很低(与主动脉瓣环距离在 10mm 以内)或主动脉瓣窦先天发育不良致瓣环特别狭小者。另外无支架生物瓣适用于年龄较大(通常大于 60 岁)者。

3)主动脉瓣环扩大法:主要有 Nicks、Manougian 和 Konno 法三种,临床上以前两种较常用。

此外，切记在送瓣座环时勿强力塞瓣，以免发生与二尖瓣邻近处或主动脉根部后壁撕裂，引起难以控制的大出血。送瓣座环后，应先检查左冠状动脉开口，保证其在瓣环上方后再打结固定人造瓣膜。

主动脉瓣成形术主要适用于单个瓣叶的脱垂者，常用的方法主要有脱垂瓣叶折叠悬吊术或 V 字形切除缝合术。成形术毕应常规检查三个瓣叶的对合线，并在瓣膜自然状态下进行注水试验，测试瓣叶关闭程度，要求无反流。停止体外循环或在辅助循环复温过程中，再次经食管心脏超声检查主动脉瓣关闭状态，有无反流和反流程度。一旦发现成形术不理想，即应及时改行瓣膜置换术。

(7)排气：双瓣手术，尤其是双瓣置换术的排气较单瓣手术困难。因此，在主动脉切口缝合打结前，应向主动脉腔内注水，避免冠状动脉特别是右冠状动脉开口处残留气体。在缝合左房切口前，用细硅胶管或 F16 导尿管通过二尖瓣口置入左心室，使碟片处于开放状态，向左心室内注水使其充盈，直至闭合左房切口与挤肺排气后再拔出。然后采取头低位，于主动脉根部插入排气槽针，另应用一个无创血管钳夹闭部分主动脉前壁(约 1/4)，同时轻压右冠开口后，再缓慢松开主动脉阻断钳，这样可使升主动脉后部血流首先畅通，如主动脉根部残留气体也可从排气针孔溢出。主动脉根部排气时间一般较单瓣膜手术延长，通常待心脏复跳后，上、下腔静脉开放后 10～15 分钟左右再停止排气。有条件可采用经食管超声指导排气。另外，左房引流口需始终保持在液平面之下，以免左房持续吸引而致左房进气。

(8)复跳和辅导循环：通常二尖瓣和主动脉瓣双瓣手术主动脉阻断时间较长，一般在 60～80 分钟之间。因此，为减少或预防再灌注损伤，在开放主动脉阻断前宜从主动脉瓣根部再灌注含 20%甘露醇的温血心肌保护液 200ml 左右，然后开放主动脉，恢复冠状动脉供血后持续行左房减压，使心脏维持在空虚、低压状态，并静滴多巴胺和多巴酚丁胺(5～10μg/kg·min)，同时开始人工辅助呼吸充分给氧，并逐渐复温，以利于心脏复跳。待心脏自动或电击复跳后，逐渐开放上、下腔静脉，使回心血量逐渐增多，一般辅助循环 30 分钟左右(为主动脉阻断时间的 1/3～1/2)，钳闭左心引流减压管，观察心脏收缩有力、心律稳定、血压恢复正常并平稳后，逐步停止辅助循环。对术前体内水钠潴留较明显和(或)体外循环中尿量偏少者，在辅助循环期间可予超滤脱水。

(四)手术时特殊情况的处理

1.手术方式的选择　如前所述，二尖瓣和主动脉瓣双病变，由于其中一个瓣膜病变严重可掩盖另一个病变较轻的瓣膜，造成术前估计不足或漏诊。因此在双瓣手术中，必须首先探查和直视观察病变瓣膜的严重程度，以决定手术方式。作者的体会：当一个瓣膜病变较重需换瓣时，对另一个瓣膜是否行成形术需十分慎重。原则上，若为器质性病变(如风湿性)，且为狭窄和关闭不全混合病变，即使病变程度较轻(尤其是主动脉瓣病变)也以换瓣为宜；如二尖瓣为功能性关闭不全，仅有瓣环扩大，瓣叶病变不明显者，则首选作成形手术。

2.人造瓣膜的选择及其匹配　二尖瓣和主动脉瓣双病变行双瓣置换术，选择瓣膜的型号及其相互间的匹配，对瓣膜手术后血流动力学和心功能改善起着重要作用。选择人造瓣膜的一般原则是：主动脉瓣争取替换较大型号的瓣膜，而二尖瓣则应根据左室的大小，患者的身高和体重，以及主动脉瓣区置入人造瓣膜的型号综合考虑再定。从血流动力学角度出发，对于成人来说，主动脉瓣区通常至少要置入内径≥16mm(即外径≥21mm)的人造瓣膜，否则易产生类似主动脉瓣狭窄的血流动力学改变，影响心功能的恢复。但置入内径 22mm(即外径 27mm)以上的人造瓣膜并不会再继续明显改善血流动力学状况，反而会因人造瓣膜的泄漏率增大，增加静息反流量对心动能产生不利影响。因此，在临床上主动脉瓣区最常用的人造瓣膜是内径 18～22mm。由于正常二尖瓣较主动脉瓣口大，二尖瓣的型号通常较主动脉瓣大 1～2 个型号，一般要求内径≥20mm，最常用的是内径 22mm 和 24mm。如两个瓣膜均以狭窄为主，左心室小，则二尖瓣区以置入较小型号(但最好内径≥20mm)的人造瓣膜为宜。

另外,在二尖瓣和主动脉瓣双瓣替换时,除应注意人造瓣膜型号的匹配外,还应注意其类型的匹配。原则上,二尖瓣和主动脉瓣均应选择同一类型,而不应一个选用机械瓣另一个选用生物瓣,这样不但不能体现两种人造瓣膜的各自优点,反而突出其各自的缺点。至于选择生物瓣还是机械瓣,一般除老年人(≥65岁)或有抗凝禁忌患者外,均以选择机械瓣为好,尤以双叶瓣为宜。

3.二尖瓣瓣下结构的保留　已有大量的实验和临床研究证实,保持二尖瓣装置的完整性在维持正常左心功能中起着重要作用,因此,在二尖瓣手术中应力求保留二尖瓣的瓣下结构,在二尖瓣和主动脉瓣双瓣手术中也不例外。以往对左心腔不大或偏小者,以及二尖瓣病变较重者,保留二尖瓣瓣下结构顾虑较多,担忧发生卡瓣引起人造瓣膜功能障碍,一般不主张保留。但近年来,随着手术技巧的日趋成熟和经验的不断积累,目前的观点是尽可能保留后瓣瓣下结构。对以瓣膜关闭不全病变为主、左室扩大明显者,则可保留前、后瓣的瓣下结构,对左室不大或偏小的则可保留二尖瓣后瓣及其瓣下结构。对于二尖瓣瓣膜及瓣下结构(主要是腱索)病变严重者,可采用人工腱索移植。这样既有利于改善术后心功能,尤其是有利于重症患者能安全渡过围术期,同时又可显著减少或预防发生左室后壁破裂的致命性并发症。

4.临时性心外膜起搏器的安置　二尖瓣和主动脉瓣双瓣手术因患者自身心肌损害较重,手术时主动脉阻断和体外循环时间较长,术后心律失常的发生率较单瓣手术为高,特别是术前已有室性心律失常或左室肥厚扩大明显者,术后室性心律失常(如室性期前收缩、室速甚至室颤等)的发生率较高,而且是引起早期死亡的重要原因之一。另外,由于手术引起的心肌水肿和再灌注损伤、术中酸碱平衡紊乱等原因,术后早期心率的变化也较大,对心功能亦产生有害的影响。因此,双瓣手术,术中宜常规安置心外膜起搏导线。这对改善和稳定术后早期心功能,预防和控制心律失常,以及减少术后抗心律失常药物的应用都有很大的益处。若患者术前无心房纤颤、复跳后亦无房室传导阻滞,则最好在右心房心耳处再安置一根起搏导线。这样,在术后即可根据患者的心率和心律情况,选择心室按需起搏(VVI)或生理性顺序按需起搏(DDD)模式。前者适用性广,但有时会降低心排量,后者适用于无心房纤颤者,其优点是不会降低心排量。我院自1995年以来,在双瓣术中和大部分单瓣术中常规安置心外膜临时起搏导线,在术后24~72小时内预防性应用或与抗心律失常药物合用,有效地预防或减轻了心律失常发生所造成的循环紊乱。

5.人造机械瓣膜功能障碍的防治　随着心脏瓣膜替换手术技巧的日趋成熟和手术医生临床经验的不断丰富,术中人造机械瓣膜功能障碍的发生已很罕见。瓣膜功能障碍一般易发生在二尖瓣区,多为外源性的。原因可能主要与患者左心腔小、保留二尖瓣瓣下结构或人造机械瓣膜置入方位不当(尤其是单叶瓣时)等因素有关。术中一旦发生急性人造机械瓣膜功能障碍,在体外循环停止后会突发出现心缩无力、心率变慢、心脏膨胀,左房压升高和动脉压下降等一系列急性循环衰竭表现而不能撤离体外循环,此时触诊左室后壁碟片启闭感变弱或消失,食管超声检查可发现碟片活动异常(关闭或开放不全)。此时,必须立即重新建立体外循环,减压心脏,查明并去除原因,若不能明确是内源性还是外源性原因时,则应重新更换新的人造机械瓣膜或生物瓣。

(五)术后处理和主要并发症

1.术后处理　二尖瓣和主动脉瓣手术后的一般处理基本与单瓣手术相同,重点应特别注意以下几点:

(1)心功能支持:由于受手术创伤、体外循环、血容量的变化等因素的影响,瓣膜术后早期一段时间内心功能是降低的,因此,术后必须加强心功能的支持。已往大多数学者都十分强调术后洋地黄的应用,一般要求体外循环结束后常规应用毛花苷C 0.2~0.4mg静脉注射,以后视心率情况,每间歇4~6小时加用0.1~0.2mg,术后24小时内应用总量可达0.8~1.0mg。但近年来则主张采用肾上腺素能刺激剂(如多巴胺和多巴酚丁胺)与血管扩张剂(如硝普钠或酚胺拉明等)联合应用的方法,达到增强心肌收缩力,降低外周阻力,提高心排出量的作用。必要时联合应用肾上腺素,通常多巴胺和多巴酚丁胺用量为 $5\sim10\mu g/(kg$

·min)、肾上腺素 0.05～0.15μg/(kg·min)、硝普钠 0.5～5μg/(kg·min)持续静滴,并根据血压、中心静脉压、末梢循环情况进行调节。必要时加用磷酸二酯酶抑制剂氨力农或米力农,这样既可发挥强心、扩血管降低肺动脉压、减轻右心后负荷的作用,又无减慢心率、洋地黄中毒等副作用,因此现对洋地黄的用量已不作特殊要求,一般术后 24 小时内用量不超过 0.4mg,以免在术后早期因血钾、血镁偏低或不稳,心肌应激性高的情况下易产生洋地黄中毒和心律失常。

同时,应迅速补足血容量。当血细胞比容≤0.30～0.32 时,以补充新鲜全血或浓缩红细胞悬液为主;血细胞比容＞0.32 时,以补充血浆为主。一般保持左房压在 12～15mmHg 或中心静脉压在 9.8～15mmH$_2$O 为宜,并严格限制晶体输入量,必要时应用呋塞米。坚持晶体少进多出的原则,要求体外循环结束后第 1 个 24 小时内尿量超出晶体入量至少 1000～2000ml,此后每日尿量亦多于晶体入量,从而促使组织间质水肿尽快消退和心功能的恢复。

若术后发生明显的低心排或低心排出量综合征,则可加用少至中剂量的肾上腺素,一般用量 0.05～0.15μg/(kg·min),先从小剂量开始,根据心功能和外周血管阻力的变化逐渐增减,肾上腺素用量较大时须与硝普钠等扩血管药合用,以免诱发或加重肾功能的损害。低心排出量综合征严重者应及时应用主动脉内球囊反搏(IABP)。

(2)呼吸支持:良好的呼吸支持是保证组织充足供氧、促进术后早期心肺肾等重要脏器功能恢复的基本前提。双瓣术后一般要求应用定容型呼吸机辅助呼吸,通常呼吸支持时间为 8～24 小时,停机后需观察 1～2 小时,必须待心功能良好、呼吸循环稳定、尿量不减少、复查血气正常才可拔除气管插管。拔管后仍要严密监护,一旦出现缺氧表现则须重新插管予以辅助呼吸。对于心肺功能较差(如心功能Ⅳ级或伴有肺动脉高压)者可适当延长呼吸机支持时间。在呼吸机支持期间,应定时检查血气或持续无创监测指脉血氧饱和度,根据血气结果调整呼吸机参数,要求吸入氧浓度≤0.5,血氧分压/吸入氧浓度比值≥250～300,pH 在正常范围内。若术后早期血氧分压较低,多为肺间质水肿所致,因此可在加强强心利尿的基础上,应用呼气末正压(PEEP)。常用 PEEP 范围在 2～5cmH$_2$O 之间,一般以≤8～10cmH$_2$O 和以不影响心功能为宜。对有严重肺动脉高压(平均压≥40mmHg)者,可联合应用 NO 间断或持续吸入。

(3)防治心律失常:二尖瓣和主动脉瓣双瓣术后心律失常的发生,主要与患者术前已存在的心肌或传导系统病理损害,体外循环引起的全身炎性反应,心肌缺血再灌注损伤和水电酸碱失衡等因素有关。尤其是术前已有心律失常、心肌明显肥厚和扩大,术中心肌保护欠佳和转流时间较长者术后较易发生。术后早期预防心律失常,特别是严重的急性心律失常的措施主要有以下几条:①术中放置心外膜起搏导线,术后早期心率≤80 次/min 或出现偶发室性期前收缩,即予按需起搏,起搏频率一般在 90～110 次/min 间,以能控制或明显减少室性期前收缩发作为宜。②纠正水电酸碱失衡,重点加强补钾,要求血钾在 4.0mmol/L 以上,同时注意补镁,维持血镁在正常高限水平。定时复查血气,保持 pH 在正常范围内。③预防性应用抗心律失常药物,对于上述高危患者术后应常规应用利多卡因 0.5～1.0mg/min 持续静滴 48～72 小时,尤以与心外膜起搏联合应用效果较好,不仅能有效地控制或减少心律失常的发生,而且还可明显减少抗心律失常药物的用量及其产生的副作用。

(4)抗凝治疗:对于换瓣患者,术后均需抗凝治疗。双瓣置换术后患者的抗凝要求与二尖瓣置换者相同。生物瓣置换者一般抗凝 3～6 个月即可,若伴心房纤颤或既往有左房血栓者,需长期或终生抗凝。

(5)后续治疗:二尖瓣和主动脉瓣手术后的晚期主要并发症和死亡原因仍为心源性或抗凝不当引起的并发症。前者包括充血性心力衰竭、人造瓣膜心内膜炎或突然死亡(多为心律失常)等;后者主要是出血或栓塞,在我国以出血多见。因此,后续治疗的重点是促进心功能的恢复和稳定,加强抗凝检测以及防治心律失常。为了巩固手术疗效,改善心肺功能,一般常规休息 3～6 个月,主张应用维持量的洋地黄和利尿药

3～6个月,对于术前左心室已有明显扩大和肥厚,或术后仍有室性期前收缩等心律失常者,应继续预防性应用少剂量抗心律失常药,并定期监测心电图、电解质和凝血酶原时间,以及复查心脏彩超等,了解心功能和抗凝情况,以利于及时调整药物用量、指导术后保健。

2.术后并发症　由于二尖瓣和主动脉瓣双瓣手术者术前大多心功能损害较重,术中主动脉阻断时间和总体外循环较长,心肌缺血再灌注损伤也相对较重。因此,术后发生心肺功能不全或衰竭,心律失常以及多脏器功能不全的危险性较大。

(1)低心排出量综合征:是双瓣置换术后早期最常见的并发症和死亡原因。若发生在体外循环期间,心脏复跳后心肌收缩乏力,不能维持有效的血压和脱离体外循环,则要首先考虑与手术有关的因素,如人造瓣膜急性功能障碍,急性冠状动脉阻塞和严重心肌保护不良等,一旦证实,为前两种情况需重新心脏停搏后予手术矫正(如换瓣或冠脉架桥等);若为后者,可重新阻断主动脉,先予终末温血灌注一个剂量后再重新复跳并延长体外循环辅助时间,如心排指数<2.0I/(min.m2),左房压>20mmHg应予左心系统辅助循环或 IABP,同时应用多种血管活性药物(如多巴胺、肾上腺素、硝普钠等)改善和维持心功能。若体外循环后出现心缩无力,血压不稳,则多由于术前已存在明显的心肌功能损害,和/或体外循环过长、术中心肌保护不良所致。此时首先加强正性收缩药物的应用,并注意纠正酸中毒,如心排出指数仍低、尿量偏小<30ml/h,对利尿剂反应差,则应尽早应用 IABP,最好在手术室就放置好反搏球囊导管,术后持续应用IABP 数小时至数日,待心功能稳定后停用。

(2)严重室性心律失常:多见于术前已有明显左室肥厚,心腔显著扩大或已有明显心律失常者,以及术中缺血再灌注损害明显者,最常见的有频发室性期前收缩、短阵室速和房室传导阻滞等。如未及时控制或纠正,极易诱发或转为室颤而引起突然死亡。若为顽固性室速或室颤,除注意排除和纠正严重水与电解质紊乱外,应高度警惕有无急性冠状动脉阻塞(如气栓)或人造瓣膜功能急性障碍的可能,并予及时处理。就心律失常本身而言,强调防治并重,主张术中置放右心外膜起搏导线,术后按需起搏,既可预防期前收缩,又可治疗房室传导阻滞。对于频发室性期前收缩、或短阵室速者,同时联合应用抗心律失常药物,通常应用利多卡因持续静滴 0.75～1.5mg/min,控制后减至 0.5～0.75mg/min 维持至术后 48～72 小时。对于尖端扭转型室性心动过速,则应使用异丙肾上腺素。在治疗心律失常过程中,切勿短期内应用多种大量抗心律失常药物,以免明显抑制心肌的收缩功能,诱发或加重心功能不全,产生严重的后果。

(3)呼吸功能衰竭:二尖瓣和主动脉瓣术后呼吸功能不全多见,但多数患者程度较轻,恢复较快,发生呼吸功能衰竭较少,主要继发于严重心功能不全或术前已合并严重肺动脉高压者。其主要治疗措施是应用呼吸机辅助呼吸,必要时加用呼气末正压呼吸(0.5～1.0kPa),应用硝普钠或一氧化氮等扩张肺动脉,降低肺阻力。此外,加强强心利尿也很重要,有利于改善心功能,消除肺间质水肿和提高肺弥散功能。对于需长时间呼吸机支持呼吸者,应作气管切开以有利于呼吸道管理,并注意吸入氧浓度的控制,一般以控制在 50%～60%以内,满足血氧分压在 12～13.3kPa,血氧饱和度在 95%～98%以上即可。当病情平稳,患者自主呼吸有力,血氧分压/吸入氧浓度比值在 250～300 以上,可考虑逐渐停用呼吸机。

(4)多脏器功能衰竭(MOF):多脏器功能衰竭是二尖瓣和主动脉瓣术后最严重的并发症之一,主要与术前已存在的心肺肝肾等重要脏器损害,术中或术后早期急性重要器官和组织的缺血、缺氧有关。肝肾脑等功能衰竭大多继发于心肺功能衰竭。临床上以心肺肾、心肺肝肾多脏器功能衰竭常见。因此,积极改善心肺功能是救治 MOF 的重点和基础。另外,对于肾功能不全或衰竭者应尽早予以透析治疗,术后早期可行腹膜透析,当出现少尿型肾衰或腹透效果不理想时可改用床旁血液透析;对肝功能不全或衰竭者除应用保肝药物外,还要注意慎用或禁用对肝功能有明显损害的药物;对于脑功能障碍者要重点保证充分供氧和头部局部低温,应用糖皮质激素和脱水剂减轻脑水肿,同时辅以神经营养药,必要时予高压氧治疗,以促进脑功能的恢复。

（六）疗效

在 20 世纪 70 年代以前，二尖瓣与主动脉瓣双瓣膜手术的早期死亡率可高达 20%～25%，明显高于单瓣膜手术。近十几年来，随着瓣膜手术技术、心肌保护和体外循环技术、麻醉及术后重症监护水平的提高，二尖瓣与主动脉瓣双瓣膜手术的早期死亡率已有显著下降，一般为 6%～15% 左右，近年来已降至 5%～8% 以下。上海长海医院自 1985 年至 1999 年，共施行二尖瓣与主动脉瓣双瓣膜置换术 985 例，早期死亡率为 6.9%，其中 1990 年前为 13.02%，1991～1995 年间为 7.25%，1996 年后降至 3.7%。影响二尖瓣与主动脉瓣双瓣膜手术早期疗效的主要因素是术前心功能状态以及合并其他重要脏器的严重疾病（如冠心病、糖尿病等）或功能不全（如慢性肾功能不全、肺动脉高压等）。早期死亡的主要原因为心力衰竭和以心肺肾为主的多脏器功能衰竭。因此，选择合适的手术时机、加强心肌保护和优化围术期处理是提高双瓣膜手术早期疗效的重要措施。

二尖瓣与主动脉瓣双瓣膜置换术的远期疗效较单瓣膜置换稍差。影响远期疗效的主要因素是术前心功能状态、心肌肥厚程度及与抗凝有关的并发症。有文献报道，5 年和 10 年的远期生存率分别为 60%～88% 和 43%～81%，血栓栓塞的发生率为 0.3%～6.6% 患者·年，抗凝出血的发生率为 0.1%～4.5% 患者·年。合并巨大左室者双瓣膜置换术后 5 年和 9 年的远期生存率分别为 70%～80% 和 35%～75%。上海长海医院报道 703 例风湿性二尖瓣与主动脉瓣双瓣膜置换术后的远期死亡率为 2.1% 患者·年，5 年和 10 年的远期生存率分别为 81.3% 和 73.4%，抗凝出血的发生率为 1.2% 患者·年。因此，重视术后随访，尤其是加强心功能支持、防治心律失常和抗凝指导有助于提高双瓣膜手术的远期疗效。

二、二尖瓣、主动脉瓣和三尖瓣联合瓣膜病变

二尖瓣、主动脉瓣和三尖瓣联合病变（通常简称三瓣膜病变）也是一种较为常见的联合瓣膜病变类型，约占 7%～24.5%。三尖瓣病变多是在二尖瓣和主动脉瓣双瓣病变基础上，因肺动脉高压、右心室扩大而产生的功能性关闭不全，三瓣膜均为器质性病变者罕见，在外科手术患者中约占 <1%～3%。

（一）病因

三瓣膜病变的病因以风湿性最常见，其次是退行性变和感染性心内膜炎。若三瓣膜均为器质性病变则几乎均为风湿性。

（二）病理分型

对于三瓣膜病变，目前尚无明确的分型方法，通常在二尖瓣和主动脉瓣双瓣病变的基础上，根据三尖瓣病变的性质分为以下两种基本病理类型：

1. 二尖瓣和主动脉瓣双瓣病变合并三尖瓣功能性关闭不全　此种类型最常见，约占 95% 以上。病因主要为风湿性。三尖瓣病变几乎都是继发于二尖瓣和主动脉瓣病变之后，主要与肺动脉高压和右室扩大所致的三尖瓣环扩大有关。而肺动脉高压和右室扩大又主要继发于左心瓣膜病变，尤其是严重的二尖瓣病变。根据三尖瓣环的解剖特点，隔瓣区的瓣环扩张性很小，因此，右室扩大导致的三尖瓣环扩大主要以前瓣和后瓣区瓣环为主，引起三尖瓣的前、后瓣叶与隔瓣叶对合不良，从而产生功能性关闭不全，三个瓣叶本身的质地和活动均无明显异常。

2. 二尖瓣和主动脉瓣双病变合并三尖瓣器质性病变　此种类型相当少见，其病因几乎均为风湿性的，偶尔二尖瓣和主动脉瓣病变为风湿性，而三尖瓣病变为感染性心内膜炎。风湿性三尖瓣病变大多为狭窄和关闭不全共存，病变的程度和范围均较二尖瓣病变轻，多表现为瓣叶有纤维化增厚，游离缘卷缩，但鲜见

钙化；交界有融合，尤以隔瓣与前瓣交界明显，有时后瓣与前瓣交界也有轻度融合。瓣下腱索少有融合缩短，瓣环均有不同程度的扩大。

（三）病理生理

三瓣膜病变不仅可引起明显的左心系统血流动力学紊乱，而且还可引起右心系统血流动力学改变，因此，对心肺以及肝肾等重要脏器的功能都有明显的影响，较二尖瓣和主动脉瓣双病变更为复杂，其影响程度主要取决于各个瓣膜病变的类型及其严重程度。

三瓣膜病变中二尖瓣和主动脉瓣双病变主要引起左心系统的血流动力学紊乱和左侧心腔的容量和/或压力负荷改变，从而进一步影响心肺功能。三尖瓣病变则主要引起右心系统的血流动力学紊乱，主要表现为体循环静脉系统的淤血和肝肾、胃肠道的功能改变。

三尖瓣狭窄时，右房血液在舒张期进入右室受阻，使血液淤积在右房而致右房压力增高和心腔扩大。与左心系统相比，右心属于低压系统。在正常情况下，三尖瓣瓣口面积为 $6\sim8cm^2$，舒张期右房与右心室间压差很小，并易受呼吸的影响。当三尖瓣狭窄至瓣口面积在 $2cm^2$ 以下，右房与右室间平均舒张压差 $>4\sim5mmHg$ 时，即可引起体循环静脉淤血。因此，三尖瓣狭窄一方面使右室舒张期充盈量减少，继而引起肺循环血量减少、左心排量降低；另一方面引起体循环静脉血回流至右房的阻力增加，回心血量减少，体循环发生静脉淤血，导致临床上出现颈静脉怒张，肝大、下肢水肿等右心功能不全或衰竭的征象。但由于三尖瓣狭窄，使右心致肺循环的血量减少，在一定程度上可减轻二尖瓣狭窄对肺循环的影响。

三尖瓣关闭不全，无论是功能性还是器质性病变，由于收缩期部分血液由右室反流入右房，导致右房因容量负荷过重而压力增高和心腔扩大，和三尖瓣狭窄一样可引起体循环静脉系统的血液回流障碍和淤血。由于三尖瓣关闭不全常常伴有肺动脉高压，右室的代偿功能又较差，因此，最终可导致右心衰竭。

由于三尖瓣病变起病常隐匿，又往往继发于左心瓣膜病变，病情进展也较缓慢。因此，在病变早期引起的右心系统病理生理改变较轻，易被忽视或被左心瓣膜病变引起的病理生理改变掩盖。只有当三尖瓣病变明显时，才会产生明显的右心系统血流动力学改变，此时，往往提示病情已进入中、晚期。另外，左侧心瓣膜和左心功能对三尖瓣及右心功能也有明显的影响，当左心功能不全时可加重三尖瓣关闭不全和右心功能不全。

（四）临床表现

三瓣膜病变的临床表现是各个病变瓣膜产生之临床表现的综合。二尖瓣和主动脉瓣病变主要产生以左心功能不全和动脉供血不足为主的症状和体征，而三尖瓣病变主要产生以右心功能不全和体循环静脉系统淤血为主的症状和体征。其程度主要取决于各个病变瓣膜的严重程度及其联合方式。一般来说，二尖瓣和主动脉瓣病变产生的症状和体征出现较早和较明显，而三尖瓣病变的症状和体征出现相对较晚和较轻，早期易被左心瓣膜的症状或体征掩盖。一旦出现明显的右心功能不全的临床表现，往往提示左、右心功能均有明显损害。值得指出的是，当存在明显三尖瓣狭窄或右心功能衰竭时，可减轻二尖瓣狭窄引起的呼吸系统症状和体征。

1.主要症状

（1）左心功能不全的表现：主要由二尖瓣和主动脉瓣病变所致，主要有心悸、气急、咳嗽、咯血、疲劳、乏力等。

（2）动脉供血不足的表现：如存在明显主动脉瓣狭窄或关闭不全，可致冠状动脉供血不足，产生心绞痛，若致脑动脉供血不足可产生眩晕或昏厥等。

（3）右心功能不全的表现：主要表现为体循环静脉系统淤血症状：当出现肝、胃肠道淤血、体内水钠潴留时，可出现肝区隐痛或腹胀，纳差、恶心暖气与下肢水肿等；若伴有心源性肝硬化，则可出现黄疸、牙龈出血和鼻出血等。

2.体征　三瓣膜病变的体征基本是左心瓣膜病变与三尖瓣病变产生的体征的综合表现。主要有血管怒张和搏动,心脏扩大和抬举性搏动,心脏杂音和心音心率改变,以及组织淤血和水肿等表现。

(1)抬举性搏动:主要与左、右心室肥厚、扩大和心搏有力有关。由于这类患者多存在明显的三尖瓣关闭不全,因此心室肥大常为双室性,这与二尖瓣和主动脉瓣双病变以左室肥大为主不同,抬举性搏动以心前区为主,在一些双室肥大显著的青少年患者中可出现左侧胸壁隆起,明显高于右侧胸壁。

(2)心界扩大:三瓣膜病变左、右侧心腔均可有明显扩大,因此,叩诊可发现心浊音界向双侧扩大,其中以三瓣膜病变均以关闭不全为主者心界扩大最明显。

(3)心脏杂音、心音和心律改变:典型的三瓣膜病变可在各瓣膜的听诊区闻及相应的收缩期和舒张期杂音。由于二尖瓣和主动脉瓣病变多为混合性病变,而三瓣病变多为关闭不全,因此,在二尖瓣和主动脉瓣听诊区多为双期杂音,在三尖瓣听诊区(胸骨左缘第4、5肋间或剑突下)主要为收缩期杂音,舒张期杂音少见。由于三尖瓣跨瓣压差小,因此杂音相对较轻,在三尖瓣病变较轻时,杂音易被左心瓣膜病变的杂音掩盖。另外,心音 S_1 和 A_2 常因瓣膜增厚活动差而减弱或被杂音掩盖。P_2 常亢进,主要与合并不同程度的肺动脉高压有关。

风湿性三瓣膜病变常伴有心房纤颤,因此,听诊可发现心律绝对不齐,心音强弱不一的现象。

(4)颈静脉怒张、搏动:这是三尖瓣明显关闭不全的特征性体征之一,系心脏收缩期右室血反流至右房,搏动传导至颈静脉之故,典型者随每次心脏收缩可见头部轻度向左侧运动。

(5)肝大、扩张性搏动:系三尖瓣反流引起的肝脏血容量增加、淤血而扩张的结果。主要发生在收缩中晚期,且多呈整个肝脏弥漫性搏动。另外,肝颈静脉反流征阳性,这些也是存在三尖瓣关闭不全的主要体征。

(6)腹水、下肢水肿:这是三尖瓣病变和右心衰竭的表现,主要是体循环静脉系统淤血所致。

(五)辅助检查

三瓣膜病变的辅助检查主要有彩色超声心动图、心电图、X线检查、心导管和心血管造影等,临床上以前三项常用。

1.彩色超声心动图　三瓣膜病变的超声心动图特征与相应的单瓣膜病变基本一致,但须补充说明的是:由于解剖位置的关系,超声测定三尖瓣瓣口面积和瓣环大小常较困难和不够准确。另外,当三尖瓣为明显的器质性病变(如狭窄合并关闭不全)时,通过测定三尖瓣反流特性来估测肺动脉压力也不太可靠,在这种情况下以采用心导管直接测定为宜。

2.心电图　主要表现为双房、双室肥大的特征。如双房肥大时,P波高耸或高宽而有切迹,但有心房纤颤时可无上述变化;双室肥大时,V_1 导联 S 波宽、V_5 导联 R 波高尖。

3.X线检查　主要表现为心影扩大和肺血管改变。

心影扩大主要为各增大的房、室相应部位的心影膨出。如三尖瓣病变引起的右房增大主要使心影响右侧扩大,二尖瓣病变引起的左房增大可向左后、左上、右侧或双侧扩大。肺动脉高压或三尖瓣病变引起的右室增大主要向左侧扩大,而二尖瓣或主动脉瓣病变引起的左室增大主要向左下扩大。因此,在正位胸片上可出现心影左缘四弓现象,双房影等典型征象。但更多见的是形态各异无定型的心影扩大征象,并常可形成巨大心脏(心胸比>0.80),这主要与不同的瓣膜病变组成类型引起的各心腔扩大的程度和方位不同有关。

肺血管的改变主要是肺循环高压的表现。常常是肺动脉、肺静脉、肺毛细血管多种高压并存。肺动脉高压的表现主要有肺动脉段突出、肺门扩大、肺野中带肺纹变细、扭曲,外带肺纹稀少、细小。肺静脉高压主要表现为肺门阴影扩大,但边缘较模糊,肺静脉增粗,一般以上叶静脉扩大为主、而下叶静脉变细。肺毛细血管高压则表现为肺的透亮度减低,有网状阴影,出现 Kerley 线等。

4.心导管和心血管造影　右心导管检查对明确有无三尖瓣狭窄和测定肺动脉压有主要作用。三尖瓣口平均舒张期压力阶差≥2mmHg 即表示有三尖瓣狭窄存在。逆行主动脉造影可明确主动脉瓣病变的类型及其严重程度,选择性冠状动脉造影则可判断有无合并冠心病及其严重程度。

(六)诊断

根据病史、主要症状和体征,结合彩超、心电图和 x 线等辅助检查,三瓣膜病变的诊断并不困难。值得注意的是,三尖瓣病变有时较轻或临床表现不典型,容易漏诊或对其病变的严重程度估计不足。有时患者出现的静脉淤血症状和体征在临床上很难判断主要是由于三尖瓣病变,还是左心瓣膜病变引起的右心功能不全所致。当明确存在二尖瓣和主动脉瓣双病变时,同时存在下列情况应考虑三尖瓣病变的可能:

1.胸骨左缘第 4、5 肋间及剑突下部可闻及收缩期杂音,吸气时增强,并以剑突下最清楚。

2.二尖瓣狭窄严重,但肺部症状和体征较轻,与二尖瓣狭窄严重程度不相称。

3.左心功能正常,但右心功能不全的症状和/或体征明显。

超声心动图在诊断三尖瓣病变及其性质方面具有决定性作用。心导管检查在诊断三尖瓣狭窄以及鉴别三尖瓣关闭不全的性质中有重要价值。三尖瓣狭窄时,三尖瓣跨瓣压差＞2mmHg;三尖瓣关闭不全时,若右室收缩压＞60mmHg,一般表示为功能性的,若右室收缩压＜40mmHg,即提示可能为器质性的。

(七)外科治疗

二尖瓣、主动脉瓣和三尖瓣三瓣膜病变是心脏瓣膜病中最严重的病变组合类型之一。目前外科手术是治疗三瓣膜病变的唯一有效的方法。

1.手术适应证　三瓣膜手术适应证的选择主要取决于各个瓣膜病变的性质、严重程度及其自然预后的不同。三尖瓣病变有两种:一是器质性病变,二是功能性关闭不全,但上述两种病变均与左心瓣膜病变同时存在,因此,在施行主动脉瓣与二尖瓣手术时,即使临床上没有三尖瓣病变的表现,也应常规探查三尖瓣。以往认为,对轻度三尖瓣关闭不全者不需处理,待主要病变瓣膜(即二尖瓣和主动脉瓣)处理后,这样轻度的三尖瓣关闭不全会逐渐减轻、甚至消失。但长期的随访发现,不少风湿性三瓣膜病变的患者,在二尖瓣和主动脉瓣手术后,轻度三尖瓣关闭不全在相当长的时间内依然存在,甚至继续发展至中度或重度关闭不全,成为影响患者术后远期心功能和生活质量的主要因素。因此,对于风湿性联合瓣膜病手术中发现的轻度三尖瓣关闭不全也应采取积极态度予以外科治疗。

2.手术禁忌证　三瓣膜病变,特别是风湿性瓣膜病,往往是风湿热反复发作的结果,而且是病变的晚期表现。这类患者不但引起左、右心肌功能的不全或衰竭,而且还合并主要脏器的功能障碍,如肺、肝、肾功能障碍,甚至发生心源性恶病质与肝硬化。对于这类严重的患者,如经积极的内科加强处理仍不能好转者,应视为手术的禁忌证。

3.手术方式的选择　三尖瓣病变的外科处理,因其病理改变的性质不同而异。三尖瓣功能性关闭不全,因为仅为瓣环的扩大,而瓣膜本身很少病理改变,因此采用瓣环环缩术即可恢复瓣膜的关闭功能,只有瓣膜伴有继发性改变,应用成形术难以奏效者,才考虑三尖瓣置换术;三尖瓣器质性病变,一般仅表现为交界的融合,瓣叶特别是前瓣叶的病变,往往仅有纤维性增厚,鲜有钙化与卷缩,而且瓣下结构的病变也较轻,因此,施行融合交界或腱索切开,即可恢复瓣膜的关闭功能。但由于三尖瓣瓣环的结构较二尖瓣的薄弱,而且瓣下腱索与乳头肌均不如二尖瓣坚固,因此,三尖瓣狭窄解除后必须加作瓣环成形术,以避免发生关闭不全。只有病变严重,经成形术无效者,才施行三尖瓣置换术。目前,国内外的趋势,三尖瓣置换术的患者日益减少,80％的病例成形术可获成功。

　　总的来说,三瓣膜病变的手术方式有多种,临床上主要有以下三种:二尖瓣和主动脉瓣置换加三尖瓣成形术、主动脉瓣置换加二尖瓣和三尖瓣成形术、二尖瓣、主动脉瓣和三尖瓣三瓣膜置换术。

　　另外,值得注意的是:在三瓣膜病变选择手术方式时,二尖瓣和主动脉瓣二个主要病变瓣膜中任一瓣膜需作换瓣,另一个瓣膜的成形指征要从严,而换瓣指征可适当放宽,但三尖瓣仍以成形术为主。

　　4.手术基本方法　　三瓣膜手术的术前准备、麻醉、体外循环和心肌保护基本与双瓣手术相似,本节着重就三瓣膜手术方法与处理的特点(主要是三尖瓣病变的处理)加以叙述。

　　(1)手术步骤:原则上先行二尖瓣和主动脉瓣手术,再行三尖瓣手术。体外循环开始、心脏停搏后,除常规探查二尖瓣和主动脉瓣病变外,还应探查三尖瓣病变以便设计好手术方案。在二尖瓣和主动脉瓣手术完成后,三尖瓣手术有两种基本方法可供选择:①继续在阻断主动脉、心脏停搏下,完成三尖瓣手术;②开放主动脉并常规复温,待心脏复跳在心脏跳动情况下继续施行三尖瓣手术。这两种方法各有优缺点,前者术野安静清楚,手术操作方便可靠,但主动脉阻断时间相对延长,增加了心肌缺血缺氧性损害;后者则有利于缩短主动脉阻断时间,减轻心肌的缺血缺氧性损害,另外在缝合房室结附近危险区可实时观察有无损害传导束的危险,但其缺点是术野有血,手术操作相对较为困难。因此,应根据手术的复杂程度、患者本身的心肌功能状态,体外循环时间和心肌保护技术而定。由于体外循环装置和心肌保护技术的进展,主动脉阻断150～180分钟左右,心肌保护是相当安全的。另外瓣膜手术的技术日趋成熟和规范,目前一般二尖瓣和主动脉瓣双瓣置换加三尖瓣成形术均可在80～100分钟左右完成,三瓣膜置换亦可在120分钟内完成,因此,目前多主张采用第一种方法,只有在一些特殊手术情况下,为避免主动脉阻断时间过长(≥150～180分钟)而考虑采用第二种方法。

　　(2)三尖瓣手术:三尖瓣病变的手术方式可分瓣环成形术和瓣膜置换术两大类,前者常用的方法又有DeVega瓣环成形术、Kay二瓣化成形术、人工瓣环固定术、三尖瓣狭窄直视切开术和瓣叶加宽成形术等;后者有生物瓣置换或机械瓣置换术。

　　1)DeVega瓣环成形术:由于功能性三尖瓣关闭不全主要是前瓣和后瓣附着环的扩大,隔瓣附着环因受室间隔的限制而扩张甚微。DeVega瓣环成形术就是根据上述特点,应用2-0聚丙烯缝线带垫片连续双道平行缝合,从前瓣与隔瓣交界开始缝至后瓣与隔瓣的交界止,将三尖瓣瓣口缩至成人二横指,从而矫正三尖瓣的关闭不全。这种方法经长期临床应用和随访,效果确实。在此基础上,一些学者还进行了改良,通称为改良DeVega瓣环成形术。如采用分段环缩术,即选择性地缩短前瓣与隔瓣、前瓣与后瓣交界附近的瓣环,不缩短前瓣环的中间部分,这样改进了原术式有限制前瓣活动范围的缺点。近十年来,有学者等对DeVega瓣环成形术进一步作了改良,采用重建三尖瓣自身瓣环的方法,即将原DeVega法第二道平行缝合改为从心肌到瓣环螺旋形前进缝合方法,使靠近原瓣环的心肌组织因慢性缺血、纤维化而形成条带状自身纤维组织环,从而能有效地防止成形后瓣环的再扩大,起到类似人工瓣环的作用,经术后随访观察效果稳定。

　　2)Kay二瓣化成形术:如前所述,功能性三尖瓣关闭不全主要是前瓣和后瓣附着环的扩大,尤以后瓣附着环扩大最明显,而三尖瓣关闭主要依靠前瓣。因此Kay法即采用8字缝合闭合后瓣环,必要时再用垫片褥式缝合加固,使三尖瓣二瓣叶化,充分利用前瓣的功能来消除关闭不全。这种方法设计较为合理,适用于瓣环显著扩大、关闭不全严重、前瓣质量和功能均良好的患者。长期随访证实,此方法效果也持久稳定。

　　3)人工瓣环固定术:常用的有Carpentier三尖瓣硬质成形环和Duran软质环。首先应用测瓣器测定三尖瓣环的扩大程度,选择适当型号的人工瓣环,使其成形为卵圆形。在前瓣和后瓣的瓣环处间断褥式缝合,从心房面进针和出针,主要折叠后瓣的基底部和前部的交界处,使三尖瓣二叶化。人工瓣环的开口位于隔瓣的前交界处的房室结和传导束部位。缝合隔瓣附着环时,应从心室面进针,通过纤细的瓣叶基部和瓣环浅部出针,不能缝合心房组织,以避免损伤希氏束。当所有缝线安置后,打结固定人工瓣环。这种方法较上述两种方法牢固与持久,但其缺点是手术操作较为复杂,术后需一定时间的抗凝治疗。

4)三尖瓣狭窄直视切开与瓣环成形术:主要适用于风湿病引起的器质性三尖瓣狭窄病变,由于风湿性三尖瓣器质性病变的损害程度一般远较二尖瓣为轻,瓣叶仅有纤维化增厚而无钙化,交界融合以前、隔瓣处明显,瓣下腱索有时融合伴乳头肌缩短,但受累范围大多较局限。因此,首先显露和仔细探查三尖瓣病变的范围及其严重程度,用尖刀切开前、隔瓣交界融合,然后沿此切口向下仔细劈开粘连的腱索与乳头肌,切忌将其切断。如狭窄已经解除,而且其他二个交界融合不显著者可不作进一步处理,否则再部分切开前瓣与后瓣交界的融合,尤其要使前瓣活动自如。由于正常三尖瓣关闭时瓣叶接触面积较少,三尖瓣狭窄时常合并不同程度的关闭不全,即使单纯狭窄,在交界切开后也常产生反流。因此,在三尖瓣狭窄直视切开后,应根据关闭不全的部位与程度,作相应的瓣环成形术。根据作者等的经验,在切开交界处采用 DeVega 分段成形术,缩小扩大的瓣环即可消除反流。如果单纯作交界融合切开术,由于三尖瓣乳头肌的支撑作用较弱,隔瓣面积小而活动度又差,即便遗留轻微的关闭不全,术后也逐步加重,影响早期的恢复与长期的效果。

5)瓣叶加宽术:主要适用于器质性(尤其是风湿性)三尖瓣病变,瓣叶游离缘有卷缩,导致瓣叶(主要是前后瓣叶)有效面积减少,并常常伴有瓣环扩大,使瓣叶严重对合不良。在这种情况下,单纯行瓣环成形术难以奏效,可采用自体心包行三尖瓣瓣膜加宽成形术。手术方法如下:术中充分显露三尖瓣后,仔细探查和观察各瓣叶、交界及其瓣下结构的状况,重点观察前瓣叶和隔瓣叶的对合间距,测量前瓣叶游离缘至隔瓣环的距离,并以此间距加 0.5cm 为所需自体心包的宽度,然后测量前瓣环或前后瓣环长度(具体长度依所需扩大的范围而定),并以此长度加 0.5cm 为所需自体心包的长度。距前瓣或前后瓣瓣环约 2mm 处切开瓣叶,将经 0.2%戊二醛溶液浸泡 10 分钟的自体心包片修剪成半月形,用 5-0 丙烯线或单丝线采用连续缝合法将自体心包片加宽前瓣叶或前后瓣叶,必要时再加交界折叠或瓣环成形术。术毕行注水试验检查三尖瓣关闭情况。

6)三尖瓣置换术:主要适用于三尖瓣病变成形失败或器质性病变严重难以成形的患者,其基本手术方法详见有关章节。通常采用 2-0 无损伤缝线,作带垫片间断褥式缝合,在前、后瓣环区缝针应通过纤维环,但不能过深,以免损伤走行于房室间沟的右冠状动脉。缝合隔瓣区时有两种方法:一是沿隔瓣附着环缝合,即从心室面瓣叶附着部的瓣环浅层进针,从保留的隔瓣基底部出针;二是将冠状静脉窦隔至心室侧:即从缝合前瓣近隔瓣交界处时开始远离瓣环,缝在 Todaro 韧带右侧心房肌上,绕过冠状静脉窦口后再逐渐缝至隔瓣与后瓣交界处瓣环上,使 Koch 三角危险区隔至人造瓣膜缝环的右室侧。然后测量瓣环大小,选择合适的人造瓣膜常规缝瓣、打结。

(3)术中注意事项:有关联合瓣膜手术中二尖瓣和主动脉瓣手术的注意事项已如前述,三尖瓣手术的注意事项主要有以下几点:

1)三尖瓣病变的探查:由于三尖瓣病变起病隐匿,虽然体检、心脏彩超等辅助检查有助于术前诊断,但对三尖瓣病变的性质和严重程度也往往难以准确判断,故在联合瓣膜手术中应常规探查三尖瓣,以避免遗漏三尖瓣病变,影响术后早期心功能的恢复和远期手术疗效。

2)三尖瓣手术方式的选择:由于绝大多数三尖瓣关闭不全为功能性的,三尖瓣狭窄虽为器质性,但大多病变比二尖瓣损害为轻,因此,目前一致的观点是联合瓣膜病变合并三尖瓣病变,无论是功能性或器质性病变,均主张作三尖瓣成形术,只有瓣膜严重损害成形难以奏效时才作三尖瓣置换术。至于人造瓣膜的选择,因为机械瓣膜在三尖瓣区血栓形成的发生率都比左心瓣膜区为高,三尖瓣又处于右心低压系统,因此以选用生物瓣膜为宜。但近年来选择优良性能的中心血流型双叶机械瓣膜呈增多趋势,尤其对于青少年等较年轻的患者,以克服生物瓣易老化,耐久时限相对较短的缺点。

3)预防房室结和希氏束损伤:房室结位于冠状静脉窦口与三尖瓣隔瓣之间,希氏束经三尖瓣隔瓣附着的膜部间隔下方移行于室间隔的后下缘。因此,三尖瓣的隔瓣区瓣环及附近心肌组织均为手术危险区,行三尖瓣成形时,缝针不宜超越冠状静脉窦口;应用三尖瓣成形环时,其瓣环缺口应对向此处的危险区;行三尖瓣置换时,缝针应通过隔瓣的根部或只浅缝隔瓣瓣环的心室面,或者缝针超越 Koch 三角区,缝在 Todaro 韧带右侧心房组织上,将冠状静脉窦口隔至右心室侧,从而避免损伤传导束引起完全性传导阻滞。

(八)疗效评价

三瓣膜手术中,二尖瓣与主动脉瓣双瓣置换术加三尖瓣成形术的早期与远期疗效与二尖瓣与主动脉瓣双瓣置换术相似,但三瓣膜置换术的早期与远期疗效较二尖瓣与主动脉瓣双瓣置换术差。有文献报道,三瓣膜置换术的早期死亡率为5％～25％,术后5年、10年与15年的远期生存率分别为53％～78％、40％和25％左右,血栓栓塞发生率为4.5％～12％患者·年。影响其早期手术疗效的主要因素是高龄和术前心功能状态,影响其远期手术疗效的主要因素是术前心功能状态、三尖瓣病变复发以及与抗凝有关的并发症。某医院报道1154例风湿性二尖瓣、主动脉瓣和三尖瓣三瓣膜手术,术后早期死亡率为10.26％,5年远期生存率为80.72％。作者认为积极处理三尖瓣病变对改善三瓣膜手术的早期和远期手术疗效均有重要作用。

（张玉辉）

第十二章　冠心病

第一节　冠心病

一、概述

冠心病是冠状动脉粥样硬化性心脏病的简称,是中、老年人的一种常见病。冠心病发病率存在着地区和性别差异,在欧美国家已成为第1位的致死病因,在我国患病率也呈上升的趋势。我国近期公布的冠心病事件标化发病率男性为1/10万～83/10万,女性为0/10～113/10万。冠心病在我国慢性病死亡率为第2位,仅次于脑卒中。

二、发病机制

冠状动脉粥样硬化导致冠状动脉管腔狭窄或完全堵塞,引起心肌缺血,心肌储备力降低。如果心脏负荷加重,心肌需氧量增加超过狭窄病变的冠状动脉供血、供氧能力,就会产生心绞痛,严重者发生心肌梗死。心肌梗死后如果心肌损伤不可逆,则会发生室间隔穿孔、急性二尖瓣关闭不全、室壁瘤等严重并发症。

三、诊断要点

1.典型的心绞痛症状表现为心前区剧痛,并且向左侧肩背或左臂放射,持续数分钟或数小时,也可伴有胸闷、心悸、气短、大汗等表现。严重者出现心肌梗死、心律失常、心源性休克及猝死。

2.心电图和胸片:普通心电图检查可有心律失常和心肌缺血,表现为S-T段下移,急性心肌梗死时出现S-T段弓背抬高的心肌损伤的表现,陈旧性心肌梗死时出现病理性Q波。部分病人的静息心电图是正常的,运动试验则出现心肌缺血等阳性表现。心律失常多由于心肌缺血引起,常表现为房性和室性期前收缩、短阵室性心动过速、心房纤颤及房室传导阻滞等。X线胸片可以观察主动脉有无纤曲、钙化现象,心力衰竭的病人有肺瘀血和心脏扩大的表现。

3.超声心动图:可以观察心肌缺血引起的节段性室壁运动异常,心室的收缩和舒张顺应性变化,测定射血分数,以及室间隔穿孔、乳头肌断裂和左心室附壁血栓的诊断。

4.放射性核素显像学:核医学检查在冠心病诊断中占有重要性地位,通过心肌断层灌注显像包括单光子发射显像(SPECT)和正电子发射显像(PET)检查,可以了解病人的心肌血流储备功能,心肌缺血、坏死的部位和范围,有助于冬眠心肌和坏死心肌的鉴别,这对于冠心病的治疗决策有指导意义。

5.冠状动脉和左室造影:冠状动脉造影可以确定病变的具体部位、程度和范围,病变远端的血流状况和侧支循环情况。冠状动脉按照管腔直径的大小分为 4 级,管腔直径减少<25%为 1 级,26%～50%为 2 级,51%～75%为 3 级,>75%为 4 级。左心室造影是冠状动脉造影的有机组成部分,通过左心室造影可以对左心室的收缩、舒张运动以及节段性功能异常作出评价;左心室造影测定的射血分数较超声心动图的准确。

四、手术适应证及禁忌证

冠状动脉的治疗方法主要有药物治疗、介入治疗和冠状动脉旁路移植(CABG)手术治疗,简称为冠脉搭桥手术。无症状或症状轻的单支和双支病变应选择药物或介入治疗;严重的、非左主干单支病变介入治疗效果优于手术治疗,而左主干单支病变应行手术治疗;中等受损的双支病变介入治疗与手术治疗效果相似;严重的双支和 3 支病变手术治疗最有效。无明显症状的 3 支病变,如果核医学运动试验提示左心室功能受损,应行手术治疗,如果左心室功能正常,内科医生多主张保守治疗,外科医生倾向于手术治疗。对于冠状动脉弥漫性粥样硬化,末梢血管纤细,无法实施外科手术的病人,应用激光心肌血管重建(TMIR)术,可作为治疗冠心病的一种辅助治疗方法。

1.手术适应证

(1)有心绞痛,特别是不稳定型心绞痛,药物治疗无效者。

(2)对于 1、2 支病变狭窄严重,管径狭窄>50%并且在重要位置不能进入介入治疗的病人,只要狭窄远端通畅管径>1.0mm,即使心绞痛症状不重也应手术治疗,如左主干或相当于左主干的高位前降支和高位回旋支狭窄。

(3)冠状动脉 3 支病变,经内科治疗心绞痛不能缓解,应择期手术;心电图和心肌酶学检查提示心肌缺血不能改善或心内膜下心肌梗死的病人,应急诊手术。

(4)经溶栓或介入治疗无效后,心肌梗死不超过 6h 者应争取急诊手术。心肌梗死已超过 6h 或心肌梗死溶栓术后仍有狭窄,应在 6～8 周后择期手术。

(5)心肌梗死后心肌破裂、心脏压塞、室间隔穿孔、乳头肌缺血坏死引起二尖瓣关闭不全,应在全身情况稳定后手术,如不能达到稳定应急诊手术。

(6)陈旧性大面积心肌梗死而无心绞痛症状的病人,如同位素检查提示有较多的存活心肌和冬眠心肌,亦应手术治疗。

(7)经皮穿刺冠状动脉腔内成形术(PTCA)失败应及时手术;PTCA 时穿破冠状动脉导致出血,或斑块剥脱堵塞远端管腔,心电图有持续缺血波形成或心绞痛加重,严重者血压下降、顽固性心律失常,则应急诊手术。

(8)PTCA 或外科手术后 1 支以上血管桥发生阻塞>50%,或动脉粥样硬化病变扩张到其他冠状动脉主要分支,应行 2 次手术治疗。

2.手术禁忌证

(1)冠状动脉弥漫性病变,病变远端血管管腔<1mm。

(2)左心室功能低下,左心室射血分数<20%,或左心室舒张末压>20mmHg 者。

(3)严重的肺、肝、肾等多脏器功能不全。

(4)高血压、糖尿病和全身感染存在,药物不能控制者。

五、术前准备

术前对病人全身状况、心功能以及冠状动脉病变做出全面评价，设计好手术方案。充分改善心功能，纠正心律失常，预防感染。做好病人术前的精神准备和心理治疗。

1.停用阿司匹林等抗凝药物至少1周，对于不稳定心绞痛或应用IABP的病人，可换用小分子量的肝素至术前4h。

2.术前适当应用镇静药物、β受体阻滞剂、降压药以及冠状动脉扩张等药物，控制血压在正常范围，心率维持在60~80次/min，减轻病人的思想负担和心肌氧耗，避免精神紧张诱发急性心肌梗死。

3.术前必须戒烟，预防呼吸道感染，练习深呼吸和咳嗽动作，进行呼吸功能测定和动脉血气分析。

4.心功能不全的病人给予强心、利尿治疗。

5.糖尿病的病人术前空腹血糖应控制在7.5mmol/L以下，术前可改用静脉胰岛素控制血糖。

6.怀疑有颈动脉狭窄的应行颈动脉超声或造影检查，确诊有颈动脉狭窄，应同期或分期手术。需要放置IABP的病人，应行腹部血管超声检查，以除外腹主动脉和髂动脉的病变。

7.了解双下肢大隐静脉有无曲张，避免下肢静脉输液；如选用桡动脉应做Allen试验，避免在该处抽血做血气检查；糖尿病病史长者，应预测乳内动脉条件，严重者不用乳内动脉。

六、手术方法及注意事项

1.冠脉搭桥材料的准备

（1）大隐静脉

①大隐静脉仍是目前最常用且易于取材的血管，便于做序贯式吻合，口径大、吻合操作容易。10年通畅率为50%~70%，不如动脉材料好。

②大隐静脉的制备于内踝上方纵行切开皮肤，游离大隐静脉远端，向近心端延长切口至所需的长度。操作要轻柔，尽量避免直接按触静脉。用1号线结扎静脉分支，结扎时不宜过分靠近主干以免造成狭窄，也不可过远易致血栓形成。静脉取下后由远端注入含罂粟碱的肝素盐水（罂粟碱30mg、肝素0.4ml加入生理盐水中），使血管扩张检查有无破口，但注水的压力不能过大以免损伤静脉内膜。

（2）乳内动脉

①乳内动脉内径约2~3mm，与冠状动脉内径近似，其远端与冠状动脉病变远端做吻合，可形成良好的旁路通道，改善心肌的血供。与大隐静脉血管桥相比，乳内动脉做为血管桥的优点有：

a.带蒂的乳内动脉能根据生理需要调节血流量。

b.乳内动脉内皮能产生较多的前列腺素，能扩张血管和抗血小板聚集。

c.乳内动脉只有远端1个吻合口，不需做近端吻合，并且乳内动脉不易扭曲、打折。

d.乳内动脉发生粥样硬化机会少，远期通畅率高，10年通畅率为90%。因此行冠状动脉搭桥术时首选乳内动脉，一般选用左乳内动脉做左前降支血管桥，右乳内动脉做右主干血管桥。由于乳内动脉长度有限，常与大隐静脉联合应用。胸骨后有粘连或者锁骨下动脉根部有病变者，不能应用乳内动脉。

②手术要点游离乳内动脉时，必须将伴行静脉、胸内筋膜及其邻近组织一起分离，呈一索条状组织。先在第4~5肋软骨平面，平行于乳内动脉两侧、距胸骨缘约1.5~2cm开始游离。上至第1肋，下至第6肋间隙，游离肋间分支时，近端用钛夹夹闭，远端用电凝止血。在全身肝素化之后切断远端，将浸有罂粟碱溶

液的纱布包绕血管蒂,防止乳内动脉痉挛。

（3）桡动脉

①桡动脉以其制备方便,中、远期通畅率比静脉好等优点,近年来已成为冠脉搭桥术中仅次于乳内动脉的搭桥材料。一般认为在使用乳内动脉对左前降支再血管后,对其他冠状动脉分支使用桡动脉是合理的选择。另外,采用桡动脉省去了腿部切口,病人可及早下床活动,相应减少了术后并发症和住院时间。

②手术要点:自腕关节线上2cm至肘窝以远3cm做弧形皮肤切口,分离前臂筋膜,显露桡动脉并将其连同伴行静脉和少量脂肪组织一并游离,分支以钛夹夹闭。强调严格避免夹镊桡动脉本身及少用电灼,避免电灼器的局部热效应及由此所致的血管痉挛和损伤。全程游离后结扎离断近端,观察逆向回血是否良好,以无创血管夹夹闭远端,用特制无创针头自近端向腔内注射少许肝素化罂粟碱液体,检查有无遗漏分支并加以处理。结扎离断桡动脉远端,将离体桡动脉放入肝素化罂粟碱液中备用。

（4）胃网膜动脉

①胃网膜右动脉-冠状动脉搭桥术远期效果优于大隐静脉,但其长度有限,管腔直径仅为1.5～2mm,而且需同时开腹手术。故目前一般作为再次冠状动脉搭桥血管材料,主要用作右冠状动脉主要分支、回旋支及后降支的血管桥。

②将胸部正中切口向腹白线延长5～7cm,在胃大弯中部开始,向两端游离出胃网膜右动脉血管蒂,近端至胃、十二指肠起始部,注意保存十二指肠上动脉。应待全身肝素化后切断远端,腹内止血要彻底,防止术后腹腔内出血。血管蒂一般经胃后方从小网膜囊引出,再经肝左叶前方,穿过相应的膈顶进入心包腔。

2.冠状动脉旁路移植吻合

（1）远端吻合

①吻合部位的选定:左冠状动脉远端吻合多选定前降支、回旋支的钝缘支以及对角支的狭窄以远的部位;右冠状动脉选择位于后降支分叉前的部位,或者后降支狭窄部位的远端。一般搭桥的顺序是先做钝缘支、对角支,再做右冠状动脉,最后做前降支。如果行序贯吻合,先吻合最远端,两个吻合口之间最好相距2.0cm左右以免血管桥扭血。

②常规升主动脉、右心室插管建立体外循环,在并行循环下探查冠状动脉病变的位置,选定好吻合的部位。这样可以避免心脏停跳后难以确实病变的部位,并且能节省阻断循环时间。

③用冠脉刀挑开拟行吻合的血管前壁,然后用Potts钝角和锐角剪刀扩大切口至5～8mm。若切口处的近端或远端溢血较多,相应的加强左心、右心引流。也可用生理盐水向吻合口喷射以冲开血液,或用氧气吹散血液。

④将血管桥剪成斜面,必要时足跟部剪开2～3mm,用7-0的prolene线与冠状动脉切口吻合。吻合方法有多种,因术者的习惯而异。可以自2点逆时针方向或自10点顺时针方向连续吻合;或者在足跟或足尖部褥式缝合1针后,向两侧连续缝合;也可以单针间断缝合一周。

⑤缝线穿过血管桥壁时由外向里进针,穿过冠状动脉脉壁时由里向外出针。针距应均匀约0.5～1mm,不宜过宽或过窄。缝合时避免钳夹血管内膜,足尖处要防止缝到冠状动脉后壁。

（2）近端吻合

①远端吻合完可以复温,开放升主动脉,上侧壁钳。如果升主动脉壁钙化或过短不宜夹侧壁钳,应在主动脉开放前做近端吻合。

②选好近端吻合的位置,右冠状动脉桥吻合口稍偏右,左冠状动脉各支桥吻合口偏左侧,自上而下依次为钝缘支桥、对角支桥。吻合口不宜过高或过低以便开放循环后放置侧壁钳。切开外膜,用尖刀在主动脉壁上切开适当的切口,再用4.0～5.0mm打孔器打孔。

③将心腔和血管桥充盈并保持一定的张力,以便确定血管桥的长度,并以适当的角度切断。这样可避免血管桥过长易打折,过短张力大易出血。

④用5-0的prolene线连续缝合一周,缝线应均匀,针距约1.0mm。大隐静脉进针边距为2.0mm,主动脉进针边距约4～5mm。

3.注意事项

(1)术中首先要探查清楚冠状动脉病变情况,设计好手术方案。

(2)血管桥应做好标志,防止方向置反引起血流阻塞。

(3)吻合到冠状动脉切口两端时,应将探针置入冠状动脉内,以利于显露并防止缝线挂住后壁。

(4)吻合口有漏血应加针缝合,漏血严重或多处漏血,不宜盲目补针,必要时拆除缝合线重新吻合。

(5)体外循环辅助:辅助循环有利于心功能恢复,在完成近端血管吻合开放主动脉钳后,辅助循环时间约为主动脉阻断时间的1/3～1/2。辅助循环期间尽量保持心脏空跳,避免左心室过胀。在循环稳定、体温正常及酸碱、电解质平衡的基础上,逐渐停机。如果较长时间的辅助循环后,心肌收缩力量仍差,应给予正性肌力药物如多巴胺、多巴酚丁胺和肾上腺素治疗。用药后仍无法停机,应行主动脉球囊反搏治疗(IABP)。

七、术后管理

冠脉动脉旁路移植术后监护治疗的原则是维持心肌氧的供、需平衡,维持良好的肺功能,避免低氧血症,预防低心排和心律失常,减少并有效治疗主后并发症。

1.镇静、保温 术后镇静、止痛能减轻病人术后应激反应引起的高血压、心率增快,从而减少心肌的氧耗。常用镇静药物有吗啡0.1～0.2mg/kg,静脉滴入;异丙酚5～15ml/h静脉泵入;地西泮应慎用,每次2.5～5mg静脉滴入。术后早期维持适当的体温(37℃)也有助于减轻应激反应的程度。

2.呼吸管理 常规辅助呼吸,如血氧分压低,可加用$5cmH_2O$的PEEP辅助呼吸。拔除气管插管后,加强呼吸系统管理,协助病人翻身、叩背,必要时应用气管扩张剂、祛痰药,指导病人主动咳嗽、咳痰,防止发生肺不张。

3.维持循环稳定

(1)术后常规静脉泵入硝酸甘油,剂量为$0.1～2.0\mu g \cdot kg^{-1} \cdot min^{-1}$,以扩张冠状动脉和外周血管。如结合使用镇静药物,血压、心率控制不满意,可加用钙通道阻滞剂尼卡地平$0.1～1.5\mu g \cdot kg^{-1} \cdot min^{-1}$;或β受体阻滞剂美托洛尔静脉注入,每次5mg,总量10～15mg;艾司洛尔每次20mg;或阿替洛尔6.25～12.5mg,2～3次/d。

(2)适当补充晶体、胶体、维持有效血容量。术后中心静脉压(CVP)维持在6～12mmHg,肺毛细血管楔压(PCWP)在10～15mmHg,血细胞比容>30%,血红蛋白100g/L以上。

(3)低心排的处理冠状动脉旁路移植术后出现低心排,应先除外心肌梗死、低血容量、酸中毒以及心脏压塞等因素后,可选用正性肌力药物治疗。应用正性肌力药物指征为:收缩压<90mmHg或平均动脉压<70mmHg,PCWP>16mmHg,心脏指数CI<2.2L·min-1.m-2,SvO_2<65%。常用正性肌力药物有多巴胺$2～10\mu g \cdot kg^{-1} \cdot min^{-1}$,多巴酚丁胺$2～10\mu g \cdot kg^{-1} \cdot min^{-1}$,肾上腺素$0.1～1.0\mu g \cdot kg^{-1} \cdot min^{-1}$。药物治疗效果不佳者,应行主动脉球囊反搏治疗(IABP)。应用IABP的适应证为:

①术前心功能Ⅳ级,循环不稳。

②术后撤离体外循环机困难,应用大剂量正性肌力药物血压仍不稳定。

③围手术期心肌梗死药物治疗无效。

④术后顽固性心律失常。

（4）心律失常的防治：应严密监测心电图，维持电解质平衡，纠正低氧血症、酸中毒及低钾血症。冠状动脉旁路移植术后常见心律失常有房性早搏、心房颤动、室上性心动过速、室性早搏、室性心动过速以及心室颤动。出现室性心律失常时，首选利多卡因 1～2mg/kg 静脉注射，然后以 1～4mg/min 维持。效果不好时用乙胺碘呋酮 5mg/kg 静脉注入。对于频发的房性期前收缩、心房颤动和室上性心动过速，可选用毛花甙丙或乙胺碘呋酮，乙胺碘呋酮每次 75～150mg 静脉注射，然后每天 600mg 维持。2～3d 后改为口服 200mg，3 次/d，3d 后逐渐减量至停药。

（5）预防围手术期心肌梗死：围手术期心肌梗死发生率为 2.5%～5%，与病人血管条件差、手术失误和术后循环不稳定等因素有关。心电图表现为 ST 段弓背抬高，与 T 波升支融合呈单向曲线，出现新的 Q 波；结合心肌酶明显升高可以确诊。如果梗死面积小、程度轻，可继续观察并以硝酸甘油、肝素静脉输入治疗。如果影响心功能、引起血压下降，应给予正性肌力药物，必要时用主动脉内气囊反搏治疗。如果由于手术技术引起吻合口不通畅，应重新行 CABG 术。

4.术后抗凝　冠心病术后血管桥早期阻塞与血栓形成有关，因此术后早期抗凝有利于吻合血管通畅。一般拔除气管插管后开始口服阿司匹林 0.1～0.3g、1～3d，双嘧达莫（潘生丁）25～50mg、3 次/d。行冠状动脉内膜剥脱术或血管条件差、术后有心肌缺血的病人，术后渗血减少后尽早用肝素抗凝，0.5mg/kg 静脉滴注，1 次/6h，进食后改服阿司匹林和双嘧达莫。如果病人同时行瓣膜置换术，只需服用华法林药物抗凝。

5.预防感染　冠心病人如果脂肪多、伤口止血不彻底以及缝合不严密，若再合并伤口污染、糖尿病，容易引起胸部切口或下肢切口感染，严重者导致败血症、感染性心内膜炎。因此术后预防性应用高效广谱抗生素 5～7d，及时更换切口敷料，注意无菌操作。

6.血糖控制、营养支持

（1）冠心病人多伴有糖尿病，术后高血糖影响病人水、电解质和酸碱代谢平衡以及切口愈合，因而需注意监测、控制血糖。早期每天早、中、晚查空腹及餐后血糖，必要时查快速血糖。血糖的控制首选胰岛素，选择静脉或皮下注射，能进食后改口服降糖药物。

（2）冠心病病人术后如果得不到有效的营养支持，则影响病人术后的恢复，严重者引起胃肠道菌群失调和感染。因此病人拔除气管插管后 2～3h 即可以少量进食，24h 后过渡为正常饮食。对于气管插管时间长等情况而不能进食的病人，从术后第 3 天起开始静脉给予脂肪乳、氨基酸，糖的补充根据血糖水平而决定。同时做好胃肠内营养支持。

八、预后

冠状动脉旁路移植手术能有效解除心绞痛，改善生活质量，效果肯定。国内外先进水平医院的死亡率已低于 3%。评价冠脉搭桥术后疗效的简要指标如下：

1.手术存活率　多中心大组病例统计，术后 1 个月内存活率为 94%～99%，1 年为 95%～98%，5 年为 80%～92%，10 年为 64%～82%，15 年以上为 60%。影响死亡的因素有：心肌再血管化程度，再血管化越完善则效果越好；左心室射血功能，术前射血分数低于 30%，左心室舒张末压＞18mmHg，手术死亡率高可达 50%；3 支病变手术死亡率约为 2 支病变的 2 倍。

2.血管桥通畅率　严重的内皮细胞损伤带来的血小板沉积和血栓形成是大隐静脉桥术后早期闭塞的主要原因。移植 1 年后的静脉桥有的出现弥漫性内膜增生，约 20% 发生狭窄；5 年后静脉桥内可出现明显的粥样硬化灶,狭窄发生率约 25％;10 年后血管桥的通畅率约为 55％～70％。乳内动脉桥的通畅率明显高于大隐静脉者,乳内动脉移植的通畅率可高达 90％。

3.症状缓解率　若心肌再血管化完善,则症状缓解明显,心绞痛大约 75％～90％可得到缓解,30％～35％完全消失。心绞痛复发是术后心肌缺血最常见的征象。早期心绞痛复发通常是由于心肌再血管化不完善或早期血管桥闭塞所致,晚期复发通常反映血管桥狭窄或闭塞,或自身冠状动脉病变的进展或两者均存在。

4.心电图改善率　冠脉搭桥术后 64％～86％心电图负荷试验可得到改善,这是手术取得疗效的客观指标。术后 6 周至半年,运动试验对早期血管桥闭塞的诊断很有价值。特别是运动试验由阴性转为阳性者,常可视做血管桥闭塞或自身冠状动脉病变进展而导致心肌缺血的可靠征象。

（吴维胜）

第二节　心肌梗死并发症及其治疗

一、概述

冠状动脉急性阻塞,如果心肌血运得不到及时恢复,则会引起心肌不可逆损伤即心肌梗死,进而导致室间隔穿孔、室壁瘤形成和乳头肌断裂及心功能不全等严重并发症,及时行外科手术是有效的治疗措施。

1.室间隔穿孔　心肌梗死后的室间隔穿孔发生率为 1％～2％,一般在心肌梗死后 1～2 周内发生,多见于单支冠状动脉病变。前降支阻塞引起的穿孔部位多位于室间隔前尖部,常与室壁瘤同时存在;右冠状动脉阻塞多引起室间隔后部穿孔。

(1)诊断要点

①病人有剧烈心绞痛的急性心肌梗死病史,心功能突然减退,出现急性心力衰竭以及呼吸困难。

②胸骨左缘闻及全收缩期杂音,可扪收到收缩细震颤,伴有血压下降、脉搏细速和四肢末梢湿冷等心源性休克体征。

③超声心动图可明确室间隔穿孔的部位和大小,显示由左向右分流的过隔血流。

④肺水肿者胸片示急性肺充血。

(2)手术适应证:外科手术是治疗室间隔穿孔的惟一有效方法。室间隔穿孔心衰不能控制者应早期手术,出现心源性休克者应急诊手术;心衰能控制者,等待 4～6 周后再手术,因其穿孔周围有瘢痕形成,修复可靠。

(3)手术禁忌证:室间隔穿孔伴有左心室壁广泛的缺血病变者,或者室间隔后部穿孔伴有严重心功能不全者,不宜手术治疗。

(4)术前准备

①术前应行冠状动脉造影,明确冠状动脉病变情况以决定是否同时行冠状动脉旁路移植。

②尽早建立血流动力学的监测,以指导用药。术前加强强心、利尿药物治疗,同时应用正性肌力药的和扩血管药,以减轻后负荷及左向右分流、增加心排血量。

③循环不稳定者应用 IABP 辅助治疗,以防止心功能和多脏器功能衰竭。

(5)手术要点

①尽快建立体外循环,加强心肌保护。

②经心肌梗死部位切开左心室探查,切除梗死区坏死组织至有活力的心肌组织边缘。

③小的室间隔穿孔可以将左、右心室壁和室间隔一起缝合,缝线穿过正常的心肌组织并用垫片加固。第1层用间断褥式缝合,穿过两侧的 Tefion 毡条,第2层连续缝合加固。

④大的室间隔穿孔需用涤纶补片或 Teflon 补片修补,沿穿孔边缘带垫片间断褥式缝合。缝线从室间隔右心室面进针穿过室间隔和补发,将补片固定于左心室面;然后将室壁切口两侧边缘和补片游离缘一起缝合。

⑤如需行冠状动脉旁路移植术可同期手术,以利于改善预后。如果乳头肌断裂,应同时行二尖瓣置换。

(6)注意事项

①少数病人有多发室间隔穿孔,术中注意探查以免遗漏。

②切除心室壁和室间隔穿孔部位时,须修剪到有活力的心肌组织;闭合室间隔缺损时应无张力,避免脆弱的心肌组织被切割,引起术后心脏延迟性破裂。

③围手术期积极应用 IABP,有助于循环稳定,预防低心排和多脏器功能衰竭。

2.室壁瘤 心肌梗死后局部心肌组织逐渐纤维瘢痕化而失去收缩和舒张功能,在心脏收缩时产生节段性膨出而形成室壁瘤。心肌梗死后室壁瘤的发生率为 $10\%\sim38\%$,多发生于心尖部,左心室后壁较少。

(1)诊断要点

①多数室壁瘤病人有明确的心绞痛及心肌梗死史,病情重者出现胸闷、心悸、气短等心力衰竭的表现。少数室壁瘤的病人无症状。

②心电图显示多导联有病理性 Q 波的陈旧性心肌梗死,20% 以上病人合并严重的室性心律失常。

③巨大的室壁瘤在 X 线胸片可见左心尖部瘤样突起,左心室扩大、肺瘀血。

④超声心动图显示室壁运动减低、节段性矛盾运动可以明确诊断,并可确定有无附壁血栓。

⑤左心室造影和冠状动脉造影可以明确室壁瘤以及冠状动脉病变。

(2)手术适应证:无明显症状、小的室壁瘤不必急于手术,有症状的室壁瘤应及时手术。

①有明显临床症状如心绞痛、心力衰竭。切除室壁瘤可以减少心室腔容积、恢复心室协调运动,降低心室肌张力和氧需,从而缓解心绞痛、改善心功能。

②反复发作的室性心律失常,应用电生理技术标测定位后,手术切断异常的心电传导旁路。

③有体循环栓塞史,室壁瘤内有附壁血栓者。

④假性室壁瘤是由于心肌梗死后出现小的破口,破裂口周围由与心包粘连的机化血栓包裹,瘤壁无心肌组织。破裂的危险性大,更应尽早手术治疗。

(3)手术禁忌证

①室壁瘤占据左心室游离壁 60% 以上。

②功能性室壁瘤是由心肌组织纤维组织混合而构成的急性缺血区,仅在收缩期向外膨出,有用恢复功能的可能性,不宜手术切除。

③心肌病变广泛,多脏器功能衰竭者。

(4)术前准备

①有左心室血栓者,给予肝素治疗。

②心脏指数 $<2.0L\cdot min^{-1}\cdot m^{-2}$,左心室射血分数 EF 值 $<30\%$ 的心功能衰竭病人,术前应尽早应

用 IABP 辅助治疗。

（5）手术要点

①切开瘤壁，确定瘤体边界即白色瘢痕样瘤壁与淡红色正常心肌组织的交界线，沿瘤壁边界线保留 1.0～1.5cm 的纤维组织，切除其余瘤壁；清除附壁血栓。

②小的室壁瘤可直接缝合，室壁瘤切口两侧各垫 1 条 Teflon 毡条，用 2-0 的无创缝线以连续褥式缝合穿过室壁瘤基底的边缘呈"三明治"；缝线打结后，在切口上方另盖一毡条，连续缝合固定。

③较大的室壁瘤、但未超过左室壁的 50%，可用 2-0 的无创缝线穿过室壁瘤基底边缘全层，行荷包缝合使左心室切口向心性缩小，然后再用"三明治"法缝合。

④巨大的室壁瘤应采取补片成形术，在左心室缺损处用 4～6cm 的涤纶片沿室壁瘤边缘先间断褥式缝合一周，然后再连续缝合加固。

⑤合并顽固性室性心律失常者，应用心内膜电生理标测定位，切除异常传导的心内膜及瘢痕组织。

⑥室壁瘤切除同时行冠状动脉旁路移植，近、远期疗效优于室壁瘤单纯切除。

（6）注意事项

①有附壁血栓的室壁瘤在阻断主动脉前，不要强行分离左心室壁和心包之间的粘连，以免血栓脱落引起栓塞。

②切口应距前乳头肌 2～3cm 远，以免乳头肌损伤、影响功能。

③切除瘤壁组织时，注意保留前降支，同时行冠状动脉旁路移植以改善心肌血供。

④术中注意探查室间隔和乳头肌，如有病变应闭合室间隔穿孔、行二尖瓣置换。

3.乳头肌断裂或功能不全　急性心肌梗死可导致乳头肌断裂或延长，引起急性二尖瓣关闭不全，发生率约为 1%～2%。后乳头肌细长且仅靠后降支供血，前乳头肌粗短，由前降支和回旋支供血，所以后乳头肌断裂较为多见。慢性二尖瓣关闭不全是由于乳头肌基底部局灶性硬死，或慢性缺血引起乳头肌功能不全、腱索处长以致瓣叶脱垂。

（1）诊断要点

①急性心肌梗死后突然出现水肿、左心衰和心源性休克，心尖部可闻及响亮的收缩期杂音，应考虑乳头肌断裂。乳头肌断裂、急性二尖瓣关闭不全引起的肺水肿比室间隔穿孔导致的肺水肿出现的早，慢性二尖瓣关闭不全多在心梗数月后出现症状。

②X 线胸片显示急性二尖瓣关闭不全的心影和左心房不大，但肺瘀血严重；慢性二尖瓣关闭不全则显示左心房、左心室增大。

③超声心动图可明确乳头肌断裂、腱索延长，二尖瓣脱垂、关闭不全及程度。

（2）手术适应证

①血流动力学不稳定者，应在血流动力学恶化前急诊手术。

②血流动力学稳定者，应在 2 周至 2 个月之内限期手术。

③慢性二尖瓣关闭不全伴心功能不全，药物治疗无改善者应择期手术。

（3）手术禁忌证：病人已出现重度休克、神经系统无反应伴多脏器功能衰竭，为手术禁忌。

（4）术前准备

①尽快建立血流动力学的有创检查，肺水肿出现严重的呼吸困难时应尽早气管内插管并给予呼吸机辅助。

②血流动力学不稳定者，应行 IABP 辅助治疗，为手术创造条件。

③如果病情允许应行冠状动脉造影，以明确冠状动脉病变情况，决定手术方案。

（5）手术要点

①严重的二尖瓣关闭不全合并室壁瘤者，经室壁瘤切口将受累的乳头肌和室壁瘤一起切除，并经该切口以间断褥式缝合置换二尖瓣，然后闭合室壁瘤切口。未合并室壁瘤者，可经心房、房间隔切口行二尖瓣置换。

②二尖瓣关闭不全主要以心腔和瓣环扩大为主的病人，或者单个乳头肌断裂者，可行二尖瓣成形术。二尖瓣成形术应用人工成形环效果较好。对于断裂的乳头肌，可用褥式缝合，固定于邻近正常的乳头肌上。

③如需行冠状动脉旁路移植，应先吻合冠状动脉远端，然后置换二尖瓣或行二尖瓣成形术，最后吻合血管桥近端。

（6）注意事项

①急性二尖瓣关闭不全因左心房无明显扩大，因此显露困难，左心室壁瘤脆弱，操作、牵拉要轻柔。

②二尖瓣环也较脆弱，换瓣时应加垫片缝合；二尖瓣成形需放置成形环加固。

③左心室明显扩大者，换瓣时尽量保留瓣下装置以利于术后心功能的改善，预防左心室破裂。

（王小康）

第十三章　心律失常

第一节　预激综合征

预激综合征是因心电图表现预激特征而命名,属于心律失常中心脏传导失常的一种病症。诊断预激综合征主要靠心电图,不同旁路引起的预激有不同的心电图特征。先天性心脏病三尖瓣下移畸形的部分病例合并的 B 型预激,外科常在矫正三尖瓣下移畸形时同期手术治疗 B 型预激综合征。

【病因和发病机制】

预激综合征的病因是正常房室传导系统以外存在先天性的房室附加通道(旁路),同一患者可有多种旁路。30%～40%合并于先天或后天心脏病,60%～70%无器质性心脏病。三尖瓣下移的约 10%～25%有 B 型预激综合征。

由于心房的部分冲动经旁路,在正常传导系统下传到达之前,传到心室,使局部心室提前激动,即所谓预激。旁路和正常传导通路的并存,两者传导性和不应期的不同,使得容易发生折返环,并发心动过速,呈室上性心动过速(室上速)、心房颤动(房颤)或心房扑动(房扑),而室上速也可转变成房颤,或和房颤两者在同一种病人身上出现,房颤房扑有时可发展为室颤。

【临床表现和诊断分析】

单纯预激无症状,并发室上速时症状与一般室上速相似,发生在无器质性心脏病的年轻病人,频率 200次/min 以下,且持续时间较短者,大多仅有突然心悸感,在有器质性心脏病基础,频率超过 200 次/min,发作持续时间长者,可引起心脑等器官供血不足症状,重者猝死。并发房扑 250 次/min,可导致室颤,易致死。

预激综合征的临床特征是心动过速发作,不发作时大多数具有心电图特征。诊断主要靠心电图,已知的旁路及其引起的特征如下:

1.*房室旁路(Kent 束)*　PR 间期<0.12s,QRS 时限>0.11s,QRS 波群起始部粗钝,与其余部分形成挫顿,即所谓的预激波(△ 波),继发性 ST-T 波改变。其中 △ 波和在 V$_1$ 导联均向上者称 A 型,均向下者称 B 型。若房室旁路的传导为前向,心室由房室结和房室旁路两者激活的心电图表现特征;若为逆向,在窦性心律时心电图正常,但仍可导致折返性心动过速,称为隐匿性预激综合征。

2.*房结(James 通路)、房希旁路*　PR<0.12s,QRS 正常,无 △ 波。

3.*结室、束室旁路(Mahaim 纤维)*　PR 间期正常,QRS 增宽,有 △ 波。

心向量图可作为诊断依据,其特征是各个面上 QRS 环起始部分运行缓慢,成一直线,持续可达 0.08s,以后突然转向并以正常速度继续运行,QRS 环运行时间可超过 0.12s。His 束电图和体表或心外膜标测有助于鉴别各型预激和旁路定位,在确诊旁路是否参与心动过速折返环方面起重要作用。

【鉴别诊断】

1.加速的室性自主心律与窦性心律呈干扰性房室分离时,酷似间歇性预激;但长记录常可显示 PR 间期不固定和房室分离,不难与预激鉴别。

2.并发室上速时,预激表现大多消失,但发作终止后除隐匿性预激外均有心电图特征,而在心外膜标测中的逆行标测可观察到隐匿性旁路并作定位。

3.并发房颤或房扑时,QRS 波群常增宽,应当与室性心动过速鉴别,仔细辨认房颤波、以及 R-R 间期的明显不规则,有助于确诊房颤。

【治疗要领】

1.手术适应证 预激本身不需治疗,并发心律失常时手术指征如下。

(1)并发室上速:①发作频繁,症状明显,药物难以控制或不良反应不能耐受,尤其是年轻病人或有猝死家族史者;②室上速伴晕厥或合并心力衰竭;③室上速转成房颤或同一病人有室上速和房颤。

(2)并发房颤或房扑:难以控制的阵发性快速房颤,或房扑呈 1∶1 房室传导,有室颤可能者。

(3)电生理检查确定旁路不应期短或于快速心房调搏时缩短,并作了定位。

(4)手术与导管消融之间的选择,主要取决于医生的经验;但消融失败或合并器质性心脏病而未失去手术时机者,应选择手术。三尖瓣下移畸形合并的 B 型预激综合征,两者可选择同期手术治疗。

2.手术方法 一般都在心包切开后作心外膜标测,平行体外循环中切开右房作心内膜标测,确认术前诊断,术毕复跳后再作标测验证效果。对不同旁路目前选择的方法如下:

(1)左侧游离壁旁路切断

(2)后间隔旁路切断:近些年来认为,始终在中心纤维体的后面剖离,可避免损伤 His 束。

(3)右侧游离壁旁路切断:有时可经心外膜切断旁路;大多数则需在三尖瓣前叶和后叶瓣环上 2cm 作切口,进一步分离右心室表面的脂肪垫。靠近瓣环处心房肌与心室肌多有直接对接,注意上述切割后遗留旁路,并加用冷冻的方法补救。

(4)前间隔旁路切断:心内膜途径较为可靠。

【手术并发症】

暂时性心脏传导阻滞,可密切观察。出血并发症,一般宜在停跳中加垫片缝合止血。

(吴维胜)

第二节 室性心律失常

室性心律失常是心源性猝死的主要原因,临床多有反复发作室性心动过速病史。室速可发生于冠心病、非冠心病的器质性心脏病及无明显器质性心脏病者,主要发生于冠心病的室速又称缺血性室速,发生于后两种情况的室速可归纳为非缺血性室速。

一、缺血性室性心动过速

【病因和发病机制】

1.冠心病急性心肌缺血或梗死:正常和非正常心肌间的不均一性正是发生自律性或折返性心律失常的解剖基础。这些表现常是短暂的并易于用药物控制。

2.慢性冠心病:陈旧性心肌梗死,在梗死与较正常的组织间产生折返。手术后瘢痕,也可成为折返基础。这些缺血性损伤所致的心肌慢性改变而产生的室速通常难以控制并对药物无反应。

3.在冠心病中尚可出现虽有慢性损伤,而难以找到起源病灶,或虽有急性缺血伴心绞痛,而机制不明的室速,其心电图表现为 QT 正常的多形性室速。

【临床表现】

室速的发作,起始和终止常较突然。症状主要取决于室速持续时间,时间长心脑血管供血不足症状明显,重者可猝死。体格检查除基础心脏病体征外,主要为快而规则的心律,心率多在 160～200 次/分。

【诊断和鉴别诊断】

主诉心悸突然开始突然终止,发作时听诊心律快而规则,心电图相当于 3 次以上成串室性期前收缩,QRS 时限＞120～140ms 者几乎均可诊断为室速。在室上速伴室内传导差异时,QRS 也表现增宽。当室速起源于 His 束下方时,QRS 无增宽。这两种少见情况可使鉴别诊断困难,常需 His 束电图确诊。His 束电图 H-V 关系异常(H 不见,H 与 V 分离或 H 在 V 前面 HV 间期显著短于正常)、心室晚电位阳性可确诊为室速。

【治疗】

1.手术适应证和禁忌证　室速反复发作,持续时间长,症状明显,药物难以控制或副作用不能耐受,经术前电生理检查基本明确心律失常发源和(或)折返部位者为适应证。

(1)慢性冠心病:适应证为持续性(一阵持续≥30 秒)室速或室速患者同时有冠状动脉搭桥和(或)室壁瘤切除指征者。但若左心功能明显障碍难以耐受手术,目前认为宜安装埋藏式自动复律除颤器(ICD)。射频消融治疗持续性室速已有散发病例的经验,化学消融的疗效及并发症有待观察。

(2)急性心肌缺血或梗死:梗死后 4～6 周内为手术禁忌,头两天也是安装 ICD 禁忌。

(3)QT 正常的多形性室速:无论慢性冠心病或急性缺血引起的均不能手术,而前者引起的适应 ICD。

(4)室速患者发生心源性猝死经抢救存活者:这些患者年内复发率高达 60％,故应手术;但若为实验室不能诱发或药物无效,或为抗药的持续性室速也是目前安装 ICD 的适应证。

2.手术方式

(1)环形心内膜心肌切除术:手术环绕心肌梗死或室壁瘤之外正常心肌的整个一圈行心内膜和心室切开,但术后低心排综合征及死亡率高,目前已被临床弃用。

(2)心内膜病灶切除术:①局部心内膜切除术:经标测后确定致心律失常的起源部位,切除梗死区和室壁瘤的局部心内膜纤维化组织,多数效果满意;②广泛性心内膜切除术:Moran 作了改良,不管引起心律失常的部位,而作纤维化心内膜的广泛切除;③Cox 在不宜切深的部位,如主动脉和二尖瓣瓣环及乳头肌附近,作局部冷冻加以补充。

二、非缺血性室性心动过速

(一)非缺血性心肌病

多为扩张型心肌病,机制为心肌内折返。1/3 以上属于束支折返。通常有双室弥散性扩张及散在的纤维化,心动过速起源于右心室。手术方法为右心室室性心律起源处孤立术和冷冻。

(二)先天性右室发育不全

其特征为脂肪组织通壁浸润,引起右室漏斗部、尖部和后基底部活动减弱和瘤样膨出,机制为局部心肌内折返致室速。右心室发育不全的临床特征是顽固性室性心动过速,可起源于右室三个病例区域中的一个或全部,标准心电图显示一种类似左束支阻滞的图形。手术方法包括右心室后基底部心律失常起源处孤立术和完全性右心室游离壁隔开术。

(三)无明显器质性心脏病的室速(特发性室速)

指一种心律失常是患者有心脏病的唯一临床表现。室速有起源于左室后下间隔附近,机制为折返,也有起源于右室流出道或漏斗部。机制为自律性增强或触发活动。手术方法包括起源于右室游离壁的局部孤立术和起源于室间隔的多点冷冻。

(四)Q-T 间期延长综合征和阵发性扭转性室性心动过速

QT 间期延长综合征是指具有心电图上 QT 间期延长、室性心律失常、晕厥猝死的一组综合征,可能伴有先天性耳聋。它是婴儿及年轻人猝死的主要原因之一。伴随 Q-T 间期延长综合征的室性心动过速常是一种独特的扭转性室性心动过速。其心电图特征包括:①通常由室性复合波后的一个室性期前收缩引起发作;②心动过速时连续的 QRS 波群显示一种电轴起伏的扭转;③发作常自行停止。外科治疗此种心律失常主要是试图改变心脏的神经支配,包括左星状结切除术、左颈-胸交感神经切除术。

(五)心脏手术后

如右室流出道切口补片或心外管道处瘢痕致正常心肌产生折返。手术可将右室流出道瘢痕切除更换补片。

(吴维胜)

第三节　心房颤动

心房颤动(房颤)是成人最常见的心律失常之一。血流动力学损害,不规则心室率引起的不适以及血栓形成和血栓栓塞是其主要的危害。确诊房颤并不困难,但需警惕房颤隐蔽地合并着病窦。治疗房颤已确定迷宫手术是根治慢性房颤的最佳方法,2001 年 4 月的最近新英格兰杂志文献综述对此亦作了充分肯定。我国经常施行的二尖瓣替换术同期施行迷宫手术,这样的结合使迷宫手术易于实施。我们认为在风湿性的心脏瓣膜病多发的国家,迷宫手术更具有广泛开展的前景。

【病因和发病机制】

各种疾病导致的心房异常,通常为炎症或纤维化,是发生房颤等心律失常的基础,另外,房颤的发作通常需要触发因子,包括自主张力的改变,心房壁张力的急慢性改变,心房异位病灶等心房局部因素都可成为房颤的触发因子。

房颤绝大多数发生在有器质性心脏病的患者,其中以风湿性二尖瓣病变、冠心病及高血压心脏病最为常见,亦见于心肌病,甲状腺功能亢进,心包炎,房间隔缺损及其他病因的心脏病。无器质性心脏病证据或高血压史的房颤称为特发性房颤或单纯性房颤,可能是由于心房纤维化区使病人易罹患心律失常,或由于心脏对自主神经刺激的易感性增加,或者由于心房局限性心肌炎所致。

发病机制有两种学说,异常自律性学说和环行运动或多处微折返学说,目前多数学者认为上述两种学说都不可能单独圆满解释,最可能是心房内一个或几个异位起搏点产生的冲动,在心房内传布过程中发生多处微型折返。也有认为在心房的任何部位有多源的大折返环分裂成子环,不规则传向心室所致。

有人认为,最近发现的一种现象可能是房颤的第二种明确机制:通常位于或接近肺静脉处有一个快速发放位点,这些位点的电活动在体表心电图上与房颤相仿,或更常见的是,在异位活动短暂发作后转化成触发典型的房颤。

【临床表现和诊断分析】

房颤的常见症状为心悸、胸闷及惊慌。心室率接近正常且无器质性心脏病的患者,可无明显症状。但发生在有器质性心脏病,尤其是心室率快而心功能较差时,可导致心搏量明显降低、心脑供血减少的症状,头昏甚至晕厥。房颤易引起左房血栓及脑部等栓塞并发症。典型体征是心律完全不规则,心音强弱不等及脉搏短绌。

主诉心悸,听诊心律完全不规则,心音强弱不等,心室律多快速,120～180/min,当心室律低于 90/min 或高于 150/min 时,心律不规则可不明显。有脉搏短绌,心率愈快,脉搏短绌,脉搏次数少于心搏次数愈明显。心电图 P 波消失,代之以房颤波,即可诊断房颤。一年以上的持续性或阵发性房颤称为慢性房颤。

【鉴别诊断】

1.房颤与其他不规则心律的心律失常,如频发早搏、室上性心动过速或房扑伴有不规则房室传导阻滞等的鉴别,可由心电图检查做出判断。

2.房颤伴完全性束支传导阻滞或预激综合征时,心电图表现酷似室性心动过速。仔细辨认房颤波以及 P-R 间距明显不规则,有助于确诊房颤。

3.房颤伴频率依赖性心室内传导改变与室性异位搏动的鉴别,前者畸形的 QRS 波群与前一次心搏有固定配对间距,而后者无固定间距等常规心电图表现可作鉴别。

【治疗要领】

临床上对房颤有比较实用的分类和相应的治疗原则:

1.新诊断的房颤　首先应追查引起房颤的原因,并尽可能做出去除病因的治疗;对房颤本身的治疗有抗心律失常药物治疗和抗凝治疗,必要时作心律复转。

2.反复阵发性房颤　①除了 65 岁以下、无高血压或潜在心脏疾病,如同所有其他阵发性心律失常者,都应接受长期抗凝治疗;②抗心律失常药物治疗。

3.持续性房颤　房颤一旦持续 7d 以上,自发转复的可能性极小,这种情况可确定为持续性房颤。其治疗有:心脏电复律长期抗凝和控制心率。

4.药物难治性房颤　房颤的治疗大体可分为药物治疗和非药物治疗。对药物难治性房颤的治疗,目前可分为以下三类:

5.介入、起搏或除颤器治疗

(1)介入疗法:①房室结消融和植入除颤器;②局部消融:对肺静脉中的异位病灶施以射频消融,或将肺静脉与心房进行分离。

(2)起搏器治疗:为预防阵发性房颤,有双位点心房起搏(右房加冠状窦口)和双房起搏(右心房加冠状窦中部或远端)。

(3)除颤器治疗:植入置入性心房除颤器,其恰当作用仍不确定,可能仅用于被证实对其他治疗有抵抗性,有明显阵发性症状,很小比例的患者。

上述三种治疗方法,常要付出外加的代价,或适用性不广。

6."导管迷宫"　实际上也是一种用介入手段的疗法,但作者试图用射频能量制造心房损伤,"复制手术迷宫的疗效",称为"导管迷宫"。这种操作颇费时间,且与严重并发症的危险相关。也曾有关于试图将损伤限制于右心房的方法,对"导管迷宫"进行"改良"并缩短操作时间的报道,有局外人称之为"单侧迷宫""右侧迷宫",也曾引起国内学者为之评论,甚至认为是"方向",将代替迷宫术;但最近文献也认为,其初步结果提示复发率高,且单纯在右心房造成损伤,不可能预防心律失常复发。目前应将"导管迷宫"视为实验性的研究。

(吴维胜)

第四节 房室交界折返性心动过速

房室交界折返性心动过速是指房室交界区快径与慢径间折返而形成的环形运动所造成的心动过速。在胚胎期间,房室结和 His 束附近有一些岛状组织,深入邻近的中心纤维体内,出生后这些岛状组织本应自动退化,如果胚胎发育异常没有退化,则可成为环形运动的途径。房室交界折返性心动过速的发病率在室上性心动过速中占 20%～30%,女性多于男性,多发生在 40 岁以前。

一、历史回顾

该症由 Mines 于 1913 年提出,1956 年 Moe 等证实。1981 年 Sealy 采用冰融和切断技术损毁 His 束,造成完全心脏传导阻滞,阻止折返激动下传到心室,并安放永久性心脏起搏器。与此类似的做法是用导管置于 His 束,由直流电损毁 His 束。1982 年 Cox 等报道首次用分散的冰冻技术,不损毁 His 束,治愈了房室交界折返性心动过速。1982 年 Ross 等应用外科切割房室结四周组织施治。1987 年 Cox 等又报道了用冰冻技术治愈 8 例房室结折返性心动过速,也保留了正常的房室传导。随后 Gallagher 和 Johson 均有用手术切割成功的报道。随着对该症机制较深入的理解,并不断改进射频消融技术,通过消融阻断慢径治疗房室结折返性心动过速,成功率达到 95%以上,完全性房室传导阻滞的发生率低于 1%。迄今射频消融术已基本替代了手术治疗。外科手术只是作为最后治疗手段,或者在合并器质性心脏病需外科手术时,考虑同期做外科手术治疗房室交界折返性心动过速。

二、解剖与电生理基础

房间隔右面观的应用解剖对心律失常的外科治疗很重要,尤其是 Koch 三角,房室结和 His 束位于 Koch 三角区(此区的上界为 Todaro 韧带,下界为三尖瓣环,基部为冠状静脉窦左缘,尖部正对着膜部室间隔的心房部分)。其穿支下行通过心脏支架的中心纤维体,走行于膜部间隔的下方。His 束位于三角区稍后方。房室结位于三角区内,但其确切位置可有所变化。

房室交界区为心房和心室之间的唯一的电学连接处,由三种不同的组织分区组成:①位于心房肌和真房室结之间的过渡细胞区;②真房室结;③His 束分叉部分。真房室结位于房间隔前上方,近端呈分叉状。前上方的纤维分布于心房肌的周围,谓之快通道(快径)纤维,其浅层来源于右房,深层向左走行,深和浅层纤维均延伸至真房室结区。真房室结连接的后下组织纤维向下行至冠状静脉窦口,谓之慢通道(慢径)纤维。

有学者在此基础上进一步认为,快径位于 His 束于冠状静脉窦口连线的中上 1/3;慢径位于 His 束与冠状静脉窦口连线的中下 1/3。房室结内快径和慢径的纵向分离是产生房室交界折返性心动过速的电生理基础。窦性心律时,心房激动经快径下传产生一个 QRS 综合波,心房激动同时也下传至慢通道,但是在 His 束除极后才到达,因此被淹没在快通道下传产生的不应期内。当发生房性期前收缩时,由于快通道不应期长,激动阻滞在快通道而循慢通道下传,产生长的 P-R 间期。如果在慢径下传较慢,以至于快通道的不应期恢复,就产生一次心房回波。如果慢通道未及时恢复应激,则只产生一个心房回波,更早的房性期前收缩被阻滞在快通道而沿着慢径更缓慢地下传,较晚到达并逆向激动快通道,如果慢通道有足够时间恢复其应激性,则产生持续性心动过速,这是该症常见的电生理基础。罕见的情况是快径的不应期短于慢径的不应期,心动过速的折返与上述相反,经快径顺传和慢径逆传,产生少见型的房室交界折返。

三、诊断

(一)临床表现

该症多见于无器质性心脏病 40 岁以下的年轻人,往往反复发作,也可见于风湿性心脏病、洋地黄中毒、甲状腺功能亢进性心脏病、冠心病等患者。心动过速呈阵发性发作,突然发作,突然中止,发作时的心率不同患者之间可有很大差异。发作可持续数分钟或几日,但有极少数长期持续。发作时有心悸、胸闷、头晕、乏力及晕厥前状态;心率快于 200 次/min 或发作时间长可引起血压下降和血流动力学障碍,原有心脏病者则可诱发心力衰竭。

(二)体格检查

平时心率正常。发作时心率范围多在 150～240 次/min,心律齐,脉细速,可由于左心室舒张期缩短,心搏量和心排出量减少,血压下降,出现休克体征,甚至演变为心室颤动而猝死。合并器质性心脏病的患者各有其相应的体征。

(三)实验室检查

1.心电图　心电图特点是心率大于 140 次/min,P-R 间期均齐,QRS 波群为室上性心动过速图形,P' 波几乎不可辨别,$RP' \leqslant 0.12$ 秒;由房性期前收缩、室性期前收缩或文氏点起搏时诱发;心动过速诱发依赖于 A-H 间期的临界延长;逆行 P 波常隐没在 QRS 波群之内,或位于 QRS 波群之后形成的很长 RP 时间内。压迫颈动脉窦或其他刺激迷走神经的方法,如有效可使心率立即恢复正常,如无效,则心率保持不变。

2.电生理　电生理学特点是心房程序刺激的联律间期与 A-H 间期的关系呈不连续的曲线。房室结内快径路传导速度快、不应期长、慢径路传导速度慢、不应期短。在心房程序刺激过程中,A_1-A_2 的联律间期缩短 10ms,伴以 A_2-H_2 间期突然延长 50ms 以上者,表明存在房室结内双径路。房室结折返性心动过速的A-H 和 H-V 间期不应期短于正常范围,V-A 间期小于 120ms,在心室起搏时,V-A$\leqslant$140ms,频率多在 180次/min 以下。逆行心房颤动,在 His 束导联,Ae 领先,不出现偏心现象。右心室心尖刺激诱发的室性期前收缩进入房室结折返性心动过速时,并不改变 H-H 间期和 A-H 间期。从右心耳或冠状静脉窦发出的房性期前收缩,并不改变房室结折返性心动过速的 R-R 间期。

四、手术适应证

1.房室交界折返性心动过速反复发作,经药物和射频消融术治疗无效。
2.合并先天性心脏畸形或后天性心脏病,需同期手术。

五、术前准备

术前要做电生理检查和准备术中心外膜标测,证实诊断。

六、手术方法

外科治疗目前有两种手术方法:冷冻消融法和手术切断法。

(一)冷冻消融法(又称 9 点冰融术)

胸骨正中切口,显露心脏,常规建立体外循环。将心外膜电极缝在右心房和右心室,进行心房起搏,诱发和中止房室结折返性心动过速。切开右心房后,手持探查电极棒置于 Koch 三角的顶点确定 His 束的位置。再建立心房起搏,在心脏跳动下监测房室间期。用直径 3mm 的冷冻探头放置于冠状窦开口上缘的 Todaro 腱上,低温-60℃,持续 2 分钟。沿着 Todaro 腱 1,2,3,4 点向 Koch 三角顶点 His 束附近进行冷冻 2 分钟,产生暂时性传导阻滞,再在冠状静脉窦口下方沿三尖瓣环做 5,6,7,8 点冷冻消融。在 7,8 点冷冻时往往会出现房室间期延长,当冷冻病损接近房室结组织时,由于冷冻的物理作用,房室间期将呈直线延长,当房室间期延长至 200～300ms 时,很可能在以下几次心跳时出现Ⅲ度房室传导阻滞。此时立即停止冷冻,用温盐水冲洗冷冻点,通常在 2～3 次心跳周期内恢复房室传导,在 10～15 次心跳周期内恢复或接近正常水平。最后冷冻冠状静脉窦开口侧第 9 点冷冻,就此全部完成冷冻消融。

(二)手术切断法

开胸及标测步骤同前,经右心房切口,做右心室尖部起搏或诱发房室折返心动过速,标测最早激动部位,确定结周旁路位置,在 His 束下方切开心内膜,在房室结周围剥离,同时心电监测房室间期,当房室间期延长到 200～300ms 时,停止切割。再切开 Todaro 腱下缘,最后切开冠状静脉窦口内侧缘。用 5-0 Prolene 线间断缝合切口。

七、术后处理

按体外循环直视心脏手术后常规处理,特别重视心电图监测。如出现完全性心脏传导阻滞,则须做暂时心脏起搏。

八、疗效

外科治疗房室折返性心动过速的病例数有限,但冰冻消融或手术切割的疗效都显著。在 Cox,Guiraudon 及 Ross 等的三组报道中均无手术死亡。Cox 等报道 38 例冷冻消融的患者,术后保持了正常的房室传导,并且电生理学复查没有诱发出房室结折返性心动过速;Guiraudon 和 Ross 报告手术切割法治疗结果,术后永久性房室传导阻滞的发生率和心动过速复发率均很低,成功率达 93%～96%。

(吴维胜)

第五节　心律失常的外科治疗

早在 20 世纪 70 年代初开始,外科界就已在解释导致室上性和室性心动过速的解剖及电生理异常方面发挥了重要作用,随后术中检测设备和解剖精细的手术技术的发展,使得外科能够治疗大多数药物治疗无效的心律失常。外科治疗预激综合征和房室交界折返性心动过速所获得的知识,促进了心内导管术治疗这些心律失常症的发展,随着抗心律失常起搏器和植入性除颤器性能的不断改进,使内科治疗心律失常的概率明显增大。

当前,心律失常的治疗包括了多种方式的选择,利用这些相互补充的治疗方式,基本上能够治疗所有的室上性和室性心动过速,在非药物治疗中,外科治疗是一种重要的选择。在根治最常见的心律失常心房颤动时,通常是选择外科治疗。2007年3月,美国胸部外科医师协会颁布了有关心房颤动外科治疗报告资料与结果的指南,这一重要文件,总结了此前房颤外科治疗的盛况与进展,对今后报告资料与结果提出了规范要求,必将使房颤的治疗取得更大的成就。

心房颤动(房颤)是最为常见的心律失常,总人群发病率为0.15%~1.0%,其中年龄超过60岁的占8%~17%,79%的患者伴有二尖瓣病变。房颤有较高的病残率和死亡率,这主要是由于房颤带来的三种损害性后果:①无规律的不规则心跳,引起患者的不适感和焦虑;②房室同步收缩丧失,使血流动力学功能受损,导致不同程度的充血性心力衰竭;③左房内血流淤滞,容易导致血栓形成。房颤的死亡率要比其他心血管状况高出1.5~2.0倍。目前,房颤的发生率在显著上升,而且,房颤增加了中风的高危性及巨大的医疗资源消耗。虽然,大多数房颤患者的治疗是药物治疗,药物有时可使房颤消失,控制心室率,改善血流动力学功能或预防血栓栓塞并发症,但药物不能使血流动力恢复到正常,药物或直流电除颤常不能根治房颤,尤其当房颤的病因未去除时,疗效不能持久。其他疗法,如为预防阵发性房颤,双位点心房起搏和双房起搏,植入置入性心房除颤器等,常因操作复杂,费用昂贵,疗效不稳定等因素而不能广泛开展。房颤的治疗是近20多年来的一个热点及难点。自20世纪80年代以来,外科界发明了多种手术方式治疗房颤,其中以Cox创立的迷宫手术最为有效,是治疗心律失常历史上出现的最佳疗效。直到最近,在二尖瓣手术时,同期做治疗房颤的外科手术,仍被认为是最合理的手术安排之一,在评价其他新的消除房颤的治疗手段时,Cox迷宫Ⅲ型手术是金标准,须与其做对比。近些年来,陆续出现了许多研究,心脏外科在Cox迷宫手术线路的基础上,采用冷冻、激光、射频、微波、超声等能源做消融代替手术刀切开和缝合,以及微创手术治疗房颤,也取得了优于导管消融的疗效。

一、历史回顾

20世纪80年代早期,曾相继出现左房隔离术,His束导管电灼疗法,走廊手术,但是这些非药物治疗房颤的方法,没有一种能同时缓解房颤所带来的上述三种损害性后果。

1987年,Cox等展示了由其创造的迷宫(maze)Ⅰ型手术而使房颤的外科治疗进入新时期。但是,迷宫Ⅰ型手术存在着两个难以接受的术后问题:①在大运动量活动时不能引起相应的心率增加,即窦性迟钝;②时常引起左房功能不全。为此,Cox等在1991~1995年间,将原始技术改良了两次,成为Cox迷宫Ⅲ型手术。标准迷宫Ⅲ型手术以手术刀切开,然后缝合,而在5个点状部位施加冷冻消融,代替深入切穿。合理的线路和全层透彻切断,使得迷宫Ⅲ型术后窦性心律转复率极高。同时,该手术能长期改善窦房结功能和心房传输功能,较少需要安装起搏器。心律失常复发率低。

由于迷宫手术是通过切断缝合所完成,手术时间长,主要为克服手术时间长这一缺点,而在此后陆续出现了利用多种能源作消融,代替切断缝合,或减免一侧线路等的改良,近来还出现了微创手术。

二、解剖学与电生理基础

直至最近,房颤的发病机制尚不完全清楚,其病理基础可能是由于器质性心脏病病变,改变了心房内的血流动力学状态,应力改变的长期作用,或者因为炎症、纤维化,引起了心房组织结构的再塑、影响细胞电生理的离子再塑,以及电生理变化。电生理的改变导致了心房局部折返环的形成,而多个折返环形成可能是房颤的主要发病机制。

实验和临床研究阐述了心律失常的发生过程,从单纯的房扑到复杂的房颤主要取决于三种电生理特征:①心房内巨折返;②心肌的被动传导未立即处于巨折返回路状况;③房室传导。这些电生理成分的相互作用决定了标准导联心电图 P 波的形态和 QRS 波群的规则性。实验研究和临床实践皆证实房颤时不一致传导、双向阻滞和巨折返回路的发生。1991 年 Cox 等人概述了房扑和房颤机制的概念:房扑总是在单折返回路的基础上发生,一些形式的房颤也可以由此回路引起,但是大多数的复杂形式房颤是多折返回路的结果。

由于心房内的折返环大多环绕左、右心耳,上、下腔静脉、肺静脉、冠状窦等开口处存在。因此,这些部位的心房组织通过手术切割或消融被隔离成多个电绝缘的区域犹如迷宫状,而称为迷宫手术,与此同时,迷宫手术确保术后窦房结冲动能沿着专一径路传至房室结,恢复窦性心律,同时使房室同步收缩,恢复心房的收缩功能。

三、诊断

1.临床表现　房颤绝大多数发生在有器质性心脏病的患者,其中以风湿性二尖瓣病变、冠心病及高血压心脏病最为常见,亦见于心肌病,甲状腺功能亢进,心包炎,房间隔缺损及其他病因的心脏病。无器质性心脏病证据或高血压史的房颤称为特发性房颤或单纯性(孤立性)房颤。美国胸部外科医师协会循证医学研究部 2007 公布的"指南"中将房颤分类为:①阵发性房颤(能自发中止的);②持续性房颤(不能自发中止的);③永久性房颤。其中①和②两类,在 Cox 分类中均归为间歇性房颤;③为持续性房颤。

2.体格检查　房颤典型的体征是心律完全不规则,心音强弱不等及脉搏短绌。

3.实验室检查

(1)心电图:P 波消失,代之以房颤波。

(2)24 小时动态心电图:能记录房颤,有助于房颤的分类,并可协助病态窦房结综合征的诊断。房颤时易漏诊病态窦房结综合征,去除房颤后或房颤间歇病态窦房结综合征出现可致严重后果。以下情况应排除房颤合并病态窦房结综合征:①慢性房颤未用药物而伴缓慢心室率;②阵发性房颤,若合并病态窦房结综合征也是慢-快综合征的一种类型;③年龄大,年龄≥75 岁窦房结细胞仅剩下正常人的 10%;④心房大小正常的房颤比心房扩大者较多合并病态窦房结综合征。动态心电图检查对病态窦房结综合征有较高诊断价值。术前明确病态窦房结综合征可作同期安装起搏器准备。

(3)超声心动图:主要是为了解:①有无左房血栓存在的表现;②左房大小,一些学者认为,左房直径大于 5cm,应予减容到 5cm 左右,有利于房颤的治疗效果。此外,③作为常规检查,以了解有无器质性心脏病和心脏功能状况。经食管超声对左房血栓的检出和术中检查应用更有意义。

四、手术适应证

外科治疗房颤的手术,根据目前的情况可大致上分为四类,它们在手术适应证方面基本相似,但也确有不同之处。

1.标准迷宫Ⅲ型手术　即 Cox 迷宫Ⅲ型手术,手术适应证:

(1)房颤:1 年以上的持续性或阵发性房颤,药物治疗无效或不能耐受。作者在过去 10 多年中所进行的这项手术,都是在和心脏瓣膜手术同期完成的,考虑到房颤病史短的病例,在心脏瓣膜手术或心脏瓣膜手术加左房折叠减容术操作后,有可能使房颤转为窦性心律,因此,选择房颤病史 1 年以上。

(2)血栓栓塞:发现左房血栓或有暂时或永久性神经缺损史。

（3）原发病：有心脏病需要手术而又未失去时机，可同期做房颤手术。缩窄性心包炎不宜做通过切断缝合完成的房颤手术。

（4）再次手术：心脏病术后做迷宫手术，因粘连而难度增加，但也有学者的报道中包括了再次心脏手术时同期迷宫手术成功。

（5）Cox列出的手术禁忌证是：①左心功能重度不全；②肥厚型心肌病；③怀疑心肌病，伴有中等或中等以上的心室功能不全。

（6）房颤病史过长，左心房过于巨大可能是手术消除房颤的不利因素。

2.消融房颤手术的适应证

（1）房颤：从已报道的文献看，手术时机一般是房颤病史6个月以上，但也有3个月的，持续性或阵发性房颤，药物治疗无效或不能耐受。

（2）器质性心脏病：目前消融手术多在房颤合并心瓣膜病或冠心病等器质性心脏病时，这些器质性心脏病需要手术而又未失去时机时同期手术，也有报道与先天性心脏病同期手术；如为无原发病的单纯性（孤立性）房颤，则选择外科微创手术（见后）或经皮穿刺导管消融术。

（3）血栓栓塞：如有左房血栓则应在体外循环下，心脏停搏中，首先完成去除血栓，在去栓之前，在心脏跳动中做心外膜消融当然是禁忌的，也因此，术前确定有无左房血栓十分重要，如能在术前术中经食管超声检查，则更为可靠。

3.微创房颤手术的适应证   这里所称的微创手术，专指Wolf微创迷宫手术。Wolf手术组提出了如下有关适应证的具体内容。

（1）适应证：①年龄18～80岁；②阵发性和孤立性房颤患者尤其适合；③有明显症状，同时无需手术治疗的严重的器质性心脏疾患；④抗心律失常药物治疗无效，或不能耐受；⑤心脏彩超检查左室射血分数≥30％；⑥对华法林或阿司匹林等抗凝或抗血小板药物治疗存在禁忌证；⑦既往有血栓栓塞史，如卒中或一过性脑缺血发作；⑧导管消融后房颤复发。

（2）禁忌证：①合并严重的器质性心脏病；②左房和（或）心耳内有血栓形成；③既往有心脏手术史；④左心房内径＞65mm；⑤有肺静脉狭窄；⑥过度肥胖。

4.其他房颤手术的适应证

（1）左侧迷宫手术的适应证：虽然有关房颤的机制直至最近仍然存在争论，但肺静脉和左房后部对房颤发生的作用早已充分肯定，标准迷宫Ⅲ型的结果提示了这种见解的正确性。近些年来，有一些学者通过研究认为，90％以上的阵发性房颤是由肺静脉及其周围的异位触发点引起，又有一些学者认为，基质和触发两因素是慢性房颤得以维持的重要因素，而且解剖定位于左心房和肺静脉。因此，不少学者主张不再做经双房的迷宫术，而做部分迷宫术，根据上述理论选择了左侧迷宫。左侧迷宫的适应证与标准迷宫Ⅲ型手术是一致的。

（2）右侧迷宫手术的适应证：1998年已有学者报道，按迷宫手术右房侧的线路思路进行手术。适应证为先天性心脏病（Ebstein畸形、先天性三尖瓣关闭不全、继发孔型房间隔缺损）合并阵发性房颤或房扑。在矫正先天性畸形同期，做右侧迷宫手术。

2006年尚有国内学者报道"改良房切口治疗器质性心脏病合并房扑或房颤"，在做房间隔缺损、动脉导管未闭、二尖瓣或二尖瓣加主动脉瓣手术同期，做此手术。该手术可归入右侧迷宫手术的概念。

五、术前准备

如准备在体外循环心内直视下手术，则按一般体外循环手术术前准备。继续强心利尿以及能量合剂的应用,改善全身状态和保护心脏功能。术前4天停用华法林,必要时术前两天注射依诺肝素或法安明2次/d。术前7天停用阿司匹林,必要时可在手术当天才停用。微创手术需有特殊器械。各种消融手术则选择性地准备各自有关的设备。

手术方法

1.标准迷宫Ⅲ型手术的手术方法　　标准迷宫Ⅲ型手术是其他各种治疗房颤手术的手术原理与手术线路的基础,也是手术效果对照的金标准,在手术技术熟练,手术时间不至于过长,在一定适应证下,做标准迷宫Ⅲ型手术可获得房颤手术中的最佳疗效。标准迷宫Ⅲ型手术常常和二尖瓣手术同期进行。

标准迷宫Ⅲ型手术和同期瓣膜手术可作如下安排,有利于减少主动脉阻断时间:主动脉阻断前完成右房切割;主动脉阻断后完成房间隔和左房切割及其切口缝合;根据需要可完成同期心瓣膜等手术;开放主动脉钳后完成右房切口缝合,根据需要可完成三尖瓣成形术。

标准迷宫Ⅲ型手术的切割路线包括了右心房、左心房及房间隔三个部位,在此后出现的右侧迷宫、左侧迷宫就切割或消融的线路而言,标准迷宫Ⅲ型手术的右心房切口和左心房切口,分别是它们的原型。也就是说,右侧迷宫与左侧迷宫是从右房切口与左房切口派生出来,或者改良而成的,因此,熟悉标准迷宫Ⅲ型手术的操作,颇为有用。

标准迷宫Ⅲ型手术(Cox/maze Ⅲ procedure)的主要程式如下:

(1)切口:作胸部正中切口,纵向劈开胸骨,纵行切开心包膜。

(2)插管:全身肝素化后作主动脉插管。在上腔静脉与右心房连接处的上方约2cm处作荷包缝线,用直角管插入上腔静脉引流管。下腔静脉插管荷包缝线作在下腔静脉与右心房连接处的靠前侧,有利于以后在其下缘作进入下腔静脉的切口和缝合切口,一般也选用直角管作插管。

(3)右心房切口与"右侧迷宫"手术线路原型

1)右心耳切口:离上腔静脉前侧与右心房连接处至少2cm的右心耳部位,切除右心耳。

2)右心房游离壁切口:提起右心耳残端,在右心耳的上一切口中点开始切开右心房游离壁约2cm,这一切口与右房室沟平行。

3)右心房后纵切口:即右心房第三个切口。此切口应尽量靠后,以避免损伤窦房结,可在带蓝色的右心房游离壁与较厚实带白色的右心房后壁之间切开。下端达下腔静脉入口处下腔静脉,但宜立即缝合至下腔静脉插管上方1cm处,以防在以后的操作中撕裂。继续向上切开,上端达上腔静脉入口的上腔静脉侧后壁。由于前述的上腔静脉做了直接插管,方便了上端切开上腔静脉的入口和继续有限深入到上腔静脉后外侧壁。作者即使在使用能源做消融时,也在腔静脉与右房连接处保留用手术做切开的操作,以免直接影响窦房结。

4)右心房第四个切口:即与右心房后纵切口垂直的切口。此切口在下腔静脉插管口上方约1cm,切开右心房游离壁,向前向上牵起游离壁即见此切口与三尖瓣之间的右心房心内膜,向三尖瓣环延长此切口,全层切开后即见房室沟脂肪垫,为离断可能残留于脂肪垫表面的心房肌纤维,可使用小圆刀片或神经拉钩离断,由于在三尖瓣瓣环往往有右心房和右心室组织的相互折叠,为防止可能有纤维残留,传导电脉冲通过切口,因此,在切口的三尖瓣瓣环端施加冷冻,用3mm冷冻探头,-60℃,2分钟。用4-0 prolene缝线自该切口顶端起缝合约1/2该切口。

5)右心房前壁切口:即右心房第五个切口。此切口开始于右心耳切除后的前中基部,接着将右心房游离壁向上向前牵起,充分显露右心房前中部内表面的心内膜,其外大多与房室沟脂肪垫相邻,然后将此右心房前中部切口延长达三尖瓣平面,用小圆刀片或神经拉钩离断脂肪垫表面的心房肌纤维,同样,为了防止可能有纤维残留,传导电脉冲通过切口,而在切口的三尖瓣瓣环施加冷冻,用3mm冷冻探头,-60℃,

2分钟。然后在三尖瓣环切口顶端开始用4-0 prolene 线向心耳方向完全缝闭此右心房切口。至此,右心房切口已全部完成。

(4)左心房和房间隔切口与左侧迷宫手术线路原型。

1)左心房右纵切口:如同作二尖瓣手术的切口,此切口位于房间沟后侧。

2)房间隔切口:开始于房间隔的后上部位上腔静脉开口下方2～3cm处,切断厚实的卵圆窝前缘,然后朝冠状静脉窦方向切开卵圆窝组织本身,止于卵圆窝底部。

在做切开缝合的左侧迷宫时,作此房间隔切口,而在消融左侧迷宫术中,常不在房间操作。

3)隔离肺静脉开口的左房切口:左心房右纵切口向下延续,在二尖瓣与肺下静脉开口之间切开左心房后游离壁,左心房右纵切口向上延续,绕过左肺上静脉开口左上缘,两者会师完成隔离肺静脉开口的切口。

4)切除左心耳:将左心耳向内翻转,然后切除左心耳。缝合左心耳切口,并在左心耳切口下缘至隔离肺静脉切口之间,用1.5cm冷冻探头,−60℃,2分钟冷冻。

5)左心房后下垂直切口:自二尖瓣后叶瓣环中点至隔离肺静脉切口,切开房壁全层,用小圆刀片或神经拉钩离断残存的心肌纤维,切口下脂肪垫中有冠状静脉窦,切断其前侧的结缔组织,剥离冠状静脉窦后,对其施行一周圈的冷冻,用1.5cm冷冻探头,−60℃,3分钟冷冻钩端所点处,缝闭切口。如需要作二尖瓣手术,可接着完成,由于显露极佳,在成形或换瓣(往往做连续缝合固定瓣膜)时可明显缩短主动脉阻断时间。缝合左心房后下垂直切口及部分隔离肺静脉切口。在二尖瓣后叶瓣环中点和其邻近的冠状静脉窦处的操作,Cox 曾著文,认为对心房扑动的治疗有针对性。

6)缝闭隔离肺静脉切口:缝闭隔离肺静脉切口时先缝上、下两边,再缝闭下边达房间隔平面,然后再缝闭上边,操作比较方便。

7)缝闭房间隔的切口:在完全缝闭隔离肺静脉切口的上边前,先缝闭房间隔切口,自卵圆窝底部开始,向右上缝闭卵圆窝和卵圆窝前缘切开处的后层(左侧),与隔离肺静脉开口切口的上边缝合会师。至此,完成了左房切口的全部缝合。

(5)缝闭右心房切口:完成左心房切口的缝闭后,接着开放主动脉钳,使心脏复跳。在开放主动脉后,如需做三尖瓣成形术,此时即可进行,然后完成尚未完全缝闭的右心房切口。至此完成了标准的 Cox 迷宫Ⅲ型手术的全过程。

2.消融房颤手术的手术方法

(1)冷冻消融术:切割加不同范围的冷冻,在迷宫手术开展之初即已开始,有学者曾在 Cox 迷宫Ⅱ型的线路上用冷冻消融代替手术刀切割。标准迷宫Ⅲ型手术大部分为切割但有5个点也是用冷冻的。2000年,Cox 等又报道了用冷冻探头做出 Cox 迷宫Ⅲ型手术的标准切口。

1)能源和消融原理:冷冻消融术应用液氮或氩,经探头作用于局部组织,温度达-60C,探头施加组织上的时间为2～3分钟。组织损伤后在头24小时出现冷冻和溶解过程,48小时后表现炎症和出血,约12周组织纤维化和瘢痕形成,阻止电传导。

2)消融线路:参考标准迷宫Ⅲ型手术左房切口线路做左侧迷宫手术;参考右房切口线路做右侧迷宫手术。

(2)射频消融术:射频在目前的消融房颤手术中,用得最多。

1)能源和消融原理:射频消融术是应用分子振动产生的热能,作用于组织,在探头接触的局部,温度达到50～60℃,接触时间为90～120秒,使局部组织发生凝固,细胞和胶原纤维破坏,数周后形成瘢痕,阻止电传导。

2)消融线路:目前射频消融的线路,大多选择以标准迷宫Ⅲ型手术中左房切口为原型的左侧迷宫线路。其中有：①眼镜形线路：分别环绕两侧上、下肺静脉开口处的心房壁(肺静脉袖)，各做一椭圆形圈，再从其中一个圈做一单线连接到二尖瓣环；②马蹄形线路：在上述线路基础上，再做一条单线，连接两个眼镜形线路。此外，还有在眼镜形线路基础上加多条单线，连接两侧眼镜形线路的多种做法。

如果做右侧迷宫，其线路则是参考标准迷宫Ⅲ型手术中的右房切口，在实施中常常是用手术刀做右房切开切口，如前述的右房后纵切口等，再加射频消融做另一些部位的消融线。

实施射频消融，有从心外膜(外科，不停跳或停跳心脏)和从心内膜(外科，停跳心脏；内科，心导管)施加射频进行的。外科用的探头有单极描笔式和双极钳夹式两种，后者依次分别钳夹左侧或右侧上、下肺静脉开口外边的左心房壁，操作方便；单极探头画单线方便。双极探头常配备仪器显示表示消融已透彻到位，单极主要靠术者用手感觉和时间控制来达到要求。有的作者想方设法用双极钳夹作一条消融单线，例如从左房切口线上开始，作连接肺静脉消融线与二尖瓣瓣环的连线。

(3)微波消融术：

1)能源和消融原理：微波消融设备主要包括微波发射仪和治疗探头。微波发射仪发射 2.45GHz 电磁波，通过探头作用于组织，能量输出范围是 20～75W。消融术的能量为 40～45W，频率为 50～60Hz，温度为 50℃，作用时间 20～30 秒，导致局部组织烧伤，中心为坏死心肌，周围可有壁内出血，6 个月发现已呈现瘢痕现象。

2)消融线路：见射频消融术。

(4)超声消融术：2005 年 9 月，由多个中心的一批学者，包括 Cox 等，联合报道了用超声波的消融术。

1)能量和消融原理：超声波与射频、微波同属于电磁波，但上述报道中认为，在做经心外膜途径的消融时，超声与射频、微波不同，也和冷冻不同，不会发生热减弱效应，能穿过心外膜脂肪传播。消融时为高强度聚焦超声，3.8～6.4MHz 及 15～130W。

2)消融线路：在上述报道中，消融操作均在无体外循环，心脏跳动中，在同期心脏手术之前进行，分别用一套消融探头做环肺静脉开口的左房袖处的消融，完成时间为 10 分钟，用另一消融探头手握做二尖瓣环和环肺静脉开口消融线之间的线状消融，完成时间为 1 分钟。其线路为"左侧迷宫"概念，但不做左心耳切除。

3.Wolf 微创迷宫(又称微创消融房颤手术)手术的方法 2005 年 9 月 WolfRK 等报道了这种微创手术，治疗无明显器质性心脏病的孤立性(或称单纯性)房颤。

该手术需双腔管气管插管，在两侧胸壁各做 3 个肋间小切口，分别为：①手术操作入口，沿第 3 肋间，前端为腋前线，长约 5cm；②胸腔镜设备入口；③消融设备入口，约 1cm。运用特殊的手术器械、双极射频消融探头及其配备设备，根据左侧迷宫思路，做双侧肺静脉隔离(眼镜形线路)的消融，以及左心耳切除或闭合(钳闭)。

六、术后处理

做心耳切除的房颤手术，术后可能出现与心脏内分泌(心房利钠肽)有关的体液潴留，用螺内酯可以预防或治疗。

在做各种消融房颤手术后，术后 3 个月内，甚至 6 个月如还出现房颤，常可选择可达龙作为控制性治疗，必要时选择直流电除颤后药物维持。

微创消融房颤手术前停用华法林抗凝者，可在术前当晚恢复服用华法林。

七、疗效

1.几种主要术式的对比

(1)导管消融术(曾称内科迷宫)的疗效:对于间歇性(阵发性和持续性)房颤成功率高;但对许多永久性房颤患者疗效不足,这些患者最好接受更广泛的线路套路,包括肺静脉隔离,加上一些其他线形消融,打断左房中的大折返。未能被广泛采用的原因尚有入路问题,导管导引困难,手术时间长及成功率的不稳定等。

此外,有文献列出的并发症有肺静脉狭窄,穿孔出血,周围组织器官损伤,如食管穿孔,血栓栓塞,冠状动脉损伤及窦房结损伤。这些并发症也可或多或少发生于其他消融房颤手术中。

(2)标准迷宫手术的疗效:15年随访,消除房颤率为80%~95%,在孤立性房颤为94%,房颤伴二尖瓣疾病则高达97%,血栓栓塞并发症免除率为99.4%。

但是,原创手术的复杂性,切断一缝合技术需要体外循环和心脏停搏,阻碍了被广泛采用,即使用微创和冷冻改良,仍然由于创伤太大而妨碍大组病例应用。

此外,标准迷宫手术中如切断冠状动脉分支而未即时缝扎,可造成术后心包腔内出血并发症;由于切断一缝合本身花时间,若在复杂的心脏手术同期进行或患者综合情况较差时,术后更易出现体外循环心脏直视手术后的一些并发症。

(3)消融房颤手术的疗效:标准迷宫手术的费时间,由消融代替切断一缝合而显著改观,Sie等报道射频消融行迷宫手术治疗房颤,完成射频消融的心脏停搏时间为10~15分钟,明显短于标准迷宫Ⅲ型手术。消融也为外科发展不停跳非体外循环技术,包括微创技术治疗房颤,用于选择性病例创造了条件。广泛采用各种能源做消融,已使外科手术治疗房颤明显增加,尤其是需要同时做心脏手术时选择同期做房颤的消融手术,这些心脏手术最多的是二尖瓣手术,其次是主动脉瓣或(和)冠状动脉搭桥手术。

消融手术中射频和微波消融术应用于临床的时间较短,超声则更短,目前的报道多为近、中期随访结果。各种消融手术的治愈率接近,约为70%~85%,何种方法更为有效、简便和安全尚无定论。

房颤手术失败是指房颤手术后6个月以上仍存在永久性或阵发性房颤,对抗心律失常药物治疗无反应。房颤手术后发生短暂的房颤比较常见,但许多患者在术后3~6个月均能恢复为窦性心律,术后服用胺碘酮、β-受体阻滞剂是控制的有效方法。因此,如果术后的窦性心律需要靠药物维持或需用心脏起搏器,暂时不能认为是房颤手术的失败。

目前消融手术尚存在的问题是:

1)术中消融的透壁性和连续性的评估,尤其是使用单极探头时。据说高强度聚焦超声在透壁性上有优势。非透壁的消融或者隔离肺静脉的环形消融线不连续,从肺静脉发出的电冲动就可逃逸出去,使房颤复发。

2)安全性:术中如为增加消融的透壁性采取延长消融时间、加大输出功率或操作技术不当,可导致心房壁穿孔、食管损伤及冠状动脉损伤。采用消融手术应避免对周围组织特别是对食管的损伤,在经心内膜消融时,应撤出食管超声探头。

(4)微创房颤手术的疗效:电视胸腔镜辅助双侧肺静脉隔离加左心耳切除治疗房颤手术不产生胸骨劈开或开胸切口副作用。Wolf等于2005年9月报道一组27例,平均术后随访6个月。23例大于3个月,其中21例消除了房颤,消除率91.3%。术后3~6个月的12例做磁共振血管造影,显示正常,无肺静脉狭窄。出手术室时全部拔除了气管插管,无围术期死亡,手术时间178.4±55.9分钟(93~299分钟),住院日3.3±

1.0(2～5 天),无晚期死亡,术后 3 个月无需抗心律失常药物者 65.29%(15/23)。没有 1 例需植入起搏器。3 例有小并发症(右侧气胸,右前臂静脉炎,怀疑心包炎各 1 例)均很快治愈,另有 1 例术后 3 周心衰与可能房颤,经抗心律失常药物和电击复率,术后 3.5 个月心力衰竭加剧为房扑(电生理研究为右房扑线),药物治疗(包括胺碘酮)有效,发出稿件时为正常窦性心律。

2.一些可能影响疗效的因素　一些作者认为左房过大,房颤病史过长及原发心脏病种类,对房颤的治愈率有影响,但也有作者否定。本作者对左房过大者均作折叠术,希望缩小到 5cm 直径。如果二尖瓣为原发心脏病变,疗效较好,已被一些作者认同。窦房结功能对疗效影响较大,本作者在术前通过 24 小时动态心电图和手术台上做房颤手术操作前电击除颤等评估,已证明有用,迷宫Ⅲ型手术线路已不影响窦房结血供,做右心房消融或右侧环肺静脉口消融时,影响窦房结的解剖机会较多,宜注意避开。做左心耳切除,可能有助于消除血栓形成的一个重要部位,在标准迷宫和 Wolf 微创迷宫手术中都是实施的。房颤手术后出现房扑的问题,Cox 早已强调在标准迷宫Ⅲ型手术中,必须包括二尖瓣后叶瓣环中点部位的冠状静脉窦处的操作,否则就不是迷宫手术,近些年来,国外和国内的一些做左侧迷宫(射频或微波消融)的报道或资料中,术后房扑发生率较高,可能与忽略了对冠状静脉窦的处理有关。至于自主神经节的消融及 Marshall 韧带的切断问题,更有待于探讨。

(吴维胜)

第十四章　心包疾病

第一节　慢性缩窄性心包炎

一、概述

慢性缩窄性心包炎定义是由于心包纤维层和浆膜层发生炎症反应导致心包增厚和心腔受压,最后出现明显的心脏功能减退。产生心包缩窄有不同原因:特发性,病毒感染,结核性,心包渗出,心包切开后,放射诱导等。但结核性最具代表性。现代的原因多数是特发性的。射线诱导的心包缩窄常合并限制型心肌纤维化和缺血性原发性心肌病,外部射线可导致剂量依赖的心包缩窄。

二、解剖

心包腔是包绕心脏和大血管根部的囊腔,由纤维层和浆膜层组成,纤维层坚韧而有弹性,位于心包外层。浆膜层是光滑的间皮层,位于心包内层。心包腔一般只含有少量的浆液,在心脏运动中提供润滑作用。

缩窄性心包炎为慢性进行性疾病,心包受各种原因引起的炎症浸润时,壁层及脏层心包均受累,纤维素性渗出物沉积,心包增厚,壁脏层粘连心包腔消失。心包增厚程度不一,通常为 $0.3\sim0.5cm$,也可厚至 1cm 以上,常以心脏膈面为著,心房及大动脉根部次之。在腔静脉入口处可形成狭窄环造成严重梗阻。在房室交界处也可形成重度狭窄,使患者出现类似二尖瓣狭窄的症状和体征。由于心脏活动受限,心肌早期可发生失用性萎缩,晚期则发生心肌纤维化。

增厚心包压迫心脏,使心脏舒张受限,右房压及左右心室终末舒张压升高,腔静脉回心血流受阻,静脉压升高,心排血量减少,使患者处于高血容量及低心排血量状态。

三、诊断

1.临床表现

(1)症状:常见的症状为患者感疲劳,乏力,腹胀,活动后心悸、气短,胸闷,胃纳不佳和消化功能异常。有时可出现劳累性晕厥。肺部瘀血明显或有胸腹水者可出现端坐呼吸。

(2)体征:颈静脉怒张,腹部膨隆、腹水,肝脏肿大,下肢水肿,因心排血量减少,耳、唇及指甲末端常呈现周围型发绀,心尖搏动消失,心音弱远,动脉压偏低,静脉压增高,脉压小,可出现奇脉。可伴有胸腔积液。

2.实验室检查

(1)化验检查:血象一般无明显改变,肝功能显示轻度损害,血清白蛋白减少,血沉正常或轻度增快,C反应蛋白和其他炎性因子可正常或轻度升高。

(2)心电图检查:心电图示 QRS 波低电压,T 波平坦或倒置,P 波可有切迹,部分患者可伴发心房纤颤。

(3)X 线检查:心影偏小或正常,轮廓不规则,上纵隔影增宽,两肺瘀血。若有心包钙化影,可确定诊断。胸片还可显示胸腔积液。

(4)超声心动图:心包增厚、粘连、积液和钙化,心房腔扩大,心室腔缩小,上下腔静脉扩张,心脏搏动减弱。

(5)CT 和磁共振:可发现心包增厚、钙化、积液、心室腔的改变。有助于鉴别诊断。

(6)右心导管检查:右心房、肺动脉及左心房的终末舒张压均升高并相等是本病的一个特征。右心房压力呈典型的 M 形改变。右心室压力曲线呈舒张早期的下倾角,但不下降至 0,随之在舒张后期出现一个升高的舒张期高原波形。肺毛细血管压、右房压及中心静脉压均升高。

四、手术适应证

缩窄性心包炎预后不良,多数病例在发病后 5 年内死亡。因此确诊后应及早手术治疗。

慢性缩窄性心包炎经充分术前准备,炎症已基本控制。

慢性渗出性心包炎,心包腔长期大量渗液,压迫心脏及大血管产生心包增厚粘连,经药物治疗及反复心包穿刺无明显疗效者。

遇有下列情况应考虑在体外循环下行心包切除术:①心包粘连致密或心包广泛钙化剥离困难;②术中损伤心肌致大出血;③顽固性心律失常;④合并心内畸形需同期手术优点为:可最大限度地显露心脏各个部位,对于房室沟及心脏后壁的心包以及增厚的脏层心包均易于剥离,剥离时的牵拉和压迫心脏不会产生不良影响。若术中不慎损伤心肌时,此术式也便于缝合止血。

五、术前准备

缩窄性心包炎由于心肌损害严重,心肌收缩力减弱,全身状况差,完善的术前准备对于减少术后并发症和顺利康复非常重要。

1.调整水及电解质平衡 积极利尿以减轻水肿及减少胸腹水,必要时可反复行胸、腹腔穿刺、排出积液。如有低钾低钠应适量补充。

2.全身支持疗法 加强营养,对低蛋白血症者和贫血结核或化脓性感染引起者,术前应予抗结核和(或)抗生素治疗。

积极的支持疗法包括给予高蛋白低盐饮食,酌情输血或血浆,纠正贫血或低蛋白血症,改善全身情况。

3.控制高血容量。

六、手术方法

切口的选择:心包切除术的常用切口为左胸前外切口,胸部正中切口。部分患者根据情况可采用双侧开胸横断胸骨切口,目前较少采用。左胸前外切口可良好的显露心前区,尤其是左心,但对腔静脉显露差。胸部正中切口能良好的显露心脏各个部位及腔静脉,必要时亦易于建立体外循环,但对左心外侧缘及心尖区显露较差。

经胸部正中切口显露心包,若在体外循环下行心包部分切除术,应先暴露升主动脉及右房,以便插入动静脉导管,进行迂回心肺灌注。否则在相当于左心室心尖部无血管区的心包上做一小切口,切开心包壁层及脏层纤维板,此时可见心肌搏动且向心包切缘处膨出。此处即为增厚的心包纤维板与心外膜之间的间隙,循此间隙平面剥离心包,可避免损伤心肌或冠状血管,且粘连较少剥离较易。

剥离心包顺序应先松解左心室,然后再松解右心室。在剥离左室面心包时,应防止损伤左膈神经,必要时可留有条状带膈神经心包片。遇有致密粘连或钙化斑块嵌入心肌时,不要强行剥离,以免撕破心肌,造成大出血。可将钙化斑块周围的纤维板剥离,在钙化斑块上做多处"十"字切口,以达到松解心肌之目的。遇有钙化环束缚心肌,完整剥离钙化有困难时,可将纤维环切断。

心包剥离可采用锐性和钝性交替使用,以锐性剥离为主。已剥离的心包片不要立即切除,遇有心肌损伤出血时,可用此心包片缝盖在心肌损伤处,可以止血。

关于心包剥离范围的意见不尽一致,多数主张心包剥离应彻底,应包括左、右心室前面、两侧面、心脏膈面、左、右心房及右室流出道。左室心尖部位的粘连须充分游离,使正常心室收缩时的旋转功能得以恢复。若上、下腔静脉或肺动脉起始部有环形缩窄亦应予松解。

七、术后处理

严格控制液体输入量及速度,以免突然增加心脏负担造成急性肺水肿和心力衰竭。

常规应用快速洋地黄制剂,控制心力衰竭。对心功能不佳者,需以多巴胺等心脏正性收缩药物维持以改善心功能及组织灌注,若经上述处理仍未奏效者,应行主动脉内球囊反搏。并应注意维持电解质平衡。

根据患者病情可适当延长辅助呼吸及吸氧时间,保持呼吸道通畅及良好的气体交换,防止低氧血症。

加强支持疗法,贫血或渗血较多时应适量输血,血浆蛋白低者可适当补充血浆或白蛋白。

结核性者术后应继续抗结核治疗,化脓性感染者应继续应用广谱抗生素,预防和控制感染播散。

八、疗效和预后

心包切除术后近期与远期疗效均较好,治愈率及好转率可达到85%～93%。死亡率近年来已下降至2%～5%左右。McCaughan报道5年、15年及30年的生存率分别为84%、71%及52%。

影响术后疗效的因素有:

1.心包切除不彻底,不仅影响术后心功能的恢复,且症状重现,常需再次手术。

2.慢性缩窄性心包炎引起的纤维性心外膜炎若未予剥离可引起残余心包缩窄,影响疗效。

3.心肌长期受压可引起心肌淀粉样变性,心肌炎症或心肌萎缩等均影响心功能的恢复。

（张玉辉）

第二节 肥厚性梗阻型心肌病

肥厚性梗阻型心肌病(HOCM)又称特发性肥厚型主动脉瓣下狭窄,其病理特征是肌部室间隔非对称性肥厚,肥厚肌块向左心室腔凸出,多伴有收缩期二尖瓣前向运动(SAM),导致左心室流出道排血受阻,左心室腔变小,左心室舒张功能受损。

【诊断标准】

1.症状 与左心室舒张功能受损及左心室流出道梗阻程度有关,常见有呼吸困难、心绞痛、晕厥、猝死、心悸、心力衰竭。

2.体征 双峰脉搏,心尖波动左下移位、范围扩大、强而有力,胸骨左缘及心尖部收缩期杂音,为流出道狭窄和二尖瓣反流所致。

3.辅助检查

(1)X线胸片(心脏远达位):心脏多为中间型,心衰时出现肺瘀血和间质性肺水肿。

(2)心电图:改变常早于临床症状,多为左心室肥厚,少部分患者有异常 Q 波及各种室性心律失常。

(3)超声心动图:为确诊手段,可显示室间隔肥厚部位及程度,SAM 征,二尖瓣反流程度,左心室流出道狭窄程度及压差大小。

(4)左心导管和左心室造影:适用于超声诊断有疑问,或可疑冠心病需做冠状动脉造影的病例。

【治疗原则】

1.药物治疗 包括 β 受体阻滞剂,钙通道阻断剂,胺碘酮等药物。

2.介入治疗

(1)心脏起搏治疗:植入永久起搏器,起搏点位于右心室心尖部,使室间隔提前收缩以减轻流出道梗阻。

(2)化学消融治疗:经皮穿刺置入导管至前降支的第一间隔支,注入酒精使局部坏死,消除流出道梗阻。可导致室间隔穿孔、室颤、Ⅲ°AVB 等并发症。

3.外科治疗 疗效可靠、比较安全,是治疗肥厚性梗阻型心肌病的主要方法。

(1)经主动脉肥厚肌肉切除术:经主动脉切口,单纯室间隔切开或切除部分肌肉,可有效解除流出道梗阻,比较常用。

(2)改良 Konno 手术:适用于梗阻较深或肥厚肌肉切除后残余梗阻者。

(3)二尖瓣置换术:二尖瓣置换可消除 SAM 征,解除流出道梗阻。

(张玉辉)

第三节 肺栓塞症

Laennec 早在 1819 年即对肺动脉栓塞作了描述并认识到与深静脉血栓的密切关系。随后医学家对肺动脉栓塞的三大要素即血流淤滞,高凝状态以及血管壁损伤有了更深入的认识,但直至今日肺栓塞症仍是致死和致残的主要病因。

据估计在美国出现症状的肺栓塞患者约为 63000 例,其发病率在 70 年代中期约相当于急性心梗的半数,并为脑血管意外的 3 倍。而由慢性肺栓塞症所导致的肺高压则由于症状不典型而难以估计其发病率。

虽然肺栓塞可由肿瘤、感染性栓塞、心内膜炎赘生物以及包括医源性在内的多种异物所致,但最重要的致病原因是静脉血栓性栓塞。

一、急性肺栓塞症

临床上可分为急性肺栓塞和慢性肺栓塞两大类型。急性肺栓塞患者约 10％～20％ 在 48 小时内死亡。其余患者则可由各种不同的机制促使栓塞逐渐有不同程度的消散。机体对肺栓塞的反应不仅仅取决于栓子的大小和肺血管床的原先状态和阻力,而且亦受到内分泌和神经反射等因素的影响。在原先无心、肺疾病的肺栓塞造成肺血管床 20％ 及以下的阻塞时其临床症状轻微,当急性肺栓塞对肺血管床的阻塞超过 50％～60％时才影响到心排量。与慢性肺栓塞不同的是急性肺栓塞由于原先正常的右心室不能产生较高的收缩压,如在慢性肺栓塞中的右心收缩力。因而即使较广泛的急性肺栓塞肺动脉压可能保持正常,而肺动脉平均压升至30～40mmHg时实际上已有严重的肺高压存在。

(一)临床表现

急性肺栓塞的临床表现变化较多症状和体征常缺少特异性。最常见的症状是气促和胸痛,有发绀的不超过 20％。心电图表现常有心动过速以及非特异性 ST 段和 T 波的改变。实际上心电图的主要价值在于排除心肌梗死。胸部 X 线片可能有肺血减少和线状肺不张等改变但亦均无特异性,其价值亦在于排除其他胸内病变。

(二)诊断

目前最有效的诊断是对于情况稳定的患者采用放射性核素肺通气/灌注(V/Q)扫描亦即肺血流图,它是重要的诊断方法之一,常作为怀疑肺栓塞症时的初始检查,诊断特异性可达 96％。但有些肺部病变亦可影响肺的灌注如气胸、胸液、肺瘀血、二尖瓣病变等。最确切的诊断方法是肺动脉造影,但在危急情况下难以实现。如较大分支有阻塞存在即应考虑成立肺栓塞的诊断。胸部 CT 检查亦能有助于做出诊断。经食管心脏超声检查可显示肺总动脉和大分支中血栓阻塞。临床有症状的肺栓塞症的患者可见到右心室容积、收缩力的异常,亦可能有三尖瓣关闭不全。最近的血管内超声检查可在床边经静脉径路进行,有助于确诊。

(三)预防

对各种大手术的病例均应考虑预防深静脉栓塞尤其是老年或有其他高危因素的患者。预防的最有效措施是手术前 2 小时先皮下注射肝素 5000U,并在术后每 8 小时重复直至患者能下床活动。这一措施一般可有效防止术后出现深静脉血栓和肺栓塞,而无其他血稀释扩容剂如右旋糖苷类的不良后果。

(四)支持治疗和溶栓治疗

急性肺栓塞后患者生存的自然病程取决于栓塞的碎裂和随后的溶解。因而溶栓治疗是合理的措施。临床溶栓治疗后血流动力学常有明显改善以及心超声检查有右心室功能改善的效果。一般可先以尿激酶 4400U/kg 开始,以后每小时再给 4400U/kg。亦可采用链激酶 25000U 作初始剂量以后再给以 100000U/h。近年亦有报道采用 rTPA 50～100mg 在 2～6 小时内滴入。

(五)急性肺栓塞肺动脉取栓术

手术适应证:对于急性肺栓塞有望获生存的患者并无手术适应证,因患者的血栓自溶机制可使栓塞消散。手术适用于血流动力学严重障碍并诊断明确者。此外对血流动力学不稳定但又为溶栓治疗禁忌者亦应手术取栓。

Tredenlenburg 首先于 1908 年经胸施行肺动脉栓塞取出但未获得生存。1962 年 Sharp 首次采用体外循环下取栓术获得成功。

胸骨正中切口进入心包腔内后上、下腔静脉分别绕带。体外循环转流开始后纵向切开肺总动脉并分别或结合应用镊子、吸引器以及带囊导管取出血栓。有时需短时间阻断升主动脉以利远端肺动脉内的操作。带囊导管虽适用于拉出远端的血栓但应慎重以免损伤肺动脉。急性肺栓塞取栓术的总死亡率文献中报道相差较大，为 10%～80%。而无并发心搏停止者则为 10%～20%，但发生过心搏停止者手术死亡率超过 60%。

（六）下腔静脉阻隔术

对于经过介入治疗取栓或手术取栓的患者，有学者主张采用下腔静脉阻隔术并结合抗凝治疗以预防肺栓塞再次发生。其适应证是：①存在再次发生肺栓塞的可能；②慢性肺栓塞症合并肺动脉高压的患者。经过各种不同方法和各种器材临床应用后目前已从下腔静脉结扎、部分缝闭或折叠等逐渐发展改进至腔静脉内滤栓器置入。Einclelter 等首先经静脉置入特制导管可临时预防肺栓塞。随后又有学者设计气囊、夹子以及能达到逐渐闭塞管腔的伞状器材。目前被认为最有效的有 Greenfield 滤栓器。这是一种圆锥形伞状滤栓装置。全长约 4.5cm 置入后不影响静脉内血流，能捕捉 3mm 或稍大的血栓。长期疗效良好通畅率高达 97%，栓塞复发率约 5%。此滤栓器可经颈静脉或股静脉置入。

抗凝治疗极为重要，术后应常规给华法林抗凝。为与手术中和术后早期的肝素治疗配合其覆盖期不应少于 5 天才能停止肝素。至于华法林抗凝时间应持续多久一般认为至少 4 个月较为安全。在有诱发肺栓塞因素的患者中则应适当延长。

二、慢性肺栓塞症

慢性肺栓塞症所致的肺高压其确切发病率的估计尚无直接的资料。根据美国每年有 600000 例急性肺栓塞症中约有 500000 人能获生存来估计大致应在 10000 人左右。这些患者的预后与肺高压的严重程度密切相关。文献报道肺动脉平均压＞30mmHg 者的 5 年生存率约为 30%，超过 50mmHg 者的 5 年生存率仅为 10%。

文献报道内科治疗包括抗凝血管扩张以及溶栓治疗措施并不能影响慢性肺栓塞的预后。尤其栓塞可能影响支气管循环而出现组织坏死。因此外科手术肺动脉内膜剥脱的成功可使远端供血区的肺组织恢复气体交换的功能。

（一）临床表现

慢性肺栓塞症的临床表现常可能是隐匿性的。一般发展至晚期超过 50% 的肺血管阻塞后才出现症状。此外其两个主要症状，活动后气促和疲劳乏力都是非特异性的。其他可能出现的症状有劳累后胸痛、咳嗽和咯血等。体征亦不恒定，如有血流性杂音常提示肺动脉有狭窄或支气管动脉有血流增多。某医院资料表明呼吸困难占 69.66%，胸痛 22.47%，咳嗽 21.35%，下肢疼痛 15.73%，咯血 13.48%，发热 13.48%，晕厥 6.74%。一般均认为不明原因的呼吸困难是最常见的症状。

常规检查如胸片、心电的结果难以与非肺栓塞症的肺高压相鉴别。肺动脉段扩大和右心室扩大肥厚可有助于诊断。心超声检查发现与急性肺栓塞症相似的有心脏扩大以及三尖瓣反流。如能观察到近端肺血管如在肺总动脉和左、右肺总动脉中有慢性机化血栓则有助于确立诊断。经食管和经支气管的超声检查可提高发现的阳性率。

（二）诊断

慢性肺栓塞症的诊断可由肺血流扫描图确立。主要需鉴别的是原发性肺高压,其特征是肺血流扫描图属正常。CT 检查可有助于明确诊断,至少能证实肺总动脉和肺叶动脉内有阻塞存在。螺旋 CT、电子束 CT 增强扫描可直接显示肺血管。此外磁共振的应用如自旋回波和梯度回波脉冲系列扫描对肺总动脉和左、右肺动脉主干的栓塞有一定的诊断价值。右心导管检查和肺动脉造影不仅是标准的确诊手段亦是估计手术风险和手术径路所必需的。肺动脉造影可见血管腔不规则,充盈缺损,或突然中断。采用非离子化造影剂高压注入左、右肺动脉内常可为患者所耐受。

术前检查亦应包括明确患者的凝血机制有无异常。

三、肺栓塞症肺动脉高压的外科治疗

（一）适应证

术前准备应包括右心导管检查和肺动脉造影,测量肺动脉压和肺动脉及其分支的解剖学。手术的决定除根据肺栓塞症合并肺高压的诊断确立外尚需考虑全身情况以及症状的严重程度。手术适应证是慢性肺栓塞能以手术方法解除阻塞并且肺血管阻力已超过 $300dyn/(s \cdot cm^{-5})$。根据 Jamiesen 的经验以上适应证并非绝对,随着医学的发展远端栓塞或肝肾功能损害属可逆性者亦可考虑手术。尤其对一侧肺栓塞的年轻患者无法忍受活动后气促症状者。他们手术患者的年龄分布从 15 岁直至 81 岁。术前宜先置入下腔静脉滤栓器。开始以华法林抗凝直至手术前,并在术后持续抗凝。

（二）手术径路

已由单侧开胸切口发展至双侧径路因而采用正中胸骨切开和体外循环转流作为基本方法。有些学者采用深低温停循环法。肺栓塞的取栓必须双侧。这是一个原则性的观念。慢性肺栓塞右心室必然肥厚亦必有肺动脉压显著增高。如采用单侧径路又无体外循环保护,在钳闭一侧肺动脉时很可能导致血流动力学不稳定,手术风险显著增大。切开心包后于升主动脉作高位供血管插入。并作上腔及下腔静脉插管绕带。按常规体外循环转流降温。经右上肺静脉置减压引流管,主动脉根部灌注心肌保护液。为获得静止无血手术野清除肺动脉内血栓及内膜剥脱合并低温宜在中度以下（20℃）。有学者主张使动脉血温与肛门温差保持 10℃左右。主要根据手术医师对病变清除时间与难度的估计而定并无统一标准。血稀释可有助于改善微循环以及低温时血黏度的增加,红细胞容积一般控制在 18％～25％。主动脉钳闭后心室颤动发生以前或停心跳以前宜在肺动脉总干内插入减压管。降温的同时将升主动脉与上腔静脉游离。上腔静脉游离至无名静脉并与右肺动脉完全分离。右、左肺动脉的游离均应在心包内进行避免穿破胸膜。右肺动脉游离至上叶、中叶动脉发出部。牵开升主动脉,在右肺动脉作切开向右延伸直至右下肺动脉根部。将上腔静脉牵向右侧有利显露。应强调肺动脉切口应保持在中线并只能作一个切口。在此中线切口作上叶动脉内膜剥脱较切开上叶动脉更为容易。总的切口远端深及肺下叶动脉的限度应根据以后肺动脉切口缝合的难度决定,以尽量能在最短的切口内完成内膜剥脱为原则。

先将较松易于取下的血栓摘除,一般在降温过程中可以完成。如支气管动脉侧支循环并不影响操作,一般均能找到内膜剥脱的分离面。如侧支循环量影响操作则宜作深低温短暂停循环（20 分钟以内）。慢性肺栓塞症合并肺高压的治疗不仅仅是摘除松软的血栓,亦应作肺血管的内膜剥脱术。早期手术失败的原因之一是仅作血栓摘除而未作内膜剥脱。有 500 例以上手术治疗经验的 Jamieson 指出肺动脉血管床在切开后直接观察下一般见不到栓塞物,如外科医师经验不足将误认为内膜正常不作进一步内膜剥脱最终影响手术疗效,一旦剥离面找到后逐渐轻柔地牵拉不仅可拉出肺叶动脉,肺段动脉甚至更远端的肺动脉内膜。必须耐心地轻轻牵拉各级动脉内膜直至拉出内膜末端成尖形尾状为止。停循环的时间一般不应超过20分钟。在有经验外科医师操作下单侧肺动脉取栓内膜剥脱术均能在此时间内完成。右侧肺动脉内膜剥脱完成后右肺动脉切口以聚丙烯缝线(5-0)作连续缝合关闭切口。切口必须一次缝妥,如有出血在循环恢复后再作加缝将遇较大的困难和麻烦。如严格控制停循环时间在20分钟以内辅助性脑保护措施包括逆行灌注并无必要。但两次停循环之间应有15分钟的转流灌注。左肺动脉的取栓及内膜剥脱在心包内切开肺总动脉向上延伸至左上叶动脉根部。取栓与内膜剥脱的方式与右侧相同。左侧内膜剥脱的最困难处是作左下叶动脉内膜剥脱因位于左总支气管后方不能在直视下观察进行,如遵循继续轻柔牵引并根据其行程方向恰当施力亦可凭术者的感觉逐渐全部拉出。

内膜剥脱完成后肺动脉切口缝妥后即应恢复转流并升温,升温时仍应保持动脉血温与肛门温度差10℃。复温过程中应切开左房探查有无血栓存在并观察有无卵圆孔未闭如有应予缝闭。由于术后肺高压下降有一过程如出现右向左分流将导致低氧血症。至于三尖瓣反流一般在右心功能改善后均能自行减轻或消失而不需作成形修复术。逐渐停止转流结束手术。

手术切口按常规逐层缝合但需加强心包引流,最好多置1根并留置5～7天。因肺栓塞症患者术后心包渗液量较多,持续时间亦较长。

(三)术后处理

术后开始抗凝治疗在拔除引流管前以双嘧达莫20mg每4～6小时1次,静脉内给药。可辅以阿司匹林300mg/d口服。以后以华法林口服,维持凝血酶原时间为正常的1.5～1.6倍或INR 2.0～3.0。

术后处理亦直接关系到疗效。除术后血容量的精确控制外,术后右心功能调控呼吸支持和管理极为重要。

如前述术后抗凝治疗外慢性肺高压持续时间较长的病例其肺高压消退有一过程。虽然大多数患者的肺高压术后即开始消退一般均在24小时后开始逐渐消退。慢性肺栓塞症在肺动脉内膜剥脱后可并发肺的再灌注水肿。严重的甚至可导致死亡(1%～2%)。术后低氧血症一般均可发生仅程度不同而已。这就需依靠呼吸支持和处理直至并发症消失为止。

据加州大学圣达戈分校医学中心500例治疗总结慢性肺栓塞肺高压的手术死亡率为9%。但从1990年以来随着经验的积累和手术方法的改进在最后200例中死亡率已降至4%。长期随访发现患者术后血流动力学和呼吸功能均能保持显著改善。心功能从NYHA Ⅲ级或Ⅳ级改善至Ⅰ级。欧洲的报道亦获得术后心功能明显改善,在术后生存随访的65例中有62例心功能恢复至NYHA Ⅰ～Ⅱ级。目前的态度是慢性肺栓塞症内科治疗不能逆转其进行性恶化的病程。手术治疗难度较高尤其对内膜剥脱手术要求更高。但外科手术疗效确切,目前已获近期和远期均令人鼓舞的疗效。

(张玉辉)

第十五章　胸部大血管疾病

第一节　胸主动脉瘤

一、概述

主动脉管壁各层在不同病因的影响下变薄弱或者组织结构受到损害时,动脉壁在正常或者高血压的作用下会扩张,形成主动脉瘤。胸主动脉包括升主动脉,主动脉弓和降主动脉。胸主动脉瘤指的也就是这三段部位的主动脉瘤。主动脉是循环系统血运的一根主要的连续的管道,由于解剖关系,病因和发病因素不同,胸主动脉瘤往往涉及邻近段的主动脉,也可以是全身动脉病变的一部分。当然也有相当病例是单发于或者局限于某部位。降主动脉瘤向下延续至不同部位的腹腔段主动脉称为胸腹主动脉瘤(TAAA),将不在本节范围之内。主动脉瘤病因病理中的主动脉夹层撕裂有专门的论述。这里介绍的是有关升主动脉、主动脉弓和降主动脉段的胸主动脉瘤以及涉及邻近组织的处理问题。

二、病因学与发病机制

胸主动脉瘤病理分型和其他动脉瘤一样,真性、假性、夹层撕裂、创伤性等。动脉瘤的形式大致可以分成是弥漫性的瘤样扩张或者称纺锭状的,囊状的即盲袋型,还有多发性的主动脉瘤。

病因也因为年代的变迁,发病率也有所变化,大致有:

1.胸主动脉瘤多由退行性变所致(黏液瘤的黏液样退行性变、主动脉硬化)。

2.主动脉夹层撕裂。

3.马方综合征。

4.Ehlers-Danlos 综合征(综合征的特点是皮肤弹性过度,为一种具有遗传倾向的胶原异常性疾病)。

5.各种病菌感染(过去多见于梅毒)。

6.多发性主动脉炎(又称 Takayasu 病,指主动脉及其主要分支的慢性进行性非特异性炎症,原因可能与自身免疫有关)。

7.外伤(急性或者慢性)。

8.外科手术后(如主动脉缩窄手术后,或者升主动脉和主动脉瓣置换后,人工心脏瓣膜感染,瓣周脓肿,反复发作的瓣周漏)。

9.患者本身固有的主动脉组织结构改变,加上急性或者慢性的高血压作用形成主动脉瘤。

三、外科适应证

急性外伤(常见于坠落,交通事故中的撞击所致降主动脉狭部的撕裂等)或者动脉瘤破裂(可以局部破裂到胸腔,慢性主动脉瘤也可以因为浸润到食管、支气管而发生咯血、吐血等)在无法进行主动脉内支架介入治疗时应该紧急手术。

大部分慢性的胸主动脉瘤患者都可以择期外科治疗,手术适应证可以参考:

1.胸主动脉瘤的直径大于 5cm。已经有很多的研究表明,主动脉瘤直径超过 5cm 的并发症(如破裂),没有进行治疗的死亡率高于直径小于 5cm 者。

2.胸主动脉瘤扩张迅速,在连续数月或者数周之内增长速率是其本身的直径 10% 以上。

3.患者有胸主动脉瘤,近期出现和胸主动脉瘤有关的症状,如疼痛、胸部压迫感、咯血、吐血、贫血、呼吸困难等,巨大的胸主动脉瘤可以压迫食管引起吞咽困难。

4.年龄不是限制手术的绝对因素,但是如果一般情况很差,合并其他重要器官病变时,年龄是一个参考。

5.在升主动脉瘤和弓部主动脉瘤病例合并主动脉瓣关闭不全时,一并手术。降主动脉瘤合并主动脉瓣关闭不全,先外科纠正主动脉瓣病变。

6.冠心病患者应先治疗冠心病,合并升主动脉瘤病例,一起外科治疗。慢性阻塞性肺部疾病患者要检查肺功能。

7.马方综合征有专门外科手术指南,但是基本上也可以遵循这个原则。如果马方综合征有家族史,诊断明确可以更积极手术。

8.A 型主动脉夹层撕裂,一旦确诊,特别是已经发生心包积液或者有心脏压塞症状应该立即手术。因为,夹层撕裂一旦发展到主动脉瓣窦,夹层中的高压的血流可以使主动脉瓣叶向左心室内脱垂,引起急性主动脉瓣关闭不全,左心室扩张而致急性心衰,影响左右冠状动脉窦血供会使心肌急性缺血。心脏压塞是动脉瘤破裂的征象,要刻不容缓地准备手术。

9.升主动脉瘤合并急性主动脉瓣细菌性感染或者带瓣复合人工血管置换后人工心脏瓣膜感染,瓣周脓肿以及所致的假性升主动脉瘤都要用同种异体升主动脉带瓣移植物,或者自体肺动脉瓣(Ross 手术)或者采用无任何人工织片的无支架带瓣生物人工血管。

四、临床检查

胸部 X 线平片可以显示胸主动脉影增宽。可见扩大的主动脉瘤壁突出、钙化的轮廓,动脉瘤的钙化也可以在标准的前后位或侧位片上见到。经食管超声心动图检查能提供胸主动脉各段的图像。新一代的超声机都带有经食管检查的特殊探头,高清晰的图像一般可以满足诊断的需要,但是在无名动脉和左颈动脉这段弓部由于气管穿插在主动脉和食管之间,经食管超声不能显示这段主动脉。螺旋计算机断层(CT)成像现在已经成为主动脉瘤常规检查诊断手段,它所拍摄的通过轴向的或矢状的横切面呈电影模式重建成形后可以显示完整的主动脉,不仅提示了发病的部位和范围,而且显示了病变的程度,主动脉壁的结构和邻近器官周围血管的关系。360°的全方位旋转使外科医生从不同的角度观察和了解到胸主动脉的情况。增强的计算机断层和造影剂还提供了主动脉的内腔壁的血栓、主动脉夹层的存在、壁内的血肿、纵膈血肿、主动脉破裂。还用于胸主动脉瘤手术后的常规复查,提供再手术时升主动脉瘤和胸骨的间隙,避免再开胸时损伤主动脉。在患者有肾功能不全,不能使用造影剂时,磁共振血管造影(MRA)可以替代螺旋计算机断层检查,避免患者过多地暴露于 X 线。而磁共振成像(MRI),是使用射频能量和一个强大的磁场产生影像。局限性有两个,因为磁性关系患者体内不能有任何含铁东西,如起搏器,金属义肢,甚至固定胸骨的钢丝等,费用昂贵。主动脉造影诊断胸主动脉瘤已经有几十年的临床历史,现在仍然是一个常用的方法。它能详细显示动脉瘤的范围,分支血管受累,分支血管异常狭窄的损害。但是主动脉造影术是一种有创检查,使用对肾功能有损害的造影剂。在患者需要排除冠心病等其他情况下,可以考虑应用。

五、升主动脉瘤

术前评估能使外科医生了解手术的难度,采用什么手术方法,充分准备,减少手术危险性。

(一)手术评估

1.升主动脉瘤是否合并主动脉瓣病变,主动脉瓣环的大小。在主动脉瓣环正常大小,主动脉瓣正常时,只要置换升主动脉。因为主动脉环扩大(直径大于 27mm)所致瓣膜关闭不全,要考虑升主动脉置换和换瓣手术。瓣环正常大小,仅仅瓣膜关闭不全,要看关闭不全的原因,如果是升主动脉瘤导致的一个瓣叶下垂,不能成形的要换瓣。主动脉二叶化瓣是升主动脉弥漫性瘤样扩张的主要原因也常导致升主动脉瘤。因为二叶化的主动脉瓣常合并狭窄,也有关闭不全,不管哪种病变,开口都不在主动脉的中心,左心室收缩时开口的血流长期冲击升主动脉壁,被冲击部分的主动脉壁就会扩张,形成主动脉瘤。根据开口方向不同,开口的大小不同造成形形色色的升主动脉瘤。也有少数二叶化主动脉瓣的病例,因为开口尚在主动脉中心,对主动脉壁冲击不大,没有升主动脉瘤的形成。

2.弥漫性扩张的升主动脉瘤壁,不管是何种病因,主动脉壁很薄弱,透视,甚至可以看到升主动脉内的血流。手术时要使用 5-0 的聚丙烯线,必要时采用间断缝合,外带特佛纶小毡片。

3.慢性高血压患者,主动脉往往粗壮,主动脉壁厚薄视患者不同。

4.主动脉瓣成形手术因为无标准方法,手术技巧很多,除非外科医生有经验,一般不要冒试。成形失败后一旦发生严重关闭不全,必须分秒必争的左心室引流,阻断升主动脉。如果发生左心室严重扩张而又没有及时处理,预后很差。

5.在升主动脉瘤手术方法中有一种保留主动脉瓣的技术,这些患者大多主动脉瓣开闭正常,在使用保留主动脉瓣技术时,特别要注意手术后主动脉瓣不能有反流,一旦有反流必须立即认识和处理,如左心吸引减压,立即阻断升主动脉处理。即使小量的关闭不全在本来正常的左心室因为突如其来的体外循环连续灌注,使左心室无代偿可能而短时间内扩张,影响左心功能,甚至带来左心室的不可逆损害。

6.升主动脉瘤患者合并冠心病需要搭桥手术,尽量使用乳内动脉。采用静脉或者游离动脉做材料的远端吻合口做在无名动脉。

7.不管是升主动脉瘤远心端接近弓部,还是降主动脉瘤近心端接近弓部,都建议采用深低温停循环做开放式的吻合。在累及到弓部按弓部主动脉瘤手术。

8.除非假性升主动脉瘤,或者在正中开胸手术的患者,一般没有心脏手术史的升主动脉瘤很少侵袭到胸骨,可以按正常心内直视手术劈开胸骨。在怀疑或者确定有主动脉破裂,心脏压塞的病例,开胸以前要准备股动脉插管。

9.升主动脉瘤手术方法很多,在某些方法中是否要保留瘤壁,将瘤壁同升主动脉人工血管包裹,仁者见仁,智者见智。而且各外科医生经验不同,采取不同处理。一般认为切除动脉瘤壁,升主动脉置换采用端端吻合,吻合方便,简单,可靠,一旦吻合口不严密漏血,容易补针。因为吻合在直视下进行,吻合口有保证,手术后引起的吻合口并发症如假性动脉瘤较少见。因为整个人工血管是异物,裸露在纵隔心包腔内,一旦手术后纵隔感染,简单的冲洗引流是无济于事的,严重的必须重新进行升主动脉置换并且使用其他生物制品的人工血管。相反将动脉瘤壁包裹在人工血管外,吻合技术较麻烦,吻合口漏血处的定位和补针也较难一些。建议在手术基本结束,确定吻合口不漏血,最后再将瘤壁把人工血管包裹。因为任何少量吻合口漏血哪怕是针眼都是来自高压的主动脉,聚集在人工血管和瘤壁之间。如果没有凝结,这个压力会压迫人工血管,特别是近心端,引起冠状动脉开口处受压,狭窄,冠状动脉缺血,最后左心功能不全。一旦发生,很突然,表现为动脉血压下降,心房压升高,甚至毫无先兆的室颤,突然心电图改变。出现这种情况后,检查发现动脉瘤壁有张力,应该立即松解开动脉瘤壁,减压。慢性的出血,人工血管和动脉瘤壁的压力小于人工血管内动脉血压,主动脉瘤壁会向外发展,手术后会形成假性动脉瘤。优点是在发生纵隔感染时,动脉瘤壁包裹了人工血管,避免了人工血管感染,纵隔感染处理相对来说简单,可靠得多。为了单纯止血的目的用动脉瘤壁包裹人工血管,为了减压,可以使用一段人工血管,直径在 6mm 左右做一个主动脉瘤壁到右心耳的分流。这样可以把动脉瘤壁和其内的漏血引流到右心,既可以减压,又减少了血液的流失。

(二)手术

升主动脉瘤手术都需体外循环准备。不涉及主动脉弓部的手术,按医疗单位的经验,常温或者中低温(最多降温到30℃左右)。升主动脉远端如果基本正常,有足够阻断和吻合空间,可以在弓部动脉插管,右心耳直接插双节静脉管到右心房,下腔静脉。建议常规从右肺静脉放左心引流管到左心室,特别是在有主动脉瓣关闭不全的病例。在升主动脉远端有病变时,动脉插管可以选择股动脉或者右锁骨下动脉。

1.升主动脉置换　适应证仅为升主动脉瘤,主动脉根部和主动脉瓣正常。近心端吻合口一般在左右冠状动脉开口以上 8~10mm。主动脉瘤壁厚度或者韧度足够,吻合口可以使用 3-0 的聚丙烯缝线,针眼不必加特氟纶毡片。反之,对于壁薄的动脉瘤壁,常见于主动脉瓣二尖瓣化的弥漫性扩张的升主动脉瘤,采用 4-0 的聚丙烯线,按情况缝合处加特氟纶毡片。在 A 型主动脉夹层撕裂,同样如果主动脉瓣和根部正常,也可以仅行升主动脉置换手术。但是在夹层撕裂到主动脉窦部,只要内膜完整,根部和瓣环大小都正常,不必换瓣,作根部成形。先将升主动脉横断,交界处用 3 针固定,主动脉根部内外用特氟纶条加固,再和人工血管连续缝合。远心端可以像近心端一样处理,不要把远心端的升主动脉壁切除,而是像卷袖口一样卷在主动脉瘤壁外,使得远心端主动脉瘤壁加倍厚,再作连续缝合。

2.单纯升主动脉置换外加主动脉瓣置换　在有升主动脉瘤时,主动脉根部正常,但是主动脉瓣病变而且必须置换,可以先进行瓣膜置换手术,再按上面的方法进行升主动脉置换。这种手术方法在涉及主动脉瓣病变时,是最简单,最安全,最值得推荐的。因为不必额外处理主动脉窦或者根部,保证了左右冠状动脉的灌注,在为患者再次作升主动脉手术或者再换瓣时带来很大的方便。此方法也适合主动脉夹层撕裂。

3.带瓣膜复合人工血管手术方法　在升主动脉瘤的病变累及根部,而且主动脉瓣不能保留时升主动脉和瓣膜置换需要用带瓣膜的复合人工血管。手术方法有以下三种,各有其特点。

(1)Bentall 手术方法:如果左右冠状动脉开口的解剖位置正常,在切除主动脉瓣后根据测量瓣膜的大小选择相应大小的带瓣膜复合人工血管,按瓣膜置换手术将复合人工血管缝合在主动脉瓣环上。然后在左右冠状动脉开口对应的人工血管上打孔,用 4-0 聚丙烯线连续吻合。一般先作左冠状动脉口吻合,再作右冠状动脉口的吻合。吻合口不宜太小,避免术后吻合口瘢痕化狭窄,造成冠状动脉缺血。但是尽管如此,还是有部分患者术后有冠状动脉开口狭窄的并发症,在再次手术中发现除了瘢痕狭窄,还有钙化,动脉硬化导致的吻合口狭窄,在年轻患者中,还可以看到动脉内膜增生阻塞了冠状动脉。由于冠状动脉的吻合口带主动脉壁直接和复合人工血管缝合,有一定的手术难度。因为各种原因,如人工心脏瓣膜功能不全时再次手术时,再处理冠状动脉开口和主动脉根部时相当困难。

（2）Cabrol 手术方法和 Cabrol 人工血管分流：如果左右冠状动脉开口位置异常，特别是离开瓣环或者交界很近在采用 Bentall 方法时，有一定的难度，1981 年法国医生 Cabrol 使用一段人工血管，直径 8mm，长短相当于复合人工血管的半圆周，先和左冠状动脉开口作端端吻合，另一端和右冠状动脉开口端端吻合。然后把带瓣复合人工血管按瓣膜置换方法缝合在主动脉瓣环上。再将这根已经和左右冠状动脉相连的人工血管选择适当的位置和复合人工血管作侧侧吻合。Cabrol 的原方法是用主动脉瘤壁把它们包起来。再在主动脉瘤壁和右心耳之间置 1 根 6mm 的人工血管，以便引流主动脉瘤壁和升主动脉人工血管之间的出血或者渗血，减轻对升主动脉的人工血管压力同时减少失血。这种方法又被称 Cabrolshunt，现在被广泛用在各种主动脉瘤手术后。在使用 Cabrol 手术方法后，有相当部分病例，由于包裹在动脉瘤壁和升主动脉人工血管中的凝血块机化或者钙化等原因，使得连接左右冠状动脉的人工血管不同程度的狭窄，造成患者心肌缺血症状而再手术，因此这种方法现在已经很少使用。

（3）升主动脉根部置换，冠状动脉直接人工血管再移植：不管是 Betall，还是 Cabrol 手术方法，两者冠状动脉口的吻合技术要求高，如果漏血，止血困难，术后吻合口狭窄率比较高。本法切除病变的升主动脉和主动脉瓣，左右冠状动脉窦从病变的主动脉壁上切下，但是要带有足够大的主动脉壁，使用带瓣的复合人工血管进行整个升主动脉根部置换。先将主动脉瓣环和复合人工血管缝合，再将人工血管和远端的升主动脉缝合，人工血管要有足够长度，避免手术后张力引起针眼漏血。最后在人工血管上选择相应的位置开纽扣样的开口将左右冠状动脉窦缝合连接。这种升主动脉根部置换，冠状动脉直接人工血管再移植手术方法可靠，简单，止血容易。唯一不足之处在于，如果手术后纵隔感染，因为人工血管像骨架化样赤露在感染的心包内，人工血管作为异物，无法根治这种纵隔感染，只有再切除人工血管包括人工心脏瓣膜，采用同种主动脉移植物或者 Ross 手术（见下面第 5 和 6 段），才能治愈。

4.升主动脉置换保留主动脉瓣　在升主动脉瘤的病变累及根部，但是主动脉瓣大小，形态，功能正常，瓣环大小也正常时，作升主动脉瘤置换保留主动脉瓣。这种方法除能获得几乎正常的生理的血流动力学效果外，还可避免因终生抗凝治疗而存在潜在性假腔破裂或远端发生新夹层的不良后果以及抗凝不当造成的血栓形成。常用的技术有：

（1）David I 手术方法（再植入法）：沿着虚线切除病变的升主动脉壁包括根的三个窦部，仅留主动脉瓣叶和小部分和左室流出道相连的主动脉壁以便和人工血管吻合，游离左右冠状动脉开口同样带部分主动脉壁，左心室流出道多针水平褥式缝合，由心室内向外，瓣叶下穿出，在 3 个交界的瓣底部各置 1 对褥式缝线由心外从交界下流出道内穿出。向上提拉这 3 对缝线，确定瓣叶闭合的位置，此时测量人工血管的大小，人工血管的直径按 David 医生的建议，要大于所测量的瓣环直径 3～4mm。然后将特制的类似主动脉冠状窦的人工血管植入到瓣环，这就是所谓的再植入法的含义。把 3 个交界处的缝线固定在相应的人工血管的位置，再次提拉，以确定缝合点位置正确，也就是提拉三对缝线后，瓣叶对合严密。如果对合不严，要重新固定缝线。这时将预置在瓣环外水平的褥式缝线和人工血管边缘按相对应的位置缝合，打结，这是第 1 排水平缝线。再在人工血管内，利用预置在交界下的 3 对还没有打结的缝线连续缝合把主动脉瓣缘的主动脉壁固定在人工血管上。这是第 2 排缝线。左右冠状动脉窦移植在人工血管的人工窦上。

（2）Yacoub 或者 David II 手术方法（主动脉窦重塑术）：和上面方法不同有两点：其一是只有 1 排缝线，将人工血管的窦按患者主动脉根部的佛氏窦大小剪成相应的缺口，直接连续缝合固定在瓣缘上，形成和正常解剖相类似的佛氏窦，即所谓的重塑术；其二，如果瓣环太大，往往发生在无冠状动脉窦的瓣环，这里置 1 排褥式缝线，外面用特佛纶条固定，缩窄主动脉瓣环。再移植冠状动脉。

5.同种异体带瓣升主动脉置换术　同种异体带瓣升主动脉的来源有两种，一是在心脏移植时取自患者的心脏，二是来自尸体。处理方法一般也有两种，深冻和特殊溶液处理非深冻保存。前者可以保存多年，后者只能保存 3 周。因为来源有限,手术有一定的难度,再手术困难很大,术后的耐久性等问题,所以目前适应证是主动脉瓣膜性心内膜炎合并瓣周脓肿、累及升主动脉或者主动脉根部、带瓣复合人工血管植入后瓣膜感染、升主动脉瘤合并瓣膜病变的准备怀孕女患者、抗凝禁忌患者。在有急性和活动性感染的这类患者,使用同种异体带瓣升主动脉置换术是一个积极甚至唯一的有效方法。在整个手术中只能使用聚丙烯缝线和带生物制品的代用品,不能用任何人工毡片或者织片,这些异物将导致感染不愈,再次瓣周漏。手术后常见的并发症是瓣周漏,但是这个瓣周漏不是因为异物所致,而常常是因为急性感染,瓣环及周围组织水肿在感染治愈后消退,而缝合处还没有严密的愈合,是主动脉的高压血流造成的。尽管手术操作无可非议,也在所难免。小漏,不影响血流动力学,可以观察。否则,在感染确定治愈后可以再手术,使用其他人工血管。

6.自体带肺动脉瓣主动脉根部置换术(Ross 手术)　对于无急性感染的成人患者是否采用 Ross 手术,手术的难度已经不是大问题。争议点是本来仅一个心脏瓣膜病变,现在成为潜在的两个瓣膜病变,现可使用的人工心脏瓣膜无论是机械瓣还是生物瓣耐久性可以达十数年甚至几十年,再次换瓣手术也不成为今天外科的困难。在有活动性急性瓣膜感染的患者,而又没有同种异体带瓣主动脉时,可以考虑 Ross 手术。在小儿主动脉瓣病变,特别是涉及升主动脉 Ross 手术是最好的治疗方法,而且自体的带瓣肺动脉管道还可以和小儿一起生长。

7.无支架无人工织片生物瓣复合生物管道　在没有同种异体带瓣主动脉管道时,这类复合生物管道还有 Shilhigh,Elan 等。

六、主动脉弓瘤

仅局限于弓部的主动脉瘤少见,大部分弓部主动脉瘤常累及升主动脉或者降主动脉。也可以说是升主动脉瘤或者降主动脉瘤的延续病变。

(一)手术评估

1.涉及主动脉弓部的手术都要体外循环,一般还采用深低温停循环　因此插管途径很多,看手术切口。除非是主动脉夹层撕裂,动脉插管可以经升主动脉、头臂动脉、腋动脉、股动脉,静脉可用普通双级管从右心耳到下腔静脉。一旦弓部的吻合口完成后,可以再在人工血管上进行插管,开始体外循环,至少是弓部主动脉瘤首先要考虑的问题。脑保护包括深低温停循环脑缺氧的耐受时间,防止脑血管内进气和气体的滞留以及硬化斑块、碎屑、凝血块、脂肪导致的血栓。注意要点是,在深低温停循环的有效时间内尽量缩短脑缺血时间,尽早恢复脑部循环。深低温在膀胱内温度 16℃,在配合其他的保护措施下,脑缺血的时间可以达 60 分钟。短时间的停循环,估计在 10～15 分钟之内,一般可以仅阻断头臂干即无名动脉和左颈动脉。顺灌注可以从无名动脉或者左颈动脉进行,一般选用 8Fr 直径的插管,灌注压 40～50mmHg。逆灌注可以在停循环后开始,从上腔静脉进行静脉插管,直径 12Fr 灌注压低于 20mmHg,逆灌注量小于 350ml/min。因为患者的差异、年龄、一般情况、术前是否有脑部损害、动脉瘤病变程度、是否有其他器官合并症等,在外科医生方面,手术量和经验的多少,整个手术小组的经验和配合,所以哪一种脑保护方法好,并发症少,不能断然肯定。几十年来,已经发表的众多的文献和我们实际经验,各种方法都有利弊,结果和并发症也相差不大。

2.手术切口的选择　局限于主动脉弓的局部的动脉瘤可选用左前外侧切口,第 4 肋间进胸。正中劈开胸骨切口适合大部分弓部主动脉瘤,特别是累及升主动脉,还要进行其他心脏手术的患者。外科和介入混合手术(Hybrid,又译杂交手术)也用这个切口。主动脉弓瘤累及降主动脉,只能用左后外侧切口。如果仅作主动脉弓部或者近段降主动脉段手术,第 4 肋间进胸,可以很好地显露整个主动脉弓段。在同时进行升主动脉、弓部、近段降主动脉一次性手术时,第 3 或者第 4 肋间横断胸骨双侧开胸横切口可以考虑。随着外科医生经验的积累和介入手术的混合进行,这种切口已经少用。

3.心肌保护　在整个手术中,有效地避免左心扩张是最好的心肌保护。特别是在有主动脉瓣关闭不全的病例。采用深低温停循环时,降温前或者动静脉插管时必须同时将左心引流管正确无误地插入左心室内。而且在整个手术过程中保障左心有效的引流。正中开胸,左心引流管通过右肺静脉插入到左心室。左后外侧切口,左心引流管直接由心尖进入左心室。一般可以不用心肌保护液。

4.降温和复温　在体外循环开始后,由于过冷的血液进入全身循环,机体应激反应,全身血管迅速收缩,使全身阻力增加。为了全身有效降温,在体外循环开始后就给大剂量血管扩张剂,头部带冰帽。血管扩张剂的使用也可以帮助缩短复温时间。一般复温时间建议不要少于 30 分钟。有效的深低温是膀胱温度 16℃,复温的温度是膀胱温度 36℃。因为整个手术野很大,在室温仅 20℃时,患者机体散温很快。

(二)手术

弓部主动脉瘤的外科分类可以分成四型,局部主动脉修补或者成形、全弓置换、升主动脉加半弓置换、降主动脉加半弓置换。

1.局部主动脉修补　适应于局限在弓部的囊状,盲袋型动脉瘤。这类病变大多数是主动脉内膜层因为各种原因局部撕裂,穿孔,破口没有继续扩大,仅被外膜和纤维组织包裹成假性动脉瘤。一般采用前外侧切口。这个部位邻近有很多重要器官,手术野显露不能很全面,主动脉又是一个压力很大的管道,患者也都有动脉硬化等,血管壁的质量很差,所以都要体外循环手术。在能够控制循环的情况下视情,用侧壁钳局部阻断,切除假性动脉瘤,用人工补片或者直接修补破口。如果破口很大,病变范围广就要深低温停循环手术,或者按全弓置换手术方法进行。

2.全弓置换　全弓手术的关键是人工血管要和头部 3 支血管、升主动脉、降主动脉连接。这个手术难度大,而脑缺血时间又有限,因此连接方法很多。其中以象鼻管手术最为有名,而且还有多种改良。现在逐渐为外科和介入混合手术(Hybrid 手术)所替代。单纯的全弓置换,选用正中开胸切口,主动脉弓端分别和升主动脉,降主动脉离断,切除多余的弓部瘤壁,仅留头部 3 支血管和主动脉顶一部分主动脉壁作吻合用。开放式的缝合方法,先作降主动脉人工血管吻合,在人工血管没有张力的情况下,在人工血管和主动脉顶的头部 3 支相应的位置开口,端侧吻合,最后升主动脉人工血管吻合。开放式的缝合方法简单可靠。但是一旦降主动脉远端处理不当,回缩到胸腔,吻合将很困难,费时,将耽误深低温停循环的时间。另外,整个人工血管暴露在纵隔,在遇到感染时,处理很难。建议还是将整个主动脉瘤壁包裹人工血管为好,同时还可以起到一定的止血作用。

3.升主动脉加半弓置换　是一种最简单,安全目前也被最常采用的手术方法。这类病变往往是以升主动脉瘤为主,不仅升主动脉远端有病变而且部分弓部也累及。在远端吻合口完成后,可在人工血管上插管,进行体外循环,复温,再作近段吻合。如果整个升主动脉都有病变时,需要整个升主动脉替换,可将人工血管分成两段,分别手术,减少降温时等待的时间。在阻断升主动脉后,可以先作升主动脉近段吻合,同时继续降温到 16℃。最后再将这两段人工血管端端吻合。

4.降主动脉加半弓置换　这是近段降主动脉瘤累及弓部,或者因为远端弓部主动脉壁质量差,或者弓部端无法阻断,吻合口必须开放式缝合。同样在完成近段吻合口后可以在人工血管上插管进行体外循环,脑灌注,复温,再进行远端吻合。

5.外科和介入混合手术(Hybrid 手术)　实际上是所谓象鼻管手术的改良。象鼻管手术的原意,不仅是方便弓部置换,还在于患者有降主动脉瘤时,在进行降主动脉瘤手术时可以利用已经旷置在降主动脉内的人工血管,给以后继续进行手术带来便利。在 B 型主动脉夹层撕裂,象鼻管手术置入真腔内的人工血管,可使受压的降主动脉真腔扩大,假腔内的血流变缓,形成血栓,从而达到治疗主动脉夹层的目的。然而,术后随访发现,过长的"象鼻"人工血管周围形成的血栓以及"象鼻"随血流摆动,可导致重要脏器栓塞甚至截瘫等严重并发症。而且,对于慢性主动脉夹层,某些病例内膜长期受压,纤维化真腔狭小,无张力的"象鼻"非但不能使降主动脉真腔扩大,反而会引起真腔内血流阻塞,加重脏器缺血。经典的象鼻管手术是把人工血管的一半套入人工血管腔内,折叠部分和降主动脉近段连续缝合。再将套入人工血管腔内一段拉出来,分别和头部 3 支血管,升主动脉端缝合。另一段人工血管旷置在降主动脉内。自从主动脉内支架介入主动脉外科以后,主动脉内支架也相应地发展了。外科和介入混合手术(Hybrid 手术)利用主动脉内支架是一段带支架的人工血管旷置在降主动脉内,克服了原创象鼻管手术的不足之处。而无支架的这段和弓部、升主动脉吻合。

七、降主动脉瘤

降主动脉瘤累及到弓部的按照弓部主动脉瘤方法手术,累及到腹部主动脉则按胸腹主动脉瘤手术方法进行治疗。孤立的降主动脉瘤是指左锁骨下动脉到膈肌段的胸主动脉。这段主动脉没有大的分叉血管,但是有众多的肋间动脉。肋间动脉是供应胸部脊髓脊柱动脉的主要血管。脊柱动脉各自发出大的前根动脉和小的后根动脉。在解剖上,虽然个体差异很大,然而,并不是全部的前、后根动脉都到达脊髓,也就是说并非都形成末梢微血管网的交通支。正是由于这一事实,脊髓前动脉常常在受到突然削弱甚至完全断流,而脊柱动脉末梢的交通支如果还没有形成时,使得脊髓极易遭受缺血损伤。在主动脉阻断过程中,大的前根动脉是一个造成脊髓损伤的决定性影响因素。主动脉阻断的病理生理就是脊髓的血供永久的或暂时的阻断,结果造成脊髓缺血损伤、截瘫。降主动脉以下的腹主动脉担负着整个腹腔器官的血供,腹腔器官对耐缺血时间虽然较脊髓长久,但是不同的器官耐缺血时间都有一定的限制。已经有很多基础和临床研究表明,降主动脉阻断后,腹腔器官还有侧支循环,肾少于 30 分钟,肠道系统少于 60 分钟,常常是安全的。采用适度降低体温(30℃),能够延长各脏器缺血时间,在降主动脉瘤手术时,降主动脉以下采用部分转流(主动脉-股动脉或心房-股动脉)或者并行循环,更可以延长手术时间。所以降主动脉手术对于脊髓的保护成功,也保护了腹部其他脏器。降主动脉外科对脊髓的保护主要包括:

1.手术时,尽量避免牺牲和结扎那些对脊髓直接供血的肋间动脉,特别是在降主动脉近段结扎后,回血多的大的肋间动脉更要保留。直接或者分别使肋间动脉和人工血管吻合。

2.采用并行体外循环,逐渐降温到 30℃,严格掌握身体上下部分的血压,避免激烈的血流动力学波动。

3.分段阻断降主动脉,使没有阻断部分的降主动脉一直有肋间血管灌注。

脊髓缺血以后导致的截瘫还有其他因素,包括再灌注损伤、代谢和电解质的紊乱等,所以在保护脊髓方面还有其他方法,比如肋间动脉的冷灌注、引流等。但是临床经验的积累,基本上整个手术都能在有效的时间内完成。目前这些局部的脊髓保护措施不再成为争论的焦点。

在很多慢性降主动脉瘤病例,特别是有附壁血栓的,因为血栓处的肋间血管有慢性的狭窄到完全阻塞,经年累月已经形成了丰富的侧支循环,所以在降主动脉手术后引起的脊髓缺血截瘫很少。急性夹层主动脉撕裂例外。

手术:

1.降主动脉瘤因为解剖学的特点,最适合主动脉内支架介入治疗,特别是对于慢性患者,并且有明显附壁血栓、老年体弱、一般情况差、急性动脉瘤破裂,经不起大手术干预者。主动脉内支架介入手术的条件要:①动脉瘤近侧有一正常大小的动脉段,并且距左侧颈总动脉远侧的长度至少 2cm,直径小于 38mm;②动脉瘤的远侧也要有一正常的动脉段,并且距腹腔干的近侧长度至少 2cm,且直径小于 38mm;③髂动脉的直径大于 8mm。不适合放支架的病例需要手术治疗。

2.孤立、局限的降主动脉瘤较少见,常发生在主动脉缩窄患者早年手术后的并发症,如缝合口漏形成的假性动脉瘤、外伤后的后遗症,也有局部动脉硬化、钙化、溃疡穿孔破裂所致。这类手术简单,现在多为介入手术替代。但是在无法采用主动脉内支架时,也可以手术。如果外科医生经验丰富,可以在麻醉医生配合控制血压的情况下,不用体外循环完成手术。根治的方法,切除病变,使用人工血管端端吻合。如果患者年老体衰,局部动脉硬化严重,病变离开弓部很近,患者不适合体外循环或者停循环,可以使用近远端旁路人工血管移植。

3.降主动脉瘤涉及整个左侧胸腔和肺,一般建议用双腔管气管插管。切口的选择至关紧要。一般近心端选择第 4、5 肋间,远心端第 6、7 肋间进胸,全胸段的降主动脉手术,一个皮肤切口,但是要第 4 和第 7 肋间两个入口。手术要点,脊髓和腹腔脏器的保护包括以下几个方面:

(1)使用机械辅助循环,控制血液动力,防止失血。机械辅助方法很多,有:①左心转流,即左心耳-股动脉或者升主动脉-股动脉,不用氧合器。②体外循环,股动静脉或者胸主动脉-股静脉。估计手术需要一定时间,建议降温到 30℃。

(2)如果要换全降主动脉,分段阻断,缝合,始终保持上下身体的灌注。

(3)不要任意牺牲吻合口附近的肋间动脉,而是尽量将人工血管切口成斜面,把肋间动脉吻合在内。在有众多肋间动脉开口的降主动脉处,分别另作吻合口和人工血管连接。

(4)如果远端降主动脉暴露困难,建议开放吻合,也就是停体外循环。由灌注师控制血压,远端吻合口的出血可以通过体外循环机回收再由静脉管输入。

4.降主动脉瘤手术后是否要用瘤壁包裹人工血管也是涉及止血和防止胸腔感染的问题,无法定论。除非确定各吻合口绝对不出血,可以用瘤壁包裹以外。否则被包裹在内的腔因为潜在的出血,逐渐增大,天长日久增大的瘤壁腐蚀或者浸润到附近的气管、支气管、食管形成瘘、破裂,导致大出血,一旦发生,处理和预后都不乐观。当然人工血管感染也同样可以造成气管、支气管、食管瘘。

(李鹤飞)

第二节　胸腹主动脉瘤

一、概述

当某些疾病或致病因素造成主动脉壁变薄弱时,动脉壁会扩张,形成动脉瘤。胸部的降主动脉瘤是指从左锁骨下动脉至膈肌平面。动脉瘤同时累及降主动脉并向下延续至不同部位的腹主动脉称为胸腹主动脉瘤(TAAA)。胸腹主动脉瘤因其病变广泛、手术过程艰难以及截瘫等严重并发症的不可预测性等诸多因素,导致这一疾病至今仍然对外科医生极具挑战性。自从 1955 年 Etheredge 等人首次成功地修复 TAAA,这一类患者的处理已经历了重大的改进。由于检查设备的更新普及,诊断水平不断提高,TAAA 的临床检出率大大增加,近年来手术技术和介入治疗技术的进步使得这一疾病外科干预治疗的频率逐年增多。

二、历史回顾

1955 年 Etheredge 成功地进行了首例胸腹主动脉瘤切除同种主动脉移植手术,术中用 1 根直径 5mm 的聚乙烯管,将血液从胸段降主动脉分流至腹主动脉、控制并横断近端主动脉,与移植血管端-端吻合,重建腹腔动脉,将动脉钳换至腹腔动脉远端、阻断移植血管,恢复腹腔动脉血流灌注,这样缩短了内脏缺血时间。以同样方法直接端-侧吻合肠系膜上动脉,左肾因致密粘连于瘤体而切除,在右肾动脉水平以上完成远端主动脉端-端吻合,切除动脉瘤。术后随访 11 年移植血管通畅。患者康复良好。1955 年 DeBakey 用带腹腔、肠系膜上、左肾和右肾动脉的同种主动脉手术,先吻合左肾动脉和远端主动脉,阻断钳换移至左肾动脉上方,恢复左肾逆行灌注,再从远到近依次吻合其他动脉,最后吻合近端主动脉。此后 10 年中,DeBakey 又用编织涤纶人造血管,近端不完全阻断血流,端-侧吻合施行了 38 例胸腹主动脉手术,手术死亡率为 26%。在此基础上,1967 年,Hardy 开创了动脉瘤旷置的术式,从而减少了手术时间和失血。以后 Papado-poulos Robicsek 和 Bosque 相继报道了手术成功的经验。1973 年 Crawford 在南美外科协会的年会上报告了借助辅助循环措施,进行胸腹主动脉瘤人造血管置换手术,因其方法简单合理,临床应用较广。回顾主动脉瘤手术发展的历史,从 Dubost(1951)世界上第一例肾动脉水平之下的腹主动脉瘤手术到现代的全程主动脉置换,手术方法几经改进,成功率不断提高,无论何种术式均以重建主动脉和内脏动脉为原则,尽量缩短手术时间,尤其是缩短重要脏器的缺血时间,减少内脏缺血性损伤。手术的基本方式包括:①动脉瘤切除,人造血管移植,内脏血管直接与人造血管吻合或与人造血管分支重建。②瘤囊内永久性旁路置入,内脏动脉与人造血管分支吻合,切除过多的动脉瘤壁或重叠缝合。③永久性旁路人造血管移植,内脏动脉重建于人造血管分支、旷置动脉瘤、闭合流入道。④人造血管套入,直接重建内脏动脉。

三、分型

胸腹主动脉瘤分型:胸腹主动脉瘤可涉及从左锁骨下动脉起始部至主动脉的分叉处整个的胸腹主动脉,或仅涉及一处或多处的节段。DeBakey 根据动脉瘤范围将胸腹主动脉分型如下:

Ⅰ型:锁骨下动脉以下肾动脉以上胸腹主动脉瘤,累及肋间动脉、腹腔动脉及肠系膜上动脉;

Ⅱ型:胸腹主动脉全程累及,病变范围最广,累及肋间动脉,腹腔动脉,肠系膜上动脉及双肾动脉;

Ⅲ型:动脉瘤位于腹主动脉,累及腹腔动脉、肠系膜上动脉及双肾动脉。

Crawford 分型:

Ⅰ型:胸腹主动脉瘤包括从左锁骨下动脉下至腹部血管的大部分,通常肾动脉不包括在Ⅰ型动脉瘤内;

Ⅱ型:动脉瘤始于左锁骨下动脉延伸至肾下的腹主动脉,甚至达腹股沟区;

Ⅲ型:动脉瘤包括远端的一半或少部分的降主动脉加大部分腹主动脉段;

Ⅳ型:动脉瘤是指那些包括上段腹主动脉加所有的肾下主动脉。

Crawford 分型对 TAAA 的外科治疗较为有利,因为这一分型可使动脉瘤范围有一标准报告,并给予恰当的风险分析。TAAA 的治疗选择是依据动脉瘤的范围决定的,TAAA 修复相关的神经系统功能不全的发生率和死亡率则与 TAAA 类型有关联(图 15-1)。

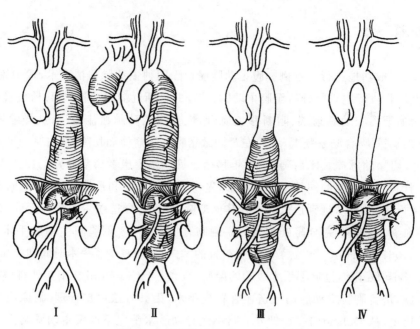

图 15-1　胸腹主动脉瘤 Crawford 分型

四、诊断

（一）临床表现

在诊断时，退变引起的 TAAA，无症状的患者占大约 43%，而有症状的占约 48%。然而，无症状的 TAAA 随时间周期的延长，大多数最终发生多种破裂前征兆，并且不可避免地导致死亡。

最常出现的症状是位于背部肩胛骨之间的疼痛。当动脉瘤的扩大在主动脉裂孔处时，可出现后背中部和上腹部的疼痛。这些症状的发生由压迫临近组织、动脉瘤扩张、壁内的血肿，包括破裂所致。

气管或支气管的受压可引起喘鸣、哮鸣或咳嗽。远端支气管阻塞进一步发展，假如分泌物不能清除，则出现局限性肺炎。当动脉瘤侵蚀直接进入肺实质或支气管时，出现咯血。

食管受压可引起吞咽困难，腐蚀进入食管则引起呕血。同样地，腐蚀进入十二指肠引起局部梗阻或间歇性大量的胃肠道出血。肝脏或肝门部的受压是罕见的，但是当发生时，其结果是黄疸。

声音嘶哑是由于主动脉弓部扩张牵拉迷走神经，发生喉返神经麻痹。胸或腰部锥体受侵蚀引起背痛，脊柱不稳定和因脊髓受压造成的神经系统障碍。由真菌引起的动脉瘤有一个奇特的破坏锥体的倾向。急性主动夹层可发生肋间和脊髓的动脉血栓形成出现神经系统的症状，包括截瘫和（或）下肢轻瘫。

侵蚀进入下腔静脉或髂静脉的漏管形成，将出现腹部的杂音、脉压增宽、水肿和心衰。胸主动脉瘤，类似于其他部位的动脉瘤，可产生远侧血栓的栓子或动脉粥样硬化碎块，逐渐地使内脏动脉和肾动脉或下肢分支血管栓塞和血栓形成。

在动脉瘤中的粥样硬化斑块和血栓的继发感染可以引起非特异性败血症。9% 的患 TAAA 患者在诊断时存在明确的破裂。

（二）体格检查

体格检查可以发现大的肾下腹主动脉瘤，但一个明显的主动脉瘤累及胸主动脉是很少能在体格检查中察觉的，除非腹部的部分扩张非常严重，由于肋弓的原因触诊扪不到上极。部分患者在腹部可扪及膨胀性搏动性肿块,其上缘扪不清楚。瘤体可有轻度压痛,在对应的内脏血管开口区如肾动脉及腹腔动脉开口、双侧髂动脉处可闻及收缩期杂音。

(三)其他诊断性检查

1.胸片 胸部 X 线平片可以显示胸降主动脉影增宽(图 15-2),可见扩大的主动脉瘤壁突出、钙化的轮廓。动脉瘤的钙化也可以在标准的上腹部前后位或侧位片上见到。很多的钙化可存在于主动脉的壁,占诊断动脉瘤病例中 65%~75%。一张胸 X 线光负片不能排除主动脉瘤的诊断。

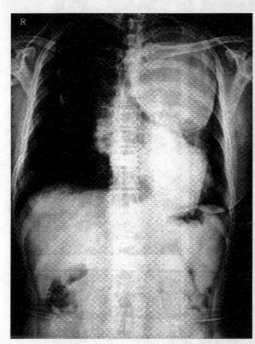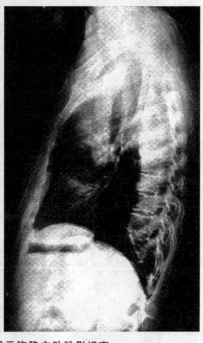

图 15-2 胸部 X 线平片可以显示胸降主动脉影增宽

2.超声波检查 超声波检查具有较宽的适用性、费用低、便于携带、非创伤性、没有电离辐射和检查快捷。当确定一个肾下主动脉瘤的颈部不能在肾动脉的平面得到证实时,应当怀疑胸腹主动脉受累。超声波检查,虽然有助于评价肾下腹主动脉瘤,但对胸主动脉或原发于肾上的主动脉,由于肺组织重叠的原因无法成像。

3.经食管超声心动检查 经食管超声心动检查提供了一个途径检查近端主动脉,并弥补经腹超声检查的不足。这一技术需要很高的技巧以获得适当的图像和进行描述。这一技术对确定夹层的存在非常好,但只是局限于评估横向的主动脉弓和腹主动脉上段的部分。

4.计算机断层扫描检查 计算机断层扫描检查具有较宽的适用性,并可提供获取完整的胸腹主动脉。能有助于诊断,可提供关于部位和范围的资料。大的分支血管包括腹腔干、肠系膜上动脉、肾动脉、髂动脉、左锁骨下动脉的图像和所有邻近器官的图像。虽非广泛适用,但计算机程序能构建矢状的、冠状的和斜位的重建图像,以及三维重建图像。增强的计算机断层扫描可提供关于主动脉的内腔、壁的血栓、主动脉夹层的存在、壁内的血肿、纵隔或腹膜后的血肿、主动脉破裂、主动脉周围纤维化伴有炎性动脉瘤(图 15-3)。尽管血管造影依然是评估主动脉闭塞性疾病的金标准,计算机断层扫描(CT)和磁共振成像(MRI)是首选检查,可提供极好的影像,而且无创。由于无创性成像形式的改进及血管造影存在 0.6%~1.2% 的突发风险,针对主动脉弓部血管的诊断性的血管造影受到限制。

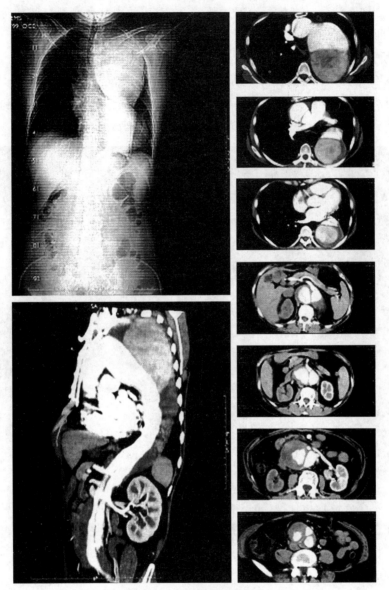

图 15-3　胸腹主动脉瘤 CT

　　目前螺旋 CT 成像的出现使其临床价值有很大提高。硬件设备的进步和图像处理软件的更新对阐明患者的解剖非常有帮助,大幅度提高了影像学检查的诊断水平。

　　5.磁共振血管造影　磁共振血管造影(MRA)超过计算机 X 线断层扫描(CTA)的一个重要优势是在于它使用无害的钆替代对肾脏有害的对比剂,加之患者避免暴露于 X 射线。MRI 使用射频能量和一个强大的磁场产生影像。MRA 提供与 CTA 相同容量关于图像处理的信息,并进一步提供关于血流量的信息和一个与传统血管造影相似的影像。加之这一技术能提供三维空间的解剖学剖析,主动脉的 MRA 成像能阐明关于管壁构成的信息,和管腔内的血栓,而传统的主动脉造影术只能描述内腔。目前 MRA 的局限性是易受到由铁磁原料的人造物品影响。虽然花费昂贵,这一技术具有广泛的适用性,并有能力检查整个主动脉。MRA 成像能更清楚地从内脏和其他周围组织辨别动脉和静脉血管信息。

　　6.主动脉造影术　对于患者患胸腹主动脉瘤的术前评估,经典的主动脉造影术仍然是重要的,它能详细说明动脉瘤的范围,分支血管受累,分支血管异常狭窄的损害。主动脉造影术的风险包括肾脏毒性,是由于需要大量的造影剂充分地充填大的动脉瘤。另外还存在因血管腔内的导管操作造成沉积的血栓而发生栓塞的风险。从前、后、斜和侧位的观察可以同时得到满意的分支血管信息。在修复 TAAA 前,患者疑有肾脏和或内脏缺血、主动脉-髂动脉闭塞性疾病、马蹄肾或周围动脉瘤,应考虑主动脉造影。假如发生肾功能不全或损害,手术过程应当推迟,直到肾功能恢复正常或是达到满意的稳定程度。

五、手术适应证

1.主动脉瘤的症状　有症状的动脉瘤不论其动脉瘤的大小均考虑手术治疗。无症状的动脉瘤直径小于 3.5cm 可不手术。

2.动脉瘤直径　动脉瘤的破裂与动脉瘤直径有直接关系,动脉瘤直径超过 8cm,5 年内破裂者达 75%,动脉瘤直径小于 4cm,5 年内破裂者 25%。由于动脉瘤通常无症状,发现较晚,协和医院资料表明,患者就诊时,动脉瘤直径超过 4cm,占 42/45,85.7%,超过 5cm,36/45,73.4%。

3.手术安全性及死亡率应综合考虑　腹主动脉瘤手术死亡率小于 5%,胸腹主动脉瘤手术死亡率高达 26%,非手术死亡率更高。高危患者,如年龄超过 70 岁,患心脑肾重要脏器病变,胸腹主动脉瘤手术要慎重。如动脉瘤增长迅速,或有症状,濒于破裂手术仍然是必要的。

4.手术禁忌证

(1)无症状、直径较小的动脉瘤可暂定期复诊观察。

(2)心、肺、肝、肾等重要器官功能不全不能耐受手术者。

六、术前准备

外科手术血管重建仍是目前治疗动脉瘤的有效的方法。但该手术风险较大,围术期死亡率和严重并发症率较高,故而术前应慎重对患者病情进行评估,并做好术前准备。

术前的评估和准备:针对生理储备,一个恰当的术前评估,其目的和重要性在于评估患者的手术风险。

1.心脏　有 30% 的患胸腹主动脉瘤的患者存在冠状动脉闭塞性疾病,加之 49% 的早期死亡和 34% 的晚期死亡的主因是心脏疾病。经胸廓的超声心动描记术是一个满意的无创检查方法,可以评价瓣膜和左右心室功能。应用双嘧达莫一铊心肌扫描识别心肌的可逆性缺血区域,比运动试验更实际,这是由于在超过中年的人群中,常因并发下肢周围血管疾病而受限。在术前常规给所有患者进行 DSA 动脉造影以筛查冠状动脉疾病。患者有明显心绞痛史或射血分数为 30% 或更低,心脏的导管检查有冠状动脉闭塞性疾病(左主干、三支血管和左前降支近端),则在动脉瘤置换前先接受心肌的血管重建。

2.肾脏　术前肾功能的评估是通过血电解质、血尿素氮(BUN)及肌酐测定,肾脏的大小可以从 CT 扫描、超声波检查或从动脉造影中肾 X 线照片获得。应用动脉造影证实肾动脉通畅性。依据肾脏功能可以不排除患者为外科手术的候选者。患者术前有肾衰并已制定血液透析计划者的并发性症发生率不明显高于正常肾功能者。术后早期,患者有严重的肾功损害,但这些患者不进行长期的血液透析,常需要短暂的临时性血液透析。另外,因严重的近端肾脏的闭塞性疾病而肾功较差的患者,在手术时通过双侧肾动脉内膜切除术或肾动脉搭桥术,可预期其肾功能将会稳定或改善。

3.肺　所有患者用动脉血气和呼吸量测定法进行肺功能检查。患者的 FEV_1 大于 1.0 并且 $PCO_2 < 45$ 是手术候选者。对一些肺功能处于临界状态的患者,术前可通过停止吸烟、进一步治疗支气管炎、减轻体重、并经过 1~3 个月时间的一般性锻炼计划,其肺功能常常可以得到改善。然而,对于有症状的主动脉瘤和肺功能不足者的患者,其手术不应受限制。对这种患者,保存左侧的喉返神经、膈神经和横膈的功能是特别重要的。

七、手术方法

1.麻醉管理　成功的手术需要外科医师与麻醉医师之间紧密协调。麻醉技术、监护和灌注技术的进步为改善 TAAA 的治疗结果做出了贡献。由于高龄和普遍伴有冠状动脉闭塞性疾病,促使实施麻醉时使用对心肌抑制风险最小的麻醉剂(芬太尼)。放置 1 条大孔径中央静脉导管(三腔,12 号导管)和 Swan-Ganz 肺动脉导管,建立通道和监测。在右侧桡动脉,而常常是双侧桡动脉内放置导管,用于监测和血液回输。应用溴化双哌雄双酯使肌肉松弛并继续药物维持。一个双腔气管内插管,利用球囊充气阻断,减少左肺通气,使肺回缩,改善显露,并减轻心脏压迫的危险。患者右侧卧位,肩部放在 $60°\sim80°$,髋部与水平倾斜 $30°\sim40°$(图 15-4)。这一位置用垫子维持稳定。动脉的血气,电解质,和血糖须经常监测($30\sim60$ 分钟)。手术过程中对心电图,动、静脉压力和温度要不断监测。对有明确心脏疾病史和(或)已知有心功能损害的患者,在麻醉诱导后放置食管超声探头。

在麻醉诱导后,立即使用 $25\sim50g$ 甘露醇静脉注射,促进利尿。术前预先开始静脉注射晶体溶液。第一升溶液由乳酸盐 Ringer 液加 5％葡萄糖组成,其余的 Ringer 液不含葡萄糖,充足的容量维持中心静脉压在 $7\sim10mmH_2O$ 和肺毛细血管楔入压在正常或麻醉前的水平。通过对硝普钠和(或)硝酸甘油的调控,及液体和血液丢失的补充,使近端的血压,心脏的血流动力学和外周血管阻力维持在最佳水平。在开放远端主动脉的阻断钳之前,硝普钠应特意暂停数分钟。在主动脉阻断过程中,碳酸氢钠溶液常规以 $2\sim3mmol/(kg \cdot h)$ 速率持续地输注,防止酸中毒。

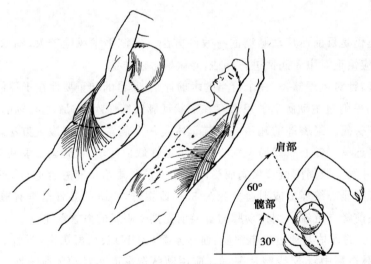

图 15-4　手术体位和切口

在整个手术过程中,适当补充血液成分,监测和调整血色素和凝血参数。给予冷藏的新鲜血浆,并在去除主动脉阻断钳时,至少给予一个提取单位的血小板。这可以将凝血蛋白稀释所产生的关于凝血方面的问题减少到最小。在手术过程中使用血细胞回收装置,收集所有从手术区域流出的血液。

在阻断主动脉或开始左心旁路转流之前,静脉注射肝素(1mg/kg)。肝素化潜在益处在于保护微循环和防止栓塞,活性的凝血时间(ACT)一般在 $220\sim270$ 秒。避免凝血瀑布的开始,防止弥漫性血管内凝血(DIC)的发生。

2.手术方法

(1)切口:手术体位和切口的要求是满足充分的显露需要。根据预计的主动脉置换的范围,胸腹主动脉瘤的切口变化在于长度和平面。当动脉瘤的范围到达胸的上部（CrawfordⅠ型和Ⅱ型），胸腹主动脉切口是通过第6肋间或切除的第6肋床。当使用肋间入路时，可在上一肋的颈部离断以便增加近端的显露。对于位置较低的动脉瘤（CrawfordⅢ型和Ⅳ型），切口经第7、第8或第9肋间，依据希望得到显露的平面而定。直的横向的切口经第10或第11肋间，用于膈肌与主动脉分叉（CrawfordⅣ型）之间的动脉瘤患者。另外，在切口横跨肋缘时，作一弧形有助于减少肌肉与骨组织瓣下部顶点的组织坏死。对近端的动脉瘤患者，切口的后部位于肩胛骨与脊柱横突之间。切口的远端向下到达脐平面。

（2）显露：将牵开器固定在手术台上，提供稳定的显露。圆弧形切开横膈，保护膈神经并尽可能保护膈肌。仅1～1.5cm边缘的膈肌组织留在后来手术完成时缝合关闭。使用经腹膜外路径显露腹主动脉段，在左半结肠的侧面进入腹膜后腔。解剖平面在腹膜后间隙，腰肌的前面和左肾的后面，直接延伸至主动脉的左后外侧。将左半结肠、脾、左肾和胰尾部向前向右翻起。在完成主动脉重建后，允许打开腹腔直接探查肠、腹腔的内脏和内脏的血供。完全的腹膜后的路径适用于患者有腹部的禁忌情况，原先有多次的腹部手术史，或广泛粘连和/或腹膜炎史。分开膈肌脚，并识别左肾动脉、肠系膜上动脉和腹腔动脉，但不要环绕一周游离或用带子环绕。腰部通常有一大的分支血管，左肾静脉在主动脉的腹侧横跨。如果主动脉的修复延伸至左肾静脉以下，需在血管阻断前将左肾静脉游离。假如左肾出现淤血，伴有睾丸、卵巢和肾上腺间接的肿大，需将主动脉腹侧的肾静脉直接再吻合或间位移植。

（3）修复：

1）病变广泛的胸腹主动脉瘤患者（CrawfordⅠ型和Ⅱ型）和那些有明显夹层者，最大的风险在于发生术后截瘫和轻瘫。对于这一类患者，在修复近端的主动脉的过程中，通过临时性的旁路灌注远侧主动脉，如左心房至任意一侧的股动脉（大多为左侧）或远侧的胸降主动脉，用一封闭的回路连接一个传输泵（Biomedicus，Medtronic，包括Eden-Prairie，MN）（图15-5）。假如心包既往冠脉旁路移植或瓣膜置换打开过，可选择上、下肺静脉插管。对于股动脉或髂动脉闭塞性疾病的患者，远侧胸降主动脉的插管，较为适宜。由于使用这一技术没有并发症，并且避免股动脉的显露与修复，远侧主动脉的插管已经成为首选途径。仔细的CT或MRI检查有助于选择适当的位置行主动脉的插管和避免管腔内血栓造成潜在的远侧栓塞。调节旁路流量维持远侧动脉压在70mmHg，同时维持正常的近侧动脉和静脉的灌注压。一般流量需要在1500～2500ml/min之间。左心旁路（LHB）流量控制在接近基础心排量的2/3。LHB很容易快速调节近侧动脉压和心脏的前负荷，因而减少了药物干预的需要。患者的体温允许降至直肠温度在32℃～33℃。

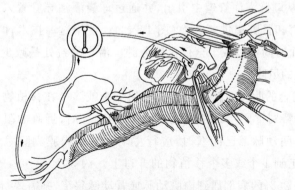

图15-5 左心房至股动脉转流

2）当动脉瘤受累范围超过左锁骨下动脉，应游离远侧的主动脉弓，分离病变动脉的残余部分。注意识别迷走神经和喉返神经，迷走神经可在喉返神经的下面分开，并牵开，从而将其保护以免损伤。对于慢性阻塞性肺疾病和肺功能减低的患者，保护喉返神经尤其重要。对患者术后出现声音嘶哑应当怀疑声带麻痹,通过喉镜检查可以证实。远侧横向的主动脉弓仔细环周解剖游离,先将其从肺动脉和左肺动脉和左锁骨下动脉分离开,分离左锁骨下动脉并环周游离。对原先做过左侧乳内动脉旁路移植的患者,当对左锁骨下动脉近侧使用阻断时,行左颈总动脉至锁骨下动脉旁路或者左锁骨下动脉至颈动脉转移,避免心脏缺血。

3)远侧阻断置于 T_4 与 T_7 之间。远侧主动脉灌注对内脏、肾脏、下肢和低位的肋间动脉和腰动脉提供血流。在距近侧阻断钳 1cm 横断主动脉并游离动脉壁,注意不要损伤食管。选用预凝的涤纶血管,直径 22 ~24mm 的移植物适用于大部分的患者。所有的吻合通常使用 3-0 polypropylene 缝线连续缝合。Teflon 黏条一般不使用。对主动脉组织特别脆的患者,如马方综合征患者,可用 4-0 polypropylene 缝合。当主动脉置换到远侧时,远侧主动脉的阻断钳沿主动脉继续向低位移动,维持远侧灌注和恢复近侧血流(图 15-6)。

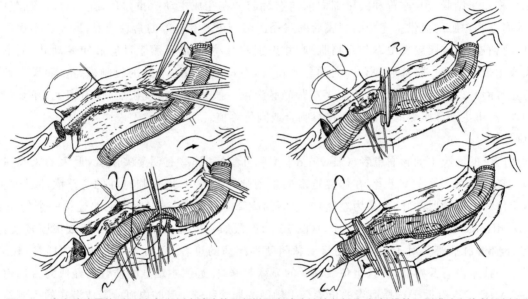

图 15-6　当主动脉置换到远侧时,远侧主动脉的阻断钳沿主动脉继续向低位移动,维持远侧灌注和恢复近侧血流

4)由于主动脉瘤过大或扭曲、壁的钙化及管腔内血栓等,造成无法钳夹阻断远侧。在主动脉远侧的旁路转流在完成近侧吻合后停止,然后纵行切开整个动脉瘤,切口经左肾动脉后侧至远侧动脉瘤。远侧不用钳夹阻断,允许"开放"吻合。伴有慢性夹层分离者,位于真假腔之间的间隔完全去除。主动脉-内脏的旁路转流重新开始,使用 Y 形管从动脉灌注管道中引出,并通过球囊灌注导管置入腹腔干、肠系膜上动脉和双侧肾动脉,为腹部的内脏器官和肾脏提供氧合血(图 15-42)。使用这一技术,即使是最复杂的主动脉重建手术中,总的肾脏和内脏缺血时间可以减少至仅仅数分钟。潜在的益处是减少肝脏和肠管的缺血,包括减低术后凝血障碍和细菌移位的风险。

5)从 T_7 到 L_2 所有未闭合的肋间动脉被重新回植到 1 个或多个在移植物上的开口(只有少量回血或没有回血的粗大的肋间动脉特别重要)。在完成肋间动脉的吻合后,近侧的阻断钳移至下面的移植物上,恢复肋间动脉的血流。当肋间动脉都已闭塞时,应行主动脉壁的内膜剥除术,剥除钙化的病变内膜。随后,内脏和肾动脉的开口回植到 1 个或多个移植物的开口上。约 30%~40% 的病例左肾动脉需在移植物上作一单独的开口。至少有 25% 的病例遇到内脏动脉或肾动脉狭窄,并需要行内膜剥除术(假如解剖上可以的话)或插入旁路移植。对 Ⅰ 型修复时,内脏动脉的再吻合通常被合并入一斜行的远侧吻合口中。但对 Ⅱ 和 Ⅲ 型修复时,内脏动脉和肾动脉开口被回植到一个或多个移植物的开口上。在完成主动脉的修复后,可在旁路转流环路上使用热交换器使患者复温,减少心律失常或凝血障碍的风险。也可使用热水冲洗手术区域,从而反向调节体温并使患者开始复温。

对患主动脉瘤位置较低的患者(即 Crawford Ⅲ 型和 Ⅳ 型),心房至远侧主动脉的旁路转流可以改为仅提供心房至内脏和或肾脏的旁路转流。图 15-7 这一技术避免了远侧主动脉或股动脉的套管插入,但可减低心脏的前负荷、保护肾实质、减少阻断后的酸中毒,并减少了肠缺血造成的术后细菌迁移的风险。

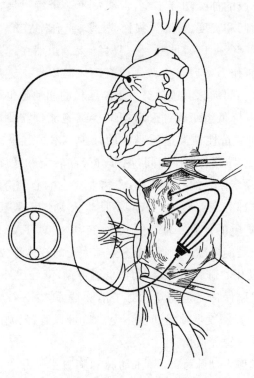

图 15-7　为腹部的内脏器官和肾脏提供氧合血

选择性的远侧动脉灌注技术可用于一些特殊患者,主要是患 Crawford Ⅰ 型、Ⅱ 型或 Ⅲ 型,并且在技术上可行膈肌平面横行阻断,但不适合于中上和中段胸降主动脉。

对于一些病变广泛的动脉瘤,如升主动脉、弓部、胸降主动脉或胸腹主动脉均受累,可选择分期手术治疗。当远侧胸主动脉与近侧主动脉不一样大,并且远侧胸主动脉无症状时,先修复近侧主动脉。初期近侧主动脉修复术的一个重要益处是其可以对瓣膜和冠脉阻塞性病变进行治疗。采用由 Borst 描述的象鼻管技术。升主动脉和横向的主动脉弓被首先置换,留下一部分移植物在近侧的胸降主动脉中,在二次手术时使用。这样在二次手术时无须解剖和游离远侧横向的主动脉弓部周围,可以减少或消除对喉返神经、食管和肺动脉的损伤风险。

然而,对于主动脉巨大并有破裂症状(如背部疼痛)、或不均衡的大的 TAAA 患者,手术时应先处理有破裂危险的主动脉段,而升主动脉和横向的主动脉弓作为二次手术处理。首次手术时,在反向的象鼻修复过程中,主动脉移植物的近侧端倒转向下放入管腔内,并留作以后使用,以便于二期的升主动脉和横向的主动脉弓部的修复手术。

(4)关闭:在完成主动脉的修复后,给予鱼精蛋白硫酸盐中和肝素。这对于吻合部达到充分可靠的止血是非常重要的。评估肾脏、内脏和周围循环。将动脉瘤壁松松地包绕在主动脉移植物的周围。放置两个胸部引流管,并在关闭前放置一闭式引流于腹膜后。关闭膈肌使用不吸收线连续缝合,术后发生膈肌破裂是非常罕见的。

(5)防止截瘫与术中脊髓保护策略:不可逆的截瘫是 TAAA 修复术后最具破坏性的并发症之一。据文献报道,胸腹主动脉瘤后截瘫或轻瘫的发生率差异很大,变化范围在 4% ～32%。Svensson 等人对

Crawford 的经验资料报道表明,截瘫或轻瘫总的发生率为 16%,在脊髓功能不全的患者中,完全瘫痪的发生率超过一半。有学者报道的 1108 例中,选择修复手术的患者,术后并发截瘫或轻瘫为 3.6%(40/1099 例,7 例术前瘫痪和 2 例在术中死亡的患者除外)。在大的病例报道中,截瘫和轻瘫的发生率各半。接近 30% 的患者,术后刚醒时出现下肢的神经功能不全,但机能不全继续发展,称为延迟性截瘫。手术因素对脊髓的损伤包括,缺血的持续时间和程度、再灌注损伤、栓塞、或血栓形成。依据 Crawford 分类,脊髓损伤的平均风险为 Ⅰ 型 13%,Ⅱ 型 28%~31%,Ⅲ 型 7%,Ⅳ 型 4%。虽然在过去将主动脉夹层确定为一个风险因素,最近的经验表明,夹层不再作为术后发生截瘫或轻瘫风险因素。这是一个初步的推断,对患主动脉夹层的患者,应积极地重新回植肋间动脉。这种努力重新回植肋间动脉也很可能减少延迟性截瘫的风险。

推测低温的神经保护作用是降低组织代谢和普遍减少细胞能量需要的过程。然而,其机制可能是多因素组成,并包括膜的稳定性和兴奋性神经递质释放的减少。术中宜采用适度的降低体温(31~33℃)。Frank 等人报道一种技术,在阻断导致的缺血期间,用部分旁路转流和适度的降低体温来保护器官。适度降低体温较深低温的优点包括稳定内在的心脏节律,不需要完全的心肺旁路转流。他们报道一组 18 例患者,采用适度降低体温(30℃)和部分旁路转流(主动脉-股动脉或心房-股动脉),行胸和胸腹主动脉瘤切除和置换术。无患者发生截瘫或严重的肾衰。有 2 例死亡(11%)。对 TAAA 修复术,大多数作者特意避免深低温和停循环技术,主要原因是凝血障碍、肺功能不全和大量的液体移位的危险。

Crawford 等人报道,临床使用心肺旁路转流,用深低温停循环,经后外侧入路为 25 例患者治疗胸主动脉瘤,有 21 例早期存活者,并且脑保护完全满意。对于消除截瘫,这一技术不完全有效,在缺血脊髓损伤风险方面,18 例患者中有 2 例(11%)发生神经功能不全。这可以解释为在缺血期间虽然有良好的脊髓保护,但牺牲重要的肋间动脉会造成脊髓损伤。

Kouchoukos 等人报道对远侧主动脉弓部、降主动脉和胸腹主动脉手术,附加使用深低温心肺旁路转流,并用停循环。他们评估了 161 例患者。其中 30 天死亡率为 6.2%,90 天死亡率为 11.8%。在 156 例术后生存者中,有 4 例发生截瘫,1 例轻瘫。需要肾脏透析者 4 例(2.5%)。他们认为深低温旁路转流可提供安全和真实的保护,抵御截瘫和肾脏、心脏、内脏器官系统衰竭。

据文献报道,有两种脊髓局部的深低温:直接安置冷灌注到硬膜外或鞘内的间隙和血管内的冷灌注进入隔离的胸主动脉节段,其目的是冷灌注液将通过肋间血管输送到脊髓。硬膜外冷却对脊髓局部深低温,在狗的模型上可有效预防主动脉横行钳夹阻断后的截瘫。

Davidson 等人报道硬膜外冷却的临床试验,8 例患者因动脉瘤施行胸腹主动脉置换手术。这一技术满意地达到局部的脊髓深低温和足够的保护。冷灌注到隔离的主动脉段已经用于动物模型,并证实脊髓温度能被迅速而有效地降低。

对 Crawford Ⅰ 型或 Ⅱ 型患者,可采用 CSF(脑脊液)引流管。通过第 2 或第 3 腰椎间隙放置 18 号规格的椎管内导管。导管允许抽吸脑脊液并在术中监测压力,并于术后持续 2~3 天。脑脊液从导管引出。使用一个封闭的采集系统,在主动脉阻断期间,当需要时,补充脑脊液,保持脑脊液压力等于/或低于 10mmHg。

综上所述,牺牲那些对脊髓直接供血的肋间动脉或腰动脉,是发生术后截瘫的一个重要因素。在全部或部分解剖修复中,通过这些动脉维持血流,潜在的保持脊髓缺血期在通常安全的 30 分钟以内。这一观点得到文献报道的荟萃分析支持,Oppell 回顾 1742 例治疗外伤性主动脉破裂的患者,时间跨越 25 年。单用主动脉横行钳夹阻断引起截瘫的发生率为 19.2%,而转流则截瘫发生率降至 11.1%。主动增加远侧主动脉的灌注,例如左房-股动脉旁路转流或股-股动脉旁路转流,新近的术后截瘫最低的发生率为 2.3%(P<0.00001)。假如主动脉横行阻断持续时间超过 30 分钟,而且远侧灌注没有增加,积累的截瘫风险增加(P<

0.00001)。在降主动脉和胸腹主动脉瘤置换术中,采用左心旁路转流对远侧灌注,Borst 等发现,在主动脉隔断时,这一技术有效地疏导近侧循环,并对远侧重要脏器维持适当的灌注,可减少早期死亡率和肾衰。此外,由于结合远侧灌注和主动将远侧肋间动脉重新回植,脊髓损害的风险减小。对继发于缺血的损伤性并发症,如截瘫和其他脏器衰竭,值得进一步研究。一些措施的联合应用,包括远侧主动脉灌注、主动将肋间动脉重新回植、深低温、避免高血糖和 CSF 引流,已经相当大地减少了这些损伤性并发症。

在主动脉横行阻断期间,肌肉运动诱发电位(MEP)监测特定的反映肌肉运动和肌肉运动追踪血流供应的电位。MEP 用于刺激皮层运动区或运动神经元,通常从外周肌肉记录。在 1997 年,Haan 等描述了这一技术,经头盖刺激皮层运动区,并记录下肢肌肉的电位,探测术中脊髓缺血。经头盖刺激目前已经美国食品和药物管理署核准,这一方法需要特殊的麻醉技术,因为完全的神经肌肉阻滞与肌肉的 MEP 监测相互矛盾。另外,这一技术一般与左心房-股动脉旁路转流结合使用。Jacobs 等发表极好的一组病例报道,184 例患者经 TAAA 修复,他们的记录包括左心旁路转流、脑脊液引流和 MEPs 监测。他们发现,对脊髓缺血的评价和危及脊髓灌注的部分动脉的鉴别,MEP 是一敏感的技术。他们能够将神经系统功能缺损的发生率减少到 3% 以下。

八、术后处理

由于胸腹主动脉瘤的手术范围广、时间长、创面大、渗血多等原因,术后患者必须送入 ICU 严密监护,术后处理要点如下:

1.刺激和维持肾脏功能,以小剂量的多巴胺滴注,2~3mg/(kg·min)开始,并持续 24~48 小时。

2.控制血压在 100~110mmHg 之间,以避免血压反跳,导致吻合口脆弱组织撕裂出血。常用硝普钠,以微量泵控制剂量,能达到满意效果。

3.输血补液:纠正失血,并保持水电解质平衡。记录胸腔引流液及尿量,及时输血补液。如果中心静脉压高而尿量少,应给呋塞米等利尿药物,促进肾功能恢复。

4.心脏监护:中老年患者居多数,病因以动脉硬化为主,因此患者可能伴有不同程度的冠状动脉硬化。术后应加强心脏监护,尤其是心肌缺血及心律失常,并及时处理。

5.呼吸道管理:术后常规应用呼吸机辅助呼吸,及时拍摄床旁 X 线胸片及作血气分析,保持气管插管及胸腔引流通畅。患者通常过夜后脱呼吸机,并在第 2 天早上拔管。

6.应用抗生素:涤纶血管、垫片及缝线都是异物,容易引起感染。术后必须应用大剂量广谱抗生素 3~7 天,预防感染。吻合口感染后,常形成假性动脉瘤或破裂大出血死亡。

7.注意脑和脊髓功能:术后严密观察神志恢复情况,下肢活动、腱反射及皮肤感觉,明确有无脑缺氧及截瘫并发症,并采用相应的处理措施。

8.引流管:在术后 36~48 小时,拔除所有的引流管。在术后第 2 天开始走动。

九、疗效

据报道统计,TAAA 外科治疗的死亡率,择期手术平均为 13%,急症手术为 47%。术中死亡率是 4%~5%,30 天死亡率 10%~12%,在医院内死亡率为 12%~15%。早期死亡的病因主要是多脏器衰竭、肺部并发症、肾衰、心肌梗死、出血和其他动脉瘤破裂。术后肾功能不全的发生率,定义为术后肌苷明显升高,在系列报道中为 20%,范围 4%~37%。7%~9% 的患者在术后不久需要血液透析。延长缺血时间,主动脉置换的长度,术前伴有肌苷升高的肾功能障碍,是与术后肾衰竭风险增加相关的主要因素。

Joseph 等人总结了在 1986 年 1 月～2001 年 12 月间 1773 例手术治疗胸腹动脉瘤患者(表 15-1)。其中 1034 例男性患者(58.3%)和 739 例女性患者(41.7%)。平均年龄为 65.5 岁(中间数为 68 岁),年龄范围 18～88 岁。治疗的患者中有 1300 例患者(73.3%)为中层退变的梭形动脉瘤或其他非夹层原因者。66 例患者(3.7%)为急性夹层。有 126 例患者(7.1%)为马方综合征,109 例患者(6.1%)为动脉破裂。

表 15-1　1773 例胸腹主动脉瘤患者手术修复的结果

分型	病例	30 天死亡率	截瘫或轻瘫*	肾衰竭**
I	580(32.7%)	32(5.5%)	21(3.7%)	13(2.3%)
II	573(32.3%)	43(7.5%)	44(7.8%)	50(8.9%)
III	291(16.4%)	14(4.8%)	8(2.8%)	20(7.0%)
IV	329(18.6%)	12(3.6%)	6(2.1%)	22(6.8%)
合计	1773(100%)	101(5.7%)	79(4.5%)	105(6.0%)

*6 例术中死亡和 18 例术前截瘫的患者除外;**6 例术中死亡和 27 例术前血透的患者除外

主动脉置换的范围,根据 Crawford 分型,包括 I 型 580 例(32.7%),II 型 573 例(32.3%),III 型 291 例(16.4%),IV 型 329 例(18.6%)。30 天全部存活者为 94.3010 和在医院内存活者为 92.9%。有 6 例(0.3%)在术中死亡。截瘫或轻瘫总的发生率为 4.5%(79 例患者)。173 例(9.8%)患者未采用 CSF 引流。截瘫和轻瘫是均匀地分布。105 例患者(5.9%)术后发生肾衰需要血液透析,26 例患者(1.6%)为一过性衰竭,29 例患者(1.6%)发生围术期的中风。686 例患者(38.7%)术中采用左心旁路转流,如心房-股动脉旁路或股静脉-股动脉旁路转流。在 573 例 II 型动脉瘤中,神经系统功能不全为 7.8%(44 例患者)。

在慢性的主动脉夹层患者中,截瘫和轻瘫的发生率为 3.4%,与之相对应的慢性梭形中层退变性疾病为 4.6%。急性夹层的患者,脊髓缺血后遗症的发生率依然高(5/66,7.6%)。由于解剖学上的可行性,在全组病例中,61.0% 做了肋间动脉重新回植,结果 79.9% 的 I 型和 II 型动脉瘤患者,完成部分修复。

针对术后神经系统的功能不全和早期(30 天)死亡率,对术前、术中和术后的变化进行系列分析。多元分析显示,年龄、破裂、有症状的动脉瘤、术前肾功能不全、糖尿病和总的阻断时间是早期死亡率的预兆变化,而破裂、糖尿病和 II 型是截瘫或轻瘫的预兆变化。在这一组 1773 例患者中,左心旁路转流和积极的低位肋间动脉和高位腰动脉的重新回植可相当大地减少术后截瘫和轻瘫的发生。

术后肾功能不全的发生率仍然是一个挑战。Crawford II 型 TAAA 修复手术,采用左心旁路转流,随机对肾动脉灌注 4℃乳酸 Ringer 液为肾脏冷却或从左心旁路环给予温度正常的血液灌注,多元分析证实,用冷的晶体灌注对急性肾功能不全具有独立的保护作用。

在修复术后,脊髓缺血性损伤仍然是一严重的并发症。145 例患者经历 I 型或 II 型胸腹主动脉瘤的修复术,采用适中的肝素化,适度的深低温,左心旁路转流,并肋间动脉重新回植,随机进行脑脊液(CSF)引流与不引流。在这一评估中,对照组 9 例患者(2.6%)发生截瘫或轻瘫,而在 CSF 引流组中 2 例患者发生神经系统功能不全。CSF 并不能完全防止神经系统并发症的发生。

对 TAAA 患者处理的指导原则,应包含确定其疾病的自然转归的风险是否超过它的治疗风险。在 TAAA 修复的病例中,必须对每一个体评估其不做手术的破裂风险及手术死亡或截瘫的风险。在 TAAA 修复术后死亡率和截瘫的风险分析确定手术死亡率的高危因素包括,术前的肾功能不全、高龄、有症状的动脉瘤和 II 型动脉瘤,而 II 型动脉瘤和糖尿病是截瘫的高危因素。对于可接受的候选患者,现代的外科处理提供了较好的结果。据 Crawfors 等入报道,TAAA 置换术后 5 年生存率为 60%,在破裂的患者中,生存率降为 25％。晚期死亡率最通常的原因是心脏、肺和肾脏衰竭以及未手术节段的动脉瘤破裂。术后截瘫或轻瘫的破坏性并发症，除对生活方式严重的影响之外，与 62％的 5 年生存率对比，其晚期生存率降低至 44％。

对于 TAAA 的评估与治疗仍具挑战意义，并需要大量的研究和临床工作，有必要通过多因素的途径解决遗留的复杂问题。

（刘剑峰）

第三节　主动脉夹层动脉瘤

一、概述

胸主动脉夹层动脉瘤是指由各种原因造成主动脉壁内膜破裂，主动脉腔内血液从主动脉内膜撕裂处进入主动脉中膜，使中膜分离，并沿主动脉长轴方向扩展，形成主动脉壁的两层分离状态，又称主动脉夹层或主动脉壁间动脉瘤。Anagnostoponlos 等报道，在美国的年发病率为 5～10 例/100 万人口，国内尚未见相关的流行病学调查报告。高发年龄为 50～60 岁，男女之比为 2～3∶1。绝大部分胸主动脉夹层动脉瘤患者的发病急骤而凶险，自然预后很差，如果不及时得到诊治则死亡率很高。据报道约 50％的患者在 48小时内死亡，70％在 1 周内死亡，90％在 3 个月内死亡。因此，胸主动脉夹层动脉瘤一经诊断，须积极的抢救治疗。近年来，积极的内科治疗，外科手术技术的进步，使急性夹层动脉瘤的死亡率已经明显地下降。

二、历史回顾

Morgagni 于 1761 年描述了病变主动脉在外膜下由血流形成间壁血肿，称为主动脉壁间动脉瘤。此后医学界开始关注和逐渐认识此病。1934 年 Shennan 总结分析了 300 例壁间动脉瘤，他认为主动脉中层的退行性变是主动脉壁间动脉瘤的基本病理特点。1935 年 Gurin 等首次报告了一手术治疗病例，在右髂外动脉内膜作一局限性"开窗"，手术成功地恢复了肢体的血供，但患者术后第 6 天死于急性肾衰竭。从此开始了壁间动脉瘤的外科治疗。1955 年 DeBakey 和 Cooley 等报告 1 例壁间动脉瘤手术治疗获得成功，并首次将开窗术应用于降主动脉壁间动脉瘤。10 年后(1965)DeBakey 等报告了一组 179 例最成功的主动脉壁间动脉瘤手术治疗结果，总的成活率达 79％，同时提出了一个至今已被广泛接受的简要病变分型。随着外科、麻醉、体外循环等技术的发展，外科治疗效果明显提高，手术死亡率从 21％～89％(60 年代)降至 7％～19％(80 年代)。近年来由于初期内科治疗，应用 β 阻滞剂减轻左心室做功控制血压，使得急性期主动脉夹层的破裂危险明显下降，从而进一步降低了主动脉夹层的围术期死亡率。

三、病理及分型

胸主动脉夹层动脉瘤的病因很多，据文献报道的有动脉硬化、高血压病、动脉中层囊性坏死、马方综合征、梅毒、主动脉缩窄、Turner 综合征、巨细胞主动脉炎、妊娠及外伤等，其病变基础主要是动脉壁中层（或称弹力纤维层）和平滑肌层发生退行性变。在欧美最多见者为高血压和动脉硬化，据报道，在美国 90％的胸主动脉夹层分离患者有高血压。

主动脉夹层动脉瘤的基本病理过程是:各种诱发因素使主动脉壁中层变薄,在流体动力学和剪力的作用下产生内膜撕裂。主动脉夹层分离的外层部分或全部中层和外膜受主动脉腔内压力及血流冲击力的影响,促使夹层分离范围进一步扩展,管壁膨大可形成夹层动脉瘤。涉及主动脉根部的夹层分离可引起主动脉瓣瓣叶交界附着处失去支撑而下垂,瓣叶交界错位引起关闭不全,或因瓣环松弛、扩大造成关闭不全。造成内膜撕裂的主要因素有:①主动脉夹层有退行性病理改变;②左心射血对主动脉壁的冲击;③心脏搏动时引起的主动脉连带运动。主动脉内膜破口最易发生于升主动脉的近心段和降主动脉的起始段,内膜一旦撕裂,则由于血流的顺向和逆向冲击,内膜剥离的范围迅速扩大,此时高血压如不能很好控制的话则病情会进一步恶化。心搏动力和周围动脉血管阻力对本病的病理进程影响很大,这对我们在救治胸主动脉夹层动脉瘤时有指导价值。

临床分型:目前最常用的分类方法是 DeBakey 和 Stanford。根据主动脉夹层剥离的部位和涉及的范围,DeBakey(1965 年)将其分为三型:

Ⅰ型:破口在升主动脉,但夹层剥离累及升主动脉、主动脉弓及降主动脉;

Ⅱ型:破口也在升主动脉,但夹层剥离限于升主动脉;

Ⅲ型:破口在左锁骨下动脉以远,夹层剥离限于胸降主动脉(Ⅲa)或延及腹主动脉(Ⅲb)。此后,Miller 等根据手术的需要提出 Stanford 分类,将胸主动脉夹层动脉瘤分为两型:

a 型:夹层分离涉及升主动脉段,而不论其内膜破口源自何处(相当于 DeBakey Ⅰ型和Ⅱ型);

b 型:夹层分离未涉及升主动脉者(相当于 DeBakey Ⅲ型和该型兼有弓部夹层分离者)。

Stanford 分型法应用最为广泛,而且对选择治疗方法及预后更有确切的价值。在临床上,根据病情的缓急,通常将胸主动脉夹层动脉瘤分为急性和慢性两类。主动脉夹层动脉瘤急性发病在 2 周以内者属急性,急性发病后病程超过 2 周或无急性发病史者属慢性。

四、诊断

(一)临床表现

1.急性主动脉夹层

(1)症状:

1)胸痛:主动脉夹层的胸痛很有特点,疼痛的发作非常突然,呈撕裂样,剧烈疼痛,难以忍受,有濒死的感觉。胸痛的部位也有助于判断夹层的部位,前胸疼痛者多为升主动脉夹层,颈部或下颌疼痛者可能为主动脉弓部及其分支的夹层,胸背部肩胛区的疼痛然后向腰腹部转移者多为降主动脉夹层。约 10% 的患者没有胸痛。疼痛可因假腔血流重新破入主动脉腔(真腔)使假腔内压力下降,剥离停止而减轻。但有时可反复出现,提示夹层继续扩展。有上述症状或疼痛持续不能缓解者,预后多不良。

2)主动脉夹层破裂的症状:升主动脉破裂时,由于血液进入心包腔可引起急性心脏压塞而突然死亡。胸主动脉破裂,血液进入胸腔则可出现胸腔积液,也可破入腹腔、食管、气管等出现休克、胸痛、呼吸困难、心悸及咯血、呕血等表现。

3)主动脉关闭不全的症状:夹层撕裂累及主动脉瓣时可引起主动脉瓣膜关闭不全。轻度关闭不全患者可无症状或被疼痛所掩盖。中度以上关闭不全时,患者可出现严重呼吸困难、胸痛、咯粉红色泡沫痰等急性左心衰竭的症状。

4)重要脏器供血障碍的症状:约 30% 的患者因主动脉的分支动脉受累而出现脏器缺血表现。如冠状动脉供血障碍时,可表现为心绞痛、心肌梗死,严重者可导致死亡;头臂干、颈动脉分支夹层可以出现晕厥,精神异常,昏迷,脑卒中,偏瘫;四肢动脉夹层缺血可以出现肢体麻木,疼痛,发凉,(间歇)跛行,脉搏消失,四肢血压不对称;肾动脉夹层可出现腰痛或肾功能不全;腹腔动脉、肠系膜上动脉受累可引起腹胀,腹痛、肠麻痹,甚至肠坏死,腹膜炎等症状和体征。

(2)体征:

1)血压与脉搏:除失血外,多数患者常有高血压病史,发病时血压通常升高,而且很难用药物控制(其原因多由夹层累及肾动脉,造成肾缺血所致,原有的高血压病、疼痛刺激、交感神经兴奋均可促使血压升高)。若出现血压下降应警惕夹层破裂的可能。另外,主动脉夹层的一个很重要的体征就是肢体间脉搏、血压存在差异,因此在体检时应注意四肢脉搏和血压的检查。如无名动脉受累,则可出现右上肢脉搏减弱,血压低于对侧。累及左锁骨下动脉开口时,左上肢脉搏减弱,血压低于右侧。下肢足背动脉搏动减弱,血压下降提示夹层累及髂动脉或股动脉。外周动脉搏动减弱伴有血压下降提示可能有夹层破裂、急性心脏压塞或急性心肌供血障碍导致的低心排。

2)心脏体征:心率较快,多数患者在胸骨左缘第2、3肋间,右缘第2肋间可闻及2~3级收缩期杂音。合并有主动脉瓣关闭不全时,心前区(胸骨左缘2、3肋间)可闻及舒张期杂音,向心尖部传导,主动脉第2音减弱。心音减弱并有心浊音界扩大时,提示心包积液。

3)主动脉瓣关闭不全引起的周围血管体征:股动脉杂音,毛细血管搏动征,点头征及股动脉枪击音等。

2.慢性主动脉夹层 急性发作病史外,慢性主动脉夹层的临床表现以夹层部位主动脉瘤样扩张及压迫症状,如可以压迫气管、食管、喉返神经、交感神经丛、上腔静脉引起相应的症状,分别表现为呼吸困难、吞咽困难、呛咳和声音嘶哑、Horner综合征、上腔静脉阻塞综合征等症状。

(二)辅助检查

常规的诊断检查包括血液检查、胸部X线片、ECG等,但这些不足以确诊急性主动脉夹层。心电图通常无缺血性改变,仅20%的急性A型夹层患者有明显的缺血性改变。累及冠状动脉开口的患者中近1/3只有非特异性复极化异常。有长期高血压病史患者的心电图会显示左心室肥厚。60%~90%的急性夹层患者会有胸部X线片异常,可显示纵隔影增宽,如主动脉结增大,累及升主动脉时右纵隔影增宽,累及降主动脉时纵隔影向左增宽。升主动脉或降主动脉不同程度扩张、变形的阳性率约占50%以上。但仅凭胸片不能明确诊断。尽管大多数患者有至少一项异常征象,但胸部X线片正常也不能除外夹层的诊断。应当抽血检查全血细胞计数、血清电解质、肌酸激酶及心肌同工酶、肌钙蛋白、血型等项目。在观察初期,上述检查结果通常没有显著变化。常有轻到中度的白细胞增多。贫血可能系血液隔离或溶血所致。一旦有确定的灌注障碍综合征,随着持续时间的延长,肝功能、血清肌酐、肌红蛋白、乳酸均会有异常改变。

(三)其他诊断性检查

不管临床表现如何支持诊断或病情如何危急,影像学诊断是急性主动脉夹层分型所必需的。诊断检查应该迅速并且不增加患者痛苦。目前有两种影像诊断方法符合上述要求,并用于急性主动脉夹层的诊断,即电子计算机X线断层摄影术和超声心动描记术。磁共振成像和主动脉造影、使用或不使用血管内超声,也用于急性主动脉夹层的诊断,但因为各种原因,均为二线诊断方法。必须熟悉每种影像学诊断方法的优点、缺点和诊断准确率,在具体的临床情况下选择最合适的诊断方法。每种检查可提供独特的信息,包括原发破口及继发破口的位置、假腔内有无血流或血栓、主动脉瓣的情况、有无心肌缺血及其性质、头臂血管和动脉分支受累及的情况。对于每个特定的患者,必须了解其具体的资料,以便制定手术计划和选择最合适的影像诊断方法。

1.超声波检查 是一种简便、快捷的检查方法,且无创,明显提高了夹层动脉瘤的检出率,同时因其检查方便,可以在床边进行,严重患者也可接受,目前已作为术前检查和术后随访复查的首选检查项目。超声波检查可以定位动脉内膜破裂位置、真、伪腔的状态及血流情况,可显示主动脉瓣膜功能、心包有无积液及主动脉弓分支血管的阻塞等。经胸超声心动图对升主动脉的病变显示比较清楚,但对降主动脉和腹主动脉受累的情况观察显示不清。食管超声则可以清楚显示降主动脉夹层及破口情况。但超声波检查的阳性率高低在很大程度上取决于检查仪器的敏感性和检查者的临床经验与水平。

2.螺旋CT 可显示夹层动脉瘤的部位、大小、范围及主动脉内膜剥离情况。是一对诊断和治疗及有价值的检查项目。夹层动脉瘤 CT 检查要求碘油增强,并减薄断层扫描层厚(5mm 或 3mm),须从头臂动脉一直扫描至髂股动脉平面。三维重建可以弥补 CT 断层不能很好显示分支血管的不足。通常真腔较小,而伪腔较大。在升主动脉,伪腔多在主动脉的右前方,在主动脉弓部,伪腔多在大弯上部。在降主动脉,伪腔多位于前外侧。夹层累及肾动脉和髂股动脉时,伪腔多位于左侧。目前,螺旋 CT 对于血流动力学不稳定的主动脉内膜剥离患者来说是一种比较全面和安全的非侵入性检查诊断方法。

3.磁共振(MRI) 为无创检查项目,可以从不同的角度断层显示主动脉夹层的病变情况,MRI 血管造影还可以大致确定破口的位置以及主动脉分支受累情况。因此,对夹层动脉瘤的诊断优于 CT。但 MRI 诊断夹层动脉瘤并非尽善尽美,也还存在一些不足:①MRI 不能提供有关冠状动脉的状况;②当患者合并有心律失常时会影响其诊断的准确性;③有部分患者会出现假阳性或假阴性结果;④在检查使用上受到限制,如:血流动力学不稳定的患者、体内有金属移植物等均不能进行此项检查。

4.数字减影血管造影(DSA) 为有创性检查,也是诊断动脉夹层非常有价值的手段,可以直观地显示真、伪腔范围、内膜破裂位置、分支动脉梗阻情况、重要脏器血供情况等,同时可以明确是否有主动脉关闭不全、心脏血流动力学及冠脉情况,对手术治疗方法具有重要的指导价值。但在造影时应避免在动脉伪腔内高压注射造影剂,否则易发生严重后果,夹层撕裂加重或动脉瘤破裂。

五、手术适应证

急性 A 型夹层的手术目的是防止主动脉夹层破入心包腔或胸膜腔,避免夹层撕裂累及到冠状动脉开口或主动脉瓣。除高危患者之外,只要累及到升主动脉,就有手术指征。但是如何判断高危患者及高危因素则是一个难点。比如,通常情况下患者的年龄并不被认为是手术的绝对禁忌证。然而手术治疗大于 80 岁的急性 A 型夹层患者则很少有成功的病例报道,因此,80 岁以上的高龄患者其年龄因素也应该被考虑。患者就诊时的神经系统状况也会影响手术治疗的决定。多数人认为反应迟钝和昏睡状态的患者很少能从手术中获益。就诊时有卒中或偏瘫等并发症的患者不是手术治疗的禁忌证。夹层的状态也不应是一个因素,真腔或假腔内已形成血栓的患者仍可能发生严重致死的并发症,应该手术治疗。同样地,亚急性 A 型夹层的患者(即发病 2 周后的患者)也需要手术治疗。Scholl 等研究表明,那些没有发生夹层早期并发症的患者,可以选择安全性较高的择期手术,而不需急诊手术。

手术治疗没有症状的复杂的急性 B 型夹层的目的是防止破裂及保证远端器官的灌注。急性 B 型夹层最常见的死因是动脉破裂和内脏的灌注障碍。但经过药物治疗,这些并发症的发生率明显低于非手术治疗的急性 A 型夹层患者。仅通过药物治疗,大约 70%~80% 的急性 B 型夹层患者可以存活渡过急性期及亚急性期。由于药物治疗的成功,过去对于急性 B 型夹层,手术仅用于药物治疗出现并发症或夹层不断进展的患者。手术的指征有包裹性或非包裹性动脉破裂、急性主动脉扩张、灌注障碍综合征、大剂量药物使用后仍有疼痛或夹层进展、药物不能控制的高血压。尽管在大多数医疗中心,药物治疗急性 B 型夹层已成常规,但是在一些医疗中心,提倡对没有并发症的急性 B 型夹层患者有选择地进行急诊手术治疗。他们认为预计会从急诊手术中获益的急性 B 型夹层患者的因素有：Marfan 综合征、大的假性动脉瘤、累及主动脉弓、估计药物治疗效果不佳。与急性 A 型夹层一样，偏瘫并非手术的禁忌证，因为在手术再血管化后，患者的症状会有明显的改善。

对于那些被诊断为壁内血肿和穿透性动脉粥样硬化性溃疡患者，在治疗上，目前还尚存争论。最近有关这一类夹层的资料使得该问题逐渐明朗。约 35％的壁内血肿的患者会发生急性破裂，而大多数渡过急性期的患者经药物治疗后，其血肿可以消退或保持不变。同样地，穿透性动脉粥样硬化性溃疡患者的急性破裂的发生率为 42％。正因为如此高的破裂发生率，耶鲁小组建议对累及升主动脉的壁内血肿和穿透性动脉粥样硬化溃疡的患者应尽早手术干预。对累及降主动脉的患者，应用抗搏动药物治疗和积极手术干预可以取得最低的死亡率。这些患者应连续观察病情，在住院后 3～5 天应重复影像检查以监测病变的发展变化。

慢性 A 型夹层患者大部分没有临床症状，仅少部分因动脉瘤扩张引起疼痛或主动脉瓣反流引起心衰而就诊。慢性 B 型夹层也可能因为背痛或少数因为灌注障碍综合征而就诊。尽管这些发现都是干预指征，最普遍的手术指征还是动脉瘤样扩张。耶鲁小组最近回顾胸主动脉瘤外科手术指征的标准指出：升主动脉直径大于 5.5cm，或 5cm 同时伴有结缔组织疾病，应当行人工血管置换术。同样，慢性 B 型夹层的两个最常见的手术指征是动脉瘤样扩张和灌注障碍。在胸降主动脉，置换的指征为直径大于 6.5cm，或 6cm 同时有结缔组织疾病的家族病史或生理特征。偏心性的主动脉、快速扩张（超过 1cm/年）和持续吸烟均是破裂的危险因子。在决定手术时，除了根据动脉瘤的大小，应该考虑这些因素。

综上所述，主动脉夹层的手术适应证和禁忌证归纳如下：

1.急性主动脉夹层动脉瘤

（1）StanfordA 型（DeBakey Ⅰ、Ⅱ型）夹层动脉瘤：源自升主动脉的急性夹层动脉瘤，病情凶险，极易发生主动脉破裂，或引致主动脉瓣关闭不全，甚或分离的内膜堵塞冠状动脉开口。因此，宜持积极手术原则，及时手术尚可阻止主动脉夹层分离的蔓延。

（2）B 型（Ⅲ）夹层分离：一般对手术治疗采取较保守态度，因手术疗效与内科疗法相近似。对呈现持续性疼痛、难以控制的高血压、内脏或躯体重要血管分支灌注障碍以及血管极度扩张倾向破裂者，宜积极手术。

2.慢性夹层分离

（1）形成动脉瘤：位于升主动脉或弓部的夹层动脉瘤，直径大于 5cm，或动脉瘤直径虽略小，但合并中度以上主动脉瓣关闭不全者。对位于胸降主动脉或兼而涉及腹主动脉者，一般对手术持较保守态度，因手术总效果与内科疗法相近；若动脉瘤直径大于 6cm，应考虑手术治疗。

（2）有内脏或躯体重要血管灌注受阻、动脉瘤周围重要脏器和组织（肺、气管、支气管、食管或喉返神经等）受压或受侵等并发情况。

3.手术禁忌证

（1）年迈衰弱、合并多器官疾病（冠心病及心、肺、肾等机能不全）不能耐受手术者。

（2）无症状、无任何并发情况（如所辖血管分支灌注受阻和主血管血栓形成等）及动脉瘤直径小于 5cm 的 DeBekeyⅢ型夹层分离。

六、术前准备

主动脉夹层患者的自然病程比较凶险，故而初期的内科治疗也是初始诊断评估的一部分。遇见这样的急诊患者,重要的不仅仅是明确诊断,还要分辨出需要立即处理的病理变化。选择先明确诊断？还是先抢救治疗？这主要取决于患者的血流动力学状态。血流动力学状态不稳定的患者应及早送入手术室,对于血流动力学状态稳定的患者,可以先明确诊断,再进行相应的紧急治疗。因此,对因主动脉破裂,血液流入胸腔或心包腔导致血容量不足而出现低血压的患者,应在进行上述的诊断及治疗的同时,将患者尽早送入手术室。对于清醒的患者,尽量避免在手术室以外的地方做经食管超声检查或中央性置管等有创处理,由于患者疼痛或不适刺激可引起血压升高,可导致动脉破裂或夹层进展。

急性主动脉夹层动脉瘤的处理原则为:①急性主动脉夹层动脉瘤一经诊断应立即将患者送入 ICU,并采取有力措施尽快使生命体征稳定;②立即开始镇痛、降压和减低心肌收缩力的药物治疗,以便减缓或防止主动脉夹层的剥离范围进一步扩展,缓解或消除疼痛。血压最好控制在 100～120mmHg,平均动脉压60～70mmHg,心率控制在 60～70 次/min;③生命体征平稳后应尽快完善影像学检查,以便明确病变范围和类型,选择适当的治疗方案;④如果出现威胁生命的严重并发症,应立即考虑手术治疗。

对于病情稳定的没有累及重要脏器的急性病例要检测双上肢的血压,治疗处理包括:绝对卧床休息、镇静、止痛、降血压、减低心肌收缩力和减慢左室收缩速率等,治疗的目标是将收缩压控制在 100～120mmHg,心率控制在 60～70 次/min。通常对于急性主动脉夹层患者,控制血压的目的有两方面:首先收缩压下降可以降低动脉壁的张力,减少破裂的可能性;另外减少动脉血压上升的速率可以减少动脉壁的剪切力,进而降低主动脉夹层剥离范围进一步扩展的可能性,即所谓的抗搏动疗法。

较为严重的并发症多发生在发病后数小时内,因此积极的药物控制治疗以降低血流对主动脉的冲击极为重要。降压药物常选用硝普钠持续静脉输入,开始剂量为 0.2～0.3μg/(kg·min),逐渐增加剂量,以使血压下降到最低,且不影响心、脑、肾灌注度。硝普钠单独使用会增加左心室的收缩速率(扩张小动脉,加大左心室后负荷),因此必须同时应用 β 受体阻滞剂。口服起效太慢,宜静脉注射。如使用普萘洛尔静脉注射,第 1 次 0.5mg,然后 1～2mg 每 3～5 分钟 1 次,直到心率降到 60～70 次/min,或 60 分钟内总量达到 0.15g/kg。以后可以每 2～4 小时静脉注射相同剂量普萘洛尔维持心率。也可以选用心脏选择性的 β 受体阻滞剂,如美托洛尔,剂量和给药方法相同。短效、快速的 β 受体阻滞剂 esmolol 也可以应用,持续静脉注射 50～200μg/(kg·min)。静脉用药使血压得到控制后,如果病情允许,可以同时开始口服降压药。通常需要多种降压药联合应用才能达到静脉给药的效果,如硝苯地平、美托洛尔、吲达帕胺,如果肾功能正常还可以加用 ACE 阻滞剂。对于有疼痛的高血压患者先要给予麻醉性镇痛药以控制血压。常用的镇静止痛剂有吗啡、哌替啶等,通过缓解疼痛镇静对控制血压,预防严重并发症也是非常必要的。

术前准备有:

1.影像学诊断明确病变部位及范围,制定合适可行的手术方案,备齐所需材料。

2.控制、稳定血压在正常范围偏向低限。

3.大型手术术前常规化验,包括血气分析、肝肾功能、电解质、血糖、凝血酶原时间等,还包括心肺功能检查评估,必要时行冠脉造影检查。其他还包括与手术输血相关的传染病筛查。

4.备足库血,手术当日取用的血小板和促凝血、止血药。

七、手术方法

(一)麻醉选择与监测

主动脉夹层手术的麻醉是以麻醉性镇痛药为基础,辅助以吸入性药物维持。经胸骨正中切口的手术应使用单腔气管内插管。经左胸切口虽然没有规定一定要使用双腔气管插管,但使用双腔气管插管还是会有帮助。监测途径包括经中心静脉留置的肺动脉导管和根据不同手术留置的 1 根或多根动脉血压监测路径。单侧或双侧桡动脉和至少一侧股动脉测压是必需的,以确保全身的血供。所有患者都应留置经食管超声的探头以满足各种需要。通过留置在膀胱的 Foley 导尿管、直肠、食管、鼻咽探头监测中心体温。备皮区域应包括腋窝及股动脉区,以便提供所有可能的插管途径。

(二)止血

主动脉夹层手术会有大量的出血。仔细的止血和血液回吸收是手术很重要的一方面,应至少准备一个血液回收装置。在手术开始前,应将备好的红细胞,血小板,新鲜冰冻血浆取至手术室。患者手术前存在凝血障碍、体外循环、深低温停循环都会影响凝血功能,造成大量的出血。移植血管材料的改进几乎可消除因其引起的术中及术后出血。抗纤溶药物如 6-氨基己酸也是很有用的止血剂。对于应用深低温停循环的病例,在复温并恢复循环后患者常需要输入新鲜冰冻血浆、血小板甚至冷沉淀物。当全身性凝血紊乱矫正后,纤维蛋白胶和止血材料如氧化纤维素和明胶海绵也有效。

(三)体外循环

根据夹层的类型,动静脉插管途径有多种。对于急性 A 型夹层患者,较适宜的动脉插管部位为未累及的远端主动脉弓。在升主动脉夹层插管到真腔是可能的,在经食管超声引导下先置入一长的导丝,使用 Seldinger 技术可以很容易地完成上述插管。其他的插管部位包括右锁骨下动脉、无名动脉,可以提供顺行灌注,或者通过股动脉逆行灌注。在任何逆行灌注的病例,要通过有效的桡动脉导管监测近端的灌注压。

当出现下肢灌注障碍伴搏动消失时,选择哪一支股动脉插管还存有争议。腹主动脉夹层经常导致左股动脉源于假腔,所以右股动脉插管可能更容易灌注真腔。灌注到假腔会引起逆行剥离和引起主动脉真腔的分支血管灌注障碍。一旦出现这种情况,应立即停止体外循环,选择另外的部位插管,以达到良好的全身灌注。在胸腔已打开时,通过经食管超声的引导经升主动脉直接插管很容易取得成功。

静脉插管通常经右心房,使用二级静脉管道。如在停循环时进行脑逆行灌注,需要行双腔静脉插管。在主动脉瓣关闭不全的患者,需要留置左心引流管,可经右上肺静脉放置,偶尔也经左心室心尖放置。心脏停搏液可以经冠状静脉窦置管逆行灌注,也可经没有发生夹层的冠状动脉口直接灌注。

B 型主动脉夹层可选择部分左心转流。对于主动脉夹层局限于近端胸降主动脉的患者,动脉插管部位可以在远端胸降主动脉,当主动脉夹层扩展到腹主动脉时,也可在股动脉插管。氧合血的静脉引流管可置于左下肺静脉或经心耳插入左心房。这种技术不需要氧合器及吸引泵,所以肝素用量(100U/kg)少于完全心肺转流。

(四)脑保护和脊髓保护

主动脉夹层累及弓部需手术治疗时,停循环期间会影响脑部的血供。这期间的神经系统的保护极为重要,可以通过深低温减少脑的电活动,或各种形式的持续脑灌注。

深低温停循环对于短时间的手术操作,是一种有效的方法。通常在 25℃时,停循环 14 分钟是可以接受的。在 15℃时,停循环 31 分钟,只有少部分患者有短暂的神经系统后遗症。尤其是停循环后出现短暂的认知性的神经系统功能障碍的风险,30 分钟大约为 10%,但 40 分钟增为 15%,50 分钟为 30%,60 分钟为 60%。正确估计脑的温度对判断预后十分关键。测量鼻咽和鼓室的温度可以估计脑的温度,但并非最佳方法。正因为这个原因,一些小组用脑电图描记法的脑电静止来决定合适的点停止降温和灌注。通过体外循环慢慢地全身降温(20~25 分钟),保持灌注液温度与患者体温的最大温差小于 10℃最为理想。用冰帽包裹头部以保持脑的低温。随着温度的降低,停循环的安全时限也会延长。温度降到 15℃以下会导致一种非缺血性脑损伤,所以不建议这样。降温期间使用甲泼尼龙和硫喷妥被认为可以进一步降低停循环期间脑的代谢需求,但现在多已不再使用。修补结束后恢复体外循环,全身复温到至少 37℃,同样温差不要超过 10℃。因为复温停止和脱离体外循环后，中心体温会有轻度的下降。应用呋塞米和甘露醇加强利尿和促进停循环后自由基的清除。

另一种脑保护的技术是在停循环期间持续性脑灌注。脑血流灌注可以顺行也可以逆行。逆行性脑灌注技术依赖于静脉插管策略。如果为双腔静脉插管，在上腔静脉近端置一止血带，通过上腔静脉管逆向的血流灌注非常简单和有效。二级静脉插管时，需要缝一荷包，通过荷包在上腔静脉内留置一逆行的冠状静脉窦导管。逆行脑灌注的另一好处是可以清除头臂血管内动脉粥样硬化斑块物质及气体。灌流速度以保持上腔静脉压在 15～25mmHg 最为理想。选择性顺行脑灌注近年来开始流行，当主动脉弓切开后，将无名动脉和左颈总动脉分别环绕血管止血带，并分别置入逆行冠状静脉窦导管。将左锁骨下动脉阻断后，在理想的停循环温度，逐渐增加流量以达到灌注压在 50～70mmHg。这些插管在头臂血管与人工血管吻合快完成时拔出。据报道，主动脉夹层引起的胸腹主动脉瘤手术后脊髓瘫痪的发生率高达 10%。最近 10年，提倡物理和药物干预以减少这种风险。显然对 T_9 水平以上的胸主动脉动脉瘤样扩张，上述的部分左心转流已经足够，截瘫的发生率为 5%～8%。累及远端主动脉弓的动脉瘤需要完全心肺转流和深低温停循环以保护脊髓。在这些病例和那些更广泛的胸腹主动脉瘤，与单纯中心低温相比，附加措施不同程度地降低了截瘫的发生率。对扩展到 T_9 水平以下的动脉瘤，可应用 Safi 等描述的脑脊液引流法。重新移植 T_9～L_1 之间的肋间动脉和腰动脉也很重要。分支血管重新移植后，将主动脉阻断钳向远端移动以尽早恢复分支血管的血流灌注。结合远端灌注、脑脊液引流、重新移植大的肋间动脉和腰动脉，可以使成功率大大提高。附加的脊髓保护技术包括监测感觉和动作的诱发电位、局部硬膜外降温以及使用各种保护细胞的药物。

（五）A 型主动脉夹层的手术技术

升主动脉及近端主动脉弓部夹层的手术入路是通过胸骨正中切口，该切口可以向锁骨上、颈部及向下延长以显露头臂血管或降主动脉。当夹层累及远端主动脉弓时，应注意辨别和保护好左迷走神经及其喉返神经分支和左膈神经。对于累及弓部的 A 型夹层（30%）或不清楚是否累及弓部，最好采用远端开放吻合技术置换升主动脉。远端开放吻合技术需要钳夹中段升主动脉，通过顺行或/和逆行灌注心脏停搏液使心脏停搏。然后切开阻断钳近端发生夹层的升主动脉。这时可以评估和手术修复主动脉瓣，并继续全身降温。假如夹层未累及到主动脉根部，在窦管交界远端 5～10mm 处横断主动脉。如果夹层累及窦管交界，用一条或两条 Teflon 毡片夹住剥离的动脉壁，以 3-0 或 4-0 Prolene 线将其重新缝合在一起，重建近端主动脉。Safi 等比较间断带垫片的水平褥式缝合法与三明治毡片法。根据他们的经验，前一种技术更加稳固并减少以后发生主动脉狭窄的可能性。明胶-间苯二酚-甲醛（GRF）胶或新的生物胶（GA）曾被推崇用来重新黏合剥离的动脉壁。然而对每一种市场有售的胶，均有再次剥离以及胶内成分（甲醛）毒性的报道。

当温度降到 18～20℃ 时，可以中断灌注，开始短时间的停循环。移开主动脉钳，检查主动脉弓的内膜，然后根据情况做相应的修复。如果内膜是完整的，可以直接行远端吻合口吻合。并在人工血管上插管，排气，上阻断钳，恢复体外循环全身复温。如果主动脉弓的内膜已累及，可以行半弓重建。我们发现只有很少情况下急性夹层需要切除全部主动脉弓。如果需要做复杂的主动脉根部手术，用 1 根人工血管修复主动脉根部，另 1 根人工血管行远端主动脉吻合，然后将进行两根人工血管的测量、剪切、吻合，这样可以保证替换的主动脉有合适的长度和角度。

对于不能在升主动脉上阻断钳的患者，先降温到 20℃，然后停循环。应先处理远端主动脉，完成人工血管与远端主动脉端端吻合，随后在人工血管上插管，近端上阻断钳，恢复体外循环全身复温。与逆行灌注相比，在人工血管上插管顺行全身灌注和复温，对神经系统的保护更好，所以应尽可能采用此法。有一种人工血管带有 7～8mm 分支血管，更便于插管。在未上阻断钳，全身降温时（大约 20℃）一旦出现纤维性心室颤动,左心必须充分引流以防扩张和引起不可逆的心肌损害。近端升主动脉的修复可以在复温时完成。

对于夹层局限在升主动脉或头臂血管开口近端的主动脉弓的患者,除了术中远端开放吻合外,还可通过远端主动脉弓或右锁骨下动脉插管顺行动脉灌注。另外,传统的经股动脉插管灌注也能取得较为满意的结果。术中主动脉阻断钳置于无名动脉近端的主动脉上,切除升主动脉连同部分主动脉弓的下壁。主动脉阻断钳近端剥离的动脉壁可先行修补处理,再用合适口径、斜面的人工血管置换升主动脉,然后再行近端的重建和吻合。整个手术过程不需要深低温停循环。

单纯的主动脉弓夹层较为少见,其分类属于 A 型夹层,需要在内膜破裂的地方切除主动脉弓并予以置换。头臂血管的外科处理方法取决于相邻部位的内膜的完整性。如果完整,可将三支头臂血管作为一个补片修补后重新移植到人工血管上。如果夹层累及到分支血管,各分支需要分别修剪并移植到置换主动脉弓的人工血管上。修剪并移植到置换主动脉弓的人工血管上。

主动脉根部夹层通常不侵犯冠状动脉口的内膜。在主动脉窦管交界处置换升主动脉足以修复主动脉根部夹层,不影响冠状动脉的血流。对于冠状动脉开口部位内膜的微小剥离可用 5-0 或 6-0 的 Prolene 线修补、固定。假如开口部位发生完全(全周)剥离,而且主动脉根部也需要置换,则应将冠状动脉开口部位的主动脉壁像纽扣状切下,用 5-0 的 Prolene 线、生物胶或两者合用修补夹层。然后将冠状动脉纽扣重新移植到人工血管上,或移植到另外一根 8mm 人工血管的两端作为 Cabrol 修补的一部分。冠状动脉旁路移植术只用于冠状动脉开口无法修补时,而作为最后的选择。

急性 A 型夹层患者合并有主动脉瓣关闭不全,约占 75%。但这样的患者有 85% 都能有机会成功保留自体的瓣膜,因为大多数患者主动脉瓣关闭不全的机制是缺少瓣叶交界处的支持。在窦管交界处用带垫片的 4-0 Prolene 线重新复位固定瓣叶交界。然后用 3-0 Prolene 线及一条或两条 Teflon 毡片修补剥离的主动脉根部。缝合修复窦管交界前在剥离的动脉壁之间使用生物胶,可以加固修复和重构 Valsalva 窦。保留主动脉瓣的手术需要在术中做经食管超声检查以评价术后的瓣膜情况。少于中量的主动脉瓣的反流可以接受。除了交界悬吊法,还有保留主动脉瓣的主动脉根部替换法治疗急性 A 型夹层。但只有早期经验,患者数量也不多。

对于那些主动脉瓣无法保留的患者,需用带瓣管道或同种血管置换升主动脉及瓣膜。以 2-0 Tycron 缝线水平褥式缝合法置换带瓣管道。再将经修整过的冠状动脉纽扣用 5-0 的 Prolene 线连续缝合移植于人工血管上。先移植左冠状动脉纽扣,然后钳夹人工血管并保持一定的张力以确定右冠状动脉纽扣合适的位置和角度。类似的,同种血管也以 2-0 Tycron 缝线水平褥式缝合法移植。但冠状动脉纽扣以下主动脉根部边缘需再用 4-0 Prolene 线连续缝合以防出血。另外,自体肺动脉移植(Ross 手术)不适合结缔组织有异常的患者以及急性夹层患者。

腔内血管治疗(血管内支架置入)目前正在国内外应用,也可作为一种特殊手段用于急性 B 型夹层的治疗,以及与手术联合治疗急性 A 型夹层,但还需要长期的资料以及与手术治疗做前瞻性对比研究。

慢性 A 型夹层远端动脉的治疗仍存争议。有人主张通过修补远端动脉消除假腔的血流,也有人主张通过切除远端的内膜片保持真假腔血流。那些通过修补慢性夹层以达到只灌注真腔的病例中,超过 50% 的病例仍有血流经过远端破口灌注假腔。在理论上,单纯灌注真腔会影响那些完全从假腔发出的重要分支的灌注,切除远端的慢性剥离片可以消除这种顾虑。远端吻合口缝在动脉壁的外层,这样可以保持大部分结构的完整性。慢性 A 型夹层发生头臂血管灌注障碍者,可切除主动脉弓的剥离片。如慢性剥离片扩展到更远的分支血管,则可出现短暂的缺血发作或脑卒中。这时常需要切除分支血管的剥离片或在重新移植前先修补分支血管。

部分慢性 A 型夹层患者可以发展成广泛的动脉瘤样扩张,病变累及升主动脉、主动脉弓和降主动脉。对这种病变范围广泛的患者,可选择分期手术治疗。先经正中切口置换升主动脉及主动脉弓,行所谓的"象鼻"手术,在 6 周后经左胸切口用第 2 根人工血管置换降主动脉。该手术最初由 Borst 等提出,目前已经被广泛地使用并取得好的结果。有些病例左锁骨下动脉远端的主动脉太大,不能采用分期修复手术。Kouchoukos 等报道一种经双侧前胸切口一期修补的手术技术。先在短暂的停循环下修补主动脉弓,在随后的升主动脉和降主动脉置换时,经右锁骨下动脉和股动脉插管应用体外循环提供近端和远端的灌注。他们这一组病例的住院死亡率为 6.2%,没有神经系统并发症。

(六)B 型夹层的手术技术

手术治疗 B 型夹层,理想的手术体位是右侧卧位,骨盆向后倾斜以方便显露双侧股动脉。第 4 肋间后外侧胸部切口足以显露主动脉,断开第 5 和第 6 肋后缘可以显露整个胸主动脉远端。在有内脏灌注障碍时,需行胸腹联合切口以便显露腹主动脉。腹主动脉的显露可经腹腔或腹膜后腔途径。放射状切开左侧膈肌,并将切开的两侧邻近的部分用金属夹标记,便于手术结束时膈肌重新缝合。

急性夹层的手术原则是依据病变范围尽可能少地置换降主动脉。多数病例近端的置换范围很少超过第 3 肋平面,且已包括了原发破口。其目的是保留灌注脊髓的肋间动脉以减少截瘫的发生率。有报道称急性 B 型夹层术后截瘫的发生率高达 19%。但这种观点也存在争论,一些小组提倡置换全部胸主动脉。其理由是当假腔内有血流时,如果主动脉置换范围不足,残留夹层的动脉有晚期扩张形成动脉瘤的危险。然而,既要切除所有病变累及的动脉,又要杜绝脊髓灌注障碍的发生,这样理想的方案目前还没有。

手术显露胸主动脉后,继续解剖分离左锁骨下动脉和左颈总动脉间的纵隔组织,左锁骨下动脉套带并上 Rommell 止血器。在分离时,应注意识别并保护好左侧迷走神经及喉返神经。主动脉弓远端必须充分游离,以便能在左锁骨下动脉和左颈总动脉间放置 1 个主动脉阻断钳。继而将远端降主动脉全周作充分游离,这一段的肋间动脉要切断。分离左下肺静脉并在其后方用 4-0 Prolene 线缝一荷包以便部分左心转流时插管用。全身肝素化(静脉给予 100U/kg 肝素)后,左下肺静脉置 14 号插管,动脉插管可以在远端正常的降主动脉或股动脉置入,以 1～2L/min 的流量开始部分左心转流。先控制左锁骨下动脉,在降主动脉两端各上一阻断钳。监测右桡动脉压,维持近端主动脉收缩压在 100～140mmHg,平均股动脉压大于 60mmHg。纵向切开主动脉,缝扎出血的肋间动脉,在左锁骨下动脉起始部远端横断主动脉,行近端吻合。使用 3-0 Prolene 线缝合,可以在外部加用 Teflon 毡片条加强。移植血管的大小要依据远端动脉的直径进行选择,近端可以修剪成斜面以与近端动脉相配。近端吻合口可以包括左锁骨下动脉的起始部以治疗该动脉的夹层。如果左锁骨下动脉近端的内膜破裂,可选 6～8mm Dacron 血管另作吻合。一旦近端吻合口完成,可将阻断钳移位到人工血管上,以检查吻合口情况。然后用胶或 Teflon 毡片修复远端主动脉,远端吻合口完成后,可以撤除阻断钳,停止部分左心转流。

包裹人工血管也是一种手术方式。采用这种手术方式时,近端主动脉的后壁并不完全横断。近端吻合口一部分就缝在完整的主动脉后壁上,这种方式的缺陷是术者并不确定是否吻合了主动脉壁的全层。

对于扩展到腹主动脉的急性 B 型夹层,可以采用完全心肺转流和深低温停循环以防可能引起的脑、脊髓及腹腔脏器的缺血损伤。选择胸腹联合切口,显露胸腹主动脉(从左锁骨下动脉到髂动脉分叉部均可显露)。行股动静脉插管,开始体外循环全身降温。头部置冰袋,近端主动脉打开后停止体外循环。如果需要,可用 Teflon 毡片及胶修复主动脉弓,并完成近端吻合。将阻断钳移到人工血管吻合口的远端,在人工血管上插管,恢复体外循环行近端灌注。胸主动脉发出的第三肋以下的肋间动脉可以切断,T_9 以下的大的肋间动脉和腰动脉血管,用 4-0 Prolene 线重新移植到人工血管的背面。当这些血管重新移植后,将近端阻断钳移到远端恢复脊髓的灌注。腹主动脉的分支血管可从动脉壁上剪下,留 5mm 的袖口以便重新移植时用。通常右肾动脉、肠系膜上动脉、腹腔干、相邻的肋间动脉和腰动脉可作为一个片剪下并移植到血管上。左肾动脉通常从动脉的夹层部位发出，可以修复后单独移植到血管上。发自 L_3 以下的肠系膜下动脉常被误认为是出血的腰动脉而被结扎。任何内膜破裂的腹主动脉分支均需用 5-0 Prolene 修复后再移植。当所有的分支血管都吻合完后，再完成主动脉髂动脉分叉部的远端吻合。必要时用 Teflon 毡片先修复远端主动脉后再作吻合。

在手术开始前或手术中出现胸主动脉破裂是灾难性的事件，常直接导致患者手术死亡。此时需立即行股动静脉插管开始体外循环，采用深低温停循环。但只有在破裂部位可以局部控制时才可能成功。经股静脉辅助性静脉引流通常很充分，也可以经肺动脉直接右心室置管。当心脏开始心室纤维性颤动时，应经左下肺静脉置左心房引流管，也可经心尖部直接置入左心引流管。当鼻咽温度达到 15℃ 时，停止体外循环，头低位，在停循环期间打开主动脉进行修补。修补时应夹闭远端动脉以减少出血。一旦近端吻合口完成，将近端的阻断钳移到人工血管上，并在人工血管上插管，恢复体外循环。

脊髓缺血引起的偏瘫或截瘫是急性夹层手术的严重并发症，尽管可以被部分地预防甚至可以逆转，目前仍不能完全防止这一并发症的出现。急性 B 型夹层术后的脊髓缺血损伤的发生率是 19%～36%。已有各种防止慢性夹层手术引起的脊髓缺血损伤的方案，很少适用于急性夹层。类固醇、自由基清除剂、血管扩张剂、腺苷等均是防止脊髓缺血损伤的辅助药物，但还缺少足够临床证据。目前采用的措施有：左心房到股动脉的部分转流、移植关键的肋间动脉、有选择地使用 Safi 等提出的脑脊髓液引流（降低脑脊液压，从而间接增加血流灌注压）。

慢性主动脉夹层动脉瘤置换胸降主动脉的手术技术与前面所描述的治疗急性 B 型夹层的技术完全相同。对于有破裂风险或有症状的慢性 B 型夹层动脉瘤，其手术切除范围通常更广泛。降主动脉手术可以经左胸切口，对于范围广泛的动脉瘤或有内脏灌注障碍的病例，需要胸腹联合切口或应用类似象鼻技术的分期手术方法。近端吻合口最好吻合在没有夹层的正常动脉上。对于累及远端主动脉弓者，需要改变手术方案。慢性 B 型夹层术中脊髓保护方法尚存争议。

我们推荐应用部分左心转流辅助循环和脑脊液引流增加阻断期间的脊髓血流灌注。插管部位在左上肺静脉和左股动脉或胸降主动脉。探查动脉瘤的位置和范围，先解剖游离远端主动脉弓，在左颈总动脉和左锁骨下动脉之间作全周游离，并将左锁骨下动脉单独控制。然后开始部分左心转流辅助。阻断钳理想的位置在左颈总动脉和左锁骨下动脉之间以及累及的动脉段的远端。如果全部的胸降主动脉均有夹层，将阻断钳置于胸降主动脉中段先完成近端吻合口。切开主动脉，缝合小的肋间动脉开口。近端吻合口尽可能缝在正常的动脉壁，用 3-0 Prolene 线连续缝合，如果组织较脆可用 4-0 Prolene 线。吻合完成后阻断钳移动到人工血管上，检查吻合口并止血。远端吻合口就缝在慢性夹层的动脉外膜，并切除远端动脉管腔内数厘米的剥离片。对于范围广泛的胸腹动脉夹层动脉瘤患者，当 T_7～L_2 的肋间动脉和腹腔内脏血管重新移植后，将阻断钳逐渐移向远端。吻合完成后停止转流。

重新移植后，将阻断钳逐渐移向远端。

对于在预想的部位不能安全或充分地上阻断钳完成近端吻合口时，需要采用完全心肺转流和深低温停循环辅助。Kouchoukas 等报道的一组病例中，30 天的死亡率为 6.2%，脑卒中发生率为 1.9%，主动脉夹层的患者没有截瘫发生。这些资料充分证实，辅助循环、脑脊液引流、深低温等措施是手术中保护脊髓和内脏器官的有效方法。

（七）灌注障碍综合征

从冠状动脉开口到髂动脉分叉部位的主动脉分支均可发生灌注障碍，有时这就是某些患者主要的临床表现。系列尸检结果显示患者发生灌注障碍的比例很高，在临床上主动脉夹层患者合并至少一个器官系统灌注障碍也并不少见(表 15-2)。绝大多数病例主动脉分支闭塞的原因是假腔压迫真腔所致。分支血管也可以完全与真腔分离,而不同程度地由假腔灌注。灌注障碍通常通过一期外科修复夹层来治疗。但是经导管或直视开窗手术也是有效的治疗方法,近年来又开始受到重视和关注。

表 15-2　急性主动脉夹层出现灌注障碍的部位和发病率

血管系统	发病率	血管系统	发病率
肾	23%～75%	冠状动脉	5%～11%
肢体(上下肢)	25%～60%	大脑	3%～13%
肠系膜	10%～20%	脊髓	2%～9%

经皮开窗和支架置入是外科治疗灌注障碍综合征的较新的补充。出现灌注障碍的患者的住院死亡率高达 60%,因此对这种方法的关注程度在增加。外科开窗术治疗灌注障碍将死亡率降低到 20% 以下。经皮开窗和支架置入治疗灌注障碍综合征的适应证正在扩大,其目的是进一步改善结果。在堵塞的分支血管内直接置入支架和经皮开窗或同时在真腔内置入支架,这些都已是常规的治疗操作。在某些情况下,支架是通过已经存在的续发破口放置,以保持分支血管和真腔的通畅和灌注。有时则需要球囊开窗以便在真假腔间建立交通,或防止可能有分支血管的假腔内形成血栓。早期结果已经显示,这样的操作既安全又有效。高达 90% 的患者可以恢复血供,30 天的平均死亡率为 10%～25%。由于大多数伴有灌注障碍的急性夹层患者,其术后死亡率与灌注障碍持续的时间相关,一种方案是先经皮开窗接着手术修补。经皮治疗灌注障碍也可以在手术修补夹层后进行,但大多数报道成功率不高。

外科治疗灌注障碍的手术,主要根据所累及分支血管的部位,其方法通常比较相似对于急性 A 型夹层引起的头臂血管的灌注障碍,如果内膜完整,可以通过修补近端的夹层来治疗。如果内膜已经撕裂或夹层扩展到任何一支头臂血管,需要将其从主动脉弓上横断,修补后重新移植到主动脉弓,必要时可以移植一人工血管。对于无法修复的病例,也可以选择搭一个旁路连接到颈总动脉。

部分患者腹腔内脏器的灌注障碍可能在就诊时就已经很明显,这也会增加急性 A 型或 B 型夹层手术的复杂程度。修复近端夹层治疗方法的标准是一样的,如果这种方法失败或修复后灌注障碍仍然存在,就需要补充的治疗措施,需直视或经皮在剥离片上开窗。经皮开窗是使用球囊导管或开窗刀在剥离的内膜片破膜,从而在真假腔间建立一交通。手术开窗要经腹正中切口或左侧腹切口显露肾动脉以下的主动脉。如果剥离片不能完全切开,必须修复远端血管夹层。当灌注无法恢复时,可以选择搭一个血管旁路解决。

对于手术后出现的末端动脉闭塞或下肢灌注障碍,最好采用经皮开窗术治疗。当经皮开窗术仍然没有恢复血供时,可以选择手术开窗。如果手术开窗也不成功,在单侧灌注障碍时,最好的方法是股-股搭桥。如果双下肢灌注障碍,需要腋-股搭桥加股-股搭桥。

八、术后处理

(一)术后早期处理

使用有创的血流动力学监测维持血压在 90～110mmHg,以确保充分的终末器官灌注。术后早期应用麻醉药和镇静/催眠药达到充分的肌肉松弛和镇静以控制血压。患者应该允许从全身麻醉状态短暂地苏醒,以便进行大体的神经系统检查和判断。患者然后再镇静一段时间,保证连续的血流动力学平稳并有利于止血。对于凝血功能障碍者要积极地治疗,根据需要使用血制品或抗纤溶物质,并注意患者保温。检查血细胞比容、血小板计数、凝血功能和血清电解质等,并行相应的处理。ECG、胸部 X 线片可用以判断有无异常,并作为今后比较的基准。

患者手术回来后,要进行全面的物理检查包括完整的外周血管检查。尽管已充分地修补夹层,假腔的灌注可能仍然存在,所以仍有可能发生灌注障碍综合征。如果术后怀疑有腹部灌注障碍综合征,应该进行超声检查,如果可能还应行动脉造影检查。考虑到误诊导致的严重后果,所以临床有高度怀疑就要进一步检查。到次日早晨,如果患者血流动力学平稳,没有大量的出血,神经系统检查正常,就可以逐渐脱机拔管。此后按常规处理。

(二)远期处理

急性夹层手术成功后,就意味着开始终生精心的药物治疗和持续的密切观察。据估计,A 型夹层患者置换升主动脉后,只有不到 10% 的患者完全消除远端假腔的血流。其结果是夹层修复手术后的自然病程包括了慢性远端夹层的扩张和破裂。DeBakey 在 1982 年报告的病例中近 30% 的晚期死亡原因是远端夹层的扩张和破裂。目前这也是外科手术后晚期死亡的主要原因。

有资料表明,将血压控制在一个较小的范围,可以减慢动脉瘤扩张的速度,从而改变慢性夹层的自然病程。因此高血压的药物治疗是术后治疗非常重要的环节,使用包括 B 受体阻断剂等多种抗高血压药物以维持收缩压低于 120mmHg。

冠状动脉以上的主动脉重建后,主动脉瓣的远期耐久性相当好,10 年免于主动脉瓣置换的患者达到 80%～90%。然而自体瓣膜仍可能发生进行性关闭不全,有些患者需要经胸超声心动图随访。超声心动图对检查升主动脉很有帮助,并可以提供主动脉瓣的信息。

慢性夹层的患者需要影像检查随访,以监测动脉的直径。螺旋 CT 动脉造影和 MRI 均是可以选择的影像检查。对于有肾功能不全和只需检查腹主动脉的患者,MRI 和超声很有用。认识和了解各种影像检查的优缺点,以及比较不同影像检查结果的可靠程度非常重要。通常测量应在同一解剖层面,关注固定的解剖结构(如窦管交界、无名动脉或左锁骨下动脉、膈肌裂孔)。不管假腔有没有灌注,测量主动脉直径时一定要将其包括在内。在影像结果比较时,螺旋 CT 和 MRI 扫描的三维重建可减少因主动脉偏心率所带来的误差,有利于这部分患者的随访。建议在出院前取得一个基础影像资料,第 1 年的检查间隔为 6 个月。如果 1 年时主动脉的直径没有变化,就每年复查 1 次。6 个月内动脉扩张超过 0.5cm,并且三维重建图像显示偏心率增大,这些均是高危因素。如果仍没有手术指征,检查间隔应减至 3 个月。

九、疗效

随着影像诊断的进步提高了夹层的早期诊断率,ICU 和基础护理水平的提高、人工血管材料止血性能的进步、更有效的止血药物、体外循环安全性能的提高,急性主动脉夹层的手术死亡率已从 1965 年 DeBakey 最初报告的 40% 开始下降。在近 20 年,许多中心报告的急性 A 型夹层的手术死亡率大约为 20%。急性夹层的早期死亡率与出现严重低血压和休克的患者数目相关。多数病例的死亡原因是脑卒中、心肌缺血/心衰、灌注障碍。因为传统的手术指征为内科治疗无效或出现上述并发症,因此急性 B 型夹层的手术死亡率(28%～65%)高于 A 型夹层。国际多中心登记的最新资料显示,急性 A 型和 B 型夹层手术死亡率的差异可能会消失。这项研究显示,急性 A 型夹层的手术死亡率为 27%,急性 B 型夹层为 29%(P＝无统计学意义)。急性夹层的早期死亡原因是动脉破裂或灌注障碍。

最近 10 年公布的结果。急性 A 型夹层手术后远期生存率,5 年大约为 55%～75%,10 年为 32%～65%。急性 B 型夹层术后生存率,5 年为 48%,10 年为 29%。

慢性 A 型夹层的手术死亡率为 4%～17%,文献报道的慢性 B 型夹层的手术死亡率为 11%～15%,平均死亡率相似。慢性 A 型和 B 型夹层术后实际生存率没有差别,5 年者为 59%~75%,10 年者为 45%。慢性 A 型夹层手术后脑卒中发生率为 4%,早期神经系统的并发症的发生率为 9%。手术中保留自体主动脉瓣膜的患者需要规律的随访。最好每年检查 1 次经胸超声心动图。早期的文献报道指出,近 20% 的患者因为主动脉瓣反流加重而需要再次手术。然而 David 等人的资料显示,保留主动脉瓣手术后 5 年,主动脉根部动脉瘤患者有 90%±4% 未发生中重度主动脉瓣反流,升主动脉瘤患者达 98%±2%。

(李鹤飞)

第十六章　心胸外科介入治疗技术

第一节　主动脉夹层的介入治疗

一、概述

（一）定义

主动脉夹层动脉瘤是指动脉腔内血流从主动脉内膜撕裂处进入主动脉中膜,使中膜分离并沿主动脉长轴方向扩展剥离形成主动脉壁的两层分离状态。本病又称为主动脉壁间动脉瘤、主动脉夹层分离。

主动脉夹层动脉瘤是一种危急的主动脉疾病,90%伴有高血压、多急性发病,65%～70%的患者死于急性期(2周内)。未及时治疗的患者25%死于24小时之内,1年内病死率达90%。发病高峰期为50～60岁。男女比例为2.3∶1。2周内称为急性期,超过2周称为慢性期。也有人将发病15～28天称为亚急性期,超过28天称为慢性期。

（二）病因

病因复杂,可能为不同病因相互作用的结果。主要病因有:①高血压,能促进老化主动脉的退行性变化,引起并加速主动脉夹层动脉瘤的形成;②遗传因素和结缔组织代谢异常;③外伤和医源性损伤;④先天性主动脉瓣狭窄、先天性主动脉发育不良,二尖瓣式主动脉瓣等;⑤动脉粥样硬化;⑥炎性血管病变,如梅毒性主动脉炎、巨细胞性主动脉炎等;⑦其他因素,如内分泌疾病(如甲状腺功能低下、肾上腺皮质功能亢进)、高血容量、化学因素、主动脉血流受阻、心输出量增加、多种因素组合持续作用于主动脉中层、主动脉狭窄、主动脉壁张力降低、衰老、马凡综合征、妊娠等。

（三）病理和病理生理

动脉内膜撕裂、主动脉中膜因血流引起进行性分离、蔓延扩大即为主动脉夹层动脉瘤的基本病理发展过程。造成内膜撕裂的主要因素有:主动脉中层变性、心脏搏动引起的主动脉运动、左室射血因对主动脉壁的冲击力。夹层可沿着主动脉顺行剥离到任一处。逆行剥离较少见,可致使主动脉瓣脱垂及冠状动脉起始端阻塞。

主动脉的中膜发生退行性病变、各层组织的黏合力降低,在高压血流冲击下或其他因素作用下内膜撕裂,血流从撕裂口冲击中膜,使之分离,分离多位于中膜的中外1/3之间,形成外层薄、内层厚的壁间血肿,可通过较薄的外壁破入心包、纵隔或胸、腹腔造成心包填塞或大出血而死亡。病变可向主动脉周径及远近端扩展,但主要向远端扩展累及胸主动脉全长甚至腹主动脉及其分支,也可向近端扩展,导致冠状动脉供血不足、心肌缺血甚至发生心肌梗死;也可引起主动脉瓣关闭不全。当主动脉弓部三大分支中任何一支受血肿压迫或从主动脉真腔分离,即可引起脑部或上肢供血不足,出现偏瘫甚至昏迷或上肢脉搏减弱、血压降低等症状。当病变累及腹主动脉的分支如肠系膜上动脉、肾动脉等开口时,可出现肠缺血、肠坏死或因肾缺血引起少尿或肾衰竭等改变。

(四)分型

根据内膜撕裂的部位和主动脉夹层动脉瘤累及范围目前有两种分型方法。

1.DeBakey 分型　分为 3 种类型:Ⅰ型,内膜撕裂口位于升主动脉,扩展累及腹主动脉;Ⅱ型,内膜撕裂口位于升主动脉,扩展仅限于升主动脉和主动脉弓;Ⅲ型,内膜撕裂位于降主动脉(主动脉峡部)且不累及升主动脉和主动脉弓,其中未累及腹主动脉者称为 a 型,累及腹主动脉者称 b 型。

2.Stanford 分型　Stanford 大学的 Daily 等将主动脉夹层动脉瘤分为两型:A 型,无论夹层裂口位于哪一部位,累及升主动脉者;B 型,夹层裂口位于降主动脉(峡部)且未累及升主动脉者。StanfordA 型大约相当于 DeBakeyⅠ型和Ⅱ型,StanfordB 型相当于 DeBakeyⅢ型。近年来,Stanford 分型方法因其简洁和与临床治疗方法关系密切,而更为常用。

(五)诊断要点

1.持续刀割或撕裂样疼痛,吗啡类止痛剂效果不佳,尤其是有高血压史的中年以上患者。

2.休克时血压不降,早期还可升高。

3.突然出现的主动脉瓣关闭不全。

4.血管杂音。

5.双侧颈动脉、肱动脉或股动脉搏动不一致或血压有明显差别。

6.急腹症或突然出现的神经系统障碍。

7.其他脏器供血不全的表现。

8.影像学检查结果

(1)胸部 X 线检查:有意义的表现为内膜钙化斑与主动脉外沿间距宽达 6mm 以上及主动脉呈双腔阴影。此外,还可表现为上纵隔增宽主动脉外形不规则,有局限性隆起。

(2)超声心动图检查:可观察到主动脉内分离的内膜摆动及主动脉夹层分离形成的真假双腔征。经食管超声心动图(TEE)可定位内膜撕裂处,显示真伪腔的状态及血流情况,并可显示主动脉瓣、心包积液及主动脉弓分支血管的阻塞情况。

(3)CT 检查:可通过造影剂显示主动脉真腔和假腔及两者之间的中隔,显示钙化内膜的内侧移位及假腔内血栓等情况。

(4)MRI 检查:可准确显示真伪两腔,并显示内膜撕裂处、主要分支起始部情况及夹层动脉瘤范围。

(5)主动脉造影:对本病的诊断及制定手术方案非常重要,应显示从主动脉瓣到腹主动脉分叉部的主动脉全长,在不同部位用少量造影剂多次注射、摄片,观察。

二、介入治疗技术

(一)适应证和禁忌证

尽管已有少数 Stanford A 型成功接受腔内修复术的报道,但由于其特定的解剖部位、复杂的病理生理和尚待完善的医疗器具,对绝大部分 Stanford A 型夹层而言,目前暂不适合腔内修复治疗。支架型人工血管主要适用于 DeBakey Ⅲ型或 Stanford B 型病例,破裂口与左锁骨下动脉开口的关系非常重要,如破口的边缘距离左锁骨下动脉开口有 15mm 或更大间距,可以进行支架治疗,并能取得良好的治疗效果。如这一间距是在 10～15mm,仍可进行支架治疗,但发生内漏的机会可能增加。如术前估计术中支架型人工血管不可避免地要将左锁骨下动脉,甚至左颈总动脉开口封堵,应首先进行左颈总动脉、左锁骨下动脉的旁路手术。无论哪种手段,封堵前确保脑和上肢血供不受明显影响是必须的。其他适应证和禁忌证与胸主动脉瘤介入治疗类似。

(二)术前准备和术后处理

1.术前准备

(1)准确地评估夹层动脉瘤和选择适当口径、长度的移植物是血管腔内修复术成功的关键。术前应进行尽可能准确的影像学评估。选择移植物的口径大于应植入部位近端正常主动脉直径的 10%～25%,长度能覆盖夹层内膜破口即可,而不必与病变主动脉等长。远端破口如能封闭最好,一般近端破口封闭后,远端以后会自行封闭。

(2)向家属详细交待病情的严重性,给予加强重症监护,指导患者放松情绪,绝对卧床休息。持续监测血压、心率和血氧饱和度。

(3)控制血压、心率。

(4)有效镇痛、镇静。

(5)避免各种引起腹内压和血压增高的因素发生,如屏气、用力排便、头低位、呛咳等,避免病情进一步加重。

(6)完善必要的术前各项检查,了解机体的功能状态。

(7)双侧腹股沟及会阴部备皮,做碘、抗生素过敏实验,术前静点抗生素;术前禁食 6 小时;术前 30 分钟肌注镇静剂,进导管室前排空大小便,留置导尿管,必要时留置胃肠减压。

(8)术前做好各种器械准备。

2.术后处理及随访　术后送往 ICU 监护,监测生命体征,控制血压,定时观察切口渗血情况,观察下肢皮温及肿胀情况,常规使用抗生素 3～6 天,按时化验出凝血时间、肝肾功能等。随诊时间为术后 1 个月、3 个月、6 个月、12 个月。其后每年 1 次。随访影像学检查方法为 CTA 或 DSA。随访内容包括生存情况、移植物位置和形态、夹层假腔直径及血栓形成情况。

(三)操作过程

1.手术器材　用于治疗夹层动脉瘤的带支架的人造血管置入术(EVSG),器材可选用 Telent 导管(美国 Worldmedical 公司产品),由硅胶导管和预制在内的移植物组成,并附有扩张球囊,移植物为新型记忆合金自膨支架和超薄涤纶人工血管的复合体。亦有采用管型人工血管(超薄涤纶)—内支架(镍钛合金)复合体(Talent 系统,Medtronic AVE,美国)。

2.操作过程　所有腔内操作过程都必须经 DSA 监控,并在全身麻醉下进行。有条件最好在手术室内进行。常规消毒术野皮肤(左上肢和双侧腹股沟区),铺无菌单。以 Seldinger 技术从股动脉和(或)肱动脉穿刺插管,行主动脉造影,以判断夹层真、假腔。在监视屏上标记左锁骨下动脉开口、夹层内膜破口,测量两者间距离、瘤体最大直径和扩张段主动脉长度,并与术前结果对照,选用适当口径和长度的移植物。选择无明显狭窄、扭曲且夹层未累及的一侧髂动脉,在股根部作一小切口,游离股动脉约 3cm,穿刺置入导丝。待全身肝素化后,股动脉横行切开约 1/2 周径,导管沿导丝经股动脉导入降主动脉。当移植物上缘与左锁骨下动脉开口下沿重叠时,控制收缩压至 80～90mmHg。固定内鞘管,缓慢退出外鞘管,记忆合金支架自动张开,近端固定于左锁骨下动脉开口远端正常胸主动脉,远端固定于夹层内膜破口以下,并扩张球囊使支架固定,直至所有支架弹出。恢复血压,造影确定支架位置正常,破口已完全或大部分封闭,真腔血流恢复正常。撤出导送器,缝合股动脉切口,并逐层缝合伤口。

（四）技术要点和注意事项

1.术前通过 CTA 和 MRA 初步评估,测量分析影像学资料的各项参数,包括夹层破口距左锁骨下动脉开口的距离,近端锚定区正常胸主动脉最大横径、真腔最狭窄处直径,观察腹腔肠系膜上动脉和双肾动脉与真假血管腔关系。

2.术中通过 DSA 进一步评估,经左肱动脉将标记导管送至左锁骨下动脉开口处,既可用来标记又可随时造影,采用不同的投照部位及角度,反复造影,正确辨别真腔和假腔,确定第一破口位置。多角度观察瘤颈的长度,测量破口距左锁骨下动脉开口长度及近端相对正常血管内径,确定所用覆膜支架的直径,覆膜支架的直径比瘤颈大 20%。

3.根据造影结果,选择正确的股动脉入路。将超硬导丝确保放入真腔。

4.释放移植物前控制性降压使收缩压降至 90mmHg 以下,可有效避免高速血流冲击移植物引起移位。

三、主要并发症

（一）内漏

内漏分为Ⅰ型和Ⅱ型。Ⅰ型为移植物相关型,即移植物与血管之间漏血;Ⅱ型是非移植物相关型,主要与腰动脉、肠系膜下动脉、髂内动脉的回血有关。内漏的发生率为 10%～44%,如果内漏巨大或观察 3 个月不能自行闭合,Ⅰ型内漏需要再次放入腔内移植物或转开放手术。Ⅱ型内漏可通过介入的办法行栓塞治疗。

（二）大动脉损伤,假性动脉瘤形成

（三）远端肢体栓塞

（四）截瘫

腔内隔绝术可能阻断胸腰段脊髓的主要供血动脉。该动脉的起源位置不固定,发自左侧第 6 肋间动脉至第 12 肋间动脉的几率是 75%,发自上 3 个腰动脉之一的几率是 15%,起源于胸 6 以上肋间动脉的几率较小。因此,预防术后截瘫的方法,一是设法避开该动脉的常见部位;二是尽量缩短移植物的长度。

（陈　威）

第二节　胸主动脉瘤的介入治疗

一、概述

（一）定义

胸主动脉瘤指胸主动脉的中层弹性纤维断裂,管壁薄弱,出现永久性局限性的扩张,其直径至少超过正常的 50%。其发生率是每年 5.9/100000 人。由于所有主动脉疾病的发生率均随着年龄的增长而增加,同时由于世界上大多数国家的人口老龄化,再加上诊断水平的提高,使胸主动脉瘤的发病率日益增加。

（二）病理生理

未治疗的胸主动脉瘤预后很差,常常由于破裂或夹层导致死亡。对未采取手术治疗的动脉瘤患者进

行的系列研究表明,动脉瘤破裂是死亡的最常见原因,发生率为 $42\%\sim70\%$。不采取外科手术治疗的穿透性动脉粥样硬化性溃疡患者,大多数将出现主动脉进行性扩大、囊状或梭形假性动脉瘤形成、血栓形成及栓塞、夹层甚至破裂。壁内血肿 30 天死亡率为 46%,最高的死亡率发生在血肿起源于升主动脉和主动脉弓的患者。升主动脉和弓部严重动脉粥样硬化患者发生脑循环动脉粥样硬化栓塞的几率高,这些栓子可能是脑梗死的主要原因。升主动脉严重粥样硬化患者在冠状动脉旁路移植术(CABG)和其他心脏手术升主动脉操作后发生栓塞和脑卒中的危险性高。

(三)分类

根据胸主动脉疾病的病因和病理及病理生理学表现,可分为下述几种类型(表 16-1)。

表 16-1　胸主动脉疾病类型

动脉瘤

　先天性或发育性

　　马方综合征,埃勒斯-当洛斯综合征

　变性性

　　囊性中层变性

　　非特异性(动脉粥样硬化性)

　创伤性

　　钝性和穿透性创伤

　炎症性

　　高安动脉炎,白塞综合征,川崎病

　　微血管疾病(如多发性动脉炎)

　感染性(细菌性)

　　细菌性,真菌性,螺旋体性,病毒性

　机械性

　　狭窄后,伴随动静脉瘘

　解剖性(动脉切开后)

假性动脉瘤

主动脉夹层

　　A 型(DeBakey Ⅰ 型和 Ⅱ 型),升主动脉受累

　　B 型(DeBakey Ⅲ 型),降主动脉受累

穿透性动脉粥样硬化性溃疡

壁内血肿

动脉粥样硬化性疾病

(四)发病机制

在马方综合征患者,常染色体显性遗传障碍导致主动脉中层弹性组织的成分之一——微纤维蛋白的合成缺陷;中层微纤维数量减少使主动脉壁出现与囊性中层变性(CMD)一致的组织学改变,并导致升主动脉、主动脉窦和主动脉瓣环扩张等主动脉瓣环扩张症(AAE)的形态学改变,扩张的主动脉易出现破裂或夹层。CMD 是导致升主动脉瘤最常见的病理情况。弹性组织的断裂和丢失及平滑肌细胞的丢失是这种病

症的特征性表现。扩大通常局限于升主动脉的近端部分。伴随主动脉粥样硬化的变性性动脉瘤最常累及胸降主动脉和胸腹主动脉节段,是升主动脉瘤中居第二位的退行性病变。长期理论研究认为,侵入的粥样斑发展导致中层弹性纤维和平滑肌破坏,从而引起动脉壁薄弱和扩张。目前一种新的观念认为,动脉粥样硬化是一个伴随的过程,它浸润到屏障发生改变的不健全的动脉中层。

由钝性创伤引起的动脉瘤最常累及近端胸降主动脉;升主动脉慢性创伤性动脉瘤罕见,因为升主动脉创伤患者在最初创伤后能存活的很少。由真性原发性细菌感染导致的炎症和感染性(细菌性)动脉瘤形成罕见,大多发生在细菌性心内膜炎后或主动脉喷射性损伤引起的内皮创伤后。主动脉动脉瘤样变化发生在狭窄的主动脉瓣和主动脉缩窄的远端,以及动静脉瘘的近端。先天性二叶主动脉瓣和主动脉缩窄的远端主动脉扩张不仅是血液涡流引起的结果,而且主动脉壁原发性结构异常可能也参与其中。

假性动脉瘤是包含部分或全部中层,血管外膜和主动脉周围组织的主动脉扩张。最常伴随着既往主动脉手术操作(主动脉切开或移植物置换)和创伤或感染。当血流通过撕裂的内膜分开主动脉中层时,产生主动脉夹层。这种撕裂最常发生在邻近主动脉瓣的升主动脉,但也可发生在降主动脉和主动脉弓部。高血压是胸主动脉夹层形成的单一最重要的危险因素。其他危险因素包括主动脉 CMD、MFS、二叶主动脉瓣、主动脉缩窄、钝性创伤、妊娠、结缔组织疾病和在胸主动脉上的操作及手术等。经历急性主动脉夹层并存活下来超过 14 天的患者,夹层的主动脉外壁可以变薄弱和膨胀,从而形成动脉瘤,并最终破裂。夹层也可以扩展。

胸主动脉粥样硬化性损害可以使主动脉内弹性膜出现溃疡或穿透,这可以导致中层分离和壁内血肿形成。可以形成囊形和梭形动脉瘤,也可以发生夹层、破裂和栓塞。穿透性动脉粥样硬化性溃疡最常发生在胸降主动脉。壁内血肿表现出与急性主动脉夹层相似的临床征象,通常在没有内膜撕裂的情况下发生,可以导致夹层。动脉粥样硬化斑块的破裂和主动脉滋养血管的自发性破裂被假定为发生血肿的机制。游离的或带梗的粥样硬化斑能通过经食道超声心动图(TEE)检查或术中经主动脉表面超声显像发现,它是需要应用体外循环(CPB)的手术后发生脑卒中的重要危险因素。

二、介入治疗技术

(一)适应证和禁忌证

1.适应证

(1)已具备手术指征:①动脉瘤的横径达 6～7cm 或横径增大到邻近正常动脉横径的 1.5～2.0 倍;②动脉瘤横径比平时急速增大;③顽固性疼痛;④有压迫邻近器官的表现或症状。

(2)病变较局限,近端及远端瘤颈长度≥20mm,且呈圆柱形。

(3)大的动脉分支未被累及。

(4)近端瘤颈短,病变与左锁骨下动脉距离近,已不是人造血管内覆膜支架(ESG)血管腔内置入技术的绝对禁忌证,必要时可通过左锁骨下动脉移位术或左锁骨下动脉左颈总动脉搭桥术来提供足够长的近端瘤颈。

(5)胸主动脉瘤合并单独发生的腹主动脉瘤患者,可在外科手术修补腹主动脉瘤时,应用 ESG 血管腔内置入技术同时修补胸主动脉瘤,但这一联合修补技术是否增加了脊髓损伤的可能性,有待进一步澄清。

(6)主动脉瘤如同时累及升主动脉、主动脉弓及胸主动脉,可行工期外科手术治疗,用"象干"代替升主动脉及主动脉弓,以后可将 ESG 置入"象干"内修补胸主动脉。

2.禁忌证

(1)动脉瘤破裂、全身情况不稳定。

(2)肾功能不全,不能耐受应用造影剂。

(3)对造影剂过敏。

(4)全身或手术操作的局部有感染。

(5)孕妇和血液病患者等。

(二)术前准备和术后处理

1.术前准备

(1)术前对病变进行正确评价:①螺旋 CT 或 MRI 了解血管病变(每层 3~5mm);②完整的胸、腹主动脉造影,特别注意升主动脉及髂股动脉;③通过 CT 与数字减影血管造影(DSA)获得动脉瘤颈部和瘤体的直径,在此基础上选择支架(比血管直径大 4~6mm),动脉瘤的长度可通过导管直径进行评估,并与 CT 值参照;④若患者需外科紧急手术,评价其所承担的风险。

(2)患者的准备:监测生命体征,控制血压,镇痛,常规肠道准备,腹股沟、腹部、胸部、上肢备皮。术前 3 小时内入晶体液 1000ml,在麻醉前预防应用抗生素。大多数情况下,介入治疗在全麻下进行,并从桡动脉连续监测动脉血压。通常选择腹部、腹股沟及左上肢为穿刺区,术前静脉给予一定剂量肝素(3000~5000U)。

2.术后处理　术后注意血压的监测,一般情况下调控血压在 120~130/70~80mmHg。监测心率、中心静脉压。注意尿量,应保持在 80~100ml/h。术后及时抽血化验.了解肝肾功能。定时检查穿刺点和切口情况,如有渗血及时处理。清醒后 6 小时可饮水。术后应用低分子肝素及抗生素。

(三)操作过程

1.穿刺途径　通常根据 CT 和造影结果选择穿刺点,也可根据动脉鞘内径调整。先从左上肢穿刺进入左锁骨下动脉,然后送入导丝明确锁骨下动脉的开口。有时用猪尾管置入行血管造影,也可采用 7~8F 的长导管从对侧腹股沟进入便于造影。

(1)经股动脉途径:是最常用的途径。通常游离股动脉 2cm,近端用止血带夹住。将导丝顶端置于升主动脉内,如果血管扭曲,可从两个穿刺部位送入导丝以拉直血管。然后从前臂送入导丝,直接或利用俘获导管从腹股沟处股动脉回撤。

(2)髂动脉途径:作小的直肠旁切口达到髂外或髂总动脉近端。经这一途径宜使用 8~10mm 内径的经典支架。这种方法适用于小动脉或迂曲的动脉,尤其是钙化的血管。

(3)腹主动脉途径:可用直肠旁路或经腹腔-主动脉通路,使用支架较为便利。

(4)经胸途径:当试图应用联合介入的方法用支架完全覆盖主动脉弓时,这一方法特别有用。

2.通过病灶　阻断动脉两端行动脉纵向切开,然后在 X 线监视下,送入润滑导管,并保持导管伸直,尤其注意髂动脉分叉水平,不可粗暴推进。最好应用双通路进行导管牵拉。若有髂动脉狭窄,可应用预防性扩张球囊。

3.血管造影　在准确定位后,通过经上肢的猪尾管或经对侧腹股沟的长导管进行血管造影。在造影基础上,作出标记,固定 C 型臂和手术床,准备下一步操作。

4.释放支架　支架不同,释放方式不同。以常用支架为例说明。

Talent 支架:紧握推进柄,回撤外套,直到导管的各个部分可自由活动后释放支架。若血管扭曲,须用力推动,开始时有必要让导管处于游离状态,当支架第一部分释放后,回撤导管至病变部位,支架释放后,禁忌向前推送导管。

Excluder 支架:快速牵拉支架中部的释放导线以释放支架。支架的扩张应力和血液流动会使支架向后移位,所以支架释放的位置在病变前 0.5cm(0.5~1cm)。

AneuRx 支架:通过曲柄的滑动易于释放和控制支架。由于存在移动片,装置相对较硬,在血管扭曲情况下不宜使用。

5.配合治疗措施

(1)降压:降压是支架释放时最常用的方法,可以减少心脏负荷,防止支架释放时和球囊扩张时发生移位。

(2)收缩晚期释放支架:使用 Excluder 支架时常用这一方法。舒张期主动脉血流速度慢,易于完成释放过程。

6.调整最后结果　Talent 支架置入后,可用球囊塑形。使用 AneuRx 支架时,推出预装在导管顶部的顺应球囊,对不满意的支架进行扩张;Excluder 支架也采用这种方法进行调整。

(四)技术要点

1.严格掌握适应证,精选病例。

2.术前应用螺旋 CT、血管造影等检查,精确测动脉瘤各径值和相关参数,了解其分支全貌,选择好手术入路。

3.释放支架力求精确。为避免动脉血流及搏动的影响,术中可用硝普钠及吸入性异丙乙基去甲肾上腺素控制血压于 50~60mmHg。另外,Ishiguchi 等通过动物实验及临床实践,认为短暂阻断腔静脉血流(<1 分钟),对减少动脉血流干扰,以便精确展开支架是安全有效的。

三、主要并发症

并发症主要有心肌梗死、脑卒中、截瘫、呼吸衰竭、肾衰竭等。其中关于截瘫的原因尚不十分清楚。Nienaber 等认为应用短 ESG 并远离 T_8~L_2 椎体水平展开,可避免阻断这一水平的肋间动脉,从而降低截瘫的发生率。

ESG 血管腔内置入术后的另一主要并发症是内漏。内漏是指动脉瘤囊内、ESG 腔外出现一持续存在的异常血流状况。内漏按其成因可分为:①ESG 周围漏,是由于 ESG 本身或瘤颈因素而使 ESG 与瘤颈部未能牢固密封所致;②间接内漏,是由于发自于瘤囊的开通旁支血流逆流入动脉瘤囊腔内所致,并且随开通的血管数增多而加重。ESG 血管腔内置入术后及时定期行螺旋 CT 扫描、血管造影或血管腔内超声等随诊检查,可及时诊断内漏的出现。除少数内漏可自行闭合或需外科手术治疗外,一般可采用再次置入 ESG 密封内漏、弹簧圈栓塞或经导管栓塞开通的旁支等介入技术进行治疗,效果很好。而用球囊扩张 ESG 技术封堵周围型漏口效果欠佳。

（陈　威）

第三节　腹主动脉瘤的介入治疗

一、概述

（一）定义

腹主动脉瘤（AAA），实质上是一种病理性动脉扩张症，由于腹主动脉管壁局部粥样硬化或受外伤破坏，特别是中内膜的破坏，导致腹主动脉管壁薄弱，局部或弥漫扩张（径向扩张大于正常直径的 1.5 倍以上）形成动脉瘤。男性 55 岁以后、女性 70 岁以后，AAA 的发生率迅速增加，因此该病以老年男性居多。男女比例为（5～10）：1,65 岁以上男性超声筛查 AAA 的患病率在 4％～9％。多数 AAA 起病隐匿，症状轻微，易被其他并存疾病的症状所掩盖，因而易被忽视，但长期持续高速高压的动脉血流使瘤体进行性扩张，瘤壁变薄，一旦破裂将导致无法控制的大出血，从而危及生命。

（二）病因和发病机制

目前已确定 AAA 的危险因素，包括老年、男性、高血压、吸烟、慢性阻塞性肺部病变、动脉粥样硬化和周围动脉疾病等，但是真正的病因不详。传统观点认为，AAA 是全身动脉粥样硬化症晚期并发的病变。但 AAA 是局限于某一动脉节段的管壁退行性变化，而动脉粥样硬化则是一种范围广泛的动脉内膜病变。此外，动脉粥样硬化的危险因素，如糖尿病、高血脂和高胱氨酸血症等，则与 AAA 的起病无直接关系。在 AAA 患者中，15％～20％有阳性家族史，AAA 有时还与其他部位的动脉瘤，特别是动脉瘤同时并存。但是 AAA 均发生于老年人群，似乎又与先天性因素无关。

血流动力施于腹主动脉管壁的压力负荷一直被认为是致病因素之一，并与 AAA 好发于肾动脉以下腹主动脉有关。因为从肾下腹主动脉段发出分支肾动脉和肠系膜动脉，从髂动脉分叉接受返折的压力波，此处承受的湍流和脉动压力负荷远大于其他主动脉段。此外，当人体活动时，血流量和切应力增加，有助于防止发生管壁退行性病变，而老年人活动量减少，在日常生活中又多采取坐位，因此易引发 AAA。

对主动脉管壁结构的研究发现，从升主动脉至髂动脉，弹性蛋白的含量逐渐减少，在肾动脉以下数厘米处弹性蛋白的减少特别明显。同时，中层的厚度和弹力层的数量也呈相应的递减，并且肾下段的弹性也显著低于其近侧段。此外还发现，老年人主动脉管壁中弹性蛋白的成分减少；在成人中，弹力纤维的合成也有所减退。近来发现，与胸主动脉不同，肾下腹主动脉管壁内缺乏滋养血管，中层的营养物质要完全由管腔经内膜渗入，因此在发生内膜增厚或粥样硬化性斑块时，即会引起中层外侧部的缺血，从而导致 AAA 的发生。

（三）病理和病理生理

AAA 管壁病理变化的主要特征为慢性炎症、细胞外基质破坏性重塑和正常时处于管壁外层丰富的平滑肌细胞（SMC）大幅度减少，从而导致管腔进行性扩张，使血管的几何形态改变，抗张力减弱，血流对管壁的应力重新分布，终使管壁可能发生破裂。

1.慢性炎症　慢性炎性病变累及整段腹主动脉管壁，细胞浸润于中层外部和外膜中最为明显。细胞浸润呈各种不同的模式，有的炎性细胞散在处于中层不定形的物质中，有些则紧密地聚集呈淋巴样组织。典型"炎性 AAA"的特征，是管壁中可见被致密纤维包绕的呈厚片聚集的单核炎性细胞，并延及周围的腹膜后组织。这些细胞主要为浸润单核细胞/巨噬细胞、B-淋巴细胞、浆细胞和 T-淋巴细胞（包括 CD4+ 和

CD^{8+}),而多形核中性白细胞则极少见到。慢性炎症的启动因素尚不清楚,可能的原因为内膜粥样硬化病变延及中层、细胞外基质变性释出生物活性物质、局部生成的趋化性细胞因子(趋化因子)、亲炎症细胞因子和作用于感染物质或管壁外层细胞和结构成分的免疫反应等。

2.细胞外基质破坏性重塑 中层弹力纤维显著破坏是 AAA 的第二特征。弹性蛋白丧失后,在中层和外膜多由胶原组织代偿。在 AAA 中Ⅲ型胶原的成分明显增多。早在 20 世纪 90 年代中期,有学者已发现,AAA 结缔组织重塑主要受各种细胞外基质金属蛋白酶(MMPs)调控。MMPs 的活性则受一些蛋白酶抑制物相互间的作用调控,如血浆 α-2 巨球蛋白和至少 4 种特殊的金属蛋白酶组织抑制剂(TIMPs)等。MMPs 的局部表达和细胞外周的蛋白水解,可使组织高度调控细胞外基质的退行性病变,同时生成的TIMPs 则可阻止组织损害的进展。

3.平滑肌细胞减少 近来有学者指出,腹主动脉中层 SMC 减少也是退行性病变的因素之一,应该引起足够的重视。AAA 中层 SMC 的凋亡导致 SMC 大量丧失。Allaire 等在实验中证明,将 AAA 模型脱细胞,再作 SMC 种植后,可以防止 AAA 的发生、弹性蛋白变性和单核巨噬细胞浸润。此外,SMC 还对主动脉外膜中其他各种细胞有旁分泌的作用。目前学者认为,中层的 SMC 可有效制止主动脉发生退行性病变;SMC 减少是 AAA 的主要原因之一。

二、介入治疗技术

(一)适应证和禁忌证

1.适应证

(1)需要外科治疗的病例。

(2)瘤体上下两端有适合支架血管附着和支撑的颈部。

(3)曾有腹部手术史,预计再次手术解剖困难。

(4)高龄或伴随有心、肺等重要脏器疾病、预期开腹手术危险性较大的病例。

2.禁忌证 主要包括两方面,即全身情况和局部解剖特征。前者主要包括:

(1)动脉瘤破裂、全身情况不稳定。

(2)肾功能不全,不能耐受应用造影剂。

(3)对造影剂过敏。

(4)全身或腹股沟部有感染。

(5)孕妇和血液病患者等。后者包括:①动脉瘤已累及肾动脉或副肾动脉起始于动脉瘤壁或肠系膜下动脉为主要肠道供血动脉;②双髂动脉瘤已累及双侧髂内动脉;③动脉瘤近端颈部内径>26mm 和长度<15mm;④近端颈部直径向远端变化>5mm(即锥形颈部);⑤近端颈部弯曲角度>60°;⑥髂总动脉内径>15mm 或<6mm 和长度<20mm,双髂动脉极度弯曲且严重钙化等。

(二)术前准备和术后处理

1.术前准备

(1)预防动脉瘤破裂:术前嘱患者卧床休息,限制患者剧烈活动,减少引起腹内压增高的因素,防止剧烈咳嗽,保持大便通畅,避免腹压过高而引起动脉瘤破裂,控制血压增高是预防动脉瘤破裂的关键,对原有高血压病史患者应严密监测血压,遵医嘱应用降压药,维持血压处于正常水平。

(2)完善术前各项检查,了解机体的功能状态。心血管功能检测、常规检测血压、血脂、进行心电图、心脏运动试验等各项检查;肝肾功能、乙肝等化验检查;呼吸功能检查;凝血功能测定,包括出凝血时间等指标测定;B 超(尤其是彩色多普勒)、CT 及 MRI 检查,CT 三维重建及 MRA 能准确测量瘤体部位、大小与邻近组织器官的关系;其他常规检查;查血型,备血。

(3)术前1周开始服用阿司匹林。

(4)双侧腹股沟及会阴部备皮,做碘、抗生素过敏实验,术前静点抗生素;术前禁食6小时;术前30分钟肌肉注射镇静剂,进导管室前排空大小便,全麻患者留置导尿管。

(5)术前做好各种器械准备。

2.术后处理　术后卧床24小时,股动脉切开侧及穿刺侧肢体平伸8小时,限制活动24小时,观察局部有无出血、渗血;严密观察生命体征;加强呼吸道管理,给予低流量吸氧,雾化吸入,排痰;观察双下肢皮温、颜色、感觉及足背动脉搏动情况,以便及时发现有无血栓形成;术后每天静脉滴注2万～3万U肝素,定期抽血化验有关凝血指标,注意有无出血倾向。停用肝素后口服阿司匹林100mg或其他抗凝剂6个月;脏器功能监测,术后及时复查血常规、血生化,准确测定每小时尿量、尿比重、pH值,做好肝肾功能的保护,维持血液动力学稳定,保持足够的血液灌注,补足液体量。

(三)操作过程

首先显露股动脉,在腹股沟区做切口长5～7cm,显露股总动脉,用血管圈环绕股动脉两圈,收紧后可阻断股动脉。在穿刺前静脉注射肝素(100U/kg),动脉穿刺成功后置入一个10cm的8Fr动脉鞘,并送入一根亲水性J型软导引导丝,然后送入顶端不透X线的5Fr猪尾造影导管。

对侧动脉沿J型Amplatz硬导丝送入长45cm的10Fr导送器。这个导送器可插入腔内超声导管,可以对肾动脉、主动脉和髂动脉分叉处精确定位,并可标记于荧光屏上。如无腔内血管超声,可以从两次不同角度的血管造影中确定两个参考点,为避免误差,尽可能把肾动脉和髂动脉分叉部固定在荧屏中心。

阻断股动脉后,沿超硬导丝推进小型横向动脉切除器和腔内移植物的主体。如有可能,尽量不使用导送器外鞘。

在解剖困难的情况下,可以使用超硬导引导丝,如仍不成功,可以从上臂(通常是左侧)插入另一导丝并送至股动脉,再用回收导管将该导丝牵拉出股动脉。拉紧两端就能得到一根从上肢经过主动脉到腹股沟的直导丝。此时应注意避免损伤锁骨下动脉开口处和主动脉,可以应用长导送器或用导管覆盖导丝。

对髂外动脉弯曲的病例,可以试用牵拉技术。在腹股沟韧带下方分离股动脉及伴行的分支,然后牵拉股动脉以减小髂外动脉的弯曲度。但此技术不适用于动脉弥漫性钙化的病例。如果动脉通道细小可先用圆锥形动脉扩张器或导送器的外鞘逐步扩张动脉,以增加通道动脉的直径。如仍然失败,则改经股动脉途径为经髂动脉途径,即用肾脏移植切口经腹膜外暴露髂动脉分叉处,自该处送入腔内移植物。如仍不成功,还可以用人造通道缝合在远端髂动脉并通过隧道到达股动脉水平。

(四)技术要点

1.术前准确的影像学评估是手术成功的关键　CT能够准确测量AAA的各项参数。CT血管成像(CTA),特别是多层螺旋CT血管成像能够很好地再现AAA的形态,包括近端瘤颈的大小、长度、形态、扭曲程度及有无钙化和血栓;瘤体类型、直径及腹主动脉分支受累情况;远端瘤径大小及双侧髂动脉受累情况。CT检查如果不能满足对瘤体形态的评估或存有疑问,应进一步行DSA检查。DSA具有即时性和高分辨性,术中造影标记导管可以克服动脉造影的放大效应,准确测量瘤体长度和瘤体的各项参数。CTA和DSA是术前的常规检查方法。

2.支架口径与瘤径的关系　可选近端口径为20～34mm、远端口径12～20mm的支架。一般认为支架口径比瘤径大15%～20%为宜。如超过30%,则容易引起迟发性瘤颈扩张,造成支架移位和内漏;如<10%,会使得瘤颈与支架贴合不严而引起较早的内漏。

3.主体支架输送系统应遵循的原则　①该侧髂总髂外动脉、股动脉直径较粗大;②该侧髂总/髂外动脉、股动脉较顺畅,无严重弯曲;③髂总动脉与腹主动脉成角较小。对于双侧或者单侧有髂动脉或股动脉狭窄的患者,通过球囊扩张使血管管腔尽量恢复至原来大小并在术中用支架覆盖,这样便于支架移植物在输送过程中保持形态完整和顺利投放,并减轻所经动脉壁的损伤,同时也是对血管狭窄的治疗。

三、主要并发症

(一)内漏

支架移植物放置成功以后,支架移植物与瘤囊之间存在交通,腹主动脉与瘤体之间没有完全隔绝。一般按发生的部位分为:发生在瘤颈的内漏(Ⅰ型);发生在瘤体有关的分支动脉的内漏(Ⅱ型);与支架移植物有关的内漏(Ⅲ型、Ⅳ型和Ⅴ型)。Ⅴ型为内张力,是支架移植物将腹主动脉内的压力传导至瘤体内的结果,支架移植物与瘤体内之间并没有漏。

(二)瘤体破裂

瘤体破裂是最严重的并发症,一旦发现需要及时行外科手术。其主要原因是持续的各型内漏存在,使得瘤内压力增高,最终导致破裂。因此有必要加强术后随访,及时发现内漏并及时处理是防止瘤体迟发破裂的最好办法。如支架投放不恰当或者投放时压力控制不理想,术中也可发生瘤体破裂,但若术中血压控制良好及投放技术熟练可避免此情况发生。

(三)肾功能的影响

曾有关于经血管腔内治疗术后出现肾功能减退,甚至肾梗死或肾功能衰退的报道,但随着支架的改进(包括支架上端改进为裸支架),即使是跨肾动脉放置,发生率已非常低。Alsac 等回顾性地分析 277 例用 3 种不同的支架移植物治疗肾上型和肾下型腹主动脉瘤,术后不同时期观测血中肌酐水平来评价肾功能情况,认为在术后第 1 年患者有 10% 的肌酐减少,与移植物类型无关。肾上型支架几乎没有增加术后肾功能损害的可能性。但为防止迟发的肾功能衰退,有必要长期随访测量肌酐。

(四)支架移位

表现为支架向下滑动。原因包括支架长期刺激、瘤颈膨大、血管壁衰退和移植物过大,其中支架长期刺激是主要原因。Hua 等提出大瘤体、大瘤颈及瘤颈周围有血栓是术后瘤颈扩大的高风险因素。由于近端固定不充分而致的并发症也是主要问题。

(五)其他并发症

与术中切口有关的并发症,如伤口感染、动静脉感染、髂动脉或股动脉损伤等;与支架移植物相关的并发症,如支架移植物感染等;术后与脉管系统有关的并发症,如肢体远端血管栓塞、肠缺血坏死、骶尾部缺血性坏死、淋巴漏、截瘫等。这些并发症相对较罕见,但均有过报道,因此术前应该有所预防。

四、术后随访

有规律的随访是腹主动脉瘤腔内修复术后不可缺少的工作。因为腹主动脉瘤腔内修复术后并发症发生率相对较高,且随着术后时间的延长而增高,而术后随访往往很难贯彻。这也是当今拒绝腹主动脉瘤腔内修复术的重要原因。并且内漏及支架移植物相关的并发症可导致瘤内压力增高,瘤囊持续扩大,最终导致瘤囊破裂而危及生命。随访一般是术后 1 个月、3 个月、6 个月、12 个月,以及以后的每年 1 次。一般是通过 B 超、CTA 及 MRA 检查,其中以 CTA 最优。随访目的是观察瘤体大小变化、支架移位、瘤颈扩大及内漏情况,以指导进一步治疗。因此,为降低术后远期并发症的发生率,应于出院前向患者及家属充分说明术后随访的意义,取得患者及家属的配合。

（吴　金）

第十七章　心胸外科的影像学诊断

第一节　X线检查

由于两肺与中央的心脏大血管及周围的胸壁、横膈对X线吸收有明显的差别,能在荧光屏上或胶片上产生良好的天然对比影像,因此胸心部很适用X线检查。

传统的X线成像是被检查部位经X线摄照,将其影像信息显示在荧光屏(透视)或胶片(摄片)上。近年来,以传统X线成像原理同计算机技术相结合的计算机X线成像(CR)和数字X线成像(DR)的迅速发展,可以将产生的影像数字化,便于储存、后处理和传输,是今后普通X线成像的发展趋势。

随着影像诊断方法的飞速发展,B超、CT、MRI、选择性血管造影引进胸部疾病影像诊断领域中,突破了常规X线诊断的限度。但常规X线检查便捷、价廉,在某些情况下有其独特的作用,所以在胸部疾病诊断中仍居很重要的地位。

一、检查方法

(一)常规X线检查

1.透视　透视可在短时间内得出初步诊断,这是胸片所不可比拟的。在透视下可以随意转动患者,选择最佳体位,便于观察与肋骨或肺门重叠的病变;可以从不同角度观察心脏各房室和大血管的情况,进一步"立体"地了解其形态、大小及相互间的关系;可以纠正因胸廓畸形、脊柱弯曲、摄片位置不正所致的心脏位置不正;可以观察心脏大血管搏动的方式、幅度、慢和节律;借助于呼吸可以观察肋骨和膈的活动,在诊断上可补充胸片的不足。

但影像在荧光屏上的空间分辨率和密度分辨率均较低,虽然目前由于影像增强装置的应用,已大大地提高了影像分辨率,但在显示病变的形态、边缘、密度及数量上仍不如胸片,透视诊断困难者应及时摄片检查。透视不能留下病变的永久记录,不便于确切观察病变的动态变化和会诊。透视时患者所接受的X线辐射剂量远高于胸片。

目前在胸心疾病检查中,透视在许多单位已仅作为弥补摄片之不足,补充应用。

2.摄片　摄片是胸心疾病X线诊断的基本方法。照片清晰度优于透视,能够显示细微病变,并可留下客观记录,因而便于复查对比和会诊。

不同检查目的,摄片投照位置也不同。一般应摄正侧位胸片,对于两肺弥漫分布的粟粒病灶、小结节病灶及网状蜂窝状病变,用正位胸片即可满足诊断需要,心脏病变尚需摄双斜位片。一些特殊的部位病变还可摄前弓位、点片和侧卧水平投照等。

(1)正位:为胸部检查的基本位置,包括后前位和前后位。后前位一般采取立位摄片,前后位用于不能站立者,取平卧或半卧位。摄片位置要求正确(即双侧胸锁关节对称),对比度良好,细微结构显示清晰,胶片大小适当,即两侧肋膈角、膈肌、下颈部均应显示在照片内。投照条件以能显示上3或4个胸椎为宜。

要求检查心血管病变时,常规采用远距离(靶片距2m)站立后前位,使心影放大率控制在5%以下,便于心脏及大血管的径线测量和比较。在平静吸气下屏气投照,曝光时间应小于0.1s,以免因心脏搏动而影响心影轮廓的清晰度,曝光条件略高。

(2)侧位:包括左、右侧位,病变侧靠近胶片。检查纵隔或一般性了解肺部情况时应摄右侧位片,检查心血管时多摄左侧位,并采用食管服钡投照。侧位可帮助病灶的定位和正位体层摄影层面的选择;了解左心房、左心室及主动脉情况;观察胸心前后径、胸廓畸形;鉴别主动脉瘤和纵隔肿物。

(3)斜位:心血管检查常规摄左前斜位60°(左胸前旋使胸冠状面与胶片成60°夹角)和右前斜位45°(右胸前旋使胸冠状面与胶片成45°夹角)加食管吞钡摄片。前者主要观察胸主动脉全貌,判断左、右心室和心房增大;后者适于观察左心房增大和肺动脉圆锥的情况。斜位片与后前位片相结合,可观察双肺门影像。

(4)前弓位:主要用于显示锁骨后方的病变及右肺中叶不张或叶间胸膜积液等。

(5)侧卧水平投照:一般用于胸膜腔少量积液或肺底积液,观察胸内液体及气体在变换体位时的表现。

(二)特殊X线检查

1.高仟伏摄影　高仟伏摄影要求高仟伏低毫安短时间曝光,电压不低于120kV,曝光量5～7mAs。高仟伏胸部正位片使肋骨、胸大肌、乳房阴影变淡,增加影像可见范围,增强病变的清晰度,同时使气管、主支气管、肺门部支气管、肺纹理和心影轮廓显示更清晰。因而可以发现普通胸片不能发现的病变,显示播散性粟粒病灶、小结节病灶、网状、蜂窝状及索条状病灶的边缘较普通胸片清晰。目前许多单位已将高仟伏摄影作为常规胸部摄影。

2.体层摄影　体层摄影其基本原理是投照时X线管与片匣沿某一支点作反向移动,使支点平面的结构保持相对静止,因而该层面影像清晰,而不在该层面的结构由于移动而影像模糊。X线球管与片匣移动的形式有直线方向的弧形移动及多向移动(大圆、小圆、椭圆、螺旋、圆内摆线等)。直线移动体层较多方向移动体层曝光时间短,适合于气促患者检查。直线移动体层根据需要可取不同角度,照射角越小,层面越厚;照射角越大,层面越薄。曲线移动体层较直线移动体层更薄。

体层摄影依据病变的部位不同,采用不同的投照方法,分为病灶体层摄影和支气管体层摄影。

(1)病灶体层摄影:帮助观察肺内肿块、隐藏在肺门、心影、纵隔附近的病灶及心脏大血管病变的形态、内部结构及其周围关系,以确定病变的性质。病灶体层主要用于:①显示肺内病灶的形态、结构和邻近组织器官的改变,及与支气管的关系,有助于肺内病变的诊断和鉴别诊断;②确定病灶内有无空洞、空洞的形态、洞壁及引流支气管的情况;③显示平片上被心脏、肺门、纵隔等所遮盖的病变,显示肺门、纵隔淋巴结肿大和肿块,并与肺门血管结构鉴别;④主动脉疾病的诊断及与纵隔肿瘤的鉴别诊断;⑤心脏金属异物及心脏钙化的检查和定位。

(2)支气管体层摄影:主要用于显示支气管腔的通畅情况,腔内有无肿块、狭窄、闭塞、管壁的改变、管壁外肿块和淋巴结肿大,以及显示肺门区的主要结构等,因支气管在肺内的行走方向有其特殊的平面,故支气管体层摄影分为正位倾斜体层和侧位倾后斜位体层摄影。

正位倾斜体层摄影时将患者臀部垫高,使体轴与台面成15°～20°角,这个平面的体层一般成人9～11cm摄片。其主要优点是显示上下方向行走的支气管,常用于:①显示气管、主支气管、上叶及下叶支气管、右中间支气管;②较好的显示右侧上叶尖段、腋亚段,左侧上叶尖后段、前段的近端和腋亚段,舌段的近端,两侧下叶的内基底段、外基底段、后基底段等支气管;③显示气管旁、隆突下和肺门淋巴结,本法不能显示前后方向走行的支气管。

　　侧位倾后斜位体层摄影时患者侧卧位,臀部垫高,使体轴与台面成 20°。作右侧位时病者背部向后倾斜 20°～25°(背部与 X 线台面成 70°～65°);作左侧位时病者背部向后倾斜 30°～35°(背部与 X 线台面成 60°～55°)。投照中心对准患侧肺门,然后测量投照中心点胸椎棘突的高度,体层摄片平面自该高度开始,并向下每隔 1cm 摄 1 张,共 3 或 4 张。本法主要优点是显示前后方向走行的支气管、尤其是中叶和下叶背段支气管。对肺门淋巴结的显示在多数情况下比正位倾斜体层摄影显示清楚,常用于:①显示右侧上叶的前段、后段、中间段支气管,中叶支气管,下叶和下叶背段、前、外、后基底段支气管;②显示左侧上叶和上叶的前段、尖后段、舌段,下叶和下叶背段、前内、外、后基底段支气管;③显示肺门淋巴结。本法不能显示右上叶支气管。

　　由于近年来 CT 特别是 HRCT、螺旋 CT,和 MRI 的广泛应用,极大地提高了肺内和纵隔内病变的检出和鉴别能力,体层摄影在临床上的应用已大为减少。

　　(三)造影检查

　　1.支气管造影　支气管造影是直接观察支气管病变的检查方法,可显示支气管的正常解剖、生理状态和病理改变,对病变的所在部位、范围、性质以及和某些肺部疾病的鉴别等有较大的诊断价值。但患者有一定痛苦,并有一定的危险性,要慎重选用,须严格掌握适应证及禁忌证。

　　(1)适应证:①不明原因的咯血或临床拟诊支气管扩张,需明确诊断及病变范围以行手术治疗。如无法手术或不准备手术者,则不必造影;②疑为肺癌,但平片无特异性表现,经体层摄影仍不能确诊者;③慢性肺化脓症、慢性肺结核,需明确支气管有无扩张者;④需明确肺不张原因者。

　　(2)禁忌证:①患者衰弱或有较重的心、肺、肝、肾功能不全;②两周内有大咯血,一般应在咯血停止 7～10d 后方可考虑造影;③肺或支气管的急性感染、浸润型肺结核进展期、支气管哮喘;④有碘变态反应或甲状腺功能亢进者,不能用碘剂造影。

　　目前由于 CT 和 MRI 的快速发展,支气管造影的部分适应证已被 CT、MRI 所取代,因此应用渐少。

　　2.食管造影　此检查用于观察食管的形态、走行及功能的改变。造影剂为钡剂,当有食管穿孔或瘘时,可用水溶性造影剂(泛影葡胺)。食管造影可分为普通造影和双重造影,后者是把钡剂和气体同时注入食管内,钡剂均匀而薄层地涂布于食管黏膜表面,气体使食管扩张,黏膜展平,并在气体的衬托下,显示黏膜表面的微细结构,提高食管早期病变的诊断能力。

　　食管造影应透视与摄片相结合,以透视为主,并依照透视所见或有可疑之处进行摄片。一般颈段摄正侧位片,胸腹段摄影左、右斜位片。

二、胸部正常 X 线表现

　　胸部包括胸壁和内脏,胸部 X 线影像为这些结构的复合影。掌握胸部的正常 X 线及变异表现,是识别和分析胸部异常 X 线表现的基础。

　　(一)胸廓

　　胸廓以骨骼为支架,外被覆软组织,上至胸廓上口,下借膈肌与腹腔分隔。正常胸廓两侧对称,有些正常和变异的结构在胸片可造成误诊,应加以注意。

　　1.软组织　胸廓软组织包括皮肤、皮下脂肪和肌肉等。正常胸片上形成下列几种软组织影像。

　　(1)皮下脂肪:在胸部两侧壁及肩部可见皮下脂肪影,表现为密度较低的条状阴影,它位于密度较高的皮肤下方。一般女性比男性厚,肥胖者较厚。

（2）胸大肌：为两侧肺中野中外带扇形均匀一致的密度增高阴影，其外下缘锐利并向外上伸延至腋窝，体力劳动者明显，一般以右侧更为明显。当胸大肌发育不对称时，勿将密度较高的一侧误为肺内病变，或将胸大肌的外缘密度较低的肺野误为气胸。

（3）胸锁乳突肌：为颈部向下延伸至肺尖内侧、外缘锐利的密度增高影，其下端与锁骨上皮肤皱褶几乎呈直角相连。如投照位置不正或头部歪斜使一侧肺尖密度增高，勿误为肺尖病变。

（4）锁骨上皮肤皱褶：是锁骨上缘 2～3mm 厚的软组织影，为锁骨上皮肤和皮下组织的投影，与锁骨平行。肥胖者锁骨上窝不凹陷或有肿块时，此影消失。

（5）乳房和乳头：成年女性乳房在两肺下野形成半圆形密度增高影，其外下缘清楚并与腋部软组织连续，上缘密度逐渐变浅以至消失，其影像与年龄、发育、体型等不同而有不同的表现。如两侧发育不均或因病切除后，其密度可不同，不要误为肺内病变。乳头在两肺下野呈小结节状致密影，边缘清晰，一般两侧对称。有时可见于男性，勿误为肺内结节灶，透视下转动体位即可鉴别。

（6）伴随阴影：为壁层胸膜在肺尖的反褶及胸膜外肋骨下的软组织所形成，位于第 1～2 后肋下缘，呈 1～2mm 宽的线条状软组织阴影，边缘光滑锐利。伴随阴影还可见于两侧肋骨腋缘之中、下部，呈纵行线状密度增高阴影。

2.骨骼

（1）肋骨：共 12 对，起自胸椎两侧，后段较厚而圆显影清晰，呈水平向外走行，前段扁薄，自外上向内下倾斜，前端借肋软骨与胸骨相连，故前后肋骨不在同一平面上。相邻两肋间的间隙分别称前、后肋间隙。正常两侧肋骨的位置及肋间隙对称。第 4 肋骨后端与胸锁关节同高，第 10 后肋相当于第 6 前肋并与膈同高。肋软骨未钙化前不显影，故肋骨前端在胸片上呈"游离"状态。在 25～30 岁后第 1 肋软骨首先钙化，以后自下向上依次钙化，钙化的形状不一，表现为片状、条状、颗粒状或块状等，勿误为肺内病变。

肋骨先天变异较常见，常见的有：①叉状肋：较多见，常发生于第 3 或第 4 肋骨，前端呈叉状，有的一支明显，另一支短小，勿误认为骨质增生。有的分叉后又联合而成环状畸形，勿误为空洞。叉状肋邻近的肋骨可发育不良或缺如；②颈肋：自第 7 颈椎的一侧或两侧伸出，表现为短小的肋骨，走行较直，女性较多；③肋骨联合：多见于第 5、6 肋骨或第 1、2 肋骨之间，可发生在前肋或后肋，两肋骨之间可骨性联合，或形成假关节，肋间隙变窄。

（2）锁骨：位于两肺上部，与第 1 肋骨前端相交，内侧缘与胸骨柄构成胸锁关节。锁骨内端下缘有时可见边缘不规则的半圆形凹陷，称"菱形窝"，系菱形韧带附着处，勿误为骨质破坏。

（3）胸骨：正位胸片上，大部分胸骨与纵膈影重叠，仅胸骨柄的两侧缘可突出于纵膈影之外，位置不正略有偏斜时更明显，勿误为纵膈淋巴结肿大或肺内病变。侧位片整个胸骨清晰可见。

（4）胸椎：正位片胸椎和纵膈影重叠，如摄片条件适当，可清晰见到上部 4 个胸椎，心影后方的胸椎仅隐约可见。胸椎横突可突出于纵膈影之外，勿误为纵膈淋巴结肿大。侧位片上，胸椎有一轻度向后凹的曲度，上部两个椎体被两侧肩部重叠，透光度低而显示不清，一般第 3 胸椎体清晰可见，可为标志，越往下，透光度逐渐增高，椎体也越清楚。

（5）肩胛骨：在标准后前位胸片上，肩胛骨一般应投影于肺野之外，如两肩向前旋转不够或卧位照片时，则于肺野外带可见带状的肩胛骨内缘，勿误为胸膜增厚或肺内病变。15～19 岁肩胛骨的下角和脊柱缘各出现 2 次骨化中心，勿误为骨折或肺内疾病。

（二）气管和支气管

气管、支气管在胸片上观察不满意，但在体层摄影和支气管造影时则显示清楚，表现为密度减低的柱状阴影。

气管长 10~13cm,宽度 1.5~2cm,起于环状软骨下缘,相当于第 6~7 颈椎水平,经颈部和上纵隔正中垂直下行进入胸腔,其下 1/3 稍向右偏,为气管左侧有主动脉弓的缘故,老年人更明显,勿误为气管移位。

在第 5~6 胸椎平面,气管分为左、右主支气管。气管左下壁及左主支气管分叉的上方,由于主动脉弓的局部压迫,形成小的弧形压迹。气管分叉部下壁形成隆突,分叉角为 60°~85°,一般不超过 90°。两侧主支气管的长度和与气管的角度不同,右侧长约 2.5cm,角度为 20°~30°,左侧长约 5cm,角度为 45°~55°。

两侧主支气管分别分为肺叶支气管,肺叶支气管又分出肺段支气管,后又继续分为肺亚段支气管、肺小叶支气管及末梢细支气管,最后与肺泡相连。支气管造影正位胸片上,由于各支气管互相重叠不能清楚地识别各个分支,只能结合侧位及斜位胸片,才能准确定位。

(三)肺

肺位于胸腔内纵隔的两侧,为圆锥状含有空气的弹性器官。

右肺体积较左肺大,但其长径略小于左肺。肺的主要功能是进行气体交换。

1.肺野　纵隔两侧的肺组织在 X 线上表现为密度均匀一致的透亮区称肺野。肺野的透亮度两侧相同,深吸气时肺内气量多,透明度高,呼气时则透明度低,以两中下肺表现明显。

为便于描述病变的部位,以第 2 和第 4 肋骨前端下缘分别划两条水平线,将每侧肺野分为上、中、下三野。第 2 肋前端下缘水平线以上为上肺野;第 4 肋前端下缘水平线以下为下肺野;两水平线之间为中肺野。又自肺门向外到肺野最外围将肺野平均等分为 3 个带,内 1/3 为内带,包括肺门阴影;中 1/3 为中带,可见明显的肺纹理;外 1/3 为外带,平片上肺纹理稀少。

2.肺门　两肺纵隔面的中央各有一个略为凹陷的部位,是支气管、肺动脉、肺静脉、支气管动脉和静脉、神经、淋巴管、淋巴结和蜂窝结缔组织等出入肺脏的门户,故称肺门。解剖学的肺门 X 线不能显示,平片上所称的肺门仅是解剖学肺门外侧的由肺动脉、肺静脉、支气管及淋巴组织构成的总合影,其中以肺动脉为主要成分,肺静脉次之。

(1)正位肺门:位于两肺中野内带第 2~4 前肋间,左侧比右侧高 1~2cm,少数可以两侧同高,但无右侧比左侧高者。双侧肺门的大小和密度大致相同。右肺门分上、下两部,上部由右上肺静脉、上肺动脉及下肺动脉的后回归支构成,其外上缘是下后静脉干,由右上叶的后支和下支静脉汇合而成。下部由右下肺动脉干构成,沿中间支气管外缘平行向外下走行。右下后静脉干与右下肺动脉干之间的夹角称肺门角。该角的顶点有时可较圆钝,但不应有半圆形向外凸出阴影。如有此影或肺门角消失,即为病理性改变或为血管变异。左肺门亦分上、下两部,左上叶支气管为上下两部的分界。上部由左肺动脉弓及其尖后支、前支和上肺静脉的尖后支、前支所构成。左肺动脉弓呈外凸的半圆形或逗点状阴影,位于左主支气管和上叶支气管之间,其上缘与右上叶支气管开口的上缘大体在同一水平。下部由左下肺动脉及其分支构成,常不同程度地被心影遮盖。

(2)侧位肺门:普通侧位上左、右肺门结构部分相互重叠。肺门位于胸廓前后径的中点,呈上下径长,前后径短略为椭圆形阴影。右肺门偏前下;左肺门偏后上,前缘为右上肺静脉干,后上缘为左肺动脉弓,两者相连而无明确分界。两侧下肺动脉呈树枝状向右下行走,与下叶支气管走向平行,右侧在前,左侧居后。肺门区的中心部,相当于第 5~6 胸椎平面,表现为圆形透亮影,右侧者在上,左侧者在下。

肺门阴影大小在日常工作中常用下列方法对比观察:①肺门外缘至中线的距离为 3.5~7.0cm,多数为 5.5cm,两侧肺门距离的总和多为 11cm;②两肺门外缘不超过心外缘 2.5cm;③成人右下肺动脉宽度一般不超过 1.5cm;④肺门上下界不超过第 2~4 前肋间。正常肺门的大小与体位、年龄、体型等有关,观察时应两侧对比,并结合肺门的形态、密度等综合分析作出判断。

3.肺纹理　肺纹理指由肺门向外围延伸呈树枝状分布的条纹影,由肺血管、支气管、淋巴管所组成,其中以肺动脉为主要成分,静脉次之。肺动脉阴影浓而清晰,常与支气管伴行。静脉影粗而淡,走行不如动脉那样规则。正常支气管和淋巴管不显影。常规平片正位,正常肺纹理主要见于肺野的内中带。外带稀少而细小。高仟伏摄影时,外带也可见肺纹理。立位时下肺纹理较上肺野显著,右下肺内带所见纹理较粗大而不锐利,呈水平方向分布,是下肺静脉的投影,勿误为肺纹理增强。正常肺纹理自肺门发出呈树枝状向外走行,越分越细,止于脏层胸膜下 1～2cm 处。年龄、体位及投照条件等均可影响肺纹理的影像,如老年人较年轻者多,卧位较立位纹理显示增多,分析影像时应注意这些因素、不可误为病理性改变。

4.肺叶　肺叶属解剖学范畴,与肺野的概念不同。正常情况下,除非叶间胸膜显影,在胸片上并不能显示各肺叶明确的界限。但结合正、侧位胸片仍能推断各肺叶的大致位置,以确定病变所在的肺叶。

(1)右肺:由斜裂和水平裂的相隔分为上、中、下三叶。侧位片上右肺斜裂上起自第 4 胸椎水平,向前下斜行达膈前部距前肋膈角 2～3cm 处。水平裂起自斜裂的中部,向前稍向下达前胸壁。正位上各肺叶相互重叠,只在侧位上各肺叶的界限较清楚。右肺上叶正位占居右肺野上、中部,侧位位于右肺前上部。右肺中叶位于右肺前下部,上缘与下缘分界较清,外界为斜裂呈斜行曲线,自横裂的最外端向内、向下达横膈的内侧部,不参与右肋膈角区。右肺下叶位于右肺的后下部,正位上,下叶的上部与上叶的下部重叠,下叶的下部与中叶重叠,只有肋膈角区为下叶单独占据。

(2)左肺:没有水平裂,斜裂起点较右侧略高,将左肺分为上、下两叶。左肺上叶相当于右肺的上叶和中叶所占据的肺野。左肺下叶相当于右肺下叶所占据的肺野。

肺的分叶还可有先天变异,额外的肺叶叫副叶,系副裂深入肺叶内而形成。

(3)下副叶(心后叶):较常见,发生率为 6%～10%,位于下叶内侧。下副裂呈线形致密影,自膈的内侧向上向内斜行达肺门,将内基底段分隔成独立的肺叶。左侧由于心影遮盖而不易显示。

(4)奇叶:发生率为 0.5%～1%,位于右肺上叶内侧,系因奇静脉位置异常。胚胎发育早期,奇静脉跨于右肺尖部,以后肺向上发展,而奇静脉下移至肺尖内侧,固定于右纵隔肺根上方。如移行受阻,奇静脉嵌入右肺上叶肺尖部,脏、壁层胸膜也随之陷入,反折形成奇副裂,将右上叶内侧分隔为奇叶。正位表现为细线条状密度增高影,自右肺尖部向内向下达肺门上方,终点呈一倒置的逗点状影。

(5)后副叶:与横裂呈同一水平的后副裂分隔背段为单独肺叶,以右侧较多见,发生率左侧 5%～14%,右侧为 30%。

(6)左中副叶:左横副裂分隔舌叶与上叶,使舌叶成为独立肺叶,即为中副叶,发生率约为 8%。

5.肺段　每个肺段支气管及其分布区的肺组织构成一个肺段。每个肺叶分为 2～5 个肺段。正常时,X 线胸片不能显示肺段的界限,只有在病理情况下单独肺段受累时(如炎性病变、肺不张等),才能看到肺段的轮廓。肺段通常呈圆锥形,尖端向肺门,基底向肺外围,各肺段的名称与相应的支气管同名。

6.肺小叶　肺段由许多肺小叶组成。肺小叶直径约 1cm,中间有一支小叶支气管及其伴随的小叶动脉进入小叶内。每个肺小叶间有疏松的结缔组织间隔,称小叶间隔,内有小叶静脉、淋巴管等。每支肺小叶支气管分出 3～5 支末梢细支气管。每支末梢细支气管所支配的小叶部分为肺腺泡或呼吸小叶,并继续分出一、二、三级或更多的呼吸性细支气管,以后再分为肺泡管、肺泡囊,最后为肺泡。肺腺泡是肺部 X 线病理改变的基本单位,Gamsu 等报道平均直径为 7.4mm,Pump 测量约为 7.5mm×8.5mm。

远侧的细支气管尤其是末梢细支气管,与肺泡之间有交通小管,称 Lambert 管。肺泡与肺泡之间有交通孔,称肺泡小孔(Kohn 孔),直径为 10～15μm。空气可通过这些小管、小孔互相交通,具有侧支通气的作用,但也是病变扩散的通路。

7.肺实质与肺间质　肺组织由肺实质与肺间质组成。肺实质为肺部具有气体交换功能的含气间隙及结构。肺间质 X 线学分 3 部分:①支气管、血管、淋巴管等周围的结缔组织鞘(中轴间质);②脏层胸膜及其下的疏松结缔组织和与其相连的小叶间隔(周围性间质);③肺泡间隔等由结缔组织所组成的支架和间隙,即肺支持组织(间隔性间质),三者自由联通。

(四)胸膜

胸膜是覆盖在肺表面、胸壁内面、纵隔两侧和横膈的上面的一层浆膜,分为脏、壁两层。脏层又称肺胸膜,被覆于肺的表面,并深入肺叶之间反折形成叶间裂。壁层衬附在胸壁内面、纵隔两侧和横膈的上面,依其所覆盖的部位分为胸膜顶、肋胸膜、纵隔胸膜和膈胸膜4部分。胸膜脏、壁两层在肺根处互相反折延续,共同围成完全封闭的潜在性的腔隙,称胸膜腔。腔内呈负压状态,并有少量浆液(10~15ml),以减少呼吸时两层胸膜之间的摩擦。

正常胸膜在X线上一般不显影,但在某些部位或胸膜反折处也可显影,表现为线条状密度增高影,常见的有:

1.叶间裂　右肺有两个叶间裂,即斜裂和横裂,左肺只有斜裂。斜裂比较长,一般在侧位上易显示,表现为线状密度增高影。右侧斜裂后端起于第4~5后肋骨端水平,向前下方斜形,约与第6肋骨平行,止于膈面距前肋膈角后方2~3cm处,与膈顶部的水平面约成50°。左侧斜裂后端起点较右侧高,在第3~4后肋骨端水平,因而其倾斜度也较右侧大,前下端达肺的前下角处,与横膈顶部的水平面约成60°。

横裂位于右肺上叶与中叶之间,接近水平方向,在侧位和正位上均可显示,表现为线样密度增高影。侧位起于斜裂中部,向前达肺的前缘。正位,自肺的外缘向内达肺门的中点外侧,约在第4前肋或第4前肋间水平。

2.胸膜反折影　正位常于两侧第1~2后肋下缘和两侧肋骨腋缘中下部可见胸膜反折而形成的伴随影。

3.胸椎旁线　又称脊柱旁线,在加深曝光的正位片,于胸椎左侧,降主动脉的内侧可见与胸椎外缘平行的线条状影,上起自主动脉弓下,垂直向下直至横膈,右位主动脉弓时可见于脊柱右侧。该线是纵隔胸膜离开胸椎反折到降主动脉处所形成。

(五)纵隔

纵隔位于胸骨之后,胸椎之前,介于两肺之间,上自胸腔入口,下至横膈。纵隔包括心脏、大血管、气管、主支气管、食管、淋巴组织、胸腺、神经及脂肪和结缔组织等。

纵隔分区在确定纵隔病变的部位及分析病变性质方面有着重要意义。纵隔分区方法很多,但被广泛采用者为九分区法:在标准侧位胸片上,先将纵隔划分为前、中、后3部分,前纵隔位于胸骨后,心脏、升主动脉和气管之前,为一较透亮的狭长三角形区域,尖端向下;中纵隔相当于心脏、主动脉弓、气管和肺门所占据的部位;食管前壁为中、后纵隔的分界线,食管之后及脊柱旁沟为后纵隔。然后自胸骨柄与胸骨体之交界点至第4胸椎体下缘划一条连线,再通过肺门的下缘(约为第8胸椎体下缘)划另一条水平线。两条横线将前、中、后纵隔各分为上、中、下3个部分,共计9个区。

纵隔在后前位胸片上为两肺之间呈上窄下宽的软组织密度阴影,上半部两侧轮廓规则,边缘光滑整齐;下半部为心影所占据。除气管、支气管可分辨外,其余结构间无明显对比,只能看到与肺部邻接的轮廓。正常因胸腔两侧压力相等,纵隔阴影居中,呼吸时无左右移动。纵隔阴影的宽度、形态随年龄、呼吸、体位和体形等不同而有差异。新生儿纵隔阴影短而宽,随年龄增长逐渐趋于狭而长;呼气时纵隔阴影相对变短而宽,吸气时相对变窄而长、卧位较立位时短而宽;瘦弱者较肥胖人窄而长,前上纵隔及后下纵隔为生理薄弱点,当两侧胸腔压力有差异时,一侧肺脏即可通过此薄弱点向对侧疝出。

胸腺位于前上中纵隔,左右各一叶,其大小与形态在任何年龄都有很大变化。新生儿相对较大,1岁以下的婴儿常易见到,正位X线胸片上可见到一侧或两侧纵隔阴影增宽,自上纵隔向下逐渐增宽,向肺内突出,呈"船帆"形或"干僧帽"状,边缘锐利。有的下端圆钝与心影间呈一切迹;也有的下端与心影轮廓逐渐融合酷似心影扩大。少数胸腺呈圆块状影像。以上表现均不要误为病变。婴儿发病如感染发热,胸腺可缩小。疾病恢复后4~6周,体积又恢复原状。口服激素后胸腺可于次日或数日内显著缩小,停约1周至数周又恢复原来大小。随着年龄增长,胸腺可逐渐萎缩,15岁以后基本上被结缔组织所代替,在胸片上不能显示。

(六)心脏大血管

占居中、后纵膈位置,是构成纵膈影的主要成分。

1.心脏、大血管的正常投影　心脏大血管在平片上的投影彼此重叠,不能见到其内部结构和分界,只能显示各房室和大血管的轮廓。为了尽可能立体地辨认心腔和大血管的形态、位置和大小,必须采用不同的位置投照,通常采用后前位、右前斜位、左前斜位和左侧位摄片。在实际工作中常采取正位加斜位或侧位的组合。

(1)后前位:是基本投照位置。正常心影一般是2/3位于胸骨中线左侧,1/3位于右侧,心尖指向左下,心底部朝向右后上方,可分左、右两缘。

右心缘分为上、下两段(弓和弧),两者间常有一浅切迹,上段为上腔静脉及升主动脉的复合影。幼年及青壮年主要为上腔静脉,边缘比较平直,向上延伸至锁骨水平,老年时由于主动脉硬化延长纡曲,升主动脉右缘突出于上腔静脉边缘之外,使边缘呈弧形。右心缘之下段由右心房构成,呈向右隆凸的弓影,密度较高而均匀。右心缘与膈交界处构成心膈角。深吸气透视或照片时,有时可见一垂直或略向外下方倾斜的阴影为下腔静脉或肝静脉影,深吸气时明显。

左心缘分为三段,上段呈球形向左凸出,由主动脉弓及降主动脉起始部投影而成,称主动脉球或结,老年明显,幼儿主动脉弓多与脊柱重叠,主动脉结不显突。中段称肺动脉段或心腰,由肺动脉干外缘或部分左肺动脉构成。此段平直或轻度凹陷,或稍突出,在儿童可突出较明显,不是病理性扩张。下段最长且明显向左隆凸,由左心室构成;其下端为心尖部,呈锐角或直角与膈相接。左心室与肺动脉段之间两个弯弧相交之处,有长约1cm小段由左心耳构成,正常时不能与左心室段区分。左心室段与肺动脉段的搏动方向相反,两者交点称相反搏动点,是衡量左、右心室增大的一个重要标志,需透视才能确定,该点上下心缘呈"跷跷板"样运动。心脏与膈接触面主要由有心室构成。肥胖人,左心膈角常有脂肪垫充填,为密度较低的软组织影,不要误为炎症或肿块。

(2)右前斜位(又称第一斜位):45°右前斜位上心影位于胸骨与脊柱之间,分前后缘。

心前缘自上而下由主动脉弓、升主动脉、肺动脉主干、右心室的漏斗部(肺动脉圆锥)、右心室前壁及左心室心尖部构成。升主动脉前缘平直,弓部弯向后行;肺动脉段和漏斗部稍为隆起;心尖以上大部分为右心室前壁构成。两心室构成心前缘的比率,随斜位旋转角度而有所不同。左右心室间无明显标志,平片无法辨认。心前缘与胸壁之间有尖向下的三角形透亮区,称之为心前间隙或胸骨后区。

心后缘上段由主动脉升部后缘、弓部、气管及上腔静脉重叠组成,除气管及其分叉部外,难以区分。下段由心房构成,上部较长,轻度向后凸者为左心房投影,下部膈上小段为右心房投影,两者无清楚分界。偶尔在后心膈角处见三角形影为下腔静脉。位于心后缘与脊柱之间较透明,称为心后间隙或心后区,降主动脉和食管在此间隙内通过。食管中、下段与左心房相邻,故左心房对食管可有轻度压迹,食管移位是左心房增大的重要标志。

右前斜位主要用于观察左心房、肺动脉主干和右心室漏斗部,对右心房体部增大的判断也有帮助。

(3)左前斜位:60°左前斜位上心影位于脊柱的右侧,此时房室间隔与中心X线束接近平行,心脏大致对称地分为前、后各半,前半为右心,后半为左心,两者几无重叠。心前缘自上而下分为三个弧。上段由升主动脉构成,略向前膨隆,上方与上腔静脉相重叠;中段为右心房段,主要由右心耳构成,呈自上而下的斜行弧形影,与升主动脉形成的相交角大于160°;下段为右心室,近似于垂直或轻度向前膨隆。房、室间界限不清。在心血管前缘与胸壁间的长方形低密度区为心前间隙。

心后缘可分为上下两段,上段由左心房,下段由左心室构成。左心室段的弧度较左心房大,有时两者间有一浅切迹即房室沟,多数情况下不太明显。深吸气时左心室下端可见一浅切迹,为室间沟,室间沟的位置是判断左、右心室增大的重要标志。后心膈角可见下腔静脉影。心后下缘膈上脊柱之间的三角形间隙,为心后间隙或心后三角区。

此位置上可见展开的主动脉弓,弓下可见主动脉窗,窗内有气管、气管分叉、左右主支气管及与其伴行的左肺动脉。降主动脉沿脊柱前缘下行,或部分与脊柱重叠。主动脉弓上透明三角区称为主动脉三角,前缘为左锁骨下动脉,下缘为主动脉弓,后缘为脊柱。

左前斜位是观察判断左、右心室,右心房和全部胸主动脉的最重要体位,对了解左肺动脉,左心房与左主支气管的关系也有重要价值。

(4)左侧位:心影居中偏前,由心尖到心底自前下向后上倾斜,分前后缘。

心前缘下段为右心室前壁,仅下段一小部分与前胸壁相接,与胸骨体的接触面应小于0.50。向上右心室前壁逐渐离开胸壁呈一浅弧向后上移行,其上方由右心室漏斗部与肺动脉主干构成,再上为升主动脉前壁。此等结构与胸骨后缘间形成的间隙称心前间隙或胸骨后间隙。

心后缘上段小部分为左心房,下段由左心室构成,轻度向后隆凸,两者界线不分明。后心膈角处可见三角形阴影为下腔静脉。心脏膈面除前端一小部分为右心室外,主要由左心室构成,室间隔位于心膈面的前中1/3处。心后下缘、食管与膈之间的三角形间隙,为心后食管前间隙。主动脉弓及主动脉窗因有部分重叠故均较左前斜位小。气管分叉前缘可见右肺动脉的轴位投影。

2.心脏、大血管的搏动 心左缘的搏动主要代表左心室的搏动。收缩期急剧内收,舒张期逐渐向外扩张。搏动幅度的大小与左心室每次搏动的输出量有关,输出量小则幅度小,输出量大则幅度大。左心室以上,可见肺动脉段的搏动,方向与左心室的搏动相反,二者形成跷跷板的动作,当左心室收缩时,肺动脉段迅速向外扩张;舒张时,则缓慢内收,其支点称为相反搏动点。再向上为主动脉结构搏动,较肺动脉的搏动强,其幅度与脉压大小有关,脉压大,搏动幅度亦大。

心右缘的搏动代表右心房的搏动。右心室增大时,其强而有力的心室搏动可以传导至心右缘。右心房以上,如果主要是升主动脉组成,则可见主动脉搏动。

两侧肺门血管在一般情况下没有明显的膨胀搏动,主要受心脏和大血管舒张、收缩的影响作侧向运动。

3.影响心脏、大血管形态的生理因素 正常心脏大血管的形状和大小可以受体型、年龄、呼吸和体位等因素的影响。

(1)体位:正常心可分为横位心、斜位心和垂位心3类:①横位心:胸廓宽而短,膈位置高,心纵轴与水平面的夹角小(小于45°),心与膈的接触面大,心胸比率大于0.5。主动脉结明显,心腰凹陷。右前斜位食管压迹较明显。左前斜位室间沟位于膈面水平,心后缘可稍与脊柱重叠。见于矮胖体格。②垂位心:与横位心相反,胸廓狭长,膈位置低,心影较小而狭长,呈垂位,心纵轴与水平面的夹角大于45°。心与膈接触面小,心胸比率小于0.5,肺动脉段较长、稍突。右前斜位肺动脉段和右心室漏斗部可膨隆,食管可无压迹。左前斜位室间沟位于膈上,主动脉窗较小。见于体格瘦长者。③斜位心:介于横位心和垂位心之间。见于体格适中、健壮型者。

(2)年龄:婴幼儿心接近球形,横径较大,左右两侧大致对称,主要是由于膈位置高和右心相对较大所致。由于胸腺与心血管影重叠，使心腰分界不清，并使心底纵膈影增宽。

年龄增长，膈位置下降，胸腔长度增加，心成为斜位心。老年的胸廓多较宽阔，膈位置高，心趋向横位心。

（3）呼吸：平静呼吸时，心影形状和大小无明显改变。但深吸气时，膈下降，心与膈面接触面减少，心影伸长，趋向垂位心。深呼气时膈上升，心呈横位心。呼吸运动还可改变胸腔内的压力和各心腔血容量，如闭住声门作强迫呼气时，胸腔内压力明显增高，静脉回流减少，胸腔内血容量亦减少，透视下，可见心影明显缩小。吸气时则血液向心回流增多，心大小立即恢复原状。

（4）体位：平卧时膈升高，心上移呈横位心。由于体静脉回流增多，上腔静脉影增宽，心影增大。立位时，膈下降，心影伸长。右侧卧位时，心影向右侧偏移，右心房弧度加深；左侧卧位，心向左偏移，右心房弧度变浅，下腔静脉影可清楚显示。

（5）妊娠：妊娠时期由于胎盘血液循环的建立，动-静脉直接相通，妇女在妊娠期的心排血量较常人增加约 25%，因此使心脏负担加重，再加上子宫膨大，横膈位置升高，使心脏上移，横径增加而呈横位。

（6）心动周期和心率：随心动周期的不同，心脏的容量和形状都有较明显的变化，最大收缩期和舒张期心脏横径可相差 3%～6%。

（7）性别：心脏与身体的大小呈一定比例，女性心脏大小比同龄男性小约 5%。

4.心脏大血管的测量

（1）心脏横径测量：左右心缘至中线的最大横向距离分别为右心横径（T_1）和左心横径（T_2），两者之和即（$T=T_1+T_2$）为心脏横径。我国正常男性右心横径平均（4.33±0.82）cm，女性平均为（4.10±0.65）cm；左心横径男性平均（7.80±0.81）cm，女性平均（7.35±0.67）cm；心脏横径平均值男性为（12.14±0.83）cm，女性为（11.35±0.86）cm。

右心横径反映右心房和（或）右心室的增大，左心横径则主要反映左心室增大，但部分与右心室有关。心脏横径还可以以身高、体重为相关系数，按照下列公式可求得不同个体的正常心脏横径的预计值。

$$T(mm)=234.3×体重(kg)/身高(cm)+常数(36.013)$$

将实测值与预计值相比较，可计算出增大程度。但影响心脏阴影增大的因素甚多，尤其造成心脏横径增大的原因更多，因此临床只能做为参考。

（2）心胸比：心脏横径与通过右膈顶的胸廓内径（Tb）之比。男性平均为 0.43±0.04，女性为 0.45±0.03，平均为 0.44±0.03。临床上以 0.5 为正常上限，0.51～0.55 为轻度，0.56～0.6 为中等度，0.6 以上为重度心脏增大。在实际应用上可根据体型具体区别。心胸比率的测量方法简便，易于前后对比，对粗略估计心脏有无增大有一定的价值，所以仍是目前较常用的心脏测量方法之一。

（3）主动脉测量：升主动脉宽径（A_1）：是升主动脉右缘最凸点至中线的垂直距离，平均值为（2.58±0.48）cm，反映主动脉升部扩张程度。主动脉结宽径（A_2）：主动脉结最凸点至气管左缘主动脉结最深压迹的距离，平均（2.76±0.28）cm，反映主动脉弓部的扩张凸出程度。主动脉长径（A_3）：自右心缘右心房与大血管交点至主动脉结最凸点之斜行连线，平均（9.35±1.61）cm，主要反映主动脉伸展程度。

（4）肺动脉测量：肺动脉段基线（P_1）：主动脉结肺动脉段交点与肺动脉段左心房（耳部）交点的连线，平均值为（4.88±0.72）cm。肺动脉干横径（P_2）：自肺动脉干最凸点（或最凹点，若平直者取其中点）至中线的垂直距离，平均值为（3.86±0.53）cm。肺动脉段凸出度（P_3）：肺动脉段最凸点（或最凹点）至肺动脉段基线的垂直距离。肺动脉段平直者其凸出度为 0，凸出者为正数，凹陷者为负数，平均值为（-0.11±0.28）cm。右下肺动脉干宽径（P_4）：右下肺动脉干上端于上肺静脉交界的下缘的宽度，平均值为（1.21±0.14）cm，临床上以 1.5cm 为最上限，1.5～2.0cm 为轻度扩张，2.0～2.5cm 为中度扩张，2.6cm 以上为重度扩张。

(5)心脏面积测量:用平面仪在心脏正位片上以心脏阴影左右缘为界,描出心脏的上下缘,则可测出心脏的面积。也可以以心脏长径(L)和宽径(B_1+B_2)为基础,计算出心脏面积:

实测心脏正面面积(cm^2)=$0.702×/(cm)×(B_1+B_2)$+常数(2.096)

根据身高、体重可按下列公式求得心脏预计面积:

预计心脏正面面积(cm^2)=$0.6207×$身高$(cm)+0.6654×$体重(kg)-常数(42.7646)

实测面积和预计面积的比较,可算出心脏面积增大程度,由此推测心脏增大情况,临床实用中,实测面积和预测面积相差在10%以内者为误差范围。实测较预计面积增大15%~35%,36%~50%以及大于50%者为心脏有轻、中及重度增大。本公式只适用于成人。

(6)心脏体积测量:心胸比率、心脏横径、心脏正面面积测量都是心脏某一径线或投影面积的测量。但心脏为一立体器官,单用一个径线或投影面积来代表心脏体积(容积)的变化,是不全面的,尤其是在二尖瓣疾患者,心脏增大的重要部分为左心房,而左心房居心影正中之后,故心脏虽已有相当程度改变而正位投影阳性所见极为轻微。故这一类患者应用心脏体积测量,更有实际意义。

心脏体积测量是假设心脏为几何椭圆球体,利用测量纵径(L)、宽径(B)和深径(D)三径线计算心脏体积。其基本公式为:

心脏总体积(V)=常数($4/37\pi$)×纵径(L)×宽径(B)×深径(D)

由于身高、体重与个体心脏体积有直接关系。因而采用心脏体积指数可更精确评价心脏大小。

心脏体积指数=心脏体积(V)/体表面积(A)

我国正常男性心脏体积平均值为($669.43±86.24$)ml,女性($567.51±110.74$)ml,男性比女性平均大101.92ml($P<0.001$)。心脏体积指数男性平均值为($390.20±48.22$)ml/m^2,女性($365.43±50.38$)ml/m^2,男性比女性平均大24.72ml/m($P<0.001$)。心脏体积指数正常值上限男性定为460ml/m^2,女性定为430ml/m^2。

上述各种测量方法,在临床实际应用中均不能只看一项测量结果而不顾患者的体型、胸部情况、病史、体征等全面情况而绝对化,只有全面考虑才能做出正确的判断。

(七)食管

胸段食管属后纵隔结构,上与颈段食管相连,下在第10胸椎高度穿过膈肌食管裂孔与腹段食管相续,长约18cm。以主动脉弓和肺静脉为界可分为胸上、中、下段。

食管只有在吞钡时才能观察,正位位于中线偏左,轮廓光滑整齐,管壁伸缩自如,宽度可达2~3cm。左缘可见主动脉弓和左主支气管压迹。左前斜位是观察食管的常用位置,在其前缘可见3个压迹,分别为主动脉弓压迹、左主支气管压迹和左心房压迹。在老年人,食管可随降主动脉纡曲而纡曲。食管的黏膜皱襞表现为数条纤细纵行而平行的条纹状影,与胃小弯黏膜皱襞相连续。

食物靠食管的蠕动从咽腔送至胃,蠕动有2种:第1蠕动波由吞咽动作激发,全程运行,是推进食物的主要动力。第2蠕动波由食物团对食管壁的压迫引起,始于主动脉弓水平。所谓第3收缩波是食管环状肌的局限性不规则收缩性运动,形成波浪状或锯齿状边缘,持续时间短,多发生在食管下段,一般代表不正常的运动形式。多见于老年人或某种病理性改变。

(八)横膈

横膈为一薄层的肌腱膜组织,位于胸腔和腹腔之间,可分左右两叶,各呈圆顶状,其上为胸膜,下为腹膜覆盖。

横膈在正位胸片上向上呈半圆形凸出,轮廓光滑,膈圆顶部靠近内侧。内侧端与心影形成心膈角,外侧逐渐向外下方倾斜与胸壁相交形成锐角,称肋膈角。左膈下因有胃泡及结肠脾曲内气体的衬托,常可显示左膈的厚度和结构。右膈与实质性肝脏相连,不能显示其厚度。侧位片上膈圆顶部靠前,其前部与胸壁形成前肋膈角,后部向下倾斜与后胸壁形成后肋膈角。正常前、后肋膈角均为锐角,后肋膈角低于前肋膈角。膈的位置因体型、体位而异,并随呼吸运动而变化。后前立位胸片,右膈顶一般位于第6肋骨前端平面。矮胖体型者膈位置较高,可在第5肋骨前端平面,瘦长体型者较低,可达第7肋骨前端。右膈通常比左膈高1~2cm,少数人右膈比左膈高3cm,或两侧在同一平面上。立位时,膈肌位置最低,仰卧位稍高。深吸气横膈下降,深呼气上升。侧位胸片,两侧膈影相互重叠,识别的方法为:①膈顶下有胃气泡和结肠脾曲气体影像的一侧为左膈;②接近X线片的一侧横膈及后肋膈角通常位于上部,其轮廓常较清楚;③若一侧膈明显高于对侧,于侧位片上该侧膈也位于上部;④侧位左膈前1/4~1/3与心尖部紧密接触,其间无含气肺对比而不能显示,但其中、后部无心影相重则可显示,由此可知此为左膈。

平静呼吸时,横膈运动幅度为1~2.5cm,深呼吸时为3~6cm。两侧膈的活动度大致对称。横膈的正常变异有:①局限性膈膨升:由于膈肌的部分肌束较短或较薄弱,张力不均,常在右膈前内侧部出现一个向上的半圆形凸起,即为局限性膈膨升;②双穹窿膈:由于膈较长的肌束强有力的收缩,使膈肌出现两个半圆形凸起,即双穹窿膈,两穹窿之间有一浅沟;③波状膈:膈肌由于多个不同的肌束收缩,使膈肌形成3~4个孤形凸起,边缘互相重叠,呈波浪状,称波状膈;④梯状膈:由于膈肌附着于各肋骨前端的膈肌面,在深吸气时受肋骨的牵拉,呈梯状排列,类似多个小三角形影。在弥漫性肺气肿患者中易显示,勿误为膈粘连。以上形态改变均在深吸气时明显,不是病态。

三、胸部病变的基本 X 线表现

胸部疾病种类繁多,病理变化各不相同,其所形成的X线影像也有一定差别。但病因不同的疾病在病理发展过程中的影像表现可以相同。因此,同一种影像可见多种不同的疾病,这种为许多疾病所共有的影像称为病变的基本X线表现。

(一)支气管改变

支气管改变包括管腔狭窄和阻塞,其原因分为腔内病变阻塞、腔外病变压迫和管壁本身病变三类。腔内阻塞的因素有腔内新生物、异物、分泌物、凝血块或肉芽组织增生等,腔外因素有肿大淋巴结、肿瘤压迫管腔所致,管壁本身病变有支气管先天性狭窄、管壁肿瘤浸润、痉挛和水肿等。不完全性阻塞可形成阻塞性肺气肿;完全性阻塞引起阻塞性肺不张。

1.阻塞性肺气肿 阻塞性肺气肿系肺组织过度充气体而膨胀的一种状态。支气管的不完全阻塞产生活瓣作用:吸气时,管腔稍有扩张,空气可吸入肺泡内,呼气时管腔略变窄,肺泡内空气不能完全呼出,则肺泡内残留气体逐渐增多,形成阻塞性肺气肿。气肿部分容积增大,肺间质变薄,血流减少,肺泡壁弹性消失。过度膨胀和随之产生的肺泡壁供血障碍或并发感染,可导致肺泡壁破裂。同时肺容积增大可使周围组织发生推压、移位。末梢细支气管远侧肺组织的肺气肿,为小叶性肺气肿或泡性肺气肿。肺泡过度膨胀致肺泡壁破裂气体进入肺间质时,称为间质性肺气肿。多个肺泡壁破裂可合并成较大的含气腔,称为肺大疱。小叶性肺气肿根据侵及的部位又可分为小叶中心型和全小叶型肺气肿。前者主要累及肺小叶中心区,包括扩张的呼吸性细支气管;后者累及整个肺小叶。

阻塞性肺气肿根据受累范围不同可分为以下3种:

(1)局限性肺气肿:由较小支气管阻塞引起。X线表现为局部透亮度增高,肺纹理减少或消失。其范围取决于支气管阻塞的部位。较小范围者一般只有肺野的变化而无胸廓和膈肌的改变。局限性肺气肿可为早期支气管肿瘤的表现,发现后应作进一步检查以确定病因。

（2）一侧性肺气肿：由于一侧主支气管狭窄和阻塞所致。在透视下有以下特点：呼气时健侧肺含气量减少，患侧肺气体则不能完全呼出，残留气体增加，表现为患侧肺透亮度增高，并推移纵隔向健侧移位；吸气时两肺充气，纵隔恢复原来的位置。如此来回往返称为"纵隔摆动"。这是诊断一侧性严重肺气肿的重要 X 线征象。

（3）弥漫性肺气肿：阻塞部位多发生在细气管，可继发于许多慢性肺部疾病，以慢性支气管炎，支气管哮喘及肺尘埃沉着病等多见。轻度弥漫性肺气肿，特别是小叶中央型肺气肿，X 线诊断有一定限度。较严重者 X 线表现比较明显：①胸廓呈桶状，前后径增加，肋间隙增宽，肋骨走行变平；②两肺透亮度增高，外周肺纹理稀疏、变直和纤细；③纵隔变狭长，心影垂直呈泪滴状；④横膈低位，膈顶变平，肋膈角增大，膈肌活动度减低。这些表现反映了肺部气量和残气量的增加，是阻塞性肺气肿的重要 X 线征象。

肺大疱是多个肺泡壁破裂合并成较大的含气腔。X 线表现为单个或多个大小不等的圆形或椭圆形局部透亮区，壁薄，局部纹理消失。成人进行性巨大肺大疱又称肺消失综合征。

2.阻塞性肺不张 系支气管完全阻塞后，部分或全部肺组织无气导致肺不能膨胀，容积缩小（萎陷）。

支气管完全阻塞后，肺内的气体多在 18～24h 内被肺循环血液吸收，肺叶萎陷，同时肺泡内亦可有一定量的液体渗出。渗出物除渗液外，还有一定量的细胞，故这种肺不张实际上是伴有肺收缩的炎性实变。

X 线表现为局部肺野密度增高影。由于肺容积缩小，其所占据的空间由附近组织充填，周围器官和组织发生位置、形态和大小的变化，故有纵隔移位、胸廓塌陷、肋间隙变窄、患侧膈肌抬高及邻近肺组织代偿性肺气肿等变化。肺不张的范围不同，X 线表现亦不一样，可有以下几种表现：

（1）小叶性肺不张：由多数小叶或末梢细支气管的黏液阻塞所致。多见于支气管哮喘和支气管肺炎。X 线表现为多发性斑点状或小片状密度增高阴影。

（2）肺段不张：为肺段支气管阻塞所致。单纯肺段不张，X 线表现为三角形致密阴影，基底向外、尖端指向肺门，肺段体积缩小。但中叶内段不张表现较为特殊，正位显示为三角形致密阴影，尖端向外而基底向内与右心缘重叠；侧位致密影位于中叶前下方。单纯肺段不张较少见，常同时合并邻近肺段的肺不张、代偿性或阻塞性肺气肿或炎性浸润等改变。

（3）肺叶不张：由肺叶支气管完全阻塞所致。一般表现为肺叶体积缩小，密度增高且均匀，叶间裂呈向心性移位。邻近肺叶可出现代偿性肺气肿，纵隔可有不同程度向患侧移位等征象。

（4）一侧性肺不张：为一侧主支气管完全阻塞所致。X 线表现为一侧肺野呈均匀一致的密度增高影，纵隔向患侧移位，患侧膈肌升高、胸廓塌陷、肋间隙变窄。透视下，吸气时纵隔向患侧移位更为明显，这是因为健侧代偿性肺气肿在吸气时，肺内压力进一步增加造成，患侧膈肌和心缘与不张肺均分界不清。

（二）肺部改变

肺部 X 线表现和其大体病理解剖密切相关，影像的形态实质上为大体病理改变的反应。

1.渗出与实变 当机体有炎症因子刺激时，血管内的一些蛋白质、液体和炎性细胞（通称为炎性物质）就会通过血管内皮间隙至炎症区，这个过程叫渗出，由此引起的病变为渗出性病变。在胸部影像学中，渗出多特指炎性物质渗出至肺泡内。实变在大体病理上为肺泡内的空气被病理性液体（包括炎性渗出液、血液及水肿液）或病理性组织所代替。肺实变包括肺渗出。肺部发生急性炎症（肺炎或肺结核等）时，含气肺泡腔被渗出的炎性渗出液和炎性细胞等充满，肺组织就产生渗出性实变。肺出血和肺泡性肺水肿也可出现类似于渗出的肺实变。X 线表现均为片状密度增高阴影，密度均匀淡薄，边缘模糊，与正常肺组织分界不清。病变阴影的大小代表肺实变的范围，可为大片状、小片状，或为小叶性和大叶性。病变数目可以为单一的片状或多数小片状影。小片状影随病变的发展可融合成大片状，其靠近肺门时，内可见含气的支气管分支，称支气管气像。当实变占据整个肺叶或肺段时，则边缘可变得锐利。浆液渗出为主的肺炎肺实变较轻,X线表现为密度较淡的边缘模糊阴影;脓性渗出物为主的肺实变较重,其影像密度较高;以纤维素渗出为主的肺实变最重,影像密度最高。

渗出性实变一般经治疗后1~2周内可吸收,肺出血或肺泡性肺水肿其演变较炎症性实变迅速,经适当治疗后,可在数小时或1~2d内完全消失。

2.增殖　增殖性病变为肺的慢性炎症反应,在肺泡内形成肉芽组织。由于病变多局限于腺泡内,呈结节状,故亦称腺泡结节状病变。其病理特点是以单核细胞、网织细胞及结缔组织增生为主。X线表现为密度较高、边缘清楚的腺泡结节状或梅花瓣状阴影,病灶与正常肺组织分界清楚、大小在数毫米范围内,一般为多个同时出现,没有融合趋势,即使多个病灶聚集在一起时,各个病灶的界限也较分明。增殖性病变多见于慢性炎症和肺结核病。

3.纤维化　肉芽组织被纤维组织所代替或被纤维组织所包围时,称为纤维性病变。肺纤维化分为局限性和弥漫性。前者是肺部病变的一种修复愈合的结果,常见于吸收不完全的肺炎、慢性肺脓肿和肺结核等;后者可有胶原结缔组织疾病、肺尘埃沉着病、慢性支气管炎等引起。由于病变范围和程度不同,其X线表现有以下3种:

(1)少量纤维化:病变范围较小,对肺功能影响不大。X线表现为在肺上部出现边缘清楚的索条状阴影,密度较高且僵硬,粗细不均,走行不规则。

(2)团块状纤维化:多见于病变范围较大的瘢痕性肺膨胀不全(肺硬化)。病变被纤维组织代替后,收缩形成密度高边缘清楚的块状阴影,其内可见密度更高的索条状影,也可出现由支气管扩张形成的低密度影。周围器官可被牵拉移位,导致纵膈、气管向同侧移位。局部胸廓塌陷,肋间隙变窄,肺门上提或下移等改变。

(3)弥漫性纤维化:病变范围广泛,以累及肺间质为主,X线表现为不规则索条状、网状或蜂窝状密度增高影,自肺门向外延伸至肺外带。在网状影像的背景上也可有多数弥漫的颗粒状或小结节状影。此型对肺功能影响较大。

4.钙化性病变　钙化是钙盐沉积于组织的退行性变或病变坏死区内。组织破坏后,局部分解出较多的脂肪酸,导致酸碱度的变化,钙离子则以磷酸钙或碳酸钙的形式沉积下来。钙化可为病变愈合的一种表现,多见于肺或淋巴结干酪样结核灶的愈合。某些肿瘤组织内或囊肿壁也可发生钙化,如肺错构瘤、肺棘球蚴病及组织胞浆菌病等。肺尘埃沉着病时肺门淋巴结,肺内转移性骨肉瘤均可发生钙化。另外,甲状旁腺功能亢进,由于钙磷代谢障碍引起血钙增高,也可在肺内发生钙质沉着。

钙化的X线表现为高密度影,边缘锐利,形状不一,可为斑点状、块状或球形,呈局限性或弥漫性。肺内愈合的结核灶多位于两肺上野,形态不一,常伴有肺门淋巴结的钙化。错构瘤钙化可为爆玉米花状。周围型肺癌的钙化呈单发点状或局限性多发颗粒状。肉芽肿则往往为中心性钙化或层状钙化。肺泡微石症为砂粒状弥漫性钙化。血行播散型肺结核、骨肉瘤肺转移或组织胞浆菌病常表现为多发性结节状钙化。

5.空洞与空腔　空洞为部分肺组织坏死、液化经引流支气管排出后所形成。常见于肺脓肿、肺结核干酪样坏死、肺癌及某些肺真菌病等。空洞可分以下3种类型。

(1)虫蚀状空洞:常见于干酪样肺炎。病理改变为肺组织大片干酪样坏死迅速溶解而形成。常多发,较小,形态多样,边缘不规则,无明显的洞壁,故又称无壁空洞。X线表现为大片状致密阴影中出现多个较小的透亮区,似虫蚀样或蜂窝状。

(2)厚壁空洞:空洞壁厚度在3mm以上,内壁光滑或不光滑,其内可有或无液平面。液平面的出现是诊断空洞的指征,且是衡量支气管引流状况的标志。厚壁空洞常见于肺脓肿、肺结核、周围型肺癌等。结核性空洞常无或仅有少量液体,而肺脓肿的空洞内多有明显的液面。恶性肿瘤的空洞,洞壁内缘由于肿瘤组织的坏死脱落和增生而常凹凸不平,洞壁厚薄不均。

(3)薄壁空洞:空洞壁厚度在 2~3mm 以下,由薄层纤维组织及肉芽组织构成,X线表现为边缘清楚,内壁光滑,形状较规则的圆形或椭圆形透亮区,其内较少有液平面。多见于肺部慢性炎症,如肺结核、慢性肺脓肿等。

空腔是由于肺内腔隙的病理性扩大而形成,如肺大疱、含气肺囊肿等。空腔的 X 线表现与薄壁空洞近似,但囊壁更薄,一般腔内无液平面,周围无肺实变和炎性反应。囊状支气管扩张亦属空腔性病变,其中可见液平面,周围可有炎性实变。

6.肿块　肺内的良恶性肿瘤和某些非肿瘤性病变(结核球及炎性假瘤等)均可形成肿块性病变。良性肿瘤(错构瘤、腺瘤及发生于间叶组织的良性肿瘤等)生长慢,多有包膜,很少发生坏死。X线显示为边缘锐利清晰光滑的球形块影。肺含液囊肿的 X 线表现与良性肿瘤不易区别,但含液囊肿可随深呼吸而有形态的变化。恶性肿瘤因无包膜、呈浸润性生长、且生长不均衡。X 线表现为边缘不甚规则的球形或团块状影,多有短毛刺和分叶或脐凹征。有些肺癌(如鳞癌)较易出现坏死,形成癌性空洞,空洞多为偏心性,内壁凹凸不平。继发性肺肿瘤是指各种转移性肿瘤。由血行或淋巴道转移至肺的转移瘤,大多表现为多个大小不等的结节状或球形阴影,密度较均匀。但单发的转移瘤从形态上艰难与良性肿瘤区别。

非肿瘤肿块常见于炎性假瘤、结核球和肺内囊性病变等,X线表现均呈密度增高的块状阴影,密度均匀或不均匀,边缘可清楚规则或呈长毛刺分叶状的影像。

7.肺间质病变　是指主要分布于支气管、血管周围、小叶间隔及肺泡间隔等肺间质的弥漫性病变,而肺泡内没有或仅轻微累及。感染(包括细菌、病毒和真菌)、癌性淋巴管炎、早期粟粒性肺结核、寄生虫病、组织细胞病 X、肺尘埃沉着病、结缔组织病、特发性间质纤维化及间质性水肿等均可发生肺间质性改变。X 线表现为索条状、网状、蜂窝状及广泛小结节状影。有时网状影与小结节状影同时存在。诊断需结合临床病史和其他检查。

(三)胸膜改变

1.胸腔积液　是指病理状态下胸膜腔内液体量增加。病因不同其性质也不一样,如淋巴液回流受阻产生的乳糜液;炎性疾病时的渗出液;心力衰竭产生的漏出液;脓胸时的脓液;血胸时的血液等。x 线检查只能确定有无积液及其程度,不能区别其性质。积液可呈游离状态,也可局限于胸腔某处形成局限性胸腔积液,如叶间积液、包裹性积液等。

(1)游离性胸腔积液:依积液量不同而表现不同:

①少量积液:液体在 200ml 以下时,常聚积于后肋膈角内,常规后前位 x 线检查不易发现,需站立身体向患侧倾斜 60°或患侧向下的侧卧水平投照,方可发现液体沿患侧胸壁的内缘形成一窄带状的均匀一致的密度增高影。液体量在 2.0ml 以上时,正位可见肋膈角变浅、变钝。透视下液体可随呼吸及体位改变而移动,借此可与肋膈角胸膜增厚粘连区别。

②中等量积液:指液体聚积于胸腔下部肺的周围,立位 X 线阴影覆盖膈顶,上缘可达第 4 前肋水平。X 线表现为肺下野呈均匀一致的密度增高阴影,膈影不清,其上缘为外高内低的弧形边缘。此弧形边缘为游离性胸腔积液的特征性 X 线表现,这是由于胸腔内的负压状态、液体的表面张力、肺组织的弹性、液体的重力及液体在胸腔内的虹吸作用等多种因素所致。实际上液体的上缘是等高的,但因液体聚积于肺野下部的胸腔内,上薄下厚,胸腔外侧在 X 线上处于切线位,液体厚度最大,故阴影显示为下部和外侧密度较高,上方及内侧密度较淡,而膈面完全被液体遮盖。

③大量积液:指液体聚积于胸腔达中肺野以上,立位 X 线阴影上缘高出第 4 前肋水平,有时可达第 2 前肋间。X 线表现为患侧呈广泛性、均匀一致的密度增高影,患侧胸廓饱满,肋间隙增宽,纵隔、心脏向健

侧移位,膈肌下降。左侧大量胸腔积液因胃泡及结肠脾曲内的气体对比,易于显示低位膈肌影;而右侧膈肌因其上的液体与其下肝脏均属软组织密度,故不能分辨。必须指出,大量胸腔积液压迫肺组织而引起肺不张时,纵隔、胸廓和膈肌的改变即不明显。

(2)局限性胸腔积液

①叶间积液:是指液体局限于叶间裂内。发生在斜裂内的叶间积液,可局限于斜裂的上部或下部,正位上呈大片状边缘模糊的致密影,侧位和斜位表现为边缘清楚、密度均匀的梭形阴影,两端呈细长尖形,长轴与叶间裂的方向一致。发生在横裂内的叶间积液,在正、侧位上均表现为边缘锐利清晰的梭形阴影。但叶间裂积液量较小时,表现为带状密度增高影;积液量多时,可呈圆球形,部分游离性胸腔积液进入叶间裂时往往位于斜裂的底部,呈尖端向上的三角形阴影。

②包裹性积液:是因胸膜壁层和脏层粘连,积液局限于胸腔内某一部位。多数由化脓性胸膜炎引起,少数可为一般炎性渗液或血胸所致。多发生于侧后胸壁,前胸壁及肺尖部较少见。积液中央部最厚,周围渐薄,X线切线位投照时,表现为向肺野凸出的半圆形或梭形均匀致密影,边缘光滑锐利。基底较宽紧贴胸壁。如不为切线位投照,则表现为一片密度增高的阴影,边缘模糊不清,此时须与肺内病变鉴别。

③肺底积液:是指聚积于肺底与膈肌之间的胸腔积液。常为单侧性,以右侧较多见。站立正位上表现很似患侧膈肌升高,"膈肌"顶的最高点在外侧 1/3 处(正常膈肌顶最高点在内 1/3 处)。侧位表现为前后肋膈角变钝。当 X 线检查发现有形似"膈肌抬高"阴影而疑有肺底积液时须采取下列检查方法进一步观察:a.立位:身体向患侧倾斜 60°,可使一部分肺底部液体流向外侧胸腔,而出现游离性积液的征象;b.患侧卧位水平投照:液体流入侧胸腔表现为沿胸腔侧壁呈均匀一致的条带状密度增高影;c.仰卧前后位:患侧表现为弥漫性、均匀一致性的密度增高,所谓的"膈肌抬高影"消失,真正的膈肌影清晰可见。

④纵隔胸膜腔积液:指局限于纵隔胸膜腔的胸腔积液,常与广泛性胸腔积液或其他部位的胸腔积液并存,单纯的纵隔胸膜腔积液的诊断往往较困难。液体可聚积于前、后、上、下各个纵隔旁腔隙,或单独存在于其中一个腔隙。前上纵隔积液以右侧多见,正位显示右上纵隔旁三角形阴影,外缘平直或略向纵隔面凹进,下端止于横裂处,与横裂成锐角,须注意和胸腺增大区别。上纵隔积液亦可呈长条形。前下纵隔积液可凸出于心影旁,颇似心脏扩大或心包积液,侧位相当于纵隔之前或后部呈均匀一致边缘模糊的致密阴影。后纵隔脊柱旁区的纵隔积液,正位显示为一片密度较淡,边缘模糊阴影,但当转到侧后斜位,X线方向与积液边缘一致时,即清楚地显示积液的边缘,表现为沿脊柱旁的三角形或带状影,类似椎旁脓肿或扩张的食管。各部位的纵隔胸膜积液立位 X 线上均表现为阴影下部较宽,上部较薄,此是因积液的重力关系。

2.气胸和液气胸

(1)气胸:是指空气进入胸膜腔内。其途径有:①壁层胸膜的破裂,如胸壁穿通伤、胸部手术或穿刺均可引起;②脏层胸膜的破裂,如邻近胸膜脏层的肺大疱、肺气肿破裂、肺结核或其他肺部感染引起的肺组织坏死而使脏层胸膜溃破、气体进入胸膜腔内。

空气进入胸膜腔后改变了胸膜腔内原来的负压状态,空气压迫肺组织而使其向肺门处萎陷。若胸腔内气体少,胸腔内气体的压力小于大气压,病侧的正常肺组织虽然受压可有部分萎缩,但在呼吸时仍有轻度的扩张和收缩功能。当胸膜破裂成活瓣作用时,患侧胸腔气体只进不出,或进入的多排出的少,于是胸腔内压力逐渐增加甚至超过大气压,形成张力性气胸,造成纵隔向健侧移位,影响肺的循环和呼吸功能。此外,如胸壁或支气管胸膜瘘引起的气胸,使胸膜腔与空气之间存在着持久性的通道,空气可自由地进入,形成开放性气胸,胸膜腔内的压力与大气压相等,当纵隔不固定(无纵隔胸膜粘连)时,每次呼吸均可见纵隔摆动。

气胸的 X 线表现为肺被气体压缩,于壁层与脏层胸膜之间形成气胸区,此区无肺纹理。由于气胸区透亮影的对比,被压缩肺表面的脏层胸膜显示为一纤细的边缘影像。肺组织被压缩的程度与气量多少直接相关。少量气胸时,气胸区呈线状、带状,于深呼气相显示较清。大量气胸时,肺被压缩于肺门周围呈一块状密度增高影,很似肺门肿块,纵隔向健侧移位,患侧膈肌下降,肋间隙增宽。而健侧肺血流量增加、呈肺充血表现,并有代偿性肺气肿。胸膜壁层与脏层之间有广泛粘连时形成局限性气胸。开放性气胸可引起纵隔摆动。张力性气胸纵隔明显向健侧移位,造成健侧肺组织受压,可形成纵隔疝,患侧肋间隙增宽,膈肌下降变平。在压力非常高时,可使膈肌向下弯曲,伴有矛盾运动。

(2)液气胸:是胸膜腔内同时有积液和积气。可见于胸部外伤、胸部手术后、胸腔抽液带入的气体;也可为气胸存在已久出现的胸膜渗出液或肺内疾病破入胸膜腔或胸腔积液破入支气管时产生液气胸。液气胸可呈游离状态,也可有胸膜粘连而形成局限性或多房性液气胸。在立位 X 线检查时,可见横贯一侧胸腔的液平面,其上方为透亮的空气影、内侧为受压的肺组织边缘,液平面以下为致密的液体影。当改变体位时,液平面始终保持和地面平行。仰卧位检查时,则不能见到液平面。

3.胸膜增厚、粘连和钙化　由于胸膜炎或胸腔积液引起纤维蛋白沉积于胸膜表面或有肉芽组织增生,可致胸膜增厚。两层胸膜粘连在一起称为胸膜粘连。发生钙盐沉积即为胸膜钙化。胸膜增厚与粘连二者常并存,经过相当时间后可逐渐吸收减少,轻者可完全消失。

胸膜增厚可为局限性或广泛性。局限性胸膜增厚及粘连,常见于肋膈角处,X 线表现为肋膈角变浅、变钝,横膈穹窿变平直,透视下可见膈肌活动受限或固定。广泛性脏层胸膜增厚 X 线表现为患侧肺野呈广泛性、均匀密度增高影,在侧胸壁内缘和肺野之间可显示一带状边缘锐利清楚的致密阴影,胸廓塌陷,肋间隙变窄,纵隔向患侧移位,脊柱侧弯,膈肌上升,膈运动微弱或消失。可伴有支气管扩张,并可影响肺功能。胸膜钙化常和胸膜增厚及粘连同时存在;X 线表现形态不一,可呈不规则的斑点状、线状、条状或片状密度与骨近似的致密阴影,有时包绕肺组织周围呈甲壳状,它与骨性胸壁有一透亮间隙相隔。

(四)纵隔改变

1.纵隔形态的改变　纵隔可因其本身的病变或胸腔内其他病变的影响而发生形态变化。包括纵隔局限性或普遍性增宽和变窄。

(1)纵隔增宽:

①局限性突出:常见于纵隔肿瘤,也可见于脓肿、纵隔血肿。多表现为较局限的肿块突出,可呈圆形、半圆形或分叶状。多数纵隔原发性肿瘤向一侧突出。恶性淋巴瘤常向两侧突出;胸内甲状腺肿块,在纵隔肿瘤中它的位置最高,可向一侧或两侧突出,透视下肿块随吞咽动作上、下移动;畸胎类肿瘤常位于前纵隔的中下部,多突向一侧,有的其内可见牙齿或骨块影;脓肿常向一侧突出;血肿为上纵隔局限性增宽,边缘平直清晰。

②两侧普遍性增宽:多见于纵隔的急性或慢性炎症和纵隔脂肪沉积等。表现为纵隔普遍性向两侧增宽。炎症边缘模糊,纵隔脂肪沉积边缘平直清晰。

(2)纵隔变窄:较少见,主要见于两肺慢性弥漫性肺气肿,双侧胸腔内压增加,可使纵隔受压变窄,心脏呈垂直形。

2.纵隔位置的改变　纵隔位置的变化与两侧胸腔内压力密切相关,一侧胸腔内压增高或降低,或两侧胸腔内压力失去平衡,均可使纵隔受压或牵拉发生偏移、纵隔摆动以及形成纵隔疝。一侧胸腔积液、气胸、肺内巨大肿瘤、一侧性肺气肿及一侧横膈明显升高等推压纵隔向健侧移位。一侧广泛性胸膜增厚及粘连、肺不张、肺广泛纤维化及肺叶或全肺切除术后等,纵隔向患侧移位。支气管内异物引起一侧主支气管不完全阻塞时,两侧胸腔压力失去平衡,呼吸气过程中纵隔发生左右移动,即为纵隔摆动。一侧胸腔内压力明显高于对侧时,除纵隔向对侧移位外,同时伴有部分肺组织和纵隔胸膜通过纵隔的生理薄弱点进入对侧胸腔,称为纵隔疝。疝入的部位多在前上及后下纵隔的薄弱区。常见于一侧张力性气胸、大量胸腔积液、巨大肺大疱及肺切除术后的代偿性肺气肿等,X 线表现为在对侧胸腔近脊柱缘可见疝入的肺组织或胸膜阴影。

3.纵隔气肿　气体积聚于纵隔内称为纵隔气肿。其原因较多,常见于颈部、纵隔、心脏、食管及肺部的手术或外伤后,也见于肺气囊、肺大疱或空洞破裂时,气体进入肺间质,形成间质性肺气肿,继而空气沿支气管、血管周围的间隙进入纵隔内。在后前位胸片上,纵隔气肿表现为纵隔两侧边缘的条状或带状影;侧位片显示胸骨后透亮度增大。纵隔器官的轮廓特别清楚。常与气胸及皮下气肿并存。

(五)心脏大血管的改变

心脏大血管病变时,常可引起其大小、形态及搏动等改变,X 线检查可根据这些改变间接地推测病变的部位、性质和程度。虽不能直接显示病灶本身,但通过分析 X 线检查中获得的资料,对一些具有特征性改变的病变,可以得到明确的诊断,对另一些复杂的病变也能提供一些重要的依据,以便作进一步检查或留作随访对照。

1.心脏房室增大　房室增大是诊断心脏大血管疾患的重要征象。引起房室增大的因素有 3 个:①容量负荷又称前负荷增加,指各种原因造成的血容量增加。如主动脉瓣关闭不全及房间隔缺损分别导致左心室或右心房室的扩张,继发腔壁肥厚。②阻力负荷又称后负荷增加。如主动脉瓣及肺动脉瓣狭窄,为克服阻力首先导致左或右心室壁的肥厚,继之引起左或右心室的扩张。③心肌疾患,如扩张型心肌病或左、右心衰竭,由于泵血功能低下心腔血搏出量减少,导致左右心腔扩张及不同程度的肥厚。心房肌壁薄,上述因素主要引起房腔的扩张;心室肌壁较厚,向心性肥厚阶段心室无增大,及至室腔扩张后平片上才有相应的表现。X 线上不能区分肥厚与扩张,常统称为增大。

(1)左心房增大:左心房居心脏后上方,其后缘及左缘与食管和左主支气管相邻。由于其解剖的空间关系,左心房增大一般首先向后向上,继之向左、向右膨凸。

①后前位:左心房早期向后增大时,心轮廓不发生改变,但在心底部出现圆形或椭圆形密度增高影,与右心房重叠,形成双房影。向上增大,高仟伏照相可见左主支气管上举,气管分叉角度开大。左心房耳部增大、膨凸时,可在左心室段与肺动脉之间出现第 3 弓,使之左心缘有 4 个弓。左心房向右增大明显时可超过右心房边缘,在心右缘两弓之间又出现一弓影。

②左前斜位:心后缘上部左心房段隆凸,与左主支气管问的透明带消失,明显者可向上后方推压左主支气管,使其变窄或移位。

③右前斜位或左侧位:吞钡检查食管中下段局限性向后压迫移位,是最敏感的征象,也是左心房增大分度的主要依据。仅有食管前缘压迹者为轻度增大;压迹伴后移超过胸椎前缘者为重度;二者之间为中度。

左心房增大的主要原因为二尖瓣病变、左心室衰竭和一些先天性心脏病,如动脉导管未闭、室间隔缺损等。

(2)右心房增大:右心房位于心脏的右下方偏后,增大首先向右前上方,继之向后下方膨凸。

①后前位:右心房段向右上方膨凸,弧度延长,与升主动脉的交接点上移,右心房高度大于心脏高度的一半,最突点位置较高,常伴有上、下腔静脉扩张。

②左前斜位:心前缘上段向上或下膨凸,与其上方的升主动脉夹角变小,与其下方的右心室段构成"成角现象"。

③右前斜位:心后缘下段可呈圆弧状膨凸。

右心房增大可见于右心衰竭、房间隔缺损、三尖瓣病变和肺静脉异位引流等。

（3）左心室增大：左心室位于心脏左后方，仅少部分靠前与右心室相邻，其左下端构成心尖部，部分后壁坐于膈肌上。左心室增大一般先向左下，继之向后膨凸。

①后前位：左心室段延长向左下膨凸，心尖部左下移，相反搏动点上移，为左心室增大的早期征象。

②左前斜位：心后缘下段向后下膨凸、延长，明显者后缘超过胸椎前缘。深吸气下透视见室间沟向下、前移位。

③左侧位：心后食管前间隙消失，心后间隙变窄。心后缘若超过下腔静脉后缘 1.5cm，可认为左心室增大。

左心室增大常见的原因为原发性高血压、主动脉关闭不全或狭窄、二尖瓣关闭不全及部分先天性心脏病如动脉导管未闭等。

（4）右心室增大：右心室居前略偏左，约占心前缘面积的 3/4，后前位不参与心缘的构成。增大时一般先向前及左上，继之向右及后膨凸。

①后前位：心尖上翘、圆凸，肺动脉段饱满、凸出，相反搏动点下移，有时可见肺动脉段下的圆锥部膨隆。

②左前斜位：右心室段向前膨凸，使之心前间隔缩小或消失，室间沟向后上移位，心膈面增宽。左心室段被推向后上翘，凸点仍居中，勿误认为左心室增大。

③右前斜位：心前缘圆锥部丰满，为右心室增大的早期表现，明显增大时，心前缘下段向前膨凸。

④左侧位：心前缘下段前凸，与胸骨的接触面增大。

右心室增大的常见原因有二尖瓣狭窄、慢性肺源性心脏病、肺动脉狭窄、肺动脉高压、心内间隔缺损和法洛四联症等。

（5）心脏普遍性增大：在大多数心脏疾病中最后均能导致多个心腔增大。由心脏代偿功能不全所致的心脏普遍性增大，其增大的程度并不均等对称，可根据增大较明显的房室推断疾病性质。另一种是心肌本身损害或某些全身性疾病影响心脏，心肌软弱无力，则心脏均等对称增大，如中毒性心肌炎、严重贫血等。

①后前位：心影向两侧增大，心横径显著增宽。

②右前斜位和侧位：心前间隙和心后间隙无缩小，食管普遍受压后移。

③左前斜位：支气管分叉角度增大，气管后移。

2.主动脉改变

（1）主动脉屈曲延长：后前位片上升主动脉向右弯凸，主动脉结高达或超过胸锁关节，或明显向左突出，降主动脉向左弯凸或进而呈 s 形弯曲，先向左再弯向右，于膈上再弯向左。高仟伏照片可在心影中窥见其弯曲走行的全貌。左前斜位片上升主动脉影向前弯凸，主动脉窗开大，降主动脉向后弯凸，其下段反而前凸。右前斜位食管受主动脉牵拉而弯曲，主动脉结压迹加深、上移。

（2）主动脉扩张：可分为局限、节段及普遍性。囊状扩张易于辨认，普遍性者有时难以区分为解剖变异或病变。

（3）主动脉壁钙化：以弓部及弓降部最常见。X 线上表现为主动脉影密度增加；或管壁有壳状或线状钙化影。主动脉瘤、大动脉炎及主动脉粥样硬化均可有此征象。

（4）主动脉位置改变：升主动脉和降主动脉的位置可以左、右对换，主动脉结可以在右侧，也可以有双主动脉结，这些都见于先天性发育畸形。此外，胸廓、脊柱和胸腔内结构的畸形或病变也可造成其位置的改变。

3.肺循环异常 心脏和肺循环密切相关，任何心脏疾病发展到一定阶段都会出现肺循环的异常。因此，它的种种表现也是心血管疾病 X 线诊断的另一重要依据。

（1）肺血减少：亦称肺缺血，为肺动脉血流量的减少。常见于右心排血受阻或肺动脉及其分支的阻塞性病变，如先天性心脏病肺动脉闭锁、法洛四联症等。主要 X 线表现为：①肺动脉血管纹理变细、稀疏，肺静脉亦呈相应的缩小；②肺门动脉缩小，肺动脉段可凸出，平直或凹陷；③肺野透明度增加；④肺血减少严重者有时正常肺门动脉影消失，代以较粗乱的纹理，肺野内纹理亦呈网状结构，为来自体动脉的侧支循环，切勿误作肺血增多。

（2）肺血增多：肺动脉血流量增多，也称肺充血。常见于左向右或双向分流畸形及心排血量增加的疾患，如房、室间隔缺损及动脉导管未闭；甲状腺功能亢进、肺源性心脏病的高排血状态及体动静脉瘘等。主要 X 线表现为：①肺动脉纹理增多、均匀增粗，肺静脉亦呈相应的扩张；②肺动脉段凸出，肺门动脉扩张（右肺门成人超过 1.5cm，儿童超过胸锁关节水平气管横径）；③扩张血管边缘清楚，肺动脉段及两肺门动脉搏动增强，即"肺门舞蹈"；④肺野透明度正常。

（3）肺淤血：指肺静脉回流受阻，血液淤滞于肺内。常见于二尖瓣狭窄和左心衰竭。长期肺静脉压升高，肺小动脉发生痉挛、收缩，久之，肺动脉压亦升高，右心室负担加重，引起肥厚和扩张。X 线表现为：①肺静脉普遍性扩张，肺血管纹理增多；②上、下肺静脉管径比例失调（上肺静脉≥下肺静脉）；③肺门及血管纹理模糊；④肺野透明度减低。

（4）肺水肿：指毛细血管内液体大量渗入肺间质和肺泡内。分为间质性和肺泡性肺水肿。

①间质性肺水肿：多为慢性，是左心衰竭引起肺静脉和毛细血管高压所致，也是肺淤血进一步发展的结果。常无症状，X 线表现为：a.肺淤血表现。b.各种间隔线即 Kerley A、B、C 线。其中 B 线较多见，为长 2～3cm、宽 1～3mm 的水平线，最多见于肋膈角区，为水肿液贮积而增厚的小叶间隔与 X 线呈切线时的投影。A 线是自肺野外围斜行引向肺门的线状阴影，长 5～6cm，甚至可达 10cm 以上，宽 0.5～1mm，不分支，不与支气管和血管走行一致，多见于上叶。为增厚的小叶间隔互相连接在同一面上的切线投影。c.X 线较少见，呈蜂窝状，主要见于肺底，乃肺泡间隔水肿增厚后肺泡剖面的投影；可伴有胸膜下和胸腔的少量积液，表现为叶间胸膜增厚和（或）肋膈角闭塞。

②肺泡性肺水肿：常与间质性肺水肿并存，由于毛细血管压升高、胶体渗透压下降或毛细血管通透性增加所致。可见于尿毒症、大量毒性物质吸入和急性左心衰竭患者。急性可表现呼吸困难和有大量泡沫痰；慢性症状不明显。X 线表现为一侧或两侧肺内边缘模糊的斑片状阴影，以内、中带为多见，严重者两肺大片影聚集于肺门区周围，构成所谓"蝶翼状"阴影。

（5）肺循环高压：肺动脉和（或）肺静脉高压，统称为肺循环高压。肺充血，肺血流量增加引起者称为高流量性肺动脉高压；肺小血管和毛细血管痉挛、狭窄所致肺循环阻力增高而引起者称为阻塞性肺动脉高压。肺静脉高压后期，可继发肺动脉高压。

①肺动脉高压：收缩压和平均压分别超过 4、2.7kPa（30、20mmHg）即为肺动脉高压。是由于右心排血量和（或）肺小动脉阻力增加所致，常见疾患有肺源性心脏病、先天性心脏病肺血流量增多及肺动脉血栓—栓塞等。目前有两种分级方法：将平均压为 2.8～4kPa（21～30mmHg）、4.13～6.6kPa（31～50mmHg）和 6.67kPa（50mmHg）以上分别定为轻、中及重度肺动脉高压，或以肺动脉收缩压/体动脉收缩压比值为 0.25～0.45，0.45～0.75 及 0.75 分别定为轻、中及重度肺动脉高压。肺动脉高压的 X 线表现：a.中心肺动脉（包括肺动脉段及肺门动脉）扩张、突出和（或）搏动增强；b.肺动脉外围分支骤然变细且有扭曲；c.右心室增大，严重者可有三尖瓣关闭不全表现。

②肺静脉高压：肺毛细血管-肺静脉压超过 1.33kPa（10mmHg）即为肺静脉高压。轻者即为肺淤血，当压力超过 3.33kPa（25mmHg），可出现肺水肿。

(6)肺动脉栓塞和肺梗死。

①肺动脉栓塞:指各种栓子随血流进入肺动脉引起肺动脉阻塞。栓子可以是肿瘤、寄生虫、脂肪或气体,但最重要的是继发于下肢、盆腔深静脉的血栓性静脉炎和右心的附壁血栓脱落。临床和X线表现随血栓的大小、数目而有所不同。肺动脉主干或大分支的大血栓,常引起急剧的呼吸困难、心动过速、低血压休克,甚至迅速死亡。肺动脉外围分支的小血栓可无任何症状和体征。大量或反复发作小血栓可导致急性和慢性肺动脉高压。X线表现为:

平片:a.病变累及肺动脉大分支,其分布区肺血减少或肺血管纹理缺如,肺野透明度增高。患区肺容积缩小,患侧膈升高。b.病变累及外围分支,少量者无异常征象,大量或反复播散者可引起肺动脉高压,但无局部肺血减少改变。平片对本症的检查有一定限度,肺动脉造影常是确诊及介入或手术治疗前不可缺少的诊断手段。但对外围分支小血栓的诊断也有一定的限度,有时只有肺动脉高压的表现,而无肺动脉分支狭窄阻塞的直接征象。

造影征象有:a.受累肺动脉管腔的完全阻塞,常呈截断状、杯口状;b.管腔的充盈缺损,常呈分叶状或蚯蚓状;c.受累肺动脉排空延迟;d.栓子阻塞的近心段扩张,远端分支稀疏、扭曲如枯枝状。

②肺梗死:肺脏为双重循环器官(肺动脉及支气管动脉),由于侧支循环的建立,肺动脉栓塞并不一定引起肺梗死。肺动脉栓塞者仅25%~30%形成梗死。肺动脉栓塞后10~24h,即可形成所谓不全性梗死,肺泡内充盈水肿液及细胞。X线表现为云雾状阴影,可迅速以至完全吸收。形成典型的出血性坏死实变一般需要2~4d,治愈后遗留纤维瘢痕组织。胸痛、少量咯血以至轻度发热及白细胞增高为常见的临床表现。典型X线表现为肺野外围出现三角形或锥形实变阴影,底边面向胸膜,在其垂直位上或可呈类圆形。范围大者可占据整个肺叶。某些可表现为边缘模糊的片状阴影拟似炎症。有时可形成多发性梗死。常伴有患侧胸膜反应或少量积液及患侧膈肌升高和(或)活动受限。肺组织缺血性坏死或继发感染可形成空洞或伴有液平面。小或不完全梗死可完全吸收,否则机化后遗留横或斜行的索状阴影,多在邻近胸膜的肺野外围部,有时颇似盘状肺不张。常伴胸膜粘连、肥厚。

4.心力衰竭　心室收缩力减退,不能完成其血泵作用排出正常回流的血液,从而引起体和(或)肺循环的淤积,称为充血性心力衰竭。心力衰竭可始自左心、右心或同时发生的全心衰竭。左心衰竭多见于高血压心脏病、冠状动脉粥样硬化性心脏病、扩张型心肌病等;右心衰竭最常见的原因是左心衰竭所产生的肺循环高压、各种原因所致的肺动脉高压及房间隔缺损等。全心衰竭则主要见于严重的心肌炎或左、右心均受累的心脏疾病。

(1)左心衰竭:X线表现:①较重的肺淤血及肋膈角和(或)叶间的少量积液;②肺水肿,间质性和(或)肺泡性;③心脏和左心房、室的增大。上述X线征象随原发疾病、心力衰竭发生的急缓和程度而有所不同。例如肺泡性水肿为急性衰竭的重要指征,而间质性肺水肿则多见于慢性衰竭,尤其是其中的Kerley B线,而A线则较常见于急性衰竭。慢性左心衰竭常并有左心的增大,急性衰竭有时可无左心增大征象。

(2)右心衰竭:X线表现:①右心室增大;②右心房增大,明显增大及搏动增强者提示有相对性三尖瓣关闭不全;③上腔静脉和(或)奇静脉的扩张。右心增大为右心负荷增加的重要征象,并不等于功能衰竭。如除外直接累及右心房、室的病变(如三尖瓣损害、房间隔缺损等),较明显的右心房、室增大或示有相对性三尖瓣关闭不全者,多为右心功能不全的表现。

一般左、右心衰的X线征象与临床表现一致,但近1/4左心衰竭的患者中,X线表现早于临床;而右心衰竭X线表现常晚于临床。

(六)食管改变

当食管病变引起黏膜和管腔改变时,可通过钡剂造影显示病变的形态、功能的改变。

1.轮廓的改变　正常食管的轮廓是整齐的,管壁发生病变,可使其轮廓有所改变。

(1)龛影:食管壁上的溃烂凹陷被钡剂充填,当 X 线从切线位时表现为向腔外突出的阴影,称龛影。是溃疡性病变的直接 X 线征象。切面观呈锯齿状,正面观呈致密钡斑。

(2)憩室:系食管壁黏膜经过管壁的薄弱区向外膨出,或管外邻近病变的粘连牵拉而使管壁各层向外形成袋状突出的阴影。憩室具有收缩功能,形态可变,内有黏膜皱襞与附近黏膜皱襞相续,以此与溃疡鉴别。

(3)充盈缺损:系充钡食管轮廓某局部向内突入未被钡剂充盈的影像。为食管壁上局限性肿块(肿瘤、炎性肿块、异物、寄生虫等)所致。充盈缺损的形态大小与肿块一致。良性如息肉、平滑肌瘤等体积较小,所造成的充盈缺损多为圆形或椭圆形,边缘光滑整齐。恶性形态不规则,边缘不整齐。

(4)外压性改变:邻近器官增大或肿块性病变压迫食管壁,可导致食管轮廓向腔内凹陷,常称为"压迹"。压迹与食管壁呈钝角,该处管壁柔软,黏膜纹正常,可与充盈缺损鉴别。

2.黏膜皱襞的改变　黏膜皱襞的异常表现对发现早期病变和鉴别诊断帮助很大。

(1)黏膜破坏:表现为正常黏膜皱襞影像中断、消失,代之以杂乱不规则的钡影。大多系恶性肿瘤侵蚀所致,与正常皱襞有明确的分界。

(2)黏膜皱襞增宽纡曲:也称黏膜皱襞的肥厚和肥大,为透明条纹状的黏膜皱襞影的增宽,常伴纡曲和紊乱。系由黏膜和黏膜下层的炎性浸润、肿胀和结缔组织增生引起,多见于慢性炎症。黏膜下静脉曲张也常表现为皱襞的增宽和纡曲。

(3)黏膜皱襞平坦:为黏膜皱襞影变得不明显,严重者可完全消失。这是由于黏膜和黏膜下层的炎性水肿或被恶性肿瘤浸润所造成的。前者与正常黏膜皱襞无明确的分界,常见于溃疡龛影周围;后者较为固定而僵硬,与正常黏膜皱襞有明确的分界。

3.管腔大小的改变

(1)狭窄:超过正常范围的持久性管腔缩小称为狭窄。炎症性纤维组织增生所致的狭窄范围多较广泛或具有分段性,边缘较整齐。癌性狭窄范围多较局限,边缘多不整齐,且管壁僵硬。压迫引起的狭窄多在管腔一侧,常见整齐的压迹或伴有移位。先天性狭窄边缘多光滑、局限和对称,大多是先天性神经节缺乏(如贲门失弛缓症)或先天性畸形(如食管蹼)等所致。

(2)扩张:超过正常限度的持久性管腔增大或扩大。多因食管远侧有狭窄(如肿瘤)或管壁张力低下(如食管静脉曲张)引起。

(3)功能性改变:食管病变还可引起功能的改变,并可单独存在。

4.张力改变　一定的张力维持管腔的正常大小,由神经系统调节和平衡。迷走神经兴奋、局部炎症或溃疡的刺激及梗阻早期,可使食管张力增高,表现为管腔缩窄、变小,也可呈波浪状。交感神经兴奋或迷走神经麻痹,病变晚期等使张力低下,表现为管腔扩大,管壁变薄、松弛,蠕动减弱或消失。

5.蠕动改变　蠕动波的增多、加深、波速增快称之为蠕动增强,见于炎症、溃疡、梗阻早期。蠕动波的浅小、波速缓慢,或无蠕动波出现称之为蠕动减弱,见于慢性炎症、梗阻晚期,肿瘤浸润使局部蠕动消失。蠕动波与正常方向相反为逆蠕动,可出现于梗阻的上方。

(七)横膈改变

横膈改变主要表现为位置、形态以及运动功能的变化,可由膈本身及胸、腹腔内病变所致。

1.横膈位置的改变　病理情况下,横膈位置可升高或降低,可单侧或双侧。一般地说,站立后前位平静呼吸状态下的 X 线胸片上,若右膈顶高出第 6 前肋(相当于第 10 后肋)水平以上,左膈达到或高出右膈顶水平,即提示膈位置升高;若膈顶位置低于第 6 肋骨前端(相当于第 10 后肋)水平以下,即提示膈位置降低。

但在实际工作中,确定膈位置升高或降低时,要考虑到患者的体型、投照体位及呼吸状态的不同而有一定差异。故除观察膈肌本身的位置外,应结合观察有无膈肌邻近组织器官的病变方能做出正确诊断。

(1)两侧横膈升高:常见的原因有腹内压增高,如各种病因所致的腹腔内大量积液或腹水、腹部巨大肿瘤、气腹、晚期妊娠和肠管大量积气等;两侧胸膜增厚粘连、牵拉。

(2)单侧横膈升高:常见的原因有肺或胸膜病变,主要有:①先天性肺不发育或肺发育不全;②一侧性肺不张或下叶肺不张;③胸膜增厚粘连:除表现膈升高外,还并可见肋膈角消失,膈运动受限;④广泛性肺纤维化,使肺容积缩小,患侧膈肌受牵拉向上移位。

腹内原因也很多,常见的有:①膈下脓肿,可致患侧膈肌升高伴运动受限或消失,肋膈角不清;②肝脾肿大,如肝肿瘤、肝包虫囊肿、肝脓肿、巨大的脾脏等均可使一侧膈升高;③巨大肾肿瘤或囊肿、肾盂积水或肾上腺肿瘤,可使该侧膈升高;④胃底部或结肠局部胀气,可使左侧膈肌升高。间位结肠可使右膈升高并见胀气的结肠肝曲位于膈与肝脏之间。横膈本身的原因主要有:①膈麻痹,通常是由膈神经受压、侵蚀或损伤引起。见于中央型肺癌、纵隔淋巴结结核、纵隔肿瘤以及颈深部手术等,X线表现为患侧膈肌升高,膈肌运动明显减弱或消失,呼吸时膈肌出现矛盾运动。这是膈肌麻痹的特征性表现。②膈膨升,为一侧膈肌发育不良,由于腹腔内压力高致使膈肌向胸腔内膨升,以左侧多见。

(3)两侧横膈位置降低:主要见于慢性弥漫性肺气肿,少数见于两侧膈肌强直性痉挛。

(4)单侧横膈位置降低:常见原因有一侧性肺气肿;一侧大量胸腔积液;一侧大量气胸。

2.横膈形态的改变

(1)天幕状突起:为胸膜炎症粘连所致,表现为膈顶形成天幕状突起,见于胸膜炎或肺尘埃沉着病晚期。

(2)膈局限性隆突:为膈本身或膈下病变所致,如膈疝、膈肌肿瘤、肝肿瘤、肝囊肿及肝脓肿等。X线表现膈向上局限性隆突,呈半圆形或分叶状。为了明确病变性质,可做人工气腹或气胸、CT、B超及肝扫描等检查以明确诊断。

(3)肋膈角闭塞:常见于胸腔积液及胸膜增厚。

3.膈肌运动功能的改变

(1)膈运动减弱或消失:凡能引起膈升高或降低的疾病,均可使膈运动减弱或消失。常见于膈附近的炎性病变,如胸膜炎、肺炎、膈下脓肿、肝脓肿等。也见于膈本身的病变,如膈麻痹、膈疝、膈膨升等。严重的阻塞性肺气肿及张力性气胸也可使膈运动减弱或消失。

(2)膈肌矛盾运动:即吸气时健侧膈肌下降,腹内压升高使患侧膈肌被动上升;呼气时健侧膈肌上升,腹内压降低使患侧膈肌复位下降。常见于膈麻痹患者。

四、X线检查在胸心外科疾病中的应用价值

尽管心血管造影、超声、CT和MRI已广泛应用于胸心外科疾病的诊断,但常规X线检查心肺兼顾,观察范围大,故仍作为胸心外科疾病筛选和初步诊断的检查方法。临床医师应充分认识X线检查在胸心外科疾病中的诊断优势和限度,根据临床要求和具体情况作出适宜的检查选择和安排。

(一)胸壁病变

X线检查对较小的胸壁软组织病变根本无法显示,对较大的病变有时虽能显示,但定性诊断很难。如能显示肋骨和肺内相关的改变,则对定性有一定的帮助。B超、CT和MRI对显示胸壁软组织病变均较佳。

但X线检查是检出和诊断胸廓骨性病变的最简单和最为有效的检查方法。能检出有无骨折,显示单

纯骨折还是粉碎性骨折、单处骨折还是多发骨折，显示骨折断端的对线、对位情况，同时可显示有无并发皮下气肿、气胸和肺内挫裂伤等。能对大多数骨骼感染和肿瘤性病变等作出正确的诊断和较全面的评价而无需再作进一步检查。即使是重叠较明显的部位，如脊柱、胸骨、肩胛骨有时需用 CT 作进一步检查，X 线平片仍是其最基本的参考资料。

（二）气管、支气管病变

由于气管在平片上有较好的对比度，可较清晰地显示支气管腔的狭窄、扩张、受压和管腔的增厚及突向腔内的肿块等，确定病变的范围，初步确定病变的性质。

X 线平片虽对早期或轻微的支气管扩张和确定支气管扩张的确切范围不及支气管造影或 HRCT 准确，但较明显的支气管扩张能在 X 线平片上显示，表现为肺纹理增多、紊乱或呈网状，有时可见扩张的支气管呈双轨状或呈多个含液平的薄壁空腔。支气管造影是确定支气管扩张的存在、类型和范围的金标准，为手术治疗提供重要的资料。柱状扩张造影表现为支气管腔粗细不匀，失去正常时由粗渐细的移行状态，有时远侧反较近侧为粗；囊状扩张时支气管末端呈多个扩张的囊，状如葡萄串，造影剂常部分充盈囊腔，在囊内形成液面。近年由于 HRCT 的普遍应用，支气管造影在临床应用渐少，除非支气管扩张诊断已明确，拟手术治疗需了解病变确切范围者。

平片能显示支气管阻塞所致的肺不张和肺气肿，部分可明确阻塞的原因，如：高密度异物、肿块等。严重肺气肿的术前胸部平片表现可预测行肺减容术后肺功能改善程度，如果密度不均匀区位置高或有明确的肺受压，则肺减容术后肺功能改善明显。但平片对肺气肿检出的敏感性和严重度的判断均不及 CT，对局限于支气管壁或腔内的早期病变的显示和较小病变的定性仍有很大的限度，需依靠 CT、MRI 或纤维支气管镜。

（三）肺部病变

由于良好的影像密度对比，X 线检查能显示比较早期的外周肺部病灶，是肺部病变筛选和普查最常用的检查方法。并且在多数情况下，X 线检查（胸部平片配合适当的体层摄影和支气管造影）能根据病灶的部位、形态（球形、不规则形）、内部密度（均匀或不均匀、钙化、空洞）、与肺实质界面情况（分叶、毛刺）、病灶周围肺实质情况（卫星灶、播散灶）及纵隔（淋巴结肿大）、胸膜改变（胸膜凹陷征、胸腔积液）等对病变作出定性诊断（炎症、结核、良恶性肿瘤）和分期而不需再用其他检查。对不确定病变尚可行随访以助定性，并可为进一步检查提供线索。但平片有可能遗漏特别微小和心脏大血管、横膈后隐蔽部位的病灶，对病灶内部结构、病灶与肺的界面情况、病灶周围改变和肺门、纵隔淋巴结的显示不及 CT，特别是 HRCT。故对平片尚不能定性的病变，或还需全面评价的病例，可用 CT 作进一步检查，必要时可作肺穿刺活检帮助定性。

肺门部病变只有当病变足够大，引起肺门影改变时，才能在平片上显示。根据病灶与肺的界面，辅以支气管体层或造影可作出定性诊断。但病变的充分显示和确切的定性仍需 CT、MRI 或纤维支气管镜检查。

（四）胸膜病变

X 线检查能明确诊断有无气胸，有可能依据胸部表现推断出气胸的原因，根据纵隔的位置和活动情况可判断是否是张力性气胸或开放性气胸，并能对气胸量作出定量和半定量估算。X 线检查有 B 超所无法实现的独特作用。

通过适当的检查方法（如侧倾斜投照、水平侧位投照等），X 线检查有可能检出至少 60ml 的胸腔积液。当积液量超过 200ml 时，普通直立位胸片即能发现。X 线检查能粗略估计积液量，根据正侧位胸片表现判断是否为局限性胸腔积液。

X 线检查较易显示胸膜增厚和胸膜肿瘤，但对轻微或较小的胸膜改变的显示和结节性、肿块性的定性仍困难。B超或CT有很大帮助,胸膜穿刺活检可确诊实质性肿块。

(五)纵膈病变

根据纵膈形态、大小和密度的改变,X线检查可发现较大的纵膈肿块和较明显的纵膈炎症性病变,并依据病灶的部位、形态和密度等帮助定性。但在显示较小病灶、病灶内部结构及周围关系和定性诊断方面仍有很大的限度,需作CT、MRI检查或穿刺活检。

(六)心脏疾病

胸部X线检查是诊断心脏疾病基本和初步的无创性方法。X线检查不但能显示心脏疾病引起的心脏轮廓的改变,还能观察由此引起的肺血管的改变,这是超声心动图所不能比拟的。对一些单纯和复杂的先天性心脏病,如房、室间隔缺损、动脉导管未闭、肺动脉瓣狭窄、法洛四联症和三尖瓣下移畸形等,和某些获得性心脏病,如心脏瓣膜病、扩张型心肌病及心包积液等,胸部平片可根据肺血情况和典型的心影改变,结合临床资料作出初步诊断;对一些无特征性X线表现的心脏病,胸部平片也往往能指导临床作进一步检查;心肌炎、冠状动脉粥样硬化性心脏病、心脏肿瘤和心律失常,胸部平片限度极大。超声和多普勒技术是诊断各种心脏病的首要的无创性影像检查方法。心血管造影主要用于复杂或疑难病例的术前诊断或作为介入治疗的组成部分,有针对性选择应用。MRI和电子束CT虽在心脏疾病的诊断中有优良的效果,但从效/价比等考虑,属二线技术,需根据实际情况选择应用。

(七)大血管病变

X线检查能显示主动脉的轮廓异常,根据其部位和透视下搏动情况,有助于动脉瘤诊断和与纵膈肿瘤的鉴别。在主动脉瘤、主动脉夹层或主动脉穿透性溃疡患者,如胸部平片发现主动脉窗模糊或外突,左侧脊柱旁线外突,可提示有主动脉破裂之可能,需作进一步检查以确诊。所以胸部平片仍是主动脉病变普遍应用的筛选和初步诊断方法,但总体价值有限。具体病变的确诊和全面的评价有赖于超声、MRI、CT和DSA检查。

(八)食管病变

食管钡餐造影是诊断食管病变主要和首选的方法。纤维胃镜虽可直接观察到病变本身,并能获得组织病理学结果,但对病变定位欠直观、范围确定欠精确。X线检查能较好地显示病变的部位、形态、范围、管腔狭窄程度和管壁功能情况,具有较高的诊断正确性和较全面的术前评价价值,是胸心外科术前必不可少的检查。CT仅在了解病变与周围结构的关系及纵膈淋巴结情况等方面有帮助。

(九)横膈病变

X线检查对膈肌的位置、功能和单纯形态改变显示较好,结合钡餐造影可发现和诊断先天性膈疝,并判断其预后。对比较复杂的病变可借助MRI和CT帮助定位和定性。

(十)胸心外科术后

胸心术后可发生解剖和功能的改变,从而引起心肺形态的变化。X线检查能显示这些变化,如:肺切除术后可见病侧胸廓变小,余肺代偿性膨胀而肺透亮度增高,有时对侧肺组织可越过中线形成纵膈疝,纵膈向病侧移位,横膈抬高;心脏手术后可见心胸比例缩小,肺循环改观;食管部分切除术后可见胸腔胃等;胸心手术后不久可有不同程度的胸腔积液,稍后可伴有胸膜增厚和粘连。X线检查还可了解术后可能出现的各种并发症,如感染、肺不张、胸膜瘘等。同时通过术后复查,可了解手术疗效和对并发症治疗的效果。

(吴　金)

第二节 CT检查

一、CT发展概况

CT是以X线束从多个方向沿着体部某一选定体层层面进行照射,测定透过的X线量,数字化后经过计算机得出该层层面组织各个单位容积的吸收系数,然后重建图像的一种成像技术。1969年Hounsfield首先设计成CT装置,1972年对外公布这一成果,引起人们极大的关注。这种图像质量好、诊断价值高、检查方便、快速而安全的诊断方法是放射诊断领域的重大突破。CT装置包括X线球管、能测量透过的X线量的探测器、进行数据收集、运算和储存的计算机、图像监视器和照相机等。

CT机开始X线源呈笔形束,只有1只探测器,扫描方式是平移/旋转,扫描一幅图像需4～5min,为第1代,只能用于头部。第2代CT机扫描方式仍为平移/旋转,但X线源为小角度的扇形束,探测器增加到16～30个,扫描时间缩短到10～40s,可用于全身扫描,但用于体部图像质量仍不够理想。现第1、2代CT机已淘汰。

至第3代X线源扇形束角度更大,探测器达300个左右,扫描方式为单纯旋转或旋转/旋转式,扫描时间可达2～4s,是目前国内应用最多的全身CT机。第4代CT机探测器由几百个至上千个排列成环状,X线球管置于探测器环内或外,扫描方式为旋转/静止式或旋转/垂头式,扫描时间为2～30s。

以上CT机X线球管与电缆固定连接,为使电缆不缠绕,第2次扫描时球管旋转方向应相反,这势必影响扫描速度。近年开发了用电刷取代X线球管与电缆的固定连接,使球管可以同方向连续旋转扫描,称为螺旋CT。螺旋CT大大加快了扫描速度,扫描时间缩至秒甚至亚秒。最新又生产出双螺旋或多层螺旋CT,球管旋转一周可同时重建2～4层图像,单层扫描时间达亚秒级,最薄层厚可达0.5mm。

所谓第5代CT即为电子束CT,X线源用电子枪,与探测器均不作机械运动,利用电磁偏转系统控制电子枪发射方向来完成扫描,因为没有机械运动限制扫描速度,从而使扫描速度更快,可短到40～50ms,可用于心脏、冠状动脉、大血管成像检查以及气道功能研究。1个电子束CT含有4个电子枪靶环和2个探测器环,因而也具有多层扫描的功能。但因价格昂贵,不便推广应用。

随着CT机的更新换代,X线球管、探测器和计算机系统也在不断改进,图像质量越来越高,重建速度越来越快,后处理功能越来越多,临床应用范围自然也越来越广泛。

二、胸部CT扫描技术和方法

1.平扫 因为胸部有良好的天然对比,胸部疾病大多数平扫可以解决诊断问题。扫描范围应从肺尖至肺底。选择层厚和层间隔的原则应是不遗漏病变,又尽量减少X射线照射量。一般选用层厚8mm或10mm,小的病变应采用薄层,一般用1.5mm、2mm、4mm或5mm。层间隔一般采用8mm或10mm。行连续扫描。病人在平静呼吸状态下吸气末憋气时进行扫描。

选用适当的窗宽和窗位对于发现病变、病变定位和定性诊断都比较重要。观察肺部病变需要将肺内血管及支气管结构显示清楚,一般窗宽用1000～2000Hu,窗位为-600～-700Hu。观察纵隔病变,需要把纵隔内血管、淋巴结显示清楚,一般窗宽用400～500Hu,窗位为30～50Hu。

观察游离胸腔积液,带蒂的纵膈、胸膜肿瘤,鉴别肺的坠积效应与肺部病变,可采取俯卧位、左侧卧位及右侧卧位等变换体位。

2.高分辨率 CT(HRCT)扫描　为了增加分辨率,将肺内细微病变轮廓显示出来,可采用 HRCT 扫描。HRCT 扫描主要是采用薄层扫描(层厚 1～3mm),并用骨窗参数重建图像。此外增加扫描时球管的电压和电流、缩小扫描野也可提高扫描分辨率。HRCT 扫描为肺小叶水平的影像分析研究提供强有力的手段,主要用于肺间质性病变、支气管扩张和小结节病变的诊断与鉴别。一般在平扫基础上根据需要对于某些部位进行 HRCT 扫描。

3.增强扫描　从静脉快速注入一定量造影剂后扫描称增强扫描,其目的为增加对比度,鉴别血管与非血管性病变及借助显示病变的血供进行鉴别诊断。一般成人造影剂量为 100ml,儿童按 1.5～2ml/kg 体重计算。

4.动态扫描　动态扫描也是一种增强扫描,从静脉注入造影剂后立即扫描,此后隔一定时间重复扫描。主要用于同层面扫描,观察造影增强以后组织灌注情况,即时间-密度曲线。此种扫描方法应在平扫或增强扫描基础上选择动态扫描层面。

5.双气相对比扫描　同层面内进行呼气、吸气相扫描,或者在一次呼吸过程中进行连续快速扫描,然后进行对比,可以评价气道舒缩功能、肺实质"呼吸"功能、胸膜是否粘连或肿瘤有无侵犯等。

6.双能或双 KV 扫描　在其他扫描条件相同的情况下,用高、低两种电压进行同一肺结节层面的扫描,进行密度对比,以检测含钙(高原子序数物质,吸收 X 线量多)量的多少,从而为孤立性肺结节的良恶性鉴别提供信息。

7.螺旋扫描　螺旋 CT 采用球管旋转与检查床平移同时进行,数据采集全部完成后再重建图像,即容积采集技术。其主要特点是容积成像、有效层面采集时间显著缩短、可任意选择重建中心、视野 FOV 和重建算法进行回顾性重建、纵向(Z-轴)空间分辨率明显提高。

8.各向同性成像　随着探测器的发展,目前层厚已可达到 0.5mm,像素接近立方体,可以在任意平面上重建出分辨率接近的图像来,此为各向同性成像。

9.实时成像　是在螺旋扫描基础上,用原始数据直接快速重建图像,以 6 帧/s 的速率显示。实时成像可在扫描过程中判定对比增强的最佳扫描时机,达到 CT 血管造影(CTA)目的,可以在扫描中确定成像区域,减少不必要的扫描,在扫描结束后可对兴趣区作回顾性内插法重建获得高质量图像,既减少单个病人检查时间,又因减少不成功扫描的次数而增加日检查数。缺点是因为没有用内插法,所以线束伪影较多,但不影响结构的观察。

10.CT 透视　CT 透视的原理与实时成像相同,惟一区别是在检查过程中检查床保持静止或独立移动。图像显示呈"前赴后继"式的刷新过程,其数据不进入硬盘,图像显示延迟时间约 0.6s。扫描剂量一般用低毫安 30～50mA,最长透视时间可达 100s,但一般控制在 50s 内。CT 透视目前主要应用于穿刺活检,可以达到动态观察过程中准确完成定位穿刺,明显提高一次成功率。

11.电子束 CT　电子束 CT 的扫描模式分为两种:

(1)单层扫描模式(SS):也称容积检查,每次扫描仅有 1 个靶环被使用,扫描 1 次 100ms。SS 模式又分连续容积扫描(CVS)和梯级容积扫描(SVS),前者类似螺旋扫描,后者类似常规扫描。

(2)多层扫描模式(MS):分为流动检查和电影检查,靶环与探测器配合使用,可在不动床情况下成像 2～8 层,每层成像时间仅 50ms,最快可在 224ms 内对 8cm 长度采集 8 层连续图像而不需动床。电影检查时可获得多组连续快速采集的图像,用以研究功能。

三、胸部 CT 的后处理功能

由于计算机硬件和软件的发展,CT 的后处理功能越来越强大。普通 CT 机一般都有多形状的 CT 值、面积测定,长度、角度测定和矢状位、冠状位重建等功能。螺旋 CT 和电子 CT 其后处理功能则更大,主要有:

1.多层面重建技术(MPR)　在参考横断面图像(或三维图像)上按要求画任意线,然后沿此线将横断面上二维体积元厚层面重组,即可获该任意平面的二维重建图像。在 MPR 的基础上,沿兴趣结构画一条曲线,将沿曲线的体积元资料进行重组,便可获得曲面重建(CPR)图像。但是本技术主观性极强。

2.多层面容积重建技术(MPVR)　从不同角度或沿某一平面将原始容积资料中选取的三维层块,采用平均、最大或最小密度投影法进行运算而得到的图像称为 MPVR。用多幅多角度二维图像反映三维关系。MPVR 包括:

(1)最大密度投影(MIP):将投影所通过的容积结构中每个像素的最大强度值进行投影为 MIP。主要用于 CTA,特点是密度分辨率高。

(2)最小密度投影(mIP):与 MIP 相对应,取最小强度值投影成像。主要用于气道、气腔的观察。

3.表面遮盖显示法(SSD)　根据预选的 CT 值阈值处理成像容积内的二维图像,将阈值以上的像素构筑成单个三维结构,产生一个标记的成像源以显示用灰阶记码的表面显示图像。可以用多个阈值进行重建,并对不同阈值结构进行彩色标记,极好地显示复杂结构的空间关系。其特点是对密度差较大的结构显示效果好,空间立体感强,解剖关系清晰。但是容积资料丢失,缺乏细节,没有密度对比,且受阈值影响大。主要用于 CTA、肺结节等成像。

4.仿真内镜技术(VE)　在容积数据基础上调整 CT 值阈值及透明度,使不需要的组织透明度变为100%,需要观察的组织透明度为 0,再增加伪彩,利用远景投影技术进行电影显示,及可达到内镜效果。主要用于:①气道:可显示达段支气管。可直观显示气道腔内、管壁的病变,调节透明度可观察管壁外的淋巴结、以及与大血管的关系;指导内镜下的活检;了解气道介入前、后(如支架),及气道再造、肺移植之气道吻合等情况。②血管:显示主动脉及其大分支的病变。如管壁的斑块,夹层动脉瘤的真假腔、破口、内膜片,和动脉支架等。

5.容积处理技术(VR)　利用全部体积元数据,进行全容积重建,获得真正的三维图像。类似于透视图,可以有层次地显示物体结构。

6.CT 血管造影(CTA)　将大剂量(一般 70～120ml)高浓度(300mg/ml)的造影剂快速(2.5～4ml/s)注入下肢静脉内(以避免上腔静脉内高浓度造影剂带来的伪影)经适当延迟后(典型延时为 8～20s),进行容积数据采集,然后作 3D 重建(目前主要有四种方法:SSD 表面遮盖显示法,MIP 最大密度投影法,CPR 曲面重建法,VR 容积显示法),以显示血管结构。

四、胸部正常 CT 表现

胸部 CT 检查能从横断面观察其解剖关系,通过其连续层面观察和矢状面或冠状面重建,则可对胸部建立一个完整的立体概念,对病变的情况及解剖关系的了解更为精确,定位诊断更为容易,有利于对病变性质的判断。

（一）胸壁软组织

胸壁软组织在 CT 扫描层面上均位于在胸廓外围。肌肉的 CT 值为 45±5Hu,位于肋骨间是肋间肌,前外侧为胸小肌与较肥厚的胸大肌,外侧有肩胛下肌、大小圆肌、前锯肌,背侧可看到背阔肌、斜方肌、大小菱形肌、肩胛提肌和竖脊肌等。肌肉间有 CT 值为－90±10Hu 的脂肪间隔,在腋窝部可见腋窝脂肪间隙,其内可有臂丛侧索,腋动脉和腋静脉及淋巴结。胸大肌前方是乳房,其密度与年龄、是否哺乳等有关,未育妇女可见密度较高的乳腺组织,哺乳后多被脂肪所代替。皮下围绕有低密度的皮下脂肪组织。

（二）胸部骨骼

CT 可以显示普通 X 线难以显示清楚的胸部骨骼情况,各部骨骼在不同层面上有较固定的位置,易于识别。

（三）纵隔

是 CT 扫描观察的主要胸部器官内容。不同的扫描层所示的结构并不相同。

1.气管　在第 5 胸椎以上层面均可显示。在各层面像上,气管位置居中线部位,管壁呈圆形或卵圆形环影,中间为充气的低密度区,后缘因缺乏软骨环,故多呈扁平状。气管分叉部通常在第 4 或第 4～5 胸椎平面,在这一层面可以看到左、右支气管断面像。左主支气管呈圆形,右主支气管呈长条状低密度影。

2.主动脉　主动脉弓在主动脉弓层面(第 3～4 胸椎平面)上显示,表现为自右前方走向左后方的腊肠样血管密度影,紧靠在气管的左前壁,正常 CT 值在 30～55Hu。升主动脉和降主动脉则在主动脉弓层面以下的各层面显示,表现为圆形或略呈卵圆形、边缘光滑、密度均匀的血管断面像。一般成人升主动脉的直径平均为 3.5cm,最大不超过 4.5cm,降主动脉直径较升主动脉约小 1.5cm。

3.肺动脉　肺动脉的位置和形态,随扫描层面不同而异,且正常变异较多,观察相对较困难。肺动脉圆锥部位于升主动脉根部的左前方,直径约 3cm。肺动脉干逐渐向左后方延伸,分成稍细的右肺动脉,夹于上腔静脉与右主支气管之间,在右主支气管下延续为右下肺动脉;左肺动脉比右肺动脉稍粗短,位置也较高,位于左主支气管之前,并跨过左主支气管延续为左下肺动脉。在左右肺动脉分叉的后方是气管分支部淋巴结部位。

4.上腔静脉与奇静脉　上腔静脉一般呈卵圆形,也有呈圆形或肾形,在主动脉弓右侧端的外侧。奇静脉的正常变异较多,有的稍靠外,有的则紧贴于气管。奇静脉的正常直径约 7mm。

5.上纵隔大血管　指主动脉弓以上的动、静脉,分别有右侧无名动脉(右头臂干)和头臂静脉,左侧头臂静脉、颈总动脉和左锁骨下动脉。其分布规律是静脉在前,动脉在后。

6.食管　位于气管的左后方,胸椎椎体的左前方,降主动脉的右前方。呈一小圆状肌肉密度结构,有时内含少量气体。

（四）肺门

由于组成肺门的成分复杂和正常变异较多,评价肺门是有一定困难的。在分析肺门的 CT 表现时,要以支气管作为依据,因支气管的位置在肺门中是最恒定的解剖标志。

在肺门上部平面,紧靠中央两侧是左、右主支气管,为卵圆形环状影,右上叶肺动脉断面在上叶支气管断面的内前侧,上叶肺静脉位居在外后侧。在右侧肺门角高度平面,右侧支气管为中间段支气管断面,呈圆形或椭圆形,其前外方是右下肺动脉干,后面是上肺静脉后干。左主支气管外端呈分叉状,后面是左下肺动脉。降主动脉常紧靠在左下肺动脉之后,此层面对肿大淋巴结显示较好。在肺门下部平面主要显示右中叶支气管开口及下叶背段支气管的断面影像,左肺下叶支气管断面显示亦可。

（五）肺野

必须采用肺窗观察,要辨认支气管肺段,需要根据不同层面的肺段支气管、肺段动脉和静脉的分布以及叶间裂来判断,以 HRCT 更易辨别。肺动脉位于肺段的中心,并伴随相应的支气管,肺段支气管与肺动脉的形态,决定于其走行与体轴的关系,如其走行与体轴平行,则支气管断面呈环状,动脉断面呈点状。如走行与体轴垂直,则支气管为纵断面,呈长条状透亮影,伴随的血管则显示为致密的长条状影像。叶间裂多与体轴不平行,所以在常规 10mm 层厚的 CT 图像上多不能显影,而表现为少血管区,这是由于肺裂两侧皆为肺的边缘部分,血管纤细之故。在薄层或 HRCT 图像上,叶间裂为不足 1mm 粗的细线影。叶间裂很少是直线走行,CT 表现多种多样。

肺野的密度因不同的呼吸相而表现各异,在吸气状态下扫描,肺的平均密度值低,在呼气状态下扫描,肺的平均密度较高,且前后肺的密度差也较明显,肺野的正常平均 CT 值为 $-700\sim-860$Hu。肺内重力部位的血管多而粗,当肺容积很小时,肺重力部位甚至表现为实变的影像。

(六)胸内淋巴结

对淋巴结的观察,CT 较普通 X 线有显著的优越性。正常淋巴结的 CT 值平均为 40 ± 10Hu。正常淋巴结的直径在 10mm 以 T,CT 能够发现 $5\sim6$mm 的淋巴结。一般而言,当淋巴结直径超过 $10\sim15$mm 时才考虑为淋巴结肿大。胸内淋巴结分布较广,概括为两大组:

1.胸壁淋巴结　分前后胸壁淋巴结和横膈淋巴结三组。前胸壁淋巴结位居在胸骨两侧的胸壁和胸膜之间,每侧共有 $4\sim8$ 个淋巴结。后胸壁淋巴结位于肋骨小头附近。横膈淋巴结包括前、中、后三组,前组位于胸骨剑突根部后方;中组淋巴结位于膈神经周围,后组位于脊柱旁的膈肌后部,与腰淋巴结相连。正常情况下,胸壁淋巴结在 CT 上很少显示。

2.纵膈肺门肺内淋巴结　1997 年国际分类法将纵膈肺门肺内淋巴结分为 14 组,有左右侧时,再表"L"或"R"。

(七)胸腺

位于胸廓入口以下,胸骨后升主动脉前方,婴幼儿胸腺可呈四边形或梯形,以后体积逐渐缩小,2 岁后基本呈三角形。但不满 10 岁的儿童胸腺外缘向两侧凸,以后渐渐内凹。20 岁以下胸腺密度一般与肌肉相同。随着年龄的进一步增长,胸腺逐渐退化,脂肪组织增多、胸腺组织越来越少。40 岁以后胸腺常完全被脂肪组织所代替。

(八)心脏和心包

CT 断面心脏位于中纵膈,介于两肺之间。心肌和心腔在平扫很难区分,必须在增强扫描时才能较好地显示。心包因心包外脂肪和心包脏层下脂肪的衬托,常可清晰显示,表现为线状软组织密度影,正常厚度约 $1\sim2$mm。

(李鹤飞)

第三节　MRI 检查

一、MRI 的成像原理

磁共振成像(MRI)是利用原子核在磁场内共振所产生的信号经重建成像的一种成像技术。含单数质子的原子核,如氢原子核,其质子带正电,有自旋运动,像一个小磁体。正常情况下小磁体自旋轴的排列无一定规律,其磁力相互抵消。但如在均匀的强磁场中,则小磁体的自旋轴将按磁场磁力线的方向重新排列。在这种状态下,用特定频率的射频脉冲进行激发,作为小磁体的氢原子核吸收一定的能量而共振,即发生了磁共振现象。停止发射射频脉冲,则被激发的氢原子核把所吸收的能量逐步释放出来,其相位和能级都恢复到激发前的状态。这一恢复过程称为弛豫过程,而恢复到原来平衡状态所需的时间则称之为弛豫时间。反映自旋核把吸收的能量传给周围晶格所需要的时间,也是 $90°$ 射频脉冲使质子由纵向磁化转到横向磁化之后再恢复到纵向磁化激发前状态所需时间,称自旋-晶格弛豫时间,或纵向弛豫时间,即 T_1。反映横向磁化衰减、丧失的过程,也即是横向磁化所维持的时间,称自旋-自旋弛豫时间,或横向弛豫时间,即 T_2。T_2 衰减是由共振质子之间相互磁化作用所引起,与 T_1 不同,它引起相位的变化。

人体不同器官的正常组织与病理组织的 T_1 和 T_2 是相对固定的,而且它们之间有一定差别。这种组织间弛豫时间上的差别,是 MRI 的成像基础。通过接收器收集射频停止后被激发氢原子核所释放的能量(也是一种电磁波信号),数字化后输入计算机处理,获得每个部位的 T_1 或 T_2 值,再将其转换成模拟灰度,即可重建得到一幅图像。

MRI 设备包括负责 MR 信号产生、探测与编码的磁体、梯度线圈、供电部分、射频发射器和 MR 信号接收器和负责数据处理、图像重建、显示与存储的模拟转换器、计算机与磁盘等。磁体产生主磁场,其磁场强度直接影响 MRI 的图像质量。

自 Lauterhur 发表了 MR 的成像技术以来,经过不断的改进,胸部磁共振成像的图像质量明显提高,使 MRI 在胸部的临床应用越来越广泛。

二、检查优点

与超声、心血管造影和 CT 相比,MRI 在胸心外科疾病检查中有以下一些优点:①由于高信号的脂肪组织的衬托和血管内血液。的流空效应,正常心血管壁与腔内结构、病变和心脏大血管之间在不需要造影剂的情况下即能在所有 MRI 扫描层面上有极好的对比,可以良好显示胸部正常结构和明确病变与心脏大血管之间的关系。②使用比 CT 造影剂安全得多的 MRI 造影剂 Gd-DTPA,可改变含 MRI 造影剂组织的弛豫时间,提高病灶的检出率,帮助疾病的鉴别诊断,其强化的敏感性高于 CT 造影剂。③MRI 检查可以在不改变患者体位的情况下获得人体的横断面、冠状面和矢状面图像,目前中高磁场的 MR 成像仪可以获取倾斜一定角度的任意方向扫描图像,如沿气管纵轴的倾斜冠状面像、平行或垂直于室间隔的心脏长轴像等。这些图像有利于获得直观的立体概念,正确判断病变的解剖关系及其起源,有助于定性诊断和手术方式的选择。④MRI 扫描有别于 CT 扫描,通过改变扫描参数(TR 和 TE),可获得 T_1 加权图像和 T_2 加权图像,比较这两个加权图像上病变的信号强度变化,有助于对病变性质的判断,帮助鉴别组织的特性,如放疗后肺纤维化同肿瘤复发的鉴别,以及对胸腔和心包腔积液性质的判定等。⑤MRI 视野大,一次成像即可显示所有胸部结构,且图像层面连续,有利于病变的全面观察和对复杂先天性心脏病解剖结构的追踪。⑥不受气体、骨骼的干扰。⑦由于 MRI 检查没有电离辐射对人体的有害影响,及通常不使用造影剂,是一种无损伤性检查,因此可对某些疾病进行复查而重复使用。

MRI 是一种新的成像技术,还在迅速发展中,与 CT 相比,目前仍然存在一些不足之处,主要是其空间分辨率还不如 CT,限制了对肺内小结构(如肺内小结节性病变)的成像能力。其次,由于呼吸运动和大血管内流动的血液可造成伪影而出现在肺内,可被误认为是肿块或肺实质性浸润影。另外,MRI 设备昂贵,检查费用高,检查所需时间较长,对某些患者的应用也受到一定限制。

但 MRI 近年发展迅速,在不久的将来,MRI 快速扫描的进一步成熟,可望进一步改善胸部 MRl 的图像质量,使 MRI 在胸心外科诊断工作中发挥更为有效的作用。

三、扫描技术和方法

MRI 不像 CT 只有一个影响因素,即吸收系数,而是有 T_1、T_2 质子密度和物质流速等几个,其中以 T_1、T_2 尤为重要。MRI 不能通过单个脉冲显示所有这些组织特性,必须采用所谓的脉冲序列,并选择合适的脉冲重复间隔时间(T_R)、回波时间(T_E)和翻转角(F_A)等。

1.自旋回波(SE)序列　是最常用的 MRI 序列,由一个 90°脉冲与若干个 180°脉冲组成。因 SE 序列有良好的组织分辨率和空间分辨率,所以是胸部 MRI 检查的基本序列。当使用短 T_R 和短 T_E,可获得 T_1 加权图像,使用长 T_R 和长 T_E 可获得 T_2 加权图像,而使用长 T_R 和短 T_E 可获得质子密度加权图像。显示胸部解剖结构以 T_1 加权图像较清晰,但如要显示病变的范围和特性需行 T_2 加权成像。除常规的横断面扫描外,还要做冠状面或矢状面扫描。适当的层面倾斜可较好地显示某些结构,如气管支气管全貌、主动脉全貌、心脏四腔结构等。

2.心电门控 MR 成像　特别是心脏、主动脉根部及其附近结构因受搏动的影响,图像质量不够理想,必须使用心电门控技术。它是由心电图 R 波触发扫描,使之每次扫描都在心动周期的同一时相。这样,减少了心血管搏动和血液流动所造成的伪影,增加了信噪比,改善了图像清晰度。

3.梯度回波序列　SE 序列成像时间较长,通过缩短 T_E、T_R 时间和减小翻转角,就能大大缩短成像时间,这就是梯度回波序列。快速梯度回波序列能在 1s 内完成一幅图像,1 次屏气(30s 内)完成一组图像,可有效地减少呼吸伪影。梯度回波序列可用于肺、纵隔病变和大血管 MR 血管造影

4.电影 MRI　是一种心电门控梯度回波成像,它能在一个心动周期内对同一层面作 12～30 次的扫描,所获得的图像可行动态回放。可观察心血管及瓣膜运动和血流情况。

5.回波平面成像(EPI)　将梯度成像发挥到极点即为回波平面成像。再减小翻转角,缩短 TE、TR 时间,有效的信号空间频率利用(k 空间),1 次激发在 20～50ms 内可完成 64×256 相阵的图像,如 1 次屏气即可得到 20s 同一层面的动态图像,有效地消除了心动伪影和心律不齐对图像的影响,无需心电门控。EPI 有反转恢复自旋回波回波平面成像(IRSE-EPI,属 T_1 加权像)和标准梯度再回波回波平面成像(GRE-EPI,属 T_2 加权像)。此方法可用于心功能、心肌运动的评价,心肌灌注和肺动脉、冠状动脉成像。

6.动态三维成像　是覆盖心脏的每一层通过心电门控在心动周期的各个时段用 PI 各成像一幅,整个过程 1 次屏气完成。通过计算机软件可精确计算心功能。

实时 MRI-M 型和 V 型指连续采集、连续成像,实时显像,无需心电门控。可用于心肌灌注和任意心律的心肌运动功能。缺点是牺牲空间分辨率来换取时间分辨率(一维)。实时 MRI 信号采集与成像间的时间明显缩短,每采集一个相位的数据,图像就更新 1 次,所以并不是真正的实时。M 型连续显示当前位置,60帧/min。V 型除了对特定方向的流速敏感外,余与前相同,与 Doppler 超声相似。

7.磁共振频谱分析　原子核并非孤立存在,位于不同种类化学键上的原子会产生不同频率的信号。这种因分子环境不同引起共振频率上的差异称化学伪移。运用化学伪移的方法研究分子结构即为频谱分析。频谱分析要求有高磁场的磁体和高的磁场均匀性,才能分开频谱的波峰。常用的是 31PMR 频谱,用于研究活体组织器官能量代谢,如疾病时心肌代谢的改变。

8.增强扫描　经静脉内注入 MR 造影剂(常用的是顺磁性物质 Gd-DTPA,可缩短 T_1 和 T_2)后再扫描。主要用于更好地显示、鉴别病变和 MR 血管造影。

9.MR 血管造影　根据流动血液的流入增强效应和相位效应成像,将一系列二维图像行最大强度投影重建后获得三维血管图像,用于显示血管性病变和病变与血管的关系。

四、胸部正常 MRI 表现

（一）胸壁

胸壁的肌肉周围有脂肪层间隔,故在 T_1 加权图像上能显示清晰。肋骨、胸骨和脊椎的骨髓因内含脂肪而呈现高信号,其外周的骨皮质因质子密度很低,显示为低信号,有时很薄而不能显示。肋软骨为低信号,能与软组织、肌肉和脂肪形成界面而鉴别。胸壁内的一些血管因流空效应可在周围高信号的脂肪中很好地显示。

（二）纵隔

由于纵隔结构问有脂肪组织所填充分隔,而脂肪、肌肉和流动的血液在 MRI 上有完全不同的信号,MRI 能见到绝大多数纵隔解剖结构。

1.胸腺　胸腺 T_1 值大于脂肪,在 T_1 加权上呈现信号强度低于脂肪的均质结构。随着年龄增长,胸腺逐渐萎缩而被脂肪组织所取代,表现为高信号的脂肪中有散在中等信号的胸腺组织。约 30 岁以后胸腺完全脂肪化,与纵隔脂肪间的对比减小甚至消失。

胸腺的形态也随年龄增大而变化。新生儿胸腺在横轴位上可呈四边形或梯形,两侧缘向外凸较明显。以后随年龄增长而逐渐变成三角形,两缘微突或平直。每叶胸腺横径 27.9 ± 14.4 mm,厚为 18.15 ± 6.3 mm。矢状位上胸腺为一椭圆形结构,垂直径最大为 $5 \sim 7$ cm,位于升主动脉和上腔静脉之前方。

2.气管与主支气管　气管和主支气管腔内为空气,无质子,故无信号,管腔由周围脂肪的高信号所勾画,在 MRI 图像上均容易识别。因气管和支气管壁薄,周围高信号脂肪的掩盖,使气管和支气管壁在 MRI 上通常不可见,只是在气管、支气管与对着纵隔胸膜的肺相接触的区域,两者之间无脂肪时,才能观察到。其信号强度介于肺泡、支气管腔与脂肪信号之间,呈中等信号。此多见于右侧主支气管、气管的右侧壁和气管的右后外侧部。气管的轴线自上而下向后倾斜,如利用矢状面定位作倾斜冠状面成像,则可在一个层面上显示气管和主支气管的完整行程和与气管平行走行的上叶尖段或尖后段、中间支气管和下叶支气管的近端。

3.淋巴结　在脂肪组织的衬托下,MRI 可见正常的纵隔内淋巴结。淋巴结的 T_1 较脂肪的长,所以在短 TR 序列上表现为均质圆形或卵圆形的中等信号结构,较容易识别。除了个别例外,正常淋巴结的横径应小于 10mm。经常能见到的淋巴结是右气管旁组淋巴结（2R 与 4R）、气管隆突前和右主支气管周围淋巴结（10R）、前纵隔组淋巴结（6）和主动脉肺动脉组淋巴结（5）以及隆突下淋巴结（7）。左气管旁组淋巴结（2L 和 4L）较难显示,因为它们周围的脂肪较少,又位于气管、主动脉、左颈总动脉和左锁骨下动脉之间的狭窄间隙内。与此相似,左主支气管周围的淋巴结（10L）也难以识别,因为它们位于主支气管和左肺动脉之间的狭窄间隙内。食管旁组淋巴结（8）、肺韧带组淋巴结（9）和膈组淋巴结,还有乳内动脉和椎旁淋巴结,除非明显增大,通常是不可见的。

4.血管　MRI SE 序列上,血管腔内的血流因流空效应通常为无信号,血管腔与纵隔内脂肪的高信号可形成鲜明对比;在 MRA 上,血流因流入增强效应而呈高信号,周围脂肪信号被抑制而较低,故也能构成很好的对比。血管壁在 SE 序列上为介于脂肪和血管腔之间的中等强度信号,但通常只在与胸膜面和肺相接触,周围无脂肪相隔的区域才能见到;在 MRA 上因壁薄、信号弱,通常无法显示。

（1）体静脉:管径粗的上腔、下腔、头臂、奇静脉等,可在任意方向上显示。有时在一个方向的层面上难以辨认,但结合其他层面通常都能识别。管径细的静脉见到的概率较小,乳内静脉、半奇静脉和左右肋间静脉通常在横轴位图像上显示最清晰。肋间静脉有时在斜位或冠状位与肋间动脉伴行,凭借椎旁肋间脂肪勾画出轮廓。

(2)主动脉及其分支:心电门控能明显改善大血管影像质量。横断面连续图像能较好地显示主动脉腔及周围结构,冠状面和矢状面成像可从纵轴方向观察主动脉,升主动脉、主动脉弓和降主动脉均可在连续几个层面上见到。平行于主动脉弓的倾斜矢状面可较好地显示主动脉的全貌。MRI可较准确地测量主动脉各部的管径。主动脉管径自窦上开始随主动脉向远端延伸而逐渐变细,并随年龄的增长而逐渐增粗。

主动脉弓上血管在横断面上总能见到,但其起源有时不易识别。冠状面成像便于显示弓上血管的起始部。头臂动脉位置最靠前,可和右颈总动脉在相同的层面上显示,而右锁骨下动脉和椎动脉则见于其后方的层面上。左颈总动脉位于头臂动脉干或稍后方层面。左锁骨下动脉起始段位置更靠后。有时两侧锁骨下动脉和椎动脉可见于同一冠状层面上。平行于主动脉弓的倾斜矢状面成像使主动脉弓和3支头臂血管的起始部展开在一个平面上。

冠状动脉因为空间位置在不断变化,所以即使采用心电门控和心脏表面线圈,通常只能观察到起始部几厘米,且显示不恒定,重复性很差。目前采用EPI技术,虽对冠状动脉的显示情况有所改观,但效果仍不理想。对冠状动脉粥样硬化性心脏病诊断有重要意义的冠状动脉钙化,MRI也不能满意显示,与无信号的血流区别困难。

肋间动脉与肋间静脉伴行,见于冠状位或斜位后部切面的椎旁脂肪之中。

(3)肺动脉:肺动脉于横断面上观察最佳,肺动脉主干和左肺动脉干自前向后走行,在矢状面上观察也很满意,而右肺动脉主干呈水平横向走行,在冠状面上也能很好显示。肺动脉主干起自位于主动脉根部右前方的右心室流出道,向后上行走,分出左右肺动脉干。左肺动脉干基本上是肺动脉干的延续,其远侧向外后方行走入左肺。右肺动脉干水平行走于上腔静脉之后方,奇静脉弓之下方,向右进入右肺。

(4)肺静脉:肺静脉在纵隔内的行程以及与左心房的连接方向,在绝大多数人的心电门控横轴位图像上可见到,在冠状面上有时可同时观察到双侧上下肺静脉。位于左心房靠后侧壁处。

5.心脏

(1)心肌:在SE序列MRI中。心肌与横纹肌相仿,呈中等信号强度;梯度回波序列中呈中等略低信号。左心室壁心肌厚度与信号强度比较均匀一致,但左心室下壁较其余心壁稍薄,信号稍低,勿误为病理状态。心肌厚度的测量需采用垂直于室间隔心脏长轴与短轴位及平行于室间隔的心脏长轴位。

(2)心内膜:为被覆于心腔内面的光滑、透明的膜,和大血管内膜及瓣膜连续。在信噪比高、图像质量好的MRI图像上有时可显示为较心肌信号高的细线结构。

(3)心房:确定左右心房是先天性心脏病节段分析中的首要环节。心房形态学的差别主要基于心房耳部。右心房耳部呈基底宽的三角形,左心耳呈管状。心房耳部有时在MRI上观察不满意,须根据与心房有恒定关系的血管和内脏结构来帮助确定心房的位置。右心房总是与右侧主支气管、肝脏和下腔静脉同侧,而左心房总是与左主支气管、胃、脾脏和腹主动脉同侧。MRI横断面、冠状面和矢状面上很容易辨认上述诸结构,从而可轻而易举地判定心房位置。MRI上可准确测定左、右心房的大小。

(4)心室:心室腔分流入部和流出部,内壁有肌小梁。MRI区分解剖右心室与左心室的方法与血管造影基本一样。右心室呈三角形,肌小梁粗大,内壁粗糙,有调节束,房室瓣与心尖距离近,流出道有肌性组织,房室瓣与半月瓣不相邻。左心室呈椭圆形,内壁光滑,肌小梁纤细无调节束,房室瓣距心尖较远,流出道无肌性组织,房室瓣与半月瓣相邻。

(5)瓣膜:在心电门控SE序列T_1加权像上,瓣膜呈中等强度信号,与房间隔相仿,比心肌的信号稍高。采用心脏表面线圈显示较清晰,使用体部线圈一般能粗略见到瓣膜的形态,有时亦能较好观察瓣膜结构。在SE序列上,即使瓣膜能良好显示,一般也不能确定瓣膜的功能状态。在梯度回波序列中,瓣膜呈现比心肌信号强度略低的信号。电影 MRI 可显示瓣膜活动情况及功能状态。

（6）心包：纤维性的壁层心包和心包腔内少量液体是构成 MRI 心包影的主要成分。由于纤维组织的 T_1 长，T_2 短，质子密度低；少量心包液体因心脏运动，相位改变而信号丧失，所以心包无论在 T_1、T_2 加权像上均为低信号，经心外和心包外脂肪的衬托而呈现为线状低信号弧线影。心包在右心室前表面往往能显示，但在左心室之后外侧和右心房部位并非总能见到，这是因为该部的脂肪组织较少，不易与周围低信号的肺组织鉴别之故。正常心包厚 1～2mm，不超过 4mm。有几个心包隐窝，尤其是心包上隐窝经常可见，位于升主动脉的前、后方。主动脉前上隐窝在升主动脉前方和主肺动脉之间的浅沟里，横轴位呈三角形，最大径为 1.8cm，矢状位在升主动脉前面 2～3cm。主动脉后上隐窝在气管隆凸水平，恰好于右肺动脉上方，紧贴升主动脉后方，呈线状或呈椭圆形低信号区，最大径线 2cm，正中矢状位上，位于升主动脉后方，右肺动脉或其上方水平。心包横窦在升主动脉和主肺动脉的后方，横向连接左、右心包腔。它与上腔静脉前面的右侧心包腔和左心房耳部侧面的左侧心包腔相通。MRI T_1 加权上，横窦在横断面、冠状及矢状位为肺动脉与左心房之间的低信号结构。在矢状面显示最清楚。

6.食管　胸段食管通常显示良好，特别是上 1/3 段和下段往下直至食管胃连接处。中 1/3 因与左心房紧贴鉴别较难。食管壁的信号强度与胸壁肌肉相似。主动脉和食管有时似乎直接相贴，而无脂肪相隔。当食管腔内有空气存留时，其结构就容易辨认，并可测定食管壁厚度，其厚度大约为 3mm。

7.神经与胸导管　胸导管有时在横断面上可显示，但迷走、交感、膈神经和左喉返神经通常不能显示。

（三）肺门

肺门部的肺血管和支气管在 MRI 均呈现管状的无信号的结构，通过其周围的脂肪和结缔组织衬托而显示，表现相似，只能凭借它们的解剖学关系加以鉴别。在横断面上，心电门控 MRI 显示较清晰，较易识别。肺叶动静脉和中间支气管几乎都能见到，叶支气管也经常能显示，但肺段动脉、肺段内静脉及段支气管不一定都能显示。总之，MRI 的空间分辨率影响了段支气管和血管的显示。

（四）肺野

因肺内充满空气，质子密度很低，故肺野信号非常弱，仅在肺门周围看到少数分支状影像，这些代表支气管和血管壁。

（五）胸膜

MRI 不能直接显示正常胸膜和叶间裂，这给研究肺叶解剖造成了困难。

（六）横膈

横膈的信号较低，在与肺野相接触的区域，不能直接见到横膈。但在不与肺野直接相接触的区域可因周围脂肪的对比显示清晰，呈现为一低信号的细线，2～3mm 厚。

后膈肌脚在后下纵隔与肾旁腹膜后脂肪间隙内的脂肪组织衬托下清楚显示，表现为一纤细的曲线，前方跨越主动脉，抵于第 1 腰椎椎体之外侧面。

（七）血流信号

血流信号相当复杂，随血流速度、方式和所采用的脉冲序列不同而不同。一般来讲，在 SE 序列中，静止的血液可产生一定的信号。缓慢的血流由于新流入的血液已充分弛豫，可接受下一个脉冲的激励而出现比静止血液还要高的信号，称流入增强效应。随着流速的加快，血流信号随之增高。当流速等于层厚/TR 时，流入增强效应达到高峰。同时由于在流动的血液中部分被激励的质子因流出层面而呈无法接收到信号，血流信号因此而减弱。当流速大于 2 倍层厚/TE 时，被激励的质子完全流出层面，血流就变成无信号，称之为流空效应。在 SE 多回波序列中，缓慢的血流在偶数回波时因相位重聚而出现比奇数回波信号要强，称之为偶数回波增强效应。血流呈涡流时因相位紊乱，或层流边缘部分流速不一致而相位弥散，均可导致相位丧失而呈现低信号。在梯度回波序列中,由于 TR 缩短,流入增强效应更明显,同时无流空效应的影响,所以血流均呈高信号。

在心电门控 SE 序列心血管 MRI 图像上,处于收缩中、末期的房室和大动脉内多无信号可见,在收缩早期和舒张期,因血流缓慢可见信号。中等流速时(舒张中、早期,收缩早期),血流信号是变化的。体静脉无论是否采用心电门控,有时腔内可见到信号。血流信号不一定充满整个管腔,可见于外围、沿壁或中央。在梯度回波序列上,不管心房还是心室,动脉还是静脉,血流均呈现为高信号。正常健康人在房室瓣附近区域,左心室流出道,主动脉根部,心房耳部,静脉流入区域,包括冠状静脉、上腔静脉和肺静脉流入区域,经常可出现无信号的表现。

(吴　金)

第十八章　血管外科疾病

第一节　周围血管疾病的症状与检查

一、周围血管疾病的症状和体格检查

（一）周围血管疾病的症状肢体感觉异常

1.疼痛　疼痛是下肢血管疾病最突出的症状。为了准确地诊断,应该了解下肢疼痛的性质、严重程度、发作频率、持续时间以及疼痛加重或减轻的因素。疼痛可分为间歇性和持续性疼痛两大类。

（1）间歇性疼痛:可分为运动性、体位性和温差性疼痛三种:

1）运动性疼痛:是由肢体运动引起肢体供血不足后最早出现的症状,可表现为乏力、锐痛、钝痛、胀痛或痉挛。常见于动脉损伤、急性动脉栓塞、血栓闭塞性脉管炎、动脉硬化性闭塞等疾病。间歇性跛行是运动性疼痛,疼痛表现为行走后出现的下肢酸胀或痉挛,使患者被迫停步休息,休息片刻后症状能够得到缓解。跛行距离,即从开始行走到出现疼痛的距离,可以作为衡量下肢缺血程度的指标。跛行距离越短,下肢缺血越严重。疼痛可以出现在臀部、大腿、小腿甚至足部,其中以小腿疼痛最常见。小腿疼痛多表现为痉挛,应注意与慢性骨筋膜室综合征鉴别。后者引起小腿疼痛需要大量的运动,运动停止后疼痛消失较缓慢。位于臀部和大腿的间歇性跛行往往只表现为疲劳和乏力,应注意与骨关节炎鉴别。鉴别点有:①骨关节炎引起疼痛的运动量变化不定,间歇性跛行引起疼痛的运动量比较恒定;②骨关节炎的疼痛不会因运动停止立即消失,间歇性跛行的疼痛会因运动停止立即消失;③骨关节炎疼痛的程度会随天气和运动而经常变化。位于臀部和大腿的间歇性跛行也容易和脊髓神经压迫混淆。脊髓神经压迫引起的疼痛并不因运动停止而缓解,患者坐下、倚墙站立或上身前倾伸直腰椎可以使疼痛缓解。

2）体位性疼痛:无论是动脉性还是静脉性疾病,出现体位性疼痛都提示在平常体位状态下其肢体的血供或回流已处于临界状态。动脉闭塞性疾病患者抬高患肢,可因肢体血供减少而诱发或加重疼痛,下垂患肢可使肢体血供增加而缓解疼痛。与之相反,静脉回流障碍性疾病患者抬高患肢可促进静脉回流而缓解疼痛,下垂患肢可加重静脉淤血而诱发或加重疼痛。髂股静脉血栓形成后侧支循环尚未建立时,静脉回流障碍可以导致大腿处的静脉性跛行。这是由于下肢运动使动脉灌注较休息时大大增加,血液不能及时经静脉回流,加重了下肢胀痛感。静脉血栓形成伴发炎症会在静脉行径上有压痛。此外,静脉瓣膜功能不全所导致的静脉倒流也会引起下肢疼痛。由于静脉瓣膜功能不全常伴有静脉曲张,静脉倒流引起的疼痛需与静脉曲张引起的疼痛鉴别。静脉曲张的疼痛多表现为牵拉、刺痛和烧灼感,而静脉倒流引起的疼痛多表现为疲劳和沉重感。无论静脉血栓形成还是静脉瓣膜功能不全,静脉疾病的疼痛都会因下肢抬高而缓解,

因站立而加重。

3)温差性疼痛:是指因环境温度改变而诱发或加重的疼痛。动脉闭塞性疾病患者在环境温度升高时,患肢的组织代谢水平增高,动脉血供不足而诱发或加重疼痛。红斑性肢痛症患者当足部温度较高时,出现足部烧灼样疼痛。而雷诺综合征可因寒冷刺激发生肢体末端动脉阵发性痉挛,引起手指末端刺痛。

(2)持续性疼痛:是指肢体在静止状态下仍然存在的疼痛,又称静息痛。动脉性疾病或静脉性疾病都可有静息痛。

1)动脉性静息痛:急性和慢性动脉闭塞性疾病都可引起缺血性神经炎致使患肢疼痛。急性动脉缺血引起的疼痛可以有很大的差异。轻度缺血时,疼痛轻微甚至是一过性的,容易被患者忽视。与慢性动脉缺血引起的静息痛不同,急性动脉缺血的疼痛范围较广泛,并不局限于前半足。严重者甚至可达膝上,疼痛受重力影响也较小。急性动脉栓塞时,疼痛多突然发作,迅速加重至剧痛。发作时患者有腿部受重击的感觉,可以使站立的患者跌倒。急性动脉血栓形成时,患者也有疼痛突然出现或加重的主诉,但是疼痛发作不如栓塞时急剧。严重慢性下肢缺血可以出现静息痛,疼痛多位于踝部至足趾。缺血性溃疡和坏疽附近的疼痛最剧烈。疼痛于夜晚最明显,患者因疼痛而无法入睡,需要应用大剂量吗啡类镇痛药物。有时会形成坐起并按摩足部以期缓解疼痛的习惯性动作。患肢下垂可以借助重力作用改善下肢远端缺血,从而缓解疼痛。此外,肢体严重缺血导致溃疡、坏疽出现,使周围感觉神经受到刺激,也是动脉性静息痛的一个因素。有时骨关节炎和风湿性关节炎引起的跖骨痛与静息痛相似,但是站立可以使跖骨痛缓解。而且跖骨痛发作没有规律,有时可以停止发作数天至数周。

2)静脉性静息痛:急性主干静脉阻塞后,肢体远端严重淤血而出现沉重、紧张和持续性胀痛。还伴有肢体肿胀、浅静脉曲张等表现。静脉性静息痛程度远较动脉性轻,抬高患肢可使疼痛缓解。此外,静脉性溃疡刺激周围感觉神经也可引起静息痛。

3)炎症性静息痛:急性动脉炎、静脉炎、淋巴管炎可有沿病变动脉、静脉、淋巴管的持续性疼痛和压痛。病变的浅静脉或淋巴管可呈红色索条状。

2.温觉　肢体的冷热感取决于通过肢体的血流量,血流量降低则感觉寒冷,血流量增高则感觉潮热。动脉闭塞性疾病患者感觉肢体寒冷,闭塞程度越严重,寒冷越明显。静脉回流障碍性疾病的肢体血液淤滞,患者感觉肢体潮热。动静脉瘘由于动脉血分流,瘘局部血流增多,瘘远端血供减少,患者常感觉瘘局部温热而远端寒冷。

3.其他感觉　动脉闭塞性疾病引起末梢神经缺血时,可出现麻木、针刺、烧灼、蚁行等感觉。静脉病变除以上异常感觉外,还可有肌肉痉挛。

(二)周围血管疾病的体格检查

血管外科疾病的体格检查不应局限于周围血管体征,系统而全面的体格检查可以发现一些有价值的线索,例如高血压、颈动脉杂音、房颤心律以及腹主动脉瘤等。

1.肢体皮温　皮温是温觉的客观反映。检查时,将患者肢体暴露在恒温(25℃)、恒湿(40％)环境中30分钟,然后用触诊法,或更精确的半导体皮温计、数字测温计测定皮肤温度。

2.形态改变

(1)肿胀:静脉或淋巴回流障碍时,压力升高,使液体成分渗入组织间隙,引起肢体肿胀。

1)静脉性肿胀:下肢深静脉血栓形成、原发性下肢深静脉瓣膜关闭不全、动静脉瘘等疾病可引起回流障碍或倒流障碍。使静脉压力升高,液体外渗,下肢组织张力增高,肢体呈凹陷性肿胀。常伴有浅静脉曲张、色素沉着和足靴区溃疡。

2)淋巴性肿胀:淋巴管炎症、丝虫病、创伤等疾病可引起淋巴管阻塞。富含蛋白质的淋巴液渗入组织间隙,使肢体肿胀。肿胀起自肢体远端,多坚韧,皮肤出现增厚、干燥、粗糙改变,称为象皮肿。

(2)萎缩:动脉硬化性闭塞症、血栓闭塞性脉管炎等疾病可出现动脉供血不足,肢体营养障碍之变化,如肢体瘦细、肌肉萎缩、皮肤变薄、皮下组织纤维化、毛发脱落。

(3)增长:先天性动静脉瘘由于动脉血经异常通道直接流入静脉,静脉血含氧量增高,造成肢体肥大性变化。患侧肢体较健侧明显增长,还伴有浅静脉曲张、皮温升高。动静脉瘘附近可有杂音和震颤。

(4)隆起:搏动性隆起是指局部可扪及与心率一致的搏动。动脉瘤者在扪及的隆起处有扩张性搏动。与动脉相邻的肿块可扪及传导性搏动。边界清、表面光滑的扩张性搏动性肿块提示动脉瘤或外伤性动静脉瘘。多发性、无包膜的扩张性搏动性肿块提示先天性蔓状血管瘤。质地柔软、经压迫后皮色减退的无搏动性隆起多为血管瘤。

3.色泽改变

(1)静息性色泽改变:皮肤苍白为动脉供血不足之表现,皮肤发绀为静脉回流障碍、皮肤内血液含氧量降低的表现。寒冷刺激后皮肤出现苍白-发绀-潮红的间歇性改变提示雷诺综合征。皮肤色素沉着见于浅静脉曲张、下肢深静脉血栓形成等疾病。多位于下肢足靴区,可伴有脱屑、瘙痒及湿疹样改变。

(2)运动性皮色改变:静息时皮色正常,运动后肢体远端1/3皮色苍白,提示肢体动脉供血不足。这是由于静息时供应皮肤的血液分流入运动的肌肉所致。

(3)体位性皮色改变:改变肢体位置,观察皮色改变,有助于了解血管病变。将肢体抬高(下肢70°~80°,上肢直举过头)持续60秒。正常情况下,肢体保持淡红色或稍发白。肢体下垂后,皮肤颜色在10秒内恢复正常。如出现皮肤苍白或蜡白色,肢体下垂后,皮肤颜色恢复时间超过10秒且色泽不均呈斑片状,则提示动脉供血不足。肢体持续下垂,正常情况下肢体可出现轻度潮红,如有明显潮红或发绀的,提示有静脉回流或倒流障碍。

(4)指压性皮色改变:压迫指(趾)端后观察甲床毛细血管充盈情况,可了解肢体动脉供血情况。压迫时,指(趾)端甲床色苍白,解除压力后1~2秒内色泽恢复正常。如松压5秒后甲床仍苍白,则提示动脉供血不足。皮肤发绀区指压试验可判断组织存活可能。如指压后皮肤不出现暂时的苍白,则说明毛细血管通透性增高,血液渗入组织间隙,组织出现不可逆变化,坏死不可避免。

4.组织破坏

(1)溃疡

1)缺血性溃疡:多见于动脉闭塞性疾病患者的肢体远端,即趾(指)端或足跟。溃疡边缘常呈锯齿状,基底为灰白色肉芽组织,挤压时不易出血。由于溃疡周围神经组织缺血,故多伴有剧烈疼痛。

2)淤血性溃疡:好发于下肢深静脉血栓形成和原发性下肢浅静脉曲张患者的足靴区,即小腿远侧1/3内踝上方。面积较大,溃疡浅而不规则,基底常有湿润的肉芽组织覆盖,易出血。溃疡周围可有水肿、硬结、色素沉着等改变。

(2)坏疽:坏疽与缺血性溃疡一样,也是动脉供血不能满足静息状态下组织代谢需要的表现,并且最终发生不可逆的组织破坏。

1)干性坏疽:多见于动脉闭塞性疾病患者的下肢。由于坏死灶静脉回流通畅,而本身暴露在空气中,水分蒸发,使坏死灶缩小干燥,与正常组织分界清楚。由于坏死灶干燥,故细菌感染少见。

2)湿性坏疽:多见于静脉回流不畅的而淤血水肿的肢体。由于坏死灶含水分多,适宜细菌生长繁殖,使组织呈污黑色、肿胀、恶臭,与周围正常组织分界不清。

(3)皮肤和皮肤附件:动脉缺血性疾病可出现皮肤变薄、干燥、脱屑、毛发脱落,趾(指)甲变形、增厚、生长缓慢,皮下组织纤维化等改变。单侧下肢缺血表现较明显。静脉淤血性疾病可出现足靴区皮肤变薄、毛发脱落、脱屑、色素沉着和湿疹样改变。淋巴回流障碍可出现皮肤及皮下组织纤维化，皮肤粗糙、增厚如象皮。

5.血管结构异常

(1)动脉

1)搏动：动脉搏动可根据其强弱分为增强（＋＋＋）、正常（＋＋）、减弱（＋）、消失（－）四级。动脉闭塞性疾病可有狭窄或闭塞远端的动脉搏动减弱或消失。检查时应注意左右两侧动脉搏动的比较。体检时常检查的动脉搏动有颈总动脉、肱动脉、桡动脉、腹主动脉、股动脉、腘动脉、足背动脉和胫后动脉。强壮或肥胖患者的股动脉不容易扪及，检查时应将髋关节外旋，在髂骨的耻骨支上方、耻骨结节外侧二指处触诊。腘动脉的触诊也较困难，正确的方法是嘱患者仰卧，膝关节稍弯曲并放松地倚在检查者手中，这样检查者的指间关节能够钩住膝内外侧肌腱，从而让指尖深入腘窝扪及腘动脉。温暖的环境和轻柔的动作有助于胫后动脉和足背动脉的触诊。胫后动脉在内踝后方，足背动脉在足背第一、第二跖骨之间可以扪及，但有约10％的正常人不能扪及胫后动脉和足背动脉。

2)杂音和震颤：当动脉发生狭窄、局限性扩张或动静脉之间有异常交通时，血流速度和血流压力的急剧改变可产生杂音和震颤，并可在相应体表位置感觉到。动脉狭窄或局限性扩张引起的杂音和震颤一般在收缩期，而动静脉瘘可产生持续性的杂音和震颤。

3)形态和质地：动脉硬化、血栓形成或炎症可使动脉发生屈曲、扩张、增硬和索条样改变。

(2)静脉

1)曲张：多见于原发性下肢浅静脉曲张、下肢深静脉血栓形成、原发性下肢深静脉瓣膜关闭不全等疾病。好发于浅表静脉，常表现为扩张、扭曲、延展甚至曲张成团。可伴有皮温升高、杂音和震颤。

2)索条：多见于血栓性浅静脉炎，可扪及病变静脉为索条状。急性期还伴有压痛和红肿。

（三）周围血管疾病的特殊临床表现和体格检查

1.动脉缺血"5P"症状　即疼痛、感觉异常、麻痹、无脉和苍白。"5P"是急性动脉栓塞的典型症状。

2.Branham 征　又称指压瘘口试验。方法是在用手指紧压动静脉瘘瘘口以阻断血液分流后，观察心率、血压变化。心率变慢和血压增高为阳性，见于后天性动静脉瘘。

3.Homans 征　又称直腿伸踝试验。检查时患者仰卧，膝关节伸直。检查者一手放在患者股后将其下肢稍托起，另一手持足部将踝关节背伸牵拉腓肠肌。如小腿后部出现明显疼痛为阳性。主要见于小腿血栓性深静脉炎，也可见于腓肠肌劳损、创伤和炎症。

4.Neuhof 征　又称腓肠肌压迫试验。患者仰卧，屈膝，足跟平置检查台。检查者用手压迫患者的腓肠肌内外侧。有增厚、浸润感和触痛的为阳性，临床意义同 Homans 征。

5.Adson 试验　患者直立，肩部向后向下牵拉，特别是将患侧上肢向下牵拉，并作深吸气后屏气，仰头，下颌转向患侧。拉紧前斜角肌时，患侧桡动脉减弱或消失，疼痛加剧；肩部耸起，下颌转向健侧，则前斜角肌放松，桡动脉恢复，疼痛减轻。此即 Adson 试验阳性，见于胸廓出口综合征。

6.Allen 试验　又称尺动脉通畅试验。检查时患者抬高上肢，检查者用手指压迫阻断桡动脉，并令其握拳和放松交替运动数次，然后将手放下至心脏同一平面，并将手放松。如果尺动脉通畅，手指和手掌的皮色迅速由苍白转为潮红色。如果尺动脉闭塞或尺动脉与掌弓间的联系有解剖异常，则皮肤可持续呈现苍白色，直至解除对桡动脉的压迫后才恢复正常。应用同样的道理也可测定桡动脉有无闭塞。

7.Perthes 试验　又称深静脉通畅试验。患者站立，在大腿上 1/3 扎止血带压迫大隐静脉后，令患者屈膝踢腿或下蹲运动 10 余次。如深静脉通畅，运动后浅静脉瘪陷并无小腿发胀感觉；如深静脉阻塞，则运动后浅静脉曲张加重，并伴有小腿胀痛感。

8.Trendelenburg 试验　又称大隐静脉和交通支瓣膜功能试验。患者平卧,抬高并按摩患肢,使曲张静脉萎陷空虚。然后在大腿上 1/3 扎止血带压迫大隐静脉,阻断其血液反流后让患者站立。如果站立后迅速释放止血带,发现血流由上向下立即充盈大隐静脉及其属支,说明大隐静脉瓣膜功能不全。如果不释放止血带,大隐静脉在 30 秒内仍然保持空虚,说明交通支瓣膜功能良好。反之则说明止血带以下存在交通支瓣膜功能不全,其位置可以用反复调节止血带的平面来测定。

9.下肢肿胀的"5P"因素　即压力、蛋白、通透性、局部麻痹、下垂。血浆成分不断渗入组织间隙,又从组织间隙不断回到血管形成循环,而"5P"因素干扰了循环。由于下肢下垂时受重力作用影响,下肢远端静脉压力增高,使下肢出现肿胀。而小腿肌肉收缩和静脉瓣膜的泵作用降低了下肢远端静脉压力。其他增加下肢静脉压力的因素有右心功能不全和三尖瓣病变、内源性静脉阻塞(静脉血栓形成)、外源性静脉阻塞(静脉受压、静脉瓣膜关闭不全)。其他罕见因素有动静脉瘘。营养不良低蛋白血症促使下肢肿胀的作用不言而喻。如果因为手术创伤或先天发育不良,使淋巴管通透性增高,富含蛋白的淋巴液渗入组织,也会出现下肢肿胀。

二、周围血管疾病的无损伤性检查

(一)容积描记

容积描记的基本原理是测量和记录肢体、器官体积的变化,或其血液含量/流量的变化。19 世纪 40 年代开始应用于血管无创伤检查。测量的方法包括应变容积描记、电阻抗容积描记、空气容积描记和光电容积描记等。目前,空气容积描记和光电容积描记较为常用。

1.节段性空气容积描记　是通过测量下肢在收缩期与舒张期的体积变化来反映搏动性血流量,又称为脉搏容积描记。空气容积描记缺乏量化指标,检测结果的判断主要依据波形,因此获得准确的波形是检测的关键。在大腿与小腿上、下段分别放置 18cm 和 12cm 宽的充气袖带,充气压力为 65mmHg。已知在此压力下所测得的压力波形与动脉插管有创测量的波形最为接近。正常波形为收缩期陡然上升,波峰尖锐,舒张期快速下降,下降波中含有舒张期动脉收缩形成的二重波切迹。近端动脉狭窄时二重波切迹消失,下降波延缓,收缩期波峰圆钝。病变进一步发展,严重狭窄或者闭塞时波形低平,上升波和下降波均延缓,波幅明显降低。肢体间波形对比是解读检测结果的重要组成部分,单侧下肢病变时与健侧下肢比较,双下肢病变时与上肢相比。空气容积描记的校准系统精良,重复测量结果的一致性强,至今仍是下肢动脉闭塞性疾病诊断的主要方法之一,通常与节段性测压联用。空气容积描记与节段性测压相比,突出优点是不会因为动脉壁僵硬产生误差。动脉壁僵硬时会提早克服袖带阻断,致使动脉搏动音提前出现,测得的血压值高于实际值。这就是为什么糖尿病患者的下肢节段性测压提示的缺血程度不及临床表现严重的主要原因。这种情况下,容积描记可以提供更为准确的诊断信息,因为其测量的是容积,而非血压,不会受到动脉壁僵硬的影响。

2.光电容积描记　光电容积描记设备主要由红外光光源和光电接收器组成。光源发出红外光照射肢体,部分红外光将被血液、皮肤和肌肉等组织反射回来,由光电接收器接收。血液比皮肤、肌肉等组织对红外光的反射强,而且皮肤、肌肉等组织等对光的反射在整个心动周期中固定不变,而血液容积则随心动周期变化,收缩期最高,光反射最强,舒张期相反。因此光电接收器接收到的光强度变化反映了肢体在收缩期和舒张期的血液容积变化。光电容积描记有直流分量和交流分量两种测量方法。直流分量法受心动周期对血液容积变化的影响小,有利于准确记录血液容积的缓慢变化,常用于记录运动后静脉的再充盈时间,从而评估下肢静脉功能不全之程度。操作时将探头放置于足部,探测记录基础值,做足趾背屈运动,随后放松,被测下肢不负重。正常者描记仪首先记录到足趾运动时肌泵作用使毛细血管系统排空引起的容积下降,之后随着运动停止,容积缓慢回升到基线水平。静脉功能不全表现为容积回升到基线的速度加快。交流分量法用于记录血液容积随脉动的快速变化,其记录下的脉搏波形与应变计记录的波形相似,但是可以比应变计更加快速、简便地评估指/趾端的血流,有利于检测位于手足的远端病变。

(二)节段性测压

1.踝肱指数(ABI)　即踝部收缩压与上肢收缩压的比值,是血管外科评估下肢缺血最常用和最基本的指标。测量踝部血压前让患者静息 15 分钟,仰卧,紧靠踝上绑 12cm 宽的袖带,使用多普勒听诊器探测到足背或者胫后动脉血流信号。袖带充气至信号消失,缓慢放气至信号重新出现,此时的袖带压力即为踝部收缩压。分别测量足背和胫后动脉收缩压,取最高值。对于部分下肢动脉严重闭塞的患者,足背和胫后动脉的信号都无法测及,可探测踝部侧面的腓动脉前支作为替代。上肢收缩压的测量与踝部类似,测量双侧,取较高的一侧。

ABI 正常值 1.1~1.2,具有重要的诊断价值:①ABI 降低提示降主动脉至踝部水平存在对血流动力学影响明显的动脉闭塞性病变,静息状态下 ABI<0.90 提示动脉狭窄闭塞,指数越低病变越重;②静息状态下与运动后 ABI 均正常,则基本可以排除下肢缺血,应该寻找引起运动性下肢疼痛的其他病因;③合并心肺或者运动系统疾病的老年患者,由于活动少、运动强度低,可无典型间歇性跛行表现,甚至不出现症状,以致掩盖下肢缺血病情。ABI 则不受这些因素影响,能客观反映下肢缺血程度,避免漏诊。

2.节段性测压　踝部血压只能笼统地反映整个下肢的缺血程度,而评估动脉狭窄或者闭塞的具体平面以及是单节段还是多节段,则需要分别测量下肢不同节段的收缩压,即节段性测压。方法为:在小腿分别紧靠踝上和膝下各绑 1 根袖带,大腿可以单用 1 根宽 18cm 的袖带,或者分别紧靠膝上和大腿根部各绑 1 根 10cm 宽的袖带。多普勒探头放置于踝部,其余测量方法同上。节段性测压的结果应该从纵向和横向两个角度来解读:纵向比较每两个相邻平面之间的差值,差值最大者提示病变所处水平;横向比较双下肢相同平面间是否存在明显差别,>20mmHg 提示较低侧下肢近端存在狭窄或者闭塞。大腿段使用 1 根与 2 根袖带各有优缺点:绑 1 根时所用袖带的宽度与正常成人的大腿直径匹配,大约相当于大腿直径的 1.2 倍,测量误差小。测得的血压值直接与上肢血压相比,能准确评估袖带近端是否存在病变。缺点是不能区分病变究竟位于髂股动脉段还是股浅动脉。使用 2 根袖带的优缺点恰好相反,由于分别在大腿根部和膝上绑了 2 根袖带,可以区分病变位于髂股动脉还是股浅动脉。但是袖带窄会造成误差,测得的血压高于实际值,一般 10cm 宽袖带测得的大腿血压比上肢血压高 20~30mmHg,解读 ABI 报告时应该考虑到这一误差。

3.趾肱指数(TBI)　造成 ABI 高于实际值的另一常见因素是严重的动脉壁钙化,尤以胫前、胫后动脉壁钙化明显的糖尿病或者尿毒症患者多见。动脉壁严重钙化时,袖带充气需要达到更高的压力才能将其压闭。部分患者即使袖带充气压力达到 300mmHg 也不能阻断血流,这种情况反倒容易识别。识别困难的是那些虽然测量值高于实际值但仍在可以解释范围以内的病例,造成临床上缺血症状严重而 ABI 下降程度轻的假象。对于这部分病例,有两种方法有助于准确评估实际缺血程度:一种是根据上述容积描记曲线的波形;另一种是测量前足或者足趾血压。因为这些部位动脉壁的钙化程度往往比胫前、胫后动脉轻。测量前足血压可采用儿科袖带,用多普勒听诊器探测趾动脉搏动。测量足趾血压需要 2cm 宽的特殊袖带,通常测量第 1 或者第 2 趾。末端血流探测需要使用光电容积描记探头。一般足趾血压比踝部低 10mmHg,TBI<0.70 提示存在缺血。

4.运动试验　部分下肢动脉硬化闭塞患者静息状态下的 ABI 可以正常。例如单纯髂动脉狭窄者在静息状态下,狭窄近远端之间可没有明显压力差,因而 ABI 正常。运动时远端血管阻力降低,诱发 ABI 下降。

因此对于高度怀疑下肢缺血而静息状态下 ABI 正常的患者,进行运动试验就具有诊断意义。具体方法是先测量静息状态下 ABI,再嘱患者步行至间歇性跛行症状出现,复测 ABI。如果比静息状态下降低>20%,或者绝对值下降>20mmHg,则提示下肢有缺血。更客观的方法是采用运动平板进行测试,速度设置为3.5km/h,坡度12%,匀速行走至症状出现,或者走满设定的时间,复测 ABI。如果没有平板车,可以采用爬楼梯等方法。间歇性跛行并非引起运动受限的最常见原因,运动平板试验同时有助于鉴别患者的运动受限是否由间歇性跛行所致,还是另有原因。

(三)彩色多普勒超声成像

彩色多普勒超声成像(彩超)是血管外科影像学评估中最为简便、经济、实用的一种方法。大致经历了单纯的多普勒超声血流探测与单纯的静态/实时黑白超声成像、两者结合的同步检测(双功超声,duplex)、彩色编码的双功超声三个发展历程。目前临床使用的彩超就是彩色编码的双功超声,可操作性与可重复性强,广泛应用于血管外科临床诊断、治疗与研究工作。然而,彩超也有其固有的缺点,例如检测结果容易受到操作者的影响,不同操作者对同一患者所得出的检测结果可有很大差别,甚至同一操作者重复检查同一患者所得的结果也可能会不同。因此充分了解彩超的基本原理、操作程序、诊断原则以及临床意义对于血管外科医师正确解读影像数据至关重要,避免单凭报告单上的"超声诊断"而贸然行事。另外,最好血管外科医师能够自己掌握一定的彩超操作,将大力推动彩超与临床治疗、随访更加紧密的结合。

1.主要检查内容及意义 彩超检查的主要内容与程序包括灰阶二维超声成像、彩色血流成像和脉冲波多普勒分析,分别提供不同的血管和血流信息。

(1)灰阶二维超声成像:采用普通 B 超技术获取血管壁结构,血液的性状,以及血管与周围组织的关系等信息。对血管壁结构的清楚显示不但可以发现疾病,而且对于病因诊断、指导治疗具有重要价值。这是彩超与 CT、MRI 以及数字减影动脉造影(DSA)等更高端影像学检查相比所具有的优越性之一。例如,正常大、中动脉的管壁呈界限明显的三层结构:高回声的外膜,低/弱回声的中膜,等回声的内膜。动脉硬化引起的管腔狭窄主要源于内膜的增厚和斑块形成,放射性损伤或者多发性的大动脉炎等导致的狭窄表现为动脉壁全层增厚,而这三种不同原因引起的狭窄在治疗原则上有明显区别。再如,真性动脉瘤与假性动脉瘤的鉴别主要依据动脉壁的完整性来判断,前者为动脉壁的整体膨隆,瘤壁与近远端正常动脉壁相延续。后者表现为动脉壁的中断,血流由此喷射而出,在动脉壁以外的周围组织中形成瘤体。瘤壁由周围组织构成,缺乏动脉壁结构。彩超对上两种情况的鉴别明显优于 CT、MRI 和 DSA。另外,灰阶二维超声图像还可以显示血液性状的改变。正常情况下,血液呈现均质的无回声,静脉血栓急性期呈均匀的低回声,而慢性期表现为不均匀的强回声。

(2)彩色血流成像:在脉冲波多普勒技术的基础上,应用运动目标显示器、自相关函数计算、数字扫描转换、彩色编码等技术实现对血流的实时彩色显像,比原先的"黑白"图像更加直观、形象。具有以下意义:①通过颜色的不同表示不同的血流方向,一般以红色显示朝向探头的血流,蓝色表示背离探头的血流。②彩色信号的亮度大致反映血流速度的快慢,色调越明亮提示速度越快,反之亦然。③识别动静脉,动脉血流由于收缩期与舒张期流速的区别呈闪动显现,色调亮度高。而静脉血流速度慢,无时相之分,血流的彩色信号呈连续出现,色调较暗淡,可因呼吸的影响而有所变化。④反映血流性质,层流血流的彩色信号色彩比较均匀,较低速度标尺条件下血管管腔中央的彩色信号亮度高(血流速度快),而近管壁处的信号亮度低(血流速度相对低),狭窄等病变引起的高速射流表现为血流信号的混叠,呈"五彩镶嵌状"。

(3)脉冲波多普勒分析:在彩色血流图像的引导下,将取样容积放置于所需取样的部位,适当调整取样容积后获得频移信号。脉冲波多普勒所检测的是取样容积内所有红细胞的多普勒频移。红细胞的运动速度和方向不完全一致,在同一时刻产生多个频移信号。而且具有相同速度的红细胞的数目不同,产生的信号强度也就不一致。所以,探头接收到的是多种频率和振幅的复杂信号。为了准确显示这种复杂信号,必须进行频谱分析。目前,频谱分析主要采用快速傅立叶转换法。频移信号转换后,通过音频和频谱两种方式输出。

1)音频:音频信号由多普勒频移(即超声波频率改变的差值)信号输入扬声器获得,可以反映血流的性质。音调高低代表频率的高低,音量代表振幅的大小。正确识别音频信号有助于判断血流的性质和声束的方向,经验丰富的医师仅凭听诊就能获得大量信息。正常外周动脉的多普勒音频信号分为两期或者三期:第一期或者第一音来源于收缩期的大流量、高速正向血流;第二期或者第二个音来源于舒张早期的低流量反向血流;第三期或者第三个音来源于舒张晚期的低流量正向血流。第一音的音调在收缩期迅速升高至峰值,舒张早期突然下降。第二和第三音的音调明显降低。清脆的多期信号伴收缩期快速血流提示近端动脉通畅,无明显血流动力学改变。多普勒音频信号的异常表现因探头放置部位与闭塞部位的关系而异。当探头放置于闭塞部位的远端时,脉冲的高频部分通过狭窄或者高阻力侧支血管时被滤过,表现为低调、单期音频信号。临床上不能扪及动脉搏动并不一定意味着多普勒血流信号消失,只要血流速度超过最低阈值(由超声发射频率和高通滤波截止频率所决定)就能测到多普勒血流信号。多普勒血流信号消失提示血流速度小于最低阈值或者动脉完全闭塞。动脉严重狭窄时多普勒血流信号失去搏动性血流的特征,与静脉血流信号相似,需要借助于其他手段鉴别。当探头放置于闭塞部位或者紧靠其远端时,由于血流在狭窄段速度明显增快,形成射流,通过狭窄段后产生涡流和湍流,因而产生高调刺耳的单期音。当探头放置于闭塞部位近端数厘米以内时,由于该部位同时存在正向和遇到狭窄阻力返回的反向血流,因而形成低调来回音。上述多普勒音频输出信息判断血流情况简便、实用,在临床实际工作中凭借一台袖珍的多普勒听诊器就能实现,简便易行。

2)频谱:频谱显示有多种方式,最常用的是速度/频移-时间显示。X 轴(横坐标)代表血流时间(s),Y 轴(纵坐标)代表血流速度(cm/s),Z 轴(灰阶)代表振幅。频谱的主要观测内容及其意义包括频谱的方向、幅度、灰度、形态、频带与频窗。频谱中央是基线(零线),基线上方和下方分别表示朝向探头和背离探头的血流。频谱的幅度代表最大血流速度,在 Y 轴上显示,是目前公认的评估动脉狭窄程度的首要指标之一。频谱的灰度表现为频谱的亮暗程度,代表取样容积内速度与方向一致的红细胞数量。数量越多,灰度越亮,反之亦然。因此灰度可以粗略估计血流性质,层流灰度亮,湍流灰度暗。不同部位动脉因为灌注压与远端阻力不同,频谱形态也有所区别。远端阻力较低的动脉,如颈内动脉和肾动脉,频谱呈收缩期双峰伴舒张期正向血流。而远端阻力较高的动脉,如四肢动脉,则呈收缩期三相(以血流朝向探头为例,正向-负向-正向波群)或者两相形态(正向,负向,或者正向-正向波群),伴舒张期反向血流。静脉性血流频谱呈随呼吸起伏的、连续低速的单向波,少数心脏附近的大静脉可以随心脏的收缩与舒张表现为规律性的脉动样频谱,例如颈静脉和下腔静脉。频带,即频谱宽度,代表频谱图像中有频移信号的区域在纵坐标上的垂直距离,反映取样容积范围内红细胞运动速度的一致性。红细胞运动速度一致性程度越高频带越窄(即垂直距离频移信号部分在纵坐标上的垂直距离缩小),红细胞运动速度一致性程度越低频带越宽(即垂直距离频移信号部分在纵坐标上的垂直距离拉大)。因此一般情况下层流的频带窄,湍流的频带宽,大动脉频带窄,小动脉频带宽。取样容积的大小也会影响频带的宽窄,取样容积小容易获得窄频带,取样容积大容易获得宽频带。频窗是与频带相对应的一项指标。频带代表频谱图形中有频移信号的部分,而频窗则代表频谱图形中无信号的部分。一般情况下频带缩窄,则频窗增大,反之亦然。意义与频带相似,也反映了取样容积范围内红细胞运动速度的一致性。两者关系与频带恰好相反,一致性高则频窗增大,例如层流,一致性低则频窗缩小,例如湍流。

2.检查结果的影响因素　多普勒角是影响彩超检查结果的重要因素,所谓多普勒角是指超声波声束与血流方向的夹角。多普勒方程 $\Delta f = 2f_0 V \cos\theta / C$ 是彩超检测运算的重要基础，其中 Δf 代表频移，即超声波频率改变的差值，f_0 代表超声发射频率，V 代表血流速度，$\cos\theta$ 代表多普勒角的余弦值，C 代表组织声速。血流速度就是根据多普勒方程计算得出，$V = \Delta f C / 2f_0 \cos\theta$。可见 V 与 $\cos\theta$ 成反比，而多普勒角越大，$\cos\theta$ 越小 ($\cos 0° = 1.0000, \cos 20° = 0.9373, \cos 60° = 0.5000, \cos 90° = 0.0000$)，测得的血流速度误差就越大。如果多普勒角为 90°，即声束与血流完全垂直，$\cos 90° = 0.0000$，则检测不出血流。因此，彩超检查时尽量将多普勒角控制在 0°～20°，最大不能超过 60°，否则准确性会明显降低。

彩超检查结果还会受到脉冲重复频率、探测深度、取样容积大小与取样部位，以及检查者对于解剖和病理解剖熟悉程度的影响。即使同一操作者分次检查同一患者时，完全可能因为选择检测条件的不同而得到不同的检查结果。血管外科医师的优势是更加熟悉解剖、病理解剖以及病理生理，在此基础上如果能够了解彩超检测结果的"之所以然"，将会更加深刻、透彻和准确地理解和利用彩超结果。而且，超声不仅仅局限地用于诊断，在超声指引下的血管穿刺已经在临床普遍使用。一些学者甚至尝试超声指引下经皮动脉成形/内支架术，与常规的 DSA/透视下操作相比具有避免 X 线放射损伤、避免使用造影剂以及显示动脉壁结构等优点。因此，血管外科医师对彩超的理解与掌握还有利于促进彩超与临床更有机的结合。

(四)螺旋 CT 血管造影(CTA)与磁共振血管造影(MRA)

CTA 与 MRA 广泛应用于血管外科疾病的术前评估与术后随访，包括动脉瘤、主动脉夹层与动脉硬化闭塞等。尤其随着腔内治疗的迅速发展，术前评估与测量对于手术指征的把握、手术方式与入路的选择以及围术期注意事项至关重要，术后定期随访更是治疗不可缺少的组成部分。因此，CTA 与 MRA 在血管外科的重要性日益突出。

对于血管外科相当一部分患者，CTA 与 MRA 均有应用价值。了解两者各自的优缺点有利于临床医师因人而异、因病而异地进行选择。CTA 与 MRA 相比，横断面图像的分辨率更高，一般可以达到 512×512 像素，而 MRI 仅 256×256 像素。CTA 可以清楚显示动脉钙化斑块，对于腔内治疗的术前评估与围术期注意事项具有重要意义。例如，腹主动脉瘤近端瘤颈存在较大动脉钙化斑块会影响支架型人工血管的贴壁，增加内漏、移位风险。主动脉弓部存在动脉钙化斑块的患者接受颈动脉支架成形或者主动脉弓降部支架型人工血管植入时，斑块脱落引起缺血性脑卒中的风险会增加。这些信息对于术前评估术中操作难点和注意点，以及术前向患者家属充分告知具有重要意义。CT 操作软件的不断发展为临床诊断与治疗提供更为丰富的信息。例如，动脉硬化斑块的存在会干扰对动脉管腔狭窄程度的判断，而这对于评估支架型人工血管等器材能否顺利导入至关重要。现在的 CT 操作软件可以对图像进行去斑块处理，清楚显示动脉管腔是否通畅，是否影响支架型人工血管的顺利导入。同时，由此也再次提醒我们临床医师与影像科医师之间的信息交流与紧密合作至关重要。一方面临床医师可以及时了解影像学技术的进步能为临床提供哪些更为丰富的信息。另一方面影像科医师也能够懂得临床治疗新技术需要获得哪些更多的资料。CTA 的缺点是具有造影剂肾损害风险和放射损伤，对静脉系统成像不及 MRA。

MRA 的优点是能够同时显示全身主要大动脉图像，包括颅内、颅外颈动脉，四肢动脉，全程主动脉，髂动脉，以及内脏动脉。一次检查可以全面评估全身主要大动脉，尤其适合于以全身动脉广泛受累为特点的病变，例如动脉硬化闭塞。静脉系统显影优于 CTA，无放射损伤，对肾功能影响小。缺点是不能直接显示钙化斑块；对狭窄性病变有夸大效应；应用受到植入物是否具有磁共振兼容性的限制。

另外，CTA 和 MRA 与血管外科另一主要无创伤影像学检查——彩超比较，又各具优缺点。总体上讲，CTA 与 MRA 提供的信息比彩超更加客观，受操作者因素影响小。另外，CTA 与 MRA 的三维重建图像可以提供更加全面与广泛的信息，例如颈动脉狭窄患者，彩超仅能提供探头扫查部位的血流图像，而 CTA 与 MRA 除了横断面信息外还可通过三维重建提供从主动脉弓至全程颅外颈动脉，甚至颅内颈动脉的整体图像。清楚显示病变累及的范围,是否合并主动脉弓、近端颈总动脉扭曲、严重钙化或者狭窄等信息,为手术指征的判断与手术方式的选择提供重要依据。然而,彩超也具有其特有的优点,除了已述的显示动脉壁结构、测量流速等优点外,彩超提供的是实时成像,有利于发现支架型人工血管腔内修复术后所并发的内漏,尤其是Ⅱ型内漏。因为Ⅱ型内漏由动脉分支的反流造成,显影时相较晚,螺旋CT扫描速度快,所允许的图像捕获时相窗较窄,较难在捕获目标主干动脉的同时还兼顾到分支动脉的反流(如捕获腹主动脉的时相很难兼顾到肠系膜下动脉的反流)。因此,CTA对Ⅱ型内漏的发现率低。

(五)其他

血管外科的无创伤检查还包括经皮氧张力测定、眼血流图、静脉血流图、红外线热像图以及放射性核素试验等。由于对指导临床治疗、随访的作用不大,或者操作较为繁琐,已经很少应用。

三、周围血管疾病的创伤性检查

周围血管疾病的创伤性检查包括动脉血管造影、静脉血管造影、淋巴造影和周围静脉压测定。

(一)动脉血管造影

血管造影术的应用经过一百多年医学家们长期的不断摸索得以完善,1896年,Hasher等在X线问世不久,即开始用石膏作造影剂进行尸体动脉造影。1953年,Seldinger首创了经皮动脉穿刺,导丝引导下动脉插管造影技术,由于该法操作简单、损伤小、不需要缝合血管,完全替代了以往手术切开暴露血管的方法,因而很快被广泛采用,成为现代介入放射学的基本操作技术。随着造影剂、导管、数字减影血管造影(DSA)和各种电子计算机的发展,血管造影术已经成为临床诊断周围血管疾病的最重要的方法。

1.Seldinger 穿刺术　1953年Seldinger首先应用于临床,它的主要方法是:扪及穿刺动脉搏动,确定动脉穿刺部位。穿刺针纵轴与皮肤夹角呈30°~45°斜行进针,刺入动脉血管前壁有突破感。拔出针芯可见动脉喷血,证实穿刺针进入动脉血管。向穿刺针鞘内置入导丝至血管腔内,退出针鞘,将带有扩张管的鞘管沿导丝旋转插入血管。拔出导丝和扩张管,鞘管留置于血管腔内。这样血管通道建立后,便可以进行各种动脉血管造影。

2.动脉造影入路

(1)常用的动脉入路:逆股动脉入路、顺股动脉入路和肱动脉入路。

(2)非常用的动脉入路:腘动脉入路、桡动脉入路、颈动脉入路、锁骨下动脉入路和横向穿刺腰动脉。

3.常用的动脉造影器械　2%利多卡因、11号刀片、穿刺鞘、造影导管、导引导丝、肝素生理盐水、静脉通路、持续生理盐水滴注。

4.动脉造影的禁忌证

(1)严重的造影剂过敏。

(2)多系统功能衰竭。

(3)肾衰竭。

(4)近期发生过心肌梗死。

(5)严重心律不齐。

(6)无法纠正的血栓形成。

(7)妊娠。

(8)腹部残留钡剂。

(9)患者无法平卧。

5.常见的周围动脉疾病的血管造影表现

(1)腹主动脉瘤:DSA 下,患者平卧位,于腹股沟韧带下方 2～3cm 股动脉搏动最明显的处 seldinger 法穿刺并置入导管,距腹主动脉瘤远端处造影,造影可显示腹主动脉瘤的梭形或囊状扩张,并可以测量瘤体的大小长度,以及与肾动脉、髂动脉的距离关系。夹层动脉瘤在造影时可以显示"双腔",若真假腔判定困难,可以通过肱动脉同时穿刺置入导管造影帮助诊断。

(2)颈动脉狭窄:DSA 下通常股动脉穿刺造影,在透视下将"猪尾巴"导管送入升主动脉弓造影了解无名动脉、锁骨下动脉、颈动脉等动脉并留下"路图",在无名动脉开口处逆时针旋转导管,将导管送入无名动脉,在右侧胸锁关节逆时针旋转导管送入右颈总动脉,将导管放在距离颈动脉分叉处近端造影,可见颈总动脉、颈内动脉从分叉处不规则的狭窄和节段性闭塞。

(3)动脉硬化闭塞症:DSA 下动脉造影血管造影显示动脉广泛狭窄和闭塞,血管腔迂曲钙化,如果导管通过对侧髂动脉困难时,可以采用顺股动脉入路(同侧动脉穿刺),或肱动脉入路。

(4)急性动脉栓塞:DSA 下血管造影显示血管壁光滑,动脉在栓子处远端血流中断,可以了解栓塞的部位栓塞的血管长度。

(5)颈动脉体瘤:DSA 下颈动脉造影可见颈内动脉受瘤体压迫向外、前,颈外动脉分发出至瘤体内滋养血管,颈总动脉分叉处瘤体内有大量的细小的血管。可以了解瘤体和颈内动脉的关系,以及瘤体与下颌骨的位置。

(二)静脉造影术

1.静脉入路　股静脉、腘静脉、足背静脉、大隐静脉、上肢贵要静脉、肘静脉。

2.静脉造影方法　顺行下肢静脉造影、逆行下肢静脉造影、下腔静脉造影、上肢静脉造影。

(1)顺行下肢静脉造影:X 线机下,患者平卧位,取 7 号头皮针穿刺足背静脉造影时患者取 30°斜立位,检查侧肢体处于松弛状态,斜立位造影有利于深静脉的充盈,可避免"层流征"等假象的产生,并可延长造影剂在下肢静脉曲的流失时间,肢体不负重可避免因肌肉收缩压迫静脉所引起的假象。造影时在踝部扎一止血带,以阻断浅静脉回流迫使造影剂进入深静脉系统,有利于显示深静脉。同时可阻断或减少浅静脉的充盈,从而减少深、浅静脉间的重叠。尽管有大量的新的仪器出现如多普勒超声、容积体积描计器,但顺行性下肢静脉造影仍是诊断下肢深静脉血栓形成的黄金标准。

(2)逆行下肢静脉造影:主要用于观察深静脉瓣膜功能,逆行性下肢静脉造影不仅可以确诊下肢静脉瓣膜功能不全,还可以根据造影了解静脉瓣膜病变的程度并进行 CEAP 分级。X 线机下,检查床转至约60°,直接穿刺股静脉或 Seldinger 法穿刺置管,造影后分别摄片骨盆、大腿和小腿。

(3)上肢静脉造影:上肢静脉造影仅用于腋、锁骨下、上腔静脉血栓形成的溶栓治疗,直接穿刺上肢静脉如贵要静脉、肘静脉等,注射造影剂后观察上肢、肩部和胸廓入口片。

(4)下腔静脉造影:主要用于下腔静脉血栓或 Budd-Chiari 综合征的诊断,穿刺股静脉或 Seldinger 法穿刺置管将导管置于下腔静脉造影,若同时经肘静脉置管经右心房进入下腔静脉,可以了解下腔静脉的近远端的病变情况。

3.常见的静脉疾病的血管造影表现

(1)下肢深静脉血栓:静脉造影显示下肢深静脉圆形的偏心性或虫蚀性的充盈缺损,病变段静脉不显影,部分深静脉闭塞时,在闭塞静脉远端可见造影剂突然中断现象。造影剂自深静脉向浅静脉逆流和相应部位的浅静脉曲张,病变周围有广泛的侧支静脉。

(2)下肢深静脉瓣膜功能不全:下肢静脉瓣膜功能正常时,造影剂仅充盈在股静脉第一对瓣膜处,深静脉瓣膜功能不全时,深静脉扩张,瓣膜稀少且模糊,丧失竹节状呈直筒状外观。Valsalva 试验显影的静脉血流向远端逆流,瓣膜下无透亮带。浅静脉和穿通静脉迂曲扩张。

(3)Budd-Chiari综合征:布加综合征是由各种原因所致肝静脉和其开口以上段下腔静脉阻塞性病变引起的常伴有下腔静脉高压为特点的一种肝后门脉高压征。下腔静脉造影是诊断本病的最可靠的方法,可清楚地显示下腔静脉隔膜、狭窄或闭锁,肝静脉开口被血栓堵塞,对治疗具有指导意义。

(三)淋巴造影术

淋巴造影术是将造影剂注射入淋巴管内,并以 X 线摄片,了解淋巴系统或结构病变的方法,分为直接和间接造影法,可鉴别良性反应性淋巴结肿大和淋巴结肿瘤。

1.间接淋巴造影的方法　是将造影剂直接注射在皮下或肌肉内,X 线下可以显示局部区域内的淋巴结和淋巴管。有可能鉴别良性反应性淋巴结肿大和淋巴结肿瘤。

2.直接淋巴造影的方法

(1)经下肢淋巴管造影:于第1、2脚趾间皮下注射染色剂,然后切开皮肤显露染色的淋巴管,注入有机碘造影剂,于注完后及 12、24 小时后分别摄片,使下肢、盆腔及腹膜后淋巴管、淋巴结显影。此法对阴茎癌、膀胱癌、前列腺癌的淋巴结转移及乳糜尿的诊断有帮助。

(2)精索淋巴管造影:用细针头经精索淋巴管注入适量造影剂,根据淋巴管粗细增减注入剂量,在注射 2ml 时摄第一片,以后每隔 30 秒摄一片,共摄 7 片。此法能显示第1、2腰椎水平主动脉旁淋巴结,可以帮助诊断盆腔或主动脉旁淋巴结是否转移。

(四)周围静脉压测定

指在右心房水平上测得的静脉血压,用以判断右心功能,回心血量和静脉血液回流受阻情况。肘静脉压是简便易行的方法,其中常值为 $30\sim145$mmH$_2$O。周围静脉压增高可能由右心功能不全、心包填塞、缩窄性心包炎或腔静脉阻塞引起。

周围静脉压的测定方法:

1.直接法　患者静卧休息,至少 15 分钟;臂伸直垫平外展,与躯干成 $45°\sim60°$,使与右心房等高(约与腋中线等高),将连有测压管(盛满无菌生理盐水或先用无菌 2% 枸橼酸钠溶液冲洗)的 9 号针头刺入肘部静脉,测量水柱或血柱的高度(mm),即为静脉压。

2.重力法　患者仰卧,臂下垂,使静脉怒张;慢慢将手举起,至手背怒张的静脉塌陷;测量手背静脉高出右心房的高度毫米(mm),为静脉压。

(王雪平)

第二节　周围血管病的药物治疗

血管疾病常用的药物可分为:出血性疾病药物和血栓栓塞性疾病药物。

一、出血性疾病药物

出血性疾病种类繁多,发病机制各异。因此血管病变所致出血性疾病的治疗,应根据不同的病因和发病机制,选择相应的药物进行治疗。常用药物如下:

1.降低血管壁脆性和通透性的药物

(1)芦丁:本药为黄酮类,有增强毛细血管抵抗力的作用,对血管性紫癜有效。但起效缓慢,肠道吸收少。剂量:每次 20mg,每日口服 3 次。临床上常用的还有复方芦丁片,每片含芦丁 20mg、维生素 C50mg。

(2)肾上腺色腙(常称卡巴克络):本品是肾上腺素氧化而成的一种化合物,能稳定血管及其周围组织中的酸性黏多糖,减少血管通道性,增强毛细血管的抵抗力,缩短出血时间。常用剂量:口服,每次 2.5～5mg,每日 3 次,可增至每次 5～10mg。肌注每次 10～20mg 每日 2～4 次。以 60～100mg 加入葡萄糖溶液中静脉滴注,效果较好。不良反应有恶心、耳鸣,少数可出现精神症状,长期反复应用可产生水杨酸反应。

(3)酚磺乙胺(止血敏):酚磺乙胺能增强血小板黏附功能,降低血管通透性,增加血液循环中血小板计数。4～6g 加入葡萄糖溶液中静脉滴注,每日 1～2 次。肌注每次 250～750mg 每日 2～3 次。不良反应少见。

(4)维生素 C:维生素 C 是羟化酶的辅酶,是胶原组织形成所必需的成分。临床上主要用于治疗维生素 C 缺乏症所引起的出血及其他血管因素所致出血的辅助用药。

2.血管收缩药　垂体后叶素。

本品能使血管收缩,临床上适用于治疗肺咯血、门静脉高压致食管静脉曲张破裂引起的上消化道出血、遗传性毛细血管扩张症。在出血量大需紧急止血时,可用 10～20U 加入 25%葡萄糖液 20ml 缓慢静脉注射。也可以 5～10U 加入葡萄糖 250ml 静脉滴注。高血压、冠心病患者慎用。

3.局部止血药

(1)肾上腺素或血管升压素等血管收缩剂。

(2)凝血酶、纤维蛋白海绵。

(3)中药止血药物(三七粉、白黄粉等)局部敷贴。

(4)其他如凝血活酶制剂、吸收性明胶海绵、淀粉海绵等。

二、血栓栓塞性疾病的药物

血栓栓塞性疾病在危害人类健康和生命的一些严重疾病的发生和发展中起更重要的作用,如心肌梗死、脑血管意外,以及内、外、妇产科乃至皮肤疾病发生发展过程中,也有凝血功能异常和血栓形成的参与,因此血栓栓塞性疾病的诊断与药物治疗多年来一直是临床调查与基础研究的热点。

1.抗凝血疗法、抗血小板和溶血栓疗法

(1)抗凝血治疗:抗凝血疗法是用药物降低或消除血液的凝固性,预防和治疗血栓闭塞性疾病的方法。抗凝血药物如应用不当,会引起出血并发症。因此必须严格掌握适应证,并根据实验室监测结果及时调整用量和用药方法。

1)适应证:①预防血栓形成:某些手术后需要预防血栓形成的,如血管吻合或移植术后、动脉血栓内膜切除术后、心脏和主动脉瓣膜移植后。部分手术在术中即需要预防血栓形成,如体外循环和血液透析操作时,阻隔动脉时需向其远端血管注入抗凝血药物等。②急性肺动脉栓塞、急性心肌梗死、脑动脉血栓形成或栓塞。③各种原因引起的弥散性血管内凝血(DIC)。④视网膜血管血栓闭塞性疾病。

2)抗凝禁忌证:①出血性疾病或有出血倾向者、维生素 K 或维生素 C 缺乏者。肝、肾功能严重不全或恶病质者。②高血压脑病或脑出血者。③溃疡病出血或肺部疾病咯血者。④DIC 已过渡到纤维蛋白溶解亢进阶段。⑤妊娠初 3 个月或最后 3 周,产后以及哺乳期应慎用。⑥除非有绝对适应证,大手术后应慎用。

3)抗凝药物

肝素:肝素是一种黏多糖硫酸脂,平均分子量 15000,主要由嗜碱性肥大细胞产生,分布于人体所有组织,尤以肺和肝含量最高。肝素相当稳定,但可与组蛋白、鱼糖蛋白形成无活性的复合物。肝素口服或直肠给药无效,不能通过浆膜和胎盘,皮下或肌内注射易于吸收,经静脉注射几乎立即生效,注射后可被内皮细胞摄取。国产肝素分子量为 6000～20000,1mg 相当于 125～130 生物活性单位。,肝素的抗凝血作用于 10 分钟内迅速达到高峰,继而逐渐下降,3～4 小时后消失,体内的半寿期约 1 小时。肝素进入血液后,大约 50％被肝脏的肝素酶分解为尿肝素经肾脏排出,故肝、肾功能不全患者应用肝素有潜留危险。以每公斤体重 100mg 以上的肝素水溶液作喷雾吸入或支气管内给药,可产生轻微抗凝血作用达 14 天。肝素的抗凝血作用与其分子含有大量带负电荷的基团有关。

肝素的抗凝作用。①灭活凝血酶。肝素促进 AT Ⅲ 活性,形成无活性的凝血酶-抗凝血酶复合物。这是肝素抗凝血的主要作用,AT Ⅲ 活性降低时肝素的效果则差。肝素还可直接灭活凝血酶。②抑制活性凝血活酶形成。每毫升血液内有 1/30 单位肝素,即可有效抑制因子 Ⅶ、Ⅸ、Xa 和因子 Ⅺ 的活性,从而阻碍活性凝血活酶形成。③抑制纤维蛋白形成。肝素干扰凝血酶对纤维蛋白原的水解,抑制纤维蛋白形成。肝素尚通过抑制凝血酶对因子 Ⅻ 的激活,阻碍可溶性纤维蛋白多聚体变为不溶性纤维蛋白。④肝素通过刺激血管内皮细胞释放血浆素原活化素促进纤溶活性。因此,肝素无论在体内还是体外都具有强有力的抗凝血作用。肝素对血小板的作用是多方面的,目前尚无定论。另外,肝素能降低血液黏滞度、改善血流。同时应用洋地黄、四环素或抗组胺药物会减弱肝素的抗凝血效应。

为了维持血液中稳定和足够的肝素浓度,并避免过量引起大出血,必须定期做实验室检查,了解血液的凝固性,调节剂量。临床观察和实验室监测两者不可偏废。实验室监测常用全血凝固时间(CT),每次注射前检查一次。CT 正常值为 4～12 分钟,CT＞15 分钟为延长。肝素治疗时要求延长到正常值的 2～3 倍,即 20～30 分钟。CT＜12 分钟应加大肝素剂量,CT＞30 分钟则应延长用药间隔、减小剂量或放慢滴注速度,甚至停药。有条件时可进行复钙时间(RT),比全血凝固时间敏感,正常值为 1.5～3 分钟。肝素治疗时的理想时间是正常的 2～3 倍。白陶土部分凝血活酶时间(KPTT):正常值 30～45 秒。肝素治疗时的理想范围是 60～100 秒。凝血酶时间(TT),血液中肝素浓度升高或存在肝素类物质,以及 AT Ⅲ 活性增强情况下 TT 延长。正常值 16～18 秒。TT60 秒时说明肝素已足量,如果大于 160 秒则出血危险极大,应及时减量或停药。上述各项检查均反映内源性凝血系统受抑制的程度。连续用药时,可随时进行实验室检测。

持续静脉滴注是肝素最好的给药途径,滴注速度便于控制,肝素总剂量可相对减少,比较安全。采用输液泵则更方便。为了立即获得抗凝效果,先静脉注射首次剂量肝素 0.5～1mg/kg,然后将 24 小时所需剂量溶于 5％葡萄糖溶液或生理盐水 1000ml 内,以每分钟 1ml 的速度滴注。开始滴注 3 小时后需实验监测,根据结果调整速度,以便达到所要求的抗凝血水平。用药期间可以随时进行实验监测。肝素的推荐剂量是:成人深静脉血栓形成治疗量 2～2.5mg/(kg·6h);体外循环时 3mg/kg。间歇静脉注射是将 1～1.5mg/kg 体重的肝素溶于 5％葡萄糖或生理盐水 40ml 内,每 4～6 小时一次。深皮下脂肪层注射特别适合预防性治疗。将所需肝素用 5 号针头垂直刺入髂嵴内上方腹壁皮下脂肪层。常用剂量为 0.8～1mg/kg,于术前 2 小时注射一次,术后注射 1 次/(8～12)小时,连续用 7 天。

肝素的主要不良反应是出血,原因是剂量相对过大。表现为创口渗血或血肿、消化道和泌尿道出血,严重时可有脑等重要脏器出血。治疗期间如果发现出血,应立即中断给药,出血常很快会停止。硫酸鱼精蛋白 1mg 能中和肝素 1mg。肝素半寿期短,注射后如间隔时间愈长,所需鱼精蛋白剂量就愈小。例如注射肝素 30 分钟后,0.5mg 鱼精蛋白即能中和原注射剂量的肝素 1mg。硫酸鱼精蛋白水溶液 5ml 内含 50mg,可于 10 分钟内注射完毕。鱼精蛋白一次用量不超过 50mg。

肝素偶可引起血小板减少。一种是中度血小板减少,系肝素刺激循环中血小板聚集引起,易发生于应用狗肠黏膜中提取的肝素之后。另一种是散发性严重血小板减少,由免疫反应引起,与肝素的来源、剂量和给药途径均无关。这种严重血小板减少可并发“白栓综合征”,即血小板栓子栓塞肢体动脉,甚至需要截肢。为此,有的学者建议,肝素治疗时应常规检查血小板计数,必要时,应做循环血小板聚集物检查。这种并发症一旦发现,应立即用鱼精蛋白中和肝素,并改用口服抗凝剂或低分子右旋糖酐治疗。

每天应用肝素 150mg,疗程在 6 个月以上者,可引起骨质疏松。此外,肝素偶尔引起过敏反应,如哮喘、荨麻疹和心动过速,有时也可发生暂时性脱发。

低分子量肝素:有钠盐和钙盐两种制剂,目前主要有速避凝、法安明。特点是给药方便,出血不良反应小,剂量常以抗活化第 X 因子国际单位(IU)表示。为了方便,实际使用时按固定的 ml/瓶计算。例如商品名为速避凝的低分子量肝素 0.3ml/瓶,含 3075IU;0.4ml/瓶,含 4100IU;0.6ml/瓶,含 6150IU。用量 0.4ml q12h,皮下注射。低分子量肝素的不良反应比肝素要少得多,使用过程中不需要非常严格地监测凝血功能。

华法林钠片:是人工合成的香豆素类衍生物口服抗凝血药,吸收后与血浆白蛋白高度结合,因而经肾脏排出缓慢。香豆素类衍生物在体内主要积蓄在肺、肝、脾和肾脏,最后经肝细胞微粒体酶系统羟基化,成为无活性化合物从尿中排出。

口服抗凝剂对已形成的凝血因子无对抗作用。其抗凝血作用于口服 12～24 小时后出现,1～3 天达高峰,停药后抗凝血效果仍可维持 4 天左右。

口服抗凝剂与其他许多药物相互作用,用药时应予注意。增强其抗凝血效应的有别嘌醇、同化激素、阿司匹林、水合氯醛、青霉素、氯霉素、新霉素、保泰松、吲哚美辛、氯贝丁酯、双嘧达莫、喹尼丁、磺吡酮、依他尼酸和磺胺药物等。抑制其抗凝血效应的有促皮质激素、皮质激素、巴比妥类、雌激素、地西泮、洋地黄、格鲁米特、考来酰胺和灰黄霉素等。

华法林的抗凝血机制是维生素 K 相拮抗,阻碍凝血酶原等依赖维生素 K 的因子蛋白结构上谷氨酸残基羧化,导致形成活性异常的凝血因子。这些不正常的因子没有与 Ca^{2+} 结合的能力,亦不能结合于血小板膜磷脂,从而抑制凝血酶形成。这些不正常的凝血因子尚可作为蛋白抑制物,直接阻止凝血酶形成。

华法林的用法是在开始肝素治疗的同时口服。首日剂量 10～15mg。以后维持量 2.5～5mg,每日用药前根据凝血酶原时间国际标准规化比值(INR)加以调整。INR 正常值为 1～1.5。预防性应用口服抗凝剂时,INR 控制在 2.0～2.5 之间,超过 3.0 自发性出血的危险性增大。推荐每天服药前测定 INR,若数值 <2.0,则加量;若 >2f5,则减量给药,甚至停药 1 次,待次日测定 INR 后决定剂量;若结果理想,则给予维持量。如果经过多次观察,INR 稳定在 2.0～2.5,则可改为一周或数周测定一次。口服抗凝剂的主要并发症也是出血,但发生率较肝素为低。常见症状是牙龈出血、鼻出血、血尿或损伤部位出血,亦可发生多部位自发性出血。长期服药出血发生率较高。明显出血时应立即停药。如病情需要继续抗凝血治疗,可输入新鲜血或血浆。待出血停止后,重新开始口服。如果决定不再继续抗凝血治疗,可肌注维生素 K 10～20mg。大出血者,宜静脉注射维生素 K 50mg,1～2 次/天,并酌情输新鲜血、血浆或者凝血酶原复合物。

(2)抗血小板治疗:抗血小板药物能抑制血小板黏附、聚集功能和释放反应。

1)抗血小板药疗法的适应证:缺血性心脏病;缺血性脑血管病;静脉血栓形成;心脏瓣膜病和人工心脏瓣膜;动脉血栓形成,各种血管插管术及血管介入治疗术后可能发生血栓闭塞的情况;周围动脉闭塞性疾病、高血凝状态、糖尿病、雷诺病、多发性硬化等一些血小板功能亢进性疾病。抗血小板疗法的不良反应很少见。因此,如对抗凝血或溶血栓疗法有禁忌,宜选用抗血小板疗法。

2)血小板功能检查:血小板功能检查不但可反映“血栓前状态”。且可作为抗血小板治疗的参考。但是某些检查项目需要特殊仪器设备,难以普遍开展。可选用的检查有:①血小板计数;②出血时间;③血小板黏附实验;④血小板聚集试验;⑤血小板凝血活性测定;⑥血小板释放物质测定;⑦血小板寿命和周转率等。

3)抗血小板药物：阿司匹林：作用机制是抑制血小板膜上的磷脂酶、使环氧化酶乙酰化和 TXA2 合成酶三个环节，阻碍 TXA2 合成，从而抑制血小板黏附和聚集；提高血小板内 cAMP 水平，降低血小板黏附性和聚集性；减少凝血酶形成，间接抑制血小板聚集。

口服 0.3g 阿司匹林即能延长正常人出血时间，作用可持续 5 天之久，在急性肢体缺血、心肌梗死或脑梗死发作时可以此剂量作为首剂。阿司匹林常用量为口服 100mg/d。现主张采用肠溶型阿司匹林，以减少消化性溃疡的发生。

双嘧达莫：能提高血小板内 cAMP 水平，抑制血小板功能。

用法是口服 0.1～0.4g/d，与阿司匹林合用，效果更好。

低分子右旋糖酐：用法是静滴 500ml/d，14 天为一疗程。

右旋糖酐有时可干扰血型鉴定，故应于使用前测定血型。低分子右旋糖酐还有血液稀释作用，因而能改善微循环，增加组织血流量。

噻氯匹定：一种强效血小板抑制剂，能使血小板细胞膜发生不可逆的改变，从而抑制由二磷酸腺苷（ADP）、肾上腺素、胶原、凝血酶和血小板活化因子（PAF）等引起的血小板聚集。

口服吸收良好，250 毫克/次，2 次/天，临床应用 24～48 小时出现作用。用于治疗间歇性跛行和不稳定型心绞痛，预防一过性脑缺血、卒中和心肌梗死等。

前列腺素 E1（PGE1）和前列环素（PGI2）：除抑制血小板功能外还具有较强的扩血管作用。

氯吡格雷：是一种新型噻吩吡啶类抗血小板药物，具有拮抗 ADP 诱导的血小板聚集和抗栓作用，其抗血小板聚集活性比噻氯匹定强数十倍，且比噻氯匹定有更好的耐受性和较小的不良反应，已基本取代噻氯匹定。临床常用的剂量为 50～75mg qd，急性脑栓塞、心肌梗死或周围肢体急性栓塞时可临时给予 300mg 负荷量。

西洛他唑（环己双氢喹啉酮）：作用为抑制血小板黏附和聚集，使已形成的血小板聚集块解聚，抑制 cAMP 磷酸二酯酶，使血小板内 cAMP 增高，降低血管通透性，扩张脑血管。已初步用于血管手术后防止血栓形成。剂量 25～50 毫克/次，每日 2 次。服用期间可能出现心悸，心律失常患者慎用。联合应用美托洛尔可以缓解心悸症状。

（3）溶血栓疗法：溶解血栓是治疗血栓闭塞性疾病最理想的方法。纤维蛋白是血栓中的"钢筋框架"结构，因而溶解纤维蛋白就有可能溶解血栓，达到治疗血栓的目的。直接增强纤维蛋白溶解活性的药物效果肯定，不良反应少，可以常规使用。在纤维蛋白溶解（纤溶）中最重要的溶解剂为纤溶酶，一肽链内切酶，可以使纤维蛋白的精氨酸赖氨酸之间的链断裂，产生碎片，从而溶解血栓。溶血栓疗法成败的关键是早期用药。一般在患者 3 天以内用药，效果甚为理想。因为在这期间，血浆的水分和纤维蛋白溶解酶原含量丰富。待 6～7 天后，血栓已经机化，水分和血浆素原含量大为减少，疗效就较差。

1)溶栓适应证：动脉硬化基础上的急性血栓形成；晚期急性肢体动脉栓塞不能取栓者；位于末梢动脉中的小栓子或继发性血栓；动脉搭桥术后移植血管的再闭塞；深静脉血栓和肺动脉栓塞；急性心肌梗死，脑梗死；视网膜血管闭塞性疾病等。

2)禁忌证：凝血障碍疾病、低凝状态、出血性疾病、新近行心肺复苏者、3 个月内胃肠道有大出血者、大手术 5 天之内广泛性创伤、肝肾功能不全，高血压（＞27/16kPa）、空洞性肺结核，对溶栓剂过敏者等。

3)实验室监测：溶栓治疗期间及时监测血浆纤溶活性，对了解药物作用和控制出血倾向是必要的。可选做下列各项检查。①凝血酶原时间（PT）：正常值为 11～13 秒，治疗期间应控制在 25 秒以内。②纤维蛋白原测定：正常含量 2～4g/L，溶栓治疗时如低于 0.8g/L，可导致出血。③凝血酶时间（TT）：正常值为 16～18 秒，溶栓期间应控制在 50～100 秒之间。④凝血酶原时间（PT）：治疗期间应控制在 25 秒以内。

4)溶栓药物：临床上第一代、第二代纤溶酶链激酶、尿激酶、t-PA 等已广泛运用,新型的第三代纤溶酶基因重组组织纤维蛋白溶解酶原激活物(r-tPA)等也逐渐被使用。

溶血栓药物都可以经导管直接用于病变部位。

链激酶(SK)：最早的链激酶系自 β-溶血性链球菌培养液高度提纯所得的酶制剂,可间接激活血浆素原转变成血浆素。静脉注射后,一分子链激酶与一分子纤维蛋白溶解酶原先形成复合激活因子,然后激活其余的血浆素原,发挥溶血栓作用。纤维蛋白溶解酶原在血栓中呈"凝胶状态",在循环中呈"溶胶状态"。"凝胶状态"的纤维蛋白溶解酶原被激活后,形成的纤维蛋白溶解酶与纤维蛋白立体结合,溶血栓作用较强。"溶胶状态"的纤维蛋白溶解酶原转变成的纤维蛋白溶解酶先受到血液中抗纤维蛋白溶解酶的中和,随后剩余部分水解纤维蛋白原和纤维蛋白。链激酶和两种状态的纤维蛋白溶解酶原亲和力接近,所以有一部分链激酶在未进入血栓前即被消耗,既增加了链激酶用量,又容易并发出血。

链激酶注射前半小时,静脉注射地塞米松 2.5～5mg 预防过敏反应。

首次剂量：目前较多采用 25 万～50 万 IU 链激酶溶于 50～100ml 生理盐水注射液或 5% 葡萄糖溶液中,于 30 分钟内静脉滴注完毕,或者溶解于 40ml 生理盐水内注射液内,缓慢静脉注射。

维持剂量：每小时 10 万 IU,连续静脉滴注,直至疗程结束。亦可将链激酶 50 万 IU 连同地塞米松 2.5～5mg 加 5% 葡萄糖溶液 250～500ml 中,于 6 小时内静脉滴注完毕,每日 4 次,一般情况下疗效在 12 小时内产生。疗程可持续至血栓溶解为止,最长可用药 7 天。

有时可采用间歇给药的方法,首次剂量 50 万 IU,以后每 24 小时给药 25 万 IU,连续 3 天。

链激酶治疗主要不良反应是并发出血,与用药剂量过大有关。常见注射局部瘀斑、血肿和新鲜创口渗血,也可出现血尿、消化道出血和鼻出血。如果出现上述情况,应立即停药。如继续出血,应输新鲜血或纤维蛋白原。必要时,可用纤溶抑制剂,临床常用 6-氨基己酸(EACA)、对羧基苄胺(PANMBA)和凝血酸(AMCA)。

尿激酶(UK)：尿激酶由肾脏分泌,能将泌尿系统中血块溶解,保持肾血管和尿路通畅。可受 6-氨基己酸(EACA)及对羟基苄胺(PANMBA)抑制。尿激酶可直接水解激活纤维蛋白溶解酶原。用尿激酶治疗血栓形成时,与链激酶类似,对"凝胶状态"、"溶胶状态"两种纤维蛋白溶解酶原均有作用,但对"凝胶状态"纤维蛋白溶解酶原亲和力较强,故注射后引起出血的可能性相对较小。尿激酶没有抗原性,不会引起过敏反应。

用法：尚无统一标准。常用首剂 25 万 IU,于 10 分钟至 1 小时内静脉内滴入。维持剂量 10 万～50 万 IU/h。应用尿激酶后,最好以抗凝血药物维持疗效,预防新的血栓形成。

尿激酶的主要不良反应是出血,常为注射部位出血或血肿、鼻出血和消化道出血,但发生率较链激酶为低。其处理同链激酶。

人体组织型纤溶酶原激活物(t-PA)：是一种丝氨酸蛋白酶,能直接将激活纤维蛋白溶解酶原成为纤维蛋白溶解酶。在纤维蛋白存在条件下 t-Pa 的作用大大加快,这一反应集中在血栓表面,对循环内纤维蛋白溶解酶原作用极小,即不会引起血浆纤维蛋白原减少,因而出血不良反应也小。t-PA 还抑制血小板聚集。

常用量为 100mg。用 100ml 专用注射用水将 100mg 药品溶解,首次剂量为 10mg(即 10ml 溶液)于 1～2 分钟内静脉推注。然后在 60 分钟内静脉滴注 50mg。其余 40mg(即 40ml 溶液)在 120 分钟内静脉滴注。

此药物不得与其他药品混合使用,不宜用葡萄糖溶液稀释。

t-PA 的不良反应是出血,特别是颅内出血。有出血倾向的患者慎用。一般来说停药后凝血功能会自行恢复。如果出血严重,处理同链激酶。

东菱克栓酶、巴曲酶:为蛇毒提取物,可增加纤溶酶原激活物的释放,分解血液中的纤维蛋白原。使用方法:首剂每次 5～10IU,静脉滴注。维持量为 5IU/d,持续 1 周,必要时可延长至 3～6 周。出血不良反应较少。

2.血管活性药物和其他促进血液循环的药物 凡是降低血液黏滞度,增加血液流变学性质的药物可以称为流变学药物。无论作用机制如何,所有改善血液组织灌流的药物都可以称为改善循环药物。

在血管外科领域常用的血管扩张药主要有两类:一类直接扩张血管平滑肌,使皮肤或肌肉的血管均扩张,血流增加;另一类作用于交感神经,α 受体阻滞剂使神经末梢去甲肾上腺素耗去,阻滞去甲肾上腺素对血管的作用,β 受体兴奋剂则使血管扩张。然而,所有血管扩张药物或者改变血管张力的药物即血管活性药物,对已经存在的严重硬化闭塞动脉很难发挥作用,有时还会引起"盗血"现象。

现欧美大规模研究表明降血脂药物对动脉硬化有预防保护作用,并可显著降低心脑血管疾病死亡率。所以对于动脉硬化狭窄或闭塞的患者主张长期服用他汀类药物。其他降低动脉壁摄取脂蛋白的药物,保护动脉壁的药物以及中药,再血管外科领域也有很大应用价值,但作用与血管活性药物一样有限。

(1)α 受体阻滞剂

1)妥拉唑林(妥拉唑林):除具有 α 受体阻滞作用外,还有直接松弛平滑肌的作用。此外,尚有组胺及胆碱能作用。应用于雷诺病、Buerger 病、动脉硬化闭塞、血栓性闭塞性脉管炎等。用法:口服 25～50mg,每天 3～4 次,长效剂型,80mg 每 12 小时一次。注射(皮下或肌内或血管内)每次 10～50mg 每日 1～3 次。不良反应:头痛、恶心、皮肤潮红、皮肤感觉异常、腹泻、心动过速。用量过大可引起体位性低血压。胃酸增多可慎用。

2)酚妥拉明(苄胺唑啉):作用与妥拉唑林类似。口服每次 25～100mg,4～6 次/天;肌内或者静脉注射每次 5mg,1～2 次/天。

3)氢化麦角碱(海得静):还具有抑制血管运动中枢作用。皮下、肌内或者血管内注射,每次 0.15～0.6mg,每日 1 次;口服每次 Img,3 次/天。

4)盐酸苯苄胺:10mg/d,口服 3 次/天。

(2)β 受体兴奋剂

1)布酚宁:扩血管作用大于对心脏和支气管的作用,增加肌肉血流量。口服每次 3～12mg,3 次/天。

2)异克舒令:扩张肌肉血管的作用比扩张皮肤血管作用强。口服每次 10～20mg,3～4 次/天。

(3)直接作用于小动脉平滑肌的药物

1)烟酸类:烟酸在一定剂量下有扩张血管作用,尚有一定降脂作用。口服每次 25～100mg,3 次/天。其他制剂有烟酰醇、烟酸肌醇脂,作用较缓和持久。

2)罂粟碱:周围血管扩张作用较强,用于治疗血管痉挛。口服每次 30～60mg,3 次/天。静脉或肌注,每次 30～60mg。

3)二氢吡啶类钙离子拮抗剂:包括硝苯地平、尼卡地平、尼莫地平和尼群地平等,通过抑制血管平滑肌 Ca^{2+} 内流而扩张血管,用于雷诺病和脑血管痉挛等。口服每次 10～20mg,2～3 次/天。

4)桂利嗪:扩张脑血管的作用明显,口服每次 25～50mg,3 次/天。

(4)其他改善循环的药物

1)改善细胞变性能力药物:低分子右旋糖酐:常用的是平均分子量为 40000 的右旋糖酐,作用是稀释血液,降低血细胞比容,增加红细胞变形能力,也有抗血小板聚集的作用。每次 500ml 静脉滴注,1 次/天,连续用 1～2 周。此药增加血容量,心肾功能不全者慎用。

己酮可可碱:改善红细胞变形能力,降低纤维蛋白原浓度,抑制血小板聚集,改善微循环。用于治疗下肢动脉硬化性闭塞症。口服每次 400mg,2～3 次/天。静滴每次 200～300mg,2 次/天。

2)活血化瘀中药:丹参、红花、川芎等,有一定扩血管、降低血黏度和改善微循环或者降低血胆固醇以及甘油三酯的作用。

3)调节血脂药物:他汀类药物具有保护血管内壁的作用,适用于血管硬化高危患者。

普伐他汀钠,10 毫克/次,1 次/天,或者 5 毫克/次,2 次/天,可增加到 20mg/d。

辛伐他汀,初始剂量 20mg/d,最大剂量 80mg/d。

阿托伐他汀,常用剂量 10～20mg/d。

4)抑制动脉壁摄取蛋白的药物:实验研究认为某些酸性黏多糖可能阻止动脉壁内的其他酸性黏多糖与脂蛋白结合,防止动脉硬化的形成。这些药物有肝素、硫酸软骨素和冠心舒等。

5)保护动脉壁的药物指减少动脉内膜损伤、减少血小板聚集黏附以及减少胆固醇的沉积等理论上能预防动脉硬化形成的药物,有吡卡酯和酞嗪醇。

3.基因治疗 基因治疗是近年来很多学科研究的热点,是血管外科非手术治疗最充满希望和前景的研究领域。但至今该治疗尚处于基础研究及小规模临床试验阶段,尚未成熟。

(白 锋)

第三节 血管外科的腔内治疗技术

一、概述

血管外科腔内治疗是传统血管外科与介入放射学相结合的边缘学科产物。早期各位作者根据采取的治疗方式采用了不同的命名,比如血管腔内外科、血管腔内成形、血管腔内支架型人工血管移植和血管腔内旁路等。因为这些名称各自都有片面性,所以现在采用能兼容外科、内科和放射科特点命名血管腔内治疗。血管腔内治疗是微创治疗领域中一个新概念。它与传统血管外科手术治疗相比具有创伤小、恢复快和住院周期短等优点,已经被国内外血管外科学界普遍接受和广泛开展。血管外科腔内治疗不同于传统的外科手术,差别主要是经皮肤或者小切口置入导管进入血管腔内实施血管疾病的治疗。原则是在 X 线透视或者血管腔内超声或血管镜的影像指导下,通过导管在远离病变部位进行操作。因此,血管外科腔内治疗的兴起,首先得益于影像学技术和工艺材料学技术的进展,其次得益于介入治疗学的发展。完成血管腔内治疗取决于导管室、造影设备和操作技术三个方面。

1.导管室和造影设备的设置

(1)导管室:导管室面积应至少需要 46.5m²,其中最小清洁区 37.2m²。要保证彻底的手术消毒条件,这对需要在血管腔内植入移植物尤为重要。因为在这些手术中,血管内要应用涤纶、聚四氯乙烯或其他血管成形材料,所以必须具备严格的消毒环境。当进行 X 线透视和血管造影时,适当的铅屏保护是保证患者和工作人员安全的必备条件。根据规定,导管室的大多数部位均需设铅屏保护。

(2)透视设备:导管室的基本设计依赖于成像设备的类型。造影系统有固定式和移动式两种类型,选择时全面均衡两者的优缺点。一般来说,固定"C"臂造影系统有益于血管内操作。它能提供极好的成像质量,可调节 X 线源与增强器的距离,迅速获得和处理图像,构建快捷,而且使用周期长。此外,固定式造影系统还允许图像增强器沿整个动脉路径作快速水平位移动(节段造影技术),这是复杂血管内操作所要求的基本功能。固定式系统比大多数移动系统所用射线和造影剂剂量少,而且使用方便。但是固定系统成本高,并且需更多的铅屏保护。移动系统价格便宜,不需要特殊设备。它可以在不同的地方为不同医务人员所使用,其缺点是成像质量和分辨率差,X 线源和增强器距离固定。大多数该类设备难以作长距离水平旋转。

外科使用的固定悬吊式"C"臂 X 线成像系统应包括一个 3/4 英寸(1 英寸=2.54cm)数据记录仪和可视化造影剂注射监视器,另外还有能提供选择性动脉造影静态图像和带数字储存盘的监测器。这一技术称作"路径图",是复杂性血管腔内成形手术过程中需要的辅助技术。

2.血管内超声设备 血管内超声是血管造影的辅助检查。血管内超声评价血管成形术前后血管截面积和动脉周径的作用不大,但是可以评估动脉结构和病理学改变。例如在主动脉夹层腔内修复术中,血管内超声可以作为常规的评估手段,用于破口定位以及了解主动脉各分支开口与真假腔的关系。

3.监测设备 患者在血管腔内治疗操作过程中需要持续的心电监护。高危患者,特别是在复杂和长时间操作中,还必须监测中心静脉压(CVP)。肾动脉和腹主动脉瘤上段或者胸主动脉节段操作时必须观测尿量。血管内压力梯度的评价在操作中也有很大作用。方法是使用经 65cm 导丝导引、头端透视下标记的特制 4F 或者 5F 导管通过病灶到达近心端,测量此处压力。然后拉回导管头端到病变远心端再测量压力,两者相减即压力梯度。一般认为压力梯度>10mmHg 有治疗指征。

4.一次性耗材 现在使用的大多是一次性耗材,有导管鞘、导管、导丝、球囊、支架和支架型人工血管等。

(1)导管鞘:有不同规格的长度和直径,并配套有用于灌注的侧孔。由于器材的外形设计不断减小,以至目前大多数标准的血管内操作都能在 5F 鞘中进行。同时,临床上还经常使用到一些特殊类型的鞘,如 Super Flex Introducer(PA),适用于肥胖患者以及穿刺局部有瘢痕的患者;7F 长鞘用于一些颈动脉狭窄以及下腔静脉滤网植入术的患者,以保护支架进入预定部位。

(2)导丝和导管:亲水性涂层导丝应用最广,比较容易穿过病变。高分辨率的透视设备能保证精确导丝定位。导管的作用包括跟踪导丝到达目的靶区、选择进入侧支血管的通路、注射造影剂、输送和释放植入物以及测量压力等。导管是由尼龙、特富龙、聚丙烯、聚乙烯以及聚氯乙烯等材料制成。

(3)球囊:Thomas J Fogarty 在 1963 年发明了血管球囊取栓导管。Charles Dotter 于 1964 年应用球囊导管技术进行了血管内成形术。10 年以后 Gruentzig 发明了人造橡胶球囊,使血管内球囊扩张更加安全有效,使血管腔内治疗发生了第二次变革。后来经皮球囊血管内成形逐渐成为治疗冠脉和外周血管的主要手段。

(4)支架和支架型人工血管:在治疗冠脉和周围血管疾病中引入支架成形术是腔内治疗的一个里程碑。它为血管外科腔内治疗提供了一个重要、有效的微创手段。原来支架运用于血管腔高度狭窄的特殊情况,比如扩张后血管壁弹性回缩、球囊扩张失败、持续充盈缺损、内膜瓣片形成血管壁夹层等,现在已经是治疗颈动脉、冠状动脉、肾动脉和髂动脉等狭窄的常规手段。各种支架有各自的优缺点,放射线下的透光性也有一些区别。支架型人工血管是用涤纶或者聚四氟乙烯等大分子材料制品覆盖在金属支架的表面或者内面,送到病变血管壁,使血流不再接触病变的血管壁,使动脉瘤不再破裂,或者预防管腔的再狭窄。应用支架型人工血管修复胸、腹主动脉瘤取得了显著的效果。至 2005 年,全世界有 80000 多例的支架型人工血管植入。可以预见,随着器材的不断完善,支架植入技术将成为血管外科腔内治疗最重要的部分。

5.造影剂 造影剂的主要成分是碘化合物,它的作用是让体内原本看不见的血管在 X 线照射下显影,从而了解血管的各种病变。尽管严重的造影剂过敏反应发生率很低,但是一旦发生则常常致命。所有从事血管造影术的医务人员都要掌握处理这类事件的知识和方法。预防性应用皮质醇激素时,应在造影前半小时为宜。抗组胺类药物起效迅速,可以在出现轻微过敏反应时即刻应用。如果患者有严重过敏反应病史,则只考虑应用 CO_2 血管造影或者非损伤性诊断方法。

造影剂肾病(指应用造影剂后肾功能的急性损害;血清肌酐增加 $44.2\mu mol/L$ 以上或较基线增加 25% 以上)比过敏反应要常见的多。脱水状态、既往有慢性肾功能不全和糖尿病的患者更容易使这种风险剧增。对于此类患者,血管造影前一定要补充足量的液体并水化尿液。

二、经皮动脉穿刺及动脉内插管技术

经皮动脉穿刺进入动脉腔内以及随后的动脉内插管技术是血管外科腔内治疗的关键技术。从穿刺血管到封闭血管的所有操作都必须在无菌条件下进行。腔内诊断和治疗的许多并发症都与穿刺技术有关,术者必须熟练掌握穿刺技术。常用穿刺部位有腹股沟区股动脉、肘前窝区肱动脉以及更近心端的腋动脉,后两者不常规使用。偶尔也可经腰大肌行主动脉穿刺。颈动脉直接穿刺则应尽量避免。术前要有改选对侧动脉作穿刺的准备。穿刺部位既往有手术史并非禁忌证,但是要使用比导管鞘粗 1F 的扩张器穿过瘢痕组织,然后选择坚硬的导引导丝通过瘢痕区。

穿刺的方法有多种可供选择,有单壁穿刺和双壁穿刺,以前者常用。当穿刺针的斜面进入血管腔内发现有搏动性血流时,把 J 形导丝通过穿刺针送入血管腔内。这种穿刺技术的缺点是有时针的一部分斜面在血管腔内,另一半则在血管壁外,导丝会误入动脉壁的夹层中。双壁穿刺法是透壁穿刺后将金属针逐步后撤,直到有搏动性地血液喷出时再送入导丝和血管鞘,它的缺点是有时压迫不当会造成穿刺部位血肿形成。

1.经股动脉穿刺　经股动脉穿刺可以解决大多数的血管腔内诊断和治疗。目前临床上应用最广泛的是 Seldinger 穿刺技术。这种穿刺针-导丝-导管穿刺装置使得进入动脉内的过程更加简单、可靠,并发症也少。穿刺操作中有三点说明:①经股动脉穿刺术后的并发症最少,也最轻;②穿刺点必须在腹股沟韧带以下。Rupp 等提出以股骨头解剖标志定位的穿刺技术,可以通过穿刺腹股沟以下部位到达股总动脉。在此方法中,股骨头解剖定位起到了关键性作用,约有 70% 的人股动脉在股骨头 3 分线的内 $1/3$ 缘;③穿刺针的进针角度一般在 $30°\sim45°$ 的范围。逆行股动脉穿刺是最常用的方法,依靠扪及股动脉搏动就可以判定穿刺点。尽管顺行股动脉穿刺对于经验不足的操作者来说相对困难,但通过穿刺针在股动脉内顺行注入造影剂可以帮助明确股动脉的分支解剖行径,以免穿刺针误入股深动脉而引发血管的破裂、夹层等并发症。

2.经肱动脉穿刺　经肱动脉穿刺也可用于各种诊断性血管造影和治疗。通常经左侧肱动脉穿刺可避免颈动脉内血栓形成,因而更为常用。一般选择的穿刺点定位于肘前窝肱动脉的远心端,该部位的动脉表浅并且相对固定,便于穿刺及压迫止血。穿刺时先选择 18-g 的穿刺针进行动脉穿刺,然后使用 0.035 英寸的导丝和 SF 的血管鞘进行交换。头部较软的 6F 和 7F 长鞘常用于颈动脉、头臂干动脉和肾动脉的选择性动脉造影和治疗。

尽管目前临床上已有多种类型的穿刺封堵器和封堵胶,但手术直接显露欲穿刺动脉,在直视下进行动脉穿刺在血管外科腔内治疗中仍不少见,指征包括:①需要运用直径 12F 以上的血管鞘;②血管内操作和血管重建相结合时。

三、血管鞘、导丝和导管

1.血管鞘　在所有血管腔内诊断和治疗过程中均需要使用血管鞘,它是从皮肤到血管腔内建立的一个基本通路。与导管不同，血管鞘标注的是内径(ID)，而不是外径(OD)(例如 8F 鞘允许通过 8F 导引导管)。一般首选 5F 导管鞘，它可以提供大多数的血管腔内治疗通道，包括完成导管交换、造影剂注射、肝素化及药物注射等过程。常用血管鞘一般长度为 10～11cm，有时也可使用 23～25cm 的长鞘。其头端不透 X 线，主要用于导管交换、球囊扩张以及支架的输送。

长鞘经常可替代导引导管，它有一个自带的止血阀和注射侧孔，用于动脉腔内压力测量和导管鞘内的肝素盐水冲洗。长鞘的设计主要是为了方便通过主动脉弓进入弓部各分支(颈动脉、头臂干、左锁骨下动脉)，鞘体较长(一般超过 90cm)，头端被事先弯曲或塑形。

2.导丝 导丝在导管操作和血管内植入物到达病变部位等方面发挥重要作用，它建立了一个从穿刺部位到病变部位或通过病变部位到达远端的通路。导丝最基本的特征包括：硬度(支撑力)、可控性、柔顺性和表面光滑性。导丝的基本结构由内部一根坚硬轴心导丝和外部紧紧缠绕的弹簧圈组成，内部轴心保证其硬度，并逐渐变细。导丝头端有一段具有柔顺性和可塑性。导丝有直头和 J 形头两种，可以胜任常规血管内和导管内的交换。然而，当需要选择进入高度迂曲或狭窄程度严重的血管或进入锐角分支血管时，常有一定的困难。这时，外层表面聚四氟乙烯涂层可以增加导丝的超滑度，减低摩擦力。近几年，硅树脂涂层已被用在一些导丝上，它在湿润后可增加导丝的光滑性。

导丝的物理特性和其设计在决定其性能方面很重要，同时长度也是十分关键的因素。通常可供选择的导丝长度是 150～300cm 不等。值得一提的是，当选用同轴(OTW 系统)球囊导管或支架释放系统时，导丝的长度必须是导管或输送系统的 2 倍。当选用快速交换(Monorail 系统)球囊导管或支架输送系统时，一般性的常规导丝就可操作。

0.035 英寸导丝是血管外科腔内操作的首选导丝。但遇到解剖行径迂曲或重度狭窄血管时，则需选用更细的导丝以便允许口径更小的球囊导管或支架通过。例如 0.018～0.025 英寸导丝多用于通过肾动脉或股浅动脉远端；0.014～0.018 英寸微导丝则多用于颈动脉成形或膝下动脉造影或治疗。

3.导管 不同特征的导管设计是为了满足不同情况的血管。导管的塑形、长度和口径尺寸都是根据目标血管的特点而定。大多数导管的口径为 4～8F。导管的类型多种多样，以下列举临床常用的几种导管。

导管随着导丝到达目标部位，其作用包括：提供一个选择进入侧支血管的通路、使用造影剂进行血管造影、植入物的输送释放、压力测量等。流速率和导管的最大承受力在诊断性血管造影中非常重要。根据 Poiseuille 公式，流速率与内径的四次方成正比，和长度成反比。同时最大承受压力与材料和管壁厚度的可伸缩性成正比，和内径成反比。导管一般能耐受加压注射器 100 帕或更高的压力。

导引导管是在主动脉弓分支、内脏/肾动脉选择性插管过程中所使用的特殊的大口径导管。但不同于长鞘的是缺乏止血阀和注射侧孔。导引导管长度一般为 55～90cm，常用外径(OD)7～9F。临床提供能与 5F 诊断导管相匹配的各种形状的导引导管。

四、球囊扩张成形术

Thomas J Fogarty 在 1963 年首先发明了血管内球囊导管，次年 Charles Dotter 利用 Fogarty 球囊导管进行了世界上第一例髂内动脉血管成形术。10 年后 Gruentzig 发明了人造橡胶球囊，这使得血管腔内扩张成形术更加有效。到 20 世纪 80 年代后期，我们对球囊扩张成形术的机制已有所了解。在所有的影响因素中，单纯的扩张只是很小的一部分，而斑块的挤压破裂占很大比例(70%)。另外运用支架技术可以防止由于单纯球囊扩张所导致的血管壁夹层和再狭窄，重塑血管腔。

对一个病灶来说，球囊导管的选择取决于它的球囊直径和长度，以及所用血管鞘的长度和内径，尤以前者更为重要。一般情况下,选择球囊主要依据人体正常血管的口径,而并非病变处血管的直径。如正常的髂动脉、锁骨下动脉一般直径在 6～10mm,女性略细于男性。肾动脉下腹主动脉直径为 14～20mm;肾动脉、股浅动脉通常在 4～5mm;膝下动脉一般在 3mm 左右。同样髂静脉、左锁骨下静脉及下腔静脉狭窄有时也可行血管成形,这些静脉通常比伴行的同名动脉口径略粗 1～2mm。病变部位血管直径的测量只是为治疗提供一个直观的参考依据。通常可选用测量导管、标记导管或血管内超声在术中获得。球囊长度的选择应以刚好覆盖整个病灶范围为宜。

目前应用于临床的球囊导管有多种类型,主要有:扩张成形导管、取栓导管、阻断导管、切割球囊导管(4～6mm,最先用于冠心病治疗,目前已推广到外周动脉疾病治疗)等。其长度均在 75～120cm。

球囊内注射液是造影剂和生理盐水的混合制剂,互配比一般为 1:1。但在一些主动脉扩张成形术中,球囊内注射液的造影剂比例应在 20%～30%,这主要是为了尽量降低造影剂黏性而不影响球囊的快速膨胀与回缩。

尽管球囊扩张有它的局限性,但最新的技术使得经皮腔内血管成形术(PTA)和球囊导管得到了更为广泛的应用。这些新技术包括:球囊表面亲水性涂层、微球囊、柔顺性的提高等。

行球囊扩张治疗时应遵循的原则有:①尽可能选择最小的球囊;②尽可能选择能够覆盖病变的最短长度;③低压力;④规格选择恰当,病变范围不确定应使用小尺寸,若范围确定可使用稍大的球囊,但须注意.球囊直径和长度大于病灶范围不超过 10%。而以下几种情况则是球囊扩张的绝对禁忌:①小病灶选择大球囊;②球囊尺寸偏大,大于 15%;③高压力(非需要);④扩张时间长,一次操作中反复扩张。

五、支架和支架型人工血管

血管内植入支架可以防止血管壁夹层形成,扩大闭塞狭窄段血管的内径。另外管腔越大,支架内内膜增生发生再狭窄的可能性也就越小。早在 1912 年 Carrell 就有过"血管内插管"的初步设想,但他的想法直到 50 年后才被人们认识。Charles Dotter 在 1964 年第一次描述了血管内植入"金属物"来支撑血管使之开通并改善再狭窄。1983 年他将这一器材运用于临床外周血管,并首先使用"支架"这一名词。此后若干年,经过一系列改进和技术提高,血管内支架成形术已成为重要的现代腔内治疗方法。

支架大体上可分为两种:球囊扩张式和自体膨胀式。Palmaz 支架是球囊扩张式支架的代表,而 Wallstent 支架则是自膨式支架的代表。

Palmaz 支架是第一个由 FDA 批准的用于血管腔内治疗的支架,首先应用于治疗髂动脉狭窄。支架是由激光雕刻的不同大小金属节段连接而成。最新的 Palmaz-Schatz 支架顺应性更好,长度更长,可以覆盖更广泛的病变。和 Palmaz-Schatz 支架一样,Wallstent 支架也是最早在 20 世纪 80 年代应用于临床的支架。Wallstent 支架是由 12～20 根医用不锈钢金属丝编织而成。由于金属网眼及编织点可以相互重叠的特点,该支架可以拉长使其管径变细。当支架释放后会短缩,恢复到未拉伸前的状态。为了防止移位,所选择支架的大小应比血管径大 1～2mm,这就可保证支架最佳的贴壁性。Wallstent 支架柔韧性极好,可以放在非常迂曲的血管内,如肾动脉和颈动脉。但它的支撑力比 Palmaz 支架小。Wallstent 支架的短缩率很大,当支架释放后会缩短 1/3,使支架释放定位不准确,这是 Wallstent 支架最大的缺陷。

一般来说,球囊扩张式支架支撑力大、且要求放置位置特别精确,适合放在相对较直、较深部位的血管。而自膨式支架顺应性好,则可以放在相对表浅且较为迂曲的血管内。当然,也可以根据医师的经验对不同的适应证选取不同的支架。近年来,生产商们也在不断改进其产品的特点,使之发挥出更佳的性能。比如最新生产的镍钛合金支架,使这两种不同类型的支架很难区别其性能(SMART Control 支架,Cordis

公司）。新一代的球囊扩张不锈钢支架，如 AVE 的 Perflex，其灵活性更强、支撑力更好。Cordis 公司 Corinthian 支架除具有以上特点外，其在 X 线下的可视性也很强。

支架植入血管后，其表面与血液成分接触所发生的反应与它表面的物理特性有关。合金表面越粗糙，越容易形成血栓。金属表面的电荷是相对的，金属或合金在电解液中带正电，而所有血管内成分带负电。金属表面带正电的优势在于可以在刚植入时吸引血浆中的蛋白成分，在血小板和白细胞黏附之前，几秒钟内在支架表面形成一层 5～20nm 厚的纤维蛋白原膜，以此减少支架的致凝性。支架的另一种表面特性是当它与血液接触后，可传递自由的表面能量，这与表面结合不好的分子间连接有关。这种特性影响了与金属接触的溶液，决定了液体在金属表面的分布。当支架放在循环的动脉血中数分钟后，电子显微镜下即可发现在其表面有不规则的血栓覆盖。

支架植入到血管内直径的大小，直接影响其本身的致血栓性和内皮细胞的生长速度。最理想的是支架植入后，其网眼都埋在血管壁内，与血液循环隔开，内膜覆盖支架表面。当然，内膜增生会导致支架植入后的再狭窄。如果支架最后打开的直径比狭窄段血管大 15%～20%，支架植入后其网眼就有可能完全埋在血管壁内。相反，如果支架打开不充分，贴壁性差，就有可能导致血栓的不断形成或内膜的过度增生，最后引起血管的再狭窄。支架相关性血栓形成可以通过抗凝和抗血小板来抑制。常用的是肝素加上阿司匹林，术后血栓形成的几率明显减少。

支架植入血管几天至几周内，支架表面的血栓层就会被纤维肌性组织所替代。有实验表明，动脉支架植入后 8 周，新生组织达到最厚，并逐渐被胶原组织所取代。支架植入后 6 年，支架内膜发现新生组织，主要由胶原组织构成，其中散在纤维细胞。这种瘢痕形成过程可能会使支架覆盖的血管内膜变薄，支架内径变大。

有关血管内支架争论的最大焦点是支架纵向顺应性与保持植入动脉长期通畅的相关性。大多数学者认为支架纵向顺应性好就会容易通过输送导管和迂曲的血管。但支架的纵向移动会由于影响新生内膜和内皮覆盖的稳定性而影响血管的长期通畅度。虽然金属支架可以永久地植入血管，但目前仍然还有其他一些新的研究方向。如使用多聚合材料或可吸收材料使血管重塑而避免支架永久性地植入管腔。这些材料相对金属或合金而言，硬度较低，如果用这些材料特别是用可吸收材料起到金属支架一样的支撑作用，它们的内径必须要足够大。但当可吸收支架材料在植入血管部位消失后，扩大的血管管径在回缩过程中可能会形成瘤样扩张。这种情况在小血管通常不会出现，但在大血管则有可能形成动脉瘤并破裂。

支架表面涂层的研究是目前腔内支架研究的另一热点，其目的是为了减少支架的致栓性，防止支架内再狭窄的发生。一般来说支架的涂层可分为两种，一种是化合物涂层，另一种是生物涂层，这两种物质的致栓性能都较金属材料为低。化合物涂层可以再分为被动和主动涂层两种。主动涂层包括几种新的材料与抗凝药物（如肝素）相结合涂在支架表面。这种支架已经在冠脉支架中应用于临床并取得成功。初步结果令人鼓舞，但还需要作长期的随访对照研究。

同支架一样，支架型人工血管也是血管外科腔内治疗的一种很重要的工具。它包括移植物和导入系统两部分。移植物通常由金属支架及人工血管构成，支架用于将人工血管锚定于血管壁。人工血管用于将动脉瘤腔或动脉破裂口与动脉血流隔开。导入系统用于将移植物送入预定位置。

各种移植物根据展开方式不同可分为：①球囊扩张式；②形状记忆自扩张式；③弹性自扩张式。

根据移植物的形态，可分为两类：①分叉型：用于腹主动脉瘤的腔内修复。其又可分为两种亚类，一是整体型，另一种是分体模块型；②直型：用于腹主动脉瘤、胸主动脉瘤、主动脉夹层分离、动静脉瘘、动脉损伤、假性动脉瘤等。其中一种特殊类型是主-髂锥形移植物。其上端直径较大，用于锚定于腹主动脉壁。下端直径较小，可锚定于髂动脉。术中必须应用封堵器将对侧髂动脉封闭，同时加做股-股交叉转流术（crossover 术)。

根据金属支架相对整个移植物的位置可以分为三类：①全程支撑式；②两端支撑式；③一端支撑式。

根据导入系统的输送方式，可分为三类：①直接推送式；②预置通道式；③载鞘对接式。

1991 年，阿根廷医师 Parodi 率先将自制的支架—人工血管移植物成功应用于腹主动脉瘤患者的治疗，促进了动脉扩张性疾病腔内疗法在国际范围内的迅速推广。目前在临床应用的支架型人工血管系统有许多，如 EVT 系统、Talent 系统、AneuRx 系统、Vangard 系统、Zenith 系统及 Excluder 系统等。目前在国内应用最广泛的是 Talent 系统和 Zenith 系统。

Talent 系统属全程支撑弹性自扩张式支架型人工血管。有三种型号：直型、分叉型和主-髂型。基本组成部分为直径 0.02 英寸超弹性单根度钛的镍合金丝，折叠成的 Z 型环状自扩支架。每圈折叠 10 次，形成 5个顶端。数个支架平行塞入涤纶编织无螺纹人工血管中，支架间间隔 0.5cm，涤纶缝线连续缝合。另有一根直型金属丝将所有的支架连接在一起，并赋予支架纵向支撑力。形成支架间既有间隔又连成一体，既利于移植物的弯曲，又保证一定强度的全程分段模块式内支架移植物系统。在移植物上缘，于人工血管外面以较细的金属丝折叠成 Z 型支架加固一圈，增加锚定区的周向张力，同时对防止近端内瘘也有利。移植物上端缝合一个直径稍大的 Z 型支架，不覆盖人工血管，一端缝于移植物后形成喇叭口状。远端最后一个支架形状与上端相同，只是根据移植物远端锚定的部位而稍有差异。如预计有可能跨越分支血管，则采用裸支架。如附近无分支血管，则覆盖以人工血管。由于连接杆(bar)的存在，移植物弯曲时必须将 bar 置于外侧弧，否则 bar 将产生折叠从而引起整个移植物的折叠。因此，沿 bar 间隔一定距离以及对侧上下两端缝合了数个"8"字形不透 X 线的标记，使植入时能把握纵轴方向，防止旋转。分叉移植物属分体模块式，其一为移植物主干，包括位于主动脉段的主体、主体向下分叉并延伸到髂动脉的单支，对侧从主体上延伸下来用于连接的短支。其二是对侧单支，用于连接到主体上形成分叉。Talent 导入系统包括一根直径在 16～27F 范围的外鞘，一根多腔导管，其近头端可带中央球囊(顺应性，直径 20～46mm)，用于术中充分扩张人工血管移植物，球囊下方是携载人工血管的位置。一根聚乙烯推杆，推杆头端带有不锈钢帽状顶端。

Talent 系统的优点在于：①模块式连接，方便、牢固；②Z 形折叠次数少，周向张力大，锚定牢；③主体支架在内，人工血管在外，使血管与血管壁贴合更紧密，减少内漏发生率；④单支支架在外，人工血管在内，减少血管内继发血栓的形成；⑤规格齐，且可个体化订制。缺点是：支架硬度大，横截面只有 5 个支撑点无法保证人工血管呈正圆形，有可能发生内漏。

Zenith 系统也属全程支撑弹性自扩张式，其中分叉移植物为分体对接式，包括主体与延伸单支两部分。早期的 Zenith 移植物主体的人工血管选用标准的涤纶编织分叉型血管，上端缝接一根直径稍大的人工血管，一侧单支剪短，整段血管的上下端分别嵌入一个不锈钢自扩张 Z 型支架，单点缝合固定。主体上端再连接一个不锈钢 GianturcoZ 形不锈钢支架，不包被人工血管，用来加强颈部锚定区的力量，同时也有抗瘤颈扭曲的作用。延伸单支的人工血管上下两端内部各缝合一个 Z 形不锈钢支架，与主体上的短肢连接即形成分叉形状。Zenith 移植物将人工血管改进为整体编织的超薄聚乙烯材料，支架为多个间断的Gianturco支架，并将支架改造于人工血管外部，采用单线连续缝合将两者固定。最上端的裸架改为大角度向周围张开，并同时带有倒钩、倒刺。整体形态上该系统的主体与分叉单支长度的比例超过其他各种移植物。Zenith 的导入系统采用了直接推送式的结构，将头端的扩张器改为锥形，但保留了顶帽结构。导管鞘外径一般不超过 22F，单支导管鞘外径为 14F。

Zenith 系统的优点在于：①外径小，导管鞘细，利于导入；②人工血管远端的 Gainturco 裸支架增加了锚定强度，并且在裸架上加了倒刺和倒钩，更利于固定；③两端顶帽使定位更准确，即使导管鞘已经撤出，只要顶帽未释放，仍可调整移植物的位置；④主体长，且在中部增加了一个固定点，稳定性更高。缺点：术前精确评估要求很高,不利于初学者开展。

总之,运用支架型人工血管治疗动脉扩张性疾病(主动脉瘤、主动脉夹层分离)或动静脉瘘、外伤甚至某些血管闭塞性疾病是一个切实可行的方法,它在技术上已经非常成熟。但它是否能完全替代传统外科手术治疗大多数患者,需等待更多临床试验和长期随访结果的验证。

六、腔内治疗围术期的特殊事项

1.常规诊断性造影前不需要给予系统性的祛聚、抗凝等预防性用药。

2.术前 24 小时需予充分补液、水化利尿以排除造影剂引起的相关肾毒性。

3.术前 24 小时给予阿司匹林 75mg 口服。

4.对于高血压的患者,特别是需要行肾动脉成形术的患者,手术当天清早应予降压药物口服,以免术后因血流动力学改变诱发更为顽固的恶性高血压。

5.在所有的介入操作中,术中肝素化抗凝非常重要。有些医师忽略了这一基本原则而出现了不必要的并发症。对于简单的、时间较短的操作,可以静脉给予肝素 20～30mg,而在复杂的、耗时较长的操作中可给予 50～70mg,术中检测 ACT(活化凝血时间),一般控制在 200～250 秒。操作结束,当 ACT 小于 150～160 秒时,可拔除血管鞘,压迫穿刺点出血。

6.所有接受腔内治疗的患者,术后均应给予阿司匹林 75～100mg/d,并联合氯吡格雷 75mg/d,维持3～6个月。注意氯吡格雷片的启动剂量最大可达 300mg/d。

7.对于术前合并肾功能异常的患者(肌酐水平≥1.4mg/dl),术前要求充分予以水化利尿。术中尽可能减少造影剂的用量。对于明确有肾功能不全的患者(肌酐≥2mg/dl),只能考虑应用 CO_2 血管造影或非侵袭性的腔内超声诊断。

8.应充分认识 X 线对人体的伤害。长期暴露在射线中,近期会出现造血系统、胃肠道系统和中枢神经系统的异常;远期则会导致不孕、不育以及肿瘤的发生。因此,做好充分完善的防护工作对于血管外科医师来说也是一个不容忽视的环节。

（王雪平）

第四节　多发性大动脉炎

【概述】

多发性大动脉炎(TA)是一种主要累及主动脉及其主要分支的非特异性炎性病变。发病者中以青年女性占多数,其病变以主动脉及其主要分支的阻塞性病变为主,少数出现瘤样扩张。

多发性大动脉炎最早的报道可追溯至 1830 年,Yamamoto 报道 1 例 45 岁男性患者持续发热后出现上肢和颈动脉搏动消失,同时伴有体重下降和呼吸困难的病例。1905 年日本眼科教授高安右人报道 25 岁的女性患者眼底有奇特的动静脉吻合现象。同年,Onishi 和 Kagoshima 分别报道两例眼部有相同病变并伴上肢无脉的患者。1848 年,Shimizu 和 Sano 对脑部缺血伴桡动脉搏动消失的患者称为无脉症。而 Kimoto发现患有非典型性胸腹主动脉缩窄和(或)肾动脉狭窄的患者可出现上肢高血压。

本病被认为是一种较少见疾病,在亚洲国家发病较高。大部分病例报道来自日本、韩国、中国、以色列、新加坡、泰国和南非黑人等。我国是主要发病区之一。国内外尚未见到系统的流行病学调查报告,只有根据尸检情况及每年住院患者中新增加的病例数估计其发病率。据日本尸体解剖调查研究和在日本大学附属医院进行本病调查,发病率为 1/3000,推测日本每年发病率约 1/100 万人以上。而美国此病的发病率为:2.6/100 百万。1989 年哈尔滨医科大学二院为我国北方林区 2311 人进行风湿病流行病学调查时,发现本病 3 例,患病率为 0.33%。本病在我国全国各地均有发病,随着对本病认识的提高及诊断手段的完善,多发性大动脉炎患者有增加趋势,在我国北方尤为高发。

目前本病的分型方法尚不统一,主要分型法有早期 1977 年的 Lupi-Herrera,Islukawa 的临床分型法。但目前比较多的学者采用是根据 1994 年东京会议上公布的根据动脉造影的新型分类的分型法:

Ⅰ型:累及主动脉弓及其分支。

Ⅱa 型:累及升主动脉,主动脉弓和分支。

Ⅱb 型:累及升主动脉,主动脉弓和分支,胸降主动脉。

Ⅲ型:累及胸降主动脉、腹主动脉,伴有或累及肾动脉。

Ⅳ型:累及腹主动脉和(或)肾动脉。

Ⅴ型:兼有Ⅱb 和Ⅳ型的特点(又称混合型、Inada 型)。

目前的分型法一般均根据血管的累及范围或手术治疗计划的方式制订,与病变的病程无关。

本病名称繁多,如:无脉症,不典型性主动脉缩窄症,主动脉弓综合征,高安氏病,现多称为多发性大动脉炎或大动脉炎。

本病患者中以女性多见,男女之比约 1∶4~10。大部分在 30 岁以前发病。

本病在不同国家和地区疾病表现有所不同。1997 年美国风湿学院报道了对 75 例多发性大动脉炎的临床表现,实验室检查和放射影像学进行长达 15 年跟踪随访系列研究。结果显示:美国人多发性大动脉炎的临床特征与国际健康组织、意大利、日本和墨西哥对本病报道的结果相似。均多发于女性,病变受累动脉以主动脉和锁骨下动脉为多见。临床表现以无脉症和血管杂音为主。印度报道有异,男性发病率较高,病变主要在腹主动脉和肾动脉,临床表现以高血压为主。我国以Ⅰ型和混合型为主要病变。

【病因和病理】

本病发病原因迄今未明,但一般认为与下列因素有关:

1.免疫学因素　许多学者认为本病是一种自身免疫性疾病,可能与链球菌、结核菌、病毒或立克次体等感染有关。以上微生物在体内感染的过程中,产生抗主动脉壁的自身抗体,导致自身免疫应答反应,引起动脉壁的炎症。在实验研究中,长期给兔补含高效价的抗主动脉壁抗原的患者血清,可诱发动物产生动脉炎症改变。认为本病是自身免疫病的临床依据:①相当一部分本病患者可有血沉加快,黏蛋白、IgG、IgM 升高;②C 反应蛋白、抗链球菌溶血素"O"及抗黏糖酶异常;③患者血清中可有抗主动脉壁抗体,动脉中层组织可检出主动脉抗原,急性期患者血清中可发现 Coomb 抗体并类风湿因子阳性;④肾上腺皮质激素治疗有效。尽管如此,目前尚未发现本病所特有的抗原。

一些研究证实,结核活动期的尸检报告约 60% 伴有主动脉非特异性炎症。还有文献也报道本病患者结核菌素试验阳性率高。从临床观察分析,大约 22% 的大动脉炎患者合并结核病,其中主要是颈及纵隔淋巴结结核及肺结核。但用各种抗结核药物治疗,对大动脉炎无效。说明本病并非由结核菌直接感染所致。

2.内分泌异常　本病多见于年轻女性,有非常显著的性别易感差异,男女之比为 1∶4~10。临床上,大剂量应用雌激素易损害血管壁,如前列腺癌患者服用雌激素可使血管疾病及脑卒中的发生率增加;长期服用避孕药可发生血栓并发症。我们用己烯雌酚喂养大鼠后诱发了大鼠类似大动脉炎的改变。大鼠病变主动脉内皮细胞、平滑肌细胞等的雌激素受体表达增加。我们用放射免疫法测定 60 名健康妇女和 51 名本病患者的雌二醇(E2)、孕酮(P)、卵泡刺激素(FSH)和黄体生成素(LH)的水平,并用免疫组化法检测 10 名正常人和 10 名本病患者病变主动脉壁雌激素受体(ER)和孕激素受体(PR)。结果疾病组外周血 E2、P、FSH 和 LH 水平明显高于健康组,疾病组 ER、PR 均阳性,而健康组仅 2 例阳性。

3.遗传因素　本病多发于亚洲,有种族和地区发病倾向。1978 年 Numano 报道一对孪生姐妹患本病,这引起人们对本病与遗传学关系的兴趣。70 年代以来,在对人类白细胞抗原(HLA)的研究中发现一些疾病与 HLA 关联。1978 年 Naito 报道日本本病患者与 HLA-B5 抗原密切相关。Isohisa 随后证实日本患者 B52 频率显著高于正常人。此后多位学者得出同样结果。日本学者还发现 B52 基因还与本病的病变程度及预后有关。炎症明显、病变严重、并发症及死亡率高者,B52 抗原频率也高。印度人、韩国人本病的发病也与 B52 基因相关。日本人发病还与 B39 基因关联。墨西哥人 TA 也与 B39 关联。HLA-Ⅱ类基因中,DRB1 * 1502,DQA1 * 0103,DQB1 * 0601 与日本患者阳性关联。DR7/DQ2 与韩国患者、DR4/DQ3 与北美人、HLA-DRB1 * 1301 与墨西哥人相关。具有单倍型 B52-DRB1 * 1502-DQA1 * 0103-DQB1 * 0601-DPA1 * 02-DPB1 * 0901 的日本人对本病明显易感。而 HLA-B54-DRB1 * 0405-DQA1 * 0301-DQB1 * 0401 单倍型者则有抵抗性。

从遗传学角度分析,本病属多基因遗传病,即本病由不同座位多个基因协同作用决定。

【病理】

受累动脉往往有不规则弥漫性增厚,内膜厚度可达中膜的 3～5 倍。表面出现斑块状隆起或不同程度的糜烂坏死。腔内可有新鲜血栓或机化的血栓形成,管腔狭窄或闭塞。部分内膜表面可见有黄白色的粥样斑块,增厚坏死的内膜可发生钙化,使管壁更为僵硬。部分病变动脉向外扩张,甚至形成动脉瘤。中膜增厚或变薄,甚至为纤维瘢痕组织代替。在病变进展的部位常见中膜有局灶性坏死,组织分解或破坏。其中一部分可因中膜的弹力组织和平滑肌的破坏而向外囊状扩张。受累外膜有广泛的纤维性增厚和粘连,与中膜分界不清。增厚的外膜可形成纤维化的胼胝,使管腔更加狭窄和僵硬。肉眼有时可见增生的滋养血管发生增厚或扩张,血管壁外常见有疏松结缔组织。

镜下可见增厚的内膜主要是广泛增生的结缔组织和粥样硬化斑块。间质常见有基质增多或水肿,并可见较广泛的黏液变性。内膜表面常见有血栓附着。内弹力板常见断裂或消失。内膜中有时有黏多糖大量堆积,形成"黏液湖"状。HE 染色呈淡粉色,PAS 染色呈红色,Alcian Blue 染色呈蓝色。增厚的内膜常见新生的毛细血管,部分病例内膜可见有钙化。中膜的弹力纤维和平滑肌组织常有广泛局灶性的断裂破坏或消失,甚至为分布不规则的纤维组织所代替,形成形状和大小不一的灶性纤维瘢痕。在坏死及炎性肉芽组织形成的部位,中膜常被破坏,组织疏松呈水肿样,PAS 及 Alcian Blue 染色证明为黏多糖。中膜发生变性或坏死部位,周围常有局灶性炎性肉芽肿形成,其中部常见有纤维素样坏死,周围有散在的淋巴细胞、单核细胞及多核巨噬细胞浸润。纤维素样坏死区周围常有以淋巴细胞和上皮样细胞为主的细胞浸润,偶尔形成多核巨细胞。有时在炎性肉芽增生较重的区域可出现类似于结核结节的肉芽肿,但从未查见有结核菌。外膜常有致密的结缔组织增生,使外膜明显增厚。由于结缔组织增生,使滋养血管狭窄甚至闭塞。从横切面可见洋葱头样断面的外观。滋养血管周围可见较多的淋巴细胞浸润。

多发性大动脉炎主要累及主动脉及其主要分支,中山医院 366 例患者中,受累动脉的好发部位依次为:锁骨下动脉 56.28%,颈总动脉 39.34%,肾动脉 38.52%,腹主动脉 37.43%,降主动脉 15.57%,其他可累及的动脉有:颈内动脉、椎动脉、大脑中动脉、无名动脉、腋动脉、升主动脉、腹腔干、肠系膜上动脉、髂动脉、股动脉、肺动脉及冠状动脉等。值得一提的是近年来发现肺动脉受累可达 45%,而冠状动脉受累也非罕见。

多发性大动脉炎主要引起受累血管的狭窄或闭塞,出现相应脏器的缺血表现;据 2005 年 Mwipatayi BP 等经 50 年病例的统计报道:93%的患者存在动脉阻塞,46%的动脉发生动脉瘤。

【临床表现】

据多国对病例进行系统多年的统计报道:本病高发于 20～30 岁的女性,80％的患者病程持续 11～30 年。首发的主要临床症状是肢体无脉(84％～96％的患者)和出现血管杂音(80％～94％的患者),随着病变发展,可出现高血压,在多发性大动脉炎中 33％～85％的患者存在高血压,其中 28％～75％的患者是由于累及肾动脉所致。病变最常累及主动脉(90％以上)及其分支动脉,其中以锁骨下动脉和颈动脉受累最常见,病变发展至后期,有 20％～24％的患者因发生升主动脉扩张而造成主动脉反流所致心瓣膜功能受损;也可出现肺动脉瓣及三尖瓣关闭不全,主动脉瓣关闭不全的患者约半数存在主动脉根部扩张。高血压,主动脉反流和扩张型心肌病最终导致为心功能衰竭。

多发性大动脉因病变累及血管的部位不同,而出现不同的临床表现。其典型的临床表现分为症状、体征和实验室检查。

1.症状和体征　本病临床表现因发病部位和病情轻重而不同,不典型病例可无任何症状。可将本病分为早期(全身炎症期,无脉前期)和后期(闭塞期,无脉期),但两期可有交叉和重叠。一些患者出现全身性非特异性炎症症状和体征,如全身不适、易疲劳、发热、出汗、肌肉和关节酸痛、畏食、体重下降、月经不调、颈部压痛等。除非出现高血压、血管杂音、不对称血压及早期缺血症状,该期确诊困难。许多患者仅出现后期血管阻塞的表现而无全身炎症表现。以下分述各型临床表现:

Ⅰ型:病变多累及左锁骨下动脉、左颈总动脉及无名动脉起始部,可累及一根或多根动脉,以锁骨下动脉受累最常见。也可累及腋动脉、颈内动脉,个别累及颅内动脉(如大脑中动脉)。当颈总动脉、无名动脉或颈内动脉明显狭窄或闭塞时,可导致脑部的缺血症状。常见的症状有头晕、耳鸣、视物模糊、记忆力减退、嗜睡或失眠,坐起或站立时晕倒。缺血严重者可出现 TIA,甚至晕厥、脑梗死、偏瘫。体检时发现颈动脉搏动减弱或消失,颈动脉行径压痛,可闻及血管杂音等。由于眼动脉供血不足导致视网膜缺血,患者可有一过性黑矇、单眼或双眼视力减退直至黑矇。视力模糊随体位由卧位变坐位而加重,特别是仰头或穿硬领或高领衣服时易诱发症状发作。

当无名动脉或锁骨下动脉近端阻塞时,可出现患肢发凉、麻木无力、桡动脉搏动减弱或消失。椎动脉的压力下降还可使颅内血液倒流入锁骨下动脉,出现所谓"锁骨下动脉窃血综合征",患者出现患肢运动后诱发或加重脑部缺血的症状。

Ⅱ型:病变位于累及升主动脉,主动脉弓和分支,胸降主动脉可伴有相应分支受累。

Ⅲ型:病变广泛,既有主动脉弓三分支受累,又有胸腹主动脉和(或)其分支的病变。临床表现根据受累动脉的部位及数量、程度不同而不同,肾动脉同时受累最多见。该型患者大多有明显的高血压表现。

当主动脉和(或)肾动脉狭窄或闭塞后,患者往往以高血压为首发症状而就诊。上肢血压可高达 280～300mmHg/150～180mmHg。患者可出现头痛、头晕、头昏,如不及时治疗相当一部分患者可出现主动脉关闭不全甚至心力衰竭,部分患者还可发生脑出血。胸腹主动脉型患者除可发生主动脉及肾动脉狭窄外,累及腹腔干、肠系膜上动脉及肠系膜下动脉也不在少数。但即使腹腔干或肠系膜上动脉闭塞,由于可建立丰富的侧支循环(如 Riolan 弓),患者一般不出现胃肠道缺血表现。本病主动脉狭窄或闭塞后,由于下肢往往可建立足够的侧支循环,即便下肢动脉搏动消失,肢体也不会出现坏疽现象。

Ⅳ型:病变累及腹主动和(或)肾动脉可同时伴有其他动脉受累。

多发性大动脉炎患者中肺动脉受累者 14％～100％,大部分肺动脉受累者伴有其他部位动脉的病变,尚未发现有单纯肺动脉受累者。轻度肺动脉狭窄可无明显临床症状,当肺动脉明显狭窄时,可出现肺动脉高压征。患者出现乏力、气急、右心室肥大等,少数患者出现咯血。肺动脉瓣区可闻及收缩期杂音和肺动脉瓣第二音亢进,肺动脉狭窄一侧呼吸音减弱。应与其他肺血管疾病,如肺动脉血栓栓塞及原发性肺动脉高压进行鉴别。肺动脉高压征约占Ⅳ型患者的1/4,大多为一种晚期并发症。

Ⅴ型:兼有Ⅱb和Ⅳ型的特点,临床表现呈多元化。

冠状动脉造影及病理学研究显示多发性大动脉炎患者约9%～11%冠状动脉受累,主要为闭塞性病变,也有发生动脉瘤的报道。闭塞性病变的患者可出现胸闷不适、心绞痛及心肌梗死。

除阻塞性病变外本病还可引起动脉瘤形成,动脉瘤发生率为2%～31.9%。各国报道动脉瘤的好发部位不同,印度为降主动脉,日本为腹主动脉。

2.实验室检查　本病缺乏特异性的实验室检查指标,但可作为炎症活动的参考。多项研究发现:多发性动脉炎患者中,有一半以上的患者处于活动期时,出现血沉加快,血沉可达130mm/h。发病10年以内,多数患者血沉加快,长期、反复的血沉加快往往病情较重。但随着年龄的增加,血沉有下降趋势。需要注意的是,血沉的高低与本病的严重程度不一定成正比,病情复发时也可以表现为血沉增快。C反应蛋白阳性为病变活动期指标,临床意义与血沉相似。抗链球菌溶血素"O"及黏糖酶反应,若抗体增高,说明近期曾有链球菌感染。血常规在活动期可有白细胞轻度增高,也常有轻度贫血。血清蛋白电泳 α_1、α_2 及 γ 球蛋白增加,白蛋白降低。血清抗主动脉抗体,滴度≥1:32为阳性,本病阳性率为91.5%。

3.超声检查　超声检查是较易检测颅外血管壁病变的有效手段。多发性动脉炎患者的血管壁呈弥漫性或阶段性增厚,血管腔狭窄或完全闭塞。彩色多普勒见血管腔狭窄部有彩色镶嵌或单色明亮的湍流,狭窄口呈高速宽频流频谱。该检查无创,安全、方便,对腹主动脉、肾动脉、颈动脉、锁骨下动脉等可提供血管壁的具体病变程度和测量具体动脉的口径大小,可观察到动脉壁有无存在水肿和炎症反应,具有很高的诊断价值。

经食管超声心动图(TEE)是一种利用食管作为声窗进行超声检查的方法。对本病二尖瓣、三尖瓣、主动脉瓣、肺动脉干、升主动脉近段等能提供清晰、细致的形态学信息。

4.心电图　常有左心室肥厚、劳损或高电压,少数出现冠状动脉供血不足或心肌梗死图形;肺动脉高压时,可出现右心室肥厚。

5.血管造影(DSA)　主动脉分支的病变多侵犯开口处和近心端。有些狭窄的动脉边缘不规则或不同程度的扭曲延长,多系动脉外膜周围粘连和继发性动脉硬化所致。有的管腔不规则或呈波纹状,大部分病变管腔呈狭窄或闭塞。有些管腔扩张或形成动脉瘤;冠状动脉造影可见开口处或近段狭窄;肺动脉为多发性狭窄,以右上肺及左下肺动脉受累较多。

血管造影被公认为本病诊断的黄金标准。可评估血管病变的范围,并为手术提供依据、判断手术疗效及了解病程进展情况。

6.CT　随着计算机技术的不断完善,CT越来越多的用于本病的诊断。尤其是高速螺旋CT及电子束CT,对提高本病的诊断精确度提供了良好的手段。可显示活动期病变动脉壁的增厚,主动脉壁增厚可呈"双环征"。血管三维重建可更直观的了解病变血管的范围和程度。肺动脉受累时,可呈"枯树枝"样改变,表现为叶、段肺动脉变细小,管壁增厚及管腔狭窄。

7.磁共振血管造影(MRA)　MRA在显示本病早期病变的主动脉壁及近段颈动脉壁增厚有特别的早期诊断意义。对比强化的MRI对判断本病的静止期和活动期有帮助:增厚的主动脉壁及颈动脉壁显示强化影(等于或高于心肌信号密度)时提示为炎症活动期。

磁共振三维血管重建(MRA)对主动脉及其分支的狭窄、闭塞及动脉瘤的诊断和随访有重要临床意义。和诊断的黄金标准动脉造影相比,仅2%的狭窄动脉在MRA中显示为闭塞。随着磁共振技术的完善和提高,对本病的诊断及随访,对比增强MRI及MRA检查有望替代常规的血管造影。

8.同位素肺灌注扫描　文献报道本病约50%的患者肺动脉受累,同位素肺灌注扫描发现肺野放射性缺损区。

9.同位素肾扫描　肾动脉狭窄时可影响肾功能,肾图表现为低功能或无功能,血管段或分泌段降低。若已形成丰富的侧支循环,肾图可完全正常。但肾图只能反映肾功能改变,不能显示结构变化。如果肾动脉供血尚未影响肾功能,肾图可正常。

本病的主要并发症有:高血压、脑梗死、脑出血、心力衰竭、主动脉瓣关闭不全、失明、心绞痛及心肌梗死等。

【诊断和鉴别诊断】

本病因缺乏典型的临床症状,早期诊断困难。诊断往往延迟于首发症状的数月或数年。诊断主要依靠临床症状、体检结合实验室检查综合分析得出,往往缺乏组织学依据。本病发病早期因缺乏典型的症状和体征,确诊往往是在发病后数月或数年。诊断标准各国尚不统一。

1.诊断要点　年轻女性如果出现以下症状应考虑本病,并做进一步检查以确诊:

(1)单侧或双侧肢体缺血症状,伴脉搏减弱或消失、血压降低或测不出。

(2)脑部缺血症状,伴单侧或双侧颈动脉搏动减弱或消失,颈动脉听到杂音。

(3)近期高血压或顽固高血压,伴上腹二级以上高调杂音。

(4)不明原因低热,伴血管杂音、四肢动脉搏动异常改变。

次要标准包括:血沉升高、颈动脉压痛、主动脉瓣关闭不全、主动脉环扩张、肺动脉病变、左颈总动脉中段病变、头臂干远段病变、胸主动脉病变、腹主动脉病变及冠状动脉病变等。

2.鉴别诊断

(1)先天性主动脉缩窄:本病与多发性大动脉炎累及降主动脉并使其狭窄所致的高血压有时易混淆。前者多见于儿童、青年,男性多见。血管杂音位置较高,只限于心前区及背部,腹部听不到杂音。全身无炎症活动表现。胸主动脉造影可见特定部位缩窄。婴儿型位于主动脉峡部,成人型位于动脉导管相接处形成局限性缩窄。

(2)肾动脉纤维肌性营养不良:发病者以女性青年为多。无全身炎症表现。主要累及肾动脉及其分支,主动脉很少受累。造影呈典型的"串珠样"改变,肾动脉造影显示肾动脉远段2/3分支狭窄。该病多不引起动脉闭塞,病理检查血管中层发育不良,动脉壁无炎症改变。

(3)血栓闭塞性脉管炎:为周围血管慢性闭塞性炎症病变。主要累及下肢中小动脉和静脉。好发于男性青壮年,多有吸烟史。表现为静息痛及肢端坏死。

(4)胸廓出口综合征:由于胸廓出口解剖结构异常压迫锁骨下动、静脉及臂丛神经,引起患侧上肢发凉、无力,桡动脉搏动减弱同时有明显臂丛神经受压表现,如臂及手部放射痛、感觉异常等。还可因锁骨下静脉受压出现颈部和上肢静脉怒张。体检发现桡动脉搏动强弱可随颈部及上肢的转动而改变。颈部X线片有时可显示颈肋畸形。

(5)动脉粥样硬化:发病年龄大多在45岁以上。无全身炎症表现。主要累及大中动脉,常伴有高血压、高血脂、糖尿病。

【治疗】

多发性大动脉炎的治疗,针对其病变的不同时期采用不同的治疗方法,并根据具体动脉的病变程度决定是否需要外科手术。

1.药物治疗

(1)激素治疗:是活动期患者的基础治疗方法,可减轻炎症反应,降低血沉。可用泼尼松1mg/(kg·

d),顿服或一日三次分服。维持治疗 1 个月后逐渐减量。每周减少 5mg,减至 20mg/d 后,再以每周逐渐减少 2.5mg 剂量将服用泼尼松的剂量减至 10mg/d。再每周减少 1mg 剂量直至停用激素治疗。根据病情可维持 3～6 个月。如果病情出现复发,可以每周增加 15mg 的剂量加大泼尼松的用量,并加叶酸 1mg/d 和每周加强使用 3 次三甲双酮以预防发生间质性浆细胞肺炎。泼尼松的用量可每周加大 25mg 以防病情复发。文献报道部分炎症重、血沉反复加快的患者可用 5mg/d 维持 15～20 年,可使病情稳定而无明显不良反应。地塞米松的抗炎作用较泼尼松更显著。用法:地塞米松 5～10mg/d,三次分服。根据病情,服用 1～3 个月后逐渐减量至 0.75mg/d。病情平稳后 2～4 周停药。也可用维持量 3～6 个月。

糖皮质激素长期大量使用时,可引起肥胖、多毛、钠水潴留、血糖升高、消化道溃疡等不良反应。而且长期大量应用激素有可能导致动脉壁变薄,故在选用激素治疗时应权衡利弊,全面考虑。

(2)免疫抑制剂:炎症反应重、血沉明显高、特别是对激素治疗效果不佳的患者,应考虑加用免疫抑制剂。

如果患者出现耐受激素治疗或在激素治疗中出现反复复发,应在甲氨蝶呤(MTX:为叶酸拮抗剂,具有抑制免疫反应和抗炎效应)使用的基础上加用(硝基)咪唑硫嘌呤,以 2mg/(kg•d)的起始剂量治疗。如病情还没得到有效控制,可选用环磷酰胺[具有抑制免疫及抗炎效应,最大剂量为 2mg/(kg•d)]治疗 3 个月,直至控制病情的复发到达病情稳定后,再停用环磷酰胺,使用三甲双酮治疗。给患者抗肿瘤坏死因子的治疗能有效控制病情的复发。

使用免疫抑制剂时需要注意:①长期应用可诱发严重感染,并有致癌、致畸作用,环磷酰胺可导致不孕;②宜与激素合用以增强疗效,减轻不良反应;③一般情况下宜首选皮质激素,如果疗效不佳或不能耐受时则考虑合用或单用免疫抑制剂。

(3)扩血管药及改善微循环药,包括:妥拉唑林:25～50mg 每日三次口服;硝苯地平:5～10mg 每日三次口服;己酮可可碱:0.1～0.2g,每日三次口服,或 0.1～0.2g,每日两次静脉注射。川芎嗪具有扩张小动脉、抗血小板聚集等作用,用法:80mg 加入 5% 的葡萄糖液 250ml 中每天一次静脉点滴,15 天为一疗程。

(4)抗凝剂:肠溶阿司匹林片,50mg 每日一次口服;双嘧达莫,25mg 每日三次口服。

(5)降血压药的应用:本病对一般降血压药物反应不佳。虽然血管紧张素转换酶抑制剂降压有效,但有些学者不主张用它来治疗肾血管性高血压。特别是双侧肾动脉狭窄或单功能肾,对已有肾功能损害的患者不宜使用。由于肾动脉狭窄后,肾脏灌注压降低,通过血管紧张素 II 使输出小动脉收缩来调节肾小球滤过率。若服用血管紧张素转换酶抑制剂则肾小球滤过率失去上述自身调节,可发生肾功能不全。若合并使用利尿剂则肾小球滤过率更下降,更促使肾功能不全。停用上述药物后,肾功能可恢复到治疗前水平。故对单侧肾动脉狭窄患者无手术及扩张适应证时,可用血管紧张素转换酶抑制剂,但应密切注意尿蛋白、血肌酐等肾功能指标变化。用法:卡托普利:12.5～25mg,每日三次口服。如效果不佳,1～2 周后渐加至 50～100mg,每日三次日服,每日剂量不宜超过 450mg。依那普利:作用较卡托普利强 10 倍,初始剂量 10～20mg,每日一次口服,最大剂量每日 40mg。

2.手术治疗　多发性大动脉炎患者多为青年,肢体及内脏血管的阻塞可建立较丰富的侧支循环,一般不会发生肢体及内脏器官的缺血坏死。但颈动脉的广泛阻塞,可出现明显的脑部缺血症状,甚至出现脑梗死等并发症。主动脉及肾动脉阻塞的患者可出现高血压,降压药物治疗效果有限。这类高血压患者如不及时治疗,可导致严重的并发症,如脑出血、主动脉瓣膜关闭不全甚至心衰等。本病手术治疗的主要目的是改善脑部供血不足及肢体缺血症状;治疗引起高血压的主动脉和肾动脉狭窄;本病动脉瘤形成是手术适应证之一;手术治疗的对象还包括主动脉关闭不全等并发症。手术患者和手术方式的选择应个体化。

手术方法可分以下几类:①主要针对脑缺血的动脉重建术;②主动脉旁路术;③肾血管重建术;④动脉

瘤切除术;⑤其他手术。

(1)颈动脉重建术:由于本病病理特点是动脉壁广泛炎症改变,动脉壁各层粘连无明确界限,动脉内膜剥脱术难以实施,比较常用的是动脉旁路搭桥术。具体手术适应证为:①颈部血管阻塞并出现明显的脑缺血症状,如头晕、晕厥、黑蒙等影响生活工作者;②因颈部血管阻塞既往发生过脑梗死;③因锁骨下动脉窃血而出现肢体活动后脑部出现明显缺血症状者。

手术前需要做影像学检查如彩色超声、血管造影、CT 及磁共振等,以全面了解血管阻塞的部位、范围、程度及流入道和流出道情况。出现明显脑缺血的患者颈部血管往往病变广泛,颈部四血管常常全都受累,颈总动脉出现长段狭窄或闭塞。但 95% 的患者颈内动脉通畅。许多患者可选择颈动脉分叉部或颈内动脉起始部作为远段吻合口。彩色超声检查对了解颈部血管病变及选择远端吻合口具有重要实用价值。颈动脉重建术有胸外途径及胸内途径两类。

胸外途径血管重建术不开胸,创伤小,并发症及手术死亡率少,流入道流出道吻合口的选择根据具体的病例而定。选用的移植物可以是人工血管或自体大隐静脉,膨体聚四氟乙烯人工血管应用较多。流入道吻合口可选择正常或病变较轻的锁骨下动脉或颈总动脉近段。

1)锁骨下动脉-颈动脉旁路术:本术式主要适合于左右颈动脉狭窄或闭塞的病例。具体操作程序如下:

A.患者仰卧,肩下垫高,锁骨中内段上一横指处做切口,切断颈阔肌,近锁骨切断胸锁乳突肌锁骨头。紧贴胸锁乳突肌下,确认颈内静脉,游离后向内侧牵开,注意勿损伤胸导管。下行颈淋巴在锁骨下静脉和颈内静脉的汇合处回流入胸导管,导管的走行,以颈内静脉和锁骨下静脉的后方,自后向前进入上述两静脉汇合处的上缘。胸导管一旦损伤,必须找出并结扎,以免造成淋巴漏。

B.解剖颈总动脉,剪开颈动脉鞘,探查颈总动脉管径大小及有无病变等。在颈动脉的后方有迷走神经和星状神经节,必须妥善保护以免损伤。

C.将斜角肌脂肪垫牵向外侧,在颈动脉外侧确认前斜角肌,膈神经走行于前斜角肌表面,必须辨认并保护。轻柔游离膈神经,在颈部无血管区下方,靠近第一肋起始横行切断前斜角肌。勿使用电刀,以免造成潜在性臂丛神经损伤。切断前斜角肌后,显露并解剖出下方的锁骨下动脉。在甲状颈干以远的锁骨下动脉上选择合适的部位做吻合。充分显露游离约 3～5cm,绕控制带备用。

D.搭桥材料可选择近段大隐静脉或直径 8mm 的人工血管。切取合适长度的大隐静脉,以肝素盐水注入其中,以细线结扎所有分支。将远心端修剪成斜面。

E.静脉注射 20mg 肝素,用两把髂动脉钳阻断锁骨下动脉拟做吻合口处的近远端,纵行切开上壁约 1～1.5cm。以 5-0 Prolene 或 Gore-Tex 无创伤血管缝合线将大隐静脉远端与其行端侧吻合。

F.调整大隐静脉角度和长度,将其另一端修剪成合适的斜面。腔内注满肝素盐水,以两把髂动脉钳阻断颈总动脉,纵行切开其前外侧壁,以 5-0 无创伤血管缝合线与大隐静脉近端作吻合。吻合完毕缝线打结前,依次松开颈动脉近段阻断钳、远段阻断钳、旁路大隐静脉阻断钳,冲出空气及碎屑血栓等,防止进入远段。

G.针眼小的漏血可用干纱布压迫止血,明显的漏血在重新阻断血流的情况下以 7-0 无创伤缝合线修补。

锁骨上置引流管一根,按层次关闭切口。

当颈总动脉病变不宜做吻合口时,可选择颈动脉分叉处或颈内动脉做吻合口。选择胸锁乳突肌中上段前沿切口,显露颈动脉分叉,大隐静脉通过胸锁乳突肌深面隧道引向颈动脉分叉或颈内动脉做吻合。

2)颈总动脉-颈内动脉旁路术:适用于颈总动脉中远段狭窄或闭塞的病例。

A.仰卧位,肩下垫高,头转向健侧。胸锁乳突肌中上段前沿切口,切开皮肤、颈阔肌。沿胸锁乳突肌前沿作锐性分离,结扎面总静脉。注意勿伤舌下神经,该神经于颈动脉分叉上方横跨颈内动脉和颈外动脉。一般多不需要将舌下神经游离,若颈内动脉吻合口位置较高,则需游离舌下神经并向上牵开。

B.切开颈动脉鞘,游离分叉处的三根动脉,颈内动脉需游离至分叉以远约 3cm。游离颈动脉时注意勿伤及其后外侧的迷走神经,只要游离层次正确,在颈动脉鞘内进行分离,一般不会伤及迷走神经。

C.距锁骨上一横指横行切口,切开皮肤、颈阔肌。靠近胸骨横断胸锁乳突肌胸骨头,钝性分离胸骨甲状肌及胸骨舌骨肌,将甲状腺腺叶及胸锁乳突肌分别向内向外牵开,暴露颈动脉。将颈内静脉牵向外侧,切开颈动脉鞘,游离约 3cm 颈总动脉,游离时注意保护迷走神经。

D.旁路材料可选择自体大隐静脉或人工血管。全身肝素化后,以两把髂动脉钳阻断颈总动脉,纵行切开前壁,将移植血管一端修剪成斜面,与颈总动脉端侧吻合。

E.做一胸锁乳突肌深面隧道将旁路血管引向颈内动脉。调整其角度和长度,勿使其扭曲或成角。同样将其另一端剪成斜面后,与颈内动脉行端侧吻合。收线打结前依次松颈内动脉阻断钳、颈总动脉阻断钳冲出空气及碎屑。

F.术野分别置两引流管,关闭切口。

3)颈动脉-锁骨下动脉旁路术:将颈动脉血引向锁骨下动脉,主要治疗锁骨下动脉近段闭塞引起椎动脉血液倒流所致的锁骨下动脉窃血综合征。但需注意,如果颈总动脉近段有狭窄时,则不宜做此手术,以免术后发生颈动脉窃血。手术操作基本同锁骨下动脉-颈动脉旁路术。

4)腋动脉-腋动脉旁路术:主要目的也是纠正锁骨下动脉窃血综合征,同时可改善患肢血供。

全麻后取仰卧位,两侧锁骨中段下方平行切口,距锁骨约 1cm,切开皮肤、皮下 6～8cm。钝性分离胸大肌,显露腋动脉鞘切开即可游离腋动脉第一段。必要时,切断胸小肌肌腱,剪开喙锁胸筋膜,可显露腋动脉第二、三段。显露两侧腋动脉约 3～5cm,游离时注意保护腋静脉及臂丛神经。旁路血管可选用直径 8cm 的带外支持环的人工血管。在胸前壁皮下做隧道引出人工血管,人工血管两端剪成斜面,与两侧腋动脉行端侧吻合。

当主动脉弓主要分支近段广泛狭窄时,需要开胸通过旁路将升主动脉血引向远段动脉。由于本术式创伤大、并发症较多,应权衡利弊,慎重选用。胸内途径血管重建术多采用直径 0.8～1.2cm 的人工血管。选用分叉型人工血管,同时行颈动脉及锁骨下动脉重建,不但省去做一个吻合口的时间,重建脑部及上肢血供,又可减少脑过量灌注引起的并发症。

手术采用全麻,气管内插管辅助呼吸。术中监测心电图及中心静脉压,穿刺桡动脉监测血压。

A.先探查流出道颈内动脉和锁骨下动脉:胸锁乳突肌前沿切口,显露颈动脉分叉部,注意颈动脉有无病变及程度如何等。大部分吻合口可选择在颈动脉分叉部或颈内动脉起始部。锁骨上切口显露锁骨下动脉,锁骨下动脉吻合口多可选在甲状颈干以远的部位。颈动脉及锁骨下动脉吻合口部位绕以控制带备用。

B.胸骨上段正中切口,上端与锁骨上切口相连,下达第三肋间水平,以电刀切开胸骨柄上方的锁骨间韧带与胸骨骨膜,用小直角钳剪贴胸骨柄上端向后分离。此处常有横行小静脉,需电灼或结扎止血。然后用电刀沿胸骨中线切开胸骨前骨膜。用示指和“花生米”沿胸骨中线做钝性潜行分离胸骨后疏松结缔组织,使其形成隧道。分离到第 2～3 肋间平面时应特别 0 注意避免损伤两侧胸膜。用胸骨劈开刀沿胸骨正中自上而下劈开,注意在劈开时将劈开刀向前提起使胸骨与其后组织分离以避免胸骨后组织损伤。以骨剪在第三肋间水平横断胸骨体,使胸骨呈倒 T 形被劈开,胸骨断面以骨蜡止血。

C.以胸骨撑开器扩开胸骨,大部分患者的胸腺已退化。如果胸腺影响操作,可从其下缘在胸腺与心包间疏松组织内分离,以显露升主动脉处的心包。沿中线纵行切开心包,可将心包用缝线固定于切口周围的布单上。选取直径 1.2cm/0.6cm～2.0cm/1.0cm 的分叉型人工血管,将主干末端修剪成合适的斜面,取 4-0

无创伤缝线备用。

D.全身肝素化,适当降压后,用两把组织镊提起升主动脉前壁,以大号心耳钳部分阻断升主动脉前壁。钳夹厚度以0.6~0.8cm为宜,钳夹过多使血压波动大,易诱发心衰。过少则吻合操作困难且心耳钳容易滑脱造成大出血。纵行切开升主动脉前壁2.5~3.5cm,并剪成长卵圆形,以4-0线与人工血管主干吻合。无漏血后,将人工血管内注满肝素盐水,阻断人工血管,适当升压后松去升主动脉上的心耳钳。

E.将人工血管一支修剪成合适的长度和斜面,通过胸骨后、甲状胸骨肌舌骨胸骨肌及胸锁乳突肌深面引向锁骨下动脉,以5-0或6-0无创伤缝合线做吻合。另一支从胸骨后、甲状腺肌群及胸锁乳突肌深面引向颈内动脉,以5-0或6-0线与颈内动脉吻合。各吻合口收线打结前常规放血冲出空气及碎屑,通畅血流时先开放锁骨下动脉,再开放颈动脉。

F.仔细检查术野无出血后,于心包、锁骨下吻合口附近、颈动脉吻合口附近置引流管,心包引流管从胸骨旁肋间引出。以钢丝固定胸骨,依层次关闭切口。

根据病变血管数目及部位的不同,可选用不同的搭桥方法将升主动脉的血引向狭窄头臂血管的远段。

5)并发症及处理

A.脑缺血性损伤:手术中对侧支的破坏、血栓、栓塞等原因均可造成脑缺血。手术中剥离面不应过大,尽量保留侧支血管,阻断前全身肝素化,精确、细致的吻合,收线打结前冲出空气、碎屑等均是减少脑缺血的方法。

B.脑过量灌注及脑水肿、脑出血:脑血管重建后,尤其流入道选用升主动脉时,由于脑血流量的突然增加,可引起脑过量灌注综合征。患者可有欣快、兴奋、头痛、性格反常等,大部分在数周后消失。脑血流量的突然增加还可导致脑水肿、脑出血,需要紧急处理。

在行升主动脉颈动脉旁路术时,原则上只行一侧颈动脉重建。如果锁骨下动脉远段尚通畅,可同时行锁骨下动脉重建术,既分流一部分血流,又重建了上肢血供。如果另一侧颈动脉需要重建,应在2~3个月后进行。

C.移植血管阻塞:移植血管阻塞原因多样,如移植血管直径太细、过长、扭曲,吻合口过小或缝合不当、移植血管受压等,均可造成旁路阻塞。出现移植物阻塞时,应综合分析原因,给予溶栓治疗,必要时手术取栓或重新搭桥术。

某医院对18例大动脉炎脑缺血的患者施行经胸途径颈动脉重建术,术后死亡3例,移植血管阻塞2例。12例术后平均随访22个月,9例症状消失或改善,移植血管通畅率75%(9/12)。

(2)主动脉旁路术:主动脉狭窄后,形成狭窄近段的高血压及远段供血不足,肾脏供血不足更加重高血压。患者可出现严重高血压,药物治疗往往效果不佳,长期高血压可导致主动脉瓣关闭不全甚至心力衰竭。而主动脉旁路术一般可取得良好疗效。根据病变部位采取不同的主动脉旁路术,也可同时行肾动脉重建术。

1)降主动脉旁路术:适合局限于降主动脉的狭窄。在胸腔内降主动脉狭窄的近远段做旁路搭桥,以恢复远侧的血流。

A.全麻气管插管辅助呼吸,监测心电图、中心静脉压,穿刺桡动脉监测血压。右侧卧位,腋下及腰部垫高,左臂内收抬举至头侧或固定于麻醉支架上,或双臂前伸固定于双层托臂架上。

B.切口经过的肋间因手术部位不同而异,可选择4~7肋间进胸,必要时可切除一肋骨,或从两个肋间进胸。切口一般从棘突与肩胛骨后缘连线中点开始,向前下达腋中线,切开肌肉筋膜达肋骨平面,手指沿肩胛下间隙向前触摸第二肋骨,向下计数确定需要切开的肋间。用电刀切开肋骨骨膜,骨膜剥离器分离后,切除预定的肋骨,切开胸膜进入胸腔,以肋骨牵开器撑开切口。

C.切断肺下韧带,将肺用纱布垫向前隔开,剪开纵隔胸膜,于狭窄近端显露降主动脉约 5cm,绕控制带备用。如果吻合口位置靠近左锁骨下动脉,分离时将迷走神经游离后牵向前方,以免损伤。同样分离狭窄远端并绕控制带备用。

D.将直径 1.8～2.0cm 的人工血管一端修剪成合适的斜面。全身肝素化后,以大心耳钳部分阻断降主动脉左侧壁,纵行切开后剪成长卵圆形,用 4-0 无创伤缝线与人工血管吻合。收线打结前常规放血冲出空气碎屑,人工血管注满肝素盐水后阻断人工血管,松去主动脉心耳钳。同样方法将人工血管另一端与降主动脉远侧吻合,通畅旁路血流前,适当提升血压。

将人工血管旁路关闭于纵隔胸膜内,胸腔放闭式引流,分层次关闭切口。

2)降主动脉-腹主动脉旁路术:本术式主要治疗胸主动脉中下段及腹主动脉近中段的狭窄或闭塞。

A.麻醉、监测同前。上半身右侧 60°,下半身右侧 30°,胸部入路同上,胸部切口下延作腹部左侧旁正中切口下达耻骨联合上两指。

B.降主动脉的操作同上。

C.降主动脉吻合口完成后,将纵隔胸膜切口下延至主动脉膈肌裂孔。切开降结肠侧腹膜,将降结肠、脾脏、胰尾翻向右侧。将肝左叶牵向右上方,切开膈肌脚,以手指从上下钝性扩大贯通主动脉左前方的主动脉膈肌裂孔。将人工血管从主动脉裂孔引向后腹膜,并在靠近腹主动脉左前侧的肝后、胰腺后、左肾静脉前引向肾动脉以下的腹主动脉。调整人工血管角度及长度后,修剪末端成斜面,以 4-0 或 5-0 无创伤缝线与腹主动脉吻合。

D.将人工血管关闭于纵隔胸膜内,腹腔脏器复位。关闭后腹膜和侧腹膜。胸腔置闭式引流,分层次关闭切口。

如果降主动脉和腹主动脉狭窄之间尚有一段比较正常的主动脉,为了增加内脏动脉和肾动脉灌注,可用分叉型人工血管行降主动脉-降主动脉远段(或腹主动脉近段)-腹主动脉远段旁路术。手术操作基本同前,为吻合方便,多需放射状切开膈肌。

如果同时有肾动脉狭窄,在完成主动脉旁路术后,可根据情况行人工血管-肾动脉旁路术或自体肾移植等。

3)升主动脉-腹主动脉旁路术:降主动脉病变广泛,无法在胸腔内手术重建远段血运者,可作升主动脉-腹主动脉旁路术。

A.麻醉监测同前,仰卧位,胸腹部正中联合切口,上自胸骨切迹,下至脐下两指,劈开胸骨切开心包后,显露升主动脉,

B.于膈下显露腹主动脉,在腹腔干上方剪开膈肌脚,游离膈下腹主动脉约 3～5cm 绕控制带备用。

C.全身肝素化,适当降压后部分阻断升主动脉前壁,取直径 1.8～2.0cm 的人工血管作端侧吻合。人工血管行径于右心房右侧、下腔静脉前方穿过膈肌切口,在肝左叶后方,与腹膜后肾动脉下或腹腔动脉上方的腹主动脉作端侧吻合。可同时行肾动脉重建。由于人工血管行径曲折,在手术中一定注意人工血管方向,避免扭曲、成角或受压最好使用带外支持环的人工血管。

(3)肾动脉重建术:肾动脉重建的适应证:①有明确的肾动脉狭窄或肾动脉水平腹主动脉的狭窄;②肾功能尚存;③测定两侧肾静脉肾素、血管紧张素水平,患肾较健肾高 1.4～1.5 倍以上者,手术指征强,术后效果佳。

肾动脉重建术可采用连续硬膜外麻醉,平卧位腰部垫高。采用肋缘下弧形切口,切口外缘达腹直肌外侧 4cm,处理单肾病变时,切口对侧止于腹直肌外缘。进入腹腔后,沿升结肠或降结肠外切开后腹膜,将结肠向内侧推移,显露肾静脉、下腔静脉和腹主动脉。右肾动脉位于右肾静脉上缘之后,需要切断右肾上腺

静脉,在肾门处可见右肾静脉及其分支,将右肾静脉向下牵开,充分显露右肾动脉及其分支。显露左肾动脉时,需将结肠脾曲向下拉开,将脾脏向上牵开,分开疏松结缔组织后见左肾静脉、腹主动脉和下腔静脉,将左肾静脉向下牵开,即显露左肾动脉和腹主动脉。显露两侧肾动脉开口处时,必须注意勿损伤邻近的肠系膜上动脉。仔细探查肾动脉及腹主动脉,明确病变部位和程度。

手术中常温下阻断肾动脉时间力求越短越好。在 30 分钟内通畅血流多不会影响肾功能,时间过长可诱发肾动脉血栓及肾功能损害。在肾动脉阻断期间,用肝素盐水注入肾动脉远段,可预防血栓形成。单独阻断肾动脉比全部夹住肾蒂为妥。

1)肾动脉旁路术:适合于肾动脉狭窄伴远段扩张的病例。旁路材料可选择近段大隐静脉或直径 0.6cm 的人工血管。先行移植血管-肾动脉端侧吻合,这样比较容易操作。肾动脉吻合口完成后,阻断移植血管,松去肾动脉阻断钳,再将移植血管的另一端与肾下腹主动脉或主动脉旁路的人工血管吻合。

2)脾肾动脉吻合术:适合于左肾动脉狭窄的患者。切除脾脏,游离一段脾动脉。在狭窄远段切断肾动脉,与脾动脉行对端吻合。

3)自体肾移植:当腹主动脉有广泛病变,不适于作旁路术时,可进行自体肾移植。将患肾游离,输尿管游离约 6~8cm,使肾脏移植于髂窝时输尿管没有成角为度,游离过多易导致输尿管缺血坏死。在狭窄远段切断肾动脉,近断端双重结扎,切断肾静脉,近断端同样双重结扎。以血管夹阻断肾动脉及肾动脉断端,并以血管夹暂时阻断输尿管的血供。

将该肾置于盛有冰屑的弯盘中,用肾脏灌注液注入肾动脉至肾脏均匀成灰白色,边轻轻按揉肾脏边灌洗,使肾静脉流出液体清亮为止。将该肾置于同侧髂窝,先以 6-0 无创伤缝线将肾静脉与髂总静脉或髂外静脉作端侧吻合,再以 6-0 无创伤缝线将肾动脉与髂内动脉行对端吻合。吻合即将完成时,快速静脉点滴 20% 的甘露醇 250ml,先通畅肾静脉,再开放肾动脉,最后松去输尿管血管夹。

肾脏灌注液配方:乳酸林格液 1000ml,肝素 2500U,8.4% 碳酸氢钠 15ml。使用灌注温度为 4℃。冷灌注后可使肾脏耐受缺血时间 50~60 分钟。

4)肾动脉体外成形术:在行自体肾移植时,如果狭窄肾动脉远侧为两支,可将输尿管切断,将整个肾脏取出,置于冰屑中。冷灌注后,将两支肾动脉解剖游离约 2~3cm。把两条肾动脉拼成一个开口,将肾脏置于髂窝,血管分别与髂静脉及髂内动脉吻合。血管吻合完成通畅血流后,再将输尿管移植于膀胱,结扎输尿管近断端。

某医院对大动脉炎患者施行腹主动脉-肾动脉旁路术 13 例、髂动脉-肾动脉旁路术 1 例、脾动脉-肾动脉吻合术 2 例、自体肾移植 53 例。以自体肾移植疗效最佳。

(4)动脉瘤切除术:多发性大动脉炎动脉瘤病变并不少见,好发部位有锁骨下动脉、降主动脉、腹主动脉等,常与狭窄合并存在。动脉瘤最有效的治疗手段为手术治疗,多需要行人工血管移植。累及重要内脏动脉者还需要同时行内脏动脉重建。大部分动脉瘤发生于本病的非活动期,手术治疗具有良好疗效。

(5)其他手术:出现主动脉瓣关闭不全者可行主动脉瓣膜置换,累及冠状动脉者可行冠状动脉旁路术。

3.腔内血管介入术治疗　介入手术是治疗多发性大动脉炎发生血管病变的有效的治疗手段。据有关报道,对血沉等免疫指标无异常,病变控制稳定期的患者,采用血管腔内介入术球囊扩张术治疗已发生动脉局限性狭窄病变,必要时可重复手术,置入腔内人工支架术。对发生动脉瘤的患者,可放置腔内支架隔绝动脉瘤,其疗效显著。

腔内血管介入术治疗血管病变具有创伤小,安全,并发症低的特点。随着血管介入术的日新月异和不断发展,其将更广泛的运用于治疗稳定期多发性大动脉炎的血管病变。

【预后】

据多项统计报道：多发性大动脉炎确诊后 5 年存活率 80.3％～96.5％,其生存率与疾病有无并发症及伴发的并发症的多少密切相关。主要死亡原因为充血性心力衰竭、急性心肌梗死、脑血管意外。该病主要并发症(多发性大动脉炎眼底病变、高血压、主动脉反流及动脉瘤形成)和病程的进展性发作与死亡率有明显相关性。伴有和不伴有主要并发症者 15 年存活率分别为 66.3％和 96.4％。伴有和不伴有病程的进展性发作者 15 年存活率分别为 67.9％和 92.9％。

由于多发性大动脉炎多发在生育期的女性中,故妊娠对多发性大动脉炎的影响的研究具有重要意义。目前已有针对患有多发性大动脉炎后妊娠的患者跟踪随访的报道,发现妊娠并无加剧多发性大动脉炎的病程和使病情恶化的作用。但必须严格控制治疗高血压,尽可能采取必要措施缩短第二产程,以防发生脑血管并发症。

(王雪平)

第五节　动静脉瘘

一、概论

动静脉瘘是指动脉和静脉之间存在的异常通道,也称为动静脉畸形,有先天性和后天性两种。典型的动静脉瘘除瘘本身外,还包括瘘的近远端动脉、静脉,连接瘘近远端的侧支动脉和静脉,以及动静脉瘘远端的周围血管床。动静脉瘘使动脉和静脉之间的血流出现短路,对局部和全身循环造成不同程度的影响。

(一)瘘对局部血流的影响

瘘近端动脉压力通常正常,但慢性动静脉瘘在近端动脉扩大时,近端动脉压力可能升高。瘘远端动脉压力总是降低,降低的程度取决于瘘的大小、动脉侧支建立的情况。当瘘口较大时,由于大量血液被分流造成远端动脉压力降低明显,有时大的动静脉瘘伴瘘周围动脉侧支循环较多时,远端动脉血流可发生逆流。当瘘口很小时,动脉压力逐级降低。远端动脉压力的降低导致远端肢体缺血。近端静脉由于流出道阻力低以及静脉壁良好的顺应性,压力变化不大。远端静脉压力取决于瘘的大小和静脉瓣膜的功能。急性瘘时,静脉瓣膜功能完好,阻止血液倒流,所以在瘘的部位静脉压力将大大增加,经过一段时间,由于远端静脉扩张,静脉瓣膜关闭不全,血液倒流,压力有所降低,但仍然高于正常,导致静脉高压产生肢体肿胀,静脉迂曲,静脉血淤滞,皮肤色素沉着,甚至溃疡发生。

(二)瘘对全身循环的影响

动静脉循环之间不正常沟通使总周围阻力下降,由于阻力下降必然引起中心动脉压降低,中心静脉压升高,灌注周围组织的血流减少。上述生理紊乱导致机体许多代偿性变化如心搏量增加,心率加快,通过这些代偿机制使动脉血压得以维持,静脉压下降,保证周围组织的血流灌注。动静脉瘘对全身循环的影响取决于瘘口的部位、大小、存在时间、瘘口周围纤维化程度及患者心功能情况。主动脉-腔静脉瘘可较早出现心力衰竭,肢体动静脉瘘在心脏功能良好,代偿充分的患者往往不一定发生明显的心脏并发症。但如果瘘大或患者有心肌损害,代偿不足将最终出现心力衰竭。先天性动静脉瘘由于瘘口小而弥散,且伴有一定阻力,发生心衰的可能性比后天性动静脉瘘小。

二、先天性动静脉瘘

【病因学】

原始血管和血细胞均是起源于中胚层的间充质,早期胚胎体节尚未形成时,在卵黄囊及体蒂的外中胚里,部分细胞集中形成大小不等的细胞群,称为血岛。血岛渐渐伸展并相互连接形成原始的毛细血管丛。动脉和静脉起源于时间同一的毛细血管丛。血管的胚胎发育过程,大致可分为丛状期、网状期和管干形成期三个阶段。在网状期,如果扩大的血管交通集聚,并趋向于融合一起就可产生动静脉瘘。在组织学上可见到无数平行的血管融合不全,并多处互相交通,这些交通往往极其细小称为微小动静脉瘘。在管干形成期,大体循环动静脉之间继续保留异常广泛的交通称为大动静脉瘘。至于什么原因引起血管原基发育异常形成血管畸形仍有许多争论。某些学者认为先天性动静脉瘘是染色体畸形的遗传。但 Desaive 和 Bessone 的 840 例先天性畸形,仅 7 例提示有遗传史。在妊娠早期,毒性感染,代谢紊乱、胎位和脐带位置不正常引起压迫创伤,可影响正常的胎儿发育。内分泌和自主神经系统调节失常也可影响动脉、静脉和淋巴系统的发育。

【病理改变】

根据瘘口大小和发生部位,一般可分三型:①干状动静脉瘘,在周围动静脉主干之间在横轴方向有交通支。多数的瘘口稍大,所以动静脉之间分流也多。在病变部位可出现杂音、震颤、静脉曲张和蜿蜒状动脉瘤。②瘤样动静脉瘘:在周围动静脉主干之间,横轴方向有细小众多的交通支,而且累及局部软组织和骨骼,局部组织伴瘤样改变。一般血液分流量较少,局部无杂音和震颤。是先天性动静脉瘘中最常见的一种,约占 60%～70%。③混合型:有干状和瘤样的多发性动、静脉交通。

【临床表现】

大多数先天性动静脉瘘在出生时就存在,一般隐伏,无任何临床症状。青春发育内分泌的影响、外伤、过度活动等因素往往会激发动静脉瘘,使病变活跃起来。

(一)肢体增长、增粗过度发育

青少年骨骼端尚未闭合,由于骨骼周围存在广泛动、静脉吻合,导致动、静脉血流量增加使患肢增粗、增长。患肢之长度比健侧长 2～5cm。患者常感到肢体沉重、肿胀和疼痛。有时有下腰部疼痛,这是因为肢体长度不等而出现骨盆倾斜和脊柱弯曲所造成。

(二)皮肤胎痣、温度和结构的变化

先天性动静脉瘘常和先天性血管瘤常并存在于同一部位,血管瘤为毛细血管状血管瘤。蓝红色,有的平坦,有的高突于皮肤表现。大小不等,有的为数厘米直径,也有环绕整个肢体。由于肢体血液丰富和静脉充盈,使局部皮温在瘘部增高。

(三)静脉曲张、溃疡和坏疽

动脉内高压血流经过瘘口流向静脉,使静脉内压增高,静脉血倒流,静脉瓣膜损伤,因而动静脉瘘存在的部位,常首先表现为局部静脉显著曲张。瘘孔较大时,曲张的静脉有搏动。由于静脉瓣膜功能不全可并发浅静脉迂曲、淤滞、皮肤色素沉着、湿疹、感染、淤滞性皮肤溃疡。

(四)动脉供血不足

少数患者由于动脉血分流到静脉,可造成瘘口远端肢体供血不足,在足的远端和手部可出现溃疡和坏疽。

（五）心力衰竭

病变广泛、瘘口较大及病程较长的患者,由于动、静脉之间异常通道、周围血管阻力明显降低,使心搏出量明显增加,可出现心悸甚至心力衰竭,但大多数患者心功能正常。

【辅助检查】

（一）动脉造影

是诊断动静脉瘘的最常用且最具价值的方法,特别是对先天性动静脉瘘,当决定要手术治疗和想了解既往做过手术后动静脉瘘的残留情况,需做动脉造影术。动脉造影能显示动静脉交通的情况,但有时较困难,造影显示许多不正常成团血管,就无法辨认动静脉直接交通。输入主干动脉由于血流增加可扩张,迂曲;造影剂在瘘部积聚;输出静脉曲张等改变来诊断先天性动静脉瘘。

（二）静脉血氧检查

从动静脉瘘病变处静脉或瘘口近端的静脉抽血,和对侧肢体同一部位的静脉血相比,患侧的静脉血氧分压明显升高。

（三）彩色多普勒超声检查

先天性动静脉瘘由于瘘口众多,超声往往不易准确判断。目前主要利用超声术中帮助查找残余的动静脉瘘病变以及作为介入栓塞治疗和手术后的随访。

（四）计算机断层显像（CT）和磁共振显像（MRI）

两者通常用来显示病变的范围,包括肌肉和骨骼受累的情况,在诊断先天性动静脉瘘时,MRI优于CT,原因在于前者能显示纵轴面、冠状面等不同层次,而且能显示血流。磁共振血管造影（MRA）更能清楚显示瘘口及周围情况,能在部分病例替代动脉造影。

【治疗措施】

先天性动静脉瘘常是多发的,可影响多个不同平面。有时瘘的动脉可来源一根以上,或同一根动脉有许多分支血管,完全切除广泛众多的细小动静脉瘘是非常困难的。对病变广泛的病例,多数学者都主张非手术治疗。

手术适应证:①局部生长迅速的先天性动静脉瘘;②伴心力衰竭,病变累及邻近神经,引起疼痛或病变范围大已侵犯皮肤、并发出血者,均应进行手术。

1.动静脉瘘切除　将输入血管和血管累及致发育异常的肌肉切除。浅表局限的先天性动静脉瘘,可进行局部切除或将受累的一组肌肉一并切除,可获得满意疗效。在广泛性切除术中需注意保护神经和动静脉主干。广泛性动静脉瘘切除而留下的组织缺损,需在手术显微镜下做带血管蒂皮瓣肌肉移植术以修复缺损。但先天性动静脉瘘往往呈蔓延的趋势发展,因此很难做到彻底切除。

2.动静脉瘘瘘口的近端动脉结扎术　病变范围广泛的患者,可进行动静脉瘘瘘口的近端动脉结扎。结扎的动脉应该尽量靠近瘘口。但动脉结扎术可造成肢体缺血、坏疽,应慎重考虑。

3.动静脉瘘的主要动静脉分支结扎术　病变广泛或深在的动静脉瘘,伴有出血、感染和溃疡。经动脉造影明确动静脉瘘的主要分支。可进行分别结扎分支血管。

4.动静脉瘘的介入治疗　动脉内栓塞疗法和腔内隔绝治疗。视病变部位及动静脉交通情况而定。理想的栓塞物是对放射线不透光,对人体无毒性反应,能使动脉或静脉永久性栓塞。目前常用的有:吸收性明胶海绵、硅塑料、异丁-2-2氰丙烯酸盐、聚乙烯醇、金属圈等。腔内隔绝治疗主要用带膜内支架。

进行介入治疗前,需做病变部位的血管造影,明确了解先天性动静脉瘘的主要供应血管和静脉回流情况以及瘘口和病变范围。根据病变部位和血流的特点,选择不同治疗方法。先天性动静脉瘘病变范围广泛,瘘口较多,所以通常需要较多的钢圈做大范围的栓塞。在栓塞一定量的钢圈减少血流量后可再加较大的吸收性明胶海绵颗粒或吸收性明胶海绵条促进凝血。若动静脉瘘发生于主干动脉上，则必须用带膜支架将瘘口封闭。

栓塞治疗的并发症主要是远处动脉栓塞，有时栓塞物可通过瘘口，随静脉进入肺动脉引起肺栓塞。因此治疗时导管要尽量靠近栓塞部位，要在荧光屏监视下，将栓塞物缓慢地注入。

5.截肢或关节离断术　对少数患者经上述治疗无效，且伴有心力衰竭、患肢坏疽或严重感染，或反复大出血者可考虑截肢或关节离断术。

三、后天性动静脉瘘

【病因学】

（一）贯通伤

绝大多数后天性动静脉瘘都由外伤和医源性因素引起。如各种穿刺伤，特别是高速子弹、铁和玻璃碎片飞击伤。在受伤的当时，同一鞘内的动脉和静脉一起受损伤。闭合性骨折由于尖锐的骨折端或碎骨片刺破邻近血管。经皮穿刺动脉造影。第四，五腰椎间盘靠近髂血管，作椎间盘切除手术时，易造成髂血管损伤引起髂动静脉瘘。一般贯通伤外口很小，因邻近的肌肉和软组织阻止了大量出血，在局部软组织内形成血肿，血肿机化后形成动静脉瘘的囊壁。

（二）挤压伤

平行的动脉和静脉同时受挤压可发生动静脉瘘。医源性损伤例如脾切除和肾切除，大块结扎脾蒂和肾蒂；截肢时股动静脉结扎；甲状腺切除时，上极动静脉大块结扎，均可发生动静脉瘘。外来的暴力作用于软组织，将软组织挤压在骨骼上，如肩部、臀部挫伤可引起局部动静脉瘘，颅骨骨折可引起脑膜血管的动静脉瘘等。

（三）其他原因

动脉瘤逐渐产生粘连、腐蚀，最后穿破伴行静脉，甚至肿瘤溃疡破到大的血管壁都可发生动静脉瘘。

【病理改变】

动脉和静脉的交通可分直接和间接两种。邻近的动静脉同时受伤时，创缘彼此直接对合，在数天之内就可直接交通，称为直接动静脉瘘。如动脉静脉的创口不能直接对合，而在两者之间有血肿存在，以后血肿机化，形成贯通于动脉和静脉之间的囊或管，称间接瘘。

瘘的近端动脉进行性扩张和伸长；动脉壁初期有些增厚，后期发生退行性改变，平滑肌纤维萎缩，弹力纤维减少，管壁变薄，以及粥样斑块形成。如瘘孔大，邻近瘘口主干动脉可膨胀而形成动脉瘤。远端的动脉因血流量减少而缩小。静脉逐渐扩张，远端可达最后一个瓣膜，近端可达腔静脉。如瘘孔大，静脉内压力骤增，外伤几周后就可见到局部由于静脉膨胀而形成一个搏动性肿块，很像是假性动脉瘤。瘘孔小时，在瘘管处静脉逐渐扩张，静脉内膜增厚，纤维组织增生，由于静脉壁逐渐增厚，形成"动脉样壁"。所以，外伤后半年左右从外形上很难区分是动脉或静脉。静脉壁也发生变性，内弹力层断裂和消失。远端静脉扩张和伸长，随后，静脉瓣膜关闭不全更加重静脉功能不全。动静脉瘘促进大量侧支循环形成，静脉侧支循环甚至比动脉侧支循环更多，浅表静脉广泛曲张。

动静脉之间的瘘口呈单纯性比较少见，多数外伤性动脉瘤，其部位可在动脉侧，静脉侧，或者在动静脉之间。

根据动静脉之间的交通关系和瘘的形态，可分为以下几种情况：

1.动静脉紧贴为一裂孔隙，有的伴有动脉瘤或静脉瘤。

2.单纯的交通导管,有如同动脉导管未闭一样,有的伴有动脉瘤或静脉瘤。

3.囊状交通,有的伴有动脉瘤或静脉瘤。

【临床表现】

急性动静脉瘘可在受伤后立即出现,或者是在动静脉沟通外填塞血块溶解后出现,在损伤局部有血肿,绝大多数有震颤和杂音。大多数患者在动静脉瘘远端的肢体仍能扪及动脉搏动,但比健侧弱。下肢股浅动脉伴有股深动脉损伤时,不能扪及足背动脉搏动,且有肢体缺血症状。

慢性动静脉瘘患者的患肢肿胀、麻木、疼痛、乏力。在搏动性肿块局部有嗡嗡声。心力衰竭可有胸闷、心悸、气急。常见体征有:①瘘区有杂音和震颤,不管动静脉瘘口径大小,在动静脉瘘部位都可以听到典型、粗糙而持续的隆隆声,称为"机器样"杂音。杂音在心脏收缩期增强,并沿着主干血管近侧和远端传导。②脉率加快:这是由于静脉回心血量增加引起或由于平均动脉压下降导致心脏工作量增加的结果。③心脏扩大和心力衰竭:由于大量血液经瘘孔迅速地流入静脉,静脉压增高,心脏的回流血量增加,引起心脏扩大。心脏进行性扩大可导致心力衰竭。心脏扩大和心力衰竭的程度与瘘口的大小,部位以及存在的时间长短有密切关系。越近心脏的瘘,如主动脉弓直接分支(颈动脉、无名动脉、锁骨下动脉)与伴行静脉形成的静脉瘘,出现心力衰竭较早且严重。④局部皮温升高:受累肢体在动静脉瘘部位表面皮温升高,离动静脉瘘较远的部位,皮温可能正常或低于正常。⑤静脉功能不全:由于静脉内压增高,静脉血倒流,静脉瓣膜损伤,导致静脉瓣膜功能不全可并发浅静脉迂曲、淤滞、皮肤色素沉着、湿疹、感染、淤滞性皮肤溃疡。

【辅助检查】

动脉造影:可以明确瘘口的部位,大小以及附近血管扩大和侧支循环情况。瘘口小时,动脉显影,瘘口附近静脉也显影,但瘘口远端静脉很少显示。瘘口大时,需快速摄片才能见到动脉显影,但瘘附近扩张静脉显影明显,扩张最清楚的部位往往提示是瘘口的部位,瘘口远端静脉可能显示,数目增多并有曲张。

【诊断】

后天性动静脉瘘的诊断一般并无困难。有外伤或穿刺史,患者可自己发现有搏动性肿块,而且局部有杂音和震颤,一侧肢体肿胀,静脉曲张和静脉瓣膜功能不全,肢体局部皮温比对侧高。Duplex超声对后天性动静脉瘘的诊断价值很高,动脉造影能明确定位瘘口的数量、部位和大小,发现同时存在的假性动脉瘤和曲张的侧支血管,对手术有很大的参考价值。

【治疗】

近年来,由于血管外科迅速的进展,血管缝合和移植术水平不断提高,对动静脉瘘一旦诊断肯定,都主张早期手术。这样可避免在等待时期内发生严重血流动力学改变和并发症。

(一)急性动静脉瘘手术治疗

确定诊断以后,只要患者一般情况许可,就应进行早期手术。伤口进行彻底清创,游离受伤动静脉近、远端并用塑料带控制。动脉可根据受伤情况不同,进行瘘口修补术或切除瘘后将动脉两端吻合或采用自体大隐静脉移植。急症手术时,如将主要动脉结扎,将引起肢体缺血坏死。静脉也需进行修复,重建血流,这样可减少肢体水肿。早期手术有许多优点,因为动静脉瘘周围无纤维粘连和侧支循环,所以手术操作较容易,而且瘘的近远端血管口径尚无明显大小差异变化,血管重建术也易进行。

(二)慢性动静脉瘘手术治疗

1.动静脉瘘结扎闭合术　非主干血管采用闭合性手术是一种安全的具有一定疗效的方法。但主干血管(肱动脉、股动脉、腘动脉)进行闭合性手术可产生过远端肢体,特别是下肢血供不全和慢性营养障碍,出现间歇性跛行、缺血性疼痛、麻木、怕冷、水肿、溃疡和肌肉萎缩等症状,所以不宜采用。

(1)瘘的近端动脉结扎术从理论上理解,当侧支动脉的阻力不大于瘘输入主干动脉血流的阻力时,近端动脉结扎将有降低周围循环的血流和血压作用,同时也减少了周围组织动脉血灌流作用。但实践中,这种手术的疗效是不满意,现很少采用。如患者一般情况差,尤其是伴发有心力衰竭而不适宜施行其他手术的,如高位颈内动静脉瘘和盆腔深部动静脉瘘,解剖位置不便于操作,钳夹缝合血管有困难时,可考虑将瘘的近端动脉结扎,可减少回心脏的血流量和改善局部症状。

(2)四头结扎术:Bramann 在 1886 年就首先提出了结扎全部交通支血管,切除动静脉瘘术。为了保证有足够侧支循环发生,这种手术需在外伤后 3 个月再进行。非主干血管,如手部、前臂、足和小腿部动静脉瘘,病程持久且有丰富侧支循环形成时,可采用四头结扎术。四头结扎术应该尽量靠近动静脉瘘口处,这样可以减少复发的可能。术后远端动脉通过侧支循环能逐渐恢复血供。动静脉瘘经常伴有侧支血管存在,单纯结扎术后易复发。当侧支循环丰富时,应在结扎后将动静脉瘘切除,这样可减少复发的机会。

(3)闭塞性瘤内缝合术:1888 年 Matas 首先应用闭塞性动脉瘤内缝合血管术进行治疗动脉瘤。此后此方法也用来治疗动静脉瘘获得成功。在切开动静脉瘘之前先上止血带,若止血带不能应用,必须将动静脉瘘近端动静脉分别游离,上塑料带以控制出血。切开瘘囊在囊内缝合所有血管开口。

2.动静脉瘘切除,血管重建术　尽管 Rudolf Matas 早在 1922 年已经提出动静脉瘘的血管重建术。但直到第二次世界大战后才被应用。外科医师逐渐证明血管重建术优于四头结扎术。

(1)经静脉切开瘘口修补术:Bickham 根据 Matas 手术的原理,首先采用经静脉切口修补瘘口来治疗动静脉瘘,可使动脉管腔保持通畅。Matas-Bickham 手术的优点是损害侧支循环极少,手术方法简单。但缺点是当动脉壁有严重变质、破坏、组织不健全时,缝合动静脉瘘孔易使动脉管腔狭窄。

(2)瘘切除,动脉和静脉口侧面缝合修补术。

(3)瘘切除,动脉对端吻合术:如果动脉缺损短,缝合无张力,可进行动脉对端吻合术,静脉侧面缝合。

(4)瘘切除,血管移植术:如动脉缺损范围较长,则可采用自体静脉人造血管移植术。

3.瘘旷置动脉人造血管移植术　有些病变位于不易暴露的解剖部位,或与邻近血管,神经紧密粘连,不可能将动静脉瘘切除,可将瘘的动脉近远端结扎,切断,同时在离开病变动脉之近远端作血管移植术,以保持肢体远端的血供。

4.介入栓塞治疗　适用于小的、非主干动脉的动静脉瘘,如股深动脉、髂内动脉、胫前/后动脉、腓动脉、椎动脉和一些小的分支动脉。栓塞剂包括吸收性明胶海绵、不锈钢圈、记忆合金弹簧圈、二氰基丙烯酸异丁酯(IBCA)等,可根据情况选用。栓塞后有远端组织缺血的可能。

5.腔内血管内支架治疗　随着腔内血管外科的发展,通过介入方法在瘘口处动脉释放入造血管内支架,隔绝动静脉之间的血流,适用于发生在大中动脉的动静脉瘘,如锁骨下动脉、髂动脉和股动脉等,创伤小、近期疗效满意,但远期疗效有待进一步观察。

四、罕见动静脉瘘

1.腹主动脉-下腔静脉瘘:创伤(刀刺伤或枪弹伤等)和腹主动脉瘤向下腔静脉穿破是主要原因,也有医源性损伤,如腰椎间盘突出手术中误伤造成腹主动脉-下腔静脉瘘或髂动静脉瘘。由于其分流量大,极易导致急性心功能衰竭;由于静脉压升高导致下肢水肿有时表现为明显的浅静脉曲张;由于远端动脉压降低导致足背动脉搏动减弱或消失;下腹部或腰部有杂音和震颤。Duplex、CT 和动脉造影能明确诊断,可了解瘘口的部位和大小,对外科手术方案制订有决定意义。外科治疗的目标是关闭瘘口,恢复正常血流状态。传统的手术通过分离腹主动脉和下腔静脉破入部位,分别对瘘口进行缝合修补,手术难度和风险极大。目前通过腔内血管外科技术,在主动脉瘘口处放置带膜血管内支架,已逐渐成为治疗主动脉-腔静脉瘘中的首选方法,是一种微创、有效的治疗方法。

2.颈动静脉瘘多见于外伤,患者常自觉耳内有响声,夜间更甚。体检能扪及震颤,听诊有连续性杂音,压迫颈总动脉近端时杂音消失。颈动脉造影可明确瘘口的位置。一旦确诊均应尽早手术治疗,手术原则是关闭瘘口,恢复颈动脉血流,一般不需重建颈静脉。如术前估计阻断颈总动脉时间较长,则应放置暂时性分流管以保证脑部供血。

3.肾动静脉瘘的确切病因不清楚,一般分为先天性、获得性和特发性三类,其中获得性肾动静脉瘘占大多数,多有创伤、肿瘤、炎症或医源性因素。主要症状有血尿、肾缺血性高血压和心力衰竭,体检在腰部可闻及连续性杂音。目前 RAVF 的诊断方法主要是彩色多普勒超声、MRA、CTA(CT 血管成像)等,但确诊仍主要依靠肾动脉造影,且在诊断同时可以进行治疗。肾动静脉瘘的治疗目标是消除症状和血管畸形导致的血流动力学异常,同时尽可能保留肾实质功能。可行经皮超选择性肾动脉栓塞治疗,对于病变广泛者需作肾切除。

4.内脏动脉:门静脉或分支瘘外伤、手术时大块结扎肠系膜、动脉瘤破裂、感染侵犯血管,都可能在内脏动脉和门静脉及其分支间产生异常通道。主要表现为门脉高压症状,而心力衰竭一般不会出现。动脉造影可明确诊断,治疗以手术为主,脾动静脉瘘只需行瘘切除和脾切除术,远端肠系膜动静脉瘘只需单纯切除,近端肠系膜动静脉瘘在瘘口切除的同时,需重建动静脉以保证肠管血供,肝动脉-门静脉瘘可通过经皮肝动脉栓塞治疗。

(胡曰波)

第六节　血栓闭塞性脉管炎

血栓闭塞性脉管炎(TAO)又称 Buerger 病,是以中小动脉节段性,非化脓性炎症和腔内血栓形成为特征的反复发作的慢性闭塞性疾病。好发于四肢中小动静脉,以下肢多见,患者群以男性青壮年为主。

一、病因和病理

确切病因尚未明确,目前认为本病是多种因素综合作用所致。主要包括:吸烟、寒冷和感染、血管神经调节障碍、自身免疫功能紊乱、性激素和前列腺素失调以及遗传因素。

本病的病理过程有如下特征:急性期的变化通常始于动脉,然后累及静脉,由远端向近端进展,呈节段性分布,两段之间血管比较正常。表现为血管壁全层的炎性反应,伴有血栓形成,管腔闭塞。进展期表现为受累动静脉血栓机化纤维细胞增生,淋巴细胞浸润。终末期的变化是血栓机化再通,周围侧支循环形成。动脉周围广泛纤维化,常包埋静脉和神经。

二、临床表现

本病起病隐匿,进展缓慢,多次发作后症状逐渐明显和加重。

1.局部缺血期　患肢怕冷、发凉、苍白和乏力,患肢感觉异常及疼痛,随即出现间歇性跛行。可伴有反复发作的游走性血栓性静脉炎。

2.营养障碍期　长期慢性缺血导致组织营养障碍改变,如皮肤干燥、脱屑、指甲增厚、肌肉萎缩等。在静息状态下出现持续性疼痛,称为静息痛。尤以夜间为甚。患肢的远侧动脉搏动减弱或消失。

3.组织坏死期　患肢末端出现缺血性溃疡或坏疽。

三、诊断

下列检查有助于诊断。

1.患肢抬高及下垂试验　通过患肢抬高及下垂以观察皮肤色泽变化,判断有无下肢缺血。

2.彩色多普勒超声　检查动脉是否狭窄或闭塞,还能测定血流方向、流速等。

3.CTA 或 MRA　表现为肢体中小动脉的阶段性病变。但有时会出现假阴性的情况。

4.下肢动脉造影　动脉造影可以明确患肢动脉阻塞的部位,程度,范围及侧支循环建立情况。患肢中小动脉多节段狭窄或闭塞是血栓闭塞性脉管炎的典型 X 线征象。

四、鉴别诊断

1.下肢动脉硬化性闭塞症　发病以中老年为主,可合并高血压、高脂血症及糖尿病,主要累及大中动脉。

2.急性动脉栓塞　起病突然,多有心房颤动史。

3.多发性大动脉炎　多见于青年女性,以大动脉受累为主,很少出现肢端坏死。

4.糖尿病性足坏疽　患者有糖尿病史,血糖升高,坏疽常伴感染。

五、治疗

处理原则应该着重于防止病变进展,改善和增进下肢血液循环。

1.一般疗法　严格戒烟、防止受冷、受潮和外伤,避免使用热疗而加重组织缺氧。疼痛严重者,患肢应进行适度锻炼,以利促使侧支循环建立。

2.药物治疗　可选用抗血小板聚集、扩张血管及改善循环药物。也可用中药治疗。

3.手术治疗　目的是重建动脉血流通道,增加肢体血供,改善缺血引起的后果。在闭塞动脉的近侧和远侧仍有通畅的动脉时,可行自体大隐静脉或人工血管转流术。鉴于血栓闭塞性脉管炎主要累及中、小动脉,不能施行上述手术时,尚可试行腰交感神经节切除术或大网膜移植术、动静脉转流术。已有肢体远端缺血性溃疡或坏疽时,应积极处理创面,选用有效抗生素治疗。组织已发生不可逆坏死时,应考虑不同平面的截肢术。

（白　锋）

第七节　下肢深静脉血栓形成概述

深静脉血栓形成(DVT)是指血液在深静脉内不正常凝结引起的一系列病症,多发生在下肢。深静脉血栓形成的临床分期:①急性期:发病后 7 天以内;②亚急性期:发病第 8～30 天;③慢性期:发病 30 天以后。

DVT、肺栓塞(PE)、血栓形成后综合征(PTS)是一个连续的病理生理过程,是目前住院患者中主要致死原因之一,同样也严重影响此类患者出院后的生活质量。因此,了解 DVT 的流行病学、风险因子、病理生理变化及自然程程,对于其正确预防、诊断、治疗是非常必要的;同样,对于评估治疗措施的风险与收益、患者的个体化诊疗也是同等重要的。

19 世纪 RudolfV irchow 提出的血栓形成三大因素直至今天仍被广泛地认可。随着科技的进步,血管内皮细胞在对于凝血、抗凝、纤溶系统中的作用被进一步认知。同样,随着各种精确无创的诊断方法(如多普勒超声)的发展,使得我们对 DVT 有了更进一步的了解。目前普遍的认识为:多种致栓因素导致机体的凝血、纤溶系统失衡,从而导致深静脉血栓形成,同样也存在于深静脉血栓形成后的再通及复发过程中。

一、流行病学

深静脉血栓形成的流行病学统计受到各种各样因素的影响(如种群、筛查标准、诊断方法的精确性、研究人员自身条件等),至今尚无统一的说法。有尸检研究报告称,在危重患者及高龄患者中,DVT 发病率高达 35%~52%。其他大部分 DVT 发病率的研究都是针对特定人群,如手术后患者等。在一项由 Coon 公司进行的纵向队列的社区研究中表明,美国每年新发 DVT 患者为 250000 例,但此项研究是通过问卷调查进行的。另一项通过静脉容积描记法诊断 DVT 的社区研究表明 DVT 发病率为 1.6/1000 人,在 71~80 岁男性患者中 DVT 的累积发病率高达 10.7%。

美国 Minnesota 州 Olmsted 郡的一项研究进行了年龄及性别修正,静脉血栓栓塞(VTE)疾病的年发病率为 117/100000 人(DVT 48/100000 人;PE69/100000 人),高龄人群中的男性发病率高于女性(130vs110/100000 人)。随着医疗技术的提高,在过去的十几年中,PE 的发病率在逐年降低,但 DVT 在各年龄段的男性人群中仍保持着较高的发病率,在小于 55 岁的女性人群中发病率有所下降,但在大于 60 岁的女性人群中仍在不断升高。

VTE 目前已成为一个重大的国民健康问题,尤其对于老年人,目前其发病率已高达 1/1000 人·年。Silverstein 研究团队估计,每年在美国至少新发 201000 例 VTE 患者(107000 例 DVT 和 94000 例 PE),其中 30%的患者在发病 30 天内死亡(20%死于 PE)。

二、病因及病理生理变化

Virchow 提出的经典的血栓形成 3 大因素(血流缓慢、血液高凝、血管损伤)至今仍被广泛认可,其中血流异常决定了血栓形成的部位,血液成分异常影响了凝血、纤溶系统,而血管内皮细胞的生物学损伤要比普通创伤更加重要。目前新的研究认为,DVT 的发病机制是反复出现的多种因素,甚至是多种相互孤立的因素造成的。其最根本的机制是凝血系统的级联效应和细胞间的相互作用的结果。充分理解机体易栓、抗栓因素及血细胞间的相互作用可以让我们更好地理解 DVT 的预防和治疗的作用机制。

静脉的机械性损伤在血栓形成中扮演着越来越重要的角色,如静脉外伤、关节置换、深静脉置管等。其中深静脉置管使得上肢深静脉血栓形成的发生率越来越高,接受髋关节置换术的患者中,57%的血栓发生在股静脉而不是腓肠肌静脉丛。近年来,血管内皮的生物性损伤在血栓形成中的作用被逐渐认识,正常的血管内皮组织分泌一系列的抗凝物质,如前列腺素 I_2、血栓调节蛋白、组织型纤溶酶激活剂等;但在一些病理情况下,可以分泌促凝物质,如组织因子、血管假性血友病因子、纤维结合素等,促进血栓形成。

静脉血栓形成与炎症是相互作用的,静脉血栓形成可以导致炎症的发生,而炎症导致血管壁通透性增大,血细胞(尤其是白细胞)黏附、聚集,使得血栓进一步扩大。近来,静脉血栓病程的四级模型被提出来:

首先,血栓形成于局部的促凝血部位,如静脉分叉或瓣窦处较小的内皮损伤,中性粒细胞及血小板在此处被激活;其次,由于内皮细胞的损伤使得此处基底膜暴露,更多的中性粒细胞和血小板在此处被激活,释放出炎症因子及促凝物质,进一步激化这一过程;再次,凝血复合物及凝血酶原形成于血小板表面,加速血凝块的形成;最后,中性粒细胞、单核细胞、血小板形成血栓,促进血凝块进一步扩大,产生炎症反应。

在凝血系统复杂的机制中,某些由后天获得及遗传缺陷造成的出血、凝血和纤溶系统失衡导致机体处于高凝状态,极易发生 DVT。凝血和抗凝系统之间失衡的现象较少,一些诊断性检测具有一定的意义,但特异性较差,在年龄小于 45 岁的 DVT 患者中,阳性率约为 15%。总之,凝血是一个非常复杂的过程,包括凝血、抗凝和纤溶系统的平衡,血小板参与的调控和复杂的细胞学机制。

血栓的结局:

1.血栓溶解、吸收　血栓形成的同时,纤溶系统被不同程度的激活,血栓中的纤维蛋白吸附大量的纤溶酶,可以溶解或部分溶解血栓;血浆中正常存在的纤溶酶原被纤溶酶原激活剂激活后形成纤溶酶,与纤维素结合的纤溶酶可将纤维蛋白溶解。

2.血栓机化、再通　血栓形成后被新生肉芽组织逐渐替代的过程称为血栓机化。血栓的部分溶解或水分析出而在血栓内部产生裂隙,血管内皮细胞增生至裂隙中,被覆于裂隙表面而形成新的管腔,血流得以重新流通,这个过程称为再通,再通的小血管会随着血流动力学而逐步适应和改建。在再通过程中,血液中的巨噬细胞、白细胞等亦可侵入血栓内,将血栓内的纤维蛋白、红细胞、血小板等溶解、吞噬,进一步机化血栓,同时也是造成陈旧性血栓脱落的原因之一。

血栓机化在血栓形成的第一天即已开始,第 3~4 天可比较牢固地黏附于血管壁上,但仍有脱落风险,待完全机化后,血栓一般不再延伸,也不会脱落。机化的速度与血管的大小、血管壁状况、阻塞的程度相关。

3.血栓钙化　如形成的血栓较大,既不能完全溶解,亦不能完全机化,则往往预后钙盐沉着而钙化,是血栓变为质地坚硬的块状物,称为静脉石。

血栓与机体死亡后血凝块的比较见表 18-1。

表 18-1　血栓与机体死亡后血凝块的比较

	血栓	死后血凝块
表面情况	干燥、粗糙、无光泽、波纹状	湿润、平滑、有光泽
质地	较硬、脆	柔软、有弹性
色泽	色泽混杂,白色、暗红或红白相间,有横行的灰白色波浪形状和暗红色纹(血栓尾部为暗红色)	暗红色,均匀一致,血凝块的上层呈浅黄色、油脂状
与血管壁关系	部分与血管壁粘连较紧,血管被胀大、饱满,强行剥离后血管内膜粗糙	易剥离,剥离后血管内膜光滑,血管不充盈

（白　锋）

第八节　下肢深静脉血栓形成的治疗

下肢深静脉血栓形成的治疗技术发展至今日,虽然已拥有很多种治疗方法,如药物抗凝/溶栓治疗、介入置管溶栓治疗、手术取栓治疗等,但是任何一种治疗方法均无法达到或接近治疗下肢深静脉血栓形成的理想目标——预防血栓延伸、消除血栓脱落的危险、恢复静脉血流、维持静脉瓣功能。所以,只能够根据患者的发病时间、病变的程度、患者的年龄、身体状况甚至以后的生活要求等各种情况,联合应用多种治疗方法,坚持个体化的治疗原则,以争取尽量获得满意的治疗效果。

一、保守治疗

目前为止,保守治疗仍然是治疗下肢深静脉血栓形成最重要的、使用最为广泛的技术。

(一)抗凝治疗

是治疗下肢深静脉血栓形成最基本也是最必需的治疗技术,是预防血栓延伸的最确切的方法。其他治疗技术只有在抗凝治疗的基础上才能获得较为满意的治疗效果。

1. 适应证

(1)急性期的深静脉血栓形成患者是抗凝治疗的绝对适应证。

(2)病程不超过 3 个月的慢性深静脉血栓形成患者应该采用抗凝治疗。

(3)慢性深静脉血栓形成的患者出现急性复发的也必须应用抗凝治疗。

2. 禁忌证

(1)有严重的出血倾向的血液病患者。

(2)1 个月内的脑部或脊髓创伤、手术的患者。

(3)1 周内的较大的胸、腹部手术后。

(4)有活动性的消化道溃疡、出血的患者。

(5)有严重的肝、肾功能不全的患者也应慎用。

3. 常用药物　目前临床较为常用的抗凝药物主要分为肝素类及香豆素衍化物两大类。前者以肝素、低分子肝素最为常用,后者则主要是华法林。两者往往同时应用,以肝素类作为抗凝治疗的开始,待华法林起效后则停用肝素,继续单独应用华法林作为抗凝治疗的延续。抗凝治疗的疗程不应低于 3 个月。

(二)溶栓治疗

深静脉血栓形成的早期,在抗凝治疗的基础上,如又能积极进行恰当的溶栓治疗,就有可能达到溶解血栓、恢复血流、维持静脉瓣膜功能的目的。

1. 适应证

(1)3 天以内形成的新鲜静脉血栓是溶栓的最佳适应证。

(2)2 周以内的深静脉血栓形成也应该进行溶栓治疗,往往可以部分甚至完全达到溶解血栓、恢复血流的目的,只是无法达到维持静脉瓣膜功能的目的。

2. 禁忌证

(1)有严重的出血倾向的血液病患者。

(2)3 个月内的脑部或脊髓创伤、手术的患者。

(3)2 周内的较大的胸、腹部手术后。

(4)有活动性的消化道溃疡、出血的患者。

(5)有严重的肝、肾功能不全的患者。

3. 常用药物　目前临床上常用的溶栓药物有尿激酶、纤溶酶、链激酶、蝮蛇抗栓酶及基因重组组织型纤溶酶原激活物(rt-PA)等,其中尤以尿激酶因为其无抗原性、经济性而得到更为广泛的应用。溶栓药物不同的给药方法临床效果上会出现很大的差异,目前单纯的经外周静脉给药途径临床已经很少采用,多采用在患肢膝上或下扎橡皮止血带阻断下肢浅静脉,在足背静脉穿刺泵入溶栓药的方法,疗程 7～10 天,往往可获得较满意的治疗效果。而疗效最确切的给药方法则是采用介入技术将溶栓导管置入形成血栓的静脉内给药,使药物与血栓直接接触产生作用,不但溶栓效果确切,而且也减少了出血的风险,一般使用3～5天便可使血管再通。但因为技术条件、经济条件的限制及该技术本身的创伤性特点,目前临床上还不能广泛开展。

(三)祛聚治疗

仅仅是抗凝治疗的一种辅助措施,通过其扩容及抗血小板聚集的作用来协助抗凝疗法取得成效,不应单独用来治疗急性深静脉血栓形成。目前临床常用的药物有低分子右旋糖酐、阿司匹林、双嘧达莫及丹参、红花、疏血通注射液等。

(四)其他辅助措施

1.卧床、患肢抬高30°　早期的卧床可有效减少血栓脱落导致肺栓塞的风险,而且患肢抬高高于心脏水平还可靠重力的作用促进血液经侧支静脉回流利于患肢的消肿。

2.配穿循环驱动袜　卧床10～14天后就可适当下地活动,此时需配穿循环驱动袜,不但可以减轻甚至避免患肢水肿的出现,更重要的是可以保护浅静脉及交通静脉。有报道坚持穿循环驱动袜2年,可使血栓后遗症减少50％,故其在深静脉血栓形成的后期维护方面具有重要的意义。

二、手术治疗

(一)腔静脉滤器置放术

腔静脉滤器是目前最有效预防肺栓塞的手段,其原理为对已形成的肢体静脉血栓并已导致或可能导致肺动脉栓塞的病例进行腔静脉血栓脱落拦截。腔静脉滤器的发展经过了漫长曲张的过程,时至今日,滤器更加趋于科学化、合理化、简单化。但仍未达到理想化,理想的滤器应符合以下标准:①可拦截最大径≥3mm的栓子;②最大限度保留下腔静脉横断面积,保持血流平稳;③生物相容性好,不会引起继发血栓;④滤过率高,经久耐用;⑤固定可靠,不发生移动、漂浮;⑥置入简单容易,不引起相应并发症;⑦对其他检查或治疗无影响,如磁共振成像、肿瘤放疗等。

目前,国内外临床应用的腔静脉滤器有三类:永久性腔静脉滤器;选择性腔静脉滤器(包括可取出型及可转换型);临时性腔静脉滤器。腔静脉滤器置入的指征一直是血管外科争论的热点问题,且直至目前尚无统一定论,结合ACCP-8(美国胸科医师协会指南第8版)及中华医学会血管外科学组共识,目前腔静脉滤器置入指征如下:

1.永久性腔静脉滤器置入绝对指征　①已发生或高度怀疑PE的DVT患者;②在抗凝治疗过程中发生PE;③抗凝治疗DVT患者发生并发症,不能进一步抗凝治疗;④抗凝禁忌患者;⑤肺动脉血栓手术或血栓消融术后仍存在DVT患者;⑥腔静脉滤器置入失败或发生移位、血栓形成等情况需再次置入滤器者。

2.永久性腔静脉滤器置入相对指征　①DVT患者伴有慢性肺动脉高压或心肺功能不良者;②可疑或超声、造影证实腔静脉内有游离、漂浮大块血栓;③难以控制的高凝状态,如免疫系统疾病、恶性肿瘤(需评估生存期);④腔静脉血栓(尤其为右侧);⑤存在高凝状态同时伴有肢体损伤的DVT患者;⑥患者强烈要求或准备应用大剂量、强有力溶栓药物者。

3.临时性腔静脉滤器置入指征　①高位复合外伤患者,特别是多处骨折或脊柱损伤患者;②DVT高风险外科手术,如关节置换术或骨盆手术、后腹膜手术等;③幼儿或青年期患者因故需预防或保护;④短期内为抗凝、溶栓禁忌者;⑤分娩前后的患者;⑥肝素诱导的血小板减少治疗阶段;⑦手术后早期出现的DVT、PE。

手术操作步骤：

1.体位、麻醉　患者取平卧位,若经颈静脉入路则将患者头部旋向对侧。一般局麻下均可完成手术。

2.穿刺入路　一般选择健侧股静脉入路;若双下肢深静脉均有血栓形成或一些临时滤器(如贝朗 6 周型临时滤器)的置放,则须选择右侧颈静脉入路。

3.具体操作

(1)采用 Seldinger 技术穿刺股或颈静脉成功后导入 SF 血管鞘,回抽确切排净空气后注入肝素盐水冲洗。射器,按速度 20ml/秒、总量 10～15ml 注射造影剂,显示下腔静脉。

(3)标记肾静脉汇入下腔静脉的位置,测量下腔静脉的内径以确定能否置放滤器。

(4)将导丝经导管送至肾上段下腔静脉内,保留导丝并撤出导管;检查滤器输送鞘管及滤器,对于单向滤器(如:贝朗滤器、Greenfield 滤器)要注意其方向正确。

(5)压迫穿刺点,保留导丝并撤出 5F 血管鞘,将滤器输送鞘管沿导丝送至肾静脉开口下约 0.5～1cm 水平位置,撤出导丝及输送鞘内杆。

(6)将滤器插入输送鞘内并用推送杆送至输送鞘头端,X 线下再次观察滤器位置是否满意并可作适当调整,固定推送干不动并回撤输送鞘将滤器释放于下腔静脉内。

(7)若肾下下腔静脉内已有血栓形成,则可将滤器置放于肾上下腔静脉肝后段。

(8)撤出推送杆,经输送鞘造影,最后明确滤器位置。撤除输送鞘并压迫穿刺点 10～15 分钟,再用弹力绷带加压固定。

(9)若系经颈静脉入路置放的带回收杆的临时滤器,则需将回收杆的锁扣埋于颈部穿刺点皮下。

4.术后处理

(1)平卧 6 小时,观察穿刺点周围有无血肿形成;12～24 小时后拆除弹力绷带并可下床。

(2)继续治疗血栓的抗凝、溶栓等措施。

(3)植入永久性滤器者应坚持正规抗凝治疗 2 年,后可改为阿司匹林长期服用。

(4)一般的临时滤器多在 2 周内取出;6 周型临时滤器则须在 4 周时造影检查,若无异常即可取出,若捕获有较大的栓子,则需继续溶栓 2 周再取出。临时滤器取出后至少需继续抗凝治疗 3 个月,以防滤器位置静脉壁因粘连刺激而继发血栓形成。

(二)静脉切开取栓术

深静脉血栓形成的手术治疗早在 1937 年便由 Lawen 成功开展,但直至 1966 年 Fogarty 导管问世后,手术方式才得以简化,手术效果也得到了明显提高。可是 10 余年后,随着溶栓药物的出现,手术治疗受到了溶栓治疗的明显抑制。但是,对于早期的深静脉血栓形成,手术取栓在维持静脉瓣膜功能方面却有明显的优势,尤其是目前在 X 线监视下杂交技术的运用,使得手术取栓的安全性、成功率及预后效果均又上一台阶,成为治疗早期深静脉血栓形成的近、远期效果均较满意的重要手段。

1.手术适应证

(1)出现股青肿或股白肿是手术治疗的绝对适应证。

(2)发病 3～5 天内的急性下肢深静脉血栓形成患者。

(3)发病 2 周内的、患肢不消肿或消肿不满意的患者。

(4)有溶栓禁忌的较年轻的急性下肢深静脉血栓形成患者。

2.手术禁忌证

(1)发病超过 2 周的,因血栓与血管壁已广泛粘连,不宜取栓。

（2）高龄或全身重要脏器功能不全而不能耐受手术者。

（3）晚期肿瘤患者。

（4）以往有下肢深静脉血栓形成病史，患肢又再发血栓形成者。

（5）并发有急性感染者。

（6）有较严重的高凝血倾向患者，手术取栓要慎重。

3.手术前准备

（1）下腹部、会阴部、整个患肢及对侧股部备皮。

（2）查血型并备红细胞 2～4U。

（3）碘试敏并备造影剂。

（4）查心电图及凝血机制。

4.手术操作

（1）麻醉与体位：硬膜外麻醉或气管插管全麻均可，以硬膜外麻醉较为常用，若术前已应用抗凝、溶栓药物，则选全麻。体位取平卧位。

（2）下腔静脉植入滤器：此步骤是为了避免取栓过程中发生致死性的肺栓塞，属取栓前的必需措施。在估计取栓较为彻底的前提下，滤器的选择应尽量为临时滤器。

（3）取栓步骤

1）切口：取腹股沟处纵行切口（相当于股动脉位置内侧），长约 10cm，切口上 1/3 位于腹股沟返折皮纹以上。

2）显露：依次切开皮肤、皮下脂肪，切断并结扎大隐静脉末端外侧的 2 大属支（旋髂浅静脉、股外侧浅静脉），注意保留大隐静脉主干及其末端内侧的 3 大属支静脉。沿大隐静脉寻至卵圆窝，在卵圆窝外侧切开深筋膜并显露该处股总静脉，然后向上游离股总静脉至腹股沟韧带下方，向下游离至股深静脉汇入处，将大隐静脉末端及其汇入处上、下方的股总静脉分别套阻断带。一般游离约 3～5cm 就可以满足取栓手术的需要。

若血栓形成时间超过 5 天，尤其接近 2 周者，则需将皮肤切口向下延长 2～4cm，以便向下游离并显露股深静脉（往往有数支，粗细不等）、股浅静脉直至暴露出股浅静脉第一对瓣膜为止，并分别套阻断带以备取栓时可分别阻断。

3）髂、股静脉取栓：按 0.6～0.8mg/kg 静脉给予肝素，阻断大隐静脉及股总静脉远心端，纵行切开股总静脉前壁约 2～3cm，向上插入取栓导管取栓。此步骤应在 DSA 监视下操作，取栓导管可用 8F 静脉用取栓导管或 7～8F 双腔取栓导管，尤其后者在导丝的配合下更易成功进入下腔静脉。导管进入下腔静脉后，用含有造影剂的肝素盐水充盈球囊，X 线下回拉导管取栓。也可配合用吸引器插入髂静脉内抽吸残栓，直至造影显示髂静脉内无残栓。

大多左下肢的深静脉血栓形成患者，术中会发现左髂静脉嵴处存在狭窄，当狭窄超过 70% 时，术中必须用直径 10～12mm 球囊扩张狭窄处，有条件者最好同期植入口径相当的支架以解除狭窄。

另外，因为髂静脉嵴处的狭窄属长期因素，故该类患者往往腰升静脉、髂内静脉侧支开放较为明显，取栓时必须将导管引入其内取栓，以恢复其开放。若进入髂内静脉取栓困难，则可将一"眼镜蛇"导管（专用溶栓导管尤佳）引入髂内静脉，注入 20 万 U 尿激酶以利血栓的溶解。此步骤对于髂静脉嵴处没有植入支架的患者尤为重要。

4）股、腘静脉取栓：髂、股静脉取栓成功后，阻断股总静脉切口的上端，松开下端阻断钳，自下向上逐段挤压小腿及股部肌肉，可见大量血栓随血液经切口涌出，如此反复数次，一般可将远端血栓排净。此时手指捏住切口下端的股总静脉,挤压腓肠肌手指可以有明显的冲击感。

对于形成时间较长的血栓,因为血栓与血管壁已有一定程度的粘连,故需游离出股深静脉、股浅静脉并分别套带阻断。将股总静脉切口向远端延伸,显露出股深静脉开口,开放股深静脉,配合挤压、导管插入等手段取出其内的血栓,直至见到股深静脉开口有满意的涌血为止。重新阻断股深静脉,开放股浅静脉,向远端柔和插入取栓导管,通过股浅静脉第一对瓣膜后多可顺利下插 $10 \sim 15 cm$,若遇阻力则不必勉强下插,回拉取出该段血栓即可。然后先挤压股部肌肉,使大腿段血栓得以取出或松动,再自小腿自下向上挤压,多可取出血栓。

以上操作即使不能完全取净远端的血栓,也可将原本混合型血栓变为周围型,从而达到较好的手术效果。股浅静脉取栓完成后重新阻断,最后同法操作取出大隐静脉内血栓。

5)缝合切口:取栓完成后,用 5-0 Prolene 线连续、全层、外翻缝合股静脉切口,松开各阻断钳,明确缝合口无漏血。间断缝合深筋膜切口,卵圆窝缺损处仍予保留。在深筋膜浅层置引流管一根,经皮肤切口下端另戳皮引出并固定。间断缝合皮下脂肪层及皮肤切口。弹力绷带自足部向腹股沟处加压缠绕包扎患肢。

5.术后处理　必须明确真正意义的深静脉取栓手术是指手术取栓联合术后的正规抗凝治疗。

(1)术后仍卧床并抬高患肢,床上活动患肢以促进静脉回流。

(2)记录引流液的量与色,一般 $2 \sim 5$ 天可拔出引流管。

(3)术后每天都要测量患肢的周径并重新调整弹力绷带,直至患肢基本恢复正常后配穿循序减压驱动袜下地活动。

(4)术后可给予迈之灵、欧开、消脱止等药物以促进静脉、淋巴回流。

(5)对于较陈旧的静脉血栓手术后,在弹力绷带包扎患肢的基础上,可给予尿激酶 30 万 U/天,经患肢足背静脉泵入 $7 \sim 10$ 天。

(6)术后正规抗凝治疗 $6 \sim 12$ 个月。

(三)置管溶栓术

应用尿激酶、链激酶或组织纤溶酶原激活物进行全身系统性溶栓自 20 世纪 80 年代起就广泛应用于下肢深静脉血栓的治疗。虽然溶栓比单纯抗凝治疗血栓溶解率高,但溶栓药物引起颅内出血、脏器出血或腹膜后出血等不良反应增加,所以相比出血的风险,溶栓治疗的"收益"似乎不大,这也是很多学者并不主张进行全身系统性溶栓的原因。美国医师学会静脉血栓栓塞性疾病(2007 版)诊断和治疗指南并没有将全身系统性溶栓列入其中。自 20 世纪 90 年代"经皮导管灌注直接溶栓技术"开始应用于临床,通过该技术可以将溶栓药物支架注入血栓中,能更有效地进行局部溶栓,增加溶栓治疗效果的同时也减少相关出血等并发症的风险。近年来,此项技术迅速在国内开展及应用。

1.适应证

(1)可能发生 PE 危险的血栓。

(2)髂股静脉或下腔静脉血栓形成。

(3)急性危及肢体安全的静脉血栓。

(4)解剖原因造成的 DVT。

(5)良好的生理储备($20 \sim 70$ 岁),期望寿命大于 6 个月。

(6)病史小于 2 周。

(7)标准的低分子肝素抗凝治疗失败。

(8)无溶栓治疗禁忌证。

2.禁忌证

(1)有严重的出血倾向的血液病患者。

(2)3 个月内的脑部或脊髓创伤、手术的患者。

(3)2 周内的较大的胸、腹部手术后。

(4)有活动性的消化道溃疡、出血的患者。

(5)有严重的肝、肾功能不全的患者。

(6)严重感染如脓毒血症造成 DVT。

(7)肿瘤浸润或压迫静脉以及转移癌栓造成的 DVT。

3.操作步骤

(1)置放滤器。

(2)穿刺

1)大隐静脉穿刺:①大隐静脉起始部直接穿刺;②足背浅静脉穿刺注入对比剂,在路图或透视示踪下穿刺大隐静脉;③超声定位后实时监控引导下穿刺大隐静脉。

2)腘静脉穿刺:①经足背静脉注入对比剂,俯卧位在路图或透视示踪下穿刺腘静脉;②血管超声在腘窝处定位后实时监控引导下穿刺腘静脉。

其中最常用的是腘静脉入路。因为腘静脉管径适中,位置表浅,超声检查清晰,定位准确,操作简便,穿刺成功率高,并且由腘静脉向近心端顺行置管,对静脉瓣膜损伤小,可防止瓣膜对导管的阻隔,置管容易,术后血栓复发率低。

(3)置管:穿刺成功后置入 4～5F 血管鞘,经鞘管置入溶栓导管。根据血管静脉内径,常用的溶栓导管有:4F H1 导管、4F unifuse infusion system 溶栓导管、5F Cook 溶栓导管等。经大隐静脉入路者,在对比剂示踪下沿大隐静脉将导管送至隐股交界口进入股静脉直至髂静脉内;经腘静脉入者,沿股浅静脉将导管送至髂股静脉内,进一步行髂股静脉造影明确病情。再将溶栓导管灌注段或 H1 导管头端置于髂股静脉血栓内,导管体外固定防止在治疗过程中滑脱。

(4)溶栓药物应用:24 小时内分 4～6 次经导管共注入尿激酶 50 万～100 万 U 尿激酶,用微量泵匀速注射,每次 30 分钟注射完毕,期间以肝素盐水持续泵入维持管道通畅,同时辅助低分子肝素抗凝治疗。

4.术后处理　术后以超声检测血栓变化:超声可见深静脉中溶栓导管,溶栓导管处血栓溶解,静脉再通后内可见血流充盈,此时将溶栓导管逐渐后退,溶栓药物治疗方案不变,直至溶栓导管退出体外;亦可应用造影明确溶栓效果,一般造影表现为血流通畅性恢复,但管壁常显毛糙。溶栓治疗期间每天监测凝血指标数值变化,观察患者有无血尿、咯血、牙龈出血、皮肤黏膜出血等现象,防止发生意外。发生出血现象时,轻者可暂时停用尿激酶,重者可输新鲜全血或用 62 氨基己酸治疗。

美国胸科医师学会(ACCP)指南主张在血栓可能复发的部位及病变部位可以使用静脉内成型及支架植入以提高置管溶栓的效果。但对于是否应行静脉内支架植入的问题目前仍存在争议。

(白　锋)

第九节　下肢动脉硬化闭塞症

动脉硬化闭塞症(ASO)表现为动脉内膜增厚、钙化、继发血栓形成等导致动脉狭窄或闭塞,引起慢性缺血的临床表现。其是一种全身性疾病,以腹主动脉远端及髂、股、腘动脉等大、中动脉最易受累。发病年龄多为 45 岁以上中老年人,男性多见。本文主要介绍下肢动脉硬化闭塞症。

一、病因和病理

病因尚不清楚。高血压、高脂血症、糖尿病、吸烟、情绪紧张、基因等是一些临床高危因素。发病机制有以下三种学说：①内膜损伤后使胶原组织外露，刺激血小板聚集，使平滑肌细胞增殖，细胞外基质积聚，脂质沉积，进而斑块形成。②动脉壁脂质代谢紊乱，脂质浸润及聚集。③血流冲击在动脉分叉部位造成的剪切力，包括一些特殊解剖部位(如股动脉的内收肌管口处)，可对动脉壁造成慢性机械性损伤。主要表现为内膜出现粥样硬化斑块，中膜变性或钙化，腔内血栓形成，导致管腔狭窄

二、临床表现

病程分为四个临床时期。

1.轻微症状期　多数患者无症状，部分患者可有患肢怕冷、皮温降低、轻度麻木感、行走易疲劳等。体检可触及下肢动脉搏动，此时让患者行走一段距离再检查，可能出现下肢动脉搏动减弱或消失。

2.间歇性跛行期　当患者活动时，由于组织缺血缺氧，患肢出现疼痛、疲乏无力、肌肉痉挛，被迫停下一段时间后再继续行走，称为间歇性跛行。动脉病变在髂动脉者，疼痛在臀、髋和股部；病变在股、腘动脉时，疼痛在小腿部。

3.静息痛期　当病变进一步发展，患肢在休息状态下出现持续性疼痛，称为静息痛。疼痛一般以肢端为主，夜间常因剧痛无法入睡。由于疼痛时患者喜屈膝抚足而坐，可导致下肢关节僵硬。此期患肢常有营养性改变，表现为皮肤呈蜡样变化，皮温降低，患肢麻木及感觉异常，当患肢血供严重不足时可出现趾甲增厚，足前部暗红色但上抬时呈苍白色，小腿肌肉萎缩。

4.溃疡和坏死期　当血供不能满足患肢基本代谢需求时，即可出现肢体溃疡和坏死。早期往往发生在足趾部，随着病变进展，可导致肢体坏死。合并感染可出现湿性坏疽，严重者出现全身中毒症状。

三、诊断

根据患者的年龄、病史、症状及体征，可作出初步诊断。为进一步了解病变的程度和部位，需做一些特殊检查。

1.下肢节段性测压　即测定肢体不同平面的血压，以判断动脉通畅程度及狭窄或闭塞的部位。所用指标是踝/肱指数(ABI)。正常人 ABI≥1。

2.彩色多普勒超声　能够显示血管的形态，血流的速度、方向和阻力。可以较好地确定动脉病变的部位、狭窄的程度、斑块的大小及位置、腔内血栓形成的情况等。

3.CT 血管造影(CTA)和核磁共振血管造影(MRA)　为下肢动脉硬化闭塞症首选检查方法。

4.下肢血管造影(或数字减影血管造影，DSA)　是下肢动脉硬化闭塞症诊断的金标准，缺点是该检查为有创检查。

四、鉴别诊断

1.血栓闭塞性脉管炎　本病多见于青壮年男性，常有吸烟史，好发于四肢中小动脉，部分患者有反复发

作游走性血栓性浅静脉炎,趾端溃疡和坏疽发生率较高。

2.急性动脉栓塞　多数患者有心房颤动病史。表现为突发的患肢疼痛、皮肤感觉异常、运动麻痹、动脉搏动消失和皮肤苍白。

3.多发性大动脉炎　多见于年轻女性,主要累及胸腹主动脉及其分支,很少出现静息痛、溃疡及坏疽,病变活动期常有发热、血沉增快和免疫指标异常等。

五、治疗

1.一般治疗　目的是控制下肢动脉硬化闭塞症的好发因素,包括降低血脂和血压,控制糖尿病,改善血液高凝状态,促进侧支循环形成等。患者要严格戒烟,进行适当的锻炼,控制体重,注意足部护理,避免损伤等。

2.药物治疗

(1)抗凝、祛聚药物:肠溶阿司匹林 100mg,每日 1 次。对血液高凝患者可口服华法林,依据凝血中的 INR 值调整用量。低分子量肝素 0.4～0.6mL 皮下注射,每日 1～2 次。盐酸噻氯匹啶(抵克力得)250mg 口服,每日 1～2 次。硫酸氯吡格雷(波立维)75mg 口服,每日 1 次。

(2)扩张血管药物:盐酸罂粟碱 30～60mg 口服或静脉滴注,每日 2 次。5-羟色胺拮抗剂(安步乐克)100mg 口服,每日 3 次。西洛他唑 50～100mg 口服,每日 2 次。

(3)前列腺素类药物:前列地尔 10mg 静脉滴注每日 1 次。

(4)溶栓药物:尿激酶、链激酶、组织型纤溶酶原激活剂等。

(5)镇痛药物。

3.手术治疗　目的在于通过手术治疗,重建动脉通路,挽救濒危肢体。

(1)经皮腔内血管成形术(PTA)合并支架术:为目前治疗下肢动脉硬化闭塞症的首选方法。经股或腘动脉穿刺,置入导丝穿过病变部位,导入球囊导管以适当压力使球囊扩张,扩大病变管腔,恢复血流。配合腔内支架,可提高远期通畅率。适用于髂、股动脉狭窄或闭塞,对膝下动脉的狭窄或闭塞也有一定疗效。

(2)动脉旁路手术:采用自体静脉或人工血管于闭塞段近、远端之间做搭桥转流。有两种旁路术方法。解剖旁路的方法是按照人体血管走行方向置入旁路血管。解剖外旁路用于全身情况较差、法耐受解剖旁路手术,移植血管感染而无法行解剖旁路手术的患者。施行旁路手术时,应有通畅的入道和流出道,适当的血管吻合口。

(3)动脉内膜剥脱术:适用于短段的髂股动脉闭塞者。

(4)静脉动脉化:将动脉与静脉吻合,使动脉血通过静脉注入毛细血管网,增加组织灌注。适于无流出道而严重静息痛者。

(5)腰交感神经节切除术:适用于早期病例,或作为动脉旁路手术的辅助方法。

(白　锋)

第十九章　眼科疾病患者的护理

第一节　眼科手术一般护理常规

【病情观察要点】

1.了解术前、术后视力、视野等情况,网脱患者查看视网膜裂孔的范围、大小等。

2.观察患者有无咳嗽、发热、感冒以及口、鼻等器官有无感染病灶。

3.有高血压、糖尿病的患者术前监测血压、血糖,使其尽可能在正常范围。

4.观察术后局部伤口的渗血情况,眼垫、绷带有无松脱等。

5.患者及其家属的社会、心理状态。

【主要护理问题及相关因素】

1.感知改变　与疾病本身有关。

2.疼痛　与眼压升高、感染、炎症反应或缝线刺激等因素有关。

3.有受伤的危险　与视功能障碍有关。

4.有感染的危险　与机体抵抗力低下或局部创口预防感染措施不当等因素有关。

5.焦虑　与视功能障碍及担心预后不良等因素有关。

6.潜在并发症——切口裂开、出血　由于术后活动不当或术后并发症等因素引起。

【主要护理问题的护理措施】

1.感知改变　协助患者完善各种术前检查,让患者早日接受手术,提高或改善视力。

2.疼痛

(1)评估引起疼痛的原因,去除诱因。

(2)迅速降低眼压,观察眼压的变化。

(3)遵医嘱局部用药或全身用药,控制感染,减轻炎症反应。

(4)因缝线刺激所致疼痛,嘱患者少转动眼球或使缝线避开接触角膜,以免引起不适。

(5)局部伤口疼痛,予以止痛处理。

(6)遵医嘱给予关心及心理疏导,分散患者对疼痛的注意力。

3.有受伤的危险

(1)充分评估患者自理能力。

(2)对于自理缺陷的患者,协助其做好各种生活护理及熟悉周围环境。从方便患者使用的原则,将常用物品固定摆放,活动空间不留障碍物,避免患者跌倒。

(3)协助做好各项检查。

(4)教会患者使用传呼系统,鼓励其寻求帮助。

(5)厕所必须安置方便设施,如坐便器、扶手等,并教会患者使用。

4.有感染的危险

(1)完成各种常规检查,了解患者的全身情况,高血压、糖尿病患者应积极治疗;如有发热、咳嗽、月经来潮、颜面部疖肿及全身感染等情况要及时通知医生,以便进行必要的治疗和(或)考虑延期手术。

(2)术前3天开始点抗生素眼药水,以清洁结膜囊。角膜、巩膜、虹膜、晶状体、玻璃体和视网膜等内眼手术需要在术前日(急症手术例外)剪去术眼睫毛,并用0.9%氯化钠溶液冲洗结膜囊。

(3)协助患者做好个人卫生,如洗头、洗澡、换好干净内衣、内裤,长发要梳成辫子。取下接触镜(隐形眼镜)和首饰。

(4)遵医嘱局部用药或全身用药,预防感染发生。为避免感染,术后换药时所用的抗生素眼药水、散瞳剂等应为新开封的。敷料每天更换,注意观察敷料有无松脱、移位、渗血,以及绷带的松紧情况;眼部包扎期间,嘱患者勿随意解开眼带,以避免感染。

(5)护理人员在点眼液时,严格按操作规程,防止发生交叉感染。

5.焦虑

(1)关心体贴患者,治疗过程中注意与患者及其家属交流,以及时了解患者情绪变化。根据病情与拟行的手术向患者或家属讲明手术前后应注意的问题,积极做好患者的心理护理,使患者消除恐惧,密切合作。

(2)对于担心预后不良的患者,可找术后效果良好的同病种患者现身说法,以减轻患者的焦虑。

6.潜在并发症——切口裂开、出血

(1)术前指导患者如何抑制咳嗽和打喷嚏,即用舌尖顶压上腭或用手指压人中穴,以免术中及术后因突然震动,引起前房积血或切口裂开。

(2)给予易消化的饮食,多进食蔬菜和水果,保持大便通畅,有便秘者常规给缓泻剂。

(3)勿用手揉术眼,术眼加盖保护眼罩,防止碰撞。注意观察局部伤口的渗血情况以及眼垫、绷带有无松脱。嘱患者在术后2周内不要做摇头、挤眼等动作。

【重点沟通内容】

1.语言沟通

(1)“您眼睛哪儿不舒服?”

(2)“您有糖尿病吗? 近段时间血糖控制还好吗?”

(3)“用药后,现在眼痛好些了吗? 看东西清晰些了吗?”

(4)“您视力很差,请注意安全,有需要请按铃好吗?”

(5)“您有便秘的习惯吗? 请保持大便通畅,利于眼睛的恢复。”。

2.非语言沟通

(1)监测生命体征、血糖。

(2)术前进行眼部检查,评估病情。

(3)术后观察局部伤口的渗血情况,眼垫、绷带有无松脱等。

(4)了解患者的心理状态。

(5)指导患者如何抑制咳嗽和打喷嚏,以免术中及术后因突然震动,引起前房积血或切口裂开。

【健康指导】

1.帮助患者了解疾病知识,给予精神支持和生活照顾。

2.指导出院后如何正确卧位及正确点眼药水。

3.遵医嘱定期复查,不适随诊。

眼科手术一般护理要点

病情观察要点	主要护理问题及相关因素	主要护理措施	健康指导
1.检查视力、视野、裂孔的范围、大小等 2.观察患者有无咳嗽、感冒、发热以及口鼻等器官有无感染病灶 3.高血压、糖尿病患者监测血压、血糖 4.术后观察伤口的渗血情况 5.患者及其家属的社会、心理状态	1.感知改变:与疾病本身有关 2.疼痛:与眼压升高、感染、炎症反应或缝线刺激等因素有关 3.有受伤的危险:与视功能障碍有关 4.有感染的危险:与机体抵抗力低下或局部创口预防感染措施不当等因素有关 5.焦虑:与视功能障碍及担心预后不良等因素有关 6.潜在并发症——切口裂开、切口出血:由于术后活动不当或术后并发症等因素引起	1.协助完成各种常规检查 2.降低眼压,控制炎症反应 3.提供基本生活所需 4.心理护理 5.术眼加盖保护眼罩,防止碰撞;遵医嘱用药,预防感染	1.加强疾病知识宣教 2.告知如何正确卧位及正确点眼药 3.注意眼部卫生 4.遵医嘱定期复查

(梁永霞)

第二节 角膜病患者的护理

一、细菌性角膜炎

【概述】

细菌性角膜炎是由细菌引起的角膜炎症的总称,是常见的角膜炎之一,通常起病急,发展迅速,如未及时控制感染,可发生角膜溃疡、穿孔,甚至眼内炎。

【护理】

1.护理评估

(1)健康史:评估有无角膜外伤史、角膜异物剔除史、慢性泪囊炎、眼睑异常、倒睫病史,或长期配戴角膜接触镜等;有无营养不良糖尿病史;有无长期使用糖皮质激素或免疫抑制剂。

(2)诱发因素:评估患者是否有角膜外伤后感染情况;有无眼部炎症、倒睫、戴角膜接触镜等因素和全身抵抗力下降情况。

(3)症状和体征:评估患者有无明显的眼痛、畏光、流泪、异物感、视力下降伴较多的脓性分泌物等症状;评估有无眼睑肿胀、痉挛,结膜充血呈睫状性或混合性,球结膜水肿,角膜上有黄白色浸润灶,边界不清,周围角膜组织水肿等体征。

(4)辅助检查:主要评估角膜溃疡刮片、细菌培养和药物敏感试验的结果,有无发现相关病原体。

(5)心理-社会评估:评估患者对细菌性角膜炎的认识程度,评估患者的用眼卫生和个人卫生习惯。

2.护理措施

(1)一般护理:①提供安静、舒适的环境,病房要适当遮光,外出应配戴有色眼镜或眼垫遮盖,避免强光刺激。②观察患者的视力、角膜刺激症、结膜充血以及角膜病灶和分泌物的变化,并注意有无角膜穿孔症状。③换药滴眼时严格无菌操作,避免交叉感染,药品及器械应专人专眼专用。

(2)药物治疗及护理:按医嘱积极抗感染治疗,急性期选择高浓度的抗生素滴眼液,每15～30分钟滴眼一次。严重病例,可在开始30分钟内每5分钟滴药一次。病情控制后,逐渐减少滴眼次数。白天滴眼液,睡前涂眼膏。进行球结膜下注射时,先向患者解释清楚,并充分麻醉后进行,以免加重局部疼痛。

3.健康指导

(1)指导患者卧床休息,保证充足睡眠;多食易消化食物,保持大便通畅,避免便秘,以防增加腹内压。

(2)指导患者进行局部热敷,促进血液循环,以帮助炎症吸收、缓解疼痛。

(3)指导患者勿用力咳嗽及打喷嚏,勿用手擦眼球。

(4)指导患者可用眼罩保护患眼,避免外物撞击。

4.护理评价 通过治疗和护理,患者能否达到:①眼痛明显减轻和消失。②视力逐步提高。③角膜溃疡得到控制,无角膜穿孔、眼内炎等发生。④焦虑缓解,心情平稳,积极配合治疗。

二、单纯疱疹病毒性角膜炎

【概述】

单纯疱疹病毒性角膜炎是由单纯疱疹病毒所致的、严重的感染性角膜病,居角膜病致盲首位。

【护理】

1.护理评估

(1)健康史:评估患者有无单纯疱疹病毒原发感染史,有无疾病的反复发作史。

(2)诱发因素:评估患者有无感冒发热、全身或局部应用糖皮质激素、免疫抑制剂,或过度疲劳、饮酒、紫外线照射,或角膜外伤等诱因。

(3)症状和体征:评估患者患眼是否存在轻微眼痛、畏光、流泪、眼睑痉挛、视力下降等症状,是否存在中央角膜受损、角膜浸润灶形态。

(4)辅助检查:主要评估角膜上皮刮片是否可见单核细胞增多;角膜病灶分离能否培养出单纯疱疹病毒。

(5)心理-社会评估:评估患者的情绪和心理反应,角膜炎患者反复发作,病情持续时间长,容易产生焦虑和悲观情绪。

2.护理措施

(1)一般护理:①严密观察病情变化及患者视力,注意角膜炎症的进展。②提供安静、舒适的环境,病房要适当遮光,外出应配戴有色眼镜或眼垫遮盖,避免强光刺激。③换药、上眼药应严格无菌操作,避免交叉感染,药品及器械应专人专眼专用。

(2)药物治疗及护理:①使用糖皮质激素眼药水者,严格按医嘱配合使用抗单纯疱疹病毒药物,及时用药。停用时,要逐渐减量,注意激素的并发症,如细菌、真菌的继发感染、角膜溶解和青光眼等。②使用阿昔洛韦药物,要注意定期检查肝肾功能。③根据病情决定用药次数,急性期每1～2小时滴眼一次,晚上涂眼膏。注意局部眼表的药物毒性作用,如点状角膜上皮病变和基质水肿。④选用维生素 B_2、维生素 C 等药物,以促进角膜溃疡的愈合。

3.健康指导

(1)告诉患者注意休息,避免疲劳和精神过度紧张。

(2)适当参加体育锻炼,增强体质,预防感冒。

(3)注意饮食,避免刺激性食物和饮酒。

(4)外出要做好防护,防止紫外线照射和避免角膜外伤。

4.护理评价　经过治疗和护理,评价患者是否达到:①自诉眼痛减轻或消失。②视力逐步提高。③焦虑减轻或消失。③无并发症的发生或并发症得到及时治疗。

三、真菌性角膜炎

【概述】

真菌性角膜炎是由致病真菌引起的感染性角膜病。常见的致病菌有镰刀菌和曲霉菌等。近年来,随着广谱抗生素和糖皮质激素的广泛应用,其发病率有升高趋势,是致盲率极高的角膜病。

【护理】

1.护理评估

(1)健康史:评估患者有无长期应用广谱抗生素和糖皮质激素的药物史。

(2)诱发因素:评估患者有无植物外伤史,如角膜被谷粒弹伤、或被植物枝叶擦伤。

(3)症状和体征:病程进展相对缓慢,呈亚急性,自觉症状较轻,评估患者有无轻度畏光、流泪,伴视力下降。体征较重,眼部检查评估有无眼部充血、有无"免疫环"、"伪足"、"卫星状"浸润病灶,前房可有灰白色的黏稠积脓。由于真菌穿透力强,评估是否发生真菌性眼内炎。

(4)辅助检查:主要评估角膜刮片结果是否发现真菌菌丝,为早期诊断提供依据。

(5)心理-社会评估:评估患者对真菌性角膜炎的认识程度,有无紧张、焦虑等心理表现。

2.护理措施

(1)一般护理:①严密观察病情及患者的视力,注意角膜炎症的进展。②提供安静、舒适的环境,病房要适当遮光,外出应配戴有色眼镜或眼垫遮盖,以减少刺激,保护溃疡面。③换药、上眼药应严格无菌操作,避免交叉感染,药品及器械应专人专眼专用。

(2)药物治疗及护理:①严格按医嘱选择抗真菌药物,白天用眼药水滴眼,每0.5～1小时滴眼1次,睡前涂眼膏。临床治愈后仍要坚持用药1～2周,以防复发。②注意观察有无结膜充血水肿、点状角膜上皮脱落等。③有虹膜睫状体炎时,应用散瞳剂时,可选择复方托吡卡胺滴眼液或1%阿托品滴眼液。有穿孔危险者不宜散瞳。

3.健康指导

(1)指导患者严格按医嘱用药,临床治愈仍要坚持用药1～2周,以防复发。

(2)指导患者外出应配戴有色眼镜或眼垫遮盖,以减少刺激,保护溃疡面。

4.护理评价　经过治疗和护理,评价患者是否达到:①眼痛、畏光、流泪减轻或消失。②无并发症发生或并发症得到及时治疗。③视力逐步提高或恢复正常。④患者情绪平稳,知晓真菌性角膜炎的防治知识。

(梁永霞)

第三节 白内障患者的护理

一、老年性白内障

【概述】

白内障指晶状体混浊。年龄相关性白内障是最常见的后天性原发性白内障,多发生在 50 岁以上的老年人,故又称老年性白内障,是最主要的致盲原因之一。

【护理】

1.护理评估

(1)健康史:评估患者视力下降的时间、程度、发展的速度和治疗经过等。了解有无糖尿病、营养不良等全身疾病和疾病家族史。

(2)诱发因素:可能与代谢、全身性疾病、辐射、外伤和遗传等多种因素有关。

(3)症状和体征:评估患者双眼视力是否呈无痛性、进行性减退,可有单眼复视或多视、屈光改变等表现。晶状体混浊呈乳白色。以皮质性白内障最常见,依病程分为初发期、膨胀期、成熟期、过熟期。

(4)辅助检查:检眼镜或裂隙灯显微镜检查了解晶状体混浊程度,角膜曲率及眼轴长度检查计算手术植入人工晶体的度数。

(5)心理-社会评估:老年人因视力障碍,影响外出活动和社交,评估患者的心理状态,是否产生孤独感。

2.护理措施

(1)术前护理:①协助患者进行各项术前检查,并说明检查目的、意义。②术前眼部常规滴用抗生素眼药水 4 次/天.一般用药 3 天。③术前散瞳,应用复方托品酰胺点眼,术前 1 小时内滴眼 4 次,每次间隔 10～15 分钟。

(2)术后护理:①手术当天包盖术眼,术后第一天如无特殊并发症,可开放术眼。②术后遵医嘱滴用抗生素眼药水,预防感染。③观察有无并发症,眼压升高应降眼压处理,角膜水肿应滴用高渗眼药水。④避免剧烈活动及防止眼部受到碰撞。

3.健康指导

(1)指导患者遵医嘱滴眼药水,减轻眼部反应。

(2)人工晶体植入术后,3 个月内避免低头动作和重体力劳动,以防晶体脱位。

(3)指导患者生活规律,避免过度劳累,不吃辛辣刺激性食物,同时戒烟、酒,保持大便通畅。

4.护理评价 通过手术和护理,患者是否达到:①视力提高;②无并发症发生;③掌握自我护理知识和技能。

二、糖尿病性白内障

【概述】

糖尿病性白内障是指白内障的发生与糖尿病有直接关系,临床上分为两大类,一种为合并年龄相关性皮质白内障,另一种为真性糖尿病性白内障,可合并糖尿病性视网膜病变。

【护理】

1.护理评估

(1)健康史:了解糖尿病发病情况和治疗的经过,有无家族史,评估目前糖尿病病情控制情况;评估视力下降的时间、程度、发展的速度,以及生活自理情况等。

(2)症状和体征:评估患者双眼视力下降情况,晶状体混浊及屈光变化。

(3)辅助检查:实验室检查了解是否血糖升高、尿糖阳性。检眼镜或裂隙灯显微镜检查晶状体混浊程度、角膜曲率及眼轴长度检查计算手术植入人工晶体的度数。

(4)心理-社会评估:糖尿病性白内障病程漫长,护士应评估患者是否有焦虑心理。

2.护理措施

(1)一般护理:密切观察血糖变化,血糖控制正常后方可手术。指导患者糖尿病的治疗护理,如药物护理、饮食护理和运动疗法。

(2)术前护理:①协助患者进行各项术前检查,并说明检查目的、意义。②术前眼部常规滴用抗生素眼药水 4 次/天,一般用药 3 天。③术前散瞳,应用复方托品酰胺点眼,术前 1 小时内点 4 次,每次间隔 10～15 分钟。

(2)术后护理:①手术当天包盖术眼,术后第一天如无特殊并发症,可开放术眼。②术后遵医嘱滴用抗生素眼药水,注意无菌操作,预防感染。③术后密切观察出血及感染等病情变化,眼压升高应降眼压处理,角膜水肿应滴用高渗眼药水。④避免剧烈活动及防止眼部受到碰撞。

3.健康指导

(1)指导患者进行血糖监测和饮食护理,严格控制血糖。

(2)向患者及家属传授糖尿病的相关知识,提高自我护理能力,如遇到低血糖反应的紧急处理。

(3)指导患者生活规律,避免过度劳累,不吃辛辣刺激性食物,同时戒烟、酒,保持大便通畅。

4.护理评价　通过治疗和护理,患者能否达到:①视力逐步改善。②切口愈合好,无出血感染等并发症发生。③情绪稳定,积极配合治疗。④了解糖尿病和糖尿病性白内障的治疗护理知识。

(李　玫)

第四节　青光眼患者的护理

一、原发性闭角型青光眼

【概述】

原发性闭角型青光眼是由于周边虹膜堵塞了前房角.或与小梁网发生永久性粘连,房水流出受阻,导致眼压升高的一类青光眼。原发性闭角型青光眼根据眼压升高是骤然发生还是逐渐发展,可分为急性闭角型青光眼和慢性闭角型青光眼。

【护理】

1.护理评估

(1)健康史:询问患者发病的时间、症状,了解患者有无青光眼家族史。

(2)诱发因素:评估患者是否有眼轴短、前房浅、房角窄及晶状体较厚,位置相对靠前等异常的解剖结构。

（3）症状和体征：评估症状体征了解患者处于哪种临床阶段（临床前期、先兆期、急性发作期、间歇期、慢性期、绝对期）。

（4）辅助检查：眼压检查、视野检查及房角镜检查。

（5）心理-社会评估：评估患者紧张、焦虑心理以及对本病的认识程度。

2.护理措施

（1）心理护理：青光眼患者性格急躁、易激动，教会患者控制情绪方法，保持平和心态。

（2）药物护理：①使用缩瞳剂（毛果芸香碱滴眼液），每次点药后应压迫泪囊区数分钟，如出现眉弓疼痛、视物发暗、近视加深等症状及时停药。②使用β肾上腺素能受体阻滞剂（0.25%～0.5%噻吗洛尔滴眼液）时要观察心率变化。③服用乙酰唑胺可能出现口周及手脚麻木，停药后即可消失。④使用高渗剂（20%甘露醇注射液）静脉快速滴注对年老体弱或有心血管疾病者，应注意呼吸及脉搏变化，用药后平卧休息。糖尿病患者慎用。

（3）手术后护理：①未手术眼继续滴用缩瞳剂，手术眼使用散瞳剂。②滤过性手术眼压升高，可在药物治疗的同时，做眼球按摩，利于滤口开放。③术后第1天开始换药，注意询问患者有无眼痛、观察术眼切口、滤过泡形成、前房形成等情况。④浅前房患者应卧床休息，术眼加压包扎减少滤口漏出，同时静滴20%甘露醇促进前房形成。

3.健康指导

（1）指导患者卧床休息、保证充足的睡眠、避免情绪激动、保持大便通畅。

（2）避免黑暗环境中停留时间过久，避免短时间内饮水量过多（一次饮水量<300ml为宜），以免导致眼内压升高而加重病情或引起发作。

（3）指导患者坚持用药、定期复查和学会自我监测，如有病情改变应及时就诊。

4.护理评价 经过手术和护理，患者是否达到：①眼压升高得到控制，视力基本稳定。②能正确进行自我护理，情绪稳定配合治疗。

二、原发性开角型青光眼

【概述】

原发性开角型青光眼是一种发病缓慢、症状隐匿、眼压升高但房角始终开放并伴有特征性视盘变化和视野缺损表现的眼病。

【护理】

1.护理评估

（1）健康史：评估患者的发病年龄，有无糖尿病、甲状腺功能低下、心血管疾病和血流动力学异常，评估患者有无青光眼家族史。

（2）症状和体征：因多数患者无任何自觉症状，病变已到晚期或视野损害影响到行动时，才引起注意。评估患者有无眼胀、雾视等症状。测定24小时眼压有助于发现高峰值和较大的波峰值。评估患者视野缺损情况。

（3）辅助检查：行24小时眼压测定、饮水试验评估记录眼压变化。

（4）心理-社会评估：开角型青光眼除视野改变外，黄斑功能也受损，且很难恢复，评估患者是否表现焦虑和悲伤。

2.护理措施

(1)心理护理:做好耐心、细致的心理疏导工作,教会患者控制情绪方法,消除自卑、焦虑心理,保持平和心态。

(2)药物护理:可首选β-肾上腺能受体阻滞剂,使用0.25%～0.5%噻吗洛尔滴眼液时要注意观察心率变化,对心脏房室传导阻滞、窦性心动过缓和支气管哮喘者禁用。

(3)手术护理:可首选滤过性手术,如小梁切除术。①滤过性手术眼压升高,可在药物治疗的同时,做眼球按摩,利于滤口开放。②术后第1天开始换药,注意询问患者有无眼痛、观察术眼切口、滤过泡形成、前房形成等情况。③加强心理护理.协助患者生活护理,防止跌倒。

3.健康指导

(1)指导患者卧床休息,保证充足的睡眠,避免情绪激动(如兴奋、忧郁等)。

(2)选择清淡、易消化的饮食,不宜烟酒、浓茶、咖啡和辛辣等刺激性食物,保持大便通畅。

(3)避免短时间内饮水量过多(一次饮水量<300ml为宜),以免使血容量急剧增加,房水形成过多,导致眼内压升高而加重病情或引起发作。

(4)针对性地讲解疾病相关知识,强调坚持用药和按时复诊,以了解眼压和视功能变化,及时调整治疗方案。

4.护理评价　经过治疗和护理,患者是否达到:①视神经损害减轻,视野不再缩小。②能正确进行自我护理。③情绪稳定,配合治疗。

(李　玫)

第五节　眼外伤患者的护理

一、眼球穿通伤

【概述】

眼球穿通伤是指锐器造成眼球壁全层裂开,是致盲的主要原因。其预后和功能恢复取决于损伤的严重程度和部位,其次是有无感染和并发症。

【护理】

1.护理评估

(1)健康史:了解患者是否有明确的外伤史,详细了解受伤过程、时间、环境及损伤部位,了解致伤物形状。

(2)症状和体征:了解视力下降和眼组织损伤情况。不同穿通伤部位可有不同的临床表现。①角膜穿通伤:较小伤口可自行愈合,较大伤口多伴有虹膜、晶状体损伤,常有虹膜嵌顿于角膜伤口。②巩膜穿通伤:较小伤口不易被发现,可能仅有结膜下出血;较大伤口常伴有脉络膜、视网膜的损伤及玻璃体积 m.常有玻璃体色素组织脱出。③角巩膜穿通伤:多伴有葡萄膜组织脱出及明显的眼内出血。④眼内感染:眼球穿通伤后,常合并有细菌、真菌感染,严重者可发展为全眼球炎导致视力丧失。⑤眼内异物:由异物引起的眼球穿通伤常伴有异物留存眼内。⑥交感性眼炎:一眼穿通伤后炎性反应持续不退,经一段时间潜伏期后另一眼也出现葡萄膜炎,伤眼称为诱发眼,另一眼称为交感眼。好发于伤后2～8周。

（3）辅助检查：可行 X 线或 CT 检查明确有无眶壁骨折和异物及异物位置，眼部超声检查了解有无眼球内容物脱出及玻璃体有无积血。

（4）心理-社会评估：评估患者是否有焦虑、悲伤和紧张心理。

2.护理措施

（1）立即通知医生及时清创缝合，手术前禁止结膜囊冲洗，换药时观察局部伤口愈合情况。

（2）严格无菌操作，协助伤口缝合，恢复眼球完整性。

（3）严格执行医嘱用药，观察病情，如发现异常应通知医生处理。

（4）观察患者体温、瞳孔、视力变化情况，要注意外伤眼和健眼视力变化，警惕交感性眼炎的发生。

（5）防治感染，常规注射抗破伤风血清，全身应用抗生素和糖皮质激素。抗生素眼液频繁点眼，并用散瞳药。

3.健康指导

（1）嘱患者保持情绪稳定，避免不良情绪刺激，积极配合治疗。

（2）指导患者眼外伤的特点、治疗原则及预后，如有不明原因的眼部充血、疼痛、视力下降立即告知，及时处理。

（3）指导患者生活工作中随时注意安全，远离危险环境。

4.护理评价　通过治疗和护理，患者是否达到：①视力基本稳定或提高；②无并发症发生；③能正确认识疾病，情绪基本稳定。

（李　玫）

参 考 文 献

1.法宪恩,赵根尚.心血管外科围术期管理.河南:郑州大学出版社,2013

2.刘昌伟.血管外科临床手册.北京:人民军医出版社,2012

3.张尔永,万峰.心血管外科学.北京:人民卫生出版社,2009

4.魏翔,潘铁成.心血管外科疾病诊疗指南.北京:科学出版社,2013

5.张希,罗红鹤.胸心血管外科疾病临床诊断与治疗方案.北京:科学技术文献出版社,2009

6.金明华.现代心胸外科基础与临床.吉林:吉林科学技术出版社,2012

7.吕志前.专家诊治血管疾病.上海:上海科学技术文献出版社,2012

8.付向宁.胸外科疾病诊疗指南.北京:科学出版社,2013

9.张兆光.心血管外科诊疗常规.北京:中国医药科技出版社,2013

10.杨辰垣.今日心脏血管外科学(精).湖北:湖北科学技术出版社,2004

11.田伟忱,金维澍.心脏外科主治医生1000问.北京:中国协和医科大学出版社,2005

12.郭兰敏,范全心,邹承伟.实用胸心外科手术学.北京:科学出版社,2010

13.顾恺时.顾恺时胸心外科手术学(精).上海:上海科学技术出版社,2003

14.陈晓平.心血管系统疾病.北京:人民卫生出版社,2012

15.罗明.心血管疾病新论.上海:同济大学出版社,2006

16.沈卫峰,张凤如.心血管疾病并发症防治进展.上海:上海科学技术出版社,2012

17.郭继鸿,王志鹏.临床实用心血管病学.北京:北京大学医学出版社,2015

18.李华.实用心血管病学.吉林:吉林科学技术出版社,2012

19.阴彦龙.临床心血管疾病诊疗学.吉林:吉林科学技术出版社,2012

20.甄作均,杨明,李光仪.实用微创外科手册(精).北京:人民军医出版社,2004

21.吴立群.现代心血管疾病治疗学(精).北京:北京大学医学出版社,2008

22.胡盛寿.心胸外科学高级教程.北京:人民军医出版社,2012

23.惠建军.胸心外科疾病诊疗.吉林:吉林科学技术出版社,2013

24.郭伟.腔内血管外科学.北京:人民军医出版社,2011

25.葛均波.现代心脏病学.上海:复旦大学出版社,2010

26.池一凡,孙学东,许慧.现代心脏外科手术学.北京:中国医药科技出版社,2010

27.杨镛,王深明,徐克.微创血管外科学.北京:科学出版社,2011

28.李景涛.现代临床心胸外科学.吉林:吉林科学技术出版社,2012

29.朱家光,丁嘉安,何启才.心胸外科术后并发症.浙江:浙江科学技术出版社,2010

30.郝明文.现代心胸外科学.吉林:吉林科学技术出版社,2012

31.宫志伟.临床外科急救诊疗学.北京:科学技术文献出版社,2013

32.齐利.外科诊疗学.北京:科学技术文献出版社,2013

33.于泉波.外科疾病诊断学.吉林:吉林科学技术出版社,2012

34.刘立涛,杨季红.现代外科新进展.上海:第二军医大学出版社,2013

35.辛绍伟.新编实用血管外科学.天津:天津科学技术出版社,2010

36.王深明.血管外科学.北京:人民卫生出版社,2011

37.汪忠镐.实用血管外科与血管介入治疗学(精).北京:人民军医出版社,2004

38.蒋米尔,张培华.临床血管外科学.北京:科学出版社,2014

39.刘美明.现代胸心外科学.广东:世界图书广东出版社,2012

40.姜宗来.胸心外科临床解剖学.山东:山东科学技术出版社,2010

41.闫云龙.实用外科学.上海:第二军医大学出版社,2011

42.汤志刚.胸外科疾病诊断与现代治疗.天津:天津科学技术出版社,2012

43.王成,侯庆宝,赵健.现代胸外科疾病诊断治疗学.天津:天津科学技术出版社,2010

44.陈克能.普通胸外科围术期治疗手册.北京:人民卫生出版社,2007

45.付军科.胸外科手册.北京:科学出版社,2008

46.林强.临床胸部外科学.北京:人民卫生出版社,2013

47.李宏.精编临床胸外科学.北京:科学技术文献出版社,2013

48.武玉兵.现代胸外科疾病诊疗学.北京:科学技术文献出版社,2012